新生儿
急危重症救治技术

主　编　夏世文　周晓光　吴本清

副主编　余章斌　张谦慎　郝　虎

人民卫生出版社
·北 京·

版权所有，侵权必究！

图书在版编目（CIP）数据

新生儿急危重症救治技术 / 夏世文，周晓光，吴本清主编 . —北京：人民卫生出版社，2024.6

ISBN 978-7-117-36387-7

Ⅰ. ①新… Ⅱ. ①夏… ②周… ③吴… Ⅲ. ①新生儿疾病–急性病–诊疗②新生儿疾病–险症–诊疗 Ⅳ.①R722.105.97

中国国家版本馆 CIP 数据核字（2024）第 110114 号

人卫智网	www.ipmph.com	医学教育、学术、考试、健康，购书智慧智能综合服务平台
人卫官网	www.pmph.com	人卫官方资讯发布平台

新生儿急危重症救治技术
Xinshenger Jiweizhongzheng Jiuzhi Jishu

主　　编：夏世文　周晓光　吴本清
出版发行：人民卫生出版社（中继线 010-59780011）
地　　址：北京市朝阳区潘家园南里 19 号
邮　　编：100021
E - mail：pmph @ pmph.com
购书热线：010-59787592　010-59787584　010-65264830
印　　刷：北京顶佳世纪印刷有限公司
经　　销：新华书店
开　　本：889×1194　1/16　印张：37　插页：5
字　　数：1094 千字
版　　次：2024 年 6 月第 1 版
印　　次：2024 年 8 月第 1 次印刷
标准书号：ISBN 978-7-117-36387-7
定　　价：169.00 元

打击盗版举报电话：010-59787491　E-mail：WQ @ pmph.com
质量问题联系电话：010-59787234　E-mail：zhiliang @ pmph.com
数字融合服务电话：4001118166　E-mail：zengzhi @ pmph.com

编 者

（以姓氏笔画为序）

马晓路　浙江大学医学院附属儿童医院
王　娜　武汉市第一医院
王来栓　复旦大学附属儿科医院
王铭杰　中南大学湘雅医院
石静云　甘肃省妇幼保健院（甘肃省中心医院）
卢伟能　广州市妇女儿童医疗中心
付　康　武汉儿童医院
朱艳萍　新疆医科大学第一附属医院
朱晓波　山东大学第二医院
刘　伟　华中科技大学同济医学院附属同济医院
刘　玲　贵阳市妇幼保健院（贵阳市儿童医院）
刘　敬　首都医科大学附属北京妇产医院
刘红艳　华中科技大学同济医学院附属湖北妇幼保健院
李文斌　华中科技大学同济医学院附属同济医院
李思涛　中山大学附属第六医院
吴本清　深圳市光明区人民医院/本清实验室
吴素英　湖北民族大学附属民大医院
余章斌　深圳市人民医院
邹芸苏　南京医科大学附属儿童医院
张　兰　复旦大学附属上海市第五人民医院
张　莉　西北妇女儿童医院
张谦慎　香港大学深圳医院
陈　晓　南昌大学第一附属医院
陈　燕　华中科技大学同济医学院附属协和医院
陈名武　中国科学技术大学附属第一医院
武　辉　吉林大学第一医院
罗开菊　中南大学湘雅二医院
周晓光　中山大学附属第八医院
郝　虎　中山大学附属第六医院
段　森　遵义市第一人民医院
祝华平　华中科技大学同济医学院附属湖北妇幼保健院
袁天明　浙江大学医学院附属儿童医院
夏世文　华中科技大学同济医学院附属湖北妇幼保健院
夏红萍　上海交通大学医学院附属新华医院
徐　韬　国家卫生健康委妇幼健康中心

徐发林　郑州大学第三附属医院

郭　艳　南京医科大学附属儿童医院

唐　军　四川大学华西第二医院

唐文燕　江西省妇幼保健院

容志惠　华中科技大学同济医学院附属同济医院

康文清　河南省儿童医院

梁　琨　昆明医科大学第一附属医院

董青艺　中南大学湘雅二医院

程时刚　华中科技大学同济医学院附属湖北妇幼保健院

程秀永　郑州大学第一附属医院

鲁　巍　武汉儿童医院

曾凌空　武汉儿童医院

主编助理

彭斯聪　华中科技大学同济医学院附属湖北妇幼保健院

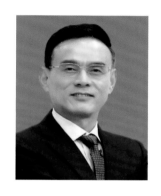

夏世文

华中科技大学同济医学院附属湖北妇幼保健院、湖北省妇幼保健院、湖北省妇女儿童医院新生儿科主任,华中科技大学同济医学院儿科学系副主任,主任医师、教授、硕士生导师;湖北省新生儿急救转运中心主任,湖北省新生儿急救医学临床研究中心主任,国家级新生儿保健特色专科学科带头人,湖北省新生儿公共卫生领军人才。兼任海峡两岸医药卫生交流协会新生儿学专业委员会副主任委员、重症监护学组组长,中华医学会围产医学分会委员、新生儿复苏学组副组长,中国医师协会新生儿科医师分会常委、伦理与医患沟通专业委员会主任委员;湖北省医师协会新生儿科医师分会主任委员,湖北省新生儿科医疗质量控制中心主任、专家组组长,湖北省医学会围产医学分会副主任委员,湖北省医学会儿科学分会常委、新生儿学组组长。从事新生儿临床工作30余年,曾在瑞典卡罗林斯卡大学医院和美国费城儿童医院进修学习,擅长新生儿危重症及早产儿疾病的诊治。承担并完成省级科研项目5项,获湖北省科学技术进步奖2项,全国妇幼健康科学技术奖自然科学奖1项,发表论文80余篇,其中SCI论文8篇。

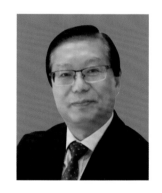

周晓光

中山大学附属第八医院新生儿科主任、教授、主任医师、博士研究生导师、学科带头人。现为海峡两岸医药卫生交流协会新生儿学专业委员会主任委员,中华医学会儿科学分会新生儿学组委员,中国医师协会新生儿专业委员会生命支持专家委员会副主任委员,国家和广东省自然科学基金项目评审专家,国家科学技术奖励委员会评审委员,教育部高等学校科技专家,《中国当代儿科杂志》副主编,《中华围产医学杂志》《中华新生儿科杂志》《中国小儿急救医学》《中华实用儿科临床杂志》《中国实用儿科杂志》和《儿科药学杂志》编委。近5年来,承担国家自然科学基金项目3项,承担江苏省自然科学基金面上项目、江苏省科技厅医学发展专项、南京市科技局社会发展计划项目、南京市卫生局医学发展重点项目及深圳市科技创新委员会"揭榜挂帅"技术攻关重点项目各1项。在国内外医学期刊发表科学论文100余篇,其中SCI论文18篇。主编医学专著《新生儿机械通气治疗学》和《新生儿重症监护治疗学》两部,参编《实用新生儿学》《助产学》《新生儿治疗技术》等医学专著8部。

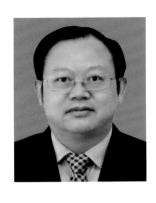

吴本清

　　深圳市光明区人民医院 / 本清实验室主任,教授、主任医师、医学博士、博士研究生导师,深圳市政府特殊津贴专家。主要研究方向为新生儿危重症救治基础与临床,以及医院绩效管理。现任海峡两岸医药卫生交流协会新生儿学专业委员会副主任委员,中国医师协会新生儿科医师分会委员兼新生儿循环专业委员会副主任委员,中国医疗器械行业协会新生儿医疗器械分会理事长,中华医学会灾害儿科学组委员,广东基层医药学会儿科急救与儿童保健专业委员会主任委员,广东省临床医学会新生儿专业委员会候任主任委员,广东省医学会新生儿科分会副主任委员,广东省医师协会新生儿科医师分会副主任委员,广东省医学会儿科分会常委,广东省卫生经济学会常委,深圳市医学会新生儿科专业委员会主任委员,深圳市医学会儿科专业委员会副主任委员。系《中华新生儿科杂志》《中华实用儿科临床杂志》《临床儿科杂志》《中国当代儿科杂志》《中国小儿急救医学杂志》编委或特约编委。承担各级科研项目 30 余项,获省市科研成果奖 5 项。主编学术专著 3 部,参编 12 部,发表论文 220 余篇。

妇女的生殖及孕产妇、新生儿、儿童和青少年健康是下一代健康发展的基石,也是中国人口和社会进步的动力,尤其是在中国现在这个人口老龄化和低生育率的时代。过去几十年来,我国在卫生健康领域取得了举世瞩目的进步,孕产妇、新生儿和儿童死亡率持续下降。2021年国际权威医学期刊《柳叶刀》发表中国妇幼健康70年报告指出,1990年中国新生儿死亡率是北美和欧洲地区的平均新生儿死亡率的4.0倍,2015年这一比值降低到1.7倍;2019年中国新生儿死亡率为3.5‰,其中城市为2.0‰,农村为4.1‰,仍然存在较大的城乡差别。为尽快降低农村地区新生儿死亡率,不断提升农村基层医疗机构新生儿急危重症综合救治能力是实现这一目标的关键举措。2021年10月国家卫生健康委印发《"千县工程"县医院综合能力提升工作方案(2021-2025年)》,标志着"千县工程"县医院综合能力提升工作全面启动。县(市、区)危重新生儿救治中心是要求强化建设的"急诊急救五大中心"之一,对构建区域性危重新生儿救治体系,提高新生儿疾病救治能力和水平,保证医疗质量和安全均具有重要意义。

在海峡两岸医药卫生交流协会新生儿学专业委员会、中国初级卫生保健基金会新生儿医学公益基金专业委员会的大力支持下,夏世文、周晓光和吴本清教授牵头组织来自全国不同医院的47位新生儿医学专家共同撰写了《新生儿急危重症救治技术》。该书作为提升我国县(市、区)危重新生儿救治中心综合救治能力的专业参考书,对指导广大的新生儿科、儿科医护人员提升新生儿急危重症综合救治能力和解决他们在临床中遇到的实际问题具有重要的指导意义及参考价值。全面、系统介绍了新生儿急危重症的临床监护、诊断与治疗技术,也融汇了各位专家的临床经验分享。该书在力求突出科学性和实用性的前提下,表现出"新颖、实用、简洁、全面"的特点。既介绍国外最新进展,也融入国内新生儿医学发展的经验和特点,以及新生儿疾病诊疗相关的指南、常规、专家共识和建议。在编写内容上不仅详尽地阐述新生儿急危重症的诊断思路、流程和方法,还结合临床实践经验,总结出临床监护、诊疗操作、辅助诊断与治疗的要点和具体方法,以及新生儿常用实验室检查危急值的处理等。

该书是专门为我国县(市、区)危重新生儿救治中心新生儿医护人员编撰的一本专业参考书,非常适合于基层一线新生儿医护人员学习与参考。

魏克伦

中国医科大学附属盛京医院儿科学教授、博士生导师

海峡两岸医药卫生交流协会第一届新生儿学专业委员会主任委员

中华医学会第四届、第五届儿科学分会新生儿学组组长

2024年1月

2021年10月国家卫生健康委印发《"千县工程"县医院综合能力提升工作方案（2021—2025年）》，明确指出持续提升县医院综合能力，"到2025年，全国至少1000家县医院达到三级医院医疗服务能力水平，发挥县域医疗中心作用，为实现一般病在县（市、区）解决打下坚实基础"。2022年3月国家卫生健康委印发《"千县工程"县医院综合能力提升工作县医院名单》，明确了参与"千县工程"县医院综合能力提升工作的县医院，标志着"千县工程"县医院综合能力提升工作全面启动。在国家一系列政策的支持下，县域医院已迈入高质量发展的新时代。县（市、区）危重新生儿救治中心是《"千县工程"县医院综合能力提升工作方案（2021—2025年）》要求强化建设的"急诊急救五大中心"之一，对构建区域性危重新生儿救治体系，提高新生儿疾病救治能力和水平，保证医疗质量和安全均具有重要意义。

《新生儿急危重症救治技术》是一本旨在提升县（市、区）危重新生儿救治中心综合救治能力的专业参考书，系统介绍了新生儿急危重症的临床监护、诊断与治疗技术，以利于指导广大的新生儿科、儿科医护人员解决在临床工作中遇到的实际问题。本书在力求突出科学性和实用性的前提下，体现出"新颖、实用、简洁、全面"的特点。其编排形式新颖，图文并茂，既注意到各部分内容的独立性和完整性，又注重它们之间的有机联系；而且内容丰富，编者在收集、整理资料和编写过程中，注重吸收国内外先进技术和经验，既介绍近几年国外最新进展，也融入国内新生儿医学发展的经验和特点，以及新生儿疾病诊疗相关的指南、常规、专家共识和建议。

本书共24章，主要内容包括9个板块，全面涵盖了新生儿急危重症救治的临床诊疗流程、方法、关键技术和主要问题。在新生儿院前急救、转运与急诊部分，主要介绍新生儿院前急救的工作内容与流程、新生儿心肺复苏与复苏后处理、新生儿危重症早期识别与评估、新生儿危重症急诊处理及新生儿转运等。在新生儿重症监护、临床诊疗操作、辅助诊断、常用实验室检查危急值处理及临床治疗技术部分更是用重笔加以阐述，不仅详细介绍了新生儿重症监护、辅助诊断、临床操作与治疗技术，还对新生儿常用实验室检查危急值的处理也作了详尽的阐述。新生儿急危重症监护、诊断与治疗部分是本书的核心内容，专门论述新生儿临床常见急危重症，如新生儿休克、心律失常、持续肺动脉高压、新生儿惊厥、消化道出血、多器官功能衰竭等的实时监护、早期诊断与及时治疗。此外，还介绍了早产儿与早产儿疾病、新生儿早期基本保健和高危儿出院前评估与出院后随访等内容。本书作为全国县（市、区）级危重新生儿救治中心综合救治能力提升培训教材，适合于县（市、区）危重新生儿救治中心医护人员，以及医学院校高年级本科生、研究生阅读。相信本书能够对我国新生儿医学的发展、基层儿科医师的培养，以及健康中国建设起到巨大的推动作用。

本书在编写、出版过程中，得到了海峡两岸医药卫生交流协会新生儿学专业委员会、中国初级卫生保健基金会新生儿医学公益基金专业委员会的大力支持和帮助，在此谨致以诚挚的感谢。限于我们的知识水平，本书难免存在遗漏和不足，甚至出现错误，欢迎广大读者不惜赐教，欢迎发送邮件至邮箱 renweifuer@pmph.com，或扫描下方二维码，关注"人卫儿科学"，提出宝贵的意见和建议，以便得到更正和完善。

夏世文　周晓光　吴本清

2024年2月

目 录

第一章

胎儿、新生儿生长发育与解剖生理特点

第一节　胎儿生长发育特点

一、胎儿生长发育一般规律

（一）概述

孕周从末次月经第 1 天开始计算,受精后 8 周（即妊娠 10 周）内称为胚胎期,是器官分化、形成的时期;受精后 9 周（即妊娠 11 周）起称为胎儿期,是器官进一步生长、成熟的时期。以 4 周（1 个妊娠月）为一个孕龄单位描述发育情况。

（二）不同孕周胎儿生长发育特征

1. 妊娠 8 周末　胚胎初具人形,胎头占胎体近一半,可分辨眼、耳、口,B 超检查可见早期心脏搏动。

2. 妊娠 12 周末　胎儿身长约 9cm,体重约 20g。外生殖器已发生,部分可辨性别,肠管开始蠕动,四肢可活动,指 / 趾可见,指 / 趾甲形成。

3. 妊娠 16 周末　胎儿身长约 16cm,体重约 100g。可辨性别,毛发开始发生,皮肤菲薄,呈深红色,无皮下脂肪,开始出现呼吸运动,成人血红蛋白开始形成,部分孕妇可自觉胎动。

4. 妊娠 20 周末　胎儿身长约 25cm,体重约 320g。皮肤暗红,全身覆有胎脂并有毳毛,肢体活动较明显,开始出现吞咽、排尿功能。

5. 妊娠 24 周末　胎儿身长约 30cm,体重约 630g。各脏器均已发育,皮下脂肪开始沉积,皮肤仍呈皱缩状,出现眉毛及睫毛。出生后存活率偏低。

6. 妊娠 28 周末　胎儿身长约 35cm,体重约 1 000g。皮下脂肪沉积不多,皮肤粉红,有时可有胎脂,四肢活动好,可以有呼吸运动,出生后加强治疗与护理,可提高存活率。

7. 妊娠 32 周末　胎儿身长约 40cm,体重约 1 700g。皮肤深红,面部毳毛已脱落。生活力尚可,出生后注意护理,可以存活。

8. 妊娠 36 周末　胎儿身长约 45cm,体重约

2 500g。皮下脂肪较多,毳毛明显减少,面部皱褶消失,指 / 趾甲已达指 / 趾端。出生后能啼哭及吸吮,生活力良好。

9. 妊娠 40 周末　胎儿身长约 50cm,体重为 3 000~3 400g。发育已成熟,胎头后双顶径值>9cm,皮肤粉红色,皮下脂肪多,头发粗。外观体形丰满,除肩、背部有时尚有毳毛外,其余部位的毳毛均脱落。足底皮肤有纹理,指 / 趾甲超过指 / 趾端。男性胎儿睾丸已降至阴囊内,女性胎儿大、小阴唇发育良好。出生后哭声响亮,吸吮能力强。

二、胎儿各系统生长发育

（一）循环系统

原始心血管系统在胚胎第 3 周已初步建立,心脏开始搏动,胚胎第 8 周末已完成外形和内部分隔发育,并形成瓣膜,是行使功能最早的器官。胚胎第 6 周时在上腔静脉和右心房交界处出现细胞增生的致密区,称窦房区,并在第 10~12 周时形成窦房结。胎儿循环特点是肺循环阻力高且存在胎盘脐带循环。

（二）血液系统

胎儿红细胞生成于受精后 3 周末,起初由卵黄囊产生,妊娠 10 周开始主要由肝脏生成,以后骨髓、脾逐渐具有造血功能。妊娠足月骨髓产生 90% 红细胞。妊娠 32 周红细胞生成素大量产生,妊娠 32 周以后新生儿的红细胞数约为 6.0×10^{12}/L。胎儿红细胞的生命周期仅为 80 天（成人为 120 天）。在妊娠前半期均为胎儿血红蛋白,至妊娠最后 4~6 周,成人血红蛋白增多。妊娠 8 周以后,胎儿血液循环出现粒细胞。妊娠 12 周,胸腺、脾产生淋巴细胞,成为体内抗体的主要来源。足月时白细胞计数可高达（15~20）$\times 10^9$/L。

（三）呼吸系统

胎儿期胎盘代替肺脏功能,母儿血液在胎盘中进行气体交换,但出生前胎儿已完成呼吸道（包括气管直至肺泡）、肺循环及呼吸肌的发育。妊娠

11 周时超声可见胎儿胸壁运动,妊娠 16 周时出现呼吸运动,能使羊水进出呼吸道。新生儿出生后肺泡扩张,开始呼吸。肺功能的成熟开始于Ⅱ型肺泡上皮细胞开始合成卵磷脂和磷脂酰甘油等肺表面活性物质(pulmonary surfactant, PS)。

（四）神经系统

妊娠 12 周时开始出现神经细胞的快速增殖,至 32 周时增殖现象减少。妊娠 16 周时神经元迁移进入高峰期,至 20 周时脑的主体部位形成。脑室的大小在一定程度上反映了脑实质的发育,在妊娠中晚期,超声测量侧脑室直径平均值为 7~8.2mm,上限为 10mm,脑室异常增宽时需注意是否合并发育异常。脑沟回的形成可反映大脑皮质发育成熟度,妊娠 20 周时最早出现大脑外侧裂,28 周时除枕叶外所有主要脑沟回均已存在,40 周后次级和三级脑回发育基本完成。妊娠 24 周时脑脊髓和脑干神经根的髓鞘开始形成,并持续发育至生后数年。

（五）消化系统

妊娠 11 周时小肠已有蠕动,至妊娠 16 周胃肠功能基本建立,胎儿可吞咽羊水,吸收水分、氨基酸、葡萄糖及其他可溶性营养物质。胎儿肝内缺乏许多酶,以致不能结合因红细胞破坏而产生的大量游离胆红素。胆红素经胆道排入小肠氧化成胆绿素,胆绿素的降解产物导致胎粪呈黑绿色。

（六）泌尿系统

肾形成于第 5 孕周,妊娠 11~14 周时胎儿肾已有排尿功能,妊娠 14 周胎儿膀胱内已有尿液。胎儿通过排尿参与羊水循环。肾单位的形成是在妊娠第 34 周,每个肾约有 80 万 ~120 万个肾单位。

（七）内分泌系统

胎儿甲状腺于妊娠第 6 周开始发育,约在妊娠 12 周已能合成甲状腺激素。甲状腺对胎儿各组织器官,尤其是大脑的发育有重要作用。胎儿肾上腺皮质主要由胎儿带组成,能产生大量甾体激素,与胎儿肝、胎盘、母体共同完成雌三醇的合成。妊娠 12 周时胎儿胰腺开始分泌胰岛素。

（八）生殖系统及性腺分化发育

胎儿的性别由性染色体决定,胎儿的性腺发育对胎儿性别表型也起辅助作用。性染色体 XX 或 XY 在受精卵形成时已经确定,但性腺要到胚胎第 7 周才有男性或女性的形态学特征。在 Y 染色体的作用下,原始生殖细胞逐渐分化为睾丸,睾丸形成后刺激间质细胞分泌睾酮,促使中肾管发育,支持细胞产生副中肾管抑制物质,使副中肾管发育受到抑制而退化,5α- 还原酶作用下睾酮衍化为二氢睾酮,外生殖器向男性分化发育。若胚胎细胞不含 Y 染色体,原始生殖细胞分化为卵巢,因缺乏副中肾管抑制物质,致使副中肾管系统发育,形成阴道、子宫、输卵管。外阴部缺乏 5α- 还原酶,外生殖器向女性分化发育。

三、影响胎儿生长发育的因素

胎儿的生长发育与遗传、子宫内外环境、营养及内分泌等多种因素有着密切的关系。胎儿比成人对环境暴露更加敏感,在发育敏感期遭受危险环境暴露可能会导致长期的效应,使正常的胚胎发育过程受到干扰而导致出生缺陷。

（一）遗传因素

胎儿的生长潜能由父母双方遗传基因决定。此外,基因和染色体异常等也常影响胎儿生长发育,甚至导致先天性畸形。

（二）环境因素

包括物理因素（电磁辐射、噪声、高温等）、化学因素（烟草、有毒物质、药物等）、生物因素（病毒、细菌、真菌等感染）等。

（三）疾病因素

母亲疾病、羊水、脐带、胎盘异常均可通过影响胎盘血流量和母胎物质交换,从而影响胎儿发育。

（四）营养

母亲孕期营养不良可能造成胎儿宫内生长受限或小于胎龄,营养过剩可能造成巨大儿。此外,孕早期缺乏叶酸会导致神经管畸形发生率升高,孕中晚期碘缺乏可能导致胎儿甲状腺发育异常。

（五）内分泌

孕早期母亲黄体功能不全,分泌孕酮不足,可能导致胚胎发育不良和流产。此外,胎儿自身的内分泌激素如生长激素、胰岛素和甲状腺素等均与生长发育相关。

四、胎儿生长发育异常

胎儿生长发育异常包括出生缺陷、巨大儿和胎儿生长受限（ fetal growth restriction, FGR ）等。出生缺陷是指遗传因素、环境因素或两者共同作用于妊娠前及妊娠期,引起胎儿发育过程中发生解剖学结构或功能上的异常,包括先天性畸形、遗传代谢性疾病、先天性残疾（聋哑盲等）、免疫性疾病、智力低下等。本节重点阐述FGR。

（一）胎儿生长受限的定义

胎儿生长受限是指由于各种病理性因素导致胎儿在宫内生长受到限制，生长速度低于其应有的速度，未能发挥出生长潜能，胎儿超声显示估测胎儿体重（estimated fetal weight，EFW）或腹围低于相应胎龄应有的体重或腹围的第10百分位数以下。生后多表现为小于胎龄（small for gestational age，SGA），即出生体重在同胎龄同性别平均体重第10百分位数或2个标准差以下。需注意，SGA患儿还包括部分健康小样儿。FGR会明显增加胎儿宫内死亡和新生儿死亡风险，且远期容易发生认知迟缓和成年期的疾病。严重的FGR被定义为胎儿的体重小于第3百分位数，同时伴有多普勒血流的异常，常预示不良妊娠结局，是孕期筛查、诊断及管理的重点。

（二）FGR的病因

母体、胎儿、胎盘因素均可能导致FGR（表1-1）。母体因素所致血管改变，导致子宫-胎盘灌注不良占25%~30%，而胎儿染色体异常占15%~20%。

表1-1 胎儿生长受限病因

分类	病因
母体因素	自身疾病：孕前糖尿病、肾功能不全、自身免疫性疾病（如系统性红斑狼疮）、发绀型心脏病、妊娠相关高血压疾病（如高血压、妊娠期高血压、子痫前期）、抗磷脂抗体综合征、获得性免疫介导血栓形成倾向等 营养状况：营养不良等 物质滥用：烟草、酒精、可卡因、麻醉剂等 致畸物暴露：环磷酰胺、丙戊酸、抗血栓药等 多胎妊娠：双胎输血综合征等 感染性疾病：疟疾、巨细胞病毒、风疹病毒、弓形虫、梅毒等
胎儿因素	遗传疾病及结构性障碍：13-三体综合征、21-三体综合征、先天性心脏病、腹裂等
脐带、胎盘因素	胎盘异常：胎盘功能不全、胎盘早剥、胎盘梗死、轮状胎盘、胎盘血管瘤、绒毛血管瘤等 脐带异常：单脐动脉、脐带帆状附着、胎盘边缘附着等

（三）FGR的并发症

FGR对胎儿的影响包括羊水过少，无法预测的胎心异常及胎死宫内。对新生儿的影响有早产、新生儿呼吸窘迫综合征、颅内出血、坏死性小肠结肠炎（necrotizing enterocolitis，NEC）、败血症、新生儿低血糖、高黏血症及神经系统发育迟缓。远期神经系统发育迟缓、脑瘫、语言能力低下、学习障碍等发生风险增加。

（四）FGR的诊断

无高危因素的孕妇应在孕早期明确孕周，通过孕妇体重和宫高的变化，初步筛查出FGR，进一步经超声检查确诊。有高危因素的孕妇需从孕早期开始定期行超声检查，根据各项衡量胎儿生长发育指标，结合子宫胎盘的灌注情况及其他产检指标尽早诊断。

1. 临床指标 子宫宫高、腹围值连续3周测量均在第10百分位数以下者，需考虑FGR。孕晚期，孕妇每周增加体重0.5kg，若体重增长停滞或增长缓慢时，可能为FGR。

2. 辅助检查

（1）B超检查：可测量胎儿生长指标，如头臀径、双顶径、头围、腹围、股骨长等。

（2）彩色多普勒超声检查：所有超声估计体重或胎儿腹围测量低于正常第10百分位数以下的胎儿都需进行脐动脉多普勒血流检测。脐动脉舒张期血流缺失或倒置，对诊断FGR有重要意义。妊娠晚期脐动脉S/D比值通常≤3为正常值，脐血S/D比值升高时，也应考虑FGR。

（3）后续检查：①母亲病史回顾，发现FGR的可能高危因素；②考虑胎盘血流灌注不足时要筛查自身抗体；③进一步超声评估：对怀疑有FGR的病例，还应对胎儿进行详细的结构筛查，评估羊水量、胎盘功能、子宫动脉血流及脐血流等，必要时进一步行胎儿超声心动图检查；④如果存在染色体异常高风险，建议羊水穿刺检查，完善TORCH筛查以排除感染性因素；⑤超声检查怀疑存在结构畸形的胎儿，建议完善胎儿磁共振检查明确诊断。

（五）孕期处理

1. 产检及随访 一旦确诊FGR，应开始严密监测。每2周进行超声下胎儿生长测量，同时进行多普勒检测脐动脉血流。如条件允许，进一步检查胎儿大脑中动脉血流，静脉导管血流的多普勒血流征象。并依据病情需要增加监测频率。此外，还应注重胎动计数，完善胎儿无应激试验、生物物理评分。

2. 孕期干预　对于既往有胎盘血流灌注不良病史（比如 IUGR、子痫前期）的孕妇可以给予小剂量阿司匹林治疗，从 12~16 周开始服用至 36 周。

3. 分娩　<34 周的 FGR 胎儿需要在 2~7 天内分娩，应使用糖皮质激素促胎肺成熟。对于 <32 周分娩的 FGR 胎儿，可应用硫酸镁保护脑神经以降低脑瘫的发生率。分娩时机的确定需要个体化。如果羊水过少（羊水指数 <5cm 或最大羊水深度 <2cm），生物物理评分和 / 或多普勒表现异常或胎儿生长停滞，可考虑终止妊娠。若以上指标均正常，可期待至 38 周终止妊娠。分娩方式的选择应考虑胎儿的健康情况、产前产时的监护、孕妇的宫颈条件和本人意愿等。

（夏世文）

第二节　新生儿生长发育特点

一、新生儿分类及生长发育规律

（一）新生儿分类

新生儿是指从出生后脐带结扎开始到生后 28 天内的婴儿。根据出生胎龄可分为足月儿（full term infant）、早产儿（preterm infant）和过期产儿（postterm infant）。足月儿是指出生胎龄 37~41^{+6} 周的新生儿，可细分为早期足月儿（37~38^{+6} 周）、完全足月儿（39~40^{+6} 周）和晚期足月儿（41~41^{+6} 周）。早产儿是指出生胎龄 <37 周的新生儿，可细分为晚期早产儿（34~36^{+6} 周）、中期早产儿（32~33^{+6} 周）、极早产儿（28~31^{+6} 周）、超早产儿或超未成熟儿（<28 周）。出生胎龄 ≥42 周者为过期产儿。

根据出生体重（birth weight, BW）分为：正常出生体重儿，2 500g≤BW<4 000g；低出生体重儿（low birth weight infants, LBWI），1 500g≤BW<2 500g；极低出生体重儿（very low birth weight infants, VLBWI），1 000g≤BW<1 500g；超低出生体重儿，BW<1 000g（extremely low birthweight infants, ELBWI）；巨大儿（macrosomia），BW>4 000g。

根据出生体重与胎龄的关系，分为适于胎龄儿（appropriate gestational age, AGA）、小于胎龄儿（small for gestational age, SGA）和大于胎龄儿（large for gestational age, LGA）。根据生后周龄，出生 1 周内为早期新生儿，出生 2~4 周者为晚期新生儿。

（二）新生儿生长发育规律

正常足月儿出生后体内水分丢失较多，导致体重逐渐下降，第 5~6 天降至最低点，不超过 BW 的 10%，一般 7~10 天恢复 BW，称为生理性体重下降。恢复出生体重后，新生儿期体重增长平均每周约 180~200g，身长平均每周增长约 0.75~1.0cm，头围平均每周增长约 0.5~0.75cm。<27 周早产儿预期体重增长 10~20g/d，>27 周早产儿为 20~30g/d。

早产儿生后至纠正胎龄 50 周内的体重、身长、头围增长规律可参考 2013 版 Fenton 曲线，应将上述 3 个指标维持在相应纠正胎龄的第 10~90 百分位数，且保持同步稳定增长。若存在宫外生长发育迟缓（extrauterine growth restriction, EUGR）或某一生长指标异常，应及时排除疾病因素，酌情调整喂养方案。

二、新生儿体格发育特点与评估指标

（一）正常足月新生儿

1. 外观　头大，躯干长，头部与全身的比例为 1:4。胸部多呈圆柱形，腹部呈桶状。四肢短，常呈屈曲状。

2. 皮肤　出生时皮肤覆盖一层灰白色胎脂，胎脂若成黄色，提示有黄疸、宫内窘迫或过期产存在。生理性黄疸多在生后 2~3 天出现，一般 2 周内消退。生后 3~5 天，在手、足、小腿、耻骨区及眼窝等处易出现生理性水肿，2~3 天后消失。有时皮肤可见新生儿红斑、粟粒疹、青记、橙红斑等表现，部分可自行消退，需进行鉴别。

3. 头面部

（1）颅骨：颅骨软，骨缝未闭，具有前囟及后囟，有时在前后囟之间可触到第三囟门。前囟直径通常为 2~4cm，后囟一般只能容纳指尖。囟门过大常见于脑积水及宫内感染患儿。出生时因颅骨受产道挤压，常有不同程度的变形，骨缝可重叠。

（2）眼：生后第一天眼常闭合，有时一睁一闭，眼运动功能尚未协调。有难产史者有时可见球结膜下出血或虹膜边缘一圈呈红紫色，多因毛细血管淤血或破裂所致，可在数日后吸收。双眼上斜或内眦赘皮应疑有 21- 三体综合征。伴有眼睑水肿和大量脓性分泌物常是淋球菌感染的典型表现。大面积角膜混浊伴有高眼球张力则是先天性青光眼的指征。正常瞳孔反射呈红色，若呈白色者提示有白内障、肿瘤或视网膜病的可能。

（3）鼻：鼻梁低，因鼻骨软而易弯，可见歪斜，但以后不留畸形。新生儿用鼻呼吸，鼻翼扇动是呼吸困难的表现之一。若后鼻孔闭锁，出生后可立即表现为严重呼吸窘迫。

（4）口腔：口唇红润，牙龈上可见由上皮细胞堆集形成的黄白色小颗粒，俗称"板牙"或"马牙"，切勿挑破以防感染。硬颚中线上可见大小不等2~4mm的黄色小结节（彭氏珠），亦系上皮细胞堆集而成，数周后消退。舌系带有个体差异。两侧颊部各有一个隆起的脂肪垫，俗称"螳螂嘴"，有利于吸吮乳汁，不可挑破。巨舌症提示先天性甲状腺功能减退，或有 Beckwith 综合征的可能。有时可见到唇裂或腭裂。小下颌提示 Pierre-Robin 综合征的可能。

（5）耳：外形与遗传及成熟度有关。耳轮低于眶耳线称为低位耳，可见于一些综合征。

4. 颈部　甚短，颈部皱褶深而潮湿，易糜烂。有时可见胸锁乳突肌血肿，可致斜颈。颈后皮肤过度折叠呈颈蹼状，见于 Turner 综合征。

5. 胸部　多呈圆柱形，剑突尖有时上翘，在肋软骨交接处可触及串珠。新生儿呈膈肌型呼吸，有时可见潮式呼吸，生后4~7天常见有乳腺增大，如蚕豆或核桃大小，或见黑色乳晕区及泌乳，2~3周可消退，勿挤压。

6. 腹部　多隆起，早产儿腹壁甚薄，可见肠型。肝在肋缘下2cm，质软，脾有时刚触及。生后脐带结扎后多在7~14天脱落，少数可见脐疝。

7. 肛门及生殖器　正常肛门无闭锁，男婴两侧睾丸多下降，也有异位于腹股沟、会阴、股内侧筋膜等处，有时可见一侧或双侧鞘膜积液。女婴生后5~7天可有"假月经"。生殖器颜色加深需考虑先天性肾上腺皮质增生。

8. 脊柱和四肢　手掌可见2条明显的掌纹，下肢大腿皮纹对称。四肢姿势与胎位有关，臀位分娩者可见足部向上、腿部伸直的体位，持续数日可恢复。指/趾畸形、通贯掌、手足水肿、马蹄内翻足、脊柱裂等为异常表现。单侧上肢肌无力或活动减少需考虑臂丛神经损伤。下肢长度或皮纹不对称需考虑先天性髋关节发育不良。

（二）胎龄评估

胎龄系指胎儿在宫内的周龄或日龄。如果孕母月经规律，以最后一次月经的第一天算起至出生时的一段时间作为胎龄是比较准确的。但如果孕母月经不规则或因其他原因不易计算，则可通过新生儿出生后48小时的外表特征和神经系统检查估计胎龄，称胎龄评估（assessment of gestational age）。目前国内常用简易胎龄评估法（表1-2），胎龄为总分加上常数27。

表 1-2　简易胎龄评估法

体征	0 分	1 分	2 分	3 分	4 分
足底纹理	无	前半部红痕不明显	红痕 > 前半部皱褶 < 前 1/3	皱褶 > 前 2/3	明显深的皱褶 > 前 2/3
乳头形成	难认，无乳晕	明显可见，乳晕淡、平，直径 <0.75cm	乳晕呈点状，边缘突起，直径 >0.75cm	乳晕呈点状，边缘突起，直径 >0.75cm	—
指甲	—	未达指尖	已达指尖	超过指尖	—
皮肤组织	很薄，胶胨状	薄而光滑	光滑，中等厚度，皮疹或表皮翘起	稍厚，表皮皱裂翘起，以手足为最明显	厚，羊皮纸样，皱裂深浅不一

三、新生儿各系统发育特点

（一）呼吸

肺组织发育分为4个阶段：胚胎期（孕0~7周）、假腺体期（孕7~17周）、小管形成期（孕17~25周）、囊泡期和肺泡期（孕25周至生后2~8岁）。其中，小管形成期内出现腺泡，血气屏障发育，肺泡上皮细胞开始分化，Ⅱ型肺泡上皮细胞开始产生PS。囊泡期开始形成原始肺泡，远端支气管延长、分支、扩张，形成终末囊泡。肺泡期主要形成微血管、弹力纤维、胶原纤维，肺泡数目增多。孕32周至足月儿生后1个月是肺泡数目增长速度最快阶段，新生儿肺泡数量约0.5亿~1.5亿个，增长至2~8岁时停止（约5亿个）。因此，极/超早产儿生后因各种因素影响肺泡发育，易发生支气管肺发育不良。

（二）循环

胎儿循环在出生后发生明显转变，脐血管的结扎，中断胎盘的血液交换；肺的膨胀与通气使肺循环阻力降低；由于肺血管阻力降低后右心压力降低而左心压力增高，卵圆孔功能性关闭。生后24小时，平均肺动脉压力将为体循环血压的一半，随后缓慢降低。80%的足月儿在出生后10~15小时发生动脉导管功能性关闭，约80%在生后3个月内、95%在生后1年内发生解剖学关闭。

（三）泌尿

新生儿出生时肾脏已具有与成人数量相同的肾单位，但滤过面积及肾小管容积不足，功能有限，生后逐步发育成熟，1岁可达成人水平。

（四）血液

新生儿出生时胎儿血红蛋白占70%~80%，出生5周后降为55%，以后逐渐为成人型血红蛋白所取代。白细胞计数第1天平均为$18 \times 10^9/L$，第3天开始明显下降，第5天接近婴儿值。

（五）消化

消化系统有运动、消化吸收和免疫功能。34周时形成较完善的吸吮和吞咽反射，且胃肠道收缩功能协调，可较好地适应经口喂养。34周以前的早产儿经口喂养需谨慎。新生儿出生时消化道能分泌足够的消化酶，但胰淀粉酶要到4月龄达成人水平。胃肠道的免疫功能在24周前尚未发育完善，因此早产儿肠道屏障功能较弱，易发生感染和NEC。

（六）神经

新生儿神经行为的发育及评估详见下文。

（七）内分泌

肾上腺在胚胎第6周开始形成，其后皮质分化为胎儿带（近髓质）和成人带（被膜下）；后者在胎儿出生时占皮质的20%。出生后胎儿带开始退行性变，到4~35天成人带则增宽至皮质的50%，到1周岁前胎儿带完全消失。甲状腺于胚胎第7周开始形成，第22周前血清中T_3、T_4及TSH分泌水平较低，36~40周前甲状腺尚不存在自身调节机制。

（八）免疫

人类免疫系统的发生发育起始于胚胎早期，出生时，T抑制细胞的功能已较强，但T辅助细胞功能较弱，尚不能发挥细胞免疫的防御反应。B淋巴细胞的发育早在胚胎7.5周，10.5周血清中出现IgM，12周血清中出现IgG，30周血清中才出现IgA。

四、影响新生儿生长发育的因素

新生儿的生长发育与遗传、疾病、药物及出生后的营养等多种因素有关。

（一）遗传因素

新生儿的生长潜能由父母的遗传基因决定，基因和染色体异常可影响生长发育进程。

（二）疾病因素

任何导致能量摄入不足、丢失过多、消耗增加、利用障碍的疾病均可影响新生儿的生长发育。例如，早产、败血症、休克、呼吸窘迫综合征、支气管肺发育不良、代谢性骨病、胃食管反流、牛奶蛋白过敏、坏死性小肠结肠炎、先天性消化道畸形、短肠综合征、遗传代谢性疾病等，均为EUGR的危险因素。

（三）药物因素

全身性糖皮质激素、镇静药、麻醉药和四环素类药物等，可能对生长发育产生不利影响（尤其是神经发育），使用时应详细评估指征、剂量和疗程。此外，长时间使用广谱抗生素可造成肠道菌群紊乱，增加喂养不耐受和胃肠道疾病的风险。

（四）营养因素

新生儿开奶时间、喂养奶方、摄入能量、蛋白质能量比等是影响生长发育速度的重要指标，营养摄入不足与EUGR直接相关。鼻饲管喂养和静脉营养为VLBW/ELBW早产儿常用的营养支持方式，但也可能产生置管损伤、晚发型败血症、静脉营养相关性胆汁淤积等并发症，影响生长发育。

五、新生儿神经行为发育特点及其评估

新生儿神经行为是其神经系统对周围环境及刺激产生的一种表现，可较全面反映大脑的功能状态。

（一）新生儿行为能力

1. 视觉　新生儿在觉醒状态时能注视物体和移动眼睛及头追随物体移动的方向，这是中枢神经系统完整性的最好预测指标之一。新生儿眼睛有共轭功能，最优视焦距为19cm。新生儿调节视焦距能力差，视焦距调节能力至4个月左右达成人水平。

2. 听觉　新生儿一出生即有听的定向力。在安静觉醒状态的新生儿会慢慢转过头和眼睛向发声的方向。

3. 嗅觉、味觉和触觉　新生儿一出生即有嗅觉和味觉能力。新生儿对触觉也很敏感，有冷热、疼痛的感觉。

4. 其他能力　新生儿可与成人互动，并有模仿成人表情如张口噘嘴、吐舌等的能力。

（二）新生儿行为状态

新生儿有 6 种行为状态：深睡、浅睡、瞌睡、安静觉醒、活动觉醒、哭。从安静睡眠到活动睡眠作为一个睡眠周期，平均 0.5~1 小时。每天有 18~20 个睡眠周期，一天中睡眠时间为 14~20 小时，平均 16 小时。

（三）新生儿行为测定

新生儿行为神经测定能较全面反映大脑的功能状态，可以用于评估脑损伤和观察治疗效果。目前常用的方法是我国鲍秀兰教授建立的新生儿 20 项行为神经测定法（neonatal behavioral neurological assessment，NBNA）（表 1-3）。

NBNA 适用于足月新生儿和校正胎龄 40 周的早产儿。检查分为 5 个部分：行为能力 6 项、被动肌张力 4 项、主动肌张力 4 项、原始反射 3 项、一般估计 3 项。每项评分 0~2 分，满分 40 分，<35 分为异常。足月窒息儿可从生后 3 天开始，如果评分 <35 分 7 天应复查，仍不正常者 12~14 天复查，有助于评估预后。

表 1-3　新生儿 20 项行为神经测定方法

项目		0 分	1 分	2 分
行为能力	1. 对声音习惯形成	>11 次	7~10 次	<6 次
	2. 对光习惯形成	>11 次	7~10 次	<6 次
	3. 对咯咯声反应	头眼不转动	眼或头转动 <60°	头眼转动 <60°
	4. 对人脸（说话）反应	同上	同上	同上
	5. 对红球的反应	同上	同上	同上
	6. 安慰	不能	困难	容易或自动
被动肌张力	7. 围巾征	环绕颈部	肘略过中线	肘未到中线
	8. 前臂弹回	无	慢、弱 >3 秒	活跃，可重复 <3 秒
	9. 腘窝角	>110°	100°~110°	<90°
	10. 下肢弹回	无	慢、弱	活跃，可重复
主动肌张力	11. 头竖立	缺或异常	困难	好，同一轴
	12. 手握持	无	弱	好，可重复
	13. 牵拉反应	无	提起部分身体	提起全部身体
	14. 支持反应	无	不完全，短暂	有力，支起全部身体
原始反射	15. 踏步或放置	无	引出困难	好，可重复
	16. 拥抱	无	弱，不完全	好，完全
	17. 吸吮	无	弱	好
一般估计	18. 觉醒度	昏迷	嗜睡	正常
	19. 哭	无	微弱声尖或多	正常
	20. 活动性	缺或过多	略减少或增多	正常

（夏世文）

第三节　新生儿解剖生理特点

新生儿期是胎儿离开母体后逐步过渡到能够独立生存的重要时期。

一、正常新生儿解剖生理特点

（一）呼吸

新生儿出生时，由于本体感受器及皮肤温度感受器受刺激，反射性兴奋呼吸中枢，大多数呼吸较规则。因肺泡壁的气液界面存在表面张力，第一次吸气所需胸腔负压可达 29.4mmHg,以后正常呼吸的维持则需有足够的 PS 存在。新生儿肋间肌薄弱,呼吸主要依靠膈肌的升降,若胸廓软弱,随吸气而凹陷,则通气效能低,早产儿可有呼吸暂停。新生儿呼吸运动较浅表,但呼吸频率快(35~45 次 /min),故每分钟相对通气量并不比成人低。

（二）循环

正常新生儿血流多集中于躯干和内脏,四肢血流量较少,因而肝、脾易于触及,四肢易发冷,末梢易出现发绀。脑血流分布亦不平衡,在足月儿的大脑旁矢状区和早产儿的脑室周围白质部位血流分布最少,低血压时易造成缺血性损伤。正常足月儿心率约为 120~160 次 /min,有时可出现一过性波动。血压一般为 50~80/30~50mmHg。新生儿血容量与脐带结扎时机有关,若延迟结扎 5 分钟,血容量可从 78ml/kg 增至 126ml/kg。

（三）泌尿

新生儿肾排钠能力低,输注较多含钠液可致水肿。足月儿肾的浓缩功能相对不足,稀释功能尚可,最大尿渗透压 800mOsm/kg;早产儿不能充分稀释尿液,尿渗透压可达到 70mOsm/kg。大多数新生儿出生后不久便排尿,尿量约为 40~60ml/(kg·d)。

（四）消化

消化道面积相对较大,肌层薄。食管上括约肌不随食物下咽而关闭,食管下括约肌压力低,易发生溢乳,生后 6 周才能建立有效的抗反流屏障。新生儿可分泌胃凝乳酶和小肠氨基肽酶,消化蛋白质的能力好。肠壁通透性较大,有利于吸收初乳中的免疫球蛋白,但其他蛋白分子通过肠壁可产生过敏。新生儿胃解脂酶有助于消化脂肪。婴儿出生后不久即可排出墨绿色胎粪,3~4 天内转为过渡性大便。生后 24 小时未排胎粪需排除消化道畸形。

（五）神经

新生儿脑相对大,占体重的 10%~12%(成人为 2%),但脑沟、脑回仍未完全形成。脊髓相对较长,下端在第 3~4 腰椎水平上。新生儿脑的含水量较多,大脑皮质和纹状体发育尚未完善,髓鞘未完全形成,易出现兴奋泛化。

（六）内分泌

出生后腺垂体已具有功能,神经垂体分泌稍不足。甲状腺功能良好,甲状旁腺常有暂时性功能不足。出生时皮质醇较高,肾上腺髓质分泌和存储的激素以去甲肾上腺素为主。

（七）免疫

出生时血清中的 IgA 含量极低,IgM 一般 <200mg/L,而 IgG 虽自身合成量很低,但大部分来自母体,出生时已达正常成人水平。胎龄 20 周已有各种补体形成,但出生时各种补体成分如 C1q、C3、C4、C5、B 因子和 C3 激活前体(C3PA)等的含量仅为成人的一半。此外,调理素、中性粒细胞等相对较少,容易发生感染,且感染易扩散。

二、早产儿解剖生理特点

（一）外表特点

头长为身长的 1/3,囟门宽大,颅缝可分开,头发呈短绒样,耳壳软,缺乏软骨,耳舟不清楚。皮肤鲜红薄嫩,水肿发亮,胎毛多,胎脂丰富,皮下脂肪少,指/趾甲软,不超过指/趾端。不能触到乳腺结节,36 周后触到直径小于 3mm 的乳腺结节。胸廓呈圆筒形,肋骨软,肋间肌无力,吸气时胸壁易凹陷,腹壁薄弱,易有脐疝。仅在足前部见 1~2 条足纹,足跟光滑。男性睾丸未降或未全降,女性大阴唇不能盖住小阴唇。

（二）体温调节

体温中枢发育不成熟,基础代谢低,肌肉活动少,分解代谢低,糖原和皮下脂肪少,体表面积相对大使散热增加,不能维持正常体温稳定。缺乏对寒冷刺激的反应,易发生低体温甚至硬肿症。

（三）呼吸系统

呼吸中枢及呼吸器官未发育成熟,易发生原发性呼吸暂停。肺泡数量少,呼吸道黏膜上皮细胞呈扁平立方形,毛细血管与肺泡间距离较大,气体交换率低,呼吸肌发育不全,肋骨活动差,吸气无力,故容易引起肺膨胀不全。咳嗽反射弱,不易咳出气管、支气管的黏液,而易产生肺不张或吸入性肺炎。PS 产生不足,易发生新生儿呼吸窘迫综合征。

（四）循环系统

动脉导管关闭常延迟,可使心肺负荷增加,引起肺循环淤血及体循环缺血。心脏代偿能力不足,易发生低血压、休克,甚至心力衰竭。

（五）消化系统

胎龄越小,吸吮力越差,甚至无吞咽反射。贲门括约肌松弛,胃容量小,易产生溢乳、呛咳。除淀粉酶尚发育不全外,早产儿消化酶的发育接近于足月儿，对蛋白质的需求量较高。脂肪消化能力较弱，对脂溶性维生素吸收不良。NEC 发病率较高。

（六）神经系统

胎龄越小，各种反射越不成熟。早产儿易发生脑室周围白质软化（periventricular leukomalacia，PVL）和脑室周围 - 脑室内出血（periventricular-intraventricular hemorrhage，PIVH）。室管膜下胚胎生发层基质对脑血流的波动、缺氧、高碳酸血症及酸中毒极为敏感，容易发生坏死崩解而致室管膜下出血，继而引起 PIVH。PVL 与极不成熟儿的大脑大动脉的长短分支发育不全有关。脑室周围出血性梗死和 PVL 可导致远期遗留脑瘫。

（七）血液系统

早产儿生理性贫血发生较足月儿更早且更严重，在生后 6 周左右，血红蛋白可降低至 70~100g/L 的最低点。有核红细胞在早产儿的外周血象中可持续较长时间。血小板数略低于足月儿，血管脆弱，易出血。

（八）泌尿系统

肾小球和肾小管不成熟，处理水、电解质和酸性物质能力差。因抗利尿激素缺乏，肾小管远端水的重吸收减少，故尿浓缩力较差。早产儿肾脏保存碳酸氢盐、排泄酸和氨的能力弱，易导致代谢性酸中毒。

（九）免疫功能

体液免疫和细胞免疫均不成熟，缺乏来自母体的抗体，IgG 含量少，皮肤屏障功能差，易发生败血症。此外，医源性有创操作，如血管穿刺、气管插管等也增加了感染风险。

三、极低和超低出生体重儿的解剖生理特点

（一）皮肤

皮下脂肪少，体表面积相对大，能量储存少，极易发生低体温。皮肤屏障发育不成熟，极易发生感染、水分丢失等。

（二）呼吸系统

由于胸廓柔软、肺不成熟、小支气管软骨少、肺泡换气面积相对小、PS 产生不足、肺扩张能力有限以及肺血管阻力高，故功能残气量低，肺顺应性差，通气 / 血流比值异常，气道阻力高，因而容易发生呼吸窘迫综合征、呼吸暂停、支气管肺发育不良等疾病。VLBWI 呼吸暂停的发生率为 20%~30%，ELBWI 可高达 90%。

（三）循环系统

VLBWI 的 PDA 发生率为 40%~50%。常在生后 3~5 天闻及心脏杂音，且常引起充血性心力衰竭，预后不良。肺动脉平滑肌发育不完善，在高碳酸血症、低氧血症、代谢性酸中毒、循环量减少、心功能不全及低体温等情况下，易发生新生儿持续性肺动脉高压。在 PDA 导致左向右分流时，VLBWI 的心肌收缩力较弱，代偿能力有限，易导致低血压和较大的血压波动。

（四）免疫系统

体液免疫、细胞免疫均不成熟，皮肤角质层薄，屏障功能差；消化道黏膜发育不完善，免疫和防御功能也较差，易引起感染并致感染扩散。

（五）消化系统

胎儿的肠管在胎龄 28 周已分化，功能性小肠蠕动在 30 周开始，34 周左右已有系统性肠蠕动。大多数早产儿在生后 24 小时内可听到肠鸣音，提示已有肠蠕动，可行肠道内营养。

（六）泌尿系统

肾小球滤过率极低，肾小管浓缩和稀释功能不成熟，经肾脏丢失水分和电解质也较多。因此，容易发生水、电解质失衡。肾小管浓缩和稀释功能较差，回收钠的功能较差，钠排泄率较高。因此，易出现钠失衡，高钠和低钠血症均常见。

（七）中枢神经系统

PVH-IVH 和 PVL 发生率高，可导致死亡、脑瘫、视听和认知障碍。

四、小于胎龄儿的解剖生理特点

小于胎龄儿（small for gestational age，SGA）是指出生体重在同胎龄儿平均体重第 10 百分位数以下，或低于平均体重 2 个标准差的新生儿。SGA 可能是 FGR 的结果，一部分 SGA 属于生长发育偏小但健康的新生儿。SGA 根据重量指数［出生体重（g）×100/ 出生身长^3（cm^3）］和身长、头围之比可分为匀称型、非匀称型及混合型。①匀称型：胎儿的头围、体重及身长受到同等程度的影响，重量指数 >2.00（胎龄≤37 周），或 >2.20（胎龄 >37 周）；身长与头围之比 >1.36。②非匀称型：重量指数 <2.00（胎龄≤37 周）或 <2.20（胎龄 >37 周），身长与头围之比 <1.36。③混合型：重量指数和身长、头围之比不符合以上两型规律，少见。

除伴有明显畸形先天性综合征以及母亲严重

疾病等所导致的匀称型 SGA 儿外，大多数 SGA 新生儿具有以下特征性表现：与躯干四肢相比较，头相对较大，面容似"小老头"，舟状腹，四肢皮下脂肪明显缺乏，皮肤松弛多皱纹，易脱屑，颅骨骨缝可增宽或重叠，由于膜性成骨不足，致使前囟较大，膝关节骨骺成骨延迟。指/趾甲、皮肤及脐带可因羊水胎粪污染而呈黄绿色，脐带往往较细，胎儿皮肤胎脂多减少或消失，生后皮肤呈现脱屑。

不全综合征，特点是明显体重轻，营养不足，皮下脂肪少，身体细长，皮肤松弛且多皱纹，常睁眼，状如老人。胎盘、胎膜脐带、胎儿皮肤及指/趾甲均染成黄绿色。头颅钙化良好，指甲较长。出生时多有窒息，可有酸中毒和心肌缺氧表现。易发生低血糖、胎粪吸入综合征及颅内出血，有时出现中枢神经系统症状。

（夏世文）

五、大于胎龄儿的解剖生理特点

大于胎龄儿（large for gestational age，LGA）是指出生体重大于同胎龄平均体重的第 90 百分位数或 2 个标准差以上。出生体重超过 4 000g 称为巨大儿，有些是健康的新生儿。母亲妊娠糖尿病是发生 LGA 的重要原因，Rh 溶血、大血管错位、Beckwith 综合征等也往往伴有 LGA。LGA 的临床特点：①产伤：因胎儿过大，易发生难产和产伤，导致窒息和颅内出血、锁骨、肱骨骨折、臂丛神经损伤等；②低血糖：尤其是糖尿病母亲婴儿；③呼吸困难：主要为肺透明膜病；④低血钙：发生率约为 60%，可能与甲状旁腺功能减退有关；⑤红细胞增高：易发生血管内凝血，形成静脉血栓，常见肾静脉血栓，临床可出现血尿及蛋白尿；⑥高胆红素血症：生后 48~72 小时内可出现，尤以胎龄 <36 周更为常见；⑦约有 10% 伴有先天性畸形。

六、过期产儿的解剖生理特点

过期产儿是指出生胎龄超过 42 周的新生儿。多数过期产儿因胎盘功能尚正常，生长发育可不受影响。有些合并因胎盘功能减退，致营养受阻产生一系列症状，称过期产儿综合征或胎盘功能

参 考 文 献

1. Barker DJP. Adult consequences of fetal growth restriction. Clinical Obstetrics and Gynecology, 2006, 49（2）: 270-283.
2. Sacchi C, Marino C, Nosarti C, et al. Association of intrauterine growth restriction and small for gestational age status with childhood cognitive outcomes: a systematic review and Meta-analysis. JAMA pediatrics, 2020, 174（8）: 772-781.
3. Lausman A, Kingdom J. Intrauterine growth restriction: screening, diagnosis, and management. Journal of Obstetrics and Gynaecology Canada, 2013, 35（8）: 741-748.
4. 邵肖梅, 叶鸿瑁, 丘小汕. 实用新生儿学. 5 版. 北京: 人民卫生出版社, 2019.
5. 中华医学会围产医学分会胎儿医学学组, 中华医学会妇产科学分会产科学组. 胎儿生长受限专家共识（2019版）. 中华围产医学杂志, 2019, 22（6）: 361-380.
6. 安绍宇, 李胜利. 胎儿宫内生长受限的超声多普勒评价: 美国母胎医学会临床指南解读. 中华医学超声杂志（电子版）, 2017, 14（5）: 394-400.
7. 桂永浩. 小儿内科学高级教程. 北京: 人民军医出版社, 2011.
8. Fenton TR, Kim JH. A systematic review and meta-analysis to revise the Fenton growth chart for preterm infants. BMC pediatrics, 2013, 13: 59.

第二章

新生儿院前急救、转运与急诊

第一节　新生儿院前急救

一、概述

（一）院前急救的定义

院前急救（pre-hospital first aid）是重症医学的重要组成部分，2013 年 10 月 22 日国家卫生与计划生育委员会颁布《院前医疗急救管理办法》，明确定义院前医疗急救是指由急救中心（站）和承担院前医疗急救任务的网络医院（以下简称急救网络医院）按照统一指挥调度，在患者送达医疗机构救治前，在医疗机构外开展的以现场抢救、转运途中紧急救治及监护为主的医疗活动。根据以上定义，新生儿院前急救（neonatal pre-hospital first aid）可以理解为在医疗机构外开展的针对危重新生儿的现场抢救、转运途中的紧急救治及监护为主的医疗活动。

（二）新生儿院前急救的特色

我国新生儿院前急救作为新生儿重症医学的一部分，具有与成人、儿童院前急救不同的概念与意义，拥有独特的专业特色。由于我国许多基层医院和部分综合医院没有新生儿专科医护人员，也不具备新生儿专业医疗条件。因此，在这些医疗机构出生的新生儿出现危急重症，往往需要转运到具有新生儿专业医疗条件的医疗机构进行监护、诊断与治疗。可见，在我国新生儿院前急救中，新生儿现场抢救不仅是在医疗机构以外的现场抢救，如在患儿家中、公共场所进行的抢救；还包括实施新生儿院前急救的新生儿专业医护人员在不具备危重新生儿专业医疗条件的医疗机构进行的危重新生儿抢救。因此，我国新生儿院前急救实际上是指实施新生儿院前急救的医疗机构，在本医疗机构以外进行的对各种危及生命的危急重症、创伤、中毒、灾难事故等伤及的新生儿患者进行以现场抢救、危重新生儿转运途中的紧急抢救和监护为主的医疗活动。当新生儿出现危急重症时，由患儿家属紧急求助当地 120 急救中心，或由有危重新生儿需要院前急救的医疗单位紧急电话联系实施新生儿院前急救的医疗机构，派出由新生儿专科医生、专科护士组成的院前急救与转运小组，在新生儿出生即刻在产房进行急救，或在不具备危重新生儿专业医疗条件的医疗机构进行转运前急救处理，以及在转运途中对患儿进行监护和急救处理，也包括在患儿家中、公共场所对患儿进行现场急救，其目的是给予现场急救，稳定患儿病情，减轻病痛，防止再损伤，安全、快捷地将患儿转运到新生儿重症监护中心（neonatal intensive care unit，NICU）进行专业化的监护、诊断与治疗，从而使危重新生儿在第一时间得到专业化的救治，降低危重新生儿死亡率，不断提高生存质量。

二、新生儿院前急救模式

目前，我国的新生儿院前急救模式主要有医院互动式、患者求助式和灾害背景下的新生儿院前急救模式等。

（一）医院互动式新生儿院前急救模式

我国许多基层医院（主要为一级、二级医院）和部分三级医院没有新生儿专科医护人员，也不具备新生儿专业医疗条件，一旦有危重新生儿出生，这些医院会第一时间电话求助实施新生儿院前急救的上级医院（通常为具有新生儿重症监护中心的儿童医院、妇幼保健院或综合医院），在了解患儿病情后上级医院派出危重新生儿急救与转运小组赴求助医院对患儿进行院前急救，在稳定患儿病情后及时转运到上级医院进行救治。这是我国各地目前进行的主要新生儿院前急救模式。

（二）患者求助式新生儿院前急救模式

在我国城市或农村家庭、公共场所突然发现新生儿发生危急重症时，由患者家属电话联系 120 急救中心，120 急救中心立即调派实施新生儿院前急救的医院安排新生儿急救与转运小组赶赴患者家中或呼救现场，进行现场急救，并转运至上级医院,这种院前急救模式称为患者求助式新生儿院前急救模式。在我国许多省市仍然存在这种院前急救模式。

（三）灾害背景下的新生儿院前急救模式

在突然发生灾害背景下,新生儿作为最弱小的生命个体极易受到灾害的损伤,需要紧急救治。具有新生儿院前急救能力的医院均会积极参与当地政府或国家统一组织的灾害救援,在第一时间进行快速反应,对危重新生儿实施专业化的院前急救和转运服务,安全、及时、有效地将危重患儿送至合适的医疗中心进行救治。这种在灾害背景下的新生儿院前急救模式,实际上是在当地政府或国家统一组织的灾害救援任务指导下,由具有新生儿院前急救能力的医院实施的主动新生儿院前急救模式。

三、人员、交通工具及设备配置

（一）人员配置

新生儿院前急救人员通常由新生儿专科医生、护士、医疗救护员和救护车司机等组成,各地可根据本地区服务人口基数、新生儿出生率、服务半径及危重新生儿院前急救工作量等,合理配置新生儿院前急救人员。在山区、湖区、海岛等地区可根据地理情况实施医疗直升机、急救快艇、专业医疗船等进行新生儿院前急救和转运任务,还应配置直升机、急救快艇、专业医疗船的驾驶员和辅助人员。要求新生儿专科医生身体健康,临床医学专业本科以上学历,具有两年以上新生儿专业临床医疗工作经验,必须取得《中华人民共和国医师执业证书》,同时取得院前急救专业岗位培训证书。要求新生儿专科护士身体健康,护理专业中专及以上学历,从事新生儿护理工作两年以上,必须取得《中华人民共和国护士执业证书》,同时取得院前急救专业岗位培训证书。医疗救护员应当按照国家有关规定经培训考试合格取得国家职业资格证书,上岗前经设区的市级急救中心培训考核合格。医疗救护员可以从事的相关辅助医疗救护工作包括:

（1）对常见急症进行现场初步处理;

（2）对患者进行通气、止血、包扎、骨折固定等初步救治;

（3）搬运、护送患者;

（4）现场心肺复苏;

（5）在现场指导群众自救、互救。

救护车驾驶员的准入条件为:年龄在40岁以下,身体健康,具有B1以上驾驶证,5年以上驾龄,经过急诊急救相关知识培训合格。

（二）交通工具和通讯设备配置

我国目前用于新生儿院前急救的主要交通工具是救护车,可以分为三大类:即监护型救护车、普通型救护车和运输型救护车,其中监护型救护车设备齐全,急救药品与医疗用品较多,类似于移动的"NICU",可满足危重新生儿的现场急救和转运途中的监护与治疗;普通型救护车内急救设备简陋,急救药品和医疗用品配备较少,主要用于一般患者的初步处理和安全转运;运输型救护车内没有配备相应的医疗设备、急救药品和医疗用品,仅用于已康复患者的出院或到院复查、体检等。各地应根据区域服务人口、服务半径、地理环境、交通状况等因素,合理配置救护车、医疗直升机、急救快艇、专业医疗船等交通工具。并按照院前医疗急救需求配备通讯系统。1986年,国家卫生部、邮电部发文规定,中国院前急救机构统一使用急救电话"120"。急救中心与下属分站设立专线,与网络医院等也设立专用通讯。各大中城市的救护车内均装备无线对讲机,其覆盖半径与服务区域一致,各城市实行统一受理、就近派车、按需送院的原则分配患者。很多城市的救护车内还配备全球卫星定位系统（global positioning system,GPS）和车载通讯设备,既可提供确定导航,还可进行语言通讯和文字、影像传输,使急救信息的传递和调度指令更加便捷、清晰和准确。

（三）设备、药品与医疗用品配置

院前急救设备、药品与医疗用品主要包括:

1. 新生儿转运暖箱　由双层透明有机玻璃罩、自备充电电池、产热及温控装置、带脚轮的升降式担架和输液架等组成。有机玻璃罩的头部和侧面设有出入口,并有加盖小圆孔以利于静脉输液管、引流管、输氧管、呼吸器管道及监护仪的导线通过。另有供氧通道,可行暖箱内给氧。呼吸器、监护仪和便携式氧气瓶可安装在转运暖箱上。

2. 监护与诊断仪器　主要有多功能监护仪、微量血糖测定仪、微量血气分析仪、便携式超声诊断仪等。

3. 氧疗及呼吸支持设备　包括呼吸器、便携式氧气瓶、氧浓度测定仪、头罩、鼻导管、输氧管等。多采用具有持续气流、时间切换、限压型呼吸器,可提供SIPPV、SIMV、CPAP和PEEP等通气方式,并有氧气-空气混合及湿化装置。

4. 输液泵　能准确控制输液及用药速度。

5. 便携式吸引器　有手动式急救吸引器或电动式负压吸引器,前者无须电源,操作简单、方便,但吸引压力不好控制。后者需充电或外接电源,吸引压力稳定。

6. 急救箱　备有各种急救药物和医疗用品供抢救用。

（1）药物:包括肾上腺素、异丙肾上腺素、多巴胺、多巴酚丁胺、毛花苷 C、利多卡因、妥拉苏林、阿托品、纳洛酮、安定、苯巴比妥钠、维生素 K₁、白蛋白、肝素、呋塞米、地塞米松、10% 葡萄糖酸钙、5% 碳酸氢钠,以及 5%、10% 及 25% 葡萄糖溶液、0.9% 及 10% 氯化钠溶液、注射用水等。

（2）复苏用具:喉镜、各种型号气管插管、复苏囊、各种型号的面罩、吸痰管（口咽部及气管内吸痰管）、胃管、一次性手套等。

（3）输液用具:一次性注射器、输液器、各种型号注射针头、留置针、消毒用酒精、碘酒、消毒纱布、棉球、胶布、剪刀等。

（4）消毒胸腔穿刺、引流包、胸腔引流导管或导尿管。

（5）消毒脐血管插管包、脐血管导管等。

（6）其他:如听诊器、手电筒、备用电池、体温计、微量血糖测定仪、培养管、尿袋等。

四、工作流程与内容

（一）新生儿院前急救工作流程

1. 求助医院电话呼救或 120 电话呼救　我国许多基层医院（主要为一级、二级医院）和部分三级医院由于不具备新生儿专业医疗条件,一旦有危重新生儿出生,这些医院会第一时间电话求助实施新生儿院前急救的上级医院（通常为具有新生儿重症监护中心的儿童医院、妇幼保健院或综合医院）,在了解患儿病情后由上级医院派出危重新生儿急救与转运小组赴求助医院对患儿进行院前急救,在稳定患儿病情后及时转运到上级医院进行救治。在我国城市或农村家庭、公共场所突然发现新生儿发生危急重症时,由患者家属电话联系 120 急救中心,120 急救中心立即调派实施新生儿院前急救的医院安排新生儿急救与转运小组赶赴患者家中或呼救现场,进行现场急救,并转运至上级医院进行进一步救治。

2. 受理急救电话　上级医院或 120 急救中心接到呼救电话,要及时核对和记录呼救信息,包括呼救医院名称或患者家属姓名、联系方式、具体位置、患者情况等,安排新生儿急救与转运小组出发,并通知医院 NICU 做好相应准备。若遇特殊紧急状况或灾害事故紧急医疗救援事件等,应立即向领导汇报,启动应急预案。

3. 新生儿院前急救与转运小组迅速出动　在接到医院或 120 急救中心的出诊指令后,新生儿院前急救与转运小组迅速出动奔赴呼救医院、患者家中或呼救现场。

4. 在指定地点与呼救人会合　急救与转运小组在出发前应再次与呼救医院或呼救人联系,确定呼救医院、患者家庭或呼救现场的具体位置,询问患者病史、具体病情及其需求等,以准备所需特殊救治设备、药品和医疗用品等。在出发后保持与呼救医院或呼救人的联系,以确保及时到达指定地点与呼救人会合。

5. 现场急救　到达呼救医院、患者家庭或呼救现场后,应根据患者病史、病情等,及时进行体格检查和相应辅助检查,及时作出初步诊断,按照急救操作规范,实施现场救治。评估病情严重程度,确定是否适合转运,科学把握转运时机。向患者家属交代病情,按照"就近、就急、就救治能力、尊重患者家属意愿"的原则,确定患者转送哪家医院进行救治,并签署知情同意书。经过初步救治后,根据患者病情采取正确的搬运方式和体位,安全搬运患者。对于病情危重患者需提前告知医院做好抢救准备。如遇患者已经死亡,应及时进行心肺复苏抢救、心电图记录,并告知患者家属和/或现场警察等,签字确认,开具死亡通知书。

6. 转运与途中监护　在转运患者途中,做好患者生命体征的监护,密切观察患者的病情变化,发现病情变化及时抢救处理。同时,还应采取一些治疗措施,如保暖、保持呼吸道通畅、开放静脉通道输液、配制好常用急救药品以备急用等,以稳定病情,减少转运对患儿生理功能的影响,避免病情恶化。此外,转运中要记录患儿体温、呼吸、心率、血压、经皮血氧饱和度及尿量、排便情况。若病情变化应具体记录其临床表现,以及途中所用药物和治疗操作等。

7. 抵达医院　送达医院后,负责将患儿送入 NICU 或相应接诊科室,应主动向接诊医生介绍患儿病情及处理情况,移交相关医疗文书,并由接诊医生签收。妥善安排患儿后,立即返回医院,及时书写院前急救病历和填写相关记录。并及时检查和补充急救物品、药品及器械,为下一次出诊做好各项准备。

（二）新生儿院前急救工作内容

院前急救工作的医疗定位是高级生命支持等级水平,其治疗原则是以生命支持和对症治疗为主。主要工作内容为:

1. 产房复苏　我国一些综合医院或基层医院产房由于没有新生儿专科医师,在产房对危重新生儿第一时间急救不力,或产房复苏条件差,有些分娩量大的医院没有配置NICU,许多高危妊娠都可发生胎儿向新生儿转变的过程不顺利,新生儿出生时需要在产房进行及时复苏。因而,针对这样一些高危分娩,新生儿急救与转运小组人员可以在产房待产,在高危儿出生后第一时间进行新生儿复苏处理。

2. 对新生儿常见危急重症进行评估与转运

在呼救医院、患者家庭或呼救现场,根据病史、临床表现及现有辅助检查结果,对患儿进行体格检查,得出初步诊断,并对新生儿常见危急重症进行评估,确定是否适合转运,科学把握转运时机。

（1）新生儿窒息复苏后要进行以下评估:是否有脑损伤,是否有循环功能障碍,是否有严重酸中毒,5分钟和10分钟Apgar评分是否<3分,是否有其他严重合并症。如果有上述问题存在,需要积极处理,然后转运到NICU。下列情况则不需要转运:轻度窒息,5分钟Apgar评分正常,复苏后反应好,无合并症。

（2）呼吸急症:①新生儿呼吸窘迫综合征（neonatal respiratory distress syndrome, RDS）:轻度RDS先使用CPAP,如果没有呼吸机,尽早转运;对超低出生体重儿可先用肺表面活性物质（pulmonary surfactant, PS）,再行转运。②湿肺:应配备CPAP,基本上不需要转运。要密切注意选择性剖宫产新生儿、湿肺呼吸困难>12小时未改善者,可考虑转运。③感染性肺炎:有呼吸困难者须转运。④胎粪吸入综合征:有呼吸困难者,如没有呼吸机,要尽快转运;没有呼吸困难者,不需要转运。⑤呼吸暂停:偶然发生者,先用药物治疗,频发者需转运。⑥肺出血:先就地抢救,气管插管及持续气道正压通气,稳定后转运。⑦气漏:自发性气胸一般不需要转运,有呼吸困难明显者,胸外科会诊,先胸腔穿刺排气,再转运。⑧先天性膈

疝:不能气囊加压,直接气管插管,不能气管插管者,先插胃管。严重呼吸困难,呼吸支持,需要转运,且要转运到新生儿外科水平较高的医院进行救治。

（3）新生儿心血管急症:主要包括:①动脉导管开放（patent ductus arteriosus, PDA）:无症状不需要转诊;出现分流、呼吸困难和发绀需转诊。②持续肺动脉高压（persistent pulmonary arterial hypertension, PPHN）:有窒息病史,缺氧时间比较长,发绀较明显,吸高浓度氧气发绀仍很难改善,肺部病变可以不重（与发绀不相称）,应联系转诊。③先天性心脏病:如是PDA、房间隔缺损（atrial septal defect, ASD）及室间隔缺损（ventricular septal defect, VSD）,无症状者可以暂时不转院;有发绀、心力衰竭、呼吸困难、多位复杂先天性心脏病,如大血管错位及肺静脉异位引流等需转运。④心律失常:如阵发性室上速、房室传导阻滞等,可有休克表现,需考虑转院。⑤休克:一旦考虑休克,应先扩容,使用血管活性药物等进行抗休克治疗,病情稳定后可转运。

（4）新生儿脑损伤:主要包括:①新生儿惊厥:诊断不明确,反复发作者,需转运。②缺氧缺血性脑病（hypoxic ischemic encephalopathy, HIE）:诊断要明确,先进行初步检查。轻度不需转院;中、重度先止惊治疗,维持正常通气和血液灌注,保持内环境稳定,然后再转诊。③颅内出血:需影像学检查确诊,生后3~4天床旁头颅B超检查,并在第30天随访1次,必要时行头颅CT检查,需转运。④早产儿脑病:有早产、缺氧缺血及感染等病史,影像学检查可通过床旁做头颅B超检查,必要时行头颅CT或MRI检查,需转院。⑤中枢神经系统感染:怀疑或明确诊断细菌性脑膜炎等颅内感染者,应该转诊;病毒性脑炎症状不明显者可以不转院,有惊厥、意识障碍需转院。

（5）新生儿胃肠急症:主要包括:新生儿胃肠急症诊断比较困难,进展快,须紧急处理,可先禁食、胃肠减压,并进行腹部平片检查,及时请外科会诊,尽快转运。①新生儿呕吐的处理:详细询问病史、起病情况及疾病经过;立即行腹部平片检查,立即读片,尤其对于多次呕吐和腹胀的患儿;请外科急会诊,外科问题不能除外,应立即转运。②新生儿腹胀的处理:立即插胃管,胃肠减压;行腹部平片检查,立即读片;请外科急会诊,外科问

题不能除外,应立即转运。③坏死性小肠结肠炎(necrotizing enterocolitis, NEC):新生儿 NEC 临床表现不典型,常见有反应差、喂养困难、呼吸暂停、肠鸣音减弱及腹胀,需随访腹部平片结果,先给予治疗,如禁食、抗感染及维持内环境稳定。同时联系转运。④腹泻:应立即隔离,无脱水者,不必转院,有中重度脱水、酸中毒者,先补液,后转运。

（6）新生儿重度高胆红素血症:达到光疗指标,但没有光疗仪;达到换血指标,但没有换血技术;怀疑溶血,感染伴黄疸等,应考虑立即转院。

（7）内分泌与代谢急症:新生儿先天性代谢疾病常见表现为反复低血糖,治疗效果不好;严重酸中毒,不容易纠正;昏迷、神经系统表现,无明显缺氧史;肌张力低下。如有上述情况应考虑先天性代谢疾病,要转院进一步检查与治疗。

（8）新生儿重症感染:临床表现不典型,病情进展很快,常因感染性休克、肺出血和弥散性血管内凝血(disseminated intravascular coagulation, DIC)而死亡,怀疑感染者应做血培养、C-反应蛋白(C-reactive protein, CRP)、血常规、血气分析、尿培养及 X 线胸片检查。如有明显异常,应考虑重症感染或休克,先纠正酸中毒、低血压,然后转运。

（9）血液系统疾病:主要表现为面色苍白,中、重度贫血。主要类型有慢性失血性贫血,如胎母输血、双胎输血综合征;急性失血性贫血(休克),如脐带出血、颅内出血、内脏破裂及后腹膜出血。应紧急处理,行腹部平片和 B 超检查,同时联系转运。

（10）新生儿产伤:常见产伤有颅内出血、肝脾破裂、肾上腺出血、后腹膜出血、胎母输血及脐带出血等,表现为突然出血,或逐渐渗血,1~3 天后突然大出血。应立即急救处理,联系转运。

（11）新生儿外科急症:应先给予紧急处理,立即联系转运,转到新生儿外科比较好的医院行进一步诊断与治疗。

（12）极低和超低出生体重儿:无新生儿病房,新生儿体重小于 2 000g;有新生儿病房,无 NICU,新生儿体重小于 1 500g;医疗单位无呼吸机和 CPAP,新生儿体重小于 1 000g;这些患儿均需要考虑及时转运。

3. 危重新生儿现场复苏与抢救　在呼救医院、患者家庭或呼救现场新生儿出现呼吸心搏骤停、呼吸暂停或心率减慢等危急情况,应在现场立即进行新生儿心肺复苏(cardiopulmonary resuscitation, CPR),采用清理呼吸道、复苏囊正压通气、人工心脏按压和药物治疗等手段,尽快改善氧气供应,促进二氧化碳排出,通过人工心脏按压维持血液循环,保障心、脑等重要脏器的血液灌注,维持正常脑功能,避免神经系统后遗症,从而提高生存质量。

4. 防止转运途中的继发损伤及安全转运　在完成危重新生儿的现场复苏、抢救及稳定患儿情况的初步处理后,应正确把握危重新生儿转运指征和转运时机,正确评估患者转运的风险,防止患儿在转运途中发生继发损伤,保证转运安全。

5. S.T.A.B.L.E. 项目在新生儿院前急救中的应用　S.T.A.B.L.E. 项目中的 S 代表 sugar and safe care,即维持患儿血糖稳定和保证新生儿安全;T 代表 temperature,指维持体温稳定;A 代表 airway,指呼吸道管理;B 代表 blood pressure,指循环支持;L 代表 laboratory work,指实验室检查;E 代表 emotional support,指情感支持。S.T.A.B.L.E. 项目的目的是维持新生儿内环境相对稳定,为复苏后的后续治疗和高危儿转运到上级医院后续救治创造更有利的条件。它作为危重新生儿复苏后/转运前常规进行的监护、评估项目在新生儿院前急救中发挥着重要作用。S.T.A.B.L.E. 项目可评估危重新生儿病情严重程度以及生命体征是否稳定,确定是否适宜转运;也可监测患儿在转运过程中的病情变化,指导转运途中进行紧急处理;还可作为新生儿转运后评估转运安全性和有效性的指标,对转运效果进行评估。

（周晓光）

第二节　新生儿心肺复苏及复苏后处理

心搏呼吸骤停是由于各种原因引起患儿呼吸和循环功能突然停止的一种危急状态,在新生儿,尤其是早产儿发生率较高。其主要病理生理改变为低氧血症、高碳酸血症和酸中毒,需要争分夺秒的进行心肺复苏(cardio-pulmonary resuscitation, CPR),以改善通气和恢复正常循环功能,维持心、脑等重要器官的血液灌注,避免造成中枢神经系统损伤甚至死亡。

一、心搏呼吸骤停的原因

（一）呼吸系统疾病

1. 呼吸道阻塞性疾病 引起新生儿呼吸道阻塞的原因很多，如呛奶误吸、胃食管反流、分泌物阻塞、气管异物、喉痉挛、喉头水肿、喉软化、后鼻孔闭锁、巨舌畸形、Pierre-Robin综合征、喉蹼、声门下狭窄、气管狭窄、声带麻痹、喉囊肿、血管瘤等可引起上呼吸道阻塞；支气管狭窄、支气管软化症等可引起下呼吸道阻塞，均可造成气道阻塞出现呼吸困难，严重的可导致呼吸或心搏骤停。

2. 肺部疾病 新生儿肺部疾病，如新生儿呼吸窘迫综合征（neonatal respiratory distress syndrome, NRDS）、肺炎、胎粪吸入综合征、肺出血、肺气肿、肺气漏综合征、胸腔积液、急性呼吸窘迫综合征（acute respiratory distress syndrome, ARDS）、支气管肺发育不良（bronchopulmonary dysplasia, BPD）、先天性肺发育不良、膈疝、乳糜胸等可引起新生儿呼吸衰竭，严重者可导致呼吸或心搏骤停。

（二）循环系统疾病

先天性心脏病、心肌炎、心内膜弹力纤维增生症、心肌肥厚等出现心力衰竭，或严重心律失常、休克、持续肺动脉高压（PPHN）等，均可导致呼吸或心搏骤停。

（三）神经系统疾病

新生儿缺氧缺血性脑病、颅内出血、颅内占位性病变、中枢神经系统感染时，脑血管自动调节功能降低，血管通透性增高致脑水肿、颅内压增高，严重者出现脑疝，抑制呼吸中枢；缺氧、感染也可直接损伤大脑，影响呼吸中枢功能，引起中枢性呼吸困难。中枢神经系统发育不成熟，如早产儿可出现中枢性呼吸困难，甚至呼吸暂停。破伤风、中枢神经系统畸形、膈神经麻痹、脊髓损伤、重症肌无力、麻醉剂、镇静剂、肌松剂应用过量等可抑制呼吸，导致呼吸或心搏骤停。

（四）代谢性疾病

严重的水电解质平衡失调、酸中毒、低血糖等代谢紊乱，可导致呼吸或心搏骤停。

（五）新生儿生后突发意外衰竭或新生儿猝死

新生儿生后突发意外衰竭（sudden unexpected postnatal collapse, SUPC）或新生儿猝死（sudden death in newborn, SDN），也是导致呼吸或心搏骤停的重要原因。前者是指生后5分钟或10分钟Apgar评分≥8分的健康足月儿或晚期早产儿（胎龄>35周）在没有任何先兆的情况下突然发生心搏呼吸衰竭，其典型临床表现为不明原因的新生儿窒息、肌张力减弱、苍白、发绀、心动过缓、多脏器衰竭，以及心搏呼吸停止，抢救时需要进行正压通气，预后不佳。后者是指健康或病情稳定或"轻微"的新生儿，突然发生苍白、意识丧失、呼吸停止、肌张力低下、发绀等威胁生命状态的事件（apparent life threatening events, ALTE）经复苏抢救无效、短期内死亡。此种情况可发生于产科母婴同室病房或婴儿室、新生儿病房或家中，新生儿期内均可发生，但生后1周内相对较多见。

二、心搏呼吸骤停的临床表现与诊断

（一）临床表现

新生儿心搏呼吸骤停的临床表现：①突然意识丧失；②瞳孔扩大；③大动脉搏动消失；④心音消失或极缓慢心率；⑤呼吸停止；⑥心电图显示等电位线、室颤或心电机械分离；⑦眼底血管血流中断。

（二）诊断

心搏呼吸骤停是临床上最危急的情况，切忌逐项落实诊断指标或等待会诊。临床上发现患儿突然发生意识丧失伴大动脉搏动或心音消失，即应诊断心搏呼吸骤停，并果断进行CPR。

三、心搏呼吸骤停的紧急处理

（一）心肺复苏的作用与意义

出现心搏呼吸骤停必须立即进行CPR，以保证心、脑等重要脏器的血液灌注及氧的供应，抢救生命。CPR分为基本生命支持（basic life support, BLS）、高级生命支持（advanced life support, ALS）和复苏后处理（post life support, PLS）三个步骤，每个步骤之间紧密相连，不可截然分开。BLS是由现场人员立即对患儿进行的现场抢救（first aid），系CPR最关键的环节，包括一系列支持或恢复呼吸或心搏呼吸停止新生儿有效的通气或循环功能的技能。主要目的是保持呼吸道通畅，建立人工呼吸和人工循环，保证重要生命器官的血液和氧气供应，为患者提供最基本的生命支持，即心肺复苏流程中的ABC：A为开放气道（Airway, A）；B为人工呼吸（Breathing, B）；C为人工循环（Circulation, C）。BLS成功的标志是自主循环恢复（return of spontaneous circulation, ROSC）。任何一个受过训练的医务人员或非医务人员都可以

进行 BLS，它对危重新生儿的最终恢复是非常重要的。当心搏呼吸停止或怀疑停止时，同样需要迅速将患儿送到能给予进一步生命支持的医疗机构。ALS 为心肺复苏的第二阶段，在完成 BLS 基础上，需要继续进行 ALS，主要目的是努力恢复患儿自主心律和自主呼吸，以保证生命体征基本稳定。有经验的医护人员参与此时的抢救工作，并且常有明确的分工，协调处理呼吸、胸外心脏按压、辅助药物应用、输液、监护及必要的记录。心肺复苏后需要继续进行监护与治疗，复苏后的处理即延续生命支持（prolonged life support，PLS），主要目的是维持心肺功能的稳定，避免继发性多脏器功能损伤，特别是要进行积极的、正确的脑复苏，防止中枢神经系统后遗症的发生。其主要措施包括维持足够的脑血流灌注，降低颅内压，控制惊厥，降低脑代谢等。CPR 的对象是各种原因引起的心搏呼吸骤停患儿，经过 BLS 和 ALS 处理后，患儿呼吸、心搏恢复，并不意味着 CPR 成功，患儿脑复苏才是 CPR 的最终目的。

（二）心肺复苏的步骤与方法

对于心搏呼吸骤停患儿，现场抢救十分必要，应争分夺秒地进行，以保持呼吸道通畅、建立呼吸及建立人工循环的顺序进行，以保证心、脑等重要脏器的血液灌流及氧供应。主要步骤与方法包括：

1. 保持呼吸道通畅（airway，A） 患儿低氧血症和呼吸停止可能引起或造成病情急剧恶化和心搏呼吸停止。因此，建立和维持气道的开放和保持足够的通气是 BLS 最重要的内容。首先应去除气道内的分泌物、异物或呕吐物，有条件时予以口、鼻等上气道吸引。将患儿仰卧、肩部垫高 2~3cm，呈轻微颈伸仰位，使呼吸道通畅。也可放置口咽导管，使口咽部处于开放状态，通过推下颌来开放气道。

2. 建立呼吸（breathing，B） 当患儿呼吸道通畅后仍无自主呼吸时应采用人工辅助通气，维持气体交换。常用的方法有：

（1）口对口人工呼吸：此法适合于现场急救。操作者先深吸一口气，将嘴覆盖婴儿的鼻和嘴将气吹入，同时可见患儿的胸廓抬起。停止吹气后，放开鼻孔，使患儿自然呼气，排出肺内气体。重复上述操作，40~60 次/min。口对口呼吸即使操作正确，吸入氧浓度也较低（<18%），操作时间过长，术者极易疲劳，故应尽快获取其他辅助呼吸的方法替代。

（2）复苏囊的应用：在多数新生儿急诊中，可用气囊面罩进行有效的通气。常用的气囊通气装置为自膨胀气囊，递送的氧浓度为 30%~40%。气囊尾部可配贮氧装置，保证输送高浓度的氧气。带有贮氧装置的气囊可以提供 60%~95% 浓度的氧气。将连接于复苏皮囊的面罩覆盖于患儿的口鼻，正确的面罩大小应该能保证将空气密闭在面部，从鼻梁到下颏间隙盖住口鼻，但露出眼睛。用一只手将面罩固定在脸上并将头或下颌向上翘起。在面罩吸氧时，一定程度的头部伸展能保证气道通畅。气囊常配有压力限制活瓣装置，首次呼吸所需压力为 30~40cmH$_2$O，以后为 20cmH$_2$O，频率为每分钟 40~60 次，手指压与放的时间比为 1∶1.5。患儿肤色转红，呼吸增强，心率回升表明面罩加压给氧有效，可以继续通气直至各项生命指征稳定。若上述操作无误，胸廓也有足够起伏，但捏 10~20 次（30 秒）后仍无肤色转红亦视为无效，应迅速改为气管插管，则通气效果最充分也最有效。

（3）气管内插管人工呼吸法：当需要持久通气时，或面罩吸氧不能提供足够通气时，就需要用气管内插管代替面罩吸氧。插管后可继续进行皮囊加压通气，或连接人工呼吸机进行机械通气。

3. 循环支持（circulation，C） 当气道通畅，呼吸建立后复苏仍不理想时应考虑做胸外心脏按压。对新生儿进行胸外心脏按压时，可用一手托住患儿背部，将另一手两手指置于乳头线下一指处进行按压，或两手掌及四手指托住两侧背部，双手大拇指按压。每次按压与放松比例为 1∶1，按压深度为胸部厚度的 1/3，按压频率为 90 次/min，通气频率为 30 次/min，胸外心脏按压与呼吸的配合在新生儿为 3∶1。

4. 进一步处理 大多数患儿在呼吸道通畅，呼吸建立后心搏可恢复。如胸外心脏按压仍无效，可试用药物。在心搏骤停时，最好静脉内给药，但由于很难建立静脉通路，有些药物可在气管内给药，如阿托品、肾上腺素、利多卡因等。药物从骨髓腔注入能很好地被吸收，骨髓腔内注射与静脉内注射效果相同。常用药物有：

（1）肾上腺素：新生儿最常见的心律失常是心搏停止和心动过缓，肾上腺素具有增加肌力和正性频率的作用。1∶10 000 肾上腺素气管内给药剂量略大，0.5~1ml/kg，或静脉快速给药

0.1~0.3ml/kg。必要时可重复。

（2）碳酸氢钠：一般不推荐，但严重代谢性酸中毒且通气良好者需用，剂量 2mmol/kg（相当于 3.3ml/kg），一般等量稀释后经静脉注入，速度不超过 1mmol/（kg·min），即全量大于 2 分钟注入。

（3）纳洛酮：0.1mg/kg，仅限于用在产妇在 4 小时内用过吗啡类麻醉剂且患儿呼吸抑制者，不可滥用，静脉、肌内注射或气管内均可快速给药。

（4）其他：10% 葡萄糖酸钙、阿托品等用于特殊情况。当存在室颤时可用利多卡因，负荷量为 1mg/kg，给负荷量以后即给静脉维持，剂量为 20~50μg/（kg·min）。

5. 复苏后的监护与治疗　复苏后的新生儿可能有多器官损害的危险，应继续进行生命体征监测，维持内环境稳定（包括氧饱和度、心率、血压、红细胞压积、血糖、血气分析及血电解质等），及时对脑、心、肺、肾及胃肠等器官功能进行监测，早期发现异常并适当干预，如合并中、重度缺氧缺血性脑损伤，有条件的单位可给予亚低温治疗。

（三）停止复苏的指征

目前，我国尚无脑死亡和生物死亡的统一标准，对于以下情况经家属同意后可以考虑停止复苏：①心肺复苏前心搏呼吸停止 15 分钟以上；②心肺复苏 30 分钟以上心搏仍未恢复；③已知为终末期疾病。

四、新生儿复苏后的处理

新生儿复苏后一旦建立合适的通气和循环，需密切监测体温、呼吸、心率、血压、尿量、肤色、血气、血糖和血电解质等；特别注意体温和液体的管理，维持呼吸道的通畅；如并发症严重，婴儿即应立即转入重症监护室进行密切监护和护理，提供必要的治疗，特别是严重的窒息缺氧后，容易发生神经系统，以及心、肾、肺、胃肠和代谢等方面的损害，应早期预防和发现并给予及时治疗。

由于围产期窒息或缺氧可引起患儿脑、心、肺、肾等多脏器损害，经过复苏的新生儿在生命体征恢复正常后仍存在再恶化的风险，多脏器功能损伤的临床表现往往出现于新生儿复苏后 1~3 天。因此，围产期窒息新生儿在复苏后应加强生命体征监护，早期发现病情变化，及时处理各种并发症。

（一）加强监护

复苏后的新生儿应在 NICU 继续监护，密切观察 1~3 天，监护内容包括：

1. 生命体征监护　重点监测患儿体温、呼吸、经皮血氧饱和度（transcutaneous blood oxygen saturation，TcSO$_2$）、心率、血压等。

2. 临床表现观察　观察皮肤颜色，如有发绀应仔细查找原因。每 4~6 小时查一次肛温及环境温度，观察患儿有否发热或低体温。密切观察重要脏器损伤表现，如气促、三凹征、肺部出现湿性啰音、四肢冰凉、毛细血管再充盈时间延长、心动过速或心动过缓、心音无力、烦躁、易激惹、惊厥、嗜睡或昏迷、少尿或无尿、血尿、呕吐、腹胀、便血等。

3. 实验室检查　常规进行三大常规（血、尿、粪常规）、动脉血气分析、血糖、电解质、肝肾功能及感染指标（如血清 C- 反应蛋白、超敏 C- 反应蛋白、血清降钙素原、白细胞介素 -6、血清淀粉样蛋白 A、肝素结合蛋白及炎症因子等）等检查。

4. 辅助诊断检查　必要时摄胸部、腹部 X 线片，做头颅 B 超、MRI 或 CT 检查，进行脑电图或振幅整合脑电图（amplitude integrated electroencephalogram，aEEG）监测等。

（二）加强保暖与护理

置患儿于暖箱或开放式辐射保暖台上保暖，保持核心温度在正常范围。加强呼吸管理，及时清理呼吸道分泌物，保持呼吸道通畅，必要时给予氧气治疗。保证营养供应，如无并发症应在半小时内吸吮母亲乳头，尽早开奶。有并发症者可延迟开奶。6 小时内不能胃肠喂养时，应静脉补充葡萄糖溶液 60ml/（kg·d），速度为 6~8mg/（kg·min）。

（三）预防与治疗感染

对复苏时给予气管插管及正压通气给氧抢救的患儿，疑有感染可能者，羊水混浊或胎粪污染者，孕母胎膜早破或有感染性疾病者，应给予抗生素预防和治疗感染，并密切监测患儿病情变化和感染指标异常。

（四）治疗并发症

对复苏后新生儿出现并发症，应早期诊断、及时治疗。如出现发绀、呼吸困难或呼吸衰竭，立即给予氧气疗法或机械通气治疗；出现烦躁、易激惹、惊厥等，及时进行抗惊厥治疗，出生 6 小时内进行亚低温治疗；出现休克或心力衰竭，应积极抗休克或强心治疗；呕吐、腹胀或便血患儿应禁食、胃肠减压、止血和改善胃肠血液循环等。

（五）复苏后新生儿的转运

复苏后新生儿应根据其病情严重程度，转运至本院新生儿科或上级医院进行进一步监护、诊断与治疗。

1. 院内转运　负责医生立即与儿科或新生儿科医生联系，并介绍病情。由产房或手术室转运到儿科或新生儿科途中应注意保暖，密切观察呼吸、心率、皮肤颜色变化，并准备必要的急救药品和器械，以备及时抢救。

2. 院外转运　负责医生立即与上级医院NICU联系，介绍患儿病情。在转运前进行初步处理，稳定病情。转运救护车内应备有急救药品和设备，转运中由NICU医护人员护送，加强保暖，密切监护生命体征，观察病情变化，发现异常及时处理。

（周晓光）

第三节　危重新生儿转运

危重新生儿转运（neonatal transport，NT）既是新生儿重症医学的重要内容，也是围产医学领域不可缺少的重要课题。所谓危重新生儿转运，是指将危重新生儿从基层医院或不具备危重新生儿救治能力的医疗机构及时转运到拥有经过专门训练的新生儿专科医护人员及配备现代化急救医疗设备的新生儿重症监护中心（neonatal intensive care unit，NICU）进行监护、诊断和治疗的过程。患儿在医院内科室之间的转运，如产科出生的病理新生儿转运到新生儿科、新生儿科患儿送到影像医学科进行辅助检查、或其他科室进行辅助治疗等，也属新生儿转运的范畴。在全国范围内建立起以NICU为中心的区域性新生儿转运系统，真正做到"将移动的NICU送到危重新生儿身边"，对降低新生儿死亡率和伤残率，提高危重新生儿生存质量，发挥着积极的重要作用。

一、新生儿转运的分类

（一）按患儿来源分类

根据我国各级医疗保健机构所具备的医疗、保健技术水平及设备条件等的差异，目前分为一、二、三级综合医院，以及儿童医院、妇幼保健院、中医院等。在不具备危重新生儿救治医疗条件的医疗保健机构出生的危重新生儿多需要转运到上级医疗保健机构，接受监护、诊断和治疗。这种从其他医疗保健机构将危重新生儿转运到三级医疗保健机构NICU救治的过程，称为院外转运。在医院内，有时需要将新生儿送到其他科室去做一些辅助诊断检查（如放射科、CT室、MRI室、超声诊断科等）或治疗（新生儿外科、眼科等），在产房、手术室复苏后的高危新生儿需要转入新生儿科，或由急诊室、产科婴儿室、母婴同室病房转入新生儿科等，称为院内转运。

（二）按转运方式分类

由下级医疗保健机构将危重新生儿转运到上级医疗保健机构进行治疗的过程，称为单程转运。由上级医疗保健机构派出新生儿专科医护人员，并携带新生儿急救设备到下级医疗保健机构，将危重新生儿接回本院NICU进行治疗的过程，称为双程转运。当NICU床位过于紧张时，可将一些恢复期的患儿转回当地医院继续治疗，这种转运过程也属双程转运。由于基层医疗保健机构技术力量薄弱，新生儿转运及急救设备缺乏，单程转运的质量及安全性较双程转运差。

（三）按采用不同的交通工具分类

根据转运路程远近、气候条件、地理环境及经济条件等因素的差异，各医疗保健机构可采用不同的交通工具进行新生儿转运，主要包括地面、水上及空中三种形式。地面转运适用于转运时间在2小时以内的短距离（50~100km）转运，尤以平原地区、高速公路发达地区为好。地面转运不仅方便、快捷，而且经济，是最为常用的一种转运形式。对于转运时间在2小时以上的远距离（100~200km以外）转运，可采用直升机或救护飞机进行空中转运，适用于山区、需要跨越江河湖海的远距离转运。但空中转运经济开支大，而且还要安排好从机场到医院间的救护车接送，较为繁琐。若两个医院之间以水路为主，则以水上救护艇转运为宜。选择何种交通工具，应以转运到上级医院的时间最短、转运对患儿病情的影响最小为原则。

二、新生儿转运系统的组成

危重新生儿转运系统是建立在NICU基础之上的院前急救系统，由转运组织、转运工具及转运网络三部分组成。

（一）转运组织

三级医院的NICU应派出新生儿专科医生、护士各1名，与救护车、直升机或救护艇驾驶员、医疗救护员一起组成转运小组,24 小时值班,接到转诊电话 10 分钟即可出发。参与转运的医护人员应具有 NICU 工作经验,熟悉新生儿复苏及新生儿急救知识与技术,能熟练进行气管插管、复苏囊的正压通气、监护仪及呼吸器的应用、静脉穿刺、胸腔穿刺排气或引流等,并熟悉新生儿急救药品的使用。

（二）转运工具

危重新生儿转运系统实际上相当于一个移动的 NICU,在转运过程中应对患儿进行严密的监护,及时发现病情变化,及时给予相应的处理。为使新生儿在转运中能够得到相当于 NICU 的医疗护理,应配备交通工具、新生儿急救设备、药品和其他医疗用品,以及通讯设备等（表 2-1）。

表 2-1　危重新生儿转运设备及药品基本配置

转运设备		药物配置
基本设备	便携设备	
转运暖箱	喉镜及各型号镜片	5%、10% 葡萄糖注射液
转运呼吸机	气管导管	生理盐水注射液
心电监护	吸痰管和胃管	盐酸肾上腺素
经皮氧 / 二氧化碳监测仪	吸氧管	5% 碳酸氢钠
微量血糖仪	复苏囊及各型号面罩	硫酸阿托品
氧气筒（大）	输液器	多巴胺
负压吸引器	静脉注射针	利多卡因
便携氧气瓶	胸腔闭式引流材料	呋塞米
输液泵	备用电池	甘露醇
T- 组合复苏器	听诊器	苯巴比妥钠注射液
急救箱	固定胶带	肝素钠
空氧混合仪	体温计	无菌注射用水
	无菌手套	皮肤消毒制剂
	吸氧头罩或面罩	
	喉罩	

1. 交通工具　根据路程远近、地理环境等因素,配备救护车、直升机或救护艇等交通工具,其中以救护车最常用。交通工具既可由城市急救网统一管理,也可由医院自行配备。交通工具内应备有供医疗用的电源、照明设备,以及可供医护人员工作的空间和工具箱。有条件者尚可安装空调设备,以控制环境温度和湿度。

2. 转运暖箱　保持新生儿体温正常可减少硬肿症、低血糖及酸中毒等并发症的发生率,对其预后具有很大影响。因而,转运暖箱是新生儿转运必不可少的设备。转运暖箱由双层透明有机玻璃罩、自备充电电池、产热及温控装置、带脚轮的升降式担架和输液架等组成。有机玻璃罩的头部和侧面设有出入口,并有加盖小圆孔以利于静脉输液管、引流管、输氧管、呼吸器管道及监护仪的导线通过。另有供氧通道,可行暖箱内给氧。呼吸

器、监护仪和便携式氧气瓶可安装在转运暖箱上。

3. 监护仪器　主要有多功能监护仪、微量血糖测定仪及微量血气分析仪等,重点监护心电、呼吸、血氧饱和度、血压和体温等,并有声、光报警功能;还可监测患儿血糖浓度和血气。

4. 各种新生儿急救仪器、设备、器械及药品　转运救护车上备有各种新生儿急救仪器、设备及器械,包括呼吸器、便携式氧气瓶、氧浓度测定仪、头罩、鼻导管、输氧管等。多采用具有持续气流、时间切换、限压型呼吸器,可提供同步间歇正压通气（synchronous intermittent positive pressure ventilation, SIPPV）、同步间歇强制通气（synchronized intermittent mandatory ventilation, SIMV）、CPAP 和呼气末正压通气（positive end expiratory pressure, PEEP）等通气方式,并有氧气 - 空气混合及湿化装置。转运暖箱的升降式担

架上可安装两个小型氧气瓶,供转运中使用。氧浓度测定仪用于监测给氧浓度,在早产儿尤其应当注意。输液泵能准确控制输液及用药速度。便携式吸引器有手动式急救吸引器或电动式负压吸引器,前者无须电源,操作简单、方便,但吸引压力不好控制;后者需充电或外接电源,吸引压力稳定。新生儿急救箱备有各种急救药物和医疗用品供抢救用。主要包括:①药物:包括肾上腺素、异丙肾上腺素、多巴胺、多巴酚丁胺、毛花苷 C、利多卡因、妥拉苏林、阿托品、纳洛酮、安定、苯巴比妥钠、维生素 K$_1$、白蛋白、肝素、呋塞米、地塞米松、10% 葡萄糖酸钙、5% 碳酸氢钠,以及 5%、10% 及 25% 葡萄糖溶液、0.9% 及 10% 氯化钠溶液、注射用水等;②复苏用具:喉镜、各种型号气管插管、复苏囊、各种型号的面罩、吸痰管(口咽部及气管内吸痰管)、胃管、一次性手套等;③输液用具:一次性注射器、输液器、各种型号注射针头、留置针、消毒用酒精、碘酒、消毒纱布、棉球、胶布、剪刀等;④消毒胸腔穿刺、引流包、胸腔引流导管或导尿管;⑤消毒脐血管插管包、脐血管导管等;⑥其他:听诊器、手电筒、备用电池、体温计、培养管、尿袋等。

5. 通讯工具 NICU 设立长途直拨电话,转运小组配备移动电话,以便通讯联系。随着互联网技术的普及和发展,转运小组可配置移动的院前急救转运系统,与医院管理系统或急救中心的管理系统对接,危重新生儿的病例资料及其在转运途中的病情变化均可实时传输给 NICU。

(三)转运网络

建立区域性的三级医疗保健网,三级医院的 NICU 可与一定区域内的多家基层医院建立医疗保健业务联系,当基层医院有危重新生儿转诊时先电话联系,上级医院及时派出转运小组转运患者。对于一些高危孕产妇,可行"宫内转运",将高危孕产妇送到有 NICU 或靠近 NICU 的围产中心分娩,更有利于高危新生儿的抢救。同时,三级医院对基层医院的医务人员负有培训的责任和义务,不断提高其对新生儿疾病的诊断、治疗水平和新生儿转运水平。

三、新生儿转运指征

危重新生儿转运指征:

(1)早产儿:出生体重 <2 000g 及 / 或胎龄 <34 周,宫内发育迟缓。

(2)呼吸窘迫:经处理未见好转,又无机械通气条件者。

(3)循环衰竭:心力衰竭、休克或严重贫血者。

(4)窒息复苏后,并有神经系统症状、酸中毒或代谢紊乱者。

(5)先天性心脏病。

(6)严重先天性畸形:如消化道畸形、膈疝、食管气管瘘、脑脊髓膜膨出等。

(7)中枢神经系统疾病:如惊厥、颅内出血、缺氧缺血性脑病、脑膜炎等。

(8)严重产伤及外科疾病。

(9)新生儿溶血性、出血性疾病。

(10)严重代谢紊乱:如酸中毒、高糖或低糖血症、低钙血症等。

(11)严重感染。

(12)母亲糖尿病、撤药综合征。

(13)需要监护与治疗的其他高危儿。

四、新生儿转运程序

(一)转运联络

当基层医院有危重新生儿转诊时,首先通过电话向上级医院详细报告患儿情况,如姓名、日龄、出生体重、胎龄、出生时间、Apgar 评分、病史、目前状况、转诊原因、要求到达的时间、转诊医院地址、医生姓名、电话号码等。上级医院医护人员应做好记录,以便转运小组做好各种准备。并提出使患儿病情稳定的具体建议,并要求准备好病情简介及必要的标本,从接到电话起即对患儿负起责任。基层医院在接受上级医院建议后,及时给予患儿相应处理。若在处理过程中出现新问题应及时与上级医院联系,这对稳定患儿病情及缩短转运小组到达后停留时间均十分有利。转运小组在离开基层医院前应向上级医院报告患儿病情、可能返回的时间、到达后需要进行的特殊检查与治疗,以便医院做好各种准备。在转运途中,转运小组应与上级医院保持联系,以取得必要的支持。将患儿转运到上级医院后,应定期与基层医院联系,告知患儿病情及转归。

(二)转运前准备

根据患儿病情,转运小组人员应和上级医生讨论转运计划,重新检查所有转运器械物品是否齐全和功能完备(每次转运完成后应由专人清点补充),及时通知司机出发。

(三)稳定患儿病情

转运小组到达基层医院后,应详细询问患儿

病史,作全面体检,结合基层医院提供的母婴资料,作出初步诊断,及时给予处理,以稳定患儿病情。稳定患儿病情是新生儿转运中最重要的一环,与预后密切相关。稳定病情的具体措施包括:

1. 保持呼吸道通畅　首先摆好患儿体位,吸净气道分泌物,必要时行气管插管,以保证正常通气。但应避免在转运途中进行这一操作。对羊水中胎粪污染严重,直视下见声门周围有胎粪颗粒,或有胎粪污染的羊水从声门涌出,或在胃内吸出较多胎粪污染的羊水者,均给予气管内灌洗。

2. 保暖　将患儿,尤其是早产儿、低出生体重儿及体温不升新生儿,置于预热的转运暖箱保温,以维持正常体温。纠正低体温往往可使机体代谢和血流动力学异常得到改善。一般保持箱温在中性温度,以减少能量消耗。

3. 氧疗或辅助通气　对存在低氧血症或组织缺氧者给予氧疗,对多数患儿只需采用头罩、鼻导管或暖箱内吸入适当浓度氧气即可。部分严重呼吸衰竭患儿需要人工辅助通气。

4. 建立静脉通道　在转运前对危重新生儿常规建立静脉通道,以保证输液和方便急救用药。通常采用外周静脉穿刺,尤以留置针为好,特殊情况可采用中心静脉插管或脐静脉插管。

5. 放置鼻胃管　为防止转运途中汽车颠簸引起胃内容物反流,造成异物吸入肺内,在转运前应给危重患儿放置鼻胃管,吸净胃内容物。

6. 紧急处理　对惊厥、低血糖、低血压、酸中毒、休克、心力衰竭、气胸等危急情况,给予紧急处理,待病情稳定后再转运。

7. 特殊情况处理　对先天性膈疝、上呼吸道畸形、食管闭锁及食管气管瘘等特殊情况,给予相应处理。如对先天性膈疝患儿取仰卧位,正常侧在上,并抬高头部,以减轻对正常肺的压迫,有利于呼吸代偿。症状严重者立即气管插管,并放置胃管引流,可缓解缺氧症状。但应避免用面罩手控通气,因进入消化道的气体使胸腔内胃肠道扩张,可加重对肺脏和纵隔的压迫。对上呼吸道畸形可采用口咽管或气管插管维持呼吸道通畅。食管闭锁或食管气管瘘患儿应取半卧位,置鼻胃管于食管盲端引流,以避免异物吸入。在面罩正压通气时,气体可通过瘘管进入胃肠道使其扩张,易加重呼吸窘迫。故应尽可能不用正压通气。

8. 监护生命体征　对危重患儿应测定血压,并安置心电、呼吸、血氧饱和度监测电极及传感器,密切监护生命体征变化。

五、掌握转运时机、做好病情解释

正确掌握转运时机,是保证转运成功的重要条件。一般来说,新生儿转运应在患儿病情稳定状态下进行,这样可大大降低转运死亡率和新生儿死亡率。但在某些情况下,尽管患儿病情不稳定,而在基层医院又无抢救条件,延迟转运将贻误治疗时,可在积极采取措施稳定病情和严密监护下转运。如严重的呼吸衰竭经一般治疗无效者,可在机械通气下转运;某些先天性畸形或外科疾患需要急诊手术者,以及严重的新生儿溶血病需要光疗或换血者,应及时转运。耐心向患儿家属解释病情及其转运中可能发生的问题,介绍三级医院 NICU 的情况及探视规则等,征得其同意并签字后,方可转运。

六、转运中的处理

在转运中除密切监护生命体征和观察病情变化,发现病情异常及时处理以外,还应采取一些措施稳定病情,减少转运对患儿生理功能的影响,避免病情恶化。

（一）体温管理

为保证暖箱保温效果,可根据气候情况调节救护车内温度至 26~28℃。在转运前将暖箱预热到 30℃,根据患儿日龄、体重及体温调节箱温至中性温度,以尽快恢复或维持正常体温。

（二）减少机械振动

新生儿转运是一个运动的过程,救护车、直升机或救护艇的机械振动对患儿的生理功能和病情无疑是有影响的。在患儿身体下衬垫柔软、平实的棉垫,用安全带束缚好患儿身体,锁定转运暖箱的脚轮,可缓冲机械振动和避免移位。此外,要求救护车司机谨慎驾驶,尽量避免或减少急停、急开,以减少机械振动。

（三）呼吸管理

取仰卧位,吸净呼吸道分泌物,根据患儿病情给予头罩或鼻导管吸氧、复苏囊加压给氧或机械通气。对气管插管患儿应固定好气管内导管,防止移位、脱落或造成损伤;并做好气管内吸痰,避免呼吸道堵塞。

（四）开放静脉通道

采用头皮针或静脉留置针穿刺,建立静脉通

道,以 5% 或 10% 葡萄糖溶液维持,以方便抢救用药。转运前配制好常用急救药品,如 1∶10 000 肾上腺素、1.4% 碳酸氢钠等,以备急用。

（五）密切观察病情变化

转运中必须密切监护生命体征,观察病情变化,及时发现异常,及时给予相应处理。

（六）做好各项记录及转运后的评估

转运中要记录患儿体温、呼吸、心率、血压、经皮血氧饱和度及尿量、排便情况。若病情变化应具体记录其临床表现,以及途中所用药物和操作。抵达 NICU 后,转运小组向主管医生汇报转运经过及患儿病情,进行全面体检,测定患儿体温、血糖及血气分析,对转运质量作出评价,完成转运记录,附于患儿病历档案中。并通知转诊医院及患儿家属,告知患儿已安全到达。

（周晓光）

参 考 文 献

1. 张进军,郭天伟,廉慧欣.《院前医疗急救管理办法》实施中的若干问题与对策.中华急诊医学杂志,2014,23（9）:964-967.
2. Fadeyibi IO, Ibrahim NA, Mustafa IA, et al. Practice of first aid in burn related injuries in a developing country. Burns, 2015, 41（6）: 1322-1332.
3. Agrawal V, Lakshminrusimha S, Chandrasekharan P. Chest Compressions for Bradycardia during Neonatal Resuscitation-Do We Have Evidence? Children（Basel）, 2019, 6（11）: 119.
4. Boldingh AM, Solevåg AL, Nakstad B. Outcomes following neonatal cardiopulmonary resuscitation. Tidsskr Nor Laegeforen, 2018, 138（9）.
5. Atkins DL, de Caen AR, Berger S, et al. 2017 American Heart Association Focused Update on Pediatric Basic Life Support and Cardiopulmonary Resuscitation Quality: An Update to the American Heart Association Guidelines for Cardiopulmonary Resuscitation and Emergency Cardiovascular Care. Circulation, 2018, 137（1）: 1-6.
6. Foglia EE, Langeveld R, Heimall L, et al. Incidence, characteristics, and survival following cardiopulmonary resuscitation in the quaternary neonatal intensive care unit. Resuscitation, 2017, 110: 32-36.
7. Baik N, O'Reilly M, Fray C, et al. Ventilation Strategies during Neonatal Cardiopulmonary Resuscitation. Front Pediatr, 2018, 6: 18.
8. Hornik CP, Graham EM, Hill K, et al. Cardiopulmonary resuscitation in hospitalized infants. Early Hum Dev, 2016, 101: 17-22.
9. 中华医学会儿科学分会灾害儿科学学组,中国人民解放军儿科学专业委员会.灾害背景下新生儿转运方案.中国当代儿科杂志,2019,21（4）:305-311.
10. 程雪珂,李士芝.STABLE 技术在危重新生儿转运护理中的应用.实用临床护理学电子杂志,2018,3（37）:144.
11. 中国医师协会新生儿科医师分会.新生儿转运工作指南（2017 版）.中华实用儿科临床杂志.2017,32（20）:1543-1546.
12. 中国医师协会新生儿科医师分会.非危重新生儿救治中心医疗机构新生儿急诊、分诊、评估和治疗工作指南.发育医学电子杂志,2018,6（4）:193-196.
13. Bailey V, Szyld E, Cagle K, et al. Modern Neonatal Transport: Sound and Vibration Levels and Their Impact on Physiological Stability. Am J Perinatol, 2019, 36（4）: 352-359.

第四节　新生儿危重症早期识别与评估

新生儿危重症存在一个或多个器官、系统功能障碍,甚至衰竭,加之新生儿各器官系统发育不成熟,尤其早产儿,如果救治不及时会造成不同程度的近期或远期影响,甚至导致死亡。2021 年,WHO 数据显示全球新生儿死亡率为 18‰,《2021 年我国卫生健康事业发展统计公报》新生儿死亡率为 3.1‰,占婴儿死亡率的 62%。其中农村（3.6‰）明显高于城市（1.9‰）。近年来危重新生儿救治中心已经覆盖了地市县,而危重新生儿的救治关键在于早识别、早评估、早救治。

与成人不同,由于新生儿疾病症状体征不典型、病情隐匿性强、进展迅速等特点,危重症早期识别难度大,因此基层医生需要掌握相关知识和技能,通过密切临床观察、综合分析,做出及时判断与决策。

一、常见病因

新生儿危重症病因复杂,常见病因包括:

（一）早产、低出生体重

尤其是极早产（胎龄 <32 周）、超早产（胎龄 <28 周）、极低出生体重（出生体重 <1 500g）、超低出生体重儿（出生体重 <1 000g）。

（二）出生窒息

包括宫内窘迫及出生时窒息,尤其是重度窒息（Apgar 评分 1 分钟 <3 分、5 分钟 <5 分或脐动

脉血气 pH<7.0）。

（三）产伤及外伤

包括颅脑产伤、臂丛神经损伤、骨折及内脏损伤（肝脏、脾脏破裂）等。

（四）双胎、多胎

可致胎胎输血、胎儿水肿、胎儿宫内发育迟缓等。

（五）严重出生缺陷

如复杂先天性心脏病、遗传代谢病、先天性甲状腺功能减退等。

（六）各系统疾病

包括呼吸系统（新生儿肺炎、呼吸窘迫综合征、呼吸暂停、严重湿肺、胎粪吸入综合征、气胸等）、循环系统（休克、心力衰竭、心律失常、持续肺动脉高压、先心病等）、神经系统（新生儿缺氧缺血性脑病、颅内出血、早产儿脑损伤、脑卒中、中枢感染等）、消化系统（喂养问题、腹泻、坏死性小肠结肠炎、肠梗阻等）、血液系统（中重度贫血、血小板减少、凝血功能障碍、出血、弥散性血管内凝血等）、泌尿系统（急性肾衰竭）、代谢紊乱（酸碱平衡、电解质紊乱等）。

（七）感染

包括先天性和后天性感染，社区获得性感染和医院内感染。病毒、细菌、真菌、支原体、衣原体等，肠道病毒、单纯疱疹病毒、B 族链球菌等是引起危重症的常见病原菌。常见感染性疾病包括败血症、肺炎、脐炎、脓疱疮、肠炎等。

（八）外科疾病

包括先天性膈疝、食管闭锁与食管气管瘘、肠梗阻、胃肠穿孔、肠闭锁、肠扭转、腹裂、肛门闭锁等。

二、常见临床表现

（一）一般情况

1. 生命体征不稳定　包括发热 / 低体温、呼吸困难、心动过速 / 心动过缓、高血压 / 低血压等。有专家认为，血氧饱和度是第五生命体征。

2. 皮肤改变　发绀、苍白、瘀斑、瘀点等。

3. 哭闹　哭声高调、尖直、剧烈、不易安抚等，需警惕神经系统疾病及肠痉挛、肠绞痛、肠套叠、肠梗阻等；哭声微弱，甚至不哭，常提示病情严重。

4. 喂养困难　如奶量减少、拒奶、胃潴留等。

（二）各系统疾病临床表现

1. 呼吸改变　正常新生儿安静状态下呼吸频率为 35~45 次 /min。呼吸危重症表现为呼吸困难、呼吸窘迫、呼吸节律异常及肺部可闻及湿啰音等，常伴发绀。

2. 循环障碍　新生儿安静状态下心率持续超过 180 次 /min 或低于 90 次 /min 伴四肢乃至全身发凉及发绀等。

3. 脑功能障碍　新生儿惊厥、昏迷、颅内高压（前囟隆起）、脑疝（双侧瞳孔不等大、中枢性呼吸衰竭）。

4. 胃肠功能障碍　喂养困难、呕吐、腹胀、便血等。

5. 肾功能障碍　表现为尿少、无尿、血尿、水肿等。

6. 重症黄疸　对于出现早（生后 24 小时内）、上升速度快（血清胆红素≥0.5mg/dl）、程度重（新生儿 Bhutani 曲线胆红素值超过第 95 百分位数或者≥20mg/dl）、退而复现的黄疸，需引起重视。一是防止胆红素脑病，二是早期发现胆道闭锁。

7. 代谢紊乱　常见的代谢紊乱有新生儿低血糖 / 高血糖症、严重代谢性酸中毒及严重代谢性碱中毒、水电解质紊乱（低钾血症、高钾血症、低钠血症、高钠血症、低钙血症、高钙血症、低镁血症、低磷血症等）等。怀疑 NEC、肠旋转不良等肠道疾病的患儿，出现难以纠正的高钾血症，需高度警惕肠坏死。

三、早期识别

（一）病史

母亲为高危妊娠（妊高征、糖尿病、围生期感染、严重心肺疾病、重度贫血、重症胆汁淤积、神经精神障碍等）、新生儿为早产 / 低体重、窒息、多胎、胎膜早破、脐带、羊水、胎盘异常、近期有感染性疾病接触史等。

（二）临床表现

喂养困难、拒奶、高热或低体温、发绀或面色苍白、嗜睡或不易唤醒、反应差、四肢发凉、哭声变化、惊厥、呼吸异常、呕血或便血等。

（三）辅助检查

主要包括实验室检查异常（详见第七章新生儿常用实验室检查危急值处理）、影像学异常（气胸、胃肠穿孔、颅内出血、脑疝、脑梗塞等）、电生理异常（脑功能、脑电图、心电图等）、无创血流动力学异常（液体不足或过多、心排量降低、射血分数下降等）。

（四）预警指标

英国母婴健康调查机构的一份报告显示，约

2/3 的新生儿死亡是可以通过有效监护进行预测的，研究显示，多数患儿病情恶化前 24 小时内均会出现某种或多种生命体征的异常变化。新生儿早期预警评分（neonatal early warning score，NEWS）系统是通过对新生儿简易生理参数（体温、呼吸、心率、意识状态、收缩压）赋值、评估，改良版新生儿早期预警评分系统包括体温、呼吸、心率、意识状态、吸气性三凹征、SaO_2、毛细血管充盈时间、末梢血糖。根据评估结果快速识别潜在危重症新生儿（表 2-2）。

预警指标主要是临床体征及末梢血糖，简便易得，不需要特殊设备支持，特别适用于基层医院、新生儿 / 儿科门诊以及产科母婴同室。

四、评估

通过病史、临床表现、辅助检查及预警评分，完成新生儿危重症的早期识别，还需要进一步实施评估危重程度、病情转归、预测死亡风险。20 世纪 90 年代后，为预测新生儿疾病危重程度及死亡风险，新生儿危重评分系统在 NICU 中的应用逐渐增多，国内外常用的评分方法有新生儿危重病例评分（neonatal critical illness score，NCIS）、新生儿临床危险指数评分（Clinical Risk Index for Babies，CRIB）、新生儿临床危险指数评分Ⅱ（CRIB-Ⅱ）、新生儿急性生理学评分（Score for Neonatal Acute Physiology，SNAP）、新生儿紧急生理学评分Ⅱ（SNAP-Ⅱ）、新生儿治疗干预评分系统（national therapeutic intervention scoring system，NTISS）和新生儿转运生理稳定指数（transport risk index of physiologic stability，TRIPS）等。NCIS 在国内广泛应用，用于横向和纵向的 NICU 技术评估，能排除出生体重、性别、诊断等因素的干扰，使评估建立在相同的疾病危重度上，同时有单项指标评估。各机构可根据自身条件选择适合的评估工具。

表 2-2　改良版新生儿早期预警评分系统评分标准与新生儿早期预警评分系统

项目	改良版新生儿早期预警评分系统				新生儿早期预警评分系统			
	0 分	1 分	2 分	3 分	0 分	1 分	2 分	3 分
体温（℃）	36.5~37.4	37.5~38 或 36.0~36.4	>38 或 <36		36.5~37.4	37.5~38.5 或 35.1~36.5	>38.5 或 <35.0	
呼吸（次/min）	31~50	51~70 或 20~30	>70	<20	9~14	15~20	21~29 或 ≤8	≥30
心率（次/min）	100~159	160~179 或 80~99	180~219	≥220 或 <80	51~100	101~110 或 41~50	111~130 或 ≤40	>130
意识状态	清醒	嗜睡或激惹	迟钝或抽搐	松软或昏迷	清楚	对声音有反应	对疼痛有反应	无反应
吸气三凹征	无	轻度	中度	重度或呼吸暂停				
SO_2（%）								
足月儿或过期产儿	>90	85~90	80~84	<80				
早产儿	>88	80~88	70~79	<70				
毛细血管充盈时间（s）	<3	3	4	≥5				
末梢血糖（mmol/L）	2.6~7.0	7.1~11.1 或 1.7~2.5	>11.1 或 1.1~1.6	<1.1				
收缩压（mmHg）					101~199	81~100	≥200 或 71~80	≤70

注：总分为 0 为非危重症，≥1 分需要密切观察，≥2 分需要重症监护，单项≥3 分或者总分≥6 分需要立即抢救。

（吴素英）

第五节　新生儿危重症急诊处理

新生儿危重症并不少见,及时有效的急诊处理,不仅能挽回患儿的生命,还能减少并发症的发生、发展,降低后遗症的发生,从而降低新生儿死亡率,提高患儿的生存质量。新生儿早期,或者有高危因素的新生儿,如早产儿、窒息、脑损伤等危重症,多在医院住院实施重症监护,而本节主要针对非新生儿重症监护的新生儿,发生危急重症后的紧急处理。

一、询问病史

针对新生儿危重症,收集病史原则:第一,针对性快速收集病史,如突发发绀,应注意有无呛奶;发热,应询问母亲孕期有无感染或者近期家庭成员有无感染病史;惊厥,应注意有无新生儿窒息史、产伤;休克患儿,应注意有无吐泻、感染等;如早上妈妈醒来发现患儿呼吸不好、发绀、不吃奶等,注意有无捂被或炭火取暖史。根据病史做出急救决策。第二,边救治边收集,初步判断病因。第三,病情稳定完整收集,进一步明确病因。对于围生期内的早期新生儿的现病史,需要重视母孕期疾病史、用药史、出生情况,如生产方式、出生胎龄及体重、有无窒息、产伤史,有无羊水、脐带及胎盘异常,黄疸出现时间、监测情况等;对于晚期新生儿,还应注意家庭环境对新生儿的影响、照护情况、营养与喂养、体重增长等。

二、体格检查

全面详细体格检查非常重要,应注意保暖的同时充分暴露身体,进行详细查体,不遗漏任何有价值的阳性体征。

（一）生命体征及意识状态

（二）一般情况

注意皮肤颜色、出血、黄疸、温湿度、末梢循环等。

（三）重要器官功能

1. 心脏与循环　注意有无心衰、心律失常、休克等。

2. 肺与呼吸　注意频率与吸气凹陷。

3. 腹部与消化　注意有无腹胀、腹肌紧张、肠鸣音消失等。

4. 脑与神经　注意反应、瞳孔、前囟等。

三、生命体征监护与辅助检查

（一）监测生命体征

体温、呼吸、脉搏(有条件同时监测心率、心电)、血压(必要时有创血压监测)、经皮氧饱和度等。

（二）紧急完善重要的实验室检查

1. 内环境评估检查　如血常规、血气分析、血糖、电解质、血清胆红素、血氨等。

2. 脏器功能评估检查　肝肾功能、心肌酶、脑钠肽、凝血功能等。

3. 病因相关检查　感染指标(超敏C反应蛋白、降钙素原等)。

（三）紧急完善重要的影像学和电生理等检查

1. 有呼吸系统表现者,可急诊完善床旁肺部超声、胸片等检查。

2. 循环不稳定者,需急诊完善床旁心脏超声、心电图等检查,有条件的单位可行无创心排血量检测评估心脏功能。

3. 有神经系统表现者,需急诊完善床旁颅脑超声、脑功能/脑电图检查,怀疑颅内出血者可行急诊颅脑CT检查。

四、初步诊断与紧急处理

（一）新生儿呛奶

呛奶引起的新生儿窒息,按《中国新生儿复苏指南(2021年修订)》进行复苏。

（二）新生儿发热/低体温

1. 新生儿发热

（1）如发热超过38℃,或发热伴随吃奶差或者其他症状,应重视,积极寻找病因。

（2）以物理降温为主,如降低室温,敞开新生儿的包被,调节暖箱、光疗箱/辐射台温度等;如高热不退,可用冷水袋置于新生儿枕部,如体温过高可洗温水浴,或擦浴前额、枕部、颈部、四肢、腋下、腹股沟等,忌用酒精擦浴。慎用退热药,以防药物在新生儿期的毒副作用及体温骤降。

（3）如发热因脱水引起,或者发热导致脱水,应尽快补充水分;如发热为感染引起,应做血培养,查明感染源,积极控制感染。

2. 低体温　目前新生儿低体温无统一标准,通常认为核心体温(肛温)低于36.5℃即为低体温。世界卫生组织(World Health Organization,WHO)《新生儿体温管理实用指南》推荐维持新生儿体温在36.5~37.5℃。新生儿低体温定义为入院测得体温低于 36.5℃，其中 36.0~36.4℃为轻度低体温或冷应激，32.0~35.9℃为中度低体温，32.0℃以下为重度低体温。体温在 34℃左右，保暖即可，如使用热水袋、电热毯、热炕及母亲怀抱等措施；体温≤33℃，常用暖箱复温，复温速度为 0.5℃/h，一般在 6~12 小时内恢复正常体温，应同时控制感染，供给热量，矫正酸中毒和水电解质紊乱，纠正器官功能障碍等。

（三）呼吸困难与发绀

新生儿呼吸困难包括呼吸增快与呼吸窘迫（>60~80 次/min）、吸气性三凹征、呼吸暂停（一般定义为呼吸停止时间 >20 秒伴有心率减慢 <100 次/min 或出现发绀、血氧饱和度下降）等，常伴发绀。

1. 保持呼吸道通畅　轻度仰伸体位、适当湿化气道以利于分泌物排出，分泌物多且黏稠患儿可考虑雾化治疗，必要时清理呼吸道。

2. 氧疗　注意早产儿用氧管理。

3. 无创或有创辅助通气　呼吸困难的新生儿多伴有低氧血症和/或高碳酸血症，应根据患儿的原发病、临床表现及血气分析结果选择适宜的呼吸支持方式。

4. 药物治疗　枸橼酸咖啡因是治疗早产儿原发性呼吸暂停的首选药物，首次负荷量 20mg/kg，24 小时后给维持，每次 5~10mg/kg，每日 1 次，静滴。

5. 控制原发疾病　新生儿呼吸窘迫综合征可使用肺表面活性物质（pulmonary surfactant，PS）替代疗法；感染性肺炎，合理选择抗生素；气胸，胸腔闭式引流等。

（四）新生儿低血糖

新生儿低血糖的界值尚存争议，目前主张全血血糖 <2.2mmol/L（40mg/dl）作为诊断标准，而低于 2.6mmol/L 为临床需要处理的界限值（具体处理详见第七章第三节血糖危急值处理）。

（五）新生儿惊厥

1. 抗惊厥　首选苯巴比妥，其初始剂量为 15~20mg/kg，若惊厥未控制，可每间隔 15~20 分钟给予苯巴比妥 5mg/kg 直至负荷量达到 40mg/kg，维持血药浓度 20~40mg/L 时可发挥最大疗效，12~24 小时后维持剂量为 3~5mg/（kg·d），分 1~2 次给药。如惊厥未控制，可联合咪达唑仑，可透过血脑屏障，可有效控制惊厥持续状态。

2. 病因治疗　积极寻找、消除病因。

（六）新生儿休克

1. 危重新生儿均需休克评分，以期早期识别和早期诊断。

2. 一旦诊断休克，应即刻扩容治疗，同时根据经验选择使用抗生素。

3. 实施氧疗与呼吸支持。

4. 实施重症监护，重点评估循环（心率、毛细血管再充盈时间、血压）、尿量、血糖、血气等。

五、新生儿危重症救治原则

1. 早识别、早救治。
2. 维护内环境平衡及重要脏器功能。
3. 实时评估病情，及时调整救治策略。
4. 积极寻找并去除病因。
5. 及时转运。

六、院内、外转运

（一）院内转运

针对高危新生儿均建议转至 NICU。

（二）院外转运

危重新生儿，应及时转运至有救治条件的危重新生儿救治中心实施救治。无论是院内转运还是院外转运都应制定转运制度，遵循 STABLE 模式在转运前对患儿进行处理，减少转运对患儿病情的影响。

（三）宫内转运

高危妊娠，建议实施宫内转运，即将危重孕产妇转运至有危重新生儿救治条件的危重孕产妇救治中心分娩（详见第二章第三节危重新生儿转运）。

（吴素英）

参 考 文 献

1. Cao Y, Jiang S, Sun J, et al. Assessment of Neonatal Intensive Care Unit Practices, Morbidity, and Mortality Among Very Preterm Infants in China. JAMA Netw Open, 2021, 4（8）: 2118904.

2. Niermeyer S. Improving Global Newborn Survival: Building upon Helping Babies Breathe. Neonatology, 2020, 117（2）: 211-216.

3. Australian Resuscitation Council New Zealand Resuscitation Council. Assessment of the Newborn Infant. ARC and NZRC Guideline 2010. Emergency Medicine Australasia Ema, 2011, 23（4）: 426-427.

4. 陈翔. 高危儿早期筛查与干预. 中华实用儿科临床杂志, 2018, 14: 1045-1048.

5. Powell MB, Ahlers-Schmidt CR, Engel M, et al. Clinically significant cardiopulmonary events and the effect of definition standardization on apnea of prematurity management. J Perinatol, 2017, 37（1）: 88-90.

6. Davis AL, Carcillo JA, Aneja RK, et al. American College of Critical Care Medicine Clinical Practice Parameters for Hemodynamic Support of Pediatric and Neonatal Septic Shock. Crit Care Med, 2017, 45（6）: 1061-1093.

7. Angus DC, van der Poll T. Severe sepsis and septic shock. N Engl J Med. 2013, 369（9）: 840-851.

8. 张毓蓉. 婴幼儿的喂养和吞咽障碍—新生儿由管饲到经口喂养的管理要素. 中华物理医学与康复杂志, 2019, 41（12）: 949-951.

9. 张丰宁, 周晓光, 高飞. 新生儿坏死性小肠结肠炎发病机制研究进展. 国际儿科学杂志, 2020, 47（2）: 116-119.

10. Selewski DT, Charlton JR, Jetton JG, et al. Neonatal Acute Kidney Injury. Pediatrics, 2015, 136（2）: 463-473.

11. Gubhaju L, Sutherland MR, Horne RS, et al. Assessment of renal functional maturation and injury in preterm neonates during the first month of life. Am J Physiol Renal Physiol, 2014, 307（2）: 149-158.

12. Kochanek PM, Carney N, Adelson PD, et al. Guidelines for the acute medical management of severe traumatic brain injury in infants, children, and adolescents--second edition. Pediatr Crit Care Med, 2012, 13（Suppl 1）: S1-82.

13. 岳少杰. 新生儿脑水肿与颅内高压的治疗. 中华妇幼临床医学杂志（电子版）, 2015, 11（1）: 4-8.

14. 何柳, 夏斌, 虎春元, 等. 新生儿危重病例评分法的临床应用. 中华妇幼临床医学杂志（电子版）, 2017, 13（2）: 162-168.

15. 裴桂英, 姜赤秋. 不同评分系统预测危重新生儿死亡放弃风险的准确度及临床价值. 武汉大学学报（医学版）, 2020, 41（3）: 476-480.

16. 中国新生儿复苏项目专家组, 中华医学会围产医学分会新生儿复苏学组. 中国新生儿复苏指南（2021年修订）. 中华围产医学杂志, 2022, 25（1）: 9.

17. Greenough A, Rossor TE, Sundaresan A, et al. Synchronized mechanical ventilation for respiratory support in newborn infants. Cochrane Database Syst Rev, 2016, 9（9）: CD000456.

18. Christien AG, Sherin UD. Avery's Disease of the Newborn. 9th ed. USA: Elsevier Saunders, 2012.

19. 刘亚丽, 许丽, 魏克伦. 出生早期新生儿低体温及防治现状. 中华实用儿科临床杂志, 2017, 32（2）: 158-160.

20. 曹小玉, 李忠良, 赵明明, 等. 超低出生体重儿的低体温临床质量改进. 潍坊医学院学报, 2021, 43（1）: 57-60.

21. 中华医学会儿科学分会新生儿学组,《中华儿科杂志》编辑委员会. 早产儿呼吸暂停诊治专家共识（2022版）. 中华儿科杂志, 2022, 60（7）: 627-632.

22. 中华医学会儿科学分会新生儿学组. 新生儿低血糖临床规范管理专家共识（2021）. 中国当代儿科杂志, 2022, 24（1）: 1-13.

23. Madarkar BS, Kaur P. Treatment of Neonatal Seizures: Levetiracetam vs Phenobarbitone. Indian Pediatr, 2019, 56（12）: 1065-1066.

24. 中华医学会儿科学分会新生儿学组, 中华儿科杂志编辑委员会. 新生儿惊厥临床管理专家共识（2022版）. 中华儿科杂志, 2022, 60（11）: 7.

25. Shellhaas RA, Chang T, Wusthoff CJ, et al. Treatment Duration After Acute Symptomatic Seizures in Neonates: A Multicenter Cohort Study. J Pediatr, 2017, 181: 298-301. e1.

26. 曲雯雯, 吴珺, 黑明燕. 新生儿转运评分的应用进展. 中华新生儿科杂志, 2022, 37（02）: 187-189.

27. 中国医师协会新生儿科医师分会. 新生儿转运工作指南（2017版）. 中华实用儿科临床杂志, 2017, 32（20）: 1543-1546.

第六节　新生儿意外伤害

意外伤害（accidental injury）是指非疾病导致身体受到伤害的客观事件,具有外来性、突发性和非本意性的特点,包括交通事故、溺水、窒息、中毒、烧/烫伤及跌落等。意外伤害是导致中国儿童致伤、致残、致死的主要原因,是值得关注的重要公共卫生问题。其中发生在新生儿期的意外伤害称为新生儿意外伤害。

一、常见类型

（一）意外窒息

最常见类型,大多因为睡眠或外出时捂盖过多、过严造成缺氧窒息;因喂奶不当,小儿呕吐或反流吸入窒息;因俯卧位喂养新生儿口鼻被堵住,引起窒息;因母亲疲劳,新生儿口含乳头睡眠,母亲乳房或身体堵住新生儿口鼻造成窒息。

（二）烫/烧伤

新生儿期烫伤发生相对较多,多见于冬季,如保暖不当,以农村地区多见,使用热水袋、电热毯、暖宝宝、取暖器等保暖时距离新生儿皮肤过近、使用时间过长造成烫伤;喂水或喂奶时未准确评估温度;洗澡时未准确控制水温或忘加冷水导致烫伤等；部分家长给新生儿"炙"致烫/烧伤。

（三）交通意外

随着生活水平的提高，机动车辆急剧增多，但人们交通安全意识相对薄弱，特别是农村地区。新生儿不使用安全座椅比较多见，大多数家长采用怀抱新生儿的方式乘坐机动车，若发生交通意外时，新生儿发生意外伤害往往不能避免，甚至致残、致死。

（四）跌落

新生儿期较少见。偶见于看护人员因疲劳或疏忽导致新生儿意外从怀中、床上、尿布台、医院暖箱等跌落受伤，导致颅内出血、骨折、内脏出血等。

（五）中毒

新生儿期较少见。由于新生儿自主活动能力差，不能自主进食，因此，中毒多见于看护人员的疏忽，人为投毒罕见。比如在农村地区或父母文化程度低，乱用药物造成药物中毒；误接触有机磷农药等造成中毒；误将酒精当作饮用水喂入造成酒精中毒；居住环境内生煤炉，燃气热水器使用不规范等导致一氧化碳中毒等。

（六）医疗意外

由于医务人员疏忽，或偏远地区医疗水平不一，导致新生儿在医疗机构过量使用药物或错误使用药物给新生儿造成伤害。据文献报道，有过量使用口服解热药造成体温不升；滥用盐酸奈甲唑林滴鼻液致心律失常导致死亡。

（七）寒冷损伤

多见于冬季，特别是经济条件较差地区，主要表现为全身或肢端凉，体温常在35℃以下，少部分严重者在30℃以下；皮肤硬肿，表现为皮脂硬化和水肿；严重者伴有多脏器功能衰竭，若不及时救治可导致死亡。

（八）其他

较少见的有刺伤，多是人为损伤；在极差生活环境中出现过鼠咬伤，导致终身致残；溺水相对罕见，看护人员疏忽亦可能发生。

二、新生儿意外伤害原因分析

新生儿意外包含在儿童意外伤害中，但和儿童意外伤害又不同。儿童意外类型主要是溺水、交通意外、自然腔口异物、跌倒/跌落。由于新生儿自身特点，自主活动能力差，基本是在限定环境和条件下生活，如果遇到意外伤害因素时，新生儿不能躲避，易发生损伤，而且生理功能低下，损伤

后易死亡。新生儿意外多发生在家庭中，发生季节以冬、夏季为主，主要发生原因分析如下：

（一）育儿知识匮乏

新生儿家长文化程度低，或自身可能是智力障碍人员，或学习了错误的育儿知识等，均可能导致新生儿意外。如在冬季或夏季，给新生儿捂盖过多包被、衣物导致严重窒息、缺氧，甚至发生捂热综合征而死亡；取暖时使用电热毯、暖宝宝等造成新生儿烫/烧伤；乘坐机动车辆时，未使用安全座椅，采用怀抱新生儿，当出现交通事故时，新生儿更易发生伤害甚至死亡；新生儿生病时，相信"偏方"，出现滥用药物、挑马牙、挤压乳腺等情况，导致新生儿感染、中毒，甚至致残、致死；新生儿俯卧位睡眠、分房睡（使用监视器监护），未能及时发现新生儿口鼻堵塞、反流等。

（二）缺乏安全意识

新生儿家长或看护人员缺乏安全意识，安全防范意识差，麻痹大意等，可能出现新生儿意外。如俯卧位睡眠、喂奶时母亲疲劳、新生儿口含乳头睡眠等造成口鼻堵塞；在居住环境内使用煤气炉，又因为"坐月子"紧闭门窗；随意在屋内喷洒农药、杀虫剂进行杀虫灭蚊灭虱；在给新生儿洗澡时，先放入热水，疏忽大意在未加冷水情况下直接将孩子放入等。

（三）医源性因素

在医疗机构内发生的意外伤害，如分娩过程中操作不规范而引起的产伤，医务人员疏忽或专业水平差异发生新生儿药物过量或误用，监管不力出现坠落伤、烫伤等。

（四）生活环境差

在部分经济欠发达地区，居住环境卫生恶劣，家长监管不利，可能出现烫/烧伤、寒冷损伤、坠落伤、动物咬伤等。

三、新生儿常见意外伤害的预防与处理

（一）窒息

建议新生儿仰卧位睡眠、与母亲"分床不分房"或"同床不同被"、被褥和床上物品安全摆放、睡眠及外出时不可将婴儿包捂过严等，避免婴儿口鼻被堵塞而发生窒息。若发现新生儿窒息，立即将口鼻堵塞物移除，观察新生儿反应及面色，可对新生儿做简单急救复苏并及时送医。

（二）呛奶

喂奶时不要选择婴儿哭泣、欢笑、很饿的状

态；控制奶速不能太急；喂奶时将婴儿抱起，斜躺在怀里或斜坡位，奶瓶底高于奶嘴，防止吸入空气；喂奶时注意母亲乳房不能堵住婴儿鼻孔，边喂边注意观察婴儿面色表情；喂奶后轻拍婴儿背部，使其排出胃内空气；喂奶后可右侧卧位 30 分钟再仰卧位，切忌不能俯卧位；喂奶后短时间内不建议抬起下肢更换尿布。若出现呛奶，可将婴儿脸侧向一边或侧卧，轻拍背部，观察奶液排出情况，婴儿面色及呼吸情况，并及时就医，注意有无呼吸道感染及排除引起呛奶的病理原因，如胃食管反流（gastroesophageal reflux，GER）、喉软骨发育不良、先天性心脏病等。

（三）烫伤

保暖时不建议使用电热毯、暖宝宝、热水袋等，保暖器具不可过于靠近婴儿或紧贴婴儿皮肤。喂奶和喂水前可先滴在家长手背上测试温度。洗澡时应该先放冷水，再放热水，用体温计或者手测试一下水温，再将婴儿放入。当婴儿发生烫伤时，家长应保持冷静，及时用冷水冲洗伤口，带走伤口附近热量，并剪掉没有与伤口粘连的衣物。不可用冰水、冰块、冰敷，不可用"偏方"处理，可能造成感染及二次受伤，尽快送医。

（四）中毒

新生儿使用药物的种类和剂量谨遵医嘱，不可轻信"偏方"。居住环境中不建议使用煤气炉取暖，使用煤气热水器时注意通风。农药、杀虫剂、化学制剂等远离新生儿。若出现中毒，立即送医，并告知医务人员可能导致中毒的原因，以尽快采取解毒方案。

（五）坠床

尽可能使用婴儿床，并拉好安全护栏。切记不可将婴儿放在没有防护的床上或沙发上。婴儿床上不放置并远离尖锐物品，桌角、柜角可加用软垫，床四周地面可铺设柔软的厚毛毯或儿童地垫。同时不建议在疲劳状态下或者多人同时看护婴儿，注意力不集中容易出现意外。若出现坠床，轻柔抱起婴儿，检查面色、呼吸、哭声及有无外伤，持续观察精神、纳奶、肢体活动等情况至少 48 小时，有异常及时就医。

（六）交通意外

提高家长交通安全防范意识，携带新生儿乘坐机动车时，建议使用新生儿后置型汽车安全座椅并系好安全带。不建议成人怀抱着婴儿乘坐机动车，不建议将婴儿单独留在车内。若出现交通意外，仔细查看婴儿情况并及时送医。

（邹芸苏　周晓光）

第七节　新生儿中毒

新生儿中毒临床比较少见，多为急性中毒，发病急、病情进展快、病死率高。新生儿中毒与周围环境密切相关，家长、保育人员、医务人员的粗心大意、不注意卫生是造成新生儿中毒的主要原因。由于新生儿没有行为语言能力，毒物接触史难以明确，且临床表现不典型，易造成误诊。

一、毒物进入途径

（一）经胃肠道进入

多数毒物是由胃肠道进入，如食物中毒、某些药物中毒等，新生儿也可通过吸吮含有药物、毒物的母乳引起中毒。家长擅自给新生儿滥用药物、医源性误用药物、药物过量，家长不慎给新生儿误服农药等，母亲中毒后给新生儿喂养排泄毒物的乳汁，均为毒物进入胃肠道的原因。毒物由胃进入肠道，其中大部分被小肠吸收，小部分可以被直肠吸收。

（二）经呼吸道吸入

气态毒物，如氯气、一氧化碳、硫化氢等，喷洒农药或含金属的粉尘、烟、雾等均可自呼吸道吸收而迅速发挥中毒作用。

（三）经皮肤吸收

脂溶性毒物如有机磷酸酯类化合物等可从皮肤表皮细胞或通过皮肤的附属器，如毛囊、皮脂腺或汗腺进入真皮而被吸收。经皮肤吸收的毒物一般不经肝脏的解毒过程而直接进入血液循环。

（四）经胎盘进入

孕妇中毒后，毒物可通过胎盘进入胎儿体内。

（五）经其他处进入

毒物可侵入眼、耳、口腔等部位，亦可由创口进入，或注入皮下组织与肌内，或直接由静脉进入血液，引起中毒。

二、诊断步骤

（一）病史询问

细心询问病前家长和新生儿的身体状况、饮食内容、活动范围、接触人群，环境中有无放置杀虫、灭蚊、灭鼠等有毒药物，液化气有无泄漏，有无有毒动物咬刺或接触史，近期新生儿是否有用药史、用药剂量，家长是否从事接触毒物的职业，周围有无类似病情的患者。

（二）临床症状

急性中毒首发症状多为腹痛、腹泻、呕吐等胃肠道症状，而不能用感染来解释，严重者出现惊厥、昏迷或者多脏器功能衰竭。起病突然，原因不明时应考虑中毒的可能。

（三）体格检查

重点观察患儿皮肤、瞳孔、口腔黏膜、呼出气味等有诊断意义的重要体征，注意检查血压、心率、呼吸、体温、有无肠蠕动及出汗等体征。同时，需检查患儿衣服、皮肤是否留有毒物。

（四）寻找毒源

应尽快找到剩余的毒物及其容器，及时取得毒物样本，尽可能保留患儿用具；核对处方上药物及其剂量以估算患儿摄入的数量；仔细查找呕吐物、胃液或粪便中有无毒物残渣。

（五）实验室检查

根据诊查时的判断，收集患儿呕吐物及胃内容物、血、尿、唾液、粪便及剩余的毒物等标本，盛入适宜的容器内（以玻璃或瓷制品为宜），封固加签，尽快送实验室做毒物鉴定，这是诊断中毒最可靠的方法。如不能立即进行实验室检查，可置标本于冰箱内。一般不加防腐剂，因其可能影响检查结果。

（六）治疗性诊断

若症状符合某种中毒，但尚未获得确切病史和诊断依据，可试用该类中毒的特效解毒药，观察疗效，作为诊断性治疗。

（七）诊断要点

1. 患儿或家人有毒物接触史或可疑毒物接触史、用药史，或者周围有类似病情的患者。

2. 出现不明原因、无法解释的腹痛、腹泻、呕吐、惊厥、昏迷、多脏器功能衰竭，患儿呼吸有特殊气味、皮肤甲床发绀、呼吸增快或不规则、瞳孔变小等症状体征。

3. 患儿衣服、皮肤、体液、排泄物等有毒物残渣，患儿的环境、用具通过毒物鉴定确定含有毒物。

4. 特效解毒药治疗后患儿病情好转、效果佳。

三、预防

（一）做好家长的宣传教育

保持室内环境卫生、空气清新，温、湿度适宜，每日定时开窗通风，定期检查煤气是否泄漏，烧炭烤火时应开窗保持空气流通。日常用的灭虫、灭蚊、灭鼠剧毒药品，要妥善处理，不要随便泼洒，各种农药务必按照规定办法使用。孕妇、产妇注意饮食卫生，新生儿不要接触中毒人员，家人如有毒物接触史必须尽快诊治。

（二）合理用药

新生儿生病时，家长要及时就医，切勿擅自给新生儿用药，更不可把成人药随便给新生儿服用。家长给新生儿用药的时候，要严格按照医务人员开具的处方使用，不要擅自随意更改用药剂量，同时家长也要掌握新生儿用药的正确方法。

四、治疗

中毒的处理原则是维持呼吸、循环功能，排出未吸收的毒物和对已吸收毒物的排毒、解毒。在处理时何者为先，则视具体情况而定，若呼吸、循环功能减退，危及生命时，则以维持呼吸、循环功能为主，同时尽快排出毒物，减少毒物吸收。在一般情况下，以排出毒物为首要措施，采取适当的方法将已吸收的毒物排出，并进行解毒治疗。对症治疗亦须相应实施，综合治理。

（一）稳定生命体征

保持呼吸道通畅，监测患儿心率、呼吸、血压、血氧饱和度，建立静脉输液通道，对于有呼吸衰竭患儿需要气管插管机械通气，如果明确有阿片类药物中毒所致的呼吸抑制，可先予阿片类受体拮抗剂以恢复自主呼吸。如出现休克，应立即给予抗休克治疗。

（二）清除未吸收的毒物

1. 经口食入毒物的处理 当食进毒物后，洗胃是排除毒物最重要的方法，同时洗出的胃内容物可以进行毒物鉴定，服用强腐蚀性毒物者禁忌洗胃。洗胃一般在食进毒物 4~6 小时以内进行。有些毒物如镇静剂、麻醉剂等在胃内停留时间较长，有机磷农药在食进 12 小时以后胃内仍有残存毒物，对于这些毒物在中毒 4~6 小时后洗胃仍有作用。洗胃方法是经鼻或口插入胃管后，用注射器抽吸，采用生理盐水或者 0.45% 盐水洗胃，首次抽出物送毒物鉴定；若已知毒物的种类，应以相应的解毒剂洗胃。洗胃液的温度一般为 25~37℃。洗胃液的用量，每次不超过 20ml，反复多次进行洗胃，直到彻底清除胃内容物为止。洗胃过程中患儿头部应放低，取左侧卧位，以防呕吐物进入气管。利用导泻和全肠灌洗来清除胃内毒物的方法不适合于新生儿，因为新生儿年龄小，容易脱水和电解质紊乱。

2. 清除皮肤、黏膜上的毒物　尽快将患儿移离中毒环境,立即脱去污染衣物,迅速用大量微温清水(25~37℃)冲洗被污染的皮肤,忌用超过37℃的热水。黏膜创面上的毒物应先将其吸出,然后用大量的清水冲洗,以稀释并排出毒物。强酸、强碱灼伤皮肤均应用大量清水冲洗10分钟以上,然后对强酸灼伤局部用2%碳酸氢钠、1%氨水或肥皂水中和,再用清水冲洗;对强碱灼伤,用清水冲洗10分钟后,局部用弱酸(如1%醋酸)中和,再用清水冲洗。切勿首次清水冲洗之前就用中和剂,以免发生化学反应加重损伤。另外,生石灰引起的烧伤在使用清水冲洗之前,必须用干软布或软刷将固体石灰全部移去,当其溶解放出热力以前,用有压力的水流迅速冲掉剩余颗粒。

3. 经呼吸道吸入中毒的处理　应立即将患儿移至空气无毒害的环境,保持呼吸道通畅,必要时给予氧气吸入,甚至用正压呼吸机或行人工呼吸。对某些有害毒剂,适当选用对症的解毒剂,如氰中毒应用亚硝酸异戊酯等。

4. 有毒动物蜇咬中毒　在近心端扎止血带,局部冰敷,使用相应的解毒剂。

（三）促进毒物的排泄

大多数毒物进入机体后经由肾脏排泄,因此,加强利尿是加速毒物排泄的重要措施。

1. 利尿　静脉补液以冲淡体内毒物浓度,增加尿量。补液后可给予氢氯噻嗪、呋塞米进行利尿。必要时静脉注射甘露醇、山梨醇,既可促进利尿、冲淡毒物、保护肝肾、增加解毒排毒作用,又可解救某些毒物引起的肺水肿、脑水肿。利尿期间应监测患儿的尿量、液体入量、血电解质等。

2. 血液净化　目前用于新生儿的血液净化治疗包括腹膜透析、连续肾脏替代疗法(continuous renal replacement therapy, CRRT)、血液灌注、血浆置换等。腹膜透析简便易行;经肾脏代谢的毒物或药物,均可采用血液净化,CRRT既可替代肾脏保持内环境稳定,又能清除中小分子量的毒物,但对分子量较大、与血浆蛋白质结合的毒物清除效果不佳;血液灌注适用于分子量较大、脂溶性较强、与血浆蛋白牢固结合的毒物的清除,比如有机磷农药、地西泮类、洋地黄类、茶碱类等药物的中毒;血浆置换能清除患者与血浆蛋白结合的毒物,如降糖降压药、部分抗生素等;如中毒时间不长,血液中毒物浓度极高时,可采用换血疗法。

（四）防止毒物进一步吸收

常用中和、氧化、沉淀、吸附毒物,强碱用弱酸中和,强酸用弱碱中和;牛奶和蛋清可吸附毒物,保护黏膜,并且对金属中毒起沉淀作用;活性炭对毒物也有吸附作用。

（五）特异性解毒剂的应用

引起中毒的毒物明确后,应尽快使用针对性的解毒剂。比如有机磷中毒,静脉注射解磷定、阿托品;亚硝酸盐中毒,给予亚甲蓝解毒;砷、汞、锌等中毒,给予二巯丙磺酸钠治疗;阿片类、吗啡、美沙酮等麻醉剂的中毒,给予纳洛酮、烯丙吗啡解毒;吸入一氧化碳中毒,给予吸氧。

（六）对症与支持治疗

密切监测患儿生命体征,细心观察病情变化,预防多脏器功能衰竭,保护心、脑、肺、肾重要脏器功能,控制惊厥,维持水、电解质、酸碱平衡。

五、临床经验与注意事项

（一）诊断方面

由于新生儿毒物接触史不容易明确,因而,必须仔细询问接触人群、周围环境、用药史等,如出现用感染无法解释的腹痛、腹泻、呕吐、惊厥、昏迷等症状,患儿衣服、体液、环境、用具通过毒物鉴定确定含有毒物,或者给予特效解毒药治疗患儿病情好转,即可明确诊断。

（二）治疗方面

以抢救生命、稳定生命体征在先,以清除毒物、应用特异性解毒剂为重点,并给予积极的对症与支持治疗。

（三）医患沟通

1. 新生儿中毒起病急、病情重,可引起多脏器功能衰竭,首先要给患儿家属解释中毒毒物的毒性、进入人体后会产生的不良后果,告知患儿目前病情的严重程度,目前的治疗方案。

2. 患儿病情进展加重时,及时和家长沟通,告知家长患儿目前的病情,重要的辅助检查结果,目前的治疗计划等。

3. 给家长宣教预防中毒的知识,指导家长注意饮食环境卫生,正确使用农药并妥善处理,按照医生处方给新生儿服用药品,避免中毒再次发生。

（四）病历记录

1. 入院病历及首次病程记录应详细描述患儿中毒史或可疑中毒史、临床表现,分析病情,写明具体的毒物检测方法和治疗方案。

2. 认真记录患儿治疗过程中病情变化，以及相关的辅助检查、用药及治疗的效果。

3. 和家长沟通后，应及时完成医患沟通记录，以及各种特殊用药、特殊治疗的知情同意书，并且请患儿监护人签名。

（郭艳　周晓光）

第八节　新生儿生后突发意外衰竭

新生儿生后突发意外衰竭（sudden unexpected postnatal collapse，SUPC）是指生后 5 分钟或 10 分钟 Apgar 评分≥8 分的健康足月儿或晚期早产儿（胎龄 >35 周），在出生后的第 1 周内无明显征兆出现心肺衰竭，抢救时需要进行正压通气。其发病率较低，为（1.6~133）/10 万，但往往预后不良，病死率高达 27%~50%，常规尸检通常无法发现病因。即使抢救成功，患儿也多需要进入新生儿重症监护病房（neonatal intensive care unit，NICU）进行监护治疗。

一、概述

（一）发生时间

对于 SUPC 的发生时间的界定，目前尚有争议。美国妇女健康、产科及新生儿护理协会实践指南中推荐将生后 1 周内发生的新生儿意外衰竭定义为 SUPC。学者 E. Herlenius 和 P. Kuhn 在 2013 年发表的综述中对 398 例 SUPC 进行分析，36% 发生在生后 2 小时，29% 在生后 2~24 小时，24% 在生后 24~72 小时，9% 在生后 72 小时 ~7 天。目前报道最早的 SUPC 发生在生后 5 分钟，多数 SPUC 发生在没有适当监护的第一次母乳喂养时。同时，多数 SUPC 发生在 23：00 至 6：00 的时间段。

（二）发病率

由于对 SUPC 发生时间的界定不同，其发病率在不同国家间有明显差异，为（1.6~133）/10 万。其中德国报道的发病率为 2.6/10 万；瑞典为 38/10 万；英国生后 12 小时内 SUPC 的发病率为 5/10 万，其中 67% 无明确病因；法国则为（3.2~3.6）/10 万。目前国内对 SPUC 认识不足，尚无明确发病率和病死率的统计，只有南京医科大学附属儿童医院新生儿医疗中心的 1 例报道。

（三）高危因素

新生儿体位不当、初产妇、母婴同床被认为是 SUPC 发生的首要因素。其他还有母婴皮肤接触（skin to skin care，SSC）、母亲分娩时硬膜外麻醉、会阴侧切术、婴儿过度包裹、过热、无人看护下的首次母乳喂养、看护者分心、母亲吸烟以及使用硫酸镁等。西班牙一项研究指出，从实施 SSC 以来，SUPC 的发生率从 6/10 万上升到 74/10 万。

二、病因

SUPC 的病因目前尚不明确，有研究建议使用"三重危机假说"（triple risk hypothesis）来解释 SUPC。三重危机指：

（1）发展脆弱性：新生儿出生初期是产后适应的关键期，肺血管阻力高。（2）内在易损性：潜在病理因素，包括结构异常、代谢紊乱、先天性感染等。（3）外在危险因素：①可能引起气道阻塞情况：新生儿俯卧位、SSC、母婴同床、母乳喂养、产妇习惯等；②意识缺乏：初产妇缺乏经验、母亲使用镇静药物或母亲疲劳、使用手机时分心、灯光昏暗、缺乏工作人员的监督等。

有研究对 SUPC 死亡患儿的尸检发现，超过一半病例有潜在病理异常，其中先天性发育异常、感染、代谢型疾病和肺动脉高压是常见病因。有学者对常规尸检未明确病因的 9 例 SUPC 进行神经病理学检查，发现其中 7 例患儿的参与心肺调控的脑干星形胶质细胞显著增生。另一研究对意大利 22 例生后 1 小时猝死的健康足月儿进行脑干深入解剖，19 例有脑干神经元结构的发育性异常，其中 13 例为脑桥 Kölliker 融合核（Kölliker fusion nucleus，KFN）发育不全。KFN 是一个重要的呼吸控制中枢，成熟的 KFN 通过兴奋延髓呼吸区域，调节呼吸从吸气相转变到呼气相。消融 KFN 可延长吸气持续时间，从而导致呼吸暂停。

三、临床表现

SUPC 的典型临床表现为不明原因的新生儿窒息、肌张力减弱、苍白、发绀、心动过缓、多脏器衰竭，以及心搏、呼吸停止。

四、治疗

（一）原则

SUPC 是一种危及生命的急症，病死率为 50%，25% 发生神经系统损伤。因此，一旦诊断应立即进行新生儿复苏。

（二）亚低温治疗

当新生儿发生窒息，进而发生呼吸、循环系统衰竭时,复苏后可以使用亚低温治疗以减少神经系统损害。早期进行亚低温治疗,患儿病死率明显降低,同时存活者生存质量明显提高。但目前尚缺乏高质量的随机临床对照试验来证实。亚低温治疗期间,需密切观察患儿的意识、生命体征、瞳孔、外伤、硬肿等情况。

五、预防

（一）产房

1. 规范实施SSC　母婴皮肤接触是指让婴儿与母亲（或其他照护者）进行直接的皮肤接触,胸贴胸、腹贴腹。SSC能促进母乳喂养,降低母亲产后出血发生率,帮助婴儿维持体温和血糖稳定。美国心脏病学会建议,所有健康新生儿应在生后第一时间进行SSC。

传统的皮肤接触时,母亲处于仰卧位,婴儿俯卧于母亲胸前。这一姿势婴儿不易从母亲身上滑下,但口鼻受压易发生呼吸道阻塞。同时母亲视线受阻,无法及时发现婴儿面色变化。因此,应规范实施SSC:母亲半卧位;婴儿背部有遮盖,头发擦干;婴儿与母亲胸贴胸,头高于母亲乳房,不可在乳房、双乳之间或腹部俯卧;婴儿屈曲位,头偏向一侧,保持脸、口鼻可见,且口鼻部无遮盖;婴儿脖子伸直,头部有支撑,保持呼吸道通畅;协助产妇一手置于新生儿臀部,另一手置于新生儿背部,防止滑落。SSC时应定时评估婴儿的呼吸、活动、循环和体位。

2. 重视初产妇　初产妇由于缺乏经验,往往无法识别婴儿异常。同时,智能手机和社交网站的使用,婴儿父亲未能将注意力集中在婴儿身上,亦不能及时发现婴儿面色、呼吸的变化。因此,在多数SUPC病例报道中,SUPC发生时婴儿父母均在场。所以医务人员应格外关注初产父母,加强宣教,保证母婴安全。

3. 加强看护　产房医务人员应尽可能缩短巡视间隔时间,或持续监护。定时查看婴儿姿势、肤色、口鼻,以及母亲精神状态,特别是SSC时,尤其是初产妇。在有人看护时才可将婴儿置于俯卧位,第一次哺乳时须有医务人员看护。

4. 母亲精神状态　当母亲处于疲惫状态、精神不集中或麻醉后,不要进行SSC,否则会增加SUPC的发生率。护理人员应充分评估母婴状况再决定是否进行SSC。

（二）产科病房

1. 初次母乳喂养　SUPC高危时段是生后24小时,特别是没有适当监护的第一次喂养时。哺乳姿势不正确,母亲乳房过大或者母婴同床等,都可能造成新生儿突发窒息。近年来住院期间发生新生儿窒息有上升趋势,在产科病房发生概率远高于产房。即使是经产妇也无法准确识别发生SUPC的危险。因此,第一次母乳喂养时,护理人员应在旁指导,并时刻关注婴儿状况。

2. 卧位选择　绝大多数SUPC是在婴儿俯卧位时发生的。目前美国儿科学会建议,新生儿在出生的最初几个小时中应采用仰卧位。医护人员应定时巡视婴儿喂养及一般情况,及时纠正不正确的喂养姿势及睡眠姿势。

3. 避免母婴同床　保持婴儿睡眠环境的安全,对预防SUPC至关重要。母婴同床是SUPC及新生儿猝死综合征的高危因素。因此,应尽量避免母婴同床。

4. 婴儿床的安全性　美国儿科学会建议婴儿床应该使用稍硬的表面,不应过软,以维持婴儿颈部伸直,保持呼吸道通畅,避免窒息的发生。同时,不建议使用过多、过厚的盖被,不建议在婴儿床四周使用软性的缓冲垫,不建议在婴儿床上放置其他任何物品,以降低发生窒息的风险。沙发、扶手椅、婴儿安全座椅等不能替代婴儿床。在婴儿1岁前,婴儿床应置于父母床边,便于观察。

（三）出院后

窒息往往是SUPC的直接死因,住院期间有医护人员的巡视,新生儿窒息的发生并不常见,而最常发生于母婴家中。因此,美国儿科学会建议婴儿保持仰卧位,避免侧卧;婴儿不要睡过软的床;不要暴露于烟草及酒精。鉴于俯卧位和侧卧位是新生儿猝死综合征和SUPC的高危因素,建议仰卧位睡眠至婴儿1岁,或者到婴儿会翻身后。

（邹芸苏　周晓光）

第九节　新生儿猝死

新生儿猝死（sudden death in newborn）是指健康或病情稳定或"轻微"的新生儿,突然发生苍白、意识丧失、呼吸停止、肌张力低下、发绀等明显威胁生命事件（apparent life threatening events,ALTE）,经复苏抢救无效、短期内死亡。新生儿猝死可发生于产科婴儿室、母婴同室病房、新生儿病房或家中。关于猝死的时间目前仍有争议,多数学者主张将发病后1小时内死亡定义为猝死。

WHO定义猝死为发病后24小时内,我国则将发病6小时以内的死亡定义为猝死。

一、相关定义

（一）明显威胁生命事件

ALTE这一定义最早在1986年提出,是指造成观察者（医护工作者或家属）惊吓的一组混合症状,包括呼吸暂停、皮肤颜色改变、肌张力改变（通常是低下）、窒息或呕吐等。在美国,ALTE的发病率是0.6~2.46/1 000活产婴儿,在1岁以内急诊患者中占0.6%~0.8%,约7.6%的ALTE导致死亡。ALTE可发生在清醒期和睡眠期,发病率无性别差异,高危因素包括早产儿、胃食管反流（gastroesophageal reflux, GER）、惊厥、母亲孕期吸烟等。孕后龄（postconceptional age, PCA）<37周、生后2小时和下呼吸道感染是近期提出的三个高危因素。

（二）快速恢复的无法解释事件

2016年美国儿科学会提出用快速恢复的无法解释事件（brief resolved unexplained events, BRUE）替代ALTE,并发布"低风险新生儿BRUE"指南。在该指南中,BRUE的定义为在<1岁新生儿婴儿中发生,突然发作,非常短暂（短于1分钟）,然后迅速缓解的事件。包括:发绀或颜面苍白;呼吸突然消失、减少或不规则;肌张力改变（增高或降低）;反应差;而呼吸道症状、发热、呛咳等不在此列。这一名称变化反映了病变本质缺乏已知可以解释的原因,弱化明显危及生命这一说法引起的恐惧和担忧,并区分高危和低危因素（人群）。

（三）婴儿猝死综合征

婴儿猝死综合征（sudden infant death syndrome, SIDS）是指一周岁以内的新生儿不明原因的意外死亡,通过系统的尸体解剖、死亡现场勘查、临床病例回顾等一系列调查研究仍不能查明死因。自1991年提出SIDS这个定义至今已为全世界学者广泛接受。SIDS是指婴儿本属健康,突然发生意外死亡,而尸检却无法明确致死原因,在生后2~4个月时多见。据统计,SIDS是发达国家婴儿死亡的第三位原因（前两位是先天畸形和早产儿）,99%发生在生后6个月以内。其高危因素包括俯卧位睡眠、环境温度过高、母亲孕期吸烟等。研究表明,SIDS发生在年龄更低的母亲,男孩发病多于女孩,且绝大多数发生在睡眠期。美国儿科学会提出目前无证据表明ALTE是SIDS的先兆。

二、病因

当新生儿发生ALTE,且经复苏抢救无效、短期内死亡,称为新生儿猝死。ALTE不是单一的症状,而是一种混合症状,可由很多疾病引起。据统计,50%新生儿ALTE能找到病因,另50%左右为特发性。

（一）消化道疾病

占明确病因的50%。其中最受关注的是GER,新生儿,尤其早产儿GER发生率高,反流可刺激喉部化学感受器引起呼吸暂停和心动过缓,并可诱发喉痉挛造成上气道阻塞加重缺氧,或因反流量大误吸而窒息致死。然而,生理性GER是新生儿的常见情况,对于ALTE的患儿不应该轻易地假定GER就是其诱发因素。

（二）神经系统疾病

占明确病因的30%。其中最常见原因是惊厥、屏气发作或其他原因引起的迷走神经反应增强。新生儿脑部病变如急剧恶化型脑室周围-脑室内出血患儿可在数分钟至数小时内病情急剧恶化,出现昏迷、反复呼吸暂停、抽搐、瞳孔固定、肌张力下降、心动过缓,甚至死亡。先天性中枢性低通气综合征（congenital central hypoventilation syndrome, CCHS）是一种以呼吸的代谢控制障碍为特征的罕见病,属于常染色体不完全显性遗传病,因呼吸中枢化学感受器原发性缺陷,对二氧化碳敏感性降低,自主呼吸控制减弱,肺通气减少,导致高碳酸血症、低氧血症等一系列临床症状。多在睡眠期发生,若未及时发现并呼吸支持治疗,患儿可能猝死。

（三）呼吸系统

占明确病因的20%。早产儿呼吸暂停是导致新生儿猝死的重要原因,可以为原发性呼吸暂停,也可以是继发性呼吸暂停。原发性呼吸暂停通常是由于呼吸中枢发育不成熟,呼吸中枢的呼吸驱动活动不足,从而导致呼吸暂停。由于早产儿上呼吸道扩张肌张力较低,吸气产生的咽喉部负压可引起咽喉部及呼吸道萎陷,出现呼吸道阻塞而导致呼吸暂停。继发性呼吸暂停可因多种原因,如颅内出血、心肺疾病、内环境失衡等引起。由于呼吸暂停、心率减慢使组织缺氧可危及生命,若患儿呼吸停顿时间较长,未被及时发现可发生猝死。

（四）心血管系统

占明确病因的5%。伴低灌注状态的左心梗

阻性先天性心血管病（左室发育不良、主动脉狭窄等）生后不久即可出现气急、苍白、喂养困难等，若动脉导管关闭，缺氧、酸中毒、心功能不全迅速发展，很快死亡。柯萨奇病毒感染引起的暴发性心肌炎，也可以在没有任何临床表现的情况下突然引起病情变化，若未及时发现和治疗，可发生猝死。

（五）代谢和内分泌异常

占明确病因的不到 5%。低血糖是新生儿常见情况，一般并不引起死亡，但少数低血糖新生儿突然表现昏迷、呼吸暂停，甚至心搏骤停而死亡。肾上腺皮质增生症引起的新生儿死亡是可发生失盐危象的类型，需警惕。新生儿低血钙亦较常见，一般并不致死，但当低血钙引起喉痉挛时，则可危及生命。低钾血症患儿若注入较大剂量碳酸氢钠，可促使血钾进一步下降，引起心律失常也可导致死亡。

（六）其他

占明确病因的不到 5%。一些罕见情况包括喂养过量导致急性反流、意外窒息、一氧化碳中毒、药物中毒、内脏破裂或暴发性感染等。国外资料还有部分与虐待相关。

三、预防

新生儿猝死缺乏特异的预防措施，但可加强相关宣教及管理。

（一）发生过 BRUE 的新生儿

考虑到 BRUE 复发率高达 68%，以及家长的焦虑、恐惧心情，不论病因和患儿表现，均应收治入院进一步评估。医护人员需按照指南中流程仔细询问病史及详细的体格检查，完成诊断。

1. 不符合 BRUE 诊断　根据具体情况进行管理。

2. 符合 BRUE 诊断　个体化选择实验室检查以尽可能明确病因，包括快速血糖测定、全血细胞计数、心电图、X 线胸片、血气分析、血电解质浓度、尿液分析等。同时根据危险因素分级：

（1）低危患儿：告知医护人员 BRUE 的概念并提供心肺复苏培训资源，共同完成对患儿的评估、处理和随访；可持续观察患儿脉搏、血氧监测，并完成百日咳检查、12 导联心电图检查。

（2）高危患儿：病史或体格检查有异常发现者，应根据具体情况进行管理。

（二）具有高危因素的新生儿

对于具有早产儿、GER、惊厥、下呼吸道感染、

孕后龄 <37 周或母亲吸烟等高危因素的新生儿，应根据病因采用个体化预防措施。

1. 院内　积极治疗原发病，持续院内监护，加强对家长的宣教和培训，完善出院后多学科随访制度和体系。

2. 院外　做好家庭监护，有条件者可购置相关家用监护设备。家长应掌握原发病相关知识、监护数据的判读和新生儿初步急救措施，同时需告知家长家庭监护并不能完全预防猝死的发生。

（邹芸苏　周晓光）

第十节　新生儿捂热综合征

新生儿捂热综合征，又称为闷热综合征、蒙被综合征，常发生于冬春季节，是由于新生儿过度保暖或捂盖过严引起的临床综合征，其发病急、病情重，以缺氧、高热、大汗、脱水、抽搐、昏迷为主要表现，常因严重缺氧和水、电解质紊乱引起多器官功能障碍，甚至衰竭，严重者或治疗不及时均可导致死亡或遗留神经系统后遗症。

一、诊断步骤

（一）病史采集

详细的病史是诊断、抢救成功的关键。冬春寒冷季节，新生儿一般有厚衣包裹或被褥捂盖史，比如环抱小儿、外出途中包裹过多或过紧、被盖过严过厚、居室内温度过高等均可发生。多数新生儿发病前身体状况良好。由于捂闷史容易被忽略，当患儿表现为高热、大汗淋漓时，应注意追问病史，以辅助诊断。

（二）临床表现与体格检查

新生儿捂热综合征造成病变的关键是捂热导致缺氧和高热引起的脱水、代谢紊乱及由此造成的多脏器功能障碍，甚至衰竭。

1. 发热　新生儿体表面积相对比成人大，散热也较成人快，体温调节功能发育不完善，如果捂热过久或保暖过度，周围环境温度急骤增高影响散热，而使机体处于高热状态，机体代偿性地扩张末梢血管，通过皮肤蒸发出汗和呼吸增快以加速散热。患儿多为高热或超高热，体温高达 $41\sim43℃$，全身大汗淋漓，衣服和包被湿透。

2. 循环系统　患儿在捂闷后大量出汗，细胞外液大量丢失，呈高渗透性脱水，有效循环量减少，微循环功能障碍，可进展为低血容量性休克，

表现为面色苍白,烦躁不安,口干,皮肤干燥有花斑纹,尿少,前囟及眼眶凹陷,心率增快,脉搏细弱,四肢末梢厥冷,伴有代谢性酸中毒,早期血压可正常或偏高,后期出现低血压或者血压测不出。

3. 呼吸系统　由于高热使机体代谢亢进,耗氧量增加,加之被窝里缺乏新鲜空气和气道阻塞等,肺通气换气功能障碍,引起低氧血症和高碳酸血症,导致呼吸衰竭。患儿可表现为面色苍白或发绀、呼吸急促、呼吸暂停、呼吸节律不规则。

4. 中枢神经系统　高渗透性脱水后,脑血流量减少,脑组织缺血缺氧,酸性代谢产物聚集,脑细胞水肿,脑功能障碍,表现为双眼凝视、尖叫、抽搐、昏迷。严重者可死亡或留有中枢神经系统后遗症。

5. 泌尿系统　高热大汗后,新生儿体内水分大量丢失,血容量不足引起少尿、肾前性肾功能不全。随着肾血流量的进一步减少,导致肾实质缺血损害,加上缺氧、酸中毒,最终发展为肾性肾衰竭,出现无尿、氮质血症。治疗过程中,皮肤由干燥逐渐转变为水肿。

6. 血液系统　患儿体内大量水分丢失,有效循环量减少,血液浓缩,血流缓慢,微循环功能障碍,可进展为弥散性血管内凝血,出现皮肤瘀点瘀斑、消化道出血、肺出血等。

（三）辅助检查

1. 实验室检查

（1）血常规:血红蛋白正常或升高,血小板计数正常或降低。

（2）动脉血血气分析:可表现为低氧血症、高碳酸血症、代谢性和 / 或呼吸性酸中毒。

（3）水电解质紊乱、心肝肾功能损害:血浆渗透压升高,高钠血症、高钾血症,血清谷丙转氨酶、谷草转氨酶、乳酸脱氢酶、肌酸磷酸激酶、尿素氮、肌酐均可升高,由于应激反应,可出现高血糖。

2. 心电图检查　心电图部分导联 ST 段压低,T 波倒置,可表现心律失常。

3. 头颅磁共振检查　表现为脑水肿、硬膜下积液、蛛网膜下腔出血、脑实质出血、脑梗死等。

（四）诊断要点

1. 多见于冬春季节,有厚衣包裹或被褥捂盖史,多数新生儿发病前身体状况良好。

2. 临床症状　本病起病急、病情重,表现为高热,大汗淋漓,烦躁不安,面色苍白或发绀,不同程度的脱水症状,可伴有心、肺、脑、肾等多器官功能障碍或衰竭。

3. 实验室检查　血红蛋白正常或升高,血小板计数正常或降低;血气分析提示低氧血症、混合型酸中毒;血浆渗透压升高,血钠、钾浓度升高;肝功能、肾功能异常,心肌酶升高。

4. 辅助检查　心电图部分导联呈心肌缺血表现,甚至心律失常,头颅磁共振检查显示脑水肿、脑出血、脑梗死等。

二、预防

（一）普及围生期保健知识

要有计划给予产前培训,加强科学育儿知识的宣传。

（二）产后加强保健随访与指导

给家长指导新生儿护理知识,防止窒息、感染、寒冷、捂热等意外损伤的发生。

1. 冬季注意调节居室温度,注意居室通风。

2. 新生儿熟睡时穿一到两件内衣,盖被应松软,厚薄适度,勿捂盖过严过多,勿捂盖头部。出门时不要用衣被包裹的太紧太厚,乘车时需注意通风。

3. 提倡母婴分睡,可避免同睡时挤压婴儿或不慎将衣被盖住婴儿头面部。

4. 新生儿发热时切勿包裹,应松开衣服,有助于散热。

三、治疗

（一）降温

去除捂热原因,撤离高温环境,将患儿移至空气新鲜和通风良好的地方,物理降温,冰枕、温水擦浴,新生儿应避免出现低体温和硬肿症。

（二）纠正低氧血症

保持呼吸道通畅,及时清除口咽部分泌物及呕吐物,维持血氧饱和度在正常范围,给予鼻导管、头罩或面罩给氧,严重低氧血症、呼吸衰竭时给予机械通气辅助通气。

（三）液体疗法

积极纠正水、电解质紊乱及酸中毒。本病易致高渗性脱水,发生低血容量性休克时,最初半小时给予 20ml/kg 生理盐水进行扩容,如临床未见改善,可增加扩容量,但扩容总量不宜超过 60ml/kg。补充累计损失量可给予 1/5~1/3 张力液体,纠正高钠血症不能过快,血钠下降速度每小时应不超过 1~2mmol/L,每天不超过 10~15mmol/L,以免引起脑水肿和惊厥。见尿补钾,严重高血钾时,可以静脉给予胰岛素,应用胰岛素时需要监测血糖。

（四）抗惊厥、降颅内压治疗

新生儿惊厥首选苯巴比妥钠，负荷量 20mg/kg，最大可达 30mg/kg，12~24 小时后给维持量 3~5mg/（kg·d），效果不好者可加用咪达唑仑或水合氯醛。已有脑水肿者静脉注射甘露醇 0.25~0.5g/kg 以降低颅内压，根据患儿情况 6~12 小时后可重复应用。

（五）各脏器功能的支持治疗

保证各脏器血流灌注，营养心肌，抗心律失常，保护脑组织及肝脏，出现肾实质损害性肾功能不全时，注意平衡液体出入量。

四、临床经验与注意事项

（一）诊断方面

由于新生儿捂热史容易被忽略，当患儿高热、大汗淋漓、发病突然，注意一定要询问有无捂热史。患儿除高热，还伴有不同程度脱水、多脏器损害表现，动脉血气表现为代谢性和 / 或呼吸性酸中毒，结合高钠血症，即可明确诊断。

（二）治疗方面

1. 新生儿发热以物理降温为主，慎用退热剂。

2. 纠正脱水、电解质紊乱，维持酸碱平衡。密切观察患儿神志、面色、瞳孔、肢端温度、尿量情况，动态监测患儿体温、脉搏、心率、呼吸、血压等生命体征，出现脉细数、毛细血管充盈时间延长、四肢末梢厥冷、血压下降时，应尽早给予扩容、纠酸等抗休克治疗。当呼吸不规则、呼吸衰竭时，及时给予合适的呼吸支持治疗，必要时给予机械通气辅助通气。反复、频繁惊厥可能并发脑水肿，在给予抗惊厥治疗同时进行脱水、利尿等降低颅内压治疗。密切监测各个脏器功能，维持重要脏器功能稳定。

（三）医患沟通

1. 新生儿捂热综合征起病急、病情重，可引起呼吸、循环功能衰竭，首先要给患儿家属详细介绍患儿病因、诊断，告知病情严重程度，以及可能出现的并发症、神经系统后遗症和死亡风险。

2. 患儿病情进展加重时，及时和家长沟通，告知家长患儿目前的状况，尤其是说明一些重要的辅助检查结果，以及目前给予的治疗和可能出现的并发症等。

3. 出院前给家长宣教科学育儿知识，指导家长如何科学防寒、保暖，避免类似情况再次发生。

（四）病历记录

1. 入院病历及首次病程记录应详细描述患儿围产期病史、捂热史、临床表现及辅助检查结果，分析和明确诊断，制订有效的治疗方案。

2. 认真记录患儿住院过程中病情变化与治疗过程，以及相关的辅助检查、用药及治疗的结果。

3. 和家长沟通后，应及时完成医患沟通记录，以及各种特殊用药、特殊治疗的知情同意书，并且请患儿监护人签名。

（郭艳　周晓光）

第三章

新生儿常见症状及其鉴别诊断

第一节　发热与低体温

在生理学上,人类体温受下丘脑体温调节中枢调控,并通过神经、体液因素调节机体产热、散热的动态平衡而维持体温的相对恒定。新生儿代谢旺盛、体表面积相对较大、皮肤脂肪层薄、外周血流丰富,加之体温中枢发育不成熟、调节功能差等特点,易出现发热或低体温。

一、发热

目前尚无普遍接受的新生儿发热定义。《中国 0 至 5 岁儿童病因不明急性发热诊断和处理若干问题》循证指南指出,发热是体温升高超出一天中正常体温波动的上限。以某个固定体温值定义发热过于绝对,但多数医学研究采用肛温≥38℃为发热,临床工作中通常将肛温≥38℃或腋温≥37.5℃定义为发热。发热时间≤7 天为急性发热。病因不明发热指经详尽的病史询问和体格检查后,发热病因仍暂不明确。

（一）诊断步骤

1. 病因及临床特点　新生儿发热的具体机制迄今尚未完全阐明。不同病因所致发热机制各不相同。

（1）致热原性发热

1）感染性发热:临床常见,外源性致热原(病原体及其代谢产物、疫苗等)诱导宿主细胞产生内源性致热原,后者激活磷酸酯酶 A_2 产生前列腺素 E_2,通过提高下丘脑体温中枢的体温调定点而致发热。感染性发热可由细菌、病毒、真菌、支原体、衣原体、立克次体、螺旋体、原虫等感染所致。近年来新型冠状病毒、肠道病毒、无乳链球菌、李斯特菌等病原所致新生儿感染需引起重视。值得注意的是,体温高低、热程长短均非感染严重程度的可靠预测指标,重症新生儿感染亦可表现为低体温而非发热。

2）非感染性致热原性发热:组织、细胞损伤及异常细胞可产生内源性致热原而致发热。此外,部分药物和代谢产物也可作为致热原引起发热。

（2）非致热原性发热

1）产热过多:新生儿剧烈哭闹、惊厥、甲状腺功能亢进、肾上腺皮质功能亢进等均可导致新生儿代谢率增高,产热过多而致发热。

2）散热障碍:新生儿体温中枢调节功能相对低下,当新生儿所处环境温湿度过高,如室温过高、暖箱或辐射台温控不当、包裹过度、光疗温度过高时,若机体不能迅速启动散热机制,则可引起核心温度迅速增高。此外,新生儿尤其是早产儿汗腺组织发育不成熟、先天性外胚叶发育不良患儿汗腺缺乏,均可因出汗散热功能屡弱而易致发热。

3）体温调节功能障碍:新生儿脱水、高钠血症、脑性瘫痪、颅脑损伤、出血、母亲分娩时接受硬膜外麻醉等病理状况均可累及下丘脑体温中枢,导致其体温调节功能障碍而致发热,可达超高热程度,退热药常无效。

2. 病史采集　强调依据新生儿发热病因、发病机制体系采集病史,系统甄别病因。

3. 体格检查　①保障体温监测质量;②于系统体格检查基础上,据新生儿发热病因体系及病史采集情况重点体格检查。

4. 辅助检查　临床强调依据具体病因或可能病因进行辅助检查。血常规、C 反应蛋白、降钙素原、白细胞介素 -6、血培养等有助于感染性发热辅助诊断,但需把握检查指征及时间。宏基因组测序等新技术的推广应用对病原学诊断有重要帮助。

5. 诊断要点与鉴别诊断　依据发热定义进行诊断。新生儿可视病情及诊疗场景酌情选择体温测量部位及工具以获取体温信息。依据新生儿发热病因体系进行系统鉴别诊断,以减少误诊、漏诊可能。

（二）治疗原则

1. 病因治疗 新生儿发热尤重病因治疗，故应遵循诊疗思路，明确发热原因，给予针对性的病因治疗，如降低室温、控制感染、补充水分等。

2. 退热处置 酌情予以物理降温，可用清洁毛巾包裹凉水袋冷敷降温，高热可选温水浴或温水擦拭（水温 33~36℃，擦拭前额、枕部、颈部、腋下、腹股沟、四肢），忌用冰水、乙醇擦浴。禁用激素退热，不推荐解热镇痛药用于小于 2 月龄儿童退热治疗。

（三）临床经验与注意事项

1. 新生儿体温监测既是新生儿护理的基本技能，也是了解新生儿状况、协助疾病诊疗的重要手段。

2. 鉴于儿童元素汞暴露风险，电子体温计是替代水银体温计的理想体温监测工具之一。

3. 新生儿尤其是早产儿直肠短而壁薄且有直角转弯，肛温测量需轻柔、谨慎，以免直肠损伤。

4. 多次测量取平均值可提高耳温测量准确性。

5. 病因不明急性发热 ①发热 8 小时内行 PCT 检查较 CRP、血常规诊断严重细菌感染价值更大；②发热 12 小时后较 12 小时前行血常规、CRP 检查诊断严重细菌感染的敏感度和特异度更优；③推荐常规行血培养、尿常规、脑脊液检查，以明晰败血症、隐匿性菌血症、尿路感染、颅内感染风险。

6. 病因不明长期发热 应重视临床思维、诊疗思路、多学科协助及长期随诊。

二、低体温

新生儿自身产热能力弱且易于失热，生后易发生低体温，尤其是早产儿及低出生体重儿。世界卫生组织（WHO）将低体温定义为：①轻度低体温 36.0~36.4℃；②中度低体温 32.0~35.9℃；③重度低体温 32℃以下。低体温是新生儿发病率和死亡率增高的独立预测因素。因此，临床工作中，恢复和维持新生儿正常体温具有重要意义。

（一）诊断步骤

1. 病因及临床特点

（1）低温环境：低温环境是低体温的重要病因。低温环境中，新生儿蒸发、对流、传导与辐射等途径热量流失均增加，若超过机体代偿能力即可导致低体温。

（2）热量摄入不足：新生儿产热主要依赖棕色脂肪（brown adipose tissue，BAT），而 BAT 产热需葡萄糖参与。新生儿糖原生成及储备少，血糖调节功能不成熟，若摄入不足或 BAT 利用障碍，则可导致产热障碍而致低体温，多见于出生早期摄入不足新生儿。

（3）早产、低出生体重：此类新生儿体温调节能力弱，BAT 储备不足，摄食相对少，体表散热面积大，缺乏寒战的物理产热机制，易出现低体温。早产儿胎龄越小，体重越低，低体温发生率越高。

（4）疾病状态：新生儿体温调节中枢发育欠完善，易受围生期缺氧、感染、酸中毒、休克、颅内出血及低血糖等因素影响而致功能障碍，同时疾病状态下新生儿常有摄入不足及消耗增加，从而发生低体温，甚至硬肿症。

2. 病史采集 重点采集新生儿胎龄、体重、疾病状态、有无低温环境暴露、有无摄入不足等信息。

3. 体格检查 低体温新生儿反应低下，常有呼吸减慢、心律失常及微循环障碍，可有硬肿及多脏器功能损害表现。

4. 辅助检查

（1）血气分析常提示低氧血症、代谢性酸中毒。

（2）低体温早期凝血时间缩短，血小板聚集率增高，血液呈高凝状态，晚期则凝血时间延长，血小板聚集率降低，血液呈低凝状态。

（3）血生化可有低血糖、低血钠、低血钙、高血钾及血尿素氮、肌酐增高。

（4）心电图可见心动过速、T 波低平、ST 段下降、P-R 间期延长、Q-T 间期延长、传导阻滞，甚至心室颤动等改变。

5. 诊断要点与鉴别诊断 依据新生儿低体温定义、病因体系进行诊断与系统鉴别诊断。除外体温降低，低体温新生儿常有嗜睡、拒乳、少哭、少动，部分患儿可见皮肤硬肿，常有酸中毒、电解质紊乱及凝血功能障碍，严重者出现昏迷、休克、肺出血、心力衰竭、肾衰竭、弥散性血管内凝血、毛细血管渗漏综合征等，甚至死亡。

（二）预防要素

低体温重在预防。中山大学附属第一医院遴选并获取国内外预防新生儿出生后低体温的相关证据，纳入文献 6 篇，其中临床决策 1 篇，循证指南2篇,系统评价1篇,专家共识2篇,对最佳证据进行归纳如下。

1. 分娩前准备 ①设置分娩室温度25~26℃,避免分娩区域空气对流;②新生儿娩出前提前预热辐射台;③预热所有与新生儿直接接触用物。

2. 娩出时及分娩后处理 ①新生儿娩出后5秒内开始擦干新生儿,在20~30秒内完成;②撤除湿毛巾,用已预热的干毛巾包裹新生儿身体,并为新生儿戴上帽子;③使用带体质量测量功能的辐射台或暖箱,无此条件时,将预热毛毯置于婴儿体重秤,迅速称重;④无须复苏的新生儿应延迟断脐;⑤无须复苏的新生儿尽快进行皮肤接触,有助于维持体温稳定;⑥出生后保留胎脂,首次洗澡应在出生24小时后。

3. 新生儿复苏 ①辐射台设置温控模式,温度为36.5℃;②使用塑料薄膜包裹胎龄<32周或体质量<1 500g早产儿进行复苏,并保留至新生儿体温稳定;③使用外源性保暖垫可降低极低出生体重儿的低体温风险;④使用加温加湿气体复苏有助于维持新生儿体温稳定;⑤多种保暖措施合用可降低早产儿低体温风险,但要警惕体温过高危险;⑥复苏时监测新生儿体温,注意保暖;⑦使用暖箱进行早产儿转运,箱温维持在35~36℃。

（三）治疗原则

消除病因、复温、供能、矫正电解质及酸碱紊乱、纠正脏器功能障碍为新生儿低体温的处置要素。目前关于复温速度的观点尚未统一,通常采取每小时提高暖箱温度1℃,于12~24小时内恢复正常体温。若体温低于32℃,或体重<1 200g、胎龄<28周,复温速度应酌减至<0.6℃/h。需抢救者,亦可选择辐射抢救台复温,初始温度30℃,每15~30分钟提高1℃至正常体温。无暖箱或抢救台时,可因地制宜采用电热毯、热水袋等复温。复温应与纠正脏器功能障碍等综合处置同步进行,全程密切监护生命体征,维持肛温与体表温度温差小于1℃。

（四）临床经验与注意事项

1. 室温设置 适当的分娩室温度设置是预防新生儿娩出后低体温最为简单有效的措施,却最难于实践实现,需切实提高分娩室温度达标率。

2. 质量管理 临床需重视新生儿体温管理持续质量改进项目构建与落实,定期进行新生儿保暖理论、技能培训与考核,针对新生儿保暖存在问题,及时分析反馈,持续改进。

3. 医患沟通 医患沟通要素包括态度和蔼、高效引导、认真倾听、翔实阐述、理性互动、充分告知。

4. 病历记录 病历记录要点包括记录及时、格式规范、内容翔实、用语精炼、重点突出、签字到位。

（郭亮 吴本清）

第二节 呼 吸 困 难

呼吸困难指各种原因引起呼吸频率、节律、强度改变,并伴以代偿性辅助呼吸肌参加运动,常表现为呼吸急促、费力、三凹征、鼻翼扇动及张口、抬肩、点头等呼吸动作。目前,我国高等医学院校《诊断学》教材以及各类权威"诊断学"专著关于"呼吸困难"的分类聚焦于肺源性呼吸困难、心源性呼吸困难、血源性呼吸困难、神经精神性与肌病性呼吸困难、中毒性呼吸困难等几类。各类新生儿呼吸困难病因各异,轻重不一,基于呼吸困难分类体系明确诊断,为其精准诊疗的重要基石。

一、诊断步骤

（一）病因及临床特点

在人类,呼吸系统包括呼吸中枢、呼吸神经调节网络、呼吸泵（呼吸肌、胸壁、传导的气道）及膜气体交换器（气腔与肺循环界面）。理解不同病因所致呼吸困难的发病机制及临床特点,有助于建立有效的呼吸困难临床诊断思路。

1. 肺源性呼吸困难 主要由呼吸系统疾病引起通气、换气功能障碍导致低氧血症和/或高碳酸血症所致。临床上常分为三种类型。

（1）吸气性呼吸困难:由上呼吸道炎症、痉挛、异物、先天性因素等引起狭窄或梗阻所致,见于后鼻孔闭锁、喉蹼、巨舌畸形、小颌畸形、先天性会厌囊肿、先天性腺样体肥大、声带麻痹、声门下狭窄、气管狭窄、咽部囊肿、咽后脓肿、水囊瘤、血管瘤、喉痉挛、喉软化等,表现为吸气费力、吸气喉鸣、吸气时间延长及气道萎陷（吸气时梗阻水平以下气道负压快速增加所致）,严重者因胸腔负压增高引起胸壁内陷而致"三凹征"（胸骨上窝、剑突下窝、肋间隙吸气性凹陷）。而呼气时增高的胸腔内压传导至梗阻部位,引起气道扩张和梗阻改善。故患儿呈现胸壁吸气凹陷、呼气外膨之"矛盾呼吸"表现。

（2）呼气性呼吸困难：多由下呼吸道炎症、水肿、异物、先天性因素等引起狭窄或梗阻所致，见于支气管内膜炎、毛细支气管炎、吸入综合征、阻塞性肺气肿、支气管狭窄及血管环压迫胸腔内-肺外气道等。吸气时胸内气道扩张以致梗阻部分缓解，呼气时梗阻水平以上气道因压力不足而萎陷，因而呈现呼气费力、呼气延长、呼气哮鸣等表现。

（3）混合性呼吸困难：主要由肺或胸膜腔病变引起呼吸面积减少导致换气功能障碍所致，见于呼吸窘迫综合征（respiratory distress syndrome，RDS）、湿肺、肺炎、肺出血、肺不张、支气管肺发育不良、先天性肺发育不良、气漏综合征、乳糜胸等，表现为吸气相及呼气相均有呼吸困难、呼吸频率增快等，可伴有呼吸音异常或病理性呼吸音。

2. 心源性呼吸困难　指由各种循环系统疾病引起的呼吸费力状态，常为混合性呼吸困难，见于心力衰竭、先天性心脏病、快速型心律失常、持续肺动脉高压、心肌炎、心肌病、心包炎、心包积液、心包缩窄等。左心衰竭所致呼吸困难主要为肺淤血所致，右心衰竭所致呼吸困难主要为体循环淤血所致，前者较后者更为常见及严重。

3. 血源性呼吸困难　多由红细胞携氧量减少，血氧含量降低所致。表现为呼吸浅快、心率增加，见于重度贫血、低氧亲和力血红蛋白血症（高铁血红蛋白血症、硫化血红蛋白血症）等。长期严重贫血尚可因心肌缺血、缺氧导致心功能不全引起呼吸困难。

4. 神经源性呼吸困难　由新生儿缺氧缺血性脑病、脑出血、脑膜炎、脑肿瘤等颅脑疾病导致颅内高压或病变直接侵犯呼吸中枢所致，可见呼吸深浅快慢不均、潮式呼吸、双吸气、呼吸遏制等。

5. 中毒性呼吸困难　代谢性酸中毒新生儿通过呼吸代偿酸中毒，以致呼吸深长。

此外，膈疝、胸腺肥大、纵隔气肿、严重脊柱畸形、腹腔大量积液、严重肠充气等，均可引起胸腔压迫而致呼吸困难。膈肌麻痹可因"呼吸泵"异常而致呼吸困难。

（二）病史采集

病史采集要点：①母孕期健康状况；②新生儿围生期情况，如胎龄、分娩方式、羊水及胎盘情况、是否有围生期缺氧等；③呼吸困难出现的时间及变化趋势。母亲产前发热或胎膜早破新生儿生

后呼吸困难，提示感染性肺炎可能；剖宫产儿生后出现呼吸困难，注意湿肺可能；围生期缺氧伴羊水胎粪污染新生儿生后呼吸困难，提示胎粪吸入综合征可能；分娩时颈部过度牵拉，生后啼哭时出现呼吸困难，安静时缓解，提示膈肌麻痹可能；生后即出现严重呼吸困难及发绀，提示严重心肺畸形可能；早产儿生后进行性呼吸困难伴呻吟，提示RDS。

（三）体格检查

1. 观察呼吸频率、节律及深度。一般将新生儿呼吸频率持续 >60 次 /min 或 <30 次 /min 定义为新生儿呼吸增快或呼吸减慢。肺源性呼吸困难常有呼吸费力，血源性、神经源性、中毒性呼吸困难多仅为呼吸频率或节律改变。

2. 注意有无气道梗阻表现。吸气性凹陷可能为上呼吸道阻塞、肺部疾病或肺脏受压所致。

3. 关注发绀有无、程度、分布、吸氧能否缓解。

4. 肺脏听诊可获取呼吸音强弱、对称性，以及啰音性质、多少、分布等信息。

5. 呻吟并非 RDS 或呼吸系统疾病专属，也见于败血症、脑膜炎等。

6. 心脏体格检查、神经系统体格检查等可提供辅助诊断信息。

（四）辅助检查

1. 实验室检查　血气分析对鉴别诊断、治疗指导、预后评估具有价值。脑利钠肽作为诊断及预测心力衰竭预后的有效生物标志物，有助于鉴别心源性与肺源性呼吸困难。

2. 影像学检查

（1）胸部 X 线检查：对 RDS、湿肺、肺炎、吸入综合征、气漏、胸腔积液、肺发育不良等呼吸系统疾病具有诊断参考价值。

（2）CT、MRI：对肺源性尤其是阻塞性呼吸困难病因鉴别具有重要价值。

（3）肺脏超声检查：在诊断气胸、肺水肿、肺实变、胸腔积液上较传统 X 线具有更高的准确性和敏感性，可有效鉴别 RDS、湿肺与肺炎。

（4）心脏超声：可协助诊断心源性呼吸困难。

3. 纤维支气管镜检查　直接可视化呼吸道并能获取活检样本，可作为反复呼吸困难新生儿病因探查的重要手段，亦可进行气管异物、气道分泌物清理等治疗。

（五）诊断要点与鉴别诊断

基于新生儿呼吸困难的病因分类与发病机制

体系,根据病史、伴随症状、体征、呼吸困难特点及辅助检查结果,分析甄别呼吸困难类型及具体病因。

二、治疗原则

1. 明确呼吸困难病因,进行病因治疗。如控制感染、手术解除梗阻、给予肺表面活性物质等。

2. 密切监测新生儿生命体征、血气指标变化,维持良好的通气、换气功能,必要时给予无创呼吸支持或机械通气治疗,同步进行综合支持治疗。

三、临床经验与注意事项

1. 高氧试验下,发绀缓解、动脉血氧分压大于150mmHg 提示肺源性呼吸困难,发绀缓解欠佳、动脉血氧分压小于100mmHg 提示心源性呼吸困难,后者发绀与呼吸困难程度常不一致。

2. NRDS 和 ARDS 有时难以鉴别,亦可同时存在,即混合型 RDS。对 PS 反应为一过性或无效者,需注意遗传性 RDS 可能。约 30% NRDS 患儿于恢复期出现 PDA,表现为原发病好转但氧需求突然增加等,需注意识别处置。

3. 呼吸困难新生儿应监测氧合指数、原发病、并发症、脏器功能等变化,及时调整呼吸支持方式,尽量避免呼吸机相关肺损伤。

(郭亮　吴本清)

第三节　呼 吸 暂 停

新生儿尤其是早产儿的呼吸呈现多种模式,从规律呼吸到周期性呼吸或呼吸暂停(apnea)皆可发生。新生儿呼吸暂停通常指呼吸中断≥20秒,或 <20 秒伴有心动过缓(<100 次 /min)和 /或血氧饱和度下降。早产儿呼吸暂停(apnea of prematurity, AOP)频繁发作可增加早产儿不良神经结局甚至猝死风险。足月儿呼吸暂停常为继发性,需立即进行诊断性评估。

一、诊断步骤

(一)病因及临床特点

呼吸暂停依据发作形式不同分为中枢性(即缺乏呼吸运动)、梗阻性(有呼吸运动但气道梗阻导致气流中断)和混合性呼吸暂停,依据始发因素不同分为原发性、继发性呼吸暂停。

1. 原发性呼吸暂停　指由于呼吸中枢发育不完善、无明显发病因素所致的呼吸暂停,多见于早产儿,发生率、自然病程与呼吸中枢成熟度、胎龄呈负相关。研究报道,出生胎龄 33~34^{+6} 周、30周、<28 周的早产儿 AOP 发生率分别约为 50%、85% 及接近 100%。值得关注的是,AOP 多为混合性呼吸暂停(50%~75%),一般常先有呼吸道阻塞,继而发生中枢性暂停。短期呼吸暂停常为中枢性,较长期者则多为混合性。

2. 继发性呼吸暂停　多见于足月儿,亦常见于早产儿。可继发于多种病理状态。

(1)高碳酸血症和低氧血症:早产儿中,引发正常呼吸和呼吸暂停的动脉二氧化碳分压界值非常接近。早产儿对低氧血症存在双相反应,表现为初期过度通气,而后低通气甚至呼吸暂停。

(2)神经肌肉疾病:如围生期窒息、新生儿缺氧缺血性脑病、颅内出血、颅内感染、惊厥、吸吮与吞咽不协调、吸吮与呼吸不协调、先天性中枢性低通气综合征、先天性肌病等。

(3)呼吸系统疾病:上呼吸道开放对呼吸气流畅通至关重要,早产儿上呼吸道呼吸肌低张力、上呼吸道感染、鼻腔阻塞、喉头水肿、声带异常、气管狭窄等,均可导致上气道梗阻而致呼吸暂停。

(4)消化系统疾病:如胃食管反流、喂养不耐受、新生儿坏死性小肠结肠炎、腹膜炎等。

(5)心血管系统疾病:如心力衰竭、血流动力学异常的动脉导管未闭、严重先天性心脏病、低血压、高血压等。

(6)血液系统疾病:如贫血、红细胞增多症、严重高胆红素血症。

(7)代谢及电解质紊乱:如低血糖、低钠血症、高钠血症、高镁血症、高钾血症、低钙血症、高氨血症、甲状腺功能减退等。

(8)其他:如严重感染、体温不稳定、母亲使用麻醉药及硫酸镁、上呼吸道反射抑制(继发于鼻饲管置管、喂养、吸痰、颈部过度屈伸)等。

(二)病史采集

1. 早产　胎龄越小,AOP 发生率越高。

2. 诱发疾病　重点采集是否存在呼吸暂停的诱发疾病。血液氧合及酸碱平衡状态、睡眠状态、环境温度、噪声等亦可诱发或加重 AOP。

(三)体格检查

1. 呼吸暂停常伴心动过缓和发绀。

2. 注意识别呼吸暂停诱发疾病相关体征。

（四）辅助检查

通过临床观察、心电监护仪和/或脉搏血氧饱和度监测仪，通常可识别呼吸暂停、氧饱和度下降及心动过缓。

（五）诊断要点与鉴别诊断

1. 周期性呼吸与呼吸暂停　周期性呼吸在早产儿中极为常见，表现为 5~10 秒的呼吸停顿后跟随 10~15 秒的快速呼吸，反复发生，心率和血氧饱和度无明显变化，对新生儿全身状况无明显影响。而若呼吸中断≥20 秒，或 <20 秒伴有心率下降或血氧饱和度下降，则为呼吸暂停。周期性呼吸被视为良性过程，而呼吸暂停可导致脑损伤，二者之间的分界尚有争议，相互之间的关系亦未明确。周期性呼吸主要归因于呼吸中枢调控的不稳定性，后者亦见于呼吸暂停中，呼吸暂停是否可由周期性呼吸进展所致尚未明晰。

2. 呼吸暂停的识别与监测　呼吸暂停事件一般通过 NICU 常规心电监护和/或脉搏血氧饱和度监测发现。前瞻性对比研究显示，监护仪监测相较护理观察对真实 AOP 事件的检出具有更高的特异性与敏感性。但需注意呼吸监测仅能发现中枢性呼吸暂停，不能发现阻塞性呼吸暂停（发生时仍有呼吸动作）。此外，NICU 临床仍需强调床旁护理观察的重要性与不可替代性。

3. 诊断与病因鉴别　足月儿呼吸暂停多为继发性，基于前述"病因与分类"体系建立诊断思路，通过认真询问病史、体格检查、辅助检查等综合分析、鉴别引起呼吸暂停的可能病因，可有效提高诊断效率。AOP 为排他性诊断，需系统分析甄别，排除继发性呼吸暂停的多种病因后，方能建立诊断。

二、治疗原则

（一）病因治疗

明确继发性呼吸暂停病因，进行病因治疗，如控制感染、纠正贫血、治疗胃食管反流等。

（二）一般处理

1. 稳定体温，推荐使用暖箱或辐射台稳定早产儿体温于 36.5~37.0℃。

2. 纠正贫血。

3. 维持目标血氧饱和度值为 90%~94%。

4. 抬高头部俯卧位疗法可作为 AOP 防治的措施，但需严密心电监测。袋鼠式护理可能减少 AOP 发作。

（三）物理刺激

触觉刺激是临床干预 AOP 常用且有效的手段，方法包括用手拍打或手指弹患儿足底、摩擦背部等。

（四）药物治疗

对出生胎龄≤30 周或出生体重≤1 500g 的早产儿，生后应尽早开始咖啡因治疗；出生胎龄 >30 周且出生体重 >1 500g 的早产儿，可在出现 AOP 后开始治疗。推荐枸橼酸咖啡因，首次剂量 20mg/kg，24 小时后开始维持剂量 5mg/kg，每 24 小时 1 次，疗效欠佳者可提高维持量至 10mg/kg，使用至校正胎龄 33~35 周且脱离正压通气状态下无 AOP 发作 5~7 天考虑停用咖啡因。若 24 小时 AOP 复发 >3 次且需物理刺激恢复，或 AOP 复发需正压通气支持，可考虑重新使用咖啡因。不推荐在临床中常规使用大剂量咖啡因，每天 2 次使用亦未显示疗效增益。不推荐氨茶碱作为 AOP 治疗首选用药，仅于咖啡因不可及时静脉应用，并进行血药浓度监测。不推荐抑酸药治疗胃食管反流。

（五）正压通气

经鼻持续正压通气（nasal continuous positive pressure airway，nCPAP）、无创间歇正压通气（noninvasive intermittent positive ventilation，NIPPV）均为 AOP 临床干预的有效无创呼吸支持技术，NIPPV 是否优于 nCPAP 尚需更多的临床研究论证。高流量经鼻吸氧（high flow nasal cannula，HFNC）治疗 AOP 的效果尚不明确。

三、临床经验与注意事项

1. 呼吸暂停出现时间　AOP 通常于生后前 2 天开始出现，超过 1 周后不常见。早产儿如出生 1~2 周后才发生呼吸暂停，或 1~2 周无呼吸暂停后复发呼吸暂停，均提示存在严重基础疾病可能。

2. 呼吸暂停持续时间　胎龄 >28 周早产儿，AOP 通常在矫正胎龄 37 周前缓解；胎龄 <28 周早产儿，其呼吸暂停可持续到矫正胎龄 43 周。

3. 足月儿或晚期早产儿如出现呼吸暂停，通常认为是异常的，且可能与严重的、明确的病因有关。

4. NICU 应规定呼吸暂停报警线的设定值，临床评价呼吸暂停发作和护理记录的方法，优化监测流程，提升呼吸暂停事件的检出效率。

5. 新生儿呼吸暂停治疗应首先明确其为原发性或继发性呼吸暂停，后者应治疗原发病。

6. 咖啡因治疗也是提高早产儿无创通气成功率的策略之一,可有效降低呼吸暂停频率,减少无创或有创呼吸支持需求,以及提高拔管成功率。

（郭亮　吴本清）

第四节　发　绀

发绀是一种临床表现,以皮肤、黏膜蓝紫色为特点,当循环血液中的脱氧血红蛋白达到 3~5g/dl 时出现。新生儿发绀可以是中心性（累及皮肤、黏膜及内脏）或周围性的（影响四肢末梢）,其原发疾病可以很轻微亦可危及生命。甄别中心性发绀具体病因具有重要临床意义。

一、诊断步骤

（一）病因及临床特点

1. 生理性发绀　①基于胎儿娩出由子宫内环境到子宫外环境的适应性过渡,健康足月新生儿生后约 10 分钟才能达到动脉血氧饱和度（arterial oxygen saturation, SaO_2）85%~95% 的目标值（导管前）;②新生儿偶可因啼哭出现发绀,此与啼哭时胸腔及右房压力增高,经卵圆孔形成一过性右向左分流有关。

2. 病理性发绀

（1）中心性发绀:中心性发绀的共同特征是脱氧血红蛋白水平增高、氧合血红蛋白水平降低,表现为 SaO_2 降低及低氧血症。临床上常见于以下三类疾病。

1）呼吸性发绀:由呼吸系统通气、换气功能障碍引起"肺静脉氧饱和度降低"所致,见于气道梗阻及肺部疾病（新生儿窒息、RDS、吸入综合征、肺炎、气胸、肺出血、肺不张、支气管肺发育不良等）、中枢性呼吸抑制或衰竭（AOP、低血糖、新生儿缺氧缺血性脑病、颅内出血、脑膜炎、麻醉药影响、镇静剂过量等）及"呼吸泵"异常（膈肌产伤性麻痹、先天性肌迟缓等）。

2）心脏性发绀:先天性心脏病（congenital heart disease, CHD）存在心内右向左分流（发绀型 CHD 或肺血管阻力增高的非发绀型 CHD）、大动脉转位、肺血流减少时,可致 SaO_2 和动脉血氧分压（arterial oxygen partial pressure, PaO_2）降低而出现发绀。心脏结构正常的原发性或继发性肺动脉高压,亦可因心内右向左分流而致发绀。

3）低氧亲和力血红蛋白疾病:因异常血红蛋白失去携氧能力,呈现功能性贫血（PaO_2 正常、SaO_2 降低）及发绀表现。

（2）外周性发绀:新生儿外周性发绀较成人常见,PaO_2 和 SaO_2 正常。低血压、寒冷环境、血红蛋白量（hemoglobin, Hb）过高及外周组织局部受压等,皆可引起末梢循环不良而致发绀。

（二）病史采集

病史采集要点:①基于新生儿发绀病因分类体系采集相关疾病病史;②发绀出现的时间、部位、程度及变化趋势等;③患儿发绀对氧疗的反应。

（三）体格检查

体格检查要点:①观察发绀出现的部位及程度;②测量体温、呼吸、心率及四肢血压,触诊四肢脉搏、肢端温度;③注意有无呼吸困难及其与发绀的匹配程度;④新生儿发绀病因分类体系相关疾病体格检查。

（四）辅助检查

1. 血气分析、经皮氧饱和度（percutaneous arterial oxygen saturation, SpO_2）对鉴别诊断、治疗指导具有价值。

2. 胸部 X 线、肺脏超声、心脏超声、颅脑影像学检查有助于发绀病因鉴别。

（五）诊断要点与鉴别诊断

1. 诊断思路　基于新生儿发绀的分类与病因体系,根据病史、伴随症状、体征、发绀特点及辅助检查结果,分析甄别发绀类型,进而确定发绀具体病因。

2. "生理性"与病理性发绀　大多数新生儿在出生 20 分钟后不会延续娩出后的"适应性"生理性发绀。

3. 中心性与外周性发绀　鉴于肤色、光线、黄疸等因素对发绀判断的影响以及发绀反映 SaO_2 水平、组织缺氧状态的非可靠性,目前临床认为脉搏氧饱和度仪监测 SpO_2 检测动脉血氧下降更为简单、可靠及准确,有助于鉴别发绀类型及提升 CHD 检出率。中心性发绀累及内脏、躯干及四肢,心、肺疾病所致者 PaO_2 和 SpO_2 均降低,异常血红蛋白疾病所致者 PaO_2 正常、SpO_2 降低。外周性发绀 PaO_2 和 SpO_2 正常,躯干红润、肢端发绀,经保暖和 / 或改善循环后发绀消失。

4. 中心性发绀鉴别

（1）呼吸性发绀:围生期窒息及吸入病史、通气 / 换气功能障碍相关疾病、呼吸窘迫、发热、呼吸性酸中毒、高氧试验 PaO_2 大于 150mmHg 等提示呼吸性发绀。中枢性通气不足表现为浅呼吸和/或呼吸暂停。胸部 X 线、肺脏超声、血气分析、颅脑影像学检查等有助于呼吸性发绀诊断及鉴别诊断。

（2）CHD：大多数 CHD 所致发绀呼吸检查正常，高氧试验发绀无明显改善。心房水平右向左分流无差异性发绀。下肢发绀重于右上肢提示动脉导管水平右向左分流，但需注意，若右锁骨下动脉起源于动脉导管远端（导管后），临床可无上下肢间差异性发绀，此时需检测右耳垂（始终为导管前氧饱和度）与下肢间的血氧差异以鉴别。单一而响亮的第二心音、右心室搏动明显、下肢发绀轻于右上肢提示大动脉转位。

（3）新生儿持续肺动脉高压（persistent pulmonary hypertension of newborn，PPHN）：PPHN 与发绀型 CHD 皆有 SaO_2 和 PaO_2 降低，高氧试验均不能使发绀缓解。动脉导管开口前、后 PaO_2 相差 10~20mmHg，或 SpO_2 相差 5% 及以上，提示 PPHN 存在动脉导管水平右向左分流。高氧-高通气试验可使 PPHN 患儿 PaO_2 增加而发绀型 CHD 患儿无明显改善。心脏超声诊断 PPHN 的标准：肺动脉收缩压 >35mmHg 或 >2/3 体循环收缩压；存在心房或动脉导管水平的右向左分流；室间隔平坦或凸向左心室。

（4）低氧亲和力血红蛋白疾病：高铁血红蛋白血症患儿，可呈现发绀、PaO_2 正常、SaO_2 降低表现，血液呈棕色，氧疗无改善。后天性高铁血红蛋白血症多由药物或化学品中毒所致，母亲或新生儿用药（如一氧化氮吸入）均可引起。家族史、分光光度法测定高铁血红蛋白含量、基因外显子测序有助于诊断。随分子遗传学分析技术的进展，更多类型低氧亲和力血红蛋白疾病有待被发现。

二、治疗原则

生理性发绀无须干预。外周性发绀强调改善循环及局部保暖。中心性发绀应仔细甄别病因并给予针对性治疗，如治疗肺脏疾病、恰当处置 CHD、降低肺动脉压、给予 1% 亚甲蓝（1~2mg/kg，加入 10% 葡萄糖 10ml 静脉注射）治疗高铁血红蛋白血症等。心脏性发绀除把握手术指征、时机外，需及时识别依赖动脉导管供应肺循环的发绀型 CHD（如肺动脉闭锁、危重型肺动脉瓣狭窄、三尖瓣闭锁），以及依赖动脉导管供应体

循环的发绀型 CHD（如左心发育不良综合征、主动脉弓离断、危重型主动脉瓣狭窄），对其谨慎用氧，给予前列腺素维持动脉导管开放，常用 PGE_1 自 0.05~0.1μg/（kg·min）起始静脉输注，必要时增至 0.4μg/（kg·min），起效后逐渐减量至 0.01~0.025μg/（kg·min）维持。

三、临床经验与注意事项

1. 发绀、Hb 与 SaO_2　临床上发绀的出现主要取决于脱氧血红蛋白的"绝对含量"，而脱氧血红蛋白量又取决于 Hb 及 SaO_2。因此，不同 Hb 状态下，出现发绀的 SaO_2 水平亦可不同。高 Hb 状态下，较高 SaO_2 水平即可出现发绀。相反，在贫血状态下，较低 SaO_2 水平方呈现发绀。若新生儿 Hb 小于 5g/dl，即便存在严重低氧血症，也可无发绀表现。

2. 心脏超声　鉴于某些发绀型 CHD 于新生儿期可无发绀（如法洛四联症），亦可无心脏杂音（如大动脉转位），临床建议中心性发绀患儿，皆需行心脏超声获取心脏大血管结构、肺动脉压力、有无心内分流及方向等信息，以协助诊断及鉴别诊断。

3. 早产儿氧疗　需注意预防早产儿视网膜病，SpO_2 达到目标值即可，维持 SpO_2 稳定性可减少视网膜相对缺氧发生。

4. 氧疗目标　新生儿氧合前瞻性荟萃分析显示，SpO_2 高目标氧范围（91%~95%）较低目标氧范围（85%~89%）可降低临床死亡率。更高目标氧范围是否可获得更多的生存优势，仍需进一步研究论证。

（郭亮　吴本清）

第五节　呕　　吐

呕吐是指食管、胃或肠道呈逆蠕动，伴有腹肌、膈肌强力收缩，迫使食管、胃或部分小肠内容物从口腔涌出的高度协同反射过程。新生儿呕吐是临床常见症状，病情轻重缓急差异很大，精准诊断、及时干预为其诊疗关键所在。

一、诊断步骤

（一）病因及临床特点

新生儿呕吐分类方法众多，临床区分内科性与外科性呕吐具有重要意义。

1. 内科性呕吐 呕吐物一般不含胆汁或粪便成分,多无肠梗阻表现(假性肠梗阻除外)。可见于:

(1)胃黏膜应激,如咽下综合征(胎粪、羊水、母血咽下)、应激性溃疡、消化道出血、服用药物等。

(2)喂养不当,如喂养过量、配方奶浓度不适、奶嘴不适、喂养方法不适等。

(3)喂养不耐受,常见于早产儿。

(4)消化道功能紊乱,如胃食管反流、幽门痉挛、便秘等。

(5)感染性疾病,包括肠道内、肠道外感染。

(6)中枢神经系统疾病,如 HIE、颅内出血、脑膜炎、脑肿瘤等。

(7)代谢紊乱,如低血糖症、低钠血症、高钾血症、代谢性酸中毒、高氨血症、肾上腺皮质增生症、苯丙酮尿症、甲基丙二酸血症、丙酸血症、线粒体病等。

2. 外科性呕吐 呕吐物可含胆汁或粪便成分,多有肠梗阻表现,主要见于消化道畸形。

(1)前肠发育障碍相关疾病:病变在十二指肠壶腹胆总管开口水平以上,见于食管闭锁、食管气管瘘、先天性肥厚型幽门狭窄(congenital hypertrophic pyloric stenosis, CHPS)、胃扭转、胃穿孔、膈疝、食管裂孔疝等。

(2)中肠发育障碍相关疾病:病变节段为胆总管开口至横结肠右 2/3 处,见于肠狭窄、肠闭锁、肠旋转不良、肠重复畸形、环状胰腺、胎粪性肠梗阻等,表现为完全或不完全性肠梗阻。

(3)后肠发育障碍相关疾病:见于先天性巨结肠、肛门直肠畸形等。

(4)其他外科情况:如阑尾炎、梅克尔憩室、肠套叠、嵌顿疝等。

此外,坏死性小肠结肠炎(NEC)是 NICU 最常见的胃肠道急症之一,需酌情给予内科保守治疗或紧急外科干预。

(二)病史采集

病史的微小细节有助于区分呕吐病因。详细询问母亲疾病史、妊娠史、分娩史及新生儿围生期情况(如羊水性状、量)、喂养史等,重点采集呕吐发生时间、呕吐类型(如是否喷射性)、呕吐物量及性状、伴随症状等信息。

(三)体格检查

全面查体,肠鸣音、腹型、肠型、腹壁状况(如腹肌紧张、静脉曲张等)、胃肠蠕动波等信息获取有助于呕吐的鉴别诊断。

(四)辅助检查

1. 实验室检查 血常规、CRP、PCT、血气分析、凝血功能、血电解质等检查,有助于协作判断病情缓急及手术指征。

2. 影像学检查

(1)腹平片:目前腹平片依然是甄别外科性呕吐最简单、有效的方法。扩张肠袢位于中上腹部伴较少液平提示高位肠梗阻。结肠袢状扩张伴阶梯状液平提示低位肠梗阻。立位片膈下游离气体提示穿孔。左侧卧位片可减少肠穿孔漏诊。特征性肠壁积气提示 NEC。

(2)胃肠造影:对外科性呕吐的诊断及鉴别诊断具有重要价值。

(3)腹部超声:无辐射,可床旁开展,对 CHPS、肠扭转、肠重复畸形、肠闭锁、肠狭窄具有诊断价值,且可评估肠扭转程度及评判肠壁血运状况,与肠坏死甄别较 X 线检查敏感。

3. 消化内镜检查 超细内镜的出现使婴儿甚至新生儿的内镜检查有更多的选择。磁控胶囊内镜系统无须插管、安全舒适,已显示强大潜力。

(五)诊断要点与鉴别诊断

1. 是否呕吐 呕吐需与溢乳鉴别,后者归因于新生儿胃呈水平位、容量小及贲门松弛,哺乳过多或吸入空气时,乳汁自口角少量溢出,并非真正的呕吐。

2. 内科性或外科性呕吐 内科性呕吐以呕吐奶汁、咖啡样物为主,呕吐物一般不含胆汁或粪便成分,多无肠梗阻表现,腹部影像学检查常无异常征象。外科性呕吐常含胆汁或粪便成分,多有肠梗阻表现,可有羊水过多史,腹平片、胃肠造影、腹部超声、腹腔穿刺等检查有助鉴别。

3. 高位梗阻或低位梗阻 高位梗阻生后早期呕吐,呕吐物含或不含胆汁(取决于梗阻水平),腹胀常不明显,可见上腹膨隆、下腹塌陷,可排少量胎粪。胃蠕动波提示幽门梗阻可能,肠型及蠕动波提示肠梗阻可能。低位梗阻者呕吐出现较晚(常于生后 3~7 天出现),呕吐物常含胆汁和粪便,腹胀明显,腹壁皮肤可见紧张发亮、静脉曲张(需与肠穿孔鉴别)。

4. 呕吐特点与病因提示

(1)呕吐发生时间

1)与分娩的时间关系:生后早期发生的呕

吐,见于咽下综合征、喂养不当、食管闭锁、胃食管反流、胃扭转等。下消化道梗阻常在较晚期出现呕吐。

2)与进食的时间关系:进食后 15 分钟内发生呕吐,多为食管病变引起;进食后 30 分钟内出现呕吐,病变多在胃及幽门部位。

(2)呕吐物性状:①清淡或半透明样液,可能来自吞咽的羊水或食管内容物;②伴有酸味的乳汁或乳凝块,多来自胃内或十二指肠;③血性呕吐物,见于消化道出血或母血咽下;④呕吐物为胆汁染色,可能为器质性梗阻(如肠闭锁)或功能性的低胃肠动力状态(如 NEC、电解质紊乱、败血症);⑤粪性呕吐物,多为低位性梗阻。

(3)伴随症状:①呕吐伴腹泻者临床常见,见于肠功能紊乱、消化不良、肠炎、乳糖不耐受、过敏等;②呕吐伴血便者,皆需重视,谨慎甄别是否消化道出血、是否全身出凝血疾病所致、消化道出血定位(食管、胃或肠道)及定性(NEC、肠扭转、感染性肠炎、过敏性肠炎、炎症性肠病)等问题。

二、治疗原则

(一)病因治疗

内科性呕吐给予病因治疗,如合理喂养、控制感染等。外科性呕吐根据具体疾病及时给予针对性手术治疗。

(二)对症治疗

1. 禁食　禁食与否、禁食时间长短主要取决于呕吐病因及程度。

2. 胃肠减压　呕吐频繁伴严重腹胀者,可持续胃肠减压。

3. 体位　俯卧(需监护)、头部向上斜坡放置(15°~30°)可减轻胃食管反流症状。

4. 洗胃　咽下综合征可用温生理盐水(37~39℃)或 1% 碳酸氢钠洗胃。

5. 维持水、电解质、酸碱、营养平衡　稳定的内环境为呕吐治疗的必要支持。

6. 特殊饮食治疗　乳糖酶添加剂可改善乳糖不耐受患儿呕吐等临床症状;抗反流配方奶粉可用于胃食管反流患儿;牛奶蛋白过敏患儿可选用深度水解奶或氨基酸奶粉。

7. 药物治疗　幽门痉挛者给予 1:(1 000~2 000)阿托品于每次喂奶前 15~20 分钟服用,剂量从 1 滴起递增至用药后面部潮红。红霉素促进早产儿胃肠动力的作用与剂量、胎龄、给药途径相关。多潘立酮、甲氧氯普胺、西沙必利于新生儿使用受限。基于安全性和有效性考量,新生儿尤其是早产儿不推荐使用组胺 H_2 拮抗剂。

三、临床经验与注意事项

(一)诊断思路

基于新生儿呕吐分类与病因体系,根据病史、伴随症状、体征、呕吐特点、辅助检查等,分析甄别是否呕吐、内科性或外科性呕吐、梗阻有无及类型(机械性或麻痹性、高位或低位)、是否合并胃肠穿孔或坏死等关键问题。

(二)手术评估

新生儿呕吐合并气腹、腹腔穿刺液中可见粪汁或胆汁者,应积极手术探查。如存在腹胀与便血等症状进行性加重、出现腹膜炎体征并进展恶化、腹部 X 线提示固定肠袢、实验室检查提示严重感染、酸中毒及电解质紊乱等,经非手术治疗无效后应选择手术探查。

(三)及时转诊

外科性呕吐需把控手术指征及手术时机,强调及时转诊至有小儿外科救治条件的 NICU 单位的重要性。

(郭亮　吴本清)

参考文献

1.《中国0至5岁儿童病因不明急性发热诊断和处理若干问题循证指南》制定工作组. 中国0至5岁儿童病因不明急性发热诊断和处理若干问题循证指南(标准版). 中国循证儿科杂志, 2016, 11(2): 81-96.

2. 国家儿童医学中心,首都医科大学附属北京儿童医院药学部,南京医科大学附属儿童医院药学部等. 解热镇痛药在儿童发热对症治疗中处方审核建议. 中华实用儿科临床杂志, 2022, 37(9): 653-659.

3. 郭志东,陈志昊,李丹萍等. 预防新生儿出生后低体温的最佳证据综合. 中国实用护理杂志, 2022, 38(5): 347-351.

4. 中华医学会围产医学分会. 中国新生儿早期基本保健技术专家共识(2020). 中华围产医学杂志, 2020, 23(7): 433-440.

5. Dubos C, Delanaud S, Brenac W, et al. The newborn infant's thermal environment in the delivery room when skin-to-skin care has to be interrupted. J Matern Fetal Neonatal Med, 2022, 35(19): 3707-3713.

6. Madar J, Roehr CC, Ainsworth S, et al. European Resuscitation Council Guidelines 2021: Newborn

resuscitation and support of transition of infants at birth. Resuscitation, 2021, 161: 291-326.

7. 黄冬平, 黄苑铭, 谢丹宇, 等. 电子支气管镜在新生儿反复呼吸困难疾病中的应用. 中华新生儿科杂志, 2018, 3 (4): 250-253.

8. 中华医学会儿科学分会国产医学专业委员会. 新生儿肺脏疾病超声诊断指南. 中华实用儿科临床杂志, 2018, 33 (14): 1057-1064.

9. Samad M, Malempati S, Restini CBA. Natriuretic Peptides as Biomarkers: Narrative Review and Considerations in Cardiovascular and Respiratory Dysfunctions. Yale J Biol Med, 2023, 96 (1): 137-149.

10. Sweet DG, Carnielli VP, Greisen G, et al. European Consensus Guidelines on the Management of Respiratory Distress Syndrome: 2022 Update. Neonatology, 2023, 120 (1): 3-23.

11. 中华医学会儿科学分会新生儿学组. 早产儿呼吸暂停诊治专家共识 (2022 版). 中华儿科杂志, 2022, 60 (7): 627-632.

12. Pergolizzi J, Kraus A, Magnusson P, et al. Treating Apnea of Prematurity. Cureus, 2022, 14 (8): 21783.

13. Rebentisch A, Kovey K, Denslow S. An Evaluation of Twice-Daily Dosing of Caffeine for Apnea of Prematurity. J Pediatr Pharmacol Ther, 2021, 26 (3): 253-257.

14. Gupta SK. Cyanotic congenital heart disease-Not always blue to provide a clue: Time to replace cyanosis with arterial desaturation!Ann Pediatr Cardiol, 2022, 15 (5-6): 511-514.

15. Sakai-Bizmark R, Kumamaru H, Marr EH, et al. Pulse Oximetry Screening: Association of State Mandates with Emergency Hospitalizations. Pediatr Cardiol, 2023, 44 (1): 67-74.

16. Christie FG, Kelly R, Boardman JP, et al. Measuring Oxygenation in Newborn Infants with Targeted Oxygen Ranges (MONITOR): a randomised crossover pilot study. Arch Dis Child Fetal Neonatal Ed, 2023, 0: F1-F5.

17. Meng R, Chen LR, Zhang ML, et al. Effectiveness and Safety of Histamine H2 Receptor Antagonists: An Umbrella Review of Meta-Analyses. J Clin Pharmacol, 2023, 63 (1): 7-20.

18. Venkatesh RD, Leinwand K, Nguyen N. Pediatric Unsedated Transnasal Endoscopy. Gastrointest Endosc Clin N Am, 2023, 33 (2): 309-321.

第六节 腹　胀

腹胀 (abdominal distention) 表现为局限性腹部膨隆或全腹膨隆, 严重者可伴有腹壁皮肤紧张、发亮、发红、发紫, 可见胃肠型, 为新生儿期常见症状之一, 也是危重患儿病情恶化的征兆。严重腹胀可使膈肌活动受限, 肺活量减少, 胸、腹腔内血液循环障碍, 而使疾病的病理生理过程加重, 甚至危及患儿生命。

一、诊断步骤

（一）病因及临床特点

腹胀分为局部腹胀和全腹腹胀。局部腹胀常见于腹部占位性病变如肝肿瘤、肾胚胎瘤等。另外, 膀胱尿潴留、子宫积水可在耻骨上区见到膨隆。全腹腹胀一般分为生理性和病理性腹胀两种类型。

1. 生理性腹胀　可能与新生儿以腹式呼吸为主, 消化道产气较多, 肠管平滑肌及腹壁横纹肌的肌张力低下有关, 正常新生儿在喂奶后常有轻度腹胀, 但无其他症状和体征, 亦不影响生长发育。早产儿由于胃肠消化功能、黏膜屏障功能和胃肠道动力发育均不成熟, 喂养不当即可出现呕吐及腹胀。

2. 病理性腹胀　以感染性疾病居首位, 常伴有反应差、循环差、感染中毒症状重和麻痹性肠梗阻等表现。新生儿缺血缺氧性脑病时, 机体在应激状态下全身血流重新分布, 胃肠道血管收缩, 肠黏膜上皮细胞缺血, 以感染性疾病居首位, 胃肠道缺氧、坏死、脱落及肠壁水肿使肠蠕动减低, 肠内容物淤滞, 细菌繁殖及通透性改变等导致腹胀。病理性腹胀又分为以下三种情况: 肠梗阻、腹水和气腹。

（1）肠梗阻: 分为机械性和麻痹性肠梗阻。

1）机械性肠梗阻: 有较规律的阵发性哭叫, 伴呕吐, 吐后哭叫暂缓解, 呕吐物常含胆汁、血液或粪汁, 无或仅有少量粪便、气体排出。不全性肠梗阻: 症状轻, 有少量排气、排便, 常见于胎粪性肠梗阻、新生儿便秘、先天性巨结肠、肠旋转不良、环状胰腺、肠重复畸形、腹腔内肿物压迫、糖尿病母亲所生左半小结肠综合征患儿。完全性肠梗阻: 多见于胎粪性腹膜炎、十二指肠束带, 各肠段的先天性狭窄或闭锁, 肠扭转及肛门闭锁等。

2）麻痹性肠梗阻: 腹部弥漫性膨隆, 肠鸣音明显减弱或消失, 常为各种疾病的晚期合并症。常见病因有: 重症肺炎、败血症、化脓性脑膜炎、新生儿坏死性小肠结肠炎及急腹症晚期等严重感染; 颅内出血、呼吸窘迫综合征、窒息及各种原因所致的呼吸、循环衰竭；各种水、电解质紊乱；肝、肾衰竭；先天性遗传代谢病引起的代谢紊乱；乳母、临产孕妇及新生儿应用阿托品、鸦片、氯丙嗪、茶碱类药物等。

（2）腹水：分为渗出性和漏出性腹水。

1）渗出性腹水：各种原因引起的腹膜炎（peritonitis）可分为感染性和化学性两种：①感染性腹膜炎：可分为原发性和继发性。原发性腹膜炎罕见，为感染通过血源或淋巴管播散造成；继发性腹膜炎多见，为继发于危重症腹部疾病如新生儿坏死性小肠结肠炎、阑尾炎、胆道疾病、内脏破裂、穿孔。临床表现凶险，可出现呕吐、腹胀、腹壁水肿，可伴有脐炎，形成局限性脓肿；还可出现呼吸窘迫、低血压、休克，病死率高。②化学性腹膜炎：多见于肠道或胆道系统破裂后，胎粪或胆汁外溢，引发化学性刺激所致。胎粪性腹膜炎可由宫内或生后不久肠穿孔引起。国外报道胎粪性肠梗阻多继发胰腺纤维囊性变，而国内胎粪性腹膜炎主要是继发于先天性消化道畸形所致肠梗阻。产前难以诊断，多为尸解或经手术证实。其他少见病因包括肠套叠、肠扭转、嵌顿疝、肛门闭锁和胎粪栓塞。

2）漏出性腹水：分为乳糜性、尿液性、胆汁性、胰液性和血液性腹水等。主要特点：①乳糜性腹水：较常见，常发生于男婴，通常由于淋巴管堵塞引起。起病初期可为清亮腹水，开奶后腹水变为乳汁样，含有大量甘油三酯成分，腹水中白细胞计数可升高，蛋白定量可多可少。可伴有肠旋转不良和不全肠梗阻；还可伴有乳糜胸、肢体或全身性淋巴水肿。②尿液性腹水：占新生儿腹水的四分之一，通常继发于梗阻性尿路病变。后尿道瓣膜是最常见病因，其他包括输尿管囊肿、尿道闭锁、膀胱颈部阻塞、神经性膀胱和膀胱血肿等。③胆汁性腹水：由胆道系统自发性穿孔引起，68%发生于胆总管部位。急性型患儿出现腹胀、呕吐、肠鸣音消失，可无明显黄疸表现；慢性型多见，约占80%，黄疸出现早，逐渐出现腹胀。④胰液性腹水：罕见，常继发于胰导管畸形。临床除腹胀外，可无症状，也可表现为胰腺炎。⑤血性腹水：见于产伤或先天性凝血机制障碍引起的实质性脏器出血，如肝、脾破裂、肾上腺出血等；国外曾报道一例新生儿卵巢囊肿破裂，临床表现为血性腹水。

（3）气腹：因消化道穿孔（如先天性胃壁或肠壁肌层发育不良所致胃穿孔、肠穿孔）气体大量进入腹腔所致。可有面色苍白或发绀、呼吸窘迫、心动过速或过缓等病情迅速恶化表现。少数也可继发于呼吸系统疾病或医源性疾病，气体经纵隔进入腹腔所致。

（二）体格检查

腹部外形是局部腹胀还是全腹胀，局部腹胀常提示局部腹壁下组织器官病变，如有胃型常提示胃内容物增多、胃蠕动差或高位肠梗阻。全腹胀、有肠型常提示腹腔或肠道内容物增多、肠蠕动差，肠道病变、肠麻痹、胃肠穿孔、低位肠梗阻、大量腹水等。腹部触诊腹部柔韧程度、包块大小、有无哭闹或拒按。叩诊有无移动性浊音。肠鸣音高亢或有气过水声提示机械性肠梗阻；肠鸣音减弱或消失常提示严重感染，如败血症、腹膜炎、新生儿坏死性小肠结肠炎或低钾血症等致麻痹性肠梗阻；早产儿可出现生理性胃肠蠕动差。

（三）实验室检查

1. 大便常规和潜血试验、大便培养可提示肠道感染、坏死、出血等。

2. 血常规、尿常规+潜血试验、生化、血气和电解质检查。必要时检查血氨、乳酸、串联质谱等明确有无先天遗传代谢性疾病。

（四）辅助检查

1. 腹部X线检查　腹部立卧位平片对胃肠穿孔、坏死性小肠结肠炎、气腹、梗阻及胎粪性腹膜炎有较大诊断价值，消化道造影对诊断消化道畸形有意义。

2. 腹部B超检查　可协助诊断腹水、肿瘤、囊肿、腹腔脏器肿大等；并可结合腹部CT检查对疾病进一步明确诊断。

（五）诊断要点

详尽询问病史，仔细地进行全面体格检查（尤其是腹部），合理适时的辅助检查，注意内外科疾病的鉴别。

（六）鉴别诊断

1. 内科性腹胀　腹部弥漫性膨隆，肠鸣音明显减弱或消失。常见疾病有各种感染性疾病，各种水、电解质紊乱及先天性遗传代谢病等。

2. 外科性腹胀　伴呕吐，呕吐物常含胆汁、血液或粪汁，无或仅有少量粪便、气体排出，肠鸣音亢进、肠穿孔或腹膜炎时肠鸣音减弱或消失。常见疾病：胎粪性肠梗阻、先天性巨结肠、肠旋转不良、肠重复畸形、左半小结肠综合征、十二指肠束带、先天性肠狭窄或闭锁、肠扭转及肛门闭锁等。

二、治疗原则

（一）内科性疾病

1. 治疗原发病　感染性疾病以控制感染为主，低氧血症者应保证供氧、改善通气，纠正水、电解质紊乱，保证能量及入量，必要时给予支持疗法，输血浆，静脉输注丙种球蛋白等。

2. 对症治疗　在治疗原发病的同时，注意保持肠道菌群平衡，改善肠道微循环，以及胃管减压、清洁灌肠、肛管排气、抽放腹水、排出腹腔内游离气体等，辅以肛管排气等综合处理。

（二）外科性疾病

主要是针对病因的手术治疗。

三、临床经验与注意事项

1. 详尽询问病史，如呕吐物为奶液提示胃功能差或幽门处梗阻；呕吐物含胆汁多见于十二指肠及以下梗阻；呕吐物含粪便样物提示低位肠梗阻。

2. 仔细地进行全面体格检查，特别注意腹部查体。

3. 判断是否为肠梗阻，是机械性还是麻痹性，如果是机械性则进一步判断是完全性还是不完全性梗阻；还要注意内科外科疾病的鉴别。

4. 合理适时的辅助检查对诊断和治疗均具有重要的临床意义。

（陈名武）

第七节　肝脾肿大

新生儿期正常肝脏位于右锁骨中线肋缘下约 2cm，剑突下更易扪及。如肝脏触诊肋缘下 2cm 以上，提示肝肿大（hepatomegaly）。当肺过度膨胀、胸廓变形和气胸时肝脏位置可以下降，应与肝肿大相区别。正常新生儿约四分之一可触及脾的下缘，脾的上部在肋弓后面，不能触及。脾肿大（splenomegaly）最常见的原因是感染和溶血。

一、诊断步骤

（一）病因及临床特点

肝脾肿大常为全身疾病的一种临床表现，常见原因有：

1. 感染　无论是宫内、产时或产后，新生儿细菌、病毒、原虫感染都可引起肝脾肿大。

2. 心脏病　常由充血性心力衰竭引起，可见于先天性心脏病及各种原因引起的心肌疾病，如缺血缺氧性心肌损害、心肌炎、心肌病等，也可见非心脏原因如新生儿呼吸窘迫综合征、肺炎等引起的心力衰竭。

3. 血液病　新生儿贫血、溶血病如（Rh、ABO）血型不合溶血病、G6PD 缺乏、遗传性球形红细胞增多症、血液系统恶性疾病如新生儿白血病均可引起肝脾肿大。

4. 遗传代谢性疾病　肝脾肿大是许多遗传代谢性疾病的共同征象，患儿同时有智力落后、肌张力异常、惊厥等，少数患儿有特殊面容、毛发异常和骨关节改变等。如糖原贮积病 I 型和 III 型、半乳糖血症、高脂血症、酪氨酸血症和类脂质沉积症等。

5. 胆道疾病　多见于先天性胆道畸形、胆道闭锁、胆汁淤积、胆总管囊肿等致肝肿大。

6. 肝脾占位性病变　如肝母细胞瘤、淋巴网状细胞肉瘤、肝脏囊肿、血管瘤等。

7. 其他　新生儿药物超敏反应、朗格汉斯组织细胞增生症等。

（二）体格检查

肝肿大的程度可分为轻、中、重三度。轻度是指肝下缘在肋缘与脐连线的中点水平线以上；中度是指肝下缘在该连线中点以下到脐水平之间；重度是指肝下缘在脐水平以下。除了检查肝脏大小以外，肝脏质地的触诊在鉴别诊断上有一定价值，如肝脏边缘圆钝、质硬，提示淤血、髓外造血增加或慢性感染；糖原贮积症的肝脏像干土样硬；肝脏肿瘤内表面常有结节。脾肿大常与肝肿大同时存在。

（三）实验室检查

1. 肝功能检查　谷丙转氨酶和谷草转氨酶增高提示肝功能损害，可为感染或缺氧所致。乳酸脱氢酶在肝炎时增高，阻塞性黄疸时不增高。提示胆汁淤积症的酶有碱性磷酸酶、亮氨酸氨基转肽酶和 γ- 谷氨酸转肽酶等。血清 5′- 核苷酸酶在胆道闭锁时也明显增高。血清胆红素浓度增高提示肝脏摄取和排泄胆红素能力较弱或存在溶血、感染等致红细胞破坏增多，胆红素生成过多。以结合胆红素增高为主，应考虑为肝脏疾病或胆汁淤积症。

2. 直接抗人球蛋白试验、游离抗体测定和抗体释放试验　可确诊血型不合溶血病。

3. 血糖及糖耐量试验　异常提示有糖代谢

异常。

4. 骨髓穿刺检查　有助诊断血液病或恶性组织细胞增生症。

5. 肝脾穿刺取活体组织检查　对诊断不明的肝脾大或疑为肿瘤者有帮助。

（四）辅助检查

1. 超声检查　超声扫描可观察肝脏位置、形态、大小、横膈运动，肝脏与相邻器官的关系。B型超声对肝囊肿、肝脓肿和肝肿瘤等肝内肿物的鉴别极其有用，肝硬化、脂肪肝和肝淤血也能在超声图像下区别。超声检查判断脾肿大较触诊更敏感和正确，并可显示内部结构，可区别淤血性脾肿大、淋巴肉芽肿、脾的原发性肿瘤和脾被膜下血肿等。

2. 放射性核素检查　可显示肝影像，用于了解肝脏的位置、形态、大小和探测肝内有无占位病变。脾脏可与肝同时显影，有助于脾内占位病变和浸润病变的诊断。

3. CT 或 MRI 检查　必要时行肝脾 CT 或 MRI 检查。

（五）诊断要点

详细询问病史了解伴随症状，有助于明确诊断的方向。仔细的体格检查有助于鉴别诊断，但有时临床症状并不明显，需要借助实验室检查明确诊断。血液生化检查对评估肝损害程度及其预后非常重要，怀疑血液系统疾病时应及时完善骨髓穿刺或活检，有时甚至需要多次或多部位取材。

（六）鉴别诊断

1. 感染性疾病　细菌、病毒、真菌及寄生虫感染均可以引起肝脾肿大，常见疾病如新生儿肝炎、败血症、巨细胞病毒感染及弓形虫病等。

2. 非感染性疾病

（1）代谢性疾病：糖、氨基酸、脂肪，以及其他各种物质代谢异常均可导致肝脾肿大，如糖原贮积病、肝豆状核变性等。

（2）其他系统疾病：充血性心力衰竭、溶血性贫血、血液系统疾病及各系统恶性肿瘤等。

二、治疗方案

（一）一般治疗

注意营养，加强护理，预防感染。

（二）保肝治疗

常用葡醛内酯、谷胱甘肽、辅酶 A、维生素 C、三磷酸腺苷等进行护肝治疗。

（三）利胆治疗

如果肝肿大合并有胆汁淤积时需要利胆治疗，如熊去氧胆酸、茵栀黄等。

（四）病因治疗

针对病因给予特异性治疗，如抗感染、纠正心力衰竭、治疗溶血或贫血等。遗传代谢疾病往往需要特殊治疗。

三、临床经验与注意事项

1. 详细询问病史，新生儿肝脾肿大伴随症状在诊断中有重要价值。

2. 肝脾肿大伴感染中毒症状，如发热或体温不升、不吃奶、反应差，多考虑感染性疾病如新生儿败血症，肝炎病毒、巨细胞病毒等感染引起的新生儿肝炎，原虫感染引起的弓形虫病等；肝肿大伴黄疸应当考虑新生儿肝炎、新生儿溶血病、败血症、肝外胆道闭锁、胆管囊肿、遗传代谢性疾病等；肝大伴神经系统症状应注意新生儿胆红素脑病。

3. 仔细的体格检查对诊断有帮助，但有时临床症状并不明显，实验室检查提示肝功能异常。因此，实验室检查对确定肝脾肿大原因和判定肝功能非常重要，对评估肝损害程度及其预后也是必不可少的指标。

（陈名武）

第八节　呕血和便血

消化道出血主要临床表现为呕血、便血或两者并存，为新生儿期常见的重要症状。消化道出血按部位分为上消化道、中消化道和下消化道出血。呕血（hematemesis）一般指上消化道疾病（屈氏韧带以上，包括食管、胃、十二指肠、胰腺及胆道）或全身性疾病所致上消化道出血，血液经口腔呕出，常伴有黑便或便血。便血（melena）一般指屈氏韧带远端的消化道出血，血液由肛门排出，便血颜色可呈鲜红、暗红或黑色。少量出血不造成粪便颜色改变，需经隐血试验才能确定者称为隐血。临床上呕血远多于便血。

一、诊断步骤

（一）病因及临床特点

1. 假性呕血和 / 或便血　常见于因插管或外伤所致鼻咽部或气管出血，被吞咽至消化道而引起；新生儿咽下综合征；口服铁剂、铋剂、炭末、酚酰等引起者极少见；新生儿假月经阴道出血也可污染粪便。

2. 全身性出凝血性疾病　多见于某些重症疾病如感染、新生儿肺透明膜病等所致弥散性血管内凝血、新生儿出血症、迟发性维生素 K 缺乏症及血小板减少性紫癜等；少见于各种先天性凝血因子缺乏症。

3. 消化道疾病　常见不同原因消化道出血的特点。

（1）反流性食管炎：胃食管反流致食管炎伴溃疡时可出现呕血、黑便，并有顽固性呕吐、营养不良和生长发育迟缓。

（2）急性胃黏膜病变：各种应激因素引起的胃黏膜急性糜烂、溃疡和出血，如窒息缺氧、颅内出血、颅压增高、败血症、低血糖、剧烈呕吐、应用非甾体抗炎药或皮质类固醇药物等。多于生后 1~2 天内起病。

（3）急性胃肠炎：可见发热、呕吐、腹泻，严重者有便血和 / 或呕血。可伴有反应差、不吃不动等症状或小便少等脱水症状。

（4）肠梗阻：可有呕吐、腹胀、呕血和便血，肠旋转不良、肠重复畸形等可因反复呕吐引起胃肠黏膜撕裂引发出血。

（5）食物蛋白诱导的小肠结肠炎：也可有呕血和便血，以大便含血丝或少量血性物多见，患儿常伴有湿疹或家族过敏体质病史。

（6）先天性巨结肠：可出现消化道出血，常伴有生后排便延迟、腹胀等。

（7）坏死性小肠结肠炎：由小肠结肠坏死而出现消化道出血。多先有腹胀、不吃、呕吐、胃肠型、反应差、肠鸣音减弱或消失等，可表现为大便隐血阳性、肉眼血便、果酱样便、黑便等。

（8）乙状结肠、直肠及肛门疾病：息肉、肛门 - 直肠裂等引起。出血部位越低，大便含血的颜色越鲜红。

（9）血管畸形（血管瘤、动静脉瘘）：其不同部位可起便血或呕血。

（10）早发性炎症性肠病：克罗恩病、溃疡性结肠炎等。

（二）体格检查

除全身各系统检查外，要注意患儿一般情况、对刺激的反应、呼吸、心率、血压、氧饱和度，以及末梢循环情况。口鼻腔及会阴部、肛周、阴道等有无出血，全身皮肤有无瘀点、瘀斑或血管瘤等。重点是腹部体征，包括腹部膨隆、凹陷、外形、腹壁颜色、腹壁紧张程度，有无包块及其部位、质地、大小、形状，以及触诊有无哭闹。叩诊呈鼓音、浊音，以及听诊肠鸣音性质判断肠道蠕动情况。必要时做肛门指检。

（三）实验室检查

1. 动态检查血常规、CRP 定量、PCT、大便常规 + 潜血、大便培养、出凝血时间、凝血酶原时间、肝功能、血型等。

2. 新生儿 APT 实验　取血性呕吐物 1 份加水 5 份，离心后取上清液 5 份，加入 1% 的氢氧化钠 1 份，如果液体仍为粉红色，说明血中含较多胎儿血红蛋白（HbF），出血来自新生儿；如上清液呈棕黄色，提示血来自母体，母血中的 HbA 可被氢氧化钠作用，上清液由粉红色转变为棕黄色。

（四）辅助检查

1. X 线检查　腹部立位 X 线可排除肠梗阻和肠穿孔，对小肠扭转、坏死性小肠结肠炎及胎粪性腹膜炎尤为重要；消化道造影宜在非出血期进行，造影对下消化道疾病及肠套叠有诊断价值。

2. 腹部超声检查　高频超声可以动态观察肠壁厚度、肠壁积气、肠蠕动、肠壁血液循环情况，以及有无肠道粘连包块。超声诊断门静脉积气、肠壁积气的敏感性比 X 线更高。

3. 内镜检查　纤维或电子胃镜、十二指肠镜检查能确定出血部位及严重程度，能在直视下活检和止血并发现浅表及微小病变。纤维或电子结肠镜检查对下消化道出血的诊断和治疗有帮助。

4. 放射性核素扫描及血管造影术　可用 ^{99} 锝 - 硫胶或其他锝酸盐标记的红细胞扫描，对亚急性或间歇性出血最有价值。

5. 血管造影术　为损伤性检查，目前已少用。

（五）诊断要点

首先要排除假性呕血和便血，排除全身性出、凝血障碍疾病。其次根据呕血、便血情况，心率增快、血压下降及连续观察 Hb 来判断失血量。最后判断出血的部位是上消化道还是下消化道。

（六）鉴别诊断

1. 内科性出血特点　有围产期窒息史及感染史；除新生儿出血症外，一般呕血量不多；常有消化道以外的症状和体征，X 线平片多无异常特征。

2. 外科性出血特点　有羊水过多史，反复呕血，常伴水和电解质紊乱，呕吐物含胆汁或粪汁，胎便无或量极少,有腹胀及肠梗阻表现,X 线平片或碘油造影可见各种消化道病变的特征。

二、治疗方案

(一)禁食并保持安静及呼吸道通畅

监测生命体征。潜血阴性后可恢复饮食。

(二)对症治疗

快速止血是治疗消化道出血的目的。新生儿出血症可给予维生素 K_1 治疗。纠正休克(扩容、输血)、抗感染,并给予凝血酶、酚磺乙胺等。可输新鲜同型血 10~20ml/kg,必要时可重复 1 次。输血前应迅速正确地判断出血量。

(三)保证静脉通道通畅

保证能量及入量,纠正酸碱平衡。

(四)置胃管局部止血

1. 充分胃肠减压　有效的胃肠减压可减少胃肠出血量,有利于止血,防止溃疡加重,可促进损害的修复。

2. 洗胃　给予 1% 碳酸氢钠洗胃至液体清亮,可清除血性分泌物,中和胃酸。

3. 去甲肾上腺素灌注　将 100ml 冷盐水 +8mg 去甲肾上腺素混合,每次 10~20ml 注入胃内,保留 30 分钟,再吸出,可反复灌洗,其止血率达 85%。

4. 通过胃管注药　注入凝血酶、云南白药等止血,注入黏膜保护剂蒙脱石散、磷酸铝凝胶。

5. 抑酸制剂　目前新生儿应用抑酸制剂还存在争议,必要时可静滴西咪替丁 15~20mg/(kg·d) 加入生理盐水 20ml,15~30 分钟滴注,每天 1~2 次。奥美拉唑 0.7~1mg/(kg·d),每天 1 次。

6. 内镜下止血治疗

7. 手术治疗　出血经内镜保守治疗效果不佳,循环不能改善或好转后又恶化;在补液或排尿量足够的情况下,血尿素氮仍持续上升,保守治疗无效且需每日大量输血,疑有胃肠道坏死或穿孔时,需手术探查和治疗。

8. 病因治疗　牛奶蛋白过敏的患儿给予母乳喂养时,母亲要回避常见容易引起过敏的食物后继续母乳喂养。人工喂养的患儿,给予氨基酸配方或深度水解蛋白配方奶。炎症性肠病患儿给予肠内营养治疗,应用激素、免疫抑制剂及水杨酸治疗。

三、临床经验与注意事项

判断出血的部位时,如呕血与黑便同时存在者可能是上消化道出血;呕血带胆汁时可能是下消化道上段出血:洗胃后胃抽取液带有鲜血时为胃以上出血,应注意排除操作损伤;黑便、果酱样便、咖啡色便不伴呕血提示小肠或右半结肠出血;鲜红色便或暗红色便提示左半结肠或直肠出血;血与成形便不相混或便后滴血提示病变在直肠或肛门;大便混有黏液和脓血多为肠道炎症。

(陈名武)

第九节　血　尿

血尿在健康新生儿并不常见,发病率为 0.21‰。足月儿少见,多见于早产儿。血尿包括镜下血尿和肉眼血尿。新鲜离心的尿沉渣若红细胞 ≥5 个 / 高倍视野时,称为镜下血尿。肉眼血尿是指可见尿液变色呈洗肉血色或鲜红血色。

一、诊断步骤

(一)病因及临床特点

1. 假性血尿

(1)血红蛋白尿或肌红蛋白尿:前者见于新生儿 ABO 溶血病,后者见于难产挤压或窒息儿,提示肾功能不全。两者镜下都无红细胞,潜血试验阳性。

(2)尿酸盐尿:新生儿早期生理性排泄尿酸盐较多,使尿布出现粉红色、红色或棕色,潜血试验阴性。如有窒息或呼吸障碍时,尿酸盐排泄更增加,甚至可引起尿酸盐性尿闭,因尿路排泄障碍,亦可引起少量红细胞经毛细血管外逸入尿液,镜检可见大量非结晶形尿酸盐。

(3)新生儿假月经:女性婴儿在生后 3~4 天由于母体雌性激素的撤离而引起阴道出血,此血液混入尿标本而造成检验上的混淆。

(4)先天性紫质症(congenital porphyria):罕见。新生儿期发病者为先天性红细胞生成性卟啉病型,为常染色体隐性遗传,是由于胆色素原合成尿卟啉Ⅲ的过程发生障碍,大量的尿卟啉原Ⅰ和粪卟啉原Ⅰ在幼红细胞核中蓄积,渗透至血液循环中,沉着于各组织中,大多数患儿有溶血性贫血。新生儿期即可排红色或葡萄酒色尿。尿中及粪中的大量卟啉原Ⅰ呈特殊的红色荧光。

(5)其他:如外阴部糜烂、直肠出血及包皮环切术中出血可引起尿布中出现红色,均可引起混淆。

2. 全身性疾病所致的真性血尿

（1）出、凝血疾病：常见于新生儿出血症、弥散性血管内凝血、先天性血小板减少性紫癜（同种免疫性或被动免疫性）及各种先天性凝血因子缺乏症，常有家族病史，全身性出血及血小板和/或凝血酶原时间、部分凝血活酶时间等异常。

（2）全身感染性疾病：败血症或细菌性心内膜炎时，还可引起肾血管栓塞或血栓形成，亦可引起肾上腺皮质及髓质坏死引起严重血尿。

（3）结缔组织病：先天性系统性红斑狼疮亦可引起血尿，多伴有全身其他系统受损的症状及体征。

3. 泌尿系统疾病所致的真性血尿

（1）泌尿系统感染：下行性或上行性感染可引起肾盂肾炎、膀胱炎、局灶性肾炎甚至肾脓肿，除有血尿外，更突出表现为脓尿，尿中有大量白细胞或脓细胞，尿培养常为阳性；若为病毒引起的泌尿系感染，则尿培养为阴性，尿沉渣可见到细胞核内包涵体。

（2）肾损伤：直接的肾外伤是由于分娩挤压所致，并不多见；耻骨上膀胱穿刺可引起损伤性出血。间接的肾损伤是由于分娩时或生后窒息、缺氧所致，据统计 Apgar 评分在 7 分以下者，2/3 以上有镜下甚至肉眼血尿。

（3）泌尿道畸形：上自肾脏下至尿道口均可发生畸形，包括多囊肾、马蹄肾、肾发育不全、海绵肾、尿路梗阻畸形、膀胱外翻及尿道下裂等疾病，常需做超声检查或肾盂造影，有时亦需做染色体等遗传学检查。

（4）肾血管病变：败血症、感染性休克、心内膜炎或全身血容量不足均可引起肾动脉栓塞或肾静脉血栓形成，患儿病情突然恶化，发生血尿及脓尿，可发现肾脏肿大或高血压，预后极差。

（5）肾肿瘤及肾结石：新生儿期均可见到，尤以肾胚瘤（Wilms 瘤）较多见；其他还有神经细胞瘤及肾血管瘤，先天性白血病亦可见到。

（6）药物性损伤：应用环磷酰胺、乌洛托品可引起出血性膀胱炎；妥拉唑啉、苯醌和喹宁，头孢菌素类如第一代头孢中头孢噻吩、头孢哌酮可引起血尿；长期大量应用新霉素、庆大霉素、妥布毒素、卡那霉素、奈替米星、美沙西林或杆菌肽等抗菌药物均可引起药物性肾炎，但及时发现并停用此类药物即可恢复；甘露醇、高浓度葡萄糖或尿路造影剂等高渗性药物也可造成肾乳头坏死而引起血尿。

（7）先天性肾脏疾病：包括先天性肾病、肾小球肾炎、溶血尿毒综合征、肺出血-肾炎综合征等均罕见，预后较差。

（8）肾小球肾炎：很少发生在新生儿，如患者有水肿或全身性水肿，伴有大量蛋白尿或形态异常的红细胞，则应考虑先天性梅毒、弓形虫病、巨细胞病毒感染、肾病综合征等各种致病原因，以及家族性肾炎和免疫性肾小球肾炎。

（二）体格检查

要特别注意新生儿的一般情况、血压高低、特殊面容、皮肤颜色、瘀点瘀斑、有无脐带残端出血、有无水肿、呼吸状况、肺部啰音、循环状态、心脏杂音、腹部体征、会阴部有无损伤等。

（三）实验室检查

1. 尿红细胞形态检查 根据镜检有管型或>50% 的变形红细胞（用相差显微镜检查效果更佳），则考虑为肾小球性血尿。若为正常红细胞>60%，则以为非肾小球性血尿多见，病变一般在肾脏以下或为肾肿瘤、肾结石等血管破裂所致的出血。

2. 尿细菌学检查 主要鉴别泌尿道感染。有尿路感染时亦应注意泌尿道先天性畸形。

3. 凝血因子、凝血功能和血小板检查 有利于明确全身性出血性疾病诊断。

（四）辅助检查

当怀疑肾脏有局部病变时，应做腹部 X 线、CT 或静脉肾盂造影等检查。

1. 泌尿系统 B 超检查 可了解双侧肾脏大小、形态、有无肾盂积水、肾囊肿、肾结石、肾动脉发育及充盈情况、肾静脉有无压迫、有无输尿管扩张或畸形、膀胱充盈情况及其内有无占位、沉淀等。因为是无创性检查，应用较为广泛。但对结石检出率，特别是输尿管结石不如放射线敏感。

2. CT、MRI 或泌尿系造影检查 可诊断结石、肿瘤和发育畸形，诊断价值较大。

3. 肾活检 在新生儿应用较少。对各种检查尚未明确诊断者，可考虑肾活检，以协助明确肾炎、肾病的类型。此检查为创伤性检查，应严格掌握适应证。

（五）诊断要点

详细询问新生儿血尿的病史，包括母亲病史、家族史、出生史和生后用药等。需先判断患儿是否真性血尿，体格检查应明确可能的出血来源，再通过尿液和影像学检查,进一步明确血尿的病因。

（六）鉴别诊断

1. 泌尿系统疾病　常见的有急慢性肾小球肾炎、IgA 肾病、尿路感染、肿瘤及多囊肾等。

2. 全身性疾病　常见的有败血症、白血病、再生障碍性贫血、血小板减少性紫癜、系统性红斑狼疮及慢性心力衰竭等。

3. 药物性肾损伤　常见的有磺胺类、吲哚美辛、环磷酰胺、氨基糖苷类抗生素及高渗性药物等。

二、治疗方案

一般情况下,血尿时对症处理并不重要,虽然在诊断和鉴别诊断时亦需遵循疾病定位和定性的原则,但在新生儿期,定性对血尿的诊断更起着决定性的作用。当血尿病因明确后,主要对病因治疗。如合并基础病,则积极治疗基础病。

三、临床经验与注意事项

1. 体格检查应注意相关的伴随症状,明确可能的出血来源。体温升高提示泌尿道感染,血压升高提示肾受累,心脏杂音提示继发于心内膜炎的肾小球肾炎,腰部肿块可继发于尿路梗阻性疾病、多囊肾等。

2. 脓尿症患者如果感染久治不愈或反复发作,除考虑泌尿系统感染外,尚需注意泌尿系统畸形。

（陈名武）

第十节　水　肿

水肿（edema）是指人体组织间隙有过多的液体积聚使组织肿胀,水肿是新生儿期常见的症状之一。出生时已有全身性水肿称胎儿水肿（hydrops fetalis）,并常伴浆膜腔积液。生后各种原因所致的新生儿水肿多见于四肢、腰背、颜面和会阴部。

一、诊断步骤

（一）病因和临床特点

1. 胎儿水肿

（1）心血管疾病:宫内感染所致的心肌炎、严重心律失常、心内膜弹力纤维增生症、各种严重先天性心脏病如肺动脉瓣和三尖瓣畸形、主动脉瓣狭窄、左心室发育不良、房室共同通道、单心室等,或由于腔静脉畸形、胸腔内肿瘤压迫腔静脉,使静脉回流受限,压力增高而发生水肿。

（2）严重贫血:由 Rh 血型不合引起的称免疫性胎儿水肿。此外,在东南和西南各省（自治区）,如广东、广西、四川,可因 G6PD 缺乏、地中海贫血引起胎儿非免疫性水肿。胎 - 母或胎 - 胎输血严重者也可引起。

（3）血浆蛋白低下:先天性肾病胎儿尿蛋白排出过多,先天性肝炎或肝硬化蛋白质合成减少均可引起。

（4）其他:肺发育不良、肺淋巴血管扩张症、胃肠道梗阻、先天性卵巢发育不全（Turner 综合征）、翼状颈综合征（Noonan 综合征）、21- 三体综合征、胎盘异常和孕妇患糖尿病及妊娠期高血压疾病等。

2. 新生儿水肿

（1）生理性:正常新生儿的体液占体重的 80%,高于其他年龄组。因此,正常新生儿具有一定程度的水肿,早产儿尤为明显,以手背、足背及眼睑等处明显。随着生理性体重下降,多余的液体排出后水肿自然消失。

（2）贫血性:见于各种原因引起的严重贫血,且水肿和贫血程度不一定完全平行。此外,新生儿尤其体重 <1 500g 的早产儿维生素 E 贮存少但需要量大,缺乏时在新生儿后期（生后 6~8 周）出现水肿,以下腹部、外阴及大腿较明显,可伴有网织红细胞增高,血小板增加或出现固缩红细胞,用维生素 E 治疗后水肿很快消失。

（3）心源性:各种严重心律失常、心肌炎、先天性心脏病和心内膜下弹力纤维增生症均可在新生儿期发生心功能不全,甚至心力衰竭,可出现水肿。

（4）肾源性:先天性肾病、泌尿系统各种畸形、肾静脉血栓形成、钠摄入量或静脉输液量过多。

（5）低蛋白血症:当血浆蛋白低于 40g/L 或白蛋白低于 20g/L 时可引起水肿。见于肝、肾等疾病。

（6）新生儿硬肿症:在寒冷季节多见,与冻伤、感染、低氧血症等因素有关,可因毛细血管渗透性增加,间质液增多,呈可凹陷性水肿。又可因皮下组织饱和脂肪酸凝固,呈非可凹陷性水肿。

（7）内分泌异常:先天性甲状腺功能减退可

有黏液水肿（非可凹陷性），常伴皮肤粗厚、反应低下、生理性黄疸时间延长、心率慢及便秘等症状。肾上腺皮质功能亢进、神经垂体抗利尿激素或肾上腺皮质醛固酮代谢障碍等疾病也可见水肿。

（8）低钙血症：可导致新生儿全身性或仅两下肢水肿，发病机制可能与钙离子参与调节肾小管上皮细胞膜的渗透性有关，如钙离子减少，渗透性增高。钙离子与血管的通透性也密切相关，也可致毛细血管通透性增加，液体进入皮下组织间隙。补充钙剂后水肿可迅速消失。

（9）局部原因：新生儿期先天性的局部水肿可见于生殖道畸形和原发性淋巴水肿，主要静脉如上、下腔静脉和股、腋静脉插管引起的血栓，造成静脉回流或淋巴排流受阻引起局部水肿。因治疗引起的肢体局部水肿，多为保护静脉穿刺点而限制肢体活动用的绑带所致。

（10）毛细血管渗漏综合征（capillary leak syndrome，CLS）：是一种由于各种原因引起毛细血管内皮细胞损伤、血管通透性增加，致大量血浆蛋白渗漏到组织间隙引起的以低蛋白血症、低血压、急性肾缺血和全身高度水肿为主要临床表现的综合征，延误诊治常发展至多脏器功能衰竭和严重内环境紊乱。

（11）其他：新生儿早期，糖尿病母亲所生健康新生儿可能有全身性水肿。治疗处理不当包括液体过量，补钠过于积极也是造成新生儿水肿的常见原因。

（12）原因不明：一般状况好，水肿可自然消退，称为特发性水肿。

（二）体格检查

1. 患儿的一般状况、反应情况、营养状况、皮肤颜色、毛发分布、末梢循环。

2. 水肿的部位（常见部位如眼睑、面部、四肢、背部、会阴部、全身等）与程度、凹陷性与非凹陷性。

3. 水肿伴随体征，如呼吸困难、呼吸增快；心血管方面的体征，如心音、杂音性质、心率、心脏大小、颈静脉怒张等；腹部如腹部水肿、肝脏增大、移动性浊音等；贫血貌或黄疸。

（三）实验室检查

血常规、肝肾功能、电解质浓度、血型鉴定、血型免疫抗体、血红蛋白电泳、血培养、尿常规、尿微量蛋白、浆膜腔积液检查、内分泌激素检查、染色体及基因检测等。

（四）辅助检查

1. 心脏彩超检查 明确心脏有无结构异常和心功能情况。

2. 腹腔彩超检查 肝肾形态、血供、腹腔有无占位性病变和腹水。

3. 胸片检查 心影大小、肺部充血或感染、胸腔积液等。

4. 心脏大血管或淋巴管造影检查 明确有无相应部位的梗阻。

（五）诊断要点

新生儿期水肿，多见于新生儿溶血症、硬肿症、先天性心脏病。少数正常新生儿亦可有轻度水肿。根据病史、症状、体征及实验室检查等可对新生儿水肿的病因做出诊断。对某些罕见的病因，则需进一步特殊的免疫、内分泌及染色体等检查。

（六）鉴别诊断

1. 水肿伴尿蛋白阳性，有可能是肾性水肿，如先天性肾病、泌尿系统各种畸形及肾静脉血栓形成等。

2. 水肿伴血浆蛋白降低，可能是低蛋白血症、营养不良、肝脏疾病等。

3. 水肿伴心脏增大、心肌缺血，可能是心源性水肿，如严重心律失常、心肌炎、先天性心脏病和心内膜下弹力纤维增生症等。

4. 水肿伴甲状腺功能异常，可能是甲状腺功能亢进或减退所致。

5. 水肿是某一肢体水肿，可能是静脉血栓或淋巴回流障碍所致。

6. 低血钠也可导致水肿。

7. 水肿伴低蛋白血症、低血压、急性肾缺血为主要临床表现，见于毛细血管渗漏综合征。

8. 水肿伴贫血，水肿和贫血程度不一定完全平行。

9. 极低出生体重儿维生素 E 贮存少，生后生长发育快，需要量大，缺乏时在新生儿后期出现水肿，以下腹部、外阴及大腿较明显，用维生素 E 治疗后水肿很快消失。

二、治疗方案

免疫性溶血患儿可能需提前终止妊娠或行剖宫产分娩，胎儿贫血、水肿可进行宫内输血，腹水多者抽取腹水，急性心功能不全者用地高辛、利尿剂等治疗。严重贫血者输血，免疫性溶血交换输血,低蛋白血症者输血浆、白蛋白。迅速查出引起水肿原因,去除病因,同时进行对症治疗。

三、预后

尽管诊断和治疗在不断改善,但是非免疫性胎儿水肿患儿的死亡率仍较高。宫内已诊断病例存活率在 12%~24%。近期研究表明,非免疫性胎儿水肿患儿死亡的风险因素是小孕周、5 分钟 Apgar 评分低和需要呼吸支持。活产的水肿患儿,存活率较高,能达到 40%~50%。一般说,在生后 2~3 天开始尿量增多,持续 2~4 天,一旦水肿消退,白蛋白水平将恢复正常。

四、临床经验与注意事项

胎儿水肿应在产前即作出诊断,可从 B 超测出胎儿皮肤厚度,如≥5mm 或有胎盘增大、浆膜腔积液可得出初步诊断;也可通过 B 超发现心脏畸形,或通过羊水检查胎儿血型、血型免疫物质、胆红素、染色体核型或 DNA,以及血红蛋白电泳等,有助于病因诊断和治疗。

(陈名武)

第十一节 尿 潴 留

尿液在膀胱内积聚不能自行排出称为尿潴留。新生儿尿潴留(urinary retention of newborn)在临床上并不少见,窒息、感染、神经传导异常等原因均可导致新生儿出现急性尿潴留。

一、诊断步骤

(一)病史采集

1. 神经系统病史 对于发生尿潴留的新生儿均应重点询问神经系统病史。脊髓排尿反射初级中枢对排尿反射传入冲动反应迟钝,导致排尿障碍,出现尿潴留。新生儿尿潴留多由缺氧、缺血、感染、代谢、中毒等间接的中枢神经系统病变所引起,如围产期缺氧及窒息史、缺血缺氧性脑病、重症心肺功能不全、重症感染等。

2. 药物性 询问患儿及孕母的用药史也至关重要。副交感神经阻滞剂和 β 肾上腺素能药物可使膀胱逼尿肌松弛,如异丙肾上腺素、地西泮、氯丙嗪等;慢性腹泻和长期用利尿剂致低钾血症时也可使膀胱逼尿肌松弛而致尿潴留;α 肾上腺素能药物可使膀胱颈部括约肌收缩而致痉挛性尿潴

留,如多巴胺、肾上腺素、吗啡等;钙通道阻滞剂、抗血压药、抗心律失常药等均可引起尿潴留。除注意新生儿尤其是早产儿是否应用以上药物外,还需注意母体因素,尤其是分娩前及哺乳期用药或麻醉对新生儿的影响。

3. 机械性 多为膀胱颈、尿道或邻近器官病变所致,常见于各种先天畸形如后尿道瓣、输尿管膀胱或肾盂输尿管交界处狭窄、输尿管壁间段发育不全所致的膀胱输尿管反流和输尿管膨出、肿瘤、肠道粪块、包茎、龟头和外阴炎症等。肛门直肠附近术后也可引起尿潴留,原因可能为术后肛周组织水肿,进而产生机械压迫力,也可能和术后肾上腺素能神经兴奋增强导致尿道括约肌张力增加有关。此外,孕母妊娠后期雌激素进入胎儿体内,生后雌激素突然中断,导致新生儿于生后 5~7 天从阴道流出少量血液,阴道积血致尿潴留,但临床上甚为少见。

(二)临床表现与体格检查

患儿尿道口无尿液排出,同时存在膀胱尿潴留的阳性体征,即有下腹部膨满,可触及膨大的膀胱样肿块,叩诊呈浊音,耻骨上区深部触诊会诱发患儿不适,排尿后以上体征均消失。

(三)辅助检查

1. 实验室检查 尿常规、尿培养应常规检测。

2. 泌尿系统超声检查 示充满液体回声波的扩张性膀胱。慢性尿潴留时尚可见到扩张的输尿管及肾盂,必要时可做泌尿道造影检查。

(四)诊断要点

1. 患儿多有神经系统病变史,如宫内窘迫史或出生窒息史;新生儿及孕母存在特殊用药史,如副交感神经拮抗剂、β 肾上腺素能药物、α 肾上腺素能药物、麻醉药物等。

2. 患儿无排尿。

3. 查体存在膀胱尿潴留的阳性体征。

4. 超声检查示膀胱胀满,内见液体回声。慢性尿潴留时尚可见到扩张的输尿管及肾盂。

(五)鉴别诊断

尿潴留需注意与盆腔囊肿、腹腔囊肿等鉴别,卵巢囊肿位于女性胎儿的正常膀胱的一侧或两侧。盆腔囊肿、腹腔囊肿均可显示正常膀胱图像及生理排尿形成的膀胱大小变化。

二、治疗原则

新生儿发生尿潴留后,应立即查找原因,对因

及对症处理,以免影响肾功能,造成严重后果,甚至威胁新生儿生命安全。机械性尿潴留多需外科处理,动力性尿潴留可对症治疗。尿潴留时对症疗法如下:

(一)膀胱区热敷以及按摩

该方法可以调节膀胱功能,既可使松弛的膀胱张力增高逼尿肌收缩,内压增高,又可使痉挛的尿道括约肌松弛,尿液得以排除,临床上使用该方法可解除大多数独立性尿潴留。本法既是治疗措施,又是诊断手段。具体方法如下:先给予40℃左右的热毛巾腹部膀胱区热敷5~10分钟,然后用右手示指指腹(指甲要剪平)垂直下压按摩新生儿的利尿穴(即脐部至耻骨联合连线中点)或给予单手四指指腹垂直下压利尿穴以顺时针或逆时针方向按摩。操作时要注意按摩的力度和深度,直至尿液排出。但应用该处理方法按摩挤压时需注意避免用力过重,应使尿液逐渐排出,以免膀胱内压骤然下降而引起膀胱黏膜血管破裂,甚至休克。

(二)尿道插管导尿

该方法可缓解部分非机械性尿潴留,通常宜在排尿后立即拔除导管并观察是否复发,但对于一部分术后患儿可能需要留置一段时间导尿管。

(三)耻骨联合上膀胱穿刺

此方法可减少一般导尿之逆行感染,并可获得可靠的病原学诊断,为应用抗生素提供依据。

(四)耻骨上膀胱造瘘术

该法可以避免尿道狭窄,没有拔除导尿管的不适和再次插入的损伤,并可获得可靠的病原学诊断,为应用抗生素提供依据。但由于新生儿临床尿潴留以动力性为主,一般为一过性,且新生儿抵抗力差,易合并感染,造瘘后又增加护理难度,故对新生儿尿潴留,经热敷和穴位区按摩无效者可考虑导尿或膀胱穿刺,而不应使用耻骨上膀胱造瘘术。

三、临床经验与注意事项

(一)诊断方面

尿潴留的诊断并不困难,但一定要详细询问神经系统病史、是否存在围产期缺氧窒息史、患儿及孕母用药史。此外,结合患儿临床上不能自行排尿,伴有膀胱尿潴留的阳性体征,以及超声检查出现尿潴留表现,即可明确诊断。对于新生儿尿潴留,立即查找原因、积极处理是关键,以免影响肾功能,造成严重后果,甚至威胁生命。

(二)治疗方面

机械性尿潴留多需外科处理,动力性尿潴留可对症治疗。尿潴留时对症疗法包括膀胱区热敷及按摩、尿道插管导尿、耻骨联合上膀胱穿刺及耻骨膀胱造瘘术。膀胱区热敷及按摩可使绝大多数尿潴留缓解。在窒息儿和早产儿的管理中需注意急性尿潴留的发生,合理用药,尽早处理,避免尿路感染,输尿管、肾盂扩张,甚至肾功能不全等并发症。

(三)医患沟通

1. 新生儿尿潴留并不少见,患儿出现尿潴留一方面需积极向家属告知,另一方面应向家长讲清楚可能的病因,尤其注意机械性尿潴留。

2. 新生儿尿潴留在治疗过程可能需耻骨联合上膀胱穿刺以及耻骨膀胱造瘘术等,在应用这些有创治疗前应及时与患儿家属沟通,告知治疗目的和可能出现的并发症。

(四)病历记录

1. 病历记录的重点是需详细记录患儿每日尿量变化,以及临床表现及辅助检查结果的分析。

2. 及时填写与签署医患沟通记录和各种特殊治疗的知情同意书。

(武辉)

第十二节　惊　厥

新生儿惊厥(neonatal seizure)是指足月儿生后28天内或早产儿矫正胎龄44周内出现的一种刻板的、阵发性发作的、引起神经功能(行为、运动和/或自主神经功能)改变,伴或不伴异常同步大脑皮质放电的表现。

一、诊断步骤

(一)病史采集

询问惊厥家族史、母孕期疾病史、用药史、新生儿出生史及喂养史。母亲孕期使用止痛、镇静、催眠、抗抑郁药可能与新生儿惊厥相关。此外,惊厥发生的时间有助于鉴别诊断,出生后24小时内出现惊厥多见于新生儿缺氧缺血性脑病、产伤等,24~72小时发生的惊厥多见于脑卒中、脑畸形、化脓性脑膜炎、早产儿脑室内出血、撤药综合征、维生素B_6缺乏和代谢紊乱等,遗传相关性惊厥如新生儿良性家族性惊厥多见于出生后第1周末。

（二）临床表现与体格检查

新生儿惊厥临床发作类型分为微小型、阵挛型、肌阵挛型、强直型，部分病例可发生多种类型的惊厥。

1. 微小型 是指一群不出现肢体抽动或强直的惊厥发作形式，表现为异常眼部运动、咂嘴、游泳或踏车样动作，可伴呼吸暂停、心率增快、血压增高等自主神经功能异常。

2. 阵挛型 包括肢体、面部或躯干特定肌群的反复、有节律性的快速收缩和缓慢放松运动。可分为局灶性和多灶性。局灶性阵挛性发作表现为身体某个部位限局性阵挛，这种惊厥常起自一个肢体或一侧面部，然后扩展到身体同侧的其他部位，通常意识清醒或轻度障碍。多灶性阵挛性发作为多个局部性阵挛迅速地不固定地从肢体某一部位转移至另一部位，有时可影响呼吸而出现发绀，常伴有意识障碍。

3. 肌阵挛型 肌阵挛性发作的运动特点为明确区域（近端或远端肢体区域、整个肢体、躯干或膈，或面部）的肌群快速收缩。可分为局灶性、多灶性和全身性。常为游走性，可无重复发作。

4. 强直型 表现为四肢强直性伸展，有时上肢屈曲、下肢伸展并伴有头向后仰，一般神志不清，是一些新生儿癫痫综合征（例如，大田原综合征、KCNQ2脑病）的标志。

（三）辅助检查

1. 实验室检查 首先应常规检查血糖、血电解质、血气分析、肝肾功能、血常规；对于生后早期处于黄疸高峰期的新生儿则应行血清胆红素检查，注意胆红素脑病；如考虑合并感染时应完善血常规、CRP、血培养检查，对于临床怀疑有败血症的新生儿，推荐进行腰椎穿刺，积极完善脑脊液常规、生化及培养；如怀疑是遗传代谢性疾病则应积极完善血氨、血尿串联质谱分析；对于初始病史、体格检查和神经影像学检查后仍病因不明的新生儿，应考虑进行基因诊断。

2. 神经影像学检查 颅脑超声检查能够迅速确定患儿是否存在颅内出血、脑积水、颅脑畸形等可引起惊厥的潜在病因。MRI是惊厥新生儿首选影像检查，以查找缺氧缺血性损伤、颅内出血、缺血性脑卒中或脑畸形的证据。如果怀疑动脉缺血性脑卒中或血管畸形，还应进一步完善磁共振血管造影检查。CT在查看有无出血、骨折、颅内钙化方面有一定优势，其他除紧急情况，新生儿一般不选择应用。

3. 脑电图 连续视频脑电图（video electroencephalogram，VEEG）是新生儿惊厥诊断的金标准，能准确区分惊厥发作与非惊厥发作，对判断预后有一定价值。对于已证实或疑似脑损伤且合并脑病的新生儿，应进行VEEG监测。无法进行VEEG监测时，连续的振幅整合脑电图（amplitude integrated electro-encephalogram，aEEG）可用作辅助诊断工具。

（四）诊断要点

1. 收治疑似惊厥的新生儿，应立即评估以确定原因，并开始针对病因治疗。

2. 新生儿惊厥的诊断基于临床表现和EEG监测，但二者是相分离的。

3. 新生儿惊厥必须与新生儿非癫痫性阵发性事件和非惊厥行为相鉴别，常需通过EEG进行鉴别，床旁临床观察不足以准确诊断新生儿惊厥。

4. 对怀疑维生素B_6或叶酸缺乏所致惊厥，可给予维生素B_6或叶酸行诊断性治疗。

5. VEEG是诊断新生儿惊厥的金标准，无法进行VEEG监测时，aEEG可用作辅助诊断工具。

6. 对于病史、体格检查和神经影像学检查未发现急性诱发性发作病因的新生儿，应考虑进行基因检测。

（五）鉴别诊断

新生儿惊厥必须与新生儿非癫痫性阵发性事件和非惊厥行为相鉴别，常需通过EEG进行鉴别。

二、治疗原则

（一）针对病因治疗

正确识别病因并积极治疗是新生儿惊厥管理的关键，部分新生儿惊厥可通过原发病的治疗而终止惊厥发作。如低血糖和电解质紊乱是新生儿惊厥常见病因，可通过纠正代谢紊乱缓解；新生儿缺氧缺血性脑病应积极给予亚低温治疗；疑似细菌感染导致的惊厥，应完善败血症相关的检查，给予经验性抗菌药物治疗；高度怀疑遗传代谢性疾病时应尽快完善血气、血氨、血尿串联质谱、分子诊断，应禁止氨基酸输注，积极纠正高氨血症、酸中毒；疑似新生儿戒断综合征应给予阿片类药物治疗；如果怀疑维生素B_6或叶酸依赖性惊厥，应给予维生素B_6或叶酸治疗。

（二）抗惊厥药物治疗

1. 何时给予抗惊厥药物治疗　新生儿惊厥临床管理专家共识推荐单次电-临床惊厥发作超过2~3分钟,短暂的连续发作,或每小时发作≥3次以及所有电发作应给予抗惊厥药物治疗。

2. 抗惊厥药物选择

（1）一线用药:首选苯巴比妥,负荷剂量为静脉输注20mg/kg,15~20分钟缓慢推注,随后的维持剂量为4~6mg/(kg·d),分2次给药。如果惊厥在首个负荷剂量后未缓解,半小时后可再次应用10~20mg/kg,24小时最大量不超过40mg/kg,目标血药浓度为40~60μg/mL。如果惊厥导致患儿生命体征不稳定,可使用咪唑安定或劳拉西泮尽快控制惊厥发作。

（2）二、三线用药:最大负荷量的苯巴比妥仍不能控制的惊厥,应加用二线或三线抗惊厥药物治疗,可选择左乙拉西坦、咪唑安定或劳拉西泮、利多卡因、苯妥英、托吡酯。如果能够获得左乙拉西坦的静脉制剂,优先选用,推荐负荷剂量30~60mg/kg,维持剂量10mg/(kg·d),每天增加10mg/(kg·d)至60mg/(kg·d),分2次。如无左乙拉西坦静脉制剂,可选择咪达唑仑或劳拉西泮。如果2个药物仍不能控制惊厥发作,考虑使用维生素B6进行诊断性治疗,静脉给药剂量为100mg,如惊厥停止可给予维持剂量30~50mg,每天1次,3~7天。考虑叶酸反应性惊厥时可给予叶酸2.5mg/kg,每天2次,同时予限制赖氨酸饮食,治疗24小时后惊厥可停止。如惊厥仍存在,可选择另一种二线抗惊厥药物,并建议请神经内科会诊。利多卡因和苯妥英钠因副作用较多,一般作为三线药物,二者不可联用,且使用时需进行心电监护,有心动过缓、心脏阻滞时禁用。

（三）支持治疗

惊厥本身可能导致呼吸、循环功能紊乱,同时新生儿惊厥潜在病因可导致多脏器功能障碍,抗惊厥药物可能会导致呼吸、循环抑制,各种刺激均有可能诱发或加重惊厥发作。疑似或惊厥发作的患儿应置于安静的环境中,减少刺激;治疗前和治疗过程中均应评估呼吸和循环状况,尽快给予EEG、心电和生命体征监护,尽快建立静脉通道。对生命体征不稳定的新生儿,应开放气道,给予鼻导管或面罩吸氧,具有气管插管指征者给予气管插管和机械通气。

三、临床经验与注意事项

（一）诊断方面

新生儿惊厥的诊断基于临床表现和EEG监测,VEEG是诊断新生儿惊厥的金标准。

（二）治疗方面

1. 正确识别病因并积极治疗是新生儿惊厥管理的关键。

2. 抗惊厥药物首选苯巴比妥,最大负荷量的苯巴比妥仍不能控制的惊厥,应加用二线或三线抗惊厥药物治疗,可选择左乙拉西坦、咪唑安定或劳拉西泮、利多卡因、苯妥英、托吡酯。如果两个药物仍不能控制惊厥发作,考虑使用维生素B6进行诊断性治疗。治疗24小时后如惊厥仍存在,可选择另一种二线抗惊厥药物,并建议请神经内科会诊。

3. 重视支持疗法,治疗前和治疗过程中均应评估呼吸和循环状况,尽快给予EEG、心电和生命体征监护,尽快建立静脉通道。

（三）医患沟通

1. 新生儿惊厥一旦出现极易引起家属恐慌,在积极向家属告知的同时应向家长讲明可能的病因。

2. 新生儿惊厥相关早期死亡的发生率高,早产儿更高,并且存活者中易出现以下情况:神经功能缺损、脑性瘫痪、发育迟缓和新生儿期后癫痫。应向患儿家属详细介绍患儿的诊断,告知病情严重程度,以及可能出现的并发症和死亡风险。

3. 新生儿惊厥治疗过程中可能需要应用抗惊厥药物,在用药前应及时与患儿家属沟通,告知治疗目的和可能出现的并发症,争取取得其理解,并同意治疗。

（四）病历记录

1. 病历记录的重点是需详细记录患儿每日是否有抽搐出现、发作形式,以及辅助检查结果的分析。

2. 及时填写与签署医患沟通记录和各种特殊治疗的知情同意书。

3. 及时认真地记录患儿病情变化、救治过程,按时进行病例书写。

（武辉）

第十三节　反应低下

新生儿反应低下是新生儿严重疾病的一种非特异性表现,包括昏睡、萎靡不振、哭声弱、吸吮无力、喂养困难、肌张力减低、肢体活动减少等一系列表现。病因复杂多样,最常见于中枢神经系统疾病、败血症、低体温、低血糖、甲状腺功能减退、代谢紊乱、母亲用药等。临床上反应低下常被用来判定各种疾病的严重程度,应结合其他情况综合分析。

一、诊断步骤

（一）病史采集

由于新生儿反应低下缺乏特异性,病因复杂多样,故需进行详细的病史采集,包括母孕史、家族史、出生史、既往史等,有助于进行鉴别诊断。

（二）临床表现与体格检查

新生儿反应是否正常的判定主要基于意识状态、运动、反射、感觉及伴随表现等几个方面。

1. 意识状态　反映患儿对外界刺激的反应。Fenichel 将新生儿意识障碍分为四种状态:

（1）嗜睡:很容易唤醒,但不易保持觉醒状态,弹足底 3 次,哭 1~2 声又睡。

（2）迟钝:用非痛性刺激可以唤醒,但醒来很迟,且不完全清醒,不能保持觉醒状态。弹足底 5 次才稍有弱哭声。

（3）浅昏迷（昏睡）:弹足底 10 次不哭,只有疼痛刺激才能唤醒。

（4）昏迷:疼痛刺激也不能唤醒。

通常胎龄 28 周以下早产儿大部分时间都处于睡眠状态。28 周后易于唤醒,轻微摇动可使之从睡中醒来,四肢肌张力较低。直到 32 周后,睡眠与觉醒才比较明显。足月新生儿有较长的觉醒时间,哭得更为频繁,对外界刺激有反应。

2. 运动　运动功能评估包括姿势、被动张力及主动肌张力。大部分反应低下新生儿伴有肌张力降低,表现为仰卧位时下肢过度外展、双上肢前臂弹回或下肢弹回缓慢或消失、围巾征肘部超过胸部中线、腘角 >90°、头竖立反应及牵拉反应低下等。但某些反应低下也可表现为肌张力增高,如缺氧缺血性脑病。

3. 反射　反应低下时原始反射如拥抱反射、握持反射、吸吮反射均减弱或消失。

4. 感觉　检查触觉时新生儿可能表现为皱眉、觉醒或者表情变化,痛觉可能表现为开始哭或者被检查肢体缩回。反应低下时对各种刺激的反应减弱或消失。

5. 其他体格检查　新生儿反应低下并非某一疾病的特异性表现,各种疾病进展到一定程度时几乎均出现反应低下。反应低下的新生儿,体格检查应包括生命体征及各系统的伴随表现,尤其是神经系统如头围、囟门张力、有无惊厥、瞳孔大小及对光反应,必要时检查眼底。

（三）辅助检查

结合病史、体格检查进行需要的辅助检查,如怀疑感染时需进行血常规、C 反应蛋白及病原学检查;中枢神经系统疾病需进行头部 CT、头部核磁及脑电图检查等。

（四）常见病因及鉴别诊断

1. 中枢神经系统疾病

（1）新生儿缺氧缺血性脑病:是新生儿早期表现反应低下最常见的原因。有宫内窘迫和重度窒息史,生后第 1 天可表现为兴奋、肌张力高,随后转为抑制、反应低下（病情严重者生后即抑制）,如嗜睡、肌张力减低、原始反射减弱或消失。重症者病死率高,存活者数周后反应逐渐好转,可有后遗症。

（2）颅内出血:根据出血类型和出血程度不同临床表现有所不同,轻者可无症状,或轻度意识障碍、反应差及肌张力低下等。严重者颅内压增高明显,表现为昏迷、惊厥、呼吸节律异常、前囟紧张、肌张力和原始反射消失,可因中枢性呼吸衰竭死亡。

（3）中枢神经系统感染:以化脓性脑膜炎最常见,临床表现为反应低下、面色欠佳、体温异常等,神经系统异常还可有易激惹、嗜睡、哭声尖直、双眼凝视及惊厥、前囟紧张、肌张力低下或增高、瞳孔对光反射迟钝或大小不等。足月儿在疾病早期常表现激惹,病变进展至一定严重程度,可出现反应低下。早产儿可无激惹,仅表现反应低下,常有惊厥、前囟紧张和其他感染症状,行脑脊液检查可确诊。

2. 败血症　常以反应低下、面色差、呼吸暂停、拒乳、黄疸为重要表现。体温可升高或正常,严重时体温不升,早产儿更为常见。常伴有皮疹、腹胀、肝脾增大及休克等症状。血培养阳性可确诊。

3. 低体温及低血糖　一般认为体温 <35℃时,患儿反应迟钝,<33℃时呈半昏迷状态。若低体温伴有反应低下、面色发灰、皮肤发花、呼吸困难甚或有硬肿症等,常提示存在其他严重合并症。新生儿低血糖时常以反应低下、呼吸暂停或阵发性发绀为首发症状,有时反应低下为唯一症状。

4. **甲状腺功能减退**　若过期产儿出生后少动、反应低下、少哭、喂养困难、体温低,同时有便秘、腹胀、皮肤粗糙、脐疝、黄疸消退延迟,应考虑甲状腺功能减退可能,甲状腺功能测定可明确。

5. **药物**　母亲分娩前应用降压药或麻醉药,婴儿生后可表现反应低下、肌张力减低和呼吸浅弱。

6. **遗传性代谢病**　新生儿期可表现为反应低下、喂养困难、肌张力低下,常出现在进乳后,代谢中间物筛查及基因检测可协助诊断。

7. **染色体病和基因病**　染色体和基因异常可能导致新生儿反应低下,部分患儿有特殊外貌,确诊需要染色体和基因检测。

8. **其他**　新生儿脱水、酸中毒、休克、心力衰竭、呼吸衰竭等严重情况时,都可表现为反应低下。

二、治疗原则

由于新生儿多种疾病的严重阶段均表现出反应低下,因此,病因治疗是核心,应积极寻找病因,及时治疗。多数情况随着原发疾病好转反应会好转。对于严重反应低下者若出现进食困难、呼吸抑制等,应注意呼吸、营养等方面支持疗法。

三、临床经验与注意事项

（一）诊断方面

1. 新生儿反应低下通常提示病情危重,识别出反应低下新生儿是临床医生需要的最基本的技能。

2. 检查新生儿时,一定要考虑到胎龄、检查环境、喂养时间、睡眠时间等可能影响结果判断的情况。

3. 应结合临床病史及全面体格检查结果对病因有初步判断后,进行必要的辅助检查以明确病因,避免过度检查。

（二）治疗方面

1. 对于危重症识别后需及时进行全方位的支持,包括呼吸支持、循环支持等基本生命支持以保证生命。

2. 随着原发病的治疗,新生儿反应低下通常随之好转,若持续有反应低下表现,需进一步检查。

（三）医患沟通

1. 新生儿反应低下可能提示疾病危重,故应及时向患儿家属介绍患儿的情况,告知病情严重程度,以及可能出现的并发症和死亡风险。

2. 在治疗前应及时与患儿家属沟通,告知治疗目的和可能出现的并发症,取得其理解,并签字同意治疗。

（四）病历记录

1. 应详细准确的对围产期病史、出生史、临床表现及辅助检查结果进行记录与分析。

2. 及时填写医患沟通记录和各种特殊用药、特殊治疗的知情同意书,监护人及时签名。

3. 认真记录病情变化与治疗过程、治疗方案及疗效。

（武辉）

第十四节　松　软　儿

松软儿（floppy baby）又称新生儿肌张力低下（hypotonia in newborn）,是一组临床症候群,临床表现除肌张力低下外,还可伴肌力减低、关节活动度增大、呼吸困难及喂养困难等,可由中枢神经、周围神经、神经肌肉接头和肌肉的各种疾病引起。

一、诊断步骤

（一）病史采集

1. **产前病史**　胎儿活动减少及羊水过多、宫内感染、母亲暴露史（药物、酒精摄入）。

2. **出生史**　早产、分娩并发症、围产期产伤、低 Apgar 评分等。

3. **伴随症状**　长期呼吸困难、依赖呼吸支持,吞咽困难,口腔分泌物增多,进乳时乏力、窒息或奶汁吸入气道,以及全身疾病的相关症状。

4. **母亲病史**　评价母亲是否有肌无力或肌强直,母亲疾病史（糖尿病、癫痫）,既往自然流产、胎儿生长受限、死胎死产史。

5. **家族史**　包括父母血缘关系,家族神经肌肉病史、染色体疾病、先天性疾病史、生长发育延迟（先天性肌病）、家族有早期死亡病例等。

（二）体格检查

1. **肌张力低下**　大多数松软儿特征性仰卧位姿势是:青蛙腿样姿势,腿充分外展、外旋,手臂软弱无力的伸展。双上肢弹回或下肢弹回缓慢或消失,围巾征肘部超过胸部中线,腘角 >90°。头竖立反应时,头往后垂,不能与躯干在一直线上保持几秒钟;手不能抓握或抓握力弱;牵拉坐起时仅能拉起部分身体或完全不能拉起；水平托举时不能产生抵抗性动作，自主运动减少，头及四肢下垂、背部向下弯曲，呈倒"U"形。

2. 肌无力 新生儿缺乏自主运动，特别是在清醒、哭闹或疼痛刺激时均缺乏自主活动意味着肌无力。也可通过哭、面部表情、吸吮反射和拥抱反射、呼吸力度减少等方面进行评价。

3. 其他 关节活动度增大、关节挛缩、外观畸形及其他系统受累情况。

（三）辅助检查

1. 神经影像学检查 头颅和脊椎 CT 或 MRI 检查能识别结构异常、神经元受损、脑干和小脑异常，可协助识别某些线粒体异常和代谢性疾病。

2. 遗传学检查 染色体核型、分子遗传学检测如基因芯片及 DNA 测序可揭示遗传缺陷。

3. 血液检查 全血细胞计数、电解质和炎症标志物用于排除全身性疾病。肌酶有助于诊断肌肉疾病如先天性肌营养不良、代谢性肌病和某些形式的先天性肌病。

4. X 线检查 X 线胸片显示心脏扩大或者肋骨纤细可能提示心肌病。

5. 脑脊液检测 用于除外中枢神经系统感染。脑脊液中蛋白升高可能提示周围神经病或特殊的退行性变。

6. 遗传代谢病检查 血尿串联质谱和代谢物检测及酶活性分析等有助于遗传性代谢病诊断。

7. 电生理检查 神经传导、肌电图检查在评价下运动神经元受累中非常有用。如外周神经受累时，神经传导速度减慢或者有传导阻滞。

8. 肌肉、神经活检 即便电生理检查正常，可能也需要肌肉、神经活检。肌肉活检后免疫荧光染色和电镜检查是鉴别肌肉病变和肌营养不良症的首选方法。

（四）病因和鉴别诊断

常见肌张力低下的病因及分类，见表 3-1。

（五）诊断要点

松软儿的诊断可遵循诊断流程，见图 3-1。

二、治疗原则

松软儿应积极寻找病因，进行对因治疗。对于目前尚无特效治疗方法的疾病，主要是支持治疗和并发症的防治。

（一）对症支持

在喂养和呼吸方面继续提供支持性护理非常重要。病情严重的松软儿大多需要延长机械通气时间。物理治疗可帮助清除呼吸道分泌物、预防肢体挛缩。积极治疗呼吸道感染。喂养困难者通过鼻胃管喂养，少数可能需胃造瘘术。

（二）对因治疗

重症新生儿一过性重症肌无力可考虑静脉注射免疫球蛋白和血浆置换。抗胆碱酯酶抑制剂和 3,4- 二氨基吡啶被用于治疗先天性肌无力综合征。治疗 SMA 的基因替代药物及疾病修正药物逐渐应用于临床。对某些先天代谢缺陷需特殊饮食及酶替代治疗。

表 3-1 常见婴儿肌张力低下症的病因及分类

一、脑性肌张力低下	（4）神经源性关节弯曲
1. 良性先天性肌张力低下	四、多发性神经病
2. 染色体病	1. 先天性髓鞘形成不良神经病
（1）Prader-Willi 综合征	2. 巨轴索神经病
（2）三体征	3. 遗传性运动感觉神经病
3. 慢性非进行性脑病	五、神经肌肉接头疾病
（1）大脑畸形	1. 家族性婴儿重症肌无力
（2）围产期脑损伤	2. 婴儿肉毒中毒
（3）产后疾病	3. 新生儿一过性重症肌无力
4. 过氧化物酶体病	六、纤维类型比例失常肌病
（1）脑肝肾综合征	1. 中央轴空病
（2）新生儿肾上腺脑白质营养不良	2. 先天性纤维类型比例失常肌病
5. 其他遗传缺陷	3. 肌管（中央核）肌病
（1）家族性植物神经功能障碍	（1）急性
（2）眼脑肾综合征	（2）慢性
6. 其他代谢缺陷	4. 线粒体（棒状体）肌病
（1）酸性麦芽糖酶缺乏症	（1）常染色体显性
（2）婴儿型 GM_1 神经节苷脂沉积症	（2）常染色体隐性
二、脊髓疾病	七、代谢性肌病
三、脊髓性肌萎缩	1. 酸性麦芽糖酶缺乏症
1. 急性婴儿型	2. 细胞色素 C 氧化酶缺乏症
（1）常染色体显性	八、肌营养不良症
（2）常染色体隐性	1. Bethlem 肌病
（3）细胞色素氧化酶缺乏症	2. 先天性抗肌萎缩蛋白病
（4）X 连锁	3. 先天性肌营养不良
2. 慢性婴儿型	（1）原发性分层蛋白缺乏症
（1）常染色体显性	（2）继发性分层蛋白缺乏症
（2）常染色体隐性	（3）分层蛋白阳性
（3）先天性颈髓肌萎缩	4. 先天肌强直性肌营养不良

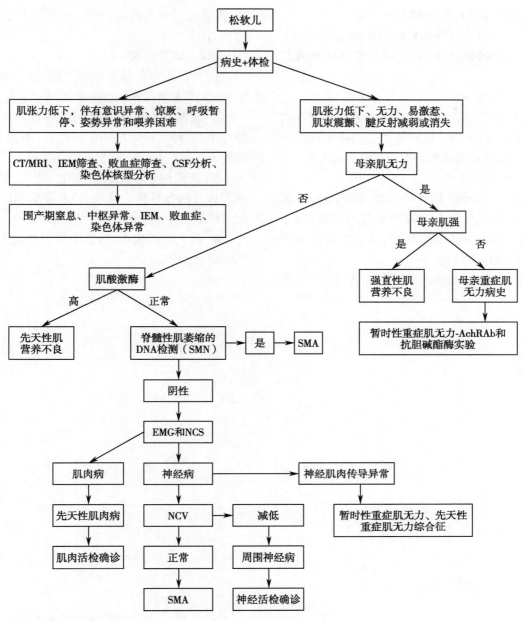

图 3-1　松软儿诊断流程图
注：CT：计算机断层摄影；MRI：磁共振成像；IEM：先天性代谢紊乱；CSF：脑脊液；NCV：神经传导速度；EMG：肌电图；SMA：脊髓性肌萎缩；NCS：神经传导研究

三、临床经验与注意事项

（一）诊断方面

1. 良好的病史采集及详细准确的体格检查有利于发现松软儿。

2. 对松软儿应首先鉴别是中枢性或者外周性，中枢性可能同时表现有意识异常、惊厥发作和呼吸暂停、异常的姿势和喂养困难，肌肉力量存在但是轴向运动无力是一个重要的临床特征，尽管缺乏自主运动，姿势反射通常还存在，例如急性脑病，拥抱反射反而增强。周围性肌无力，如患有前

角细胞疾病或神经肌肉接头异常的新生儿，常表现为上睑下垂、眼外肌无力，与中枢神经系统受累的新生儿相比显得更易激惹，反射减弱或消失，常有先天性骨或关节畸形，以及肌束震颤。

3. 及时准确的诊断有助于早期治疗，改善预后及解除家长的焦虑，随着检查手段提高，如基因测序技术、血尿串联质谱等技术手段的飞速进步，大大提高该类疾病的确诊率。但是要根据诊断流程及临床特点进行合适的检查，避免过度检查及漏诊。检查结果需与临床表现等进行综合分析，

避免过度相信单一检查结果引起误诊。

4. 电生理检查及肌肉神经活检在基因检测不明确的患儿中可协助诊断,但应掌握适应证及禁忌证。

（二）治疗方面

松软儿应密切监测体重,因为体重过度增加会加重现有的肌肉无力。患有神经肌肉疾病的儿童应用麻醉药物及肌肉松弛剂时应提高重视程度。

（三）医患沟通

1. 松软儿的诊断具有很大难度,部分患儿就目前的诊疗手段可能无法得到最终的确诊;对于确诊病例详细向家长告知病情,必要时对其家族提供相应的遗传学帮助。

2. 重型复杂患儿诊治难度大,预后差,死亡率高,需要多学科合作进行综合诊治,可能需要终身随访治疗。

（四）病历记录

1. 病历记录的重点是围产期病史、家族史、出生史、临床表现及辅助检查结果的记录与分析。

2. 及时填写医患沟通记录和各种特殊检查、特殊用药、特殊治疗的知情同意书,不能遗漏患儿监护人签名。

3. 认真记录患儿病情变化与治疗过程,实时书写和分析各种检查结果、诊断及鉴别诊断,以及记录疗效。

4. 建立随访病历,动态记录病情变化,坚持长期随访与指导。

（武辉）

第四章

新生儿重症监护技术

第一节　新生儿常用生命体征监测

【体温监测】

重症新生儿常有体温异常（发热或体温不升），维持合理的热平衡状态，是新生儿医疗护理的重要任务之一。体温测量是诊断体温异常最常用的检查方法，是护理的基础工作，临床上为新生儿疾病的预防及治疗提供了重要依据。

一、技术原理

体温监护仪的温度传感器由热敏电阻组成，热敏电阻是由镍、钴、镁的氧化物合金制成的半导体，通过电桥测量温度变化所致的电阻变化，从而得出所测的温度。在NICU，需要监测的温度包括患儿本身的温度以及对患儿产生影响的环境温度。

二、临床应用

（一）应用范围

体温监护仪常与心电监护仪、呼吸监护仪和血压监护仪组合成生命体征监护仪。

（二）应用方法

1. 肛温　最接近机体的核心温度。测量方法：新生儿取屈膝仰卧位，充分暴露臀部，用软膏润滑后将肛表轻轻插入肛门2~3cm，3~5分钟后取出记录读数。腹泻、直肠或肛门手术的患儿不宜测量直肠温度，沐浴患儿须等待30分钟方可测量。新生儿易躁动、哭吵容易造成肛表断裂，测量时须有专人看护。

2. 腋温　新生儿最常用的体温测量方法。测量方法：擦干测量侧腋下，将体温计测量端放于腋窝深处，屈肘过胸，尽量紧贴皮肤，同时须专人看护以防体温表脱落，测量时间10分钟。极度消瘦的新生儿不宜采用。

3. 颌下温度　取平卧头侧位或侧卧位，将体温计测温端放于颌下与颈部皮肤之间夹紧，10分钟后取出，测量时要有专门人员巡视体温计是否脱落。其优点为测量部位暴露于体表，无论何时都方便测量，缺点为新生儿头部不易固定，易造成体温表脱落。

4. 背部温度　患儿去枕平卧，将体温计测温端由颈后轻轻插入脊柱与肩胛骨之间斜方肌部位，插入深度5~6cm，以患儿自身体重的重力作用，使其与背部皮肤和床褥紧贴，测得体温。

5. 腹股沟温度　将体温计测温端放于腹股沟中内1/3处（即股动脉搏动处），体温计方向与腹股沟平行并紧贴皮肤，同时使该侧大腿内收，紧靠腹壁，如腹股沟处有尿液、汗液时，应先擦干，5分钟后取出。与腋温接近，可避免解衣的繁琐，简便易行。

6. 耳温　将被测新生儿的耳郭轻轻向后上方拉，外耳道暴露，将红外线耳式体温计的探头轻轻插入耳道并向下压，按下测量开关，1秒后取出，记录读数。其优点为简单便捷，快速读数。缺点为可能导致交叉感染，需要使用一次性保护胶套，且新生儿耳道较小，不易测量。

7. 经皮温监测　在暖箱、光疗箱、远红外辐射抢救床等新型的仪器上，可将热敏电阻作为探头，将热传感器电极轻贴在皮肤上记录皮肤温度，其优势在于对新生儿干扰小、可动态监测体温，缺点是探头不易固定、易受环境温度影响。

（三）临床意义

新生儿体温正常范围：颈部及腋窝体温正常范围36.2~37.3℃；肛温正常范围36.5~37.5℃。新生儿发热是指核心（直肠）温度≥37.5℃。低体温是指核心温度<36.5℃。其中，36.0~36.4℃为轻度低体温，32.0~35.9℃为中度低体温，<32.0℃为重度低体温。

新生儿发热可能是感染致产热增加所致，也可因环境温度过高、保暖过度致使体热散失过少引起。同时测定新生儿的肛温及腹壁皮肤及足部温度有助于鉴别,正常情况下肛温高于腹壁皮肤温度1~2℃,而足部温度低于腹壁温度2~3℃。感染发热时新生儿肛门温度高于皮肤温度,足部温度低于腹壁温度3℃以上。保暖过度发热时,新生儿肛温相等或低于皮肤温度,且足部温度低于腹壁温度2℃以内(表4-1)。颅内病变(缺氧缺血或出血、肿瘤、发育异常等)影响到体温调节中枢亦可以导致体温升高,但大多伴有其他神经系统的症状体征。

表4-1　新生儿体温过高的鉴别

保暖过度*	感染发热
肛温升高	肛温升高
手、足热	手、足较凉
腹壁皮肤温度低于足部皮肤温度(<2℃)	腹壁皮肤温度超过足部皮肤温度(>3℃)
皮肤红色	皮肤较苍白
姿势伸展	精神萎靡
外观健康	一般状态欠佳

*不适用于因保暖过度引起的超高热者

由于新生儿体表面积相对较大,皮下脂肪薄,血管丰富,故易于散热,加上体温调节中枢发育未完善,当环境温度降低、保暖措施不够、热量摄入不足和某些疾病影响时易发生低体温。新生儿低体温不仅可以引起皮肤硬肿症,还可致心、脑、肝、肾和肺等重要脏器损伤,甚至导致死亡。低体温时,体温每下降1℃,病死率上升28%。当体温<32℃时,病死率可达20%~50%;体温<30℃时,新生儿病死率高达61.1%。临床通过体温测量,准确评估低体温严重程度,有助于判断病情危重程度及预后。

三、注意事项

1. 不能单凭肛温来判断环境温度是否适宜,因为环境温度较低时机体可通过周围血管的收缩,新陈代谢率的增加来维持体温。若同时测腹壁皮肤温度,当低于肛温2℃以上时,说明环境温度低、机体通过皮肤血管收缩及增加代谢率提高深部体温。

2. 需注意体温计的量程,新生儿中、重度低体温时需使用低温体温计。

四、新生儿保暖

(一)新生儿保暖方法

1. 出生时的保暖　产房温度24~26℃,生后即开始保暖,将刚娩出的新生儿皮肤擦干,置于辐射式保暖床上,有条件者应将伺服控制装置的温度探头置于新生儿身上;无辐射式保暖床时,将小儿皮肤擦干并用温暖的毛巾包裹。将婴儿置于母亲胸前,进行母婴皮肤接触,即袋鼠式护理(kangaroo care),亦有较好的保暖效果。对于所有≤32周的早产儿,应使用塑料薄膜包裹减少对流散热,重视暖箱预热。

2. 窒息复苏时的保暖　对于重度窒息患儿,建议复苏时关闭辐射台,采用被动亚低温,以避免缺氧缺血性脑损伤加重。

3. 护理及治疗操作时的保暖　新生儿头部表面积约占体表面积的20.8%,散热较多,出生后给新生儿头部戴绒布或毛线帽,可使新生儿氧耗减少约14.5%。沐浴时热量丧失增加,故沐浴动作要快,及时擦干并应适当提高室温,体温不稳定或体温较低的新生儿一般不宜沐浴。手术、交换输血等治疗操作时要注意保暖和血液加温,否则丢失大量热量。术后亦要妥善保暖,以免新生儿为维持体温而增加代谢,对疾病和创口的愈合不利。新生儿面部皮肤对寒冷刺激很敏感,给氧气吸入时应将气体加热至37℃。

(二)新生儿保暖设备

1. 暖箱　目前临床应用的暖箱普遍采用强制对流方式,空气是通过气体滤过装置并经加温,然后在涡轮的作用下将气体送入安放婴儿的舱内,暖箱周围的空气不会直接进入舱内,起到"反隔离"的作用,但强制对流也使得不显性失水增加。调节方式:①预调箱内空气温度。即箱温达到人工预调所定的值(表4-2),根据小儿体温情况判断预定值是否适宜。②伺服控制(servo control)有两种方法:一种方法是预调婴儿皮肤温度来调节箱温,置传感器于婴儿某一部位(例如上腹部),并预调婴儿该部皮肤达到的温度值(表4-3),暖箱加热装置根据传感器所测得的皮肤温度与预定值的相差情况而供热,该方式调节箱温波动较大。当小儿取俯卧位时可将传感器安放在上臂三角肌下方外侧或大腿外侧。另一种方法是将传感器置于暖箱中央接近婴儿部位的空间,设定调节温度,这种方式箱温波动少。

表 4-2　早产儿暖箱温度（℃）设置（相对湿度≥30%）

胎龄（周）	出生后日龄						
	1	2	3	4	5	6	7
25	38.0	37.7	37.5	37.2	36.9	36.6	36.3
26	37.7	37.4	37.1	36.8	36.6	36.3	36.0
27	37.3	37.1	36.8	36.5	36.2	35.9	35.7
28	37.0	36.7	36.4	36.2	35.9	35.6	35.3
29	36.7	36.4	36.1	35.8	35.5	35.3	35.0
30	36.3	36.0	35.8	35.5	35.2	34.9	34.6
31	36.0	35.7	35.4	35.1	34.9	34.6	34.3
32	35.6	35.4	35.1	34.8	34.5	34.2	34.0
33	35.3	35.0	34.7	34.5	34.2	33.9	33.6
34	35.0	34.7	34.4	34.1	33.8	33.6	33.3
35	34.6	34.3	34.1	33.8	33.5	33.2	32.9
36	34.3	34.0	33.7	33.4	33.2	32.9	32.6

表 4-3　伺服控制时预调上腹部温度

体重（kg）	温度（℃）
<1.0	36.9
~1.5	36.7
~2.0	36.5
~2.5	36.3
>2.5	36.0

2. 辐射式保暖床（radiant warmer）　是通过头顶式远红外元件,发出热量聚焦集中在安置婴儿的局部区域内,以达到保暖的目的。调节方式:①人工手控调节,即输出功率由医护人员调节,适用于出生时护理或简单的诊治操作等短时间放置新生儿时;②伺服控制式,适用于长时间放置新生儿时。

3. 多聚乙烯塑料薄膜　适用于胎龄 <32 周或出生体重 <1 500g 的早产儿复苏时使用,可减少不显性失水。如需转运,还要包上毛毯,以减少传导散热。转入 NICU 后要及时去除塑料包被,以免出现高热。

五、注意事项

1. 患儿置于暖箱中或辐射式保暖床上,不用被褥覆盖,以免患儿吸收热量。

2. 测量皮肤温度时,测温探头必须紧贴皮肤并覆盖,以免环境温度干扰。

3. 使用伺服控制法调节暖箱温度时,婴儿若发热则箱温降低,造成不发热的假象,可能导致延误诊断,故宜每次测肛温时同时记录箱温。

4. 采用预调箱内温度方式控制箱温时,若暖箱壁是单层,而室温低于箱温时,此时婴儿舱内的“作用温度”并不是暖箱温度计所示温度,而是室温每低于暖箱温度 7℃,其“作用温度”应将测得的箱温减去 7℃。

5. 暖箱的预热时间较久,故 NICU 应备有预热暖箱。

6. 使用辐射保暖床时需注意　①使用伺服控制模式时,要保证传感器探头紧贴皮肤上,否则会导致过热。②不要过分信赖辐射保暖床来防止热量丧失,应尽快将潮湿的婴儿擦干以减少蒸发失热;婴儿置辐射保暖床时对流失热量较多,更应避免将保暖床放在通风处。③用辐射保暖床保暖时,小儿不显性失水量要较置暖箱者增加 50%以上,应注意液体补充。④由于小儿置于辐射式保暖床条件下通过对流、蒸发散失热量可观,所以氧耗较高,且小儿体表得到的热分布不均匀,当小儿情况允许时应转入暖箱。

【呼吸监测】

危重新生儿常常存在呼吸功能障碍甚至衰竭,因此,呼吸监测是 NICU 的主要工作内容之一。目前临床上常使用多功能检测仪,可同时监测呼吸频率、呼吸波形、心率（和心电图）、血压、氧饱和度和体温。

一、技术原理

呼吸监护仪可将探测到的呼吸信号转化为呼吸波形，计算出呼吸频率，并在超过设定范围时报警。技术原理可分为三大类：阻抗技术、电感技术和压力感受技术。

（一）阻抗技术

临床上最常用。呼吸运动时胸廓阻抗的变化通过传感器输入信息处理系统，将其转变为呼吸波等信号，输出至荧光屏，持续显示呼吸频率和呼吸波形。存在心动过速、身体移动、体位改变和电极线脱落、电极放置不当、腹部呼吸或胸部呼吸受限等情况时，可能出现假报警，另外对阻塞性或混合性呼吸暂停探测效果欠佳。

（二）呼吸感应性体积描记图

通过电感技术探测电感的变化，进而监测呼吸，有助于鉴别真正的呼吸暂停。在胸腹部同时放置感应线圈，通过对胸腹部的相对活动和安全装置进行分析，可监测到中枢呼吸暂停，亦可探测到阻塞性呼吸暂停。目前在临床上常用于预测猝死综合征，或早产儿和足月儿有生命危险的非症状性呼吸暂停的普查性研究，其临床价值有待证实。

（三）压力感受技术

通过压力感受装置，探测患儿因呼吸运动产生的体重分布变化，压力感受管内的气体压力发生变化，经热敏电阻监测呼吸频率。该技术干扰因素较多，目前趋于淘汰。

二、临床应用范围与方法

（一）应用范围

1. 早产儿、低出生体重儿。

2. 呼吸窘迫综合征、气胸、肺出血、重症肺炎等呼吸衰竭、窒息复苏后。

3. 缺氧缺血性脑病、颅内出血等中枢神经系统疾病。

4. 麻醉、手术期间或术后。

5. 其他病情危重的患儿。

（二）应用方法

1. 粘贴电极。

2. 设定呼吸频率上下限和呼吸暂停时间的报警范围。

3. 趋向显示，按 Trend 键后，荧光屏显示过去一段时间的呼吸频率和呼吸。

4. 暂停情况。

（三）临床意义

呼吸监护仪可动态监测呼吸频率变化及预测呼吸衰竭，及时发现呼吸暂停，还可用于窒息复苏时的监测。

三、临床观察

（一）呼吸频率

一般新生儿呼吸频率为 35~45 次/min，出生 1 小时后不应超过 60 次/min 或持续低于 30 次/min。当 $PaCO_2$ 上升、pH 下降及发生低氧血症时，呼吸频率与深度均可有不同程度的增加；浅而快的呼吸多与限制性通气功能障碍有关；严重缺氧或高碳酸血症、镇静药过量和体温过低时，可见呼吸频率减慢的呼吸抑制表现。

（二）呼吸形式

新生儿主要采用腹式呼吸，其主要呼吸肌是膈肌。新生儿鼻腔阻力约占整个呼吸系统的 1/3，几乎占气道阻力的 1/2，任何原因引起的鼻腔阻塞（包括炎症、损伤和插鼻饲管等）时，足月儿较易建立经口呼吸，早产儿代偿能力相对较差，较易诱发呼吸暂停。上呼吸道阻塞时可出现鼻翼扇动和三凹征等呼吸费力表现，而下呼吸道阻塞时则可有明显的呼气性呼吸困难和哮鸣音；气胸时可出现胸廓不对称运动。

（三）呼吸节律

新生儿尤其是早产儿，由于呼吸中枢发育不成熟，受到刺激时可出现呼吸节律改变，表现为呼吸不规则、周期性呼吸，甚至呼吸暂停。

（四）皮肤颜色

新生儿动脉血还原型血红蛋白含量大于 50g/L 时，肉眼即能察觉到发绀；口腔及舌黏膜发绀出现更早，当还原型血红蛋白含量在 30g/L 左右，即可观察到发绀。

（五）其他常见呼吸系统症状

如三凹征、鼻翼扇动、呻吟、周期样呼吸。

四、胸部体格检查

包括新生儿舒适程度、呼吸功、呼吸辅助肌应用、三凹征及胸廓运动是否对称。注意有无异常呼吸音及两侧呼吸音是否对称，有无气道反射，如咳嗽、呕吐和吞咽反射，患儿有否烦躁不安，以及意识状态。

五、胸部 X 线检查

对所有呼吸系统疾病的新生儿均应常规行胸部 X 线检查，以明确肺部病变，鉴别胸腺、心源性和骨骼异常，并确定导管位置。病情恶化而又难以用临床表现解释时更应常规行胸片检查以了解病情的进展。

六、肺部超声检查

超声已成为新生儿肺脏疾病诊断和治疗效果监测的一种重要手段，目前可用于诊断和评估气胸、肺炎、肺不张、胸腔积液、呼吸窘迫综合征、肺水肿和膈肌异常等新生儿呼吸系统疾病，还可在超声引导下进行胸腔积液或气胸穿刺。

七、肺功能监测

通过肺功能监测评估肺通气和换气功能，可最大限度地降低因过度通气或通气不足引起的肺损伤风险。常用方法有呼吸流量计和风速计，目前也有一些新兴技术如多呼吸冲刷技术、呼吸感应性体积描记术、电磁/光电体积描记法、电阻抗断层成像等逐步用于临床。监测指标包括潮气量、每分通气量、功能残气量、肺顺应性、气道阻力、呼吸功等，通过软件程序还可显示出压力 - 流速曲线、压力 - 容量曲线图、流速 - 容量曲线图等信息。

八、呼吸力学监测

患儿 - 呼吸机系统包括呼吸机管路、气管内导管、患儿气道、肺实质和胸腔，均可导致呼吸力学发生改变。主要监测指标包括气道峰压、吸气末压力、平均气道压、气道阻力、呼气末压力、肺顺应性、气道阻力、流速和触发灵敏度等。

九、注意事项

1. 新生儿呼吸监测有赖于临床体格检查、影像学、呼吸监护仪和血气分析等全面综合评估。

2. 呼吸监护仪的敏感度调节要恰当，过低不能检测较弱的胸部阻抗，过高则可同时接受心脏搏动引起的阻抗变化，影响结果判断。

3. 呼吸监护仪不能测出气道梗阻，特别是咽部阻塞或气管导管折瘪，因为这两种情况下，呼吸动作尚存，仍可产生信号，但实际上患儿的气体交换已受阻碍。

【脉搏氧饱和度监测】

血氧饱和度（SO_2）是指血红蛋白实际结合氧量与血红蛋白的最大结合氧量之比，即血氧饱和度 = 氧合血红蛋白 /（氧合血红蛋白 + 还原血红蛋白）× 100%。脉搏血氧检测仪可持续、无创性监测经皮血氧饱和度（SpO_2），在一定程度上可反映动脉血氧饱和度（SaO_2）水平，临床上用于了解机体缺氧状况。

一、技术原理

将监测仪的光感器放置在患儿血运充盈处，探头的发光二极管发射红光（波长约 660nm）和红外线（波长约 940nm），透射监测部位皮肤、皮下组织及动静脉血液后，分别被氧合血红蛋白及还原血红蛋白吸收，由探头的接收端接收后输入信息处理系统，运用光电分析技术，依据氧合血红蛋白及还原血红蛋白的光吸收特性不同，测定二者对不同波长光波的折射或在特定波长光照射下的光密度，计算红外线吸收量与红光吸收量的比值，从而获得 SpO_2 并通过显示屏以数字显示。当 SpO_2 超过设定范围时，报警器发出声音并闪光或数字闪烁报警。

二、临床应用范围与方法

1. 应用范围　适用于住院新生儿的生命体征持续监测。

2. 应用方法　经皮血氧饱和度监护仪的探头分夹型和带型两类，各有多种规格，可安置在手指、足趾、耳垂或鼻翼等部位，对于小婴儿，还可选择手掌、脚掌、手腕等部位。待搜索到脉搏信号后，显示屏上便出现 SpO_2 的数值。

3. 临床意义　由于氧解离曲线的特点，当 PaO_2 在一定范围内波动时，SaO_2 处于解离曲线升段，对 PaO_2 变化反应较为敏感。但当 $SaO_2 > 94\%$ 时，解离曲线进入平坦段，即使 PaO_2 波动幅度很大，SpO_2 变化却不明显。因此，血氧饱和度监护仪仅对低氧血症有监护意义，而不适用于高氧血症的监护，后者需改用经皮血气监护。

三、注意事项

1. 安放探头的位置移动时，监测结果不准确。长时间监测时，每 4~8 小时应更换探头位置，以免损伤局部的组织。

2. 探头与主机应匹配,不同型号者不可混用。

3. 体温、pH值、$PaCO_2$和红细胞2,3-DPG等因素可影响Hb对氧的亲和力。

4. 脉搏血氧仪利用体积描记技术测量容积的变化,只能测定有搏动的动脉血氧饱和度。血流灌注不足时,监测数值偏低;频发早搏、心房纤颤时监测结果不稳定。

5. 某些染料,如亚甲蓝可影响光线传输,使数值偏低;皮肤局部颜色过深可使数值偏高;外部光线过强也可干扰结果。

6. 碳氧血红蛋白和高铁血红蛋白也可吸收红光和红外光,使监测的结果偏高,因此,当这两种血红蛋白浓度偏高时,应使用四波长光源脉搏血氧仪或间断监测SaO_2。

【心电监测】

在NICU应用心电监护持续监测患儿心电活动,以期发现心率和心律的改变,如心率减慢、心动过速及各种心律失常等。新生儿心电图受从胎儿向新生儿的转折期血流动力学的影响,呈动态变化,尤其是生后24小时内变化更明显。由于受生长发育的影响,早产儿心率较足月儿快,且QRS电压较低,右心优势不明显。此外,围产期窒息、缺氧缺血、血pH值和电解质等水平的变化,都会给准确判断新生儿心电图变化带来困难,故必须结合临床进行全面分析。

一、技术原理

传感器由三个银-氯化银制成的生物电位电极组成,通过皮肤接触,接收来自人体的心电信号并将其输入信息处理系统。信息处理系统把心电信号转换为心电波形、数字、声或光等各种信号输出至荧光屏,可持续显示心电波形,以数字或光柱上下波动的方式显示平均心率,并以闪光灯或音响显示收缩期的心音,使心率和心律的变化便于听觉和视觉识别。此外,信息处理系统还具备储存功能,记载有心率增快和/或减慢的程度、次数,以及心律的变化。

二、临床应用范围、方法与临床意义

（一）应用范围

1. 心力衰竭、心律失常、心肌缺血及心脏压塞等严重心脏疾患。

2. 心肺脑复苏和安装临时起搏器期间与之后。

3. 呼吸衰竭和重症肺炎等呼吸系统疾病。

4. 麻醉、手术期间或手术后。

5. 洋地黄过量或中毒。

6. 低排综合征及低血压时。

7. 各种严重感染。

8. 电解质紊乱和酸碱失衡。

（二）应用方法

1. 粘贴电极　心电监护仪的正电极位于左前胸,负电极位于右前胸,接地电极位于左下腹部。粘贴前清洁皮肤表面,皮肤和电极之间使用导电膏以减少电阻。

2. 选择导联　选择最佳导联,使荧光屏上的波形振幅大、干扰小,以便观察分析。

3. 设定报警。

4. 趋向显示　按Trend键显示过去一段时间内心率和心律的变化情况。

（三）临床意义

1. 动态监测心率和心律的变化,可区别室上性心律失常和室性心律失常。

2. 诊断心肌缺血并有助于寻找其病因。

3. 提示血钾和血钙的明显升高或降低。

4. 心肺复苏时用于心脏按压或电除颤等的监测。

5. 安装临时起搏器时评估其功能。

三、新生儿心电图正常值

（一）心律和心率

新生儿正常节律为窦性心律,即具有正常P-QRS-T的关系。在安静状态下,新生儿的心率范围是90~180次/min。与相同日龄的足月儿比较,早产儿心率较快（表4-4）。

（二）心电图时限

1. P-R间期　为激动自窦房结发出后经过整个心房,在房室结后传至希氏束及左、右束支,最后到达浦肯野纤维,是心房激动至心室开始除极为止的全部时间,正常范围为0.07~0.12秒。

2. QRS时限　代表心室除极时间,在新生儿娩出时平均0.065秒,第1周末下降至大约0.06秒。

3. Q-T间期　包括心室除极及复极两个过程的时间总和。新生儿期,尤其是早产儿,Q-T间期相对较长。因受年龄和心率的影响,通常用Q-Tc表示。对相同年龄不同心率的Q-T间期用Bazett

表 4-4　新生儿心电图正常值

日龄	心率（次/min）	心电轴（°）	P-R 间期（秒）	QRS 时限（秒）	Q-T 间期（秒）
出生~1 天	88~158	+94~+224	0.08~0.14	0.05~0.08	0.20~0.39
~7 天	85~162	+96~+207	0.08~0.14	0.05~0.07	0.21~0.34
~28 天	115~172	+60~+212	0.09~0.13	0.05~0.07	0.23~0.31

公式纠正,其纠正值称为 Q-Tc（或 K 值）。新生儿期 Q-Tc 平均值约 0.40 秒。Q-T 间期相对较长的原因可能与分娩时以及产后新生儿循环途径的调整或心肌劳损、低体温有关。

（三）心电图波形

1. P 波　新生儿期 P 波振幅较高,甚至可高达 0.3mV,但一般为 0.21~0.25mV。其原因与该时期右心房相对较大、出生早期肺动脉压较高有关,其次可能与新生儿胸腔小、肺扩张不全,在一定程度上影响心脏外形和位置,以及胸壁较薄等因素有关。P 波时限较短,最长为 0.07 秒,P_{V_2} 电压 $> P_{II}$,这两者均与新生儿期 P 向量环的最大向量指向前方有关。

2. QRS 波　由于新生儿右心室占优势,可使心脏呈顺钟向旋转,QRS 波起始向量有时可以指向左前方偏上。因此,在一部分新生儿中,左胸导联无 Q 波,个别新生儿右胸导联可呈 qR 型。II、III、aVF 导联可见深 Q 波,这并不具病理意义。随着年龄的增长,起始向量逐渐延伸向右侧,左胸导联 Q 波加深。

3. T 波　T 向量在新生儿期变化较大,与新生儿出生后血流动力学迅速改变有关。生后 5 分钟内 T 向量指向左前方稍偏下,1~6 小时为过渡阶段,T 向量显著向右前旋转,使右胸导联 T 波直立,左胸导联 T 波平坦或倒置,在生后 3~7 天 T 向量又向左回转,最后指向左后方,使右胸导联 $T_{V1~V4}$ 倒置,左胸导联 V_5、V_6 直立。

（四）心电轴

正常新生儿 QRS 额面电轴大约 +35°~+180°。1 周末逐渐减少至 +110°,一直维持此水平到 1 个月。因而在新生儿中,除偶然情况外,右胸导联主波方向是向上的。正常额面 P 电轴位于 0~90°。T 波电轴在额面上较 P 与 QRS 电轴易变。T 波的振幅在第 1 周内常较低平。

四、注意事项

1. 心电监护仪必须接地线。

2. 有报警开关的,要及时开启。

3. 电源有直流/交流选择的,尽量使用交流电,以免电池损耗。

4. 多采用一次性电极。电极放置 24~48 小时后,导电膏可因水分蒸发而干燥,容易出现伪差或信号中断,重新粘贴电极时应更换部位,以免长时间粘贴引起皮肤的损伤。

5. 当荧光屏的心电图异常时,应做常规的心电图检查,以正确判断监护的结果。

6. 肌肉震颤可引起心电波形细小而不规则的波动,易被误诊为心房颤动。

7. 呼吸机和床边 X 线机等用电设备可导致心电波的伪差。

【血压监测】

血压变化可能导致全身器官血流灌注异常,造成重要脏器损伤,例如颅内出血、缺氧缺血损伤、肾损伤、肝衰竭、休克等。血压监测是临床上最重要、最基本的监测循环系统功能状态的指标之一。

一、技术原理

（一）无创测压法（间接测定法）

其基本原理是通过给缚于四肢的袖带间断加压,利用动脉血流阻断——部分阻断（Korotkoff 音）——开放时血液湍流所产生的压力与声音变化来测定动脉血压。通过多普勒超声传感器向血管壁发出高频超声信号,由于射血期血管壁的搏动引起反射波频率改变,超声血流量计可接收到该反射波,并将其增幅、转换成可以听取的声音,从而测量动脉血压。对于 Korotkoff 音微弱或难以听取时（如末梢循环差时）,多普勒超声可代替听诊器。若周围循环灌注不良或采用无创测压法测得的收缩压小于 2.66kPa（20mmHg）时,则应改用直接测压法。

（二）有创测压法（直接测压法）

通过动脉插管将血管内腔与外部的压力传感

器连接来测定血管内压力。传感器将压力信号转变为电信号,经血压监护仪处理即可在荧光屏上显示血压波形和收缩压、舒张压及平均压数值。在末梢动脉血流量显著减少时有创法测得的血压值可能高于无创法,一般而言,有创法所测得血压更准确,测得的收缩压约比无创法高 0.27~1.06kPa(2~8mmHg),低血压状态下可高 1.33~3.99kPa(10~30mmHg)。尤其适用于严重休克、低血压或脉压小、用无创法难以测压的患儿,并可连续动态观察。

二、临床应用范围、方法与临床意义

(一)应用范围

适用于所有危重新生儿,尤其是存在循环障碍、休克、心内直视手术后、有明显血管收缩倾向、快速或大量输液(输血),以及应用血管活性物质者。有创测压时的动脉内插管还可随时用于采取患儿血样,供化验和血气分析之用。

(二)应用方法

1. 无创测压法 测量时将传感器放在上臂内侧或腘窝处,缚上袖带,将袖带充气到 13.3kPa(100mmHg),然后缓慢放气,当袖带压力降至与收缩压相等时会发出 Korotkoff 音,袖带压力降至与舒张压相等时声音消失,此时血压计上可显示收缩压与舒张压。带有微电脑的多普勒血压计可自动显示收缩压与舒张压的数值。

2. 有创测压法 根据患儿具体情况选择动脉插管部位,一般选择桡动脉、脐动脉、颞浅动脉与足背动脉。具体操作步骤如下:①连接测压装置:将动脉导管连接一个三通开关,其中一个通路与含有肝素生理盐水的输液泵相接,另一个通路与压力传感器连接,然后将传感器与血压监护仪连接。为防止共振造成压力波变形而影响测压的准确性,测压管道应有足够的硬度(可采用无顺应性管道)且管道长度最好在 1.5m 以内,动脉插管深度根据针芯型号不同而异,一般见回血后再送入约 2mm。若动脉导管顶端顶在血管上,可将导管拔出少许;若动脉插管前端血管收缩,则应拔除导管;导管内如有血凝块,应设法吸出,勿把血凝块推入体内。②设定零点:将传感器安放于腋中线水平,先关闭与动脉导管相连的三通开关,使输液管道与传感器相通,并使传感器另一端与大气相通以校正零点。校正零点后应关闭传感器与大气相通的开关。测压之前均应校零。压力传感器

应与循环系统的零点处于同一水平(约右心房高度),以减少误差。③测定压力:打开与动脉导管相通的三通开关,使传感器与动脉导管相通,即可在荧光屏上显示血压波形、收缩压、舒张压及平均血压。但应注意,每隔 4~6 小时给予肝素生理盐水输注,以避免血液凝固。测压过程中需用输液泵以 1~3ml/h 的速度连续输注或用注射器间断输注肝素生理盐水(1U/ml),以保持导管通畅,必要时(如留取血样后)加速冲洗。

(三)临床意义

动脉血压受心输出量、循环血容量、外周血管阻力、血管壁弹性及血液黏度等因素的影响,机体对血压变化存在着极其精细、极其复杂的调节机制。与其他监护相似,血压监护有时不能完全准确无误地反映循环功能,如在低血容量性休克早期,虽然血容量减少,但机体通过代偿机制仍可维持正常的血压。因此,临床上必须结合患儿的全身情况及其他指标进行综合判断。

收缩压、舒张压、平均压和脉压具有不同的临床意义。收缩压主要由心肌收缩力和心输出量决定,其重要性在于克服各脏器的临界关闭压,保证脏器供血。舒张压主要决定于外周血管阻力,它在维持冠状动脉灌注压方面有着重要作用。脉压是收缩压与舒张压之差,其意义比单一的收缩压或舒张压大,在低血容量休克时,脉压缩小常先于舒张压下降,它是血容量损失超过循环系统代偿功能的第一个先兆。缩小的脉压一旦增大说明血容量恢复。平均压是心脏各时相动脉系统的功能压,是组织灌注的指征。

对于新生儿正常血压范围,目前尚无统一的标准。一般认为新生儿正常收缩压平均为 8.3~9.3kPa(62.4~70.0mmHg),若足月儿收缩压 <6.67kPa(50mmHg)、早产儿收缩压 <5.33kPa(40mmHg),或平均动脉压低于 4.0kPa(30mmHg)或胎龄,或脉压减小,则提示存在低血压;若足月儿收缩压 >12.0kPa(90mmHg),早产儿收缩压 >10.7kPa(80mmHg),或高于同胎龄儿血压的第 95 百分位数,则提示存在高血压。

三、注意事项

1. 无创法测血压时,应注意选择合适的袖带,袖带宽度应为上臂或大腿长度的 2/3。袖带过窄会导致血压测量值偏高,袖带过宽会导致血压测量值偏低。放气速度一般为 0.4~0.67kPa/s

（3~5mmHg/s），若放气过快，特别是在心动过缓时所测得血压多低于实际值。临床上常规监测血压时，测压间隔时间不应短于 2 分钟，以免引起静脉淤血。

2. 有创血压监测时，传感器、三通开关和所有测压管道必须充满肝素生理盐水，不能有气泡存在，否则会影响测定结果，甚至导致空气栓塞。

（夏世文）

参 考 文 献

1. 中华医学会儿科学分会新生儿学组，中华儿科杂志编辑委员会. 出生胎龄 <32 周早产儿复苏临床实践指南（2022）. 中华儿科杂志，2023，61（01）：6-15.

2. 邵肖梅，叶鸿瑁，丘小汕. 实用新生儿学. 5 版，北京：人民卫生出版社，2019.

3. Gleason CA, Juul SE. Avery's Diseases of the Newborn. ELSEVIER, 2012.

4. 周晓光，肖昕，农绍汉. 新生儿机械通气治疗学. 2 版，北京：人民卫生出版社，2021.

5. 肖昕，周晓光. 新生儿重症监护治疗学. 南昌：江西科学技术出版社，2008.

第二节　新生儿血气监测

【新生儿经皮血气监测】

动脉血气分析是评估新生儿肺部气体交换功能与酸碱平衡的金标准，也是 NICU 最常用的实验室检查技术，但因其为有创操作，需要反复穿刺采血，可能导致感染、医源性贫血和疼痛等副作用，且无法连续监测。经皮血气监测指标包括经皮氧分压（$TcPO_2$）和经皮二氧化碳分压（$TcPCO_2$），它们与动脉血氧分压（PaO_2）和二氧化碳分压（$PaCO_2$）有良好的相关性，且具有无创、操作简单以及可床旁持续监测等优点，目前已越来越多地用于 NICU 中需要呼吸支持的新生儿尤其是早产儿监护。

一、技术原理

通过加热安置在皮肤表面的电极，将皮肤预热至 42~45℃，使局部毛细血管扩张，皮肤通透性增加，血流增加，毛细血管动脉化，血管中气体经血管壁、组织间隙，通过皮肤逐层弥散进入电极，最终可测得皮下组织的 $TcPO_2$ 和 $TcPCO_2$。新生儿尤其是早产儿皮下组织中脂肪较少，皮肤易预热，测量结果较为准确。O_2 从组织扩散到皮肤表面过程中可被消耗，因此 $TcPO_2$ 通常较 PaO_2 偏低；而 CO_2 的弥散率更高，故而 $TcPCO_2$ 与 $PaCO_2$ 之间的相关性更好。

二、临床应用范围、方法与临床意义

（一）应用范围

1. 评估肺通气和换气功能　适用于临床状况稳定，无组织灌注不良，动脉血气分析结果提示无酸碱失衡，且需要呼吸支持的新生儿，尤其是早产儿。

2. 评估组织灌注情况　对于存在休克、心力衰竭等循环障碍的患儿，与动脉血气分析结果进行对比，可用于评估组织微循环和灌注情况。若 $TcPO_2$ 与 PaO_2 变化一致，且结果误差低于 15%，提示组织灌注正常；若 $TcPO_2$ 降低，但 PaO_2 基本正常，提示组织灌注不足。

（二）应用方法

经皮血气监测仪经校准后（约需 20 分钟），选择多血管、少脂肪、活动少并能紧密粘贴电极的皮肤（如上胸部、腹部、肩部、大腿内侧或上臂内侧），在新生儿皮肤上放置电极，使局部皮肤预热至 42~45℃，实现毛细血管动脉化，测得皮下组织的 $TcPO_2$ 和 $TcPCO_2$。建议用于足月新生儿时温度设置为 42~43℃，早产儿则为 42℃。监测过程中，应严密观察局部皮肤状况，每 4 小时（超早产儿每 2 小时）或局部皮肤发红时，应更换电极位置，以免引起局部烫伤和压力性坏死。每次更换电极位置后应再次校准后进行测量。

（三）临床意义

呼吸支持和氧疗是 NICU 最常用的治疗手段，但也是双刃剑，既可改善呼吸和氧合，也可导致并发症。通气不足可能导致肺不张和低氧血症，增加喂养不耐受、坏死性小肠结肠炎、缺氧缺血性脑损伤和颅内出血等风险；过度通气则会导致氧化应激损伤，增加肺气漏、早产儿视网膜病、支气管发育不良和脑室周围白质软化的风险。$PaCO_2$ 过高、过低及短时间内波动均可增加早产儿脑损伤的发生率。通过经皮血气持续监测 $TcPO_2$ 和 $TcPCO_2$，可早期发现呼吸支持过程中出现的通气不足或过度通气，及时干预，对降低新生儿呼吸机相关性肺损伤、脑损伤和早产儿视网膜病等并发症的发生率有重要意义。

血氧饱和度监护仪也是 NICU 用于连续监测患儿氧合的常用无创方法，但由于氧解离曲线的特点，当 SaO_2>94% 时，解离曲线进入平坦段，即使 PaO_2 波动幅度很大，SpO_2 变化却不明显。因此，血氧饱和度监护仪仅对低氧血症有监护意义，无法有效识别高氧血症，而经皮血气监测可弥补该不足。

此外，经皮血气监测还可为机械通气参数设置、拔管时机的选择等提供指导，对于早产儿撤离呼吸机的早期（72 小时内），$TcPCO_2$ 监测有助于及时发现和处理高碳酸血症，减少拔管撤机失败率。经皮血气监测作为一种有效的无创监测手段，可有效减少 NICU 患儿穿刺采血的次数，降低医源性失血和感染风险，减少因疼痛刺激引起的人机对抗和颅内出血发生风险，且未增加机械通气时间和临床不良结局。

三、注意事项

1. 经皮血气监测无法反映体内代谢指标（如 pH 值、乳酸、电解质等），因此在临床应用的同时，仍需定期进行动脉血气监测作为对照和补充。

2. 电极温度过高可能增加皮肤烫伤风险，早产儿皮肤娇嫩，应尤为注意。但温度越低，经皮血气监测仪反应时间越长，易导致经皮与动脉血气之间差异增大，也应注意。

3. 在严重循环障碍（如休克、水肿）的患儿中，$TcPO_2$ 与 PaO_2、$TcPCO_2$ 与 $PaCO_2$ 无明显相关性，无法准确反映患儿的肺通气和换气功能，不能替代动脉血气分析。

4. 电极与皮肤之间滴入一滴水，可排出其中的空气，增加电极与皮肤之间的密闭性，提高测量准确度。

5. 新生儿低血压并应用血管扩张剂后、贫血、酸中毒、低体温、足月儿皮肤较厚或水肿等情况下，$TcPO_2$ 偏低。

【新生儿动脉血气监测】

动脉血气分析是评估机体氧合和酸碱平衡的金标准，常用指标包括：pH 值、动脉血氧分压（PaO_2）、动脉二氧化碳分压（$PaCO_2$）、标准碳酸氢盐（standard bicarbonate, SB）、实际碳酸氢盐（actual bicarbonate, AB）、剩余碱（base excess, BE）、缓冲碱（buffer base, BB）、阴离子间隙（anion gap, AG）、动脉血氧饱和度（SaO_2）、动脉血氧含量（CaO_2）和乳酸等。

一、技术原理

血液气体（血气）是指血液中物理溶解的 O_2 和 CO_2。血气分析是应用现代气体分析技术，对血液中物理溶解的气体成分及其分压、H^+ 浓度等进行直接定量测定，并由此推算出其他有关参数，如 HCO_3^- 浓度、BE 及 SaO_2 等，以便评估血液输送气体及肺换气功能，判断酸碱平衡状态。目前常用全自动血气分析仪。

二、临床应用范围、方法与临床意义

（一）应用范围

适用于罹患呼吸系统疾病、组织循环障碍、酸碱平衡紊乱及其他危重新生儿，可辅助诊断酸碱平衡紊乱、呼吸衰竭及分型。

（二）应用方法

1. 采血部位　在患儿安静时采血，新生儿动脉血可取自脐动脉、桡动脉、颞动脉等。动脉采血困难者可采毛细血管血，常用部位有足跟、指/趾端、耳垂等，采血前需热敷使局部毛细血管"动脉化"，但目前尚缺乏统一标准，且受循环因素影响大，与 PaO_2 相关性较差。也可以用静脉血标本，但与动脉血气正常值标准有所不同，应注意。

2. 标本处理与检测　使用肝素作为抗凝剂，按每毫升生理盐水加 100U 肝素配制，每次只用 0.05~0.1ml 肝素盐水充填注射器，过多会影响结果。采集血标本后，应用橡皮塞堵住采血针头以隔绝空气，立即将血标本保存在 4℃（或置于冰水中），10 分钟内完成检测。使用全自动血气分析仪测得结果。

（三）临床意义

1. 酸碱度（pH 值）　为血液中氢离子浓度的负对数，代表血液的总酸度。新生儿动脉血 pH 值与其胎龄和生后日龄有关（表 4-5）。足月儿出生时脐动脉 pH 值为 7.11~7.36（平均 7.26），24 小时后外周动脉血 pH 值为 7.35~7.45（平均 7.40），此时若 pH<7.35 为酸中毒，pH>7.45 则为碱中毒。需注意，血 pH 值正常也不能排除酸碱平衡紊乱存在，可能处于代偿期或存在混合型酸碱平衡紊乱。

2. 动脉血氧分压（PaO_2）　指动脉血中物理溶解的 O_2 所产生的压力，反映机体氧合情况，可判断缺氧或氧中毒程度。新生儿出生 24 小时后正常参考值为 11.0~14.4kPa（83~108mmHg）。

3. 动脉血二氧化碳分压（$PaCO_2$）　指动

表 4-5　新生儿于生后不同时间内的 pH 值和 PaO_2*

	新生儿	pH 值	PaO_2（kPa）（mmHg）
早产儿	出生 48 小时后	7.35~7.50	10.6~13.3（80~100）
足月儿	出生时	7.11~7.36	1.1~3.2（8~24）
	5~10 分钟	7.09~7.30	4.4~10.0（33~75）
	30 分钟	7.21~7.38	4.1~11.3（31~85）
	<24 小时	7.26~7.49	7.3~10.6（55~80）
	24 小时	7.29~7.45	7.2~12.6（55~95）
	>24 小时	7.35~7.45	11.0~14.4（83~108）

脉血中物理溶解的 CO_2 所产生的压力，反映肺泡通气情况，用于衡量呼吸性酸碱平衡。正常值 4.7~6.0kPa（30~45mmHg），平均为 5.3kPa（40mmHg）。$PaCO_2$ 增高表示通气不足，CO_2 潴留（即高碳酸血症），可为原发性或继发于代谢性碱中毒；$PaCO_2$ 降低表示通气过度，CO_2 排出过多（即低碳酸血症），可为原发性或继发于代谢性酸中毒。

4. 标准碳酸氢盐（SB）和实际碳酸氢盐（AB）　SB 是指全血在标准条件下（即在 38℃，血红蛋白氧饱和度为 100% 及 $PaCO_2$ 为 5.3kPa 的气体平衡后），血浆中 HCO_3^- 的含量，排除了呼吸因素的影响，为判断代谢因素的指标，正常范围为 22~27mmol/L。AB 是指隔绝空气的血液标本，在实际 $PaCO_2$ 和血红蛋白氧饱和度的血浆中 HCO_3^- 实际含量，受呼吸和代谢两方面因素的影响，正常值为 22~26mmol/L。AB 和 SB 比较可用于判断酸碱平衡紊乱的类型（表 4-6）。

5. 剩余碱（BE）　指在 38℃，$PaCO_2$ 为 5.3kPa、血红蛋白 150g/L 和氧饱和度为 100% 的状态下，用酸或碱将 1L 全血或血浆滴定到 pH 7.40 时所用的酸或碱的量。它表示血液中碱储备的情况，正常值为（0±3）mmol/L。BE>+3mmol/L 提示碱增多（碱剩余），见于代谢性碱中毒或呼吸性酸中毒；BE<-3mmol/L 提示酸增多（碱缺失），见于代谢性酸中毒或呼吸性碱中毒。

6. 缓冲碱（BB）　为血液中一切具有缓冲能力的碱量（负离子）总和，包括碳酸氢根、血红蛋白、血浆蛋白和磷酸盐等，正常值为 45~55mmol/L。仅反映代谢性因素，代谢性酸中毒时降低，代谢性碱中毒时升高。

7. 阴离子间隙（AG）　是指血清中的未测定阴离子（undetermined anion，UA）与未测定阳离子（undetermined cation，UC）的差值，即 AG=UA–UC，正常范围（12±2）mmol/L，可反映代谢性酸中毒的类型。人血清中总阳离子和阴离子值各为 151mmol/L，可测定阳离子为 Na^+，正常值 140mmol/L；可测定阴离子为 Cl^- 和 HCO_3^-，正常值分别为 104mmol/L 和 24mmol/L。UA 包括 Pr^-、HPO_4^{2-}、SO_4^{2-} 和有机酸；UC 包括 K^+、Ca^{2+} 和 Mg^{2+}。AG 增高的代谢性酸中毒：酸性物质产生增多或排出减少，见于新生儿窒息、呼吸窘迫、低体温、休克、感染、先天性代谢缺陷、肾衰竭等。AG 正常的代谢性酸中毒：H^+ 积聚或 HCO_3^- 丢失过

表 4-6　通过 AB 和 SB 判断酸碱平衡紊乱的类型

AB 与 SB 比较	临床意义
AB=SB 且在正常范围	酸碱平衡
AB=SB< 正常范围	代谢性酸中毒或代偿后的呼吸性碱中毒
AB=SB> 正常范围	代谢性碱中毒或代偿后的呼吸性酸中毒
AB>SB	呼吸性酸中毒或代谢性碱中毒
AB<SB	呼吸性碱中毒或代谢性酸中毒

注：AB，实际碳酸氢盐；SB，标准碳酸氢盐。

多,见于肾小管性酸中毒、消化液丢失过多、醛固酮缺乏、静脉输注 Cl^- 过多等。

8. 动脉血氧饱和度(SaO_2)和动脉血氧含量(CaO_2)　SaO_2 是单位血红蛋白含氧的百分数,正常值为97%。CaO_2 是指100ml动脉血中含氧的毫升数,是红细胞和血浆含氧量的总和,正常值为20.3vol%。CaO_2 减少与缺氧和/或血红蛋白减少有关,血红蛋白减少时,SaO_2 虽正常,CaO_2 仍极低;红细胞代偿性增多时,SaO_2 虽然降低,但 CaO_2 却正常。

9. 乳酸　可反映机体糖代谢和组织循环灌注情况,正常值<3mmol/L。如果 >5mmol/L（45mg/dl）应诊断乳酸酸中毒,可为原发性,例如丙酮酸代谢缺陷、电子传递链功能障碍等先天性代谢缺陷病;也可继发于组织缺氧,例如新生儿缺氧缺血性脑病、感染性休克、坏死性小肠结肠炎、呼吸衰竭等疾病,也可继发于其他有机酸血症（如甲基丙二酸血症）和长链脂肪酸氧化障碍。

三、注意事项

1. 采血应在患儿安静时进行,因为患儿啼哭、屏气、挣扎等均可直接影响血气的数值,特别是 PaO_2。

2. 血气分析的血标本必须在隔绝空气的条件下获得,采血后必须将血标本充分密封,勿产生气泡。因为空气中的 PO_2 接近 20kPa（150mmHg）,而 PCO_2 接近于零,若让血标本接触空气或空气混在血中（形成气泡）,PaO_2 会显著升高,而 $PaCO_2$ 会显著下降。

3. 血标本应注意低温保存及运输,10分钟内检测;无法立即检测时可置于4℃冰箱或冰水中冷藏,2小时内检测。在室温下,每过10分钟,标本中的氧将消耗 1ml/L 或使 PO_2 下降1/3,PCO_2 升高 0.133kPa（1mmHg）及 pH 降低 0.01;而在低温下,红细胞的代谢率低,氧气消耗和二氧化碳产生极少。

（彭斯聪　夏世文）

参 考 文 献

1. 王婷婷,富建华.经皮二氧化碳分压及氧分压监测在新生儿重症监护病房临床应用进展.中国实用儿科杂志,2017,32:323-327.
2. 周晓光,肖昕,农绍汉.新生儿机械通气治疗学.2版.北京:人民卫生出版社,2021.
3. 张蕾,翟芳会,张彦.重症感染性休克患者微循环对血气分析的影响.中华医院感染学杂志,2020,30（5）:676-679.
4. 许景林,王瑞泉,吴联强,等.经皮二氧化碳分压及氧分压监测在新生儿呼吸衰竭中的应用.中华新生儿科杂志,2018,33（6）:437-441.
5. 中华医学会围产医学分会新生儿复苏学组.新生儿脐动脉血气分析临床应用专家共识（2021）.中华围产医学杂志,2021,24（6）:401-405.
6. 刘亚男,侯新琳.新生儿乳酸酸中毒.中华新生儿科杂志,2018,33（4）:319-320.

第三节　呼吸末二氧化碳监测

呼吸末二氧化碳分压（end-tidal carbon dioxide pressure, $PetCO_2$）是间接反映血中 CO_2 张力即动脉血二氧化碳分压（arterial carbon dioxide pressure, $PaCO_2$）的指标,既可以反映患者的通气功能状况,还可以反映患儿循环功能和肺血流状况。与动脉血气分析相比,$PetCO_2$ 监测具有简便、快速、无创等优点,近年来已经成为一项常规监测技术和诊断工具,在危重症诊疗中应用广泛。

$PetCO_2$ 是指呼气末所有通气肺泡（包括无效腔通气肺泡）混合气体平均 CO_2 的压力。体内代谢不断产生的 CO_2 经血液运输到达肺,在肺内完成与外界气体的交换且排出体外。通过测定 $PetCO_2$,可间接反映 CO_2 的生成量、肺的换气和通气功能。生理状态下,由于存在少量肺泡和解剖无效腔,使肺泡气平均二氧化碳分压（P_ACO_2）略低于 $PaCO_2$。由于 $PetCO_2$ 和 P_ACO_2 具有很好的正相关性,且差值很小,临床上常用 $PetCO_2$ 代替 P_ACO_2。

$PetCO_2$ 的正常范围为 35~40mmHg,平均为 38mmHg。正常情况下,新生儿肺泡无效腔较小,对 P_ACO_2 稀释作用较小,所以 $PetCO_2$ 一般比 $PaCO_2$ 低 2~5mmHg。机械通气时可使通气血流比例（V/Q）失调增大,其动脉血-呼气末二氧化碳分压差（$PaCO_2$-$PetCO_2$）大约增加 1~2mmHg。

一、技术原理

临床中最常用红外线分析法测量呼出气中的 CO_2。将气体样本收集到一个小室中,让红外光透过,由于 CO_2 分子能够吸收特定波长（4 260nm）的红外光,CO_2 浓度的高低与其吸收能量的多少有关,根据散射光线的密度判定气体分压。当红外线穿透 CO_2 气体样本时,其部分能量被 CO_2 吸收,能量随之衰减,其衰减程度可用光电换能元件探测并将之转换成电信号。而根据所吸收的红外光能量的大小即可确定此时的 CO_2 浓度,并根据连续呼出的 CO_2 波形计算出呼吸频率,获得更多的临床信息。

正常的 CO_2 波形一般可分四相四段:①Ⅰ相:吸气基线,离开气道的气体来自解剖无效腔,CO_2 浓度为0;②Ⅱ相:呼气上升支,肺泡气混入无效腔气体,CO_2 增多,曲线呈明显的上升趋势;③Ⅲ相:呼气平台,CO_2 曲线是水平或微向上倾斜,呼出气的大部分表现于此段,表示气体来自肺泡称,平台终点为呼气末气流,为 $PetCO_2$ 值,是呼出肺泡气 CO_2 的最高浓度;④Ⅳ相:吸气下降支,CO_2 曲线迅速而陡直下降至基线新鲜气体进入气道(图4-1)。

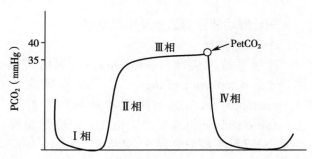

图4-1　正常的 CO_2 波形图

CO_2 图波形与大部分呼吸波形相反,曲线向上弯曲部分为呼气,向下部分为吸气。通过分析波形的变化,可以判断心肺复苏是否有效、呼吸机参数是否合适,以及患儿呼吸中枢功能和呼吸功能状态。如 $PetCO_2$ 升高可能与体温升高、通气不足、气道部分堵塞或存在外源性 CO_2 吸收剂有关;若 $PetCO_2$ 突然降低或未达零值,提示气道漏气、呼吸机管道部分滑脱、气道部分堵塞或气管插管滑脱到咽喉部的可能;但若 $PetCO_2$ 突然降近零值,则提示呼吸机通气严重失效,常见原因有插管至食管、呼吸机脱管、呼吸机完全失效或气管内插管完全堵塞/扭曲等。

二、临床应用范围、方法与临床意义

(一)应用范围

正常新生儿 $PetCO_2$ 值在 36~40mmHg 之间,并且从鼻前庭采样所获得的 $PetCO_2$ 与 $PaCO_2$ 值具有较高相关性,据此可推测 $PaCO_2$ 值是否在正常范围。$PetCO_2$ 监测常用于以下情况:①机械通气时,通过 $PetCO_2$ 监测不仅有助于判断气管导管位置,还可及时发现导管阻塞、指导呼吸机参数调节,以及撤机等。高频通气因其特殊通气机制,在气管导管近端测得的 $PetCO_2$ 与 $PaCO_2$ 没有明显相关性,但远端的 $PetCO_2$ 与 $PaCO_2$ 相关性较高,可通过远端采样方式在一定程度上判断 $PaCO_2$ 水平,指导呼吸机参数的调节。②在新生儿转运途中,通过 $PetCO_2$ 监测可及时确认气管导管位置防止意外脱管,并指导机械通气参数调节。③在新生儿复苏过程中,通过 $PetCO_2$ 监测有助于判断复苏体位及效果,实际临床意义有待研究。④接受机械通气治疗的 RDS 早产儿,通过实时动态监测 $PetCO_2$ 变化,一方面可估计 $PaCO_2$,另一方面还可判断其病情、指导呼吸机参数设置并降低低碳酸血症的发生率。⑤对于发生呼吸暂停的新生儿,通过鼻部采样的 $PetCO_2$ 监测可以准确地评估呼吸频率和节律,在 CO_2 浓度迅速下降并伴有 $PetCO_2$ 的数值下降时及时报警。⑥通过 $PetCO_2$ 监测还可指导胃管放置。一般情况下,在胃管口检测的 CO_2 压力应为零。

(二)应用方法

使用前需手动定标或使用仪器自动定标,分光光度法仪器需以大气 CO_2 浓度定标。定标结束后将管路接入气道,对于有创机械通气的新生儿,连接婴儿专用适配器于气管插管与呼吸机接口之间,在气管插管远端采集气样,呼气末二氧化碳检测仪即可显示 $PetCO_2$ 数值,同时显示 CO_2 波形。

(三)临床意义

1. 评价代谢功能　对呼出气 CO_2 平均流速进行积分,即可得到每分钟 CO_2 产量,可反映患者的代谢情况,据此可计算消耗的热量。极低出生体重儿正常 CO_2 产量为(9.6 ± 2.1)ml/min。

2. 评价通气量　当体内外 CO_2 交换平衡,且体内产生的 CO_2 量不变情况下,$PetCO_2$ 与通气量成反比关系;而且在呼吸循环正常时,$PetCO_2$ 总是稍低于 $PaCO_2$。此时 $PetCO_2$ 可真实反映通气情况。

3. 无效腔与潮气量比值的测定　健康者<0.3,但 RDS 等患者比值明显增大,且比值越大,预后越差。

4. 最佳 PEEP 的选择　同时测定 $PetCO_2$ 和 $PaCO_2$ 即可计算出动脉血-呼气末二氧化碳分

压差（$PaCO_2$-$PetCO_2$），反映肺内 V/Q 关系，可作为选择最佳 PEEP 的指标。正常情况下 $PaCO_2$-$PetCO_2$ 应 <5mmHg。当 V/Q 增大时，$PaCO_2$-$PetCO_2$ 增加；V/Q 正常时，$PaCO_2$-$PetCO_2$ 也正常。PEEP 可减少肺内分流量，改善 V/Q，使 $PaCO_2$ 升高，$PaCO_2$-$PetCO_2$ 降低；但若 PEEP 过大，心排血量下降，$PaCO_2$ 反而降低，$PaCO_2$-$PetCO_2$ 增大，故 $PaCO_2$-$PetCO_2$ 最小时表示 V/Q 最合适，此时的 PEEP 为最佳 PEEP。

$PaCO_2$-$PetCO_2$ 与 $PaCO_2$ 的差距大小，主要取决于无效腔与潮气量之比。下列情况常可引起 $PaCO_2$-$PetCO_2$ 增大：①生理无效腔增加：如 RDS、肺栓塞、肺循环压力降低、潮气量过大或 PEEP 过高等，使 CO_2 含量较高的血液不能有效到达通气肺泡，而本身 CO_2 含量少的无效腔呼出增多，使 $PetCO_2$ 降低；②肺泡排气不完全：如机械通气时严重的通气不足、呼吸频率过高或潮气量过低等；③监测技术错误：如患儿经口呼吸、取样部位离气道过远，或与进气口过近、呼出气漏到大气内时，可使呼出气混有无 CO_2 的气体。

5. 评价循环功能　在休克、心力衰竭和肺梗死时，$PetCO_2$ 可急剧下降，而 $PaCO_2$ 升高，导致 $PaCO_2$-$PetCO_2$ 增大。

三、注意事项

1. 一般来说，只有在肺内的 CO_2 交换正常的情况下，即呼吸、循环协调正常运作时，$PetCO_2$ 才总是稍低于 $PaCO_2$，此时 $PetCO_2$ 才能真实地反映 $PaCO_2$ 和通气情况。

2. 由于 O_2、NO 与 CO_2 吸光谱相近，吸入高浓度上述气体时，会影响监测结果，需对结果进行校正。

3. 对于显示浓度百分比的仪器，当监测管路中存在不能识别的气体（如氦气），会导致气体总体积下降，$ETCO_2$ 浓度假阳性升高。

4. 旁流型 $ETCO_2$ 监测在呼吸频率过高、气道阻力过高、呼吸极度异常时，结果准确性逊于主流型。

5. 在患者与监测装置之间的呼吸管路安装滤器时，会影响气体监测，导致结果偏低。

6. 气道分泌物多或过度湿化时，可黏附主流型装置的监测管路内壁，或堵塞旁流型装置的采样管，导致结果不准确，因此需长期监测时应注意保持管路通畅。

7. 应按说明书要求，对仪器和监测装置进行定期清洁消毒，避免交叉感染。

（李文斌）

第四节　新生儿肺功能监测

新生儿肺功能测定是一种重要的临床检查手段，有助于了解患儿的肺功能及肺生理状态。新生儿肺功能监测一般指呼吸力学监测，同时也包含对中枢呼吸控制、外周气体交换功能的监测。肺通气呼吸力学主要通过实时监测通气流速、压力、容量的变化，反映呼吸系统/肺顺应性、气道助力、呼吸做功等方面的变化。外周气体交换功能主要通过血气、呼出气分析技术，以及借助有创性血流动力学监测技术，辅助判断肺通气-血流状况，为疾病病理生理快速做出诊断，也可以迅速判断干预技术应用的效果。

一、肺功能监测指标及技术原理

（一）顺应性

呼吸系统顺应性（compliance，C）包括胸廓顺应性（compliance of thorax，C_T）和肺顺应性（lung compliance，C_L），与胸廓和肺脏的弹性阻力（elastic resistance，R）密切相关。顺应性与弹性阻力呈反比，顺应性越大，弹性阻力越小；顺应性越小，则弹性阻力越大。胸廓顺应性（C_T）是指单位跨壁压引起胸廓容积变化的大小，与胸廓弹性阻力（R_T）呈反比。肺顺应性（C_L）是指单位跨肺压引起肺容积变化的大小，与肺弹性阻力（R_L）呈反比。因为新生儿胸壁薄、弹性好，其顺应性比肺顺应性高 5~10 倍，所以呼吸系统总顺应性 80%~90% 为肺顺应性。顺应性包括静态顺应性（static compliance，Cstat）和动态顺应性（dynamic compliance，Cdyn）。静态顺应性是气流阻断时单位吸气末压力变化（ΔP）引起的吸气末容量（V）改变，关系式为 Cstat=V/ΔP；而动态顺应性（cdyn）则是在连续呼吸过程中，吸气末或呼气末单位压力变化（ΔP）所引起相应点潮气量（V_T）的变化（ΔV），关系式为 Cdyn=$\Delta V/\Delta P$。单位气道压力变化（ΔPaw）所引起的 V_T 变化（ΔV）为呼吸系统总的顺应性（Ctot），其公式为：Ctot=$\Delta V/\Delta Paw$。呼吸衰竭、呼吸窘迫综合征、肺水肿及肺炎等疾病其肺顺应性降低。在机械通气过程中，若能测定平台压和吸气峰压，即可计算出静态总顺应性（有效静态顺应性）和动态总顺应性（有效动态顺应性），对判断急性呼吸衰竭的病因、进行病情观察及机械通气参数调整具有重要指导意义。

呼吸系统顺应性反映肺在特定压力范围内的容量变化难易程度，正常水平在 $0.8\sim1.2ml/(cmH_2O\cdot kg)$。极不成熟早产儿呼吸性顺应性只有足月新生儿的 10%~50%。极不成熟早产儿因 FRC 水平只有足月新生儿的 10%~50%。应用 PEEP、CPAP 和 PS 可以提高功能残气量及改善肺内通气 - 血流比值，促进氧和二氧化碳弥散，反映在 C、R 改善及气血交换效率的提高。

（二）气道阻力

气道阻力（resistance of air way, Raw）是气体通过呼吸道时的摩擦力，气体在进入或排出时必须经过呼吸道，从而产生气道阻力，其阻力的大小取决于呼吸道的半径及长度，半径下降一半时，阻力增加 16 倍。Raw=P/Q，P 代表压力差，Q 代表流速，反映气道通畅程度。新生儿正常值 $100\sim150cmH_2O/(L\cdot s)$，婴儿 $50\sim100cmH_2O/(L\cdot s)$，小儿 $<50cmH_2O/(L\cdot s)$，成人 $10\sim20cmH_2O/(L\cdot s)$。新生儿鼻腔阻力约占整个呼吸系统阻力的 1/3，几乎占气道阻力的 1/2。因此，维持新生儿鼻腔通畅对保持呼吸道通畅具有重要意义。

（三）呼吸功

呼吸功（work of breathing）为空气进出呼吸道时，用于克服肺、胸壁和腹腔器官阻力所消耗的能量。总呼吸功包括克服弹性阻力和呼吸阻力所做的功。弹性阻力代表平静吸气（V_T）时克服肺和胸廓扩张所需的阻力，而呼吸阻力指克服肺组织运动和气流通过呼吸道所引起的摩擦力。气道阻力越大，V_T 越大，呼吸做功也越大。它是呼吸周期中每一点压力与 V_T 变化乘积的总和，可通过积分器将不同点压力与 V_T 变化的乘积积分得出，也可通过计算一个呼吸周期的坐标上的压力 - 容量曲线环下覆盖的面积得出。新生儿呼吸相比成人需消耗更多的能量。呼吸窘迫时能量消耗更多，呼吸功可增加至平常呼吸时的 6 倍。

（四）肺活量

肺活量（vital capacity, V_C）是指进行最大吸气后，用力从肺内呼出的最大气体量，包括深吸气量和补呼气量。新生儿肺活量较难测定，可用啼哭方法检测其肺活量，作为近似值。即啼哭过程中，一次所能呼出的最大气体量，大约为 20~30ml/kg。

（五）潮气量

潮气量（tidal volume, V_T）为每次平静呼吸时吸入或呼出的气体量，呼吸频率决定每分钟 V_T，V_T 越小，要求较高呼吸频率，才能保证足够的通气量。由于其解剖特点，新生儿 V_T 较成人为小，仅为 4~6ml/kg。

（六）功能残气量

功能残气量（functional capacity, FRC）为平静呼气末肺内残余的气体量，包括残气量和补呼气量两个部分。它有稳定肺泡气体分压的缓冲作用，可减少通气间歇对肺泡内气体交换的影响。平静（潮式）呼吸情况下，FRC 约为 25~35ml/kg，相当于妊娠后期胎儿肺液量。极不成熟儿 FRC 水平只有足月儿的 10%~50%。RDS 新生儿因肺泡萎陷，FRC 减小，约为 3~20ml/kg。接受机械通气或持续气道正压通气（CPAP）时，可增加 FRC，防止肺泡发生萎陷，能纠正顽固性低氧血症。

（七）无效腔

口鼻至终末支气管内的气体不参与气体交换，这部分气体量称解剖无效腔（dead space, V_D）。进出肺泡但未进行气体交换的气体量称为肺泡无效腔。解剖无效腔和肺泡无效腔总称为生理无效腔。肺泡通气量为实际进行气体交换的通气容量。足月儿解剖无效腔量为 1.5~2.5ml/kg，早产儿为 1.7~3.0ml/kg；肺泡无效腔为 0~0.5ml/kg。

（八）分钟通气量和分钟肺泡通气量

分钟通气量（minute ventilation, MV）为单位时间内的肺通气量；分钟肺泡通气量（minute alveolar volume, MV_A）为实际进行气体交换的通气容量。接受机械通气患儿应维持 MV 相对稳定在 $200\sim250ml/(kg\cdot min)$。肺泡通气量一般为 $110\sim160ml/(kg\cdot min)$。

（九）通气 / 血流（V/Q）比值

有效的气体交换，不仅需要有足够的肺通气，且还要有充分的肺血流。流经肺的血流量中，一部分没有参与气体交换，称为分流量。参与气体交换的毛细血管血流量称有效血流量。在正常情况下，成人肺的通气与血流之间维持于一恒定的比例，一般为 0.84。当某一肺泡的通气在比例上大于血流量，则部分气体不能参与气体交换，使无效腔增大；反之当血流在比例上超过通气量时，就会产生动静脉分流。新生儿的有效肺血流量为

160~230ml/（kg·min），而 V/Q 比值在初生时约为1.0,24 小时后为 0.7~0.8,与成人的比值几乎相等。

二、临床应用范围、方法与临床意义

（一）应用范围

用于使用机械通气的患儿。

（二）应用方法

目前多数临床适用的婴儿型呼吸机均带有呼吸力学分析功能,并被整合到参数设置和呼吸力学监测上。

（三）临床意义

通过对新生儿肺功能的监测,对于判断机械通气的治疗效果,进行呼吸机参数的合理调节和预防并发症的发生具有重要意义,可最大限度地降低因过度通气引起肺损伤或因通气不足导致肺不张的发生。

1. 气道压力　气道内压力由 V_T、呼吸道阻力和呼吸道顺应性等因素决定。平均气道压过高可引起气压伤并影响循环功能。临床上常用气道压包括:

（1）气道峰压（airway peak pressure, PIP）:其大小与气道阻力、肺顺应性和吸气流速等因素有关,PIP 过高可导致气压伤发生。

（2）呼气末压力（end-expiratory pressure）:可直接反映 CPAP 或 PEEP 通气方式时的呼气末气道压水平。

（3）吸气末压力（end-inspiratory pressure）:又称平台压（plateau pressure, P_{plat}）,为克服胸廓、肺的弹性阻力和使气体在通气管路中压缩的压力之和,其大小与弹性阻力有关,可影响平均气道压,进而影响心功能等。

（4）平均气道压（mean airway pressure, MAP）:其大小与上述各种压力的大小有关,也与吸气时间和呼气时间的比例（I∶E）有关。MAP 对循环功能影响较大,在不影响 PaO2 水平的情况下,应尽量维持 MAP 在低水平。

增大 V_T,加快呼吸频率和吸入气流速,以及使用 PEEP 时均使平均气道压升高。监测气道压力变化可以及时了解 V_T 和呼吸道阻力的变化。V_T 和吸入气流速维持稳定不变,气道压力直接反映呼吸道阻力和胸肺顺应性。如气道压力升高,则说明有呼吸道梗阻、顺应性下降及肌张力增加等。如气道压力降低,则说明病情改善或管道漏气。

2. 气道阻力　阻力由气管插管内的阻力和患儿气道的阻力两部分构成。监测气道阻力的意义:①了解在各种病理情况下,特别是阻塞性肺疾病时,气道功能的变化;②估计人工气道、加热湿化器和细菌滤网等对气道阻力的影响;③帮助选择机械通气方式;④判断患者是否可以停用呼吸机。

3. 潮气量（V_T）和通气量　每次自主呼吸或强制机械通气进入或排出肺的通气量平均约4~6ml/kg。过高可导致通气过度;过低则有效肺泡通气降低。若 V_T 突然减少,提示漏气,或氧气压力、压缩空气压力下降。

4. 压力 - 容量曲线和压力 - 容量环　以不同的 V_T 为纵坐标,顺应性（压力）为横坐标,就可以得到压力 - 容量曲线（图 4-2）。为一次呼吸（通气）时随气道正压（胸腔负压）变化时,肺容量的变化特性。在高肺容量段,肺单位可能处于过度扩张的状态,压力所能产生的容量变化很有限;而在低肺容量段,一些肺单位处于萎陷状态,需要一定的压力才能使之开放,此时即使达到临界开放压,增加压力也只能引起很小的容量变化。提示在临床应用上,应把 PEEP 水平设置在曲线下段弯曲点（下拐点）以上,这样可以开放所有能通气的肺单位,使之更能同步地吸气和呼气,预防在肺呼气时因小气道关闭而引起肺不张,从而预防呼吸机相关性肺损伤,一般最佳 PEEP 应设置在下拐点再加上 2~4cmH$_2$O 处;PIP 应设置在曲线上段弯曲点（上拐点）以下,可预防肺过度充气。压力 - 容量环的斜率反映了呼吸系统顺应性。斜率向纵轴偏移（箭头向左上方）,说明顺应性增加,向横轴偏移（箭头向右下方）,则说明顺应性减小;当容量控制设置 V_T 过大时,在吸气的末端可以看到一鸟嘴状平坦曲线,说明压力升高,但是容量增加很少,故肺过度膨胀。

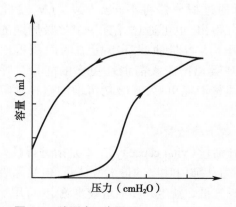

图 4-2　肺压力 - 容量环

三、注意事项

1. 胎粪吸入综合征、气道内分泌物阻塞、喉部水肿及支气管肺发育不良者气道阻力明显增加。呼吸衰竭时由于气道内分泌物增加或支气管痉挛,气道阻力增高。而在机械通气时,气道阻力受气道长度、气道直径和气体流速等影响,气管插管过长或气体流速过快可使气道阻力增加,气管插管内的黏液栓或液体则可缩小气道直径,也可导致阻力增加。应用高频振荡通气模式可以达到使小气道持久性开放的目的,此时气道阻力会因大量深部分泌物的排出而下降。

2. V_T 受多种临床因素影响　气管插管或气管切开后、RDS、肺水肿、肺实质病变、重症肌无力和气道阻塞性疾病等,均可因通气不足导致 V_T 下降;而代谢性酸中毒、颅内压升高、高通气综合征等,V_T 均可明显升高。俯卧位可提高早产儿 V_T,改善氧合状况。

3. 必须注意呼吸机显示的是未经体重修正的数值,呼吸机供气 V_T 可能高于理论上的生理 V_T 的 30%~50%,主要由于管道回路顺应性和气道插管在声门处漏气二大因素。严格地讲每次呼出气体测定的量更接近真实 V_T。

4. 目前一般建议在有创通气开始阶段应适当采用低于正常水平(3~4ml/kg)V_T,从而有利于靠近呼吸性细支气管的中央性肺泡渐进式地带动靠近胸膜脏层的外周肺泡扩张,以避免肺泡过度牵张导致容量性损伤。这一策略往往可与允许性高碳酸血症联合使用,从而更好地避免常规机械通气所致肺损伤的发生。

(李文斌)

第五节　新生儿血流动力学和心功能监测

血流动力学是反映心脏、血管、血液、组织氧供氧耗及器官功能状态等方面的重要指标。血流动力学监测是循环功能监测的重要内容之一,是抢救危重病人不可缺少的手段,监测指标包括血压、心输出量(cardiac output,CO)、中心静脉压(central venous pressure,CVP)、血管阻力、外周循环及循环功能的判断等,监测方法包括有创、微创和无创血流动力学监测。

心脏泵血功能对于维持正常循环,为组织细胞提供氧和营养物质,运走二氧化碳和代谢产物,发挥重要作用。一旦心血管或非心血管病因导致心脏前、后负荷增加,或心肌本身病变引起心脏泵血不能满足血液循环和组织代谢需要,导致血流动力学改变,则可诱发心力衰竭的发生。心功能监测主要是针对体循环和肺循环功能的检测,包括动态的灌注压(即血压,blood pressure,BP)和血流量(即CO)监测。新生儿因为其特殊性,首选无创、准确、持续、便捷、经济的监测方法。

一、监测方法与技术原理

（一）有创血流动力学监测

1. 有创动脉血压(BP)　由CO和外周循环阻力(SVR)共同决定,是最常用的血流动力学评估指标之一,包括收缩压、舒张压、平均动脉压。有创BP测量为金标准,感染性休克等血流动力学不稳定的危重新生儿建议采用有创BP监测,但需注意动脉置管存在肢端缺血、血栓形成、感染等风险,应加强监护。

2. 有创心排出量(CO)　采用肺动脉漂浮导管(Swan Ganz导管),通过热稀释法,血流引导气囊漂浮导管,根据热敏电阻测定温度变化来计算CO,是测量CO的金标准。可连续监测CO、心室射血分数(EF)、右心各部位压力、肺动脉压力(PAP)、右心室舒张末期容积(RVEDV)、CVP、肺动脉楔压(PAWP)、心脏各部位血氧饱和度、混合静脉血氧饱和度(SvO_2)、心脏做功、肺循环阻力(PVR)、SVR及每搏量(SV)等。对心脏的前负荷、后负荷、收缩与舒张功能作出客观评价。但为有创操作,可能会引起心律失常、气囊破裂、肺栓塞、肺小动脉破裂出血、导管打结、感染等并发症;肺动脉导管本身的型号问题及高要求的导管放置技术等因素,严格限制其在新生儿的应用。

3. 中心静脉压(CVP)　反映右心功能和静脉张力,可鉴别新生儿休克为心功能不全或血容量不足,指导液体复苏、是否使用强心药或利尿药。临床上可通过脐静脉置管(UVC)、经皮中心静脉置管(PICC)、中心静脉置管(CVC)等途径测量。新生儿CVP参考值为5~8mmHg,VLBW早产儿为4~6mmHg。<5mmHg考虑低血容量性休克或液体量不足,可继续扩容;>8mmHg考虑心源性休克或血容量已经足够,继续扩容可增加心脏负担,使休克恶化。

（二）微创血流动力学监测

目前有脉搏指示持续心排血量（PICCO）、锂稀释法（LiDCO）、压力记录分析技术（PRAM）和经食管超声心动图（TEE）等微创方法测定 CO。但目前上述方法在 NICU 的应用较少,尤其在基层医院,且用于危重新生儿测量的准确性尚未明确,仍需研究探索。

（三）无创血流动力学监测

1. 无创血压　是最常用的血流动力学监测方法。最常用振荡法,使用袖带束缚压迫动脉,在减压过程中监测到血管壁的振荡波,由监护仪计算出血压。该方法测量便捷、成本低,但准确性相对较低,不稳定且不连续。

2. 超声心动图（ECHO）　是目前在新生儿重症监护室（NICU）中测量 CO 最常用的非侵入性技术,能提供关于心内和心外分流、心肌功能、体循环和肺循环血流量等实时的血流动力学信息。多普勒频谱可分析血流的时间 - 速度波形。速度时间积分（VTI）被称为每搏距离,可使用相应的血管或流出道的横截面积（CSA）计算每搏量（SV）（SV=VTI×CSA）。当 SV 乘以 HR 时,可计算出 CO。用左心室容量指标和射血分数（EF）评估左心室收缩功能,用二尖瓣舒张期血流 E/A 比值（E 波是舒张早期二尖瓣血流速度,A 波是舒张晚期心房收缩时的二尖瓣血流速度）来评估左心舒张功能。当存在分流的动脉导管未闭（patent ductus arteriosus,PDA）、持续性胎儿循环（persistent fetal circulation,PFC）时,ECHO 对新生儿左右心室流出量的连续、精确评估有一定限制。

3. 超声心输出量监测仪（USCOM）　具有无创、便捷、操作简易、连续监测、可重复性好等优点。与肺动脉导管热稀释法和多普勒超声心动图（ECHO）在 CO 监测上具有很好的一致性。USCOM 根据多普勒连续波原理,使用超声探头连续地接收波束里每一个红细胞的反射,采集红细胞在给定时间内的运行距离、血流方向、收缩期射血和舒张期时间、心率,利用管体中流体体积计算方法得出通过升主动脉和肺动脉血流量,从而获取左、右 CO。根据待测者的身高、体重,利用已经通过验证的内部公式,计算出各血流动力学参数,从而定量化评估心功能。可用于监测每搏心输出量（SV）、心输出量（CO）、心脏指数（CI）、肌力指数（INO）、势动能比（PKR）、外周血管阻力（SVR）、外周血管阻力指数（SVRI）、每分钟距离（MD）、每搏量变异度（SVV）、流动时间（FT）、校正流动时间（FTc）等参数。

4. 无创心排出量监测（non invasive cardiac output monitoring,NICOM）　即电子心力测量法,以胸部生物电抗技术（TEB）为基础,通过分析电脉冲穿过胸腔时频率的变化,进行相关临床指标的监测。基于的原理:心脏收缩时,主动脉内的红细胞以随机的方向聚集,导致电流遇到的阻力较大,导电性低。舒张时,跳动的血流引起红细胞与血流和电流方向平行,导电性较高。测量时,通过放置四个电极片于颈部和左侧胸部,输入低频高幅电流通过胸部,检测电流传导遇到的阻力,并通过滤过技术分离出循环系统产生的导电性的变化,最后用公式计算得出 SV 等监测数值。可用于监测 CO、CI、HR、SV、SVV、无创 BP、SVR、SVRI、心功率（CP）、心功率指数（CPI）、胸腔体液趋势（dTFC）等指标。与经胸超声心动图相比,使用 NICOM 在测量胎龄 31~41 周的新生儿心输出量时,准确度可接受,但左心输出量有可能被低估,因此 NICOM 只能用作趋势监测,尤其是早产儿。

5. 部分二氧化碳吸入法（NICO）　NICO 是根据 Fick 原理,利用 CO_2 弥散能力强的特点作为指示剂,测定肺毛细血管血流量,从而得出 CO。此监测方法只需在插管患儿的气管导管和呼吸机 Y 型环路之间加上一个装置（包括一个 CO_2 分析仪、三向活瓣及无效腔环路）,向 NICO 监测仪输入患儿的性别、身高、体重和当日的动脉血气分析主要结果,即可连续自动监测 CO、心脏指数和每搏输出量。但影响该方法测定准确性的因素较多,包括患儿的个体差异、体表面积、体重、机械通气的潮气量大小,以及操作方法本身等。

无创血流动力学监测在 NICU 临床中的应用是必然发展趋势,但多数无创的方法设计没有考虑早产儿的生理特点,受干扰因素影响较多,每种方法都有其局限性,在新生儿尤其是早产儿中的应用受限。

（四）血流动力学临床评估指标

1. 皮肤颜色　皮肤颜色苍白或青灰多提示末梢循环不良。

2. 肢端温度　四肢末梢发凉,如上肢发凉达肘部、下肢发凉达膝部,是新生儿休克评分的重要指标。

3. 股动脉搏动　减弱或触不到提示循环血容量不足。

4. 毛细血管再充盈时间(CRT)　指压前臂内侧皮肤,正常<3秒,减慢(>3秒)提示末梢循环不良。

5. 尿量　少尿,尤其是连续8小时尿量<1ml/(kg·h)提示可能存在肾脏灌注不足或急性肾损伤。

6. 心脏听诊　心率(heart rate,HR)可直接通过心脏听诊或心电监护仪测量,新生儿通常为90~160次/min,平均为120~140次/min,早产儿偏快。其受体温、应激、自主神经系统和镇静剂等多因素影响。心率变异度(heart rate variability,HRV)是指逐次心搏间期之间的微小变异,可作为心脏自主神经张力测定的一种较敏感的无创方法。HRV减少提示自主神经系统调节作用减弱或消失,可见于胎儿宫内窘迫,并能早期预测新生儿感染性休克。心音低钝、奔马律、心率增快(>160次/min)或减慢(<100次/min)等均提示心功能不全或心力衰竭。

7. 呼吸　循环衰竭时常合并呼吸窘迫和呼吸暂停,但需注意与肺部疾病相鉴别。

8. 乳酸　动脉血气监测乳酸>3mmol/L提示组织缺氧或低灌注,组织器官氧合障碍。

在新生儿循环监测过程中,需要综合多种血流动力学参数共同评估患儿状态。连续同步地进行数据采集,获取患儿瞬时、动态的生理、病理变化;综合详细地进行数据收集,得到完整的信息数据,避免信息丢失;迅速精准地进行数据分析,及时将患儿的循环监测指标反馈给临床,指导相应治疗。早期识别新生儿血流动力学的异常,最终达到降低死亡率、改善远期预后的目的。在诊断新生儿休克时,临床上多采用“新生儿休克评分”进行分度,见表4-7。

二、临床应用范围、方法与临床意义

(一)应用范围

血流动力学监测用于血流动力学不稳定的危重患儿,指导液体管理、心力衰竭的诊治、休克快速鉴别诊断及血压的管理等;用于快速鉴别诊断,监测治疗效果,以及提供药物剂量调整优化的依据。

(二)应用方法

HR可直接通过心脏听诊或心电监护仪测量。心排血量监测可采用热稀释法、ECHO、USCOM、NICOM等多种方式,首选无创方法,其中ECHO在临床最常用,一般需超声科医师完成,也可由NICU医师进行床旁监测,可监测CO、CI、HR、SV、SVV、SVR、SVRI等心功能指标。NICOM可由NICU医护人员完成,操作时将黑色、白色、红色、绿色四个电极分别放置于新生儿额头、左侧颈动脉与肩颈交接处、剑突水平靠近心尖处和左大腿内侧,输入体重、估测中心静脉压(CVP)、血红蛋白水平、血压等必要数据后,测量得出心功能指标。

(三)临床意义

评估心脏泵血功能,可间接反映重要脏器的供血和灌注。评估机体的前后负荷,指导是否需要扩容、利尿或使用血管活性药物等治疗。用于动态调整优化血管活性药物使用剂量。NICOM常用指标的临床意义和参考值:

1. 心输出量(CO)　反映心脏泵血功能,与体重、胎龄呈正相关。参考值:足月儿0.83~0.91L/(min·kg),早产儿(日龄≤4天)0.50~0.56L/(min·kg)。

2. 心脏指数(CI)　即CO/体表面积,参考值:2.7~5.1L/(min·m^2)。

3. 心肌收缩指数(ICON)　反映左心室收缩功能,测量基于每次心搏主动脉内血流速度和加速度的改变,可帮助心衰鉴别、指导血管活性药物的滴定。参考值:40~60。

4. 每搏输出量变异(SVV)　是由正压通气

表4-7　新生儿休克评分

评分(分)	皮肤颜色	皮肤循环	四肢温度	股动脉搏动	血压(kPa)
0	正常	正常	正常	正常	>8
1	苍白	较慢	发凉	减弱	6~8
2	花纹	甚慢	发冷	触不到	<6

注:皮肤循环:指压前臂内侧皮肤,CRT正常<3秒,较慢为3~4秒,甚慢为>4秒。四肢温度:发凉为凉至肘膝关节以下,发冷为凉至肘膝关节以上。新生儿休克评分:轻度为5分,中度为6~8分,重度为9~10分。

引起的左室搏出量周期性改变,可用来判断容量反应性,SVV越大,表明有效血容量不足越严重。参考值:5%~15%。

5. 胸腔液体水平(TFC) 代表患儿胸部总的液体量,包括细胞内、肺泡内、胸膜腔和其他组织间隙的液体。高TFC意味着高的组织内液体,或组织间隙内水肿。参考值:15~25。

6. 外周血管阻力(SVR) 指血流在动脉系统内遇到的阻力,代表后负荷。参考值:3 700~6 800dynes/cm^5。

三、注意事项

1. 临床评估时应注意影响新生儿血流动力学的因素:胎龄、出生体重;心肺疾病如先天性心血管病、动脉导管未闭、肺动脉高压、心肌病;内环境紊乱,包括低氧血症、酸中毒、电解质紊乱、低体温;医源性因素,包括疼痛刺激、液体负荷、机械通气、血管活性药物、镇痛镇静药物。

2. 进行无创BP测量时,患儿应安静平卧,应注意选择合适的袖带,袖带宽度与上臂围之比0.45~0.7,或按体重选择(1#:<1 000g,2#:1 000~2 000g,3#:2 000~3 000g),袖带过宽可导致测量值偏低。操作时应连续测量2次,间隔时间2~3分钟,取平均值。

3. 进行有创动脉BP监测时,动脉置管前应行Allen试验,确保有充足的侧支循环,避免出现置管后肢体血供不良导致缺血坏死。在监测过程中,应注意淡肝素盐水冲管(2ml/h),防止产生气泡、血凝块,同时避免大量或快速回抽血液或注射,避免输注高渗、刺激性液体或血制品,否则可能引起动脉痉挛,尤其是早产儿,严重者可发生肢体缺血,甚至坏死。护理过程中应注意密切监护,建议制订应急处理预案,降低不良事件发生风险。

4. 在测量CVP时,应注意心肺疾病、血管活性药物、机械通气等因素均可影响CVP测量的准确性,因此临床治疗时应结合其他血流动力学指标综合评估。

5. NICU医师应用床旁即时超声(point-of-care ultrasound, POCUS)进行心功能指标测量时,仅能对血流动力学指标(如前负荷、容量反应性、心脏泵血功能、肺动脉收缩压、动脉导管的通畅性等)进行判定,不能对先天性心脏结构畸形作出诊断性结论,后者需超声诊断科医师完成。

6. NICOM测量时,体重、CVP、血红蛋白水平、血压等数值为手动输入,若CVP为估测,测量结果可能不准确,尤其对于血流动力学不稳定、循环灌注差的危重患儿,建议通过ECHO评估心功能。

(李文斌)

参 考 文 献

1. 周晓光,肖昕,农绍汉.新生儿机械通气治疗学.2版,北京:人民卫生出版社,2021.
2. 武荣,封志纯,刘石.新生儿诊疗技术进展.北京:人民卫生出版社,2016.
3. 邵肖梅,叶鸿瑁,丘小汕.实用新生儿学.5版,北京:人民卫生出版社,2019.
4. Jin Z, Yang M, Lin R, et al. Application of end-tidal carbon dioxide monitoring via distal gas samples in ventilated neonates. Pediatr Neonatol, 2017, 58(4):370-375.
5. Rozycki HJ, Sysyn GD, Marshall MK, et al. Mainstream end-tidal carbon dioxide monitoring in the neonatal intensive care unit. Pediatrics, 1998, 101(4Pt1):648-653.
6. Tingay DG, Mun KS, Perkins EJ. End tidal carbon dioxide is as reliable as transcutaneous monitoring in ventilated postsurgical neonates. Arch Dis Child Fetal Neonatal Ed, 2013, 98(2):161-164.
7. Kool M, Atkins DL, Van de Voorde P, et al. Focused echocardiography, end-tidal carbon dioxide, arterial blood pressure or near-infrared spectroscopy monitoring during paediatric cardiopulmonary resuscitation: A scoping review. Resusc Plus, 2021, 6:100109.
8. Vlisides PE, Mentz G, Leis AM, et al. Carbon Dioxide, Blood Pressure, and Perioperative Stroke: A Retrospective Case-Control Study. Anesthesiology, 2022, 137(4):434-445.
9. 急诊呼气末二氧化碳监测专家共识组.急诊呼气末二氧化碳监测专家共识.中华急诊医学杂志,2017,(5):507-511.
10. Fuerch JH, Thio M, Halamek LP, et al. Respiratory function monitoring during neonatal resuscitation: A systematic review. Resusc Plus, 2022, 12:100327.
11. Tissot C, Singh Y. Neonatal functional echocardiography. Curr Opin Pediatr, 2020, 32(2):235-244.
12. de Medeiros SM, Mangat A, Polglase GR, et al. Respiratory function monitoring to improve the outcomes following neonatal resuscitation: a systematic reviewand meta-analysis. Arch Dis Child Fetal Neonatal Ed, 2022, 107(6):589-596.
13. de Boode WP. Advanced hemodynamic monitoring in the

neonatal intensive care unit. Clin Perinatol, 2020, 47(3): 423-434.

14. Sahni R. Continuous noninvasive monitoring in the neonatal ICU. Curr Opin Pediatr, 2017, 29(2): 141-148.

15. Chakkarapani AA, Roehr CC, Hooper SB, et al. Transitional circulation and hemodynamic monitoring in newborn infants. Pediatr Res, 2023.

16. 徐似瑜，孙向东. 血流动力学监测技术在 ICU 的应用进展. 包头医学院学报 2018, 34(3): 130-132.

17. 沈浩，王龙，张宏. 连续血流动力学监测 LiDCO 系统的临床研究进展. 北京医学, 2019, 41(8): 723-724.

18. McMullen SL. Arrhythmias and Cardiac Bedside Monitoring in the Neonatal Intensive Care Unit. Crit Care Nurs Clin North Am, 2016, 28(3): 373-386.

19. Baik N, Urlesberger B, Schwaberger B, et al. Cardiocirculatory monitoring during immediate fetal-to-neonatal transition: a systematic qualitative review of the literature. Neonatology, 2015, 107(2): 100-107.

第六节　新生儿脑功能监测

【新生儿脑电图监测】

新生儿脑电图（electroencephalography，EEG）可反映大脑半球的基本功能状态和发育成熟水平。在评价各种病因的脑损伤及诊断新生儿惊厥方面，EEG 具有敏感、可靠、无创、可动态随访复查的优点。由于新生儿行为机能尚不健全，临床检查在评价脑损伤程度和神经发育方面的价值相当有限。而 EEG 在反映脑功能方面比某些临床指标更敏感。但新生儿是一个非常特殊的时期，这一阶段的 EEG 表现和评判标准与儿童及成人完全不同。

一、新生儿 EEG 的记录方法

新生儿与儿童 EEG 记录方法相似，但应注意其特殊性。常用盘状电极，不推荐使用针电极。新生儿头围小，可适当减少记录电极的数目，推荐使用国际 10-20 系统中的 16 个或 9 个记录电极，但双侧额极电位位置后移 10%，以便更好地记录前额区的电位，并应有 Cz 电极用于记录中央区的正相尖波。新生儿觉醒-睡眠状态的判断常需要结合 EEG 以外的其他生理信号进行综合分析，因此新生儿记录最好包括心电、肌电、眼动、呼吸、血氧饱和度等多种生理参数。最好采用视频 EEG

（video-EEG，VEEG）监测。记录时间不应少于 30 分钟，应至少包括一个完整的清醒-活动睡眠-安静睡眠周期。对 NICU 内的重症患儿，常需要进行持续 EEG（continuous EEG，cEEG）监测，即持续脑功能监测。NICU 内床旁记录时应特别注意识别和排除各种医疗电器对 EEG 记录的干扰。

评价新生儿 EEG 时应准确计算受孕龄（conceptional age，CA），即胎龄（gestational age，GA）加上 EEG 检查时的日龄。CA 是评价新生儿 EEG 的基本尺度，脑电发育的成熟度主要与 CA 有关，与 GA、出生后日龄、出生体重及其他生长发育指标无绝对关系。

二、新生儿 EEG 的主要分析内容

对新生儿 EEG 的主要分析内容包括睡眠周期、背景活动、不成熟波形和异常阵发性放电。

（一）睡眠周期

孕龄 30 周以下的早产儿无明确的觉醒-睡眠周期。早产儿自 32 周开始出现初步的睡眠周期，37 周后可明确区分睡眠周期。新生儿睡眠分为活动睡眠（active sleep，AS）、安静睡眠（quiet sleep，QS）和不确定睡眠（indeterminate sleep，IS）。新生儿期入睡首先进入 AS 期，相当于快速眼动睡眠期（rapid eye movement sleep，REM）；大约在 3 个月以后逐渐转变为首先进入非快速眼动睡眠期（non rapid eye movement sleep，NREM）。新生儿觉醒期与 AS 期 EEG 相似，需依靠行为观察鉴别这两种状态。早产儿的 AS 期和 QS 期均为非连续图形，单纯从 EEG 上很难区别，主要依靠临床行为观察和其他生理指标鉴别。但早产儿的睡眠周期与多导图记录的生理参数的一致性较差，直到孕龄 36 周以后，睡眠各期 EEG 和多导图的指标才比较一致。足月新生儿的睡眠进程及各期的 EEG 特征见图 4-3 和表 4-8。

（二）背景活动

由于新生儿多数时间处于睡眠状态，且发育性 EEG 特征和异常电活动主要出现在睡眠期，特别是 QS 期，所以一般以 QS 期作为背景 EEG 进行重点分析，这一点与儿童和成人 EEG 有明显不同。

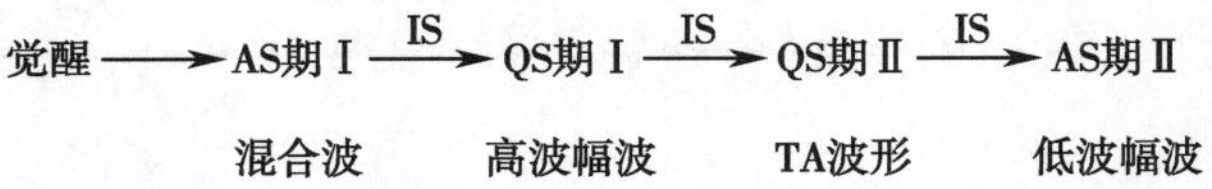

觉醒 $\longrightarrow$ AS期Ⅰ $\xrightarrow{\text{IS}}$ QS期Ⅰ $\xrightarrow{\text{IS}}$ QS期Ⅱ $\xrightarrow{\text{IS}}$ AS期Ⅱ

混合波　　　高波幅波　　TA波形　　低波幅波

图 4-3　足月新生儿的睡眠进程示意图

表 4-8　足月新生儿各期睡眠图形的特征

状态	波形	波幅	频率	连续性
AS- Ⅰ	混和波	高和低波幅成分混合	混合	持续性
QS- Ⅰ	高波幅慢波	中 - 高波幅（50~150μV）	0.5~4Hz，有一定节律性	持续性
QS- Ⅱ	交替图形	高波幅暴发 - 平坦电位或低波幅	暴发 0.5~3Hz，低平混和波	暴发 3~8 秒，低平 4~8 秒
AS- Ⅱ	低波幅不规则	低电压（20~30μV）	5~8Hz 和 1~5Hz	持续性

新生儿 EEG 背景活动随发育过程表现为从非连续性逐渐变为交替图形，最终发展为连续性图形。非连续图形（tráce discontinuous，TD）是一种非常不成熟的图形，见于 CA<28 周的超早产儿，表现为在低于 10~20μV 的低平背景上，间断出现中 - 高波幅的暴发性波群（burst interval，BI），由不规则慢波和 / 或棘、尖波构成，持续 1~3 秒不等，左右半球的暴发可同步或不完全同步。两次暴发之间的间隔（interburst intervals，IBI）持续 10~20 秒左右（图 4-4）。早产儿 IBI 的时间越长，预后越不好。随着 CA 的增长，非连续图形在 CA 34 周左右逐渐转变为交替图形（tráce alternant，TA）。即高波幅和低波幅的脑电活动交替出现，但低波幅段的电压 >10μV。在 CA 35 周左右的清醒期和 AS 期及 CA 40~44 周左右的 QS 期，EEG 逐渐发育为连续性图形（continuous）。

（三）新生儿不成熟波形

新生儿，特别是早产儿的棘、尖波多数与惊厥发作无关，而是脑功能发育不成熟的表现，称为一过性尖波（sharp transients），多为散发且部位不固定的负相尖波，在接近足月儿以额区多见。一过性尖波与异常病理性尖波或棘波的鉴别有时比较困难。一般来说，不论早产儿或足月儿，如棘、尖波持续固定在某一部位反复频繁出现、周期性发放或长时间节律性暴发均应考虑是病理性的。单纯与 CA 周数不相符合的一过性尖波增多主要提示脑电活动的成熟延迟。

另一种新生儿期常见的不成熟波形称为 δ 刷（delta brush），系在 0.3~1Hz 的 δ 波上复合 10~20Hz 的快波节律，中央、枕区和颞区多见，前头部相对少见（图 4-5）。最早见于 CA 24~26 周，在 CA 35~38 周先后从清醒、AS 期及 QS 期消失，但仍可见于足月小样儿。正常 CA 44 周后在任何状态下均不应再有 δ 刷，如出现，则提示为不成熟 EEG。

（四）Rolandic 区正相尖波

Rolandic 区正相尖波（Rolandic positive sharp）即中央区正相尖波，是脑实质损伤，特别是深部白质损伤的标志，常与早产儿脑室内出血有关，也可见于脑室周围白质软化、脑梗死、脑积水或 HIE 等情况，但与癫痫发作无关。正相尖波多出现在出

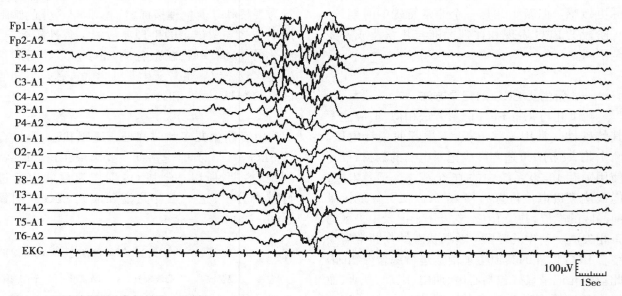

图 4-4　不连续图形（类似暴发 - 抑制）

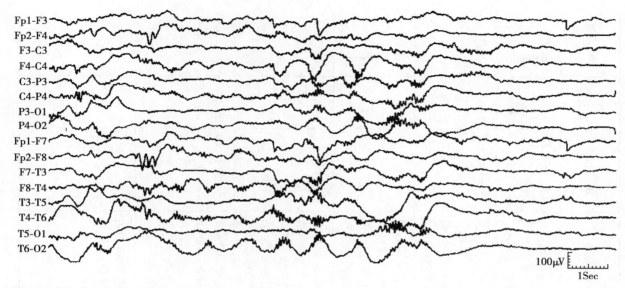

图 4-5　新生儿 δ 刷

生后第 5~8 天左右,3~4 周后逐渐消失。有报道 GA33 周以下早产儿出现频繁 Rolandic 区正相尖波者常遗留运动发育落后。在低于 28 周的早产儿,Rolandic 区正相尖波常出现在重度异常背景活动上,预后不好。

（五）阵发性异常

新生儿的阵发性放电与惊厥发作有密切关系,但也可仅表现为 EEG 的电发作而无明显临床表现。常见的阵发性异常包括:

1. 恒定在某一部位反复出现且波形刻板的棘、尖波,在排除额区或颞区一过性尖波后,可能属于异常放电,但应结合临床情况全面分析判断。

2. 阵发性的各种特殊波形,常呈节律性连续发放,部位固定或游走,波形和频率随时间过程而有变化。

3. 阵发性单一节律发放,多为局灶性,可为 α、β、θ、δ 节律或尖波节律,在长时间发放过程中频率和波幅可有变化。

4. 周期性放电,为刻板的阵发性尖波或复合波,以相似的间隔重复出现,持续 1 至数分钟,可广泛性、一侧性或局灶性出现,是一种严重的 EEG 异常现象,均伴有严重脑损伤,死亡率高,存活者半数以上有神经发育后遗症。

5. 低电压背景上的低频放电,系在持续广泛性低电压的背景上出现波幅很低（50μV 左右）的尖波或慢波,以很慢的频率（1 次 /0.5~2s）反复出现,见于各种病因的严重脑损伤,患儿常处于昏迷状态,预后不好。

三、新生儿 EEG 的成熟化过程

从极不成熟的早产儿到足月儿,EEG 经历了一个逐渐成熟化的过程。最早的 EEG 活动痕迹出现于妊娠期第 8 周,EEG 显示脑电活动完全不连续,短暂的 BI 之间为长时间的电静止或低电压 IBI 状态。随着中枢神经系统的成熟和深层灰质结构对皮质调节功能的增强,BI 的持续时间逐渐增加,而 IBI 的长度则逐渐缩短且电压逐渐增高,最终发展为连续图形。临床一般根据 EEG 的连续性、TD 或 TA 图形中 IBI 的长度和振幅、BI 段的同步性、AS 和 QS 期 δ 刷的数量、散发一过性尖波的数量、多导电参数与行为的一致性等多个指标综合判断 EEG 的成熟性（表 4-9）。但这些指标都没有严格的定量标准,因而对成熟性的判断具有一定的主观性和经验性。

EEG 特征与实际 CA 比较落后 2 周以上属于成熟化过程延迟。EEG 的成熟化过程受到许多因素的影响,包括中枢神经系统病变和各种全身性疾病,如新生儿窒息、高胆红素血症、中枢神经系统或全身性感染、RDS、代谢紊乱等。在多数情况下,成熟化延迟为非特异性的轻度一过性异常,随着原发病变的恢复和基本状态的好转而恢复正常,一般预后良好。如成熟化过程明显延迟（落后实际 CA 4 周以上）,或系列 EEG 记录显示持续成熟化延迟,提示有严重或持续存在的脑损伤,预后不良。此时 EEG 除成熟化延迟外,多数合并其他异常表现。

表 4-9　CA 24~46 周新生儿 EEG 背景活动的发育

CA	各种状态下的背景 EEG			临床和 EEG 一致性	反应性	连续性	BI 组成	BI 同步性	IBI 持续时间	IBI 波幅
	觉醒	AS	QS							
24~29 周	TD	TD	TD	清醒和睡眠期 EEG 相同	刺激时 EEG 无改变	不能保持连续性	单一节律波,枕区 δ 律性 θ 波,δ 刷	接近 100% 同步(过度同步)	6~12s	<2μV
30~34 周	TD	TD	TD	清醒和 AS 期 EEG 相同,伴较长的连续性;QS 期完全不连续(TD)	刺激时 EEG 有某些改变	清醒或 AS 期很少有较长连续性的 EEG	单一节律枕区 δ 波,枕区 θ 节律性 θ 暴发,AS 期 δ 刷多于 QS 期	约 70%~80%	5~8s	<25μV
35~36 周	TD	TD	TA	能明确区分清醒和 AS 期(混合活动),QS 期为不连续的 TD	在 QS 期不连续记录时刺激引起电压降低和更持续的图形	在清醒和 AS 期有连续性的低 - 中波幅混合频率活动	对称,各种 EEG 频率混合,节律性颞区 θ,δ 刷在 QS 期多于 AS 期	约 85%	4~6s	>25μV
37~40 周	CMW	CMW	TA&CSWS	在行为状态转换时 EEG 多数为不确定睡眠;清醒或 AS 期为混合活动,QS 期为 TA,各种状态与 EEG 特征之间一致性良好	EEG 背景对内源性和外源性刺激有一致的反应	在清醒和 AS 期及 QS 期的 CSWS 部分分为连续性	混合活动为持续低 - 中波混合频率活动。TA 的暴发段 δ 活动更多,QS 期出现某些 CSWS	约 100%	2~4s	50~75μV
40~44 周	CMW	CMW	CSWS	清醒或 AS 为混合活动,QS 为 TA 或 CSWS,状态与 EEG 之间一致性良好	在 QS 期以及 QS 与清醒和 AS 之间,刺激可引起 EEG 改变	所有行为状态均为连续性	混合活动和 TA 同上,CSWS 为持续 δ 活动。后头部发育最好。δ 刷主要出现在 QS 期	记录的 TA 部分为 100%	2~4s	75~100μV
44~46 周	CMW	CMW	CSWS & 纺锤	CSWS 逐渐取代不成熟的 TA。清醒期为低 - 中波幅的 EEG,QS 期为高波幅 δ 频率为主的 CSWS。在 CSWS 时顶区出现 12~14Hz 睡眠纺锤	CSWS 时刺激引起明显 EEG 改变,电压降低且活动减少		清醒期和 AS 期为混合活动。δ 刷从 QS 期消失			

注:TD,不连续图形;TA,交替图形;CMW,持续混合图形;CSWS,持续慢波睡眠。

四、异常新生儿 EEG 的判断标准

异常新生儿 EEG 分为轻、中、重度。不同程度的异常反映了脑损伤的严重程度，并与远期预后有较好的相关性。

（一）轻度异常

EEG 记录中有下列至少一项表现为轻度异常：①背景活动成熟轻度延迟，即与实际 CA 相比 TA 或 TD 图形的不连续性略显落后；②与实际 CA 相比半球间轻度不同步；③临床和 EEG 的睡眠状态不一致；④与 CA 相适应的波形或节律轻度缺乏；⑤轻度局灶性异常，如局灶性电压降低，或在正常或轻度异常背景上颞区或中央区少量局灶性放电。

（二）中度异常

有下列表现之一为中度异常：①与实际 CA 相比，背景活动中度不连续（IBI 在 CA30 周以下早产儿 ≥30 秒以上，或在 CA 30 周以上 ≥20 秒，但均不超过 60 秒）；②与 CA 相适应的波形或节律缺乏；③半球间持续不对称和/或不同步，不超过整个记录的 50%；④持续普遍性电压降低，在所有状态下背景活动 <25μV；⑤单一节律发放或其他形式的电发作，不伴重度背景异常。

（三）重度异常

有下列至少一项表现为重度异常：①与实际 CA 相比，背景活动明显不连续（IBI≥60 秒）；②局灶性或一侧性周期性放电；③半球间过度不同步和/或不对称，占整个记录的 50% 以上；④频繁出现 Rolandic 区或中线区正相尖波，>2 次 /min；⑤严重低电压（在所有状态 <5μV）；⑥暴发 - 抑制；⑦等电位。

五、EEG 对新生儿脑损伤的诊断和预后意义

在新生儿窒息、HIE、严重颅内出血、惊厥发作等情况下，EEG 在评价新生儿脑损伤程度和预测远期预后方面比某些临床指标如 Apgar 评分或神经系统检查更敏感。多数学者认为新生儿 EEG 的预后意义大于诊断意义，背景活动比阵发性异常更具有判断预后价值。EEG 评价脑损伤的原则为早期监测、系列观察，以背景活动为主要分析指标。

新生儿背景活动轻度异常一般预后良好；重度异常死亡率高，存活者多数遗留神经发育方面的后遗症；中度异常的预后则不确定。对新生儿重度窒息和/或 HIE 患儿，早期 EEG 是预后的良好指标。对新生儿窒息的连续 EEG 记录显示，出生 12 小时 EEG 的敏感性、特异性、阳性预测值和阴性预测值分别为 100%、94%、83% 和 100%。EEG 重度异常者 90%、中度异常者 64% 预后不好，48 小时内 EEG 的敏感性为 94.7%，特异性为 68.4%。cEEG 监测或系列 EEG 复查非常重要，足月出生伴 HIE 的患儿出生后 8 小时内 EEG 正常者预后良好；如 8 小时内 EEG 为重度异常，间隔 12~24 小时复查恢复正常，预后也较好；但如背景高度抑制或完全无反应超过 24 小时则预后非常不好。多数研究结果认为首次 EEG 记录应在出生后 24 小时内进行，并在 3~7 天内进行复查，如未恢复正常，2~4 周后应再次复查。EEG 持续不改善或恶化者预后不好。不论是在病变早期或恢复期，单次 EEG 记录的临床价值有限。新生儿期以后的 EEG 改变与远期预后无关，很多新生儿期重度 EEG 异常以后逐渐恢复，但并不能改善预后。

六、EEG 对新生儿惊厥发作的诊断和预后意义

新生儿惊厥发作多数为各种原因引起的脑损伤合并的一过性症状，严重者以后可转变为慢性复发性癫痫，但仅有少数病例为单纯的新生儿特发性癫痫综合征。新生儿期由于脑发育不成熟，常表现出与儿童及成人完全不同的临床和 EEG 表现，有些发作症状与新生儿的非癫痫性行为很难鉴别。随着视频脑电图（VEEG）的应用，近年来对新生儿惊厥发作的临床表现、发作性质及其与 EEG 的关系有了很多新的认识，并由此带来某些治疗策略的改变。

新生儿惊厥发作的 EEG 特征与脑成熟化过程有密切关系，但无病因特异性。不成熟脑的放电具有波形宽、频率慢、范围局限、扩散缓慢的特点，反映了由于髓鞘化过程和神经环路发育不完善，局部神经元同步化程度低，募集和传导能力差（图 4-6）。足月儿在发作开始时常有尖波、棘波或低波幅的节律性 α-θ 活动，而早产儿或严重脑损伤时则常见尖形 δ 或 θ 波节律性或周期性发放。新生儿常有多灶起源或游走性的发作期放电，但不一定有定位意义（图 4-7）；恒定起源于一个部位的发作则提示局部结构性脑损伤。

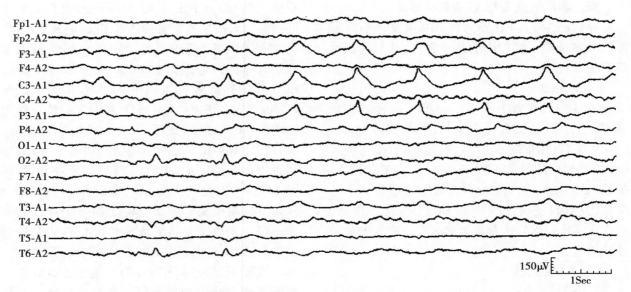

图 4-6　新生儿发作期宽大尖波节律,起始于 C3 并逐渐扩散

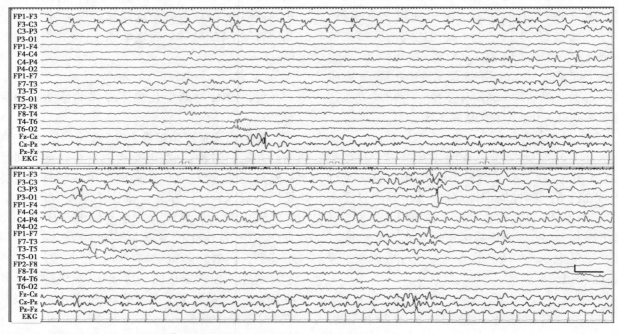

图 4-7　新生儿多灶游走性发作,从左侧中央区逐渐游走至右侧中央区
上下图连续记录,标尺:1s,50μV

在 EEG 背景正常或轻度成熟化延迟基础上的发作期放电一般与临床行为改变有较好的相关性,多数预后较好。在低电压或电静息背景上出现的重复而刻板的低频放电临床可无症状,但预后很差,死亡率高,存活者多遗留严重神经后遗症。在应用苯巴比妥、苯二氮䓬类抗癫痫药物后临床发作被抑制,但仍可存在电发作,同时这类药物对 EEG 背景亦有一定抑制作用。VEEG 监测显示多数肢体行进性自动症(游泳样、划船样或踏

车样运动)及躯干为主的全身性强直发作不伴有 EEG 的发作期放电,且背景活动多为低电压、暴发抑制等重度异常。提示这类行为多数不具有癫痫性质,而是皮层高度抑制导致的皮层下释放症状。这种电 - 临床分离现象临床预后非常不好。

EEG 评价新生儿惊厥发作预后的三个主要指标是背景活动、阵发性活动和电持续状态。其中背景活动是判断神经发育预后的最好指标,具有重度异常背景活动的存活者以后多数遗留不同

程度的神经后遗症。同时由于背景异常时出现电发作的概率更高,故以后反复癫痫发作的发生率也明显增高。在正常背景上出现的阵发性活动对神经发育影响不大,但有报道节律性的 θ 或 α 暴发及发作间期频发的颞区负相尖波和以后的癫痫发作有较高的相关性。惊厥持续状态或电持续状态即使出现在正常背景上,也可能造成惊厥性脑损伤,但远期预后主要与病因和 EEG 的背景活动有关。

【新生儿振幅整合脑电图监测】

目前对危重新生儿需要脑电监测这一理念已经达成共识。全导联视频脑电图是脑电监护的金标准,但一般至少要安放 16 个电极才能获得满意的新生儿脑电图,且操作复杂,需要专业人员进行阅读。因此,只在大型新生儿中心使用。振幅整合脑电图(amplitude integrated electroencephalogram, aEEG)的出现克服了全导联视频脑电图的限制,使新生儿脑功能长时间连续监测成为可能。aEEG 操作简单、可实时床旁连续监测脑电活动,阅读简单,对脑损伤高危儿监测逐渐显示出临床价值。

一、aEEG 基础知识

(一)aEEG 工作原理

aEEG 的工作原理类似于心电图,记录了头皮电极间的电位差及其随时间的变化趋势。原始 EEG 信号首先通过不对称的带通滤波(频率 2Hz 以下及 15Hz 以上的电活动被明显衰减)对 aEEG 信号进行放大和滤过,使来自出汗、运动、肌肉活动、ECG 和电干扰等的伪差最小化。记录到的原始脑电图每 15 秒压缩一次,以垂直线形式显示,垂直线的最高点为最大振幅,代表最高电压;最低点为最小振幅,代表最低电压,随着记录时间的延长,形成一条波谱带,代表了脑电随时间的活动范围,也称为电压带。该波谱带在经过修正和润滑,以半对数形式(0~10μV 为线性显示,10~50μV 为对数显示)显示,一般 X 轴为时间轴,Y 轴为电压轴。半对数输出增加了检出极低振幅(<5μV)背景活动变化的敏感性。整合压缩后的脑电信号以慢的速度(6cm/h)打印或存储。aEEG 下边界反映的是脑电活动的连续性,上边界反映的是脑电波形的振幅。目前的振幅整合脑电图屏幕上多分为上下两部分,上半部分显示整合后的脑电图,下半部分显示原始脑电图,可对伪差与真正 EEG 信号进行更可靠的在线鉴别,也可检测出非常短的事件(数秒)如短暂的癫痫样发作。另外,原始 EEG 也能在事后从储存的资料中进行回放,对记录的资料可进行第二次评估,增加了 aEEG 的可靠性和敏感性,特别是提高了惊厥诊断的敏感性和特异性。

(二)aEEG 的描记

aEEG 的描记至少需要 3 个电极,按照常规 EEG 国际 10/20 系统电极位置放置。单通道 aEEG 放置 3 个电极中 2 个放置在双侧顶部(P3 和 P4,或 C3 和 C4),参考电极放在前额部,描记的是电极之间的电位差。如为双通道 aEEG,需另放置 2 个电极(电极放置在 P3 和 P4,C3 和 C4),惊厥的检出率会增加。任何常规的 EEG 电极如针状、盘状或一次性粘贴的胶状电极都可以应用。目前推荐使用一次性胶状粘贴电极,特别适用于出生后第一周的超未成熟儿。电极不能放置于前囟、颅缝、血肿或其他颅骨局部畸形上;电极不与床面直接接触,以减少伪差。

aEEG 描记应注意的问题:①描记时电阻最好小于 5kΩ。②每次描记前必须校正,目前仪器可进行自动校正。长时间描记时,必须每 24 小时校正一次。③有病情变化(如惊厥)或用药、各种护理操作等要在 aEEG 上作记录,以便以后分析时明确脑电图变化的原因区分伪迹。要特别注意影响 aEEG 图形的一些因素,如呼吸运动、肌肉活动、电极间距离、头皮水肿、心电干扰,以及其他设备干扰等(高频通气)。④局部皮肤的擦洗和电极的固定对成功描记非常关键;新生儿尤其是早产儿皮肤很薄,剃头发和擦洗皮肤应非常小心,以防皮肤破损和感染。

二、aEEG 的判读

aEEG 可以评估背景电活动、惊厥发作和睡眠觉醒周期,对称性和图形质量。

(一)背景电活动

背景电活动是 aEEG 图形上优势电活动,表 4-10 和图 4-8 对背景电活动的分类进行了描述。足月儿生后第一天即为连续性正常电压图形;早产儿 aEEG 出现不连续背景电活动是正常的,随着胎龄的增加,aEEG 脑电活动的连续性逐渐增加,胎龄 36 周时,aEEG 图形类似于足月儿。

表 4-10　aEEG 背景活动 * 的分类

- 连续性正常电压（continuous normal voltage, C）：连续性活动，aEEG 下边界（最小振幅）在 7~10μV，上边界（最小振幅）在 10~25μV

- 不连续性（discontinuous normal voltage, DC）：不连续性活动，aEEG 下边界可变，但主要低于 5μV，上边界大于 10μV

- 连续性低电压（continuous low voltage, CLV）：连续性活动，上边界极低，在 5μV 上下或低于 5μV

- 暴发抑制（burst-suppression, BS）：不连续性活动，下边界恒定在 0~1μV，暴发波振幅大于 25μV

- BS+：指 BS 背景活动，暴发波次数多，大于或等于 100 次 /h

- BS-：指 BS 背景活动，暴发波次数少，小于 100 次 /h

- 电静止，平坦波（flat trace, FT）：背景活动主要为电静止，小于 5μV

注：* 背景活动类型是指 aEEG 图形上电活动的主要类型。

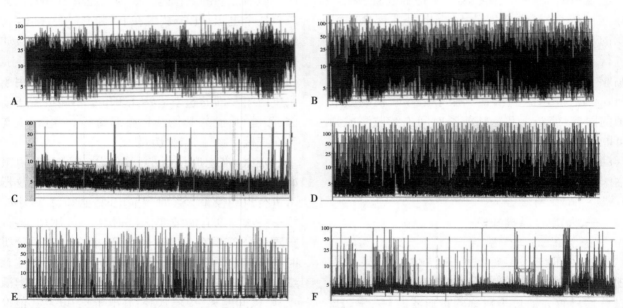

图 4-8　不同类型 aEEG 背景活动

A. 连续性活动（C）即连续性正常电压：aEEG 下边界（最小振幅）在 7~10μV，上边界（最小振幅）在 10~25μV；B. 不连续性（DC）：不连续性活动，aEEG 下边界可变，但主要低于 5μV，上边界大于 10μV；C. 连续性低电压（CLV）：连续性活动，上边界极低，在 5μV 上下或低于 5μV；D. BS+，BS 背景活动，暴发波次数多，大于或等于 100 次 /h；E. BS-，指 BS 背景活动，暴发波次数少，小于 100 次 /h；F. 电静止，平坦波（FT）：背景活动主要为电静止，小于 5μV。

镇静剂、抗癫痫药物或阿片类镇痛剂可影响 aEEG 的背景电活动，较以往变得更不连续，已经存在的不连续性背景电活动可能变为暴发抑制，暴发抑制可能变为平坦波。因此，应用这些药物后 1~2 小时背景活动的评估不可靠，但长时间的监测有利于识别药物对脑电活动的影响。一般来说，中等剂量的镇静剂或镇痛剂对 aEEG 背景电活动影响较小，但如果患儿本身脑电活动极不成熟（如早产儿）或已经存在严重脑损伤时就会受到影响。

（二）睡眠 - 觉醒周期

睡眠 - 觉醒周期（sleep-wake cycling, SWC）在 aEEG 上表现为平滑的正弦波样变化，主要是下边界。宽带代表安静睡眠时不连续电活动，窄带代表清醒或活动睡眠期间更连续的电活动。SWC 可分为无、未成熟和成熟 3 类（表 4-11）。足月儿生后第 1 天多出现成熟的睡眠觉醒周期，早产儿 SWC 与胎龄有关，25~26 周早产儿即可观察到睡眠 - 觉醒周期变化，随着胎龄增加，SWC 逐渐成熟，发育良好的 34 周早产儿即可出现成熟的 SWC。

表 4-11 睡眠 - 觉醒周期分类

● 无 SWC：aEEG 背景活动无正弦样变化

● 不成熟 SWC：下边界有一些周期性的变化，但发育不完全，与正常年龄相匹配的资料相比，发育不完全

● 成熟 SWC：aEEG 不连续和连续的背景活动之间有明显可识别的正弦样变化，周期时间≥20min

（三）惊厥

在 aEEG 上惊厥发作表现为下边界和上边界突然抬高，常伴发作后电压降低。在 aEEG 上惊厥分为单次惊厥发作、反复惊厥发作（30 分钟内 >3 次惊厥发作）和癫痫持续状态（惊厥持续发作 >30 分钟，aEEG 表现为锯齿状形式 / 锯齿波）（图 4-9）。

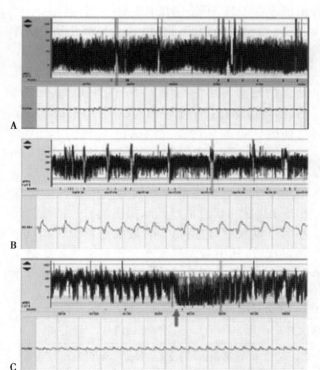

图 4-9 惊厥分类
A. 单次惊厥发作；B. 反复惊厥发作；C. 癫痫持续状态。

三、aEEG 与新生儿 HIE

aEEG 在新生儿领域的应用始于足月儿 HIE 监测。HIE 新生儿进行 aEEG 监测可以早期评估 HIE 严重度、选择合适的患者进行神经干预、早期判断预后。

（一）早期评估 HIE 的严重度

在窒息后 6 小时甚至 <3 小时，aEEG 即可发现新生儿中、重度 HIE。aEEG 预测中重度 HIE 的敏感性为 100%，特异性为 81.3%，阳性预测值为

85%，阴性预测值为 100%。睡眠 - 觉醒周期的变化也与 HIE 的严重程度有关，HIE 越重，SWC 恢复时间越晚。

（二）筛选合适的新生儿 HIE 进行早期干预

早期应用 aEEG 监测有助于早期发现处于中重度 HIE 新生儿并与家长进行沟通和制订治疗计划，既有利于选择那些最可能受益于特殊神经保护措施（如亚低温疗法）的 HIE 患儿，又可以避免 HIE 治疗扩大化的倾向。但 aEEG 异常并不能作为新生儿 HIE 是否进行干预的唯一标准，原因可能与 HIE 脑损伤的部位有关，aEEG 只能监测到皮层神经元电活动，而新生儿 HIE 存在基底节等深部白质损伤，因此 aEEG 结合神经系统临床评估才能筛选出更多的 HIE 患者进行干预。

（三）早期预测新生儿 HIE 的远期预后

荟萃分析显示重度异常 aEEG 预测中重度残疾或死亡的敏感性为 91%（95%*CI* 87-95），特异性为 88%（95%*CI* 84-92），提示 aEEG 床旁监测是一种有价值的预测 HIE 足月新生儿神经发育预后的工具。将临床评价与 aEEG 相结合将会大大提高对脑损伤新生儿预后判定的准确性。但亚低温治疗可能降低 aEEG 预后评估价值，对亚低温治疗的患儿延长监测时间，>48 小时异常的 aEEG 背景电活动或无 SWC 仍是神经发育不良较好的预测指标。

四、aEEG 和新生儿惊厥

aEEG 对惊厥发作高危儿进行监测，也可以用来评价抗惊厥药物的疗效。

（一）影响 aEEG 诊断惊厥准确率的因素

aEEG 是时间压缩后的脑电图形，只有惊厥发作 >2 分钟才能在 aEEG 上表现出来。aEEG 导联较少，只能监测到该通道内发生的惊厥。78% 惊厥源自 C3~C4 导联处，因此 aEEG 电极应放置在 C3~C4，可显著提高惊厥的检出率。一些护理操作、肌肉活动、出汗、心电干扰等在 aEEG 上也可表现类似惊厥的波形，但可通过阅读原始 EEG 或视频进行鉴别。有些低振幅的惊厥发作在 aEEG 上并不表现为下边界或上边界的抬高。EEG 阅读经验可以提高惊厥诊断的正确性。

（二）aEEG 诊断惊厥的价值

尽管 aEEG 不能检测到短阵惊厥发作，但持续监测 >30 分钟，更易观察到惊厥的发作，预测惊厥发作的敏感性为 80%，特异性为 100%。同时发

现 aEEG 监测可以发现亚临床惊厥。新一代的数字化 aEEG 不仅可提供单通道或双通道的 aEEG 图像,还可以提供未经处理的原始 EEG。双通道 aEEG 并合原始 EEG 可以明显提高 aEEG 诊断惊厥的敏感性。

（三）aEEG 评价抗惊厥药物疗效

aEEG 可用来评价抗惊厥药物疗效,指导惊厥的治疗。抗惊厥药物应用后,惊厥的临床表现可能消失,但脑电图上仍然存在异常放电,对这些没有临床表现的电惊厥是否会导致脑损伤仍存在争议。部分患儿给予抗惊厥药物后临床和电惊厥都缓解不明显,可能需要更换药物或联合应用抗惊厥药物。

五、早产儿与 aEEG

（一）早产儿脑发育研究

胎龄 28 周的早产儿,aEEG 就出现一定的 SWC,但不完整。随着胎龄的增加,SWC 逐渐成熟,约在 37 周大多数早产儿可出现成熟的 SWC。同样,背景电活动也存在类似的发育过程,aEEG 上表现为连续性随胎龄增加而成熟,下边界电压逐渐增高,上边界电压逐渐下降,带宽逐渐变窄。早产儿出生后生活的环境与宫内明显不同,接触到各种刺激如声音、光、触觉、温度改变、疼痛等,也可能发生各种疾病,这些可能都会影响脑发育过程。宫外环境可能加速 aEEG 成熟,同一个胎龄点,纠正胎龄与出生胎龄比较 aEEG 的连续性和 SWC 更成熟,下边界电压较高,带宽变窄。另

外,宫外生活对不同胎龄早产儿影响不同,出生胎龄越小,受宫外生活的影响越大,表现为脑发育加速越明显。

（二）aEEG 评分系统

Burdjalov 等设计了一个评分系统用于早产儿 aEEG 分析（表 4-12）。对正常早产儿研究表明该评分系统能够很好地反映早产儿脑发育过程,其分值与胎龄高度相关,分值越高,表明脑发育越成熟。小于胎龄儿与足月儿比较,该分值较低,提示小于胎龄儿脑发育延迟;生后第 1 天的 aEEG 总分与危重度评分相关性也较好,该分值较低提示早产儿存在严重颅内出血或可能发生不良预后。

（三）早产儿脑损伤与 aEEG

早产儿 aEEG 与胎龄有关,不同的胎龄 aEEG 图形存在差异,不能用足月儿评价指标评估早产儿 aEEG 是否异常,因此 aEEG 在早产儿脑损伤评估中的价值不像足月儿那么明确。

暴发间歇和每小时暴发次数是评价早产儿脑损伤较为有用的指标。早产儿脑电是不连续的,脑电活动存在一定时间间歇期,两次脑电活动之间的间歇期称为暴发间歇（interburst interval,IBI）,胎龄越小,IBI 越长,各胎龄 IBI 见表 4-13。IBI 超过相应胎龄段的时间提示 IBI 过长,脑电活动受到抑制。胎龄 >36 周的新生儿一般不应出现 IBI 歇。评价早产儿脑损伤的另一指标为每小时暴发次数,包括每小时最大暴发次数和最小暴发次数,其中最大暴发次数价值更大。如最大暴发次数 <130 次/h 多提示存在严重的颅内出

表 4-12 早产儿 aEEG 评分系统

分值	连续性（Co）	周期（Cy）	下边界振幅（LB）	带宽（B）
0		无	明显抑制（<3μV）	非常抑制:小跨度（≤15μV）和低电压（5μV）
1	不连续高电压	不明确,有些周期	升高（>5μV）	不成熟:大跨度（>20μV）和高电压（>5μV）
2	连续性	明确周期,但中断		成熟中:中跨度（15~20μV）和高电压（>5μV）
3		明确周期,无中断		成熟:小跨度（<15μV）和高电压（>5μV）
4		规则、成熟周期		
5	连续性	明确周期,但中断		成熟中:中跨度（15~20μV）和高电压（>5μV）

表 4-13 早产儿 aEEG IBI 平均值和最大值

受孕龄（W）	21~22	23~24	25~27	28~30	31~33	34~46	37~40
平均（s）	26	18	12	10~12	8~10	6~8	
最大值（s）			35~45	30~35	20	10	6

血。下边界电压和睡眠觉醒周期也是评价早产儿脑损伤常用的指标。严重颅内出血的患儿下边界电压显著降低，多 <2μV；SWC 较同胎龄的早产儿不成熟或出现延迟也提示存在严重颅内出血。早产儿脑室周围白质软化（PVL）也是早产儿常见的脑损伤类型，存在 PVL 的早产儿上边界电压明显增加，下边界电压显著降低，SWC 出现延迟。

（四）aEEG 与早产儿神经发育结局

预后不良的新生儿 aEEG 明显抑制，aEEG 存在暴发抑制波形、IBI 延长（>6 秒），提示早期进行 aEEG 监测可以评估早产儿神经发育结局。aEEG 评分与预后不良发生率显著相关，生后 1 周内预测预后不良的敏感性为 73%，第 1 周为 95%，特异性分别为 87% 和 83%。不同研究结果存在差异，可能与首次监测时间、监测持续时间、研究人群不同和 aEEG 评价指标不同等有关。联合头颅超声、NIRS 和 MRI 在不同时期对早产儿进行监测，对早产儿远期神经发育的评估可能更有价值。

（五）早产儿临床干预与 aEEG

早产儿容易发生各种并发症，常需要各种临床干预措施如呼吸支持、吸痰、低血压、应用表面活性物质、茶碱类药物、消炎痛或布洛芬等关闭动脉导管（PDA），接受各种刺激如疼痛、光线、声音等，也易发生败血症、黄疸和 NEC 等疾病。这些干预措施或疾病都可能影响脑血流，导致脑损伤。对这些患儿进行脑功能监护，可以寻找到合适的干预方法，早期发现脑电活动的变化，进而避免或减轻早产儿脑损伤，改善早产儿预后。对早产儿出血后脑积水的研究表明，随着脑积水逐渐进展，aEEG 电压变低，SWC 消失，脑室 - 腹腔分流术后，抑制的脑电活动逐渐恢复，因而通过 aEEG 持续监测可早期发现需要手术干预的早产儿出血后脑积水，对选择合适干预时机具有指导意义。

六、aEEG 用于其他脑损伤高危儿的监护

除缺氧缺血外，严重感染、高胆红素血症、低血糖、遗传代谢疾病、脑梗塞、脑发育异常等也可导致新生儿脑损伤。aEEG 也可用于这些脑损伤高危儿的监护。对败血症和 / 或脑膜炎新生儿的研究表明，aEEG 异常程度和异常持续时间与预后显著相关。遗传代谢性疾病如存在高氨血症或严重酸中毒或存在脑病表现，aEEG 多表现为显著异常，预后通常较差。对高胆红素血症新生儿的监测发现，发生急性胆红素脑病的患儿 aEEG 图形异常，提示脑电活动受到抑制。轻度、持续时间短且无脑损伤临床症状的低血糖新生儿，aEEG 无异常，而严重的反复低血糖可能导致 aEEG 异常。围手术期 aEEG 监测出现惊厥图形或恢复延迟提示发生神经预后不良的风险增加。因此，加强围手术期 aEEG 监护有助于寻找先天性心脏病患儿发生脑损伤的病因，改善对手术期间的监护和处理，预测神经预后发育不良的风险。

七、脑损伤高危儿 aEEG 连续监测

一般常规脑电图监测时间为 15~30 分钟，视频脑电图监测的时间大多为 4 小时，而数字化 aEEG 可进行连续监测，有助于发现阵发性的脑电活动异常，可观察脑电活动的趋势变化，对神经发育预后的评估价值更大。对足月儿 HIE 生后 72 小时连续进行 aEEG 监测，发现异常 aEEG 恢复时间可更好的评估神经发育预后。即使早期严重异常的 aEEG 如 24 小时内恢复，大多预后良好，如 aEEG 异常逐渐严重或 36 小时仍没有恢复正常，预后多不良。对严重败血症和 / 脑膜炎的新生儿进行 72 小时连续监测也得出相似的结论。对脑损伤高危早产儿进行连续监测，可能早期发现脑损伤，明确何时发生脑损伤，并分析导致脑损伤的可能因素，在临床工作中注意改进早产儿管理水平，可以改善早产儿预后。

aEEG 是 NICU 重要的评估工具，随着 aEEG 技术的不断改进和临床研究及应用经验的积累，aEEG 在 NICU 必将发挥更大作用。

【新生儿脑干诱发电位监测】

诱发电位（evoked potentials，EP）是人体器官受到某种刺激后用电极记录到的外周和中枢神经系统在信息传递的过程中产生的微弱电位变化。近年来，由于信号处理算法的研究进展，使诱发电位的提取和分析技术取得了大力发展，为诱发电位的在新生儿领域的临床应用提供了基础。EP 监测易受多种内外因素影响，应根据神经起源的解剖位置及大脑功能对皮质 EP 的影响做出解释。下列几种因素可造成 EP 改变：①病变直接损伤 EP 发生源本身；②病变损伤 EP 传导通路；③对 EP 发生源有调节作用的其他神经结构有病变。各种 EP 可从不同角度评价新生儿脑功能、判断特异性感觉通路的发育成熟水平和损伤程度,并有助于评价脑损伤的预后。多种 EP 联合监测临床价值更大。新生儿期测定的诱发电位最常见的包括:①听觉诱发电位(auditory evoked potential, AEP);②视觉诱发电位(visual evoked potential, VEP);③体感诱发电位(somatosensory evoked potential, SEP)。

一、听觉诱发电位

听觉诱发电位(AEP)与脑干听觉诱发电位(brainstem auditory evoked potential, BAEP)和脑干听觉诱发反应(brain-stem auditory evoked response, BAER)多代表同一个定义,在文献阅读中应注意。AEP 是用耳机给出一定频率和强度的声刺激,在颅顶记录到的听觉通路上的一系列波形,能客观敏感地反映中枢神经系统的功能,是脑干受损较为敏感的指标。凡是累及听通道的任何病变或损伤都会影响 AEP。

(一)听觉传导通路及 AEP 的神经发生源

听觉传导通路主要由 3 级神经元组成(图 4-10)。第 1 级神经元为双极细胞,其胞体位于耳蜗内的蜗(螺旋)神经节内。周围支至内耳的螺旋器(Corti 器);而中枢支组成蜗神经,入脑桥终于蜗神经核。第 2 级神经元的细胞体在蜗神经核内。它们发出的纤维一部分形成斜方体越到对侧向上行,另一部分在同侧上行。上行纤维组成外侧丘系,其大部分纤维止于内侧膝状体。第 3 级神经元的细胞体在内侧膝状体内。其轴突组成听辐射,经内囊枕部至颞横回,是听觉神经细胞的密集处。

常规 AEP 采用 1 000~4 000Hz 的高频短声刺激,刺激强度一般在 10~90dB,最高不超过 120dB。正常 AEP 可记录到 5~7 个波,统一用罗马数字命名为 I～VII 波,一般主要分析前 5 个波(图 4-10)。其中 I、III、V 波较为明显,II、IV 波在新生儿常有缺失。V 波波幅最高,可作为辨认 AEP 各波的

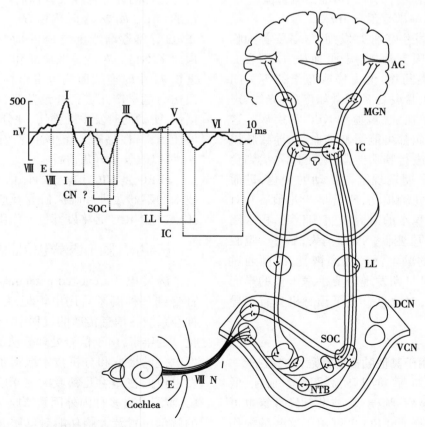

图 4-10　脑干听觉诱发电位各波形起源图
I 波来源于蜗神经近耳蜗端;II 波源于蜗神经近脑端;III 波源于蜗神经核;IV 波源于上橄榄核及斜方体;V 波来源于外侧丘系及下丘;VI 波(和 VII 波)可能源于听放射及皮层。图中英文缩写:CN-蜗神经核,NTB-斜方体,SOC-上橄榄核,VCN-侧耳蜗核,DCN-背侧耳蜗核,LL-外侧丘系,IC-下丘,MGN-内侧膝状体,AC-听觉皮层。

标志。Ⅰ波是听神经颅外段的动作电位,Ⅱ波起源于耳蜗神经核,Ⅲ波来自脑桥上橄榄复合核的突触后电位,Ⅳ波与Ⅴ波分别代表外侧丘系和中脑下丘核,Ⅵ波与Ⅶ波是丘脑内膝状体和听放射的动作电位波形。因此,Ⅰ、Ⅱ波实际代表听觉传入通路的周围性波群,其后各波代表中枢段动作电位。

（二）AEP分析指标

主要测定AEP主波Ⅰ、Ⅲ、Ⅴ波:①绝对潜伏期(PL):指从刺激到某一波出现的时间;②峰间潜伏期(IPL);③振幅,包括Ⅴ/Ⅰ波幅比及Ⅴ波反应阈值;④波形分化及重复性;⑤上述各项指标在两耳之间的差异性。潜伏期和峰间期主要反映神经纤维的传导速度和神经核团的突触延搁时间,其中Ⅰ波潜伏期主要代表外周神经的传导速度;Ⅰ~Ⅲ和Ⅲ~Ⅴ波峰间期分别代表脑干下段和脑干上段的传导情况,正常Ⅰ~Ⅲ波峰间期大于Ⅲ~Ⅴ波峰间期,用峰间期做分析指标可减少Ⅰ波潜伏期变化对其后各波的影响。AEP振幅主要为分级突触后电位总和,正常Ⅴ波应大于Ⅰ波,即Ⅴ/Ⅰ比值>1,在新生儿应大于0.5。波形主要反映细胞群活动的同步性,新生儿主要分析Ⅰ、Ⅲ、Ⅴ波三个主波的潜伏期和峰间期。

（三）新生儿AEP特点

AEP的潜伏期和峰间期主要受受孕龄的影响,与出生后年龄无直接关系。各波的发育顺序是从外周Ⅰ波至中枢的Ⅴ波。受孕龄(CA)25周的早产儿即可记录到Ⅰ波,至CA 31周时,所有正常新生儿AEP的几个主波均应出现。Ⅰ波潜伏期在CA 46周左右达成人水平,Ⅲ、Ⅴ波潜伏期和Ⅰ~Ⅴ波峰间期要到2岁才能达成人水平。另外,新生儿听觉阈值较高,随生长发育逐渐下降,3岁后达成人水平。表4-14给出不同胎龄新生儿AEP各波潜伏期和峰间期供参考。

（四）异常AEP及其意义

1. 引导不出AEP,可以考虑为听神经近耳蜗段的严重损伤;波Ⅰ或波Ⅰ、Ⅱ之后各波消失,可考虑听神经颅内段或脑干严重病损。

2. Ⅰ波潜伏期延长或消失,其后各波尚存在而且PL延长,但Ⅰ~Ⅲ波和Ⅲ~Ⅴ波峰间期正常,提示为同侧听通路外周段传导障碍,多为外周听神经或内耳中耳病变。

3. Ⅰ波潜伏期正常,其后各波绝对潜伏期均延长或消失,提示脑干下段及其上听通路受累。

4. Ⅴ波潜伏期延长或Ⅴ消失,其前各波潜伏期正常,Ⅲ~Ⅴ波及Ⅰ~Ⅴ波峰间期延长,Ⅰ~Ⅲ/Ⅲ~Ⅴ波比值小于1,提示脑干上段听通路传导障碍。

5. 左右耳的PL和IPL的耳间潜伏期差(ILD),PL和IPL的ILD值如果超过0.4ms提示该侧听通路相应部位存在传导障碍。

6. Ⅴ/Ⅰ波幅比异常,在听力正常前提下,该比值<0.5,可考虑为上部脑干受累。当然,如果选择性波Ⅴ缺失,则为上部脑干受累的金标准。

（五）AEP在新生儿领域的应用

1. 早期发现和鉴别听力损伤。

2. 评价脑损伤的程度和预后。

3. 脑死亡判定:脑死亡时AEP各波消失或仅存在Ⅰ波,已经列为儿童和成人脑死亡诊断的必备条件,但新生儿脑死亡目前没有统一的检查项目,多借鉴儿童脑死亡的标准。

表4-14 不同胎龄新生儿AEP各波潜伏期和峰间期(ms)

项目	30~31^{+6}周	32~33^{+6}周	34~36^{+6}周	37~42周
Ⅰ(ms)	1.96±0.16	1.87±0.12	1.76±0.06	1.61±0.07
Ⅲ(ms)	4.95±0.12	4.89±0.14	4.66±0.11	4.53±0.09
Ⅴ(ms)	7.32±0.20	7.06±0.13	6.85±0.19	6.56±0.12
Ⅰ~Ⅲ(ms)	3.12±0.15	3.04±0.11	2.99±0.14	2.87±0.13
Ⅲ~Ⅴ(ms)	2.48±0.18	2.38±0.09	2.29±0.10	2.20±0.06
Ⅰ~Ⅴ(ms)	5.78±0.16	5.53±0.11	5.22±0.15	4.99±0.12
Ⅰamp(μV)	0.13±0.03	0.27±0.04	0.32±0.02	0.35±0.03
Ⅲamp(μV)	0.11±0.02	0.16±0.08	0.19±0.05	0.22±0.06
Ⅴamp(μV)	0.27±0.03	0.31±0.05	0.34±0.05	0.36±0.04

二、视觉诱发电位

视觉诱发电位(visual evoked potentials, VEP)系指在视觉刺激时在枕区记录到的由视觉通路所产生的电变化。近十年来用于评价神经系统功能和视觉功能在新生儿领域中正日益受到广泛重视。

(一)VEP 的神经发生源

视野内的光刺激传至视网膜后,经过视细胞、双极细胞和神经节细胞、视神经,经视神经孔入脑,经视交叉、视束、至外侧膝状体后发出视放射,终止于大脑枕叶皮质。从枕部头皮记录到的 VEP 多为皮质起源的近场电位,主要反映接受中央视野冲动的枕叶后极的电活动。

(二)不同刺激方式的 VEP 特征

1. 模式反转 VEP(pattern reversal VEP, PRVEP)用交替出现的、黑白相间的棋盘格或条栅作视觉刺激。但检查时需要对刺激视野保持良好固视,故对新生儿难以实施。

2. 闪光 VEP(flash VEP, FVEP)　以白炽灯或发光二极管(LED)对双眼分别或同时给予弥散光刺激。瞬态闪光刺激包含有"给光"与"撤光"两种不同刺激,其诱发的 VEP 包括了视觉系统对模式、照度等多种因素的反应,导致 FVEP 波形不稳定,变异性较大,结果解释困难。因此 FVEP 主要用于不能合作注视模式刺激的新生儿和婴幼儿以及昏迷、智力低下和视力严重受损的患儿。

(三)VEP 的分析指标

新生儿主要进行 FVEP 检查。在新生儿主要观察正向 P 波。正常足月新生儿 P1 的潜伏期在 230ms 左右,以后每月缩短 10ms 左右,至 1 岁时接近正常儿童(100~110ms),但在实际检测时这一参数变化较大,因此只要 FVEP 能够被引出,即可认为其视觉通路是完整的。新生儿期各波的潜伏期见表 4-15。异常 FVEP 定义为不能用技术原因解释的单眼 VEP 消失及波潜伏期显著延长。

表 4-15　早产儿和足月儿 VEP 的参考值

项目	31~33 周	34~36 周
P100	221.7 ± 48.7	219.1 ± 41.5
	早产	足月
P100	222.59 ± 42.96	208.38 ± 27.16
N75	184.29 ± 42.38	170.95 ± 26.97
N145	170.95 ± 26.97	248.46 ± 28.18

(四)VEP 临床应用

由于视束和视放射行径皮质下和脑室周围,可用于 HIE 和 PVL 的预后评估,同时低血糖主要损伤枕叶,也可观察到 VEP 的变化。主要用于:①确定有无视功能损伤;②定量评价视功能损伤程度;③对有潜在视功能损伤的病儿进行动态监测;④对有围产期窒息、低血糖及急性皮质盲的患儿进行视功能及神经系统功能预后的评价。生后持续异常的 VEP 其神经功能预后差。其敏感性为 91%,特异性为 100%,因此 VEP 是评价窒息儿大脑皮层功能和视觉发育的敏感指标。

三、体感诱发电位

体感诱发电位(somatosensory evoked potential, SEP)一般是在外周神经干附近皮肤给予脉冲方波电刺激,可根据运动阈值或 1~3 倍感觉阈值确定刺激强度。常用的刺激点为腕部正中神经或踝部胫后神经,可在相应神经的传入通路(神经干、脊髓或皮质)记录到特定的 SEP 波形。

(一)SEP 的传导通路和神经发生源

引起 SEP 的电脉冲刺激主要经深感觉传导通路传入,兴奋传入的一级神经元胞体位于脊髓后根神经节,进入脊髓后角后换神经元组成后索,下肢传入纤维在内侧上行到达薄束核,上肢传入纤维在外侧上行到达楔核,再换元后于第四脑室底部交叉,形成内侧丘系,经丘脑腹外侧核投射到大脑半球中央后回的一级体感皮质,该系统分布与躯体表面感受野分布有严格的对应关系。这一传导通路称为后索 - 内侧丘系投射系统。

(二)SEP 分析指标

1. 绝对潜伏期　即从刺激到出现各波峰的时间,为减少身高和肢体长度对绝对潜伏期的影响,应测量身高和肢体长度进行矫正。

2. 起始潜伏期　上肢的锁骨上电位(Erb 点电位)和下肢的马尾电位(L3 电位)又称周围神经监护电位,用这一电位作为起始点测量其后各波的潜伏期,可以减少肢长、肢温及周围神经传导时间的影响,并可对中枢传导时间做粗略估计,而从刺激开始至周围神经监护电位的潜伏期结合肢长可估计周围神经的传导速度。

3. 峰间期　各波之间的传导时间,有助于发现病变水平。

4. 双侧相应波的潜伏期差　通过自身对照,可早期发现一侧病变。

5. 振幅和波形　正常变异较大,可作为辅助分析指标。

新生儿期由于神经传导速度较慢,SEP 各波的潜伏期和峰间期都较长,生后最初 6 个月传导速度迅速增快,而后随年龄增长缓慢增加,潜伏期和峰间期逐渐缩短(表 4-16,表 4-17)。

表 4-16　各年龄期小儿 SEP 波间传导时间正常值(m/s)

年龄分组	被测人数	刺激正中神经		刺激胫后神经	
		周围段	中枢段	周围段	中枢段
新生儿	40	5.4 ± 1.1	16.0 ± 3.5	25.4 ± 1.1	30.1 ± 3.3
~6 个月	20	3.6 ± 0.8	11.1 ± 1.3	5.3 ± 1.0	25.0 ± 2.5
~1 岁	20	3.1 ± 0.6	9.5 ± 1.4	4.7 ± 0.8	24.6 ± 1.7
~2 岁	20	2.9 ± 0.7	8.6 ± 0.9	4.4 ± 0.8	24.2 ± 2.6

表 4-17　各年龄期小儿 SEP 传导速度正常值(m/s)

年龄分组	被测人数	刺激正中神经		刺激胫后神经	
		周围段	中枢段	周围段	中枢段
新生儿	40	25.1 ± 3.3	6.8 ± 1.8	24.4 ± 2.3	9.0 ± 1.2
~6 个月	20	37.0 ± 4.3	12.3 ± 1.6	31.1 ± 3.3	12.7 ± 1.9
~1 岁	20	41.4 ± 4.3	15.9 ± 2.0	38.8 ± 3.0	16.0 ± 1.5
~2 岁	20	42.2 ± 4.2	17.5 ± 2.3	41.8 ± 4.5	16.4 ± 2.6

（三）体感诱发电位的临床应用

SEP 可用于评估和预测脑损伤高危儿以后出现运动障碍的可能性,其中下肢 SEP 预测发生脑瘫的敏感性明显高于 VEP 和颅脑超声。1 周内 SEP 检测正常多提示预后良好,而 SEP 异常,特别是多次检查持续异常特别提示预后不良。在不同的研究中正中神经 SEP 异常对脑瘫的预测敏感度分别为 13%~100%,特异性为 87%~100%。胫神经 SEP 对早产儿脑瘫预测可能更为敏感:敏感度为 63%~96%,特异性为 50%~99%。另外,上肢 SEP 还可用于判断新生儿臂丛神经损伤程度。但由于很多实验室新生儿 SEP 正常值的建立有一定困难,此项检查的开展尚不够普遍。

各种诱发电位可从不同角度评价新生儿的脑功能、判断特异性感觉通路的发育成熟水平和损伤程度,并有助于判断脑损伤的预后。诱发电位的共同特点是敏感性高而特异性相对较低,常可发现无明显临床症状的神经功能损伤。多种诱发电位联合测试对临床帮助更大。

【新生儿脑氧监测】

近红外光谱分析技术(near infrared spectroscopy, NIRS)可以无创实时床旁监测氧合代谢和血流动力学,不干扰护理和治疗,为胎儿和新生儿脑功能监护的方法之一,日益受到新生儿医生的重视。

一、NIRS 监测的基本原理

处于不同氧化还原状态的还原血红蛋白(Hb)、氧合血红蛋白(HbO_2)和细胞色素 aa_3 ($Cytaa_3$)对近红外光的吸收不同是 NIRS 设备的理论基础。NIRS 设备发射波长 700~1 100nm 的近红外光,穿过皮肤、颅骨和脑组织,被组织中的色素基团吸收,不同氧化还原状态的色素基团对近红外光的吸收不同,因此可以测定组织中氧合血红蛋白(ΔHbO_2)、还原血红蛋白(ΔHb)、细胞色素氧化酶($Cytaa_3$)的变化。据此可以评估脑组织氧合代谢、局部脑组织氧饱和度和脑血流动力学。但所有测定的参数并不能代表整个脑组织的氧合代谢情况,仅代表光穿透区域的脑组织氧合代谢情况。

（一）脑组织氧合代谢情况

ΔHbO_2 和 ΔHb 代表氧的供需和利用状态的变化,组织氧供应障碍或利用增加均导致 ΔHbO_2

的降低,反之增加。Cytaa₃为线粒体呼吸链的终端氧化酶,ΔCytaa₃的变化可在细胞水平上反映能量代谢的变化。ΔHbO₂、ΔHb 和 ΔCytaa₃这三个参数测定的均是相对值,相对于监测起点的这些参数的变化,因此不同的病人之间很难进行比较,即使同一患者,重新开始监测后与前次监测的数据也不具有可比性。这些参数的临床价值在于可以快速反应脑氧合代谢的变化,连续监测具有较大的临床价值,或评价临床干预措施对脑氧合代谢的影响也具有较大的价值。

（二）局部脑组织氧饱和度或脑组织氧合指数

新型 NRIS 仪器可以监测局部脑组织氧饱和度(regional oxygen saturation, rSO₂)或脑组织氧合指数(tissue oxygen index, TOI)。也可以根据公式计算: $rSO_2 = \dfrac{\Delta HbO_2}{\Delta Hb + \Delta HbO_2} \times 100\%$。rSO₂或 TOI 为 NIRS 测定的绝对值,反映组织氧饱和度的变化,临床应用价值较大。相关的临床研究逐渐增多。该指标反应了检测范围内的脑组织内微动脉(15%~20%)、微静脉(60%~80%)和毛细血管(5%)的混合氧饱和度,采用加权平均的计算方式获得,因此主要反映的是静脉血氧饱和度。该指标的测定值与颈静脉氧饱和度具有很好的相关性,与脉搏血氧计测定的外周毛细血管氧饱和度也具有较好的相关性。目前研究报道的足月新生儿 rSO₂或 TOI 正常值 60%~80%,且出生后 3 天内相对稳定。早产儿脑发育不成熟,脑血流影响因素较多,目前仍没有早产儿 rSO₂的正常参考范围,有待于进一步研究。

（三）脑血流动力学指标

利用 HbO₂作为血管内示踪剂,根据傅立叶定理,可以计算脑血流容积(cerebral blood volume, CBV),公式如下: $CBV = \dfrac{k_1(\Delta HbO_2 - Hb)}{2 \times H \times \Delta SaO_2}$,k₁为一常数,$\Delta$HbO₂代表氧合血红蛋白的变化,$\Delta$Hb 代表脱氧血红蛋白的变化。H 代表动脉血红蛋白浓度,ΔSaO₂代表动脉氧饱和度的变化。应用 NIRS 也可以测定脑血流(cerebral blood flow, CBF),公式如下: $CBF = \dfrac{k_2(\Delta HbO_2)}{H \times \int(\Delta SaO_2)dt}$,k₂为常数,由血红蛋白的分子量和组织密度决定。NIRS 测定的 CBF 和 CBV 值与其他定量测定值具有较好的可比性。两个指标的获得需要短暂改变氧饱和度 5% 以上或短暂阻断颈静脉回流,不适用于

危重新生儿或临床上无法改变氧饱和度。ΔtHb 代表组织中总血流量的变化,即 ΔCBV(cerebral blood volume),可以间接反映 CBF 的变化。由于受组织氧饱和度和组织氧利用的影响,病理状态下 ΔtHb 并不能完全反映 CBF 的变化。ΔHbD(ΔHbO₂-ΔHHb)更能反映病理情况下脑灌注情况的改变,即 CBF 的变化。

二、NIRS 临床应用

（一）NIRS 测定的新生儿 CBF、CBV 正常值及其影响因素

NIRS 测定的正常新生儿 CBV 值为 1.9~3.2ml/100g 组织,平均值为 2.2ml/100g。早产儿生后前 3 天 CBV 的值为 1~3ml/100g。NIRS 测定的正常新生儿 CBF 为 5~33ml/(100g 脑组织·min)。超低出生体重儿和高危足月新生儿 CBF 显著增加,分别为 66.1ml/(100g 脑组织·min)和 62.1ml/(100g 脑组织·min)。胎龄 26 周早产儿脑血管对二氧化碳分压变化的反应性为 0.07ml/(100g·kPa),随胎龄增加,足月时为 0.51ml/(100g·kPa)。足月儿日间安静睡眠期 CBV 周期性波动频率为每分钟 3~6 个周期,但心率和氧饱和度没有相应的波动周期。26~29 周的早产儿生后 36 小时也存在 CBV 周期性波动,频率为每分钟 2~4.7 个周期,同时观察到心率和平均动脉压(MABP)也有较慢的周期性波动,提示早产儿 CBV 和 MABP 的周期性波动相关。周期性波动可能与新生儿脑自主调节功能不成熟有关。

（二）脑氧合和血流动力学变化监测

许多临床事件或临床干预措施可能导致脑血流和氧合变化,这些变化可能导致脑损伤。NIRS 可以非常方便有效的监测临床事件或临床干预对脑血流和氧合代谢影响。相关的研究也较多: ①临床事件包括感染、酸中毒、低氧和高氧血症、低碳酸和高碳酸血症、低血容量、休克、贫血、呼吸暂停、惊厥、低体温等;②临床药物治疗如表面活性物质治疗、氨茶碱、咖啡因、消炎痛或布洛芬、镇静剂血管活性药物(多巴胺)、扩容等;③临床干预措施如交换输血、部分换血、机械通气、CPAP、抽血速度、吸痰方式、光线、声音、抚触、输血、脑积水引流或穿刺放液、血浆置换或体外膜肺、有创操作、哭吵、颈部位置异常等。上述事件或干预措施均可能导致脑血流和氧合代谢的快速变化,通过 NIRS 的监测可以实时显示

脑血流和氧合代谢的变化,为我们选择合理的干预措施,或减少不必要的过多干预提供临床证据。

（三）窒息和缺氧缺血性脑病

研究表明脑 rSO_2 下降与吸入氧浓度的变化几乎同时发生,比 EEG 发生改变早,可以早期监测脑组织是否缺氧。$rSO_2<40\%$ 时即可发生明显脑损伤,当 $rSO_2<30\%\sim35\%$ 时发生不可逆脑损伤。临床研究表明无或轻度窒息的患儿脑血容量及氧合状况比较稳定;而重度窒息尤其合并 HIE 者脑血容量及氧合有下降,但也有研究表明 HIE 新生儿 CBV 持续显著增加或降低、或 rSO_2 显著增加,预后较差。因此 NIRS 可以早期监测 HIE 的脑氧合代谢状态和脑血流变化,为严重度和预后评估提供有价值的资料。

（四）脑血流自主调节功能和早产儿脑损伤

若脑血流和平均动脉压（MBAP）相关系数大于 0.5 时,说明脑血流自主调节功能受损;若脑血流和 MBAP 相关系数小于 0.5 时,提示脑血流自主调节功能正常。研究表明胎龄、体重、窒息、低氧血症及呼吸机辅助通气等均是影响脑血流自主调节功能的重要因素。胎龄越小,出生体重越低,脑血流自主调节功能越差。存在自主调节功能受损者 33.3% 随后发生严重脑损伤,明显高于自主调节功能正常者,提示应用 NIRS 监测脑血流自主调节功能,对早产儿脑损伤的早期预测确有重要价值。同样,应用 NIRS 监测脑 rSO_2 对早产儿脑损伤的早期预测也有一定的价值。不同胎龄早产儿脑组织的氧饱和度不同,随着胎龄的增长,脑组织的氧饱和度有上升的趋势。但 32 周以后与足月儿没有显著差别,说明 32 周以上的早产儿脑血管发育相对成熟,脑损伤相对要小。发生脑损伤的早产儿 rSO_2 明显低于未发生脑损伤者,以重度脑损伤尤为明显,提示早期监测早产儿脑组织氧饱和度有助于早期预测脑损伤的发生与否及判断其轻重程度。

我们的研究也发现脑血流自主调节功能和 rSO_2 与早产儿神经发育结局之间有显著的相关性,监测脑血流自主调节功能状态和 rSO_2 可预测早产儿脑损伤的神经发育结局:自主调节功能正常者及脑组织氧饱和度高者神经发育结局较好,而自主调节功能受损和脑组织氧饱和度低者神经发育结局相对较差,发生脑性瘫痪、智力缺陷及死亡等不良神经预后的可能性大。

三、NIRS 在其他领域的应用

（一）在产科的应用

应用特别设计的易弯曲的探头,在胎膜破裂后伸入扩张的子宫颈口,连续监测整个分娩期间脑氧合代谢的变化。宫缩时胎儿 ΔHb,ΔHbO_2 和 ΔtHb 降低,提示脑血流减少。宫缩伴有胎儿心率减速,ΔHb 增加,ΔHbO_2 和 ΔtHb 降低,胎儿脑 rSO_2 显著降低。如果伴有胎儿心率晚期减速或胎心变异消失上述变化更明显,提示胎儿氧合代谢降低更明显,但是这些结果与临床发现如酸中毒或不良分娩没有相关性。NIRS 胎儿监护和头皮 pH 值关系以及新生儿结局关系的研究较少,NIRS 监测指标与胎儿宫内窘迫可能具有一定的相关性;目前仍没有足够的证据来评价 NIRS 产前和产时监护的临床效果。

新生儿出生后不久,呼吸和循环功能发生较大改变,这一阶段脑血流动力学和氧合代谢也会发生较大的变化,是脑损伤较易发生的时间段。对这一阶段脑血流和氧合代谢的研究有助于改善预防或减轻脑损伤的发生。目前有关这方面的研究逐渐增多,包括正常新生儿出生后脑氧合和血流的变化、胎龄和出生体重、分娩方式、复苏及其复苏方法对脑氧合和血流的影响。最新的荟萃分析提示 NIRS 可以作为胎儿向新生儿过渡时期及指导复苏较好的监测工具。

（二）NIRS 用于围手术期监护

NIRS 最早用于心脏手术特别是低温停循环手术期间的监护。基于 NIRS 便携性和非侵入性,可以连续监测脑血流动力学和氧合代谢等特点,NIRS 用于围手术期监护逐渐增多,为围手术期的神经保护提供必要的帮助。外科手术期间进行 NIRS 监测可以减少认知功能障碍,但仍需要长期的随访研究来评价每一步操作与神经精神发育障碍的关系。

四、NIRS 成像技术及其应用

NIR 光学成像作为非放射的、非侵入性的床旁成像技术,具有广阔的应用前景。同时 NIRS 能够进行功能检测和连续监测,特别适合于危重的新生儿。应用时间分辨系统,如时间漂移和吸收（time-of-flight and absorbance, TOFA）,是 NIR 光学成像方法的的进展。因为可以测定时间延迟,计算路径长,而且时间分辨系统可以弥补散射效应的缺限。这项技术成功运用于树脂模型、小动物、病理胎羊和新生儿,获得精确的成像。随后发明了可用于临床的纤维头型光毯,这种头型光毯已经用于 NICU 早产儿和足月儿的诊断性的脑光学成像研究,并与头颅超声、CT 或 MRI 成像进行了比较,发现检测颅内出血的敏感性较高,但是由于光的散射效应清晰程度不如超声、CT 或 MRI。尽管如此,这些研究证明 NIR 光可以穿透新生儿脑 3~5cm,采集到的资料可以重新构建深部出血的影像。由于 TOFA 价格昂贵,耗时较长,不适用于临床实时监测。改进的连续波系统可以快速检测,价格低廉。Chance 等应用连续波成像,首次报道了成人认知脑功能成像,证明了这一技术的可靠性,但是分辨率(2~4cm)相对较低。应用振幅和相消除方法以及相序列成像,分辨率可提高到 1cm,资料获取时间小于 30 秒。据此 Siegel 等发明了便携式的连续波弥散性光断层扫描(diffuse optical tomography, DOT)设备,利用波长 780~830nm 的激光二极管和时间共享序列,由便携式计算机控制。利用 DOT 对早产儿进行研究已有报道。新生儿发育期间正常脑功能成像的变化、与预后相关的病理类型的识别,以及何种信号需要进行干预等,都需要进一步的研究。

目前近红外光谱成像技术已经由最初的二维成像发展为三维成像技术。目前的研究主要集中于各种刺激(如,声音刺激、视觉刺激、躯体感觉刺激、嗅觉刺激、自动唤醒等)对脑血流和氧合影响。研究表明不同的气味导致脑氧合代谢的不同变化;某一肢体主动和被动运动可在脑组织的相应区域监测到 tHb 和 HbO_2 增加,触觉和疼痛刺激也可导致相同的变化,但袋鼠护理后组织氧饱和度下降。今后的研究方向可能包括正常和脑损伤患儿、不同程度、不同类型、不同部位的脑损伤对这些刺激的反应类型和反应程度是否存在差别;新生儿脑发育过程、不同区域发育特征、宫外生活如何影响早产儿脑发育;新生儿特别是早产儿生物节律的发育。

目前 NIRS 成像技术主要缺点是运动造成的伪差,但运动导致的伪差多表现为急剧的变化,相对容易识别,不过并不是所有的运动导致的伪差都能识别出来。另一个问题就是数据分析时没有一个相对统一的时间平均值(如取 5、10 或 15 秒平均值作为一个时间点数据分析),使得不同文献的结果无法进行比较。

(王来栓)

第七节　新生儿血糖监测

新生儿经历从宫内到宫外的环境改变,血糖水平(blood glucose level, BGL)容易产生较大波动。脐带结扎后新生儿不再接受母体血糖的供应,生后 1~4 小时内因暂时性的自身胰岛素水平偏高,以及酮体对胰高血糖素和肾上腺素的反应受抑制,若未及时建立有效喂养,容易发生过渡期低血糖,常在生后 1 小时达到过渡期最低血糖水平。

一、技术原理

目前临床多采用微量血糖仪和匹配的试纸测量血糖,常用方法有己糖激酶法、葡萄糖脱氢酶电化学法、葡萄糖氧化酶干化学法,监测范围为 0.6~33.3mmol/L。其中,采用己糖激酶法行血浆葡萄糖检测目前为检测 BGL 的金标准方法。此外,新生儿不受限于采血时,可参考床旁血气分析中的血糖值,必要时完善血浆葡萄糖检测。

二、临床应用范围、方法与临床意义

(一)应用范围
有以下危险因素的新生儿:
1. 母体因素 ①妊娠糖尿病(gestational diabetes mellitus, GDM);②产前 24 小时内,尤其是产时使用以下药物:β 受体阻滞剂、地塞米松、磺脲类降糖药、抗抑郁药,以及静脉大量输注葡萄糖;③母亲有代谢性疾病或内分泌疾病家族史。
2. 新生儿因素 ①小于胎龄儿、大于胎龄儿、宫内生长迟缓、胎龄 <37 周、出生体重 >4 000g 或 <2 500g;②存在低体温、喂养不足、缺氧、红细胞增多症、溶血性贫血、败血症、呼吸窘迫等疾病因素。
(二)应用方法
建议对低血糖高危儿常规使用床旁血糖仪进行末梢血糖监测。在进行新生儿低血糖症诊断时,建议采用己糖激酶法完善血浆葡萄糖检测。
1. 监测时机
(1)对无低血糖高危因素的健康新生儿不常规进行血糖监测,当出现疑似低血糖症状或体征时需立即进行血糖监测。
(2)对于无症状的低血糖高危新生儿,血糖首次监测应在第 1 次有效喂养后 30 分钟,且不晚于生后 2 小时,随后常规的血糖监测应在喂奶前进行。

(3)若最初 2 次 BGL≥2.6mmol/L,随后可 3~6 小时一次监测喂奶前血糖。

(4)若连续 3 次 BGL≥2.6mmol/L,出生 24~48 小时内可根据具体的低血糖高危因素适当减少血糖监测频次。

2. 母婴同室新生儿发生低血糖后的临床管理

(1)新生儿低血糖临床处理阈值为 BGL<2.6mmol/L,若同时存在低血糖症状,应收入 NICU/ 新生儿科,立即完善血浆葡萄糖检测,静脉推注 10% 葡萄糖 2ml/kg(1ml/min)后维持葡萄糖液或肠外营养液输注,葡萄糖输注速度(glucose infusion rate, GIR)为 5~8mg/(kg·min)。

(2)对于首次 BGL<2.0mmol/L 者,应收入 NICU/ 新生儿科,处理方法同上。

(3)首次 2.0mmol/L≤BGL<2.6mmol/L 者,行补充喂养,30 分钟后复测血糖,若:①BGL<2.2mmol/L,收入 NICU/ 新生儿科;②2.2mmol/L≤BGL<2.6mmol/L,继续补充喂养,若连续 2 次补充喂养后复测血糖达不到 BGL≥2.6mmol/L,则收入 NICU/ 新生儿科;③2.6mmol/L≤BGL<2.8mmol/L,喂养频次为 2~3 小时一次。

3. NICU/ 新生儿科发生低血糖后的临床管理

(1)当 BGL<2.2mmol/L 或 BGL<2.6mmol/L 伴低血糖症状时按低血糖症处理:立即进行血浆葡萄糖检测,静脉推注 10% 葡萄糖 2ml/kg(1ml/min)后维持葡萄糖液或肠外营养液输注,GIR 5~8mg/(kg·min);当 2.2mmol/L≤BGL<2.6mmol/L 时尽快维持目标 BGL。

(2)在补充喂养、或静脉推注葡萄糖、或改变 GIR 后,30 分钟复测血糖。

(3)建议 1 小时一次监测血糖,直至 BGL≥2.6mmol/L;若出生 48 小时内 BGL>2.8mmol/L 或出生 48 小时后 BGL>3.3mmol/L,频率调整为 3~6 小时一次监测喂奶前血糖。停止补充喂养和 / 或静脉输注葡萄糖后,出生 48 小时内连续 3 次喂奶前 BGL>2.8mmol/L 或出生 48 小时后连续 3 次喂奶前 BGL>3.3mmol/L,可停止监测血糖。

4. 新生儿反复性或持续性低血糖发生后的临床管理

(1)当 GIR>8~10mg/(kg·min)仍不能维持正常 BGL 时,需考虑中心静脉置管。

(2)当 GIR>10~12mg/(kg·min)时,需考虑药物治疗。

(3)反复性或持续性低血糖新生儿需进一步寻找病因。

(三)临床意义

新生儿血糖正常值为:出生 48 小时内,2.8mmol/L<BGL≤5mmol/L;出生 48 小时后,3.3mmol/L<BGL≤5mmol/L。监测血糖有助于早期识别低血糖,尽早发现低血糖相关代谢性疾病,并进行持续血糖管理,避免和减少低血糖脑损伤等严重并发症。

三、注意事项

1. 加拿大儿科协会建议无论日龄和病因,达到全肠内喂养者连续 2 次喂奶前血糖在正常范围内即可停止监测血糖。昆士兰临床指南建议当停止补充喂养或静脉葡萄糖输注后连续 3 次喂奶前 BGL 在目标范围内,可停止监测血糖。而在 NICU/ 新生儿科住院新生儿病因复杂,如感染、休克、脏器衰竭等很可能伴有糖代谢紊乱,具体血糖监测的频次及减停时机需根据高危因素、基础疾病、新生儿日龄等情况决定。

2. 血糖值受标本类型、抗凝处理方法、放置时间、红细胞压积等影响,其中全血标本葡萄糖值较血浆葡萄糖值低约 15%。

(王娜)

第八节　新生儿食管 pH 值监测

食管多通道腔内阻抗联合 pH(multichannel intraluminal impedance-pH, MII-pH)监测是一种借助导管检测食管腔内 pH 值及食团移动的技术。可检测到与 pH 值无关的胃食管反流(gastroesophageal reflux, GER),即酸性反流和非酸性反流。GER 是新生儿常见的消化系统疾病,早产儿尤为多见,可高达 80%~85%。24 小时食管 pH 值监测最初于 1969 年由 Spence 首次描述,自 1980 年以来,一直是诊断 GER 的金标准,但由于新生儿胃液 pH 值相对较高,单纯 pH 值监测会遗漏弱酸性及弱碱性反流。20 世纪 90 年代,多通道腔内阻抗(multichannel intraluminal impedance, MII)技术被应用到食管动态反流监测中,联合 pH 值监测,不仅能监测酸性反流和非酸性反流,还能区分反流物的性质,其诊断 GER 的敏感度及特异度均高于传统 pH 值监测,是目前国际推荐诊断 GER 的金标准。

一、技术原理

（一）MII-pH 监测的原理

阻抗检测是测量食团经过一对安装在导管上的金属环时交流电的电阻变化。在食管这样的中空管状器官中,两个环之间的电流通过黏膜内和黏膜表面的少量离子进行传导。含液食团的离子数目较多。因此,导电性较高,其进入阻抗测量段时会使阻抗呈最低值,一旦食团经收缩清除,阻抗就回到基线值。多点阻抗测量可根据食团进出的时间差来确定其运动的方向。联合 pH 值监测,既能反映反流物的性状(液体、气体或混合)、体积、反流速度、反流高度和反流物清除时间,又可检出非酸性反流。

（二）MII-pH 监测的用途

1. 区分反流物的性质　MII-pH 可以通过食管内阻抗的变化来检测液体、固体和气体含量的运动。

2. 检测非酸性 GER　可以在高 pH 值条件下检测非酸性 GER。MII-pH 不仅可以检查有消化道症状(如恶心、呕吐、胃灼热或腹痛)患儿的症状与 GER 之间的因果关系,还可检查食管外的呼吸系统症状(如咳嗽、喘息、血氧饱和度下降、频繁呼吸道感染、中耳炎或呼吸暂停)或神经系统症状(如口腔进食困难或癫痫发作加剧)以及其他系统症状(如发育不良或贫血)与 GER 之间的因果关系。

3. 评估治疗效果　可用于评估胃食管反流药物治疗后或抗反流手术后症状改善情况。

二、临床应用范围、方法与临床意义

（一）应用范围

MII-pH 监测的适应证与 pH 值监测的适应证相似,一般认为适用于以下情况:①需明确症状或食管黏膜损伤是否与反流相关;②具有反流相关症状,但治疗效果不佳;③评估反流的严重程度,指导用药和预测疗效;④胃食管手术相关的评估,如抗反流手术的术前和术后评估等;⑤功能性胃肠病的鉴别。MII-pH 监测无绝对禁忌证,有以下情况时要慎重进行检查:①鼻咽部或食管存在解剖结构明显异常的患儿;②无法耐受导管的患儿,这类患儿可考虑换用无线 pH 值监测;③严重凝血功能障碍、重度食管静脉曲张、心肺功能不全者。

（二）应用方法

1. MII-pH 监测的导管选择　MII-pH 监测导管由 1 或 2 个 pH 电极和 6 个以上的金属阻抗环组成,每 2 个阻抗环形成 1 个阻抗通道。导管的直径为 2.13mm(6.4F)。目前市场上各品牌可提供不同年龄(身高)适合的阻抗导管:婴儿(身高≤75cm)、儿童(身高≥75cm 和≤150cm)和成人(身高≥150cm),新生儿目前主要选用婴儿导管。

2. MII-pH 监测方法

(1)患者准备:检查前需先了解患儿病情、病史及其他检查结果,排除禁忌证并做以下准备:①检查前 3 日停用影响胃内酸碱度或胃肠动力的药物;②检查前 3 小时禁食。

(2)仪器准备:每次检查前导管上的 pH 值电极根据制造商的说明要求,使用 2 种不同的 pH 值溶液进行校准。

(3)导管置入:检查患儿鼻孔,选择通气较好的一侧将电极置于食管下括约肌(lower esophageal sphincter, LES)上方 2cm 处,使阻抗通道的中心位置分别位于 LES 上方 2、4、6、8、10、12cm 处。经鼻至 LES 的深度参照 Strobel 公式:食管长度(cm)=0.252× 身长(cm)+5(cm)确定。导管置入后可通过胸片确认导管位置。由专人记录患儿 24 小时吃奶时间、出现各种症状的时间及有无不良事件(电极脱落、呼吸心搏骤停、拒乳、消化道出血等)。

（三）临床意义

1. MII-pH 监测参数　MII-pH 监测除可提供传统 pH 值信息外,还可提供下列信息:

(1)反流物的成分:通过 MII-pH 监测可根据不同阻抗模式将反流发作分为 3 种:含气体、含液体或两者均含有。

(2)反流事件近端程度:反流事件近端程度定义为反流发作的液体组分到达的最近端阻抗测量段。气体反流事件不存在近端程度,因为气体通常会穿过上食管括约肌(upper esophageal sphincter, UES)并被清除。

(3)酸性和非酸性反流发作次数:MII-pH 检测将 GER 发作次数定义为 MII 检测到的总发作次数。

(4)反流物接触时间:反流物存在时间的定义为位于 LES 上方 5cm 处的阻抗测量段检测到的含液体反流物的总体存在时间(绝对值或占检查时间的百分比)。

(5)反流物清除时间:反流物清除时间的定义为含液体 MII 反流物存在于 LES 上方 5cm 处的平均持续时间。

（6）反流 pH 值：根据反流发生时记录的 pH 值变化，可将上述所有参数进一步分为酸性和非酸性。将发作期间 pH≤4 持续大于 15 秒的反流定义为酸性反流事件，若发作期间 pH 值保持在 4 以上，则为非酸性反流事件。发作期间 pH 值为 4~7 的反流称为弱酸性（非酸性）反流。反流发作期间 pH≥7 则为弱碱性。

2. 症状关联指标　用于解读 MII-pH 监测的主要指标与 GER 发作的相关性（包括酸性和非酸性）。现使用 2 种主要指标来评估该关联。

（1）症状指数（symptom index, SI）：SI 是指反流发作后 5 分钟内出现的症状次数除以监测期间患者记录的症状总数所得，以百分比表示。若结果为阳性（SI≥50%），则症状与 GER 有关。反之，若 SI≤50% 则为阴性，则考虑症状为 GER 之外的原因引起。

（2）症状相关概率（symptom association probability, SAP）：计算 SAP 时，将总测量时间分为每 2 分钟一段，采用四格表（同时存在 GER 和症状的时段数、存在 GER 但无症状的时段数、无 GER 但有症状的时段数，以及无 GER 亦无症状的时段数）和 Fisher 确切检验法评估相关性。若 SAP 为阳性（>95%），则表明 GER 和记录到的症状之间存在较高的时间相关性。

三、注意事项

MII-pH 监测无绝对禁忌证，有以下情况时要慎重进行检查：①鼻咽部或食管存在解剖结构明显异常的患儿；②无法耐受导管的患儿，这类患儿可考虑换用无线 pH 值监测；③严重凝血功能障碍、重度食管静脉曲张、心肺功能不全者。

（王娜）

第九节　新生儿危重病例评估

近年来早产儿出生率及危重患儿数目不断上升，尽快评估患儿危重程度及采取积极有效治疗对挽救患儿生命及改善疾病预后至关重要。目前新生儿疾病严重程度评分系统有新生儿危重病例评分法（NCIS）、新生儿临床危险指数（CRIB）、新生儿临床危险指数-Ⅱ（CRIB-Ⅱ）、新生儿急性生理学评分（SNAP）、新生儿急性生理学评分-Ⅱ（SNAP-Ⅱ）、新生儿急性生理学评分围产期补充-Ⅱ（SNAPPE-Ⅱ）及婴儿神经生物学危险评分（NBRS）等。

一、新生儿危重病例评分法

新生儿危重病例评分法（NICS）在 1994 年由中国学者制定（表 4-18），经过国内几个新生儿重症监护室（NICU）试行几年，以及不断讨论和修改后，于 2001 年公开使用，评分内容包括两个部分，分为 11 项分值指标及 10 项单项指标，总分值为 100 分，当评分值≥90 分为非危重，70~90 分之间为危重，≤70 分则为极危重。经过 20 多年的临床应用，NICS 评分被证实是一种高效且较为简便的评分系统，在临床工作及学术研究中占有重要地位。

新生儿危重病例单项指标，凡符合下列指标一项或以上者可确诊新生儿危重病例：①需行气管插管机械辅助呼吸者或反复呼吸暂停对刺激无反应者；②严重心律失常；③弥散性血管内凝血者；④反复抽搐，经处理抽搐仍持续 24 小时以上不能缓解者；⑤昏迷患儿，弹足底 5 次无反应；⑥体温≤30℃或 >41℃；⑦硬肿面积≥70%；⑧血糖 <1.1mmol/L（20mg/dl）；⑨有换血指征的高胆红素血症；⑩出生体重≤1 000g。

二、新生儿临床危险指数

新生儿临床危险指数（CRIB）是 1993 年英国 Cockburn 等基于出生后记录的常规数据设计的，主要用于预测婴儿死亡率，其包括出生体重、胎龄、先天畸形、最大和最小吸氧浓度、最大碱剩余等 6 个临床和病理生理参数，评分范围 0~23 分，适用对象为出生体重 <1 500g 或胎龄 <31 周的早产儿，在入院后 12 小时内由医护人员完成评估。CRIB 的优势在于评分项目较少，收集数据方便，花费时间较少，项目中包含了重大畸形直接关系到远期预后，缺点在于最大和最小吸氧浓度指标容易受临床医生处置的影响。

三、新生儿临床危险指数-Ⅱ

新生儿临床危险指数-Ⅱ（CRIB-Ⅱ）由英国 Parry 等于 2003 年提出，包括出生体重、胎龄、性别、最大碱剩余和体温等 5 个因素，评分范围为 0~27 分，适于胎龄≤32 周的早产儿，在进入 NICU 的 1 小时内完成评估。该评分倾向于评价低出生体重伴低体温患儿的预后。研究发现 CRIB-Ⅱ评分与严重的脑室出血、中重度早产儿慢性肺病、早发型败血症相关。

表 4-18   新生儿危重病例评分法（讨论稿）

检查项目	测定值	入院分值 月　日	病情 1 月　日	病情 2 月　日	出院 月　日
心率（次 /min）	<80 或 >180	4	4	4	4
	80~100 或 160~180	6	6	6	6
	其余	10	10	10	10
血压：收缩压（mmHg）	<40 或 >100	4	4	4	4
	40~50 或 90~100	6	6	6	6
	其余	10	10	10	10
呼吸（次 /min）	<20 或 >100	4	4	4	4
	20~25 或 60~100	6	6	6	6
	其余	10	10	10	10
PaO_2（mmHg）	<50	4	4	4	4
	50~60	6	6	6	6
	其余	10	10	10	10
pH 值	<7.25 或 >7.55	4	4	4	4
	7.25~7.30 或 7.50~7.55	6	6	6	6
	其余	10	10	10	10
Na^+（mmol/L）	<120 或 >160	4	4	4	4
	120~130 或 150~160	6	6	6	6
	其余	10	10	10	10
K^+（mmol/L）	>9 或 <2	4	4	4	4
	7.5~9 或 2~2.9	6	6	6	6
	其余	10	10	10	10
Cr（μmol/L）	>132.6	4	4	4	4
	114~132.6 或 <87	6	6	6	6
	其余	10	10	10	10
BUN（mmol/L）	>14.3	4	4	4	4
	7.1~14.3	6	6	6	6
	其余	10	10	10	10
红细胞压积	<0.2	4	4	4	4
	0.2~0.4	6	6	6	6
	其余	10	10	10	10
胃肠表现	腹胀并消化道出血	4	4	4	4
	腹胀或消化道出血	6	6	6	6
	其余	10	10	10	10

注：①分值 >90 分为非危重，70~90 分为危重，<70 分为极危重。②用镇静药、麻醉药及肌松剂后不宜进行 Glasgow 评分。③选 24 小时内最异常检测值进行评分。④首次评分，若缺项（≤2），可按上述标准折算评分。如缺 2 项，总分则为 80 分，分值 >72 分为非危重，56~72 分为危重，<56 分为极危重（但需加注说明病情，何时填写）。⑤不吸氧条件下测 PaO_2。⑥1mmHg=0.133kPa。

四、新生儿急性生理学评分和新生儿急性生理学评分 - Ⅱ

新生儿急性生理学评分（SNAP）是美国Richardson 等于 1990 年制定的，由平均动脉血压、心率、呼吸、体温等 28 个病理生理学指标组成，评分范围为 0~118 分，适用于所有新生儿，在新生儿进入 NICU 的 24 小时内计算得出。新生儿急性生理学评分 - Ⅱ（SNA- Ⅱ）是剔除了 SNAP 与病死率无关和无显著相关的变量，评分项从 SNAP 的 28 项减至 6 项包括平均动脉压、最低体温、动脉血氧分压与吸入氧浓度之比、动脉 pH、惊厥及尿量，评分范围为 0~115 分，适用于所有新生儿，在出生后 12 小时内完成，应用较为方便，适用范围较广。

五、新生儿急性生理学评分围产期补充 - Ⅱ（SNAPPE-Ⅱ）

2001 年制定的新生儿急性生理学评分围产期补充 - Ⅱ（SNAPPE- Ⅱ）是以 SNAP- Ⅱ为基础，增加了 3 个围产期因素，可无创快速取得各项指标，自主呼吸或需要吸氧患儿均可获得客观评估。国内外研究表明 SNAPPE- Ⅱ评分对新生儿死亡的预测具有较高的准确性并可指导某些疾病的诊疗。入院 12 小时内取最异常值进行相应评分，总分 162 分，得分越高，病情越危重（表 4-19）。

六、婴儿神经生物学危险评分

婴儿神经生物学危险评分（NBRS）是基于早产儿脑损伤的潜在高危因素制定的新生儿危重症评分，适用于 VLBWI，NBRS 只包含 7 个参数：感染、pH 值、癫痫、脑室出血、辅助通气、脑室周围白质软化、低血糖。在婴儿恢复期状态或出生 28 日后进行评估。NBRS 的设定紧扣新生儿神经发育预后，且评估时间是在患儿的恢复期，从功能上更倾向于对结局的预测，有别于其他的新生儿危重评分，研究亦证实其对远期预后的预测有着重要价值。

新生儿疾病种类繁多，不同疾病病情还可能存在轻重程度的分级，且存在不同个体之间的差异，疾病的严重程度需要结合多个方面，选择合适的评分方法，或者根据评分的不同适用阶段联合使用多种评分法，必将对危重新生儿的结局判断提供更多支持依据，临床及时予以更好的治疗，减少新生儿的病死率及并发症，提高生存质量。

（王娜）

表 4-19　新生儿急性生理学评分围产期补充 - Ⅱ

检查项目	测定值	<12 小时
		月　日
平均动脉压（mmHg）	≥30	0
	20~29	9
	<20	19
最低体温	>35.6℃	0
	35~35.6℃	8
	<35℃	15
PaO_2/FiO_2	≥2.5	0
	1.0~2.49	5
	0.3~0.99	16
	<0.3	28
最低 pH 值	≥7.2	0
	7.10~7.19	7
	<7.1	16
尿量［ml/（kg·h）］	≥1.0	0
	0.1~0.9	5
	<0.1	18
抽搐	无	0
	有	19
出生体重（g）	≥1 000	0
	750~999	10
	<750	17
5 分钟 Apgar 评分	≥7	0
	<7	18
小于胎龄儿	<第 3 百分位数	12

第十节　新生儿常用血药浓度监测

治疗性药物监测（therapeutic drug monitoring，TDM）是指在药代动力学（pharmacokinetics，PK）原理指导下，应用现代分析技术定量测定患者治疗用药后体液中的药物及其代谢产物的浓度，从而设计或调整给药方案,以实现个体化治疗,提高疗效,避免或减少药物毒副反应。

新生儿中应用的一些药物需要监测血清浓度,以便了解治疗的安全性和有效性。我们仍旧推荐万古霉素、地高辛、苯巴比妥进行药物浓度监测,且密切监测患儿的临床反应(表4-20)。

表 4-20　药物 TDM 参数

药物名称及检测样本	TDM 时间及频率	血药浓度参考范围	检测方法
万古霉素 检测样本:血清或血浆	推荐监测谷浓度,不推荐常规监测峰浓度; 谷浓度:用药第 4 剂前 30 分钟采样; 峰浓度:用药结束后 0.5~1 小时采样; 如需持续用药,推荐每周行 TDM;血流动力学不稳定、大剂量用药、肾功能不稳定及肾毒性危险程度高的患儿推荐进行更多次 TDM	谷浓度:5~10mg/L; 严重感染患儿:10~20mg/L; 谷浓度大于 20mg/L 时可能发生肾毒性	FPIA、PETINIA、EMIT、CLIA 等
地高辛 检测样本:血清或血浆	推荐监测谷浓度,不推荐常规监测峰浓度; 谷浓度:肾功能正常患儿规则服药达稳态后(4 个半衰期),或药物剂量调整至少 6 日采样; 怀疑地高辛中毒时应行 TDM,应至少在最后一次用药 6 小时后采样	谷浓度:0.5~2μg/L; 由于地高辛治疗指数低,在治疗心力衰竭时推荐 TDM 谷浓度 0.5~0.8μg/L,不超过 1μg/L	FPIA、EMIT 等
苯巴比妥 检测样本:血清或血浆	推荐监测谷浓度,不推荐常规监测峰浓度; 谷浓度:规则服药不低于 15 日达稳态后,清晨服药前采样检测谷浓度	谷浓度:10~40mg/L	FPIA、EMIT、HPLC 及 RIA 等

注:RIA:放射免疫分析法;FPIA:荧光偏振免疫分析法;EMIT:酶放大免疫法;CLIA:化学发光免疫分析法;PETINIA:颗粒增强透射免疫比浊法;HPLC:高效液相色谱法。

一、抗菌药物——万古霉素

万古霉素常用于治疗耐甲氧西林的葡萄球菌感染,万古霉素的 TDM 是指导剂量调整最精确和最实用的方法。

(一)TDM 指征

在以下情况应当考虑进行 TDM:新生儿、接受大剂量万古霉素治疗(血药谷浓度 15~20mg/L)、严重感染、肾功能不稳定(恶化或进展型)、血液透析、肥胖及特殊情况导致药物分布容积波动时、合用其他肾、耳毒性药物患儿。

(二)PK/PD 特点

1. 主要通过静脉全身给药,给药后可广泛分布于全身大多数组织和体液内,在血清、胸膜、心包、腹膜、腹腔积液和滑膜液中可达有效抑菌浓度,在尿中浓度较高,但在胆汁中不能达有效抑菌浓度,脑膜炎时可渗透进入脑脊液。80%~90% 药物主要由肾小球滤过经尿以原形排泄。

2. 谷浓度可作为监测肾毒性指标。

3. 如同时接受其他耳毒性药物(如氨基糖苷类药物)治疗,应常规监测耳毒性。

(三)用法及用量

1. 万古霉素说明书推荐儿童、婴儿每日 40mg/kg,分 2~4 次静脉滴注,每次静脉滴注时间在 60 分钟以上。新生儿每次给药量 10~15mg/kg,出生 1 周内的新生儿每 12 小时给药 1 次,出生 1 周至 1 个月新生儿每 8 小时给药 1 次,每次静脉滴注时间在 60 分钟以上。

2. 由于万古霉素的 PK 同患儿肾脏功能密切相关,不同孕周、体重及矫正胎龄的新生儿之间 PK 具有较大差异,新生儿根据孕周、矫正胎龄、体重及肾功能情况给药能提高新生儿用药的安全性和有效性。

3. 研究显示,对于合并严重或侵袭性感染的儿童患者(不包括新生儿)接受传统的每日 40mg/kg 给药,不能达到治疗重症感染有效的谷浓度(10~20mg/L),因此美国感染病协会、日本化学治疗协会和日本 TDM 协会推荐儿童重症感染者（不包括新生儿）万古霉素剂量为 15mg/kg 每 6 小时静脉给药；日本指南推荐年龄≥12 岁的儿童可予 15mg/kg，每 6 小时静脉给药，根据 TDM 结果进行药物剂量调整。

二、心血管药物——地高辛

（一）TDM 指征

1. 长期用药者推荐常规 TDM。

2. 使用剂量或间隔调整后。

3. 一旦达到有效血药浓度，在以下情况下需进行检测血药浓度：肾功能损害、低钾血症、甲状腺功能减低症、同时服用或停用对地高辛血药浓度有影响的药物、临床怀疑地高辛中毒或浓度依赖性的药物不良反应（如心律失常、恶心、呕吐、视力障碍、头痛等）、足量使用地高辛后临床疗效不佳时。

（二）PK/PD 特点

口服后 30 分钟由小肠上端吸收，吸收分布到各组织，部分经胆道吸收入血，形成肝—肠循环。主要以原形由尿排出，每日排出量占总体贮量的 1/3。

（三）用法及用量

负荷剂量：2 个月至 2 岁 0.04mg/kg，小于 2 个月或大于 2 岁儿童 0.03mg/kg，分 2~3 次给药，维持量：1/5~1/3 洋地黄化量，分两次给药或每日一次给药。

三、抗癫痫药物——苯巴比妥

（一）PK/PD 特点

新生儿口服吸收延迟且不稳定，新生儿和小婴儿有较高的分布容积和较低的血浆蛋白结合率。长期用药在脑组织的浓度和血液中的浓度相似，脑脊液中的浓度与血浆浓度比值约为 0.7~1.0。约 25% 的苯巴比妥从肾脏原形排出，余经肝脏 CYP2C9、CYP2C19 和 CYP2E1 氧化，以及葡糖醛酸化代谢，由肾脏清除，苯巴比妥唾液浓度同血药浓度相关性高，临床可采集唾液进行 TDM。

（二）用法用量

新生儿负荷剂量 15~20mg/kg，维持量 3~5mg/（kg·d），静脉注射；儿童抗癫痫剂量 3~5mg/（kg·d），可于睡前 1 次或每日分 2 次口服。

（王娜）

参 考 文 献

1. 中华医学会儿科学分会新生儿学组.新生儿低血糖临床规范管理专家共识（2021）.中国当代儿科杂志，2022，24（1）：1-13.

2. 邵天伟，唐仕芳，陈龙，等.昆士兰临床指南.新生儿低血糖（2019 版）解读.重庆医学，2021，50（24）：4146-4149.

3. 朱家叶，姜毅，侯新琳，等.24 小时食管多通道腔内阻抗联合 pH 监测与足月儿胃食管反流症状关系研究.中华新生儿科杂志（中英文），2018，33（2）：94-98.

4. 中华医学会消化病学分会胃肠动力学组，大中华区消化动力联盟.食管动态反流监测临床操作指南（成人）.中华消化杂志，2021，41（3）：149-158.

5. Fukahori S, Kawahara H, Oyama T, et al. Standard protocol devised by the Japanese Pediatric Impedance Working Group for combined multichannel intraluminal impedance-pH measurements in children. Surg Today, 2020, 50（7）：664-671.

6. Cresi F, Cester EA, Salvatore S, et al. Multichannel Intraluminal Impedance and pH Monitoring: A Step Towards Pediatric Reference Values. J Neurogastroenterol Motil, 2020, 26（3）：370-377.

7. Rosen R, Vandenplas Y, Singendonk M, et al. Pediatric Gastroesophageal Reflux Clinical Practice Guidelines: Joint Recommendations of the North American Society for Pediatric Gastroenterology, Hepatology, and Nutrition and the European Society for Pediatric Gastroenterology, Hepatology, and Nutrition. J Pediatr Gastroenterol Nutr, 2018, 66（3）：516-554.

8. Bruno CJ, Meerkov M, Capone C, et al. CRIB scores as a tool for assessing risk for the development of pulmonary hypertension in extremely preterm infants with bronchopulmonary dysplasia. Am J Perinatol, 2015, 32（11）：1031-1037.

9. Garg B, Sharma D, Farahbakhsh N. Assessment of sickness severity of illness in neonates: review of various neonatal illness scoring systems. J Matern Fetal Neonatal Med, 2018, 31（10）：1373-1380.

10. Lee SM, Lee MH, Chang YS. The Clinical Risk Index for Babies II for Prediction of Time-Dependent Mortality and Short-Term Morbidities in Very Low Birth Weight Infants. Neonatology, 2019, 116（3）：244-251.

11. 屈福祥，胡斌，张雨平.新生儿危重症评分与极低出生体重儿神经预后相关性的研究进展.国际儿科学杂志，2021，48（6）：410-413.

12. 中华医学会儿科学会临床药理学组.儿童治疗性药物

监测专家共识.中华儿科杂志,2015,53(9):650-659.

13. Allegaert K, van de Velde M, van den Anker J. Neonatal clinical pharmacology. Paediatr Anaesth, 2014, 24 (1): 30-38.

14. KrzyZaniak N, Pawlowska I, Bajorek B. Review of drug utilization patterns in NICUs worldwide. J Clin Pharm The, 2016, 41 (6): 612-620.

15. El-Dib M, Soul JS. The use of phenobarbital and other anti-seizure drugs in newborns. Semin Fetal Neonatal Med, 2017, 22 (5): 321-327.

16. Downes KJ, Hahn A, Wiles J, et al. Dose optimisation of antibiotics in children: application of pharmacokinetics/ pharmacodynamics in paediatrics. Int J Antimicrob Agents, 2014, 43 (3): 223-230.

第五章

新生儿临床诊疗操作技术

第一节　新生儿血样采集技术

【足跟采血】

一、适应证

1. 当只需要少量血样或静脉采血困难时。

2. 取毛细血管血样。

3. 新生儿遗传代谢病筛查。

二、器械用品

无菌穿刺针,酒精棉签,无菌纱布,采血管(毛细玻璃管或塑料管),胶泥,温热毛巾和无菌手套。

三、操作步骤

1. 取足跟两侧面为穿刺点(图 5-1),检查穿刺部位是否存在损伤或感染等不宜采血的情况。勿在足跟中央穿刺,因其除血量少以外,还可增加发生跟骨骨髓炎的危险。

2. 用温热毛巾将患儿足跟部热敷 5 分钟,使毛细血管动脉化保证采血量,增加样本检验的准确性。注意毛巾温度不要超过 40℃,以免烫伤。

3. 戴手套,消毒穿刺部位后以穿刺针快速刺入,目前多采用新生儿专用采血针,可精确控制穿刺深度以减少创伤。一般早产儿的穿刺深度推荐小于 1.0mm,足月儿推荐穿刺深度小于 2.0mm,穿刺深度应根据新生儿体重及穿刺部位水肿等情况相应调整。

4. 用干棉签擦去第一滴血后轻轻挤压足跟(第一滴血常含有组织液,可能有高钾,可引起血标本稀释、溶血及凝血),轻柔施压于足底("握网球拍法"),将采血管放置在穿刺点并反复"泵压"足跟,给予足够的时间等待毛细血管再充盈,每次泵压时使用一定压力维持切口处开放,使血不断流入采血管。采血过程中应避免过度挤压,减轻不必要的疼痛。采取血样后用胶泥封闭采

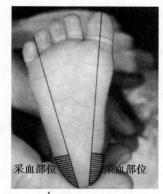

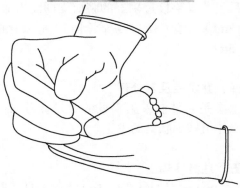

图 5-1　足跟采血

血管的末端。如采集血样行血气检查,采集管应先肝素化处理,采集过程注意不要产生气泡,将毛细管两端密封,转动采集管使血液和抗凝剂混合。

5. 采取足够的血样后用无菌纱布轻压并包裹穿刺部位止血。

四、并发症及处理

1. 蜂窝织炎　严格执行无菌操作。如发生感染可采集感染部位的标本做培养并使用敏感抗生素。

2. 跟骨骨髓炎　如在跟部中央穿刺过深则可能引起跟骨骨髓炎。如果发生骨髓炎,应该做组织培养,同时使用经验性广谱抗生素治疗。

3. 足跟部瘢痕形成　避免在同一部位多次穿刺,可考虑更换其他采血方法。

4. 疼痛　在采血操作前 2 分钟口服 24% 蔗糖水 0.5~2.0ml，或使用安慰奶嘴、抚触、袋鼠式护理，均可减轻疼痛。

【脐带血采集】

一、适应证

1. 超未成熟儿减少医源性失血。

2. 取静脉血血样，完善脐血气分析、输血前、血型、血培养等检查。

二、器械用品

10ml 注射器 1 个，相应试管、血培养瓶、肝素化 EP 管（血气分析用）。

三、操作步骤

新生儿娩出断脐后，产科医师用 10ml 注射器从靠近胎盘端脐带采集脐动脉血（一般 6ml），新生儿科复苏助手接过采好的脐血立即注入血培养瓶（1.5ml）、红管（3ml）、紫管（1ml）、肝素化的 EP 管（0.5ml）。

四、并发症及其处理

感染是脐带血采集常见的并发症，严格执行无菌操作可减少感染的发生。

五、注意事项

1. 10ml 注射器针头较 5ml 注射器针头粗，可减少快速采血过程中红细胞的破坏。

2. 为避免血液凝固，采好的脐血需要立即注入血培养瓶、紫 / 红管和肝素化的 EP 管里，顺序依次为血培养瓶→紫管→红管→肝素化的 EP 管。

3. 有胎盘早剥、胎盘血肿等破坏胎盘屏障的高危因素时不建议采用脐血进行血型及抗体检测。

【外周动脉、静脉血采集】

具体操作参考第五章第二节外周静脉、动脉穿刺与导管留置术。

（刘红艳）

第二节　外周静脉、动脉穿刺与导管留置术

【外周静脉穿刺、置管】

一、适应证

1. 抽取血标本用于常规分析或血培养。

2. 建立外周静脉通路以输液或输血治疗。

3. 外周动脉、静脉进行交换输血。

二、器械用品

22G 或 24G 套管针，无菌手套，络合碘液，肝素生理盐水（1U/ml），1ml 或 5ml 注射器，固定板，无菌孔巾。

三、操作步骤

1. 选取合适的外周静脉并常规消毒穿刺部位皮肤，新生儿常用的外周静脉穿刺留置部位见图 5-2。

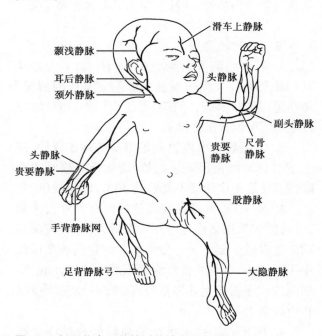

图 5-2　新生儿常用的外周静脉穿刺留置部位

2. 术者用左手拇指和示指绷紧皮肤，右手持套管针与皮肤呈 15°~30° 进针，见有暗红色回血后放平送入 2mm，固定针芯，将外套器送入，拔出针芯，用透明贴膜固定。

3. 接上充满肝素盐水的注射器。

四、并发症及处理

1. 感染　严格执行无菌操作防止感染,如发生感染可取感染部位的标本做培养并使用广谱抗生素。

2. 出血　有出血倾向或凝血功能障碍的患儿慎用。

3. 误入动脉　如抽出回血为鲜红色,提示穿入动脉,应立即拔针,按压穿刺处至少 5 分钟,直至无出血为止。

【外周动脉穿刺、置管】

一、适应证

1. 需要反复采集动脉血样。

2. 经外周血管进行交换输血。

3. 需要监测动脉血压。

二、器械用品

22G 或 24G 套管针,无菌手套,络合碘液,肝素生理盐水(1U/ml),1ml 或 5ml 注射器,固定板,无菌孔巾。

三、操作步骤

1. 止痛　口服 24% 蔗糖水或者使用安慰奶嘴、抚触、袋鼠式护理等措施以减轻疼痛;也可穿刺前使用 5% 利多卡因 / 丙胺卡因油剂(EMLA)外涂局部麻醉止痛。一般使用桡动脉作为穿刺血管,也可采用足背动脉。

2. Allen 试验　进行桡动脉穿刺之前,先做 Allen 试验检查侧支循环是否通畅。Allen 试验:抬高患儿手臂,向腕部挤压手掌,驱除部分血液;同时压迫腕部的桡动脉和尺动脉,使手掌皮肤发白,然后放开尺动脉,手掌应在 10 秒钟内恢复正常颜色,提示尺动脉有足够的侧支循环;否则说明该侧的尺动脉侧支循环不良,应更换另一侧手穿刺。在换另一侧手进行桡动脉穿刺前同样要进行 Allen 试验(图 5-3)。

3. 将患儿手腕呈过伸位置固定在固定板上。术者戴无菌手套,消毒穿刺部位后铺无菌孔巾。

4. 用穿刺针与皮肤呈 15°~30° 进针,穿透桡动脉的前壁,移出针芯,可见鲜红色回血后,放平送入 2mm,固定针芯,将外套器送入,拔出针芯。接上充满肝素盐水的注射器,冲洗管腔并确定套管在动脉后,固定套管(图 5-4)。

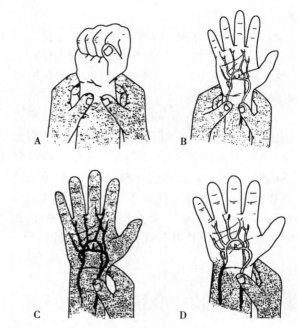

图 5-3　新生儿 Allen 试验

A. 抬高患儿手臂,向腕部挤压手掌;B. 同时压迫腕部的桡动脉和尺动脉,使手掌皮肤发白;C. 放开尺动脉,手掌应在 10 秒钟内恢复正常颜色;D. 如 15 秒不能恢复说明该侧的尺动脉侧支循环不良。

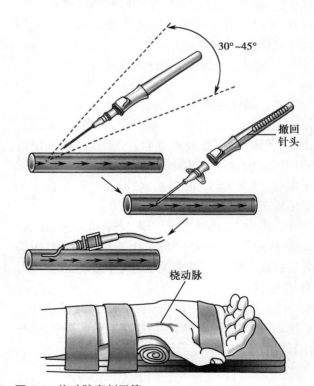

图 5-4　桡动脉穿刺置管

四、并发症及处理

1. 感染　严格执行无菌操作,如发生感染可取感染部位的标本进行细菌培养并使用广谱抗生素。

2. 出血　充分固定导管可防止套管脱出后引起出血,有出血倾向或凝血功能障碍者慎用。

3. 皮肤缺血坏死　穿刺前进行 Allen 试验以确定侧支循环通畅。

4. 动脉痉挛、阻塞及血栓形成　动脉置管可损伤血管内皮,释放炎性因子激活凝血系统形成血栓,导致组织缺氧和缩血管物质释放。建议使用最小型号的留置针,减慢维持液速度,避免快速冲管和抽吸,避免高渗性液体或血制品输注。一旦发现指末端缺血现象,要立即拔除动脉置管,血栓可导致一系列严重并发症,必要时需溶栓治疗。

（刘红艳）

第三节　经皮中心静脉导管置入术

一、适应证

1. 超早产儿或肠道手术患儿短期内不能达到全肠内营养时,需经中心静脉置管输注静脉营养液≥5 天。

2. 需要长时间（>1 周）维持静脉通路。

3. 病情需要而需输注外周静脉无法耐受的高渗液体（>600mOsm/L）。

4. 输注 pH<5 或 pH>9 的液体或药物。

二、器械用品

无菌帽子和口罩,无菌手套,隔离衣,无菌孔巾,无菌镊,无菌剪或剪割器。透明贴膜（固定导管用）,无菌盘,络合碘液,10ml 注射器 2 个,无菌止血带,生理盐水、肝素盐水冲洗液,正压接头和无菌胶布。

经皮中心静脉导管置入术（peripherally inserted central catheter, PICC）穿刺包：新生儿经皮插管装置：①硅胶导管,通常无引导丝；②聚氨酯导管,有引导丝。一般多使用前者。可供使用型号：<2 500g 新生儿选用 1.1~2.0Fr；≥2 500g 新生儿一般选用 1.9~3.0Fr。在满足治疗需要的前提下,选择小管径的单腔导管以降低并发症的发生率。

三、操作步骤

1. 口服 24% 蔗糖水,或使用安慰奶嘴吸吮减轻疼痛,也可以使用 5% 的 EMLA 外涂局部麻醉止痛或阿片类药物（芬太尼或吗啡）镇痛。

2. 用无菌操作技术准备导管和所需的器械。

3. 选择静脉和导管插入深度。相比上肢静脉,下肢静脉的一次性置管成功率更高,故推荐优先选择经下肢大隐静脉。除大隐静脉外,可供新生儿 PICC 选择的静脉还有小隐静脉、腘静脉、贵要静脉、肘正中静脉、头静脉、腋静脉、颞浅静脉、耳后静脉及颈外静脉。

经上肢静脉所置的 PICC 导管末端最适位置应位于上腔静脉下 1/3,最深不得超过右心房的连接处。下肢静脉置管时,导管末端的最适位置应位于下腔静脉（第 9~11 胸椎或第 4~5 腰椎）。PICC 置入长度的体表测量方法是通过静脉走行体表投影而制订。体表外测量的准确性直接影响导管末端是否到达理想的解剖部位,穿刺前应准确测量。

上肢静脉置管体外测量方法：患儿仰卧,手术侧上肢手臂外展 90°,足月儿测量长度多采用从穿刺点沿静脉走向至右胸锁关节后,向下至第 2 肋间；极低出生体重儿测量长度从穿刺点沿静脉走向至右胸锁关节向下至第 1 肋间即可。

下肢静脉置管体外测量方法：患儿仰卧,下肢与躯干成直线,足月儿测量从穿刺点沿静脉经腹股沟至剑突下；极低出生体重儿测量长度从穿刺点测量到脐 - 剑突中点上方 0.5~1cm。

PICC 置管体表测量的长度不可能与体内静脉解剖长度完全一致,在实际操作中,可将导管稍微插深一点,以便调整时可往外退。PICC 置管后均需经 X 线检查来确定导管末端的位置。体位改变,如手臂运动和身体位置的变化,均会影响导管尖端的位置和深度。故推荐定位 PICC 尖端时,患儿每次体位须保持一致。

4. 戴帽子和口罩,洗手,穿无菌隔离衣,戴无菌手套。

5. 首先用 75% 乙醇消毒穿刺部位 3 次,再用络合碘在插管的部位消毒 3 次,待消毒液干燥,约束其他肢体以免污染。

6. 由助手系好止血带后铺无菌巾。

7. 去除穿刺鞘的塑料保护套,将穿刺鞘穿入血管,一旦观察到有回血就不要再继续推进穿刺鞘,否则容易穿破血管对侧壁（图 5-5A）。

8. 放松止血带,保持穿刺鞘位置不变,将导管使用无齿镊轻轻沿着穿刺鞘送到血管内（图 5-5B）。

9. 一旦导管到达预测的位置,使用手指压在血管上（穿刺鞘上方 1~2cm）来稳定导管,然后退

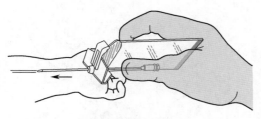

A. 将穿刺鞘置入血管

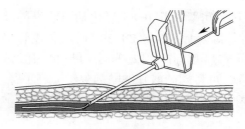

B. 通过穿刺鞘用镊子送管

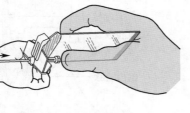

C. 退出穿刺鞘时稳定导管

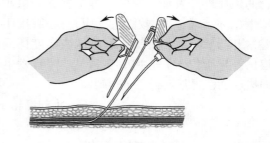

D. 穿刺鞘撕裂

图 5-5 PICC 操作步骤

出穿刺鞘。如导管周围区域出血,可使用无菌纱布来压迫止血(图 5-5C)。

10. 分离穿刺鞘,抓住穿刺鞘的两柄,仔细分离直到完全劈开(图 5-5D)。

11. 穿刺鞘拔出时,可能会将导管带出一点,需要将带出的导管送再次送至预测位置。

12. 如果有导引丝,慢慢拔出导引丝,一旦从导管退出后不要再重新放入。

13. 将正压接头连接到导管并固定,随后可用肝素生理盐水冲管。注意冲管时力量不要太大,以免引起导管破裂、断裂和形成栓塞。

14. 用无菌胶带在插入部位将导管固定于肢体,将留在外面的导管卷起呈圆形并用无菌透明贴膜固定在皮肤上。

15. 用 X 线证实导管尖端的位置。理想的导管尖端位置应该位于中心静脉。如果导管有回血并且通畅,即使不能进入中心位置,仍然可以作为周围静脉通路使用。

四、并发症及其处理

1. 导管堵塞 注意及时更换液体,避免回血,掌握脉冲式冲管和正压封管技术,使用正压输液接头,注意药物间配伍禁忌,更换药物时充分冲洗导管。推荐持续输注 0.5IU/(kg·h)肝素以降低堵管发生率。发生导管堵塞后检查导管是否打折,用 10ml 注射器缓慢回抽,切不可暴力推注,确认导管

尖端位置,必要时用 1∶5 000 尿激酶溶液溶栓或酌情拔管。

2. 穿刺部位渗血 加压止血,加压敷料固定,避免置管部位过度活动,停用抗凝剂,必要时给予止血药。

3. 机械性静脉炎 抬高患肢,红外线灯照射,50% 硫酸镁湿敷,可使用复方七叶皂苷凝胶外涂。

4. 血栓形成 拔除导管并予抗凝治疗,抬高患肢,必要时使用抗生素。

5. 导管相关血流感染 严格无菌操作,完成治疗及时拔出导管,减少导管相关血流感染发生(CRBSI),推荐应用集束化护理以预防 CRBSI。怀疑导管相关血流感染时及时取导管内、导管侧肢体和对侧肢体的血液标本进行细菌培养。拔除导管、导管末端剪下做培养,并给予抗感染治疗。

6. 导管体内断裂 用手指按压导管远端的血管、或于上臂靠近腋部绑扎止血带,患者制动,进行血管造影,静脉切开取出导管。

7. 导管移位 多异位于颈内动脉,可在复查 X 线片时观察到。部分异位导管可以用生理盐水冲管,细软导管末端可随回心血流回到上腔静脉,继续使用。不能复位的导管需将其外拔,拔至锁骨下静脉可短期内作为外周静脉通路继续使用(注意减低所输液体渗透压)。如果异位距离大,则应该拔管。

8. 导管拔除困难 拔管困难时应立即停止

并评估原因。可尝试用 0.9% 氯化钠溶液沿静脉走向热敷穿刺点上方静脉 20~30 分钟,若拔管仍困难,应间歇热敷,并于 12~24 小时后再次尝试拔管 1~2 次,可考虑硝酸甘油贴剂敷于穿刺手臂,X 线检查确认导管打结、血栓形成等,必要时考虑手术取出。

9. 心包积液   比较少见,但它是经皮中心静脉导管的致命性并发症。有中心静脉置管的患儿突然发生循环衰竭,对急救没有反应,对心脏按压反应差,胸腔光源照射未见气漏,临床应高度怀疑心包渗出。导管位于右心房时更常见。一旦发生需立即拔除 PICC 导管,行心包穿刺。

(刘红艳)

第四节   脐血管导管置入术

【脐动脉置管】

一、适应证

1. 需要频繁或持续监测动脉血气者。
2. 持续监测中心动脉血压者。
3. 同步交换输血。
4. 血管造影。
5. 紧急用药和输液通道。

二、器械用品

脐血管导管(体重 <1 500g 用 3.5Fr,≥1 500g 用 5.0Fr),提前准备好的专用的脐动脉置管(umbilical artery catheterization,UAC)包(通常包括无菌洞巾、测量尺、持针器、缝线剪、眼科镊、弯头镊、血管钳、刀片、三通接头),以及专用固定胶布、胶布、3-0 缝线、纱布、消毒液、无菌衣、手套、口罩、帽子、10ml 注射器、三通开关、肝素生理盐水(1U/ml)。

三、操作步骤

1. 计算置管的长度   测量患儿的肩至脐的距离以确定导管的长度。如果用高位 UAC,导管尖端应插到第 6~9 胸椎之间,约在横膈膜之上。如为低位 UAC,导管尖端应位于第 3、4 腰椎之间位置,约在肾动脉及肠系膜动脉之间(图 5-6)。研究表明高位置管的血管并发症更低,且高血压、坏死性小肠结肠炎(NEC)、IVH 或血尿等疾病的发生率更低。

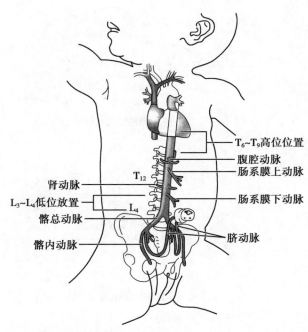

图 5-6   脐动脉走行及相关血管

(1)根据肩 - 脐距离与插管深度关系图估算 UVC 置管深度(图 5-7)。为便于临床使用,我们根据肩 - 脐距离列有置管插入深度(表 5-1)。

低位置管放置于第 3 腰椎水平以下,以避开肾和肠系膜血管等腹主动脉分支。高位置管放置于第 6~9 胸椎之间。决定置管深度(cm)时,先测量从肩峰到脐部的垂直距离,此为肩 - 脐距离。以此为横坐标,该点相应的纵坐标数字即为脐动

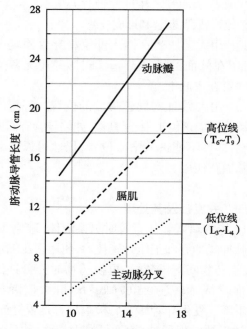

图 5-7   肩 - 距离与插管深度关系图

表 5-1　根据肩 - 脐距离对应脐导管放置深度

肩 - 脐距离（cm）	导管放置深度（cm）		
	低位 UAC	高位 UAC	UVC
9	5	9	5.7
10	5.5	10.5	6.5
11	6.3	11.5	7.2
12	7	13	8
13	7.8	14	8.5
14	8.5	15	9.5
15	9.3	16.5	10
16	10	17.5	10.5
17	11	19	11.5
18	12	20	12.5

注：肩 - 脐距离为肩峰至脐的直线距离。实际置管深度应在估算长度基础上加脐根部长度。UAC 为脐动脉插管；UVC 为脐静脉插管。

脉导管插入的深度。实际插入深度还应加上脐带残端的长度。注意，在腹主动脉分支与膈肌之间为危险区。

（2）体重法估算 UAC 置管深度

高位 UAC 置管深度（cm）=[3 × 体重（kg）]+9

低位 UAC 置管深度（cm）= 体重（kg）+ 7

注：实际置管深度应在估算长度基础上加脐根部长度。

2. 将患儿置于辐射台上，仰卧，手足缚好。用络合碘或 2% 洗必泰、75% 乙醇严格消毒脐部及其周围皮肤，让其干燥 1~2 分钟。对于超早产儿注意保护脐部周围皮肤，可以用无菌水或生理盐水轻轻擦去消毒剂。覆盖无菌孔巾，暴露头部和足部，以利于操作过程观察患儿病情，是否出现下肢血管痉挛。术者严格洗手，穿手术衣、帽、戴口罩、手套。

3. 将脐导管接上三通管，再连接上内有肝素生理盐水的 10ml 注射器，将肝素生理盐水充满整个导管系统，不得有气体。

4. 在脐带根部系一根丝线，以减少失血，但不能太紧影响导管的进入，用手术刀在距脐根部约 1cm 处将脐带切断，暴露脐动脉和脐静脉，可见两条脐动脉位于切面的 4 点和 7 点处。动脉较静脉细，孔小壁厚，呈白色。脐静脉位于 12 点处，管壁薄，腔大，通常塌陷（图 5-8）。

5. 用止血钳夹住脐带的上缘，固定好脐带。术者用眼科镊尖端插入脐动脉内，轻微扩张脐动脉，然后将导管慢慢插入，在插入 1~2cm 后（腹壁处）如遇到阻力，可由助手将脐带向头部牵拉，拉直脐动脉；如在插入 5~7cm 处（膀胱水平）遇到阻力，可将导管退出 1~2cm 后再旋转推进，直到预定深度，抽吸有回血以证实。

6. 将导管插到预定深度后，开放三通，如立即有血顺畅回流，说明导管已经进入脐动脉。如回血不畅多提示位置不当，应调整。如完全抽不到回血，提示导管可能插入血管壁假窦道中，应拔出重新插入。也可以立即做床旁 X 线摄片或床旁超声定位，并调整导管深度。

7. 将脐切面做荷包缝合并将线绕插管数圈后系牢。然后将胶布粘贴固定插管（图 5-9）。

8. 如患儿在插管过程中出现一侧下肢发白或发紫，考虑为股动脉痉挛所致，应将导管退出一定长度，并给对侧下肢热敷以使动脉痉挛缓解，下肢颜色恢复正常后再行插管。如经上述处理 30 分钟后无好转，应拔管后改另一条脐动脉插管。

9. 脐血管导管、三通开关和注射器等可用无菌巾包裹。并用输液泵将肝素生理盐水按 0.5~1ml/h 输注以保持导管通畅，防止血栓形成。

10. 在三通开关处采血，先抽取 1~2ml 血后再用另外的注射器抽血送检。先前抽取的 1~2ml 血可回注患儿体内。UAC 需每日评估，尽早拔除以减少并发症，CDC 推荐保留不超过 5 天。

四、脐血管置管的拔除

（一）适应证

脐动脉置管保留 5 天应撤管，否则可增加感染和血栓的发生率。

（二）操作步骤

1. 轻轻揭开覆盖的敷料，常规消毒，注意要从躯体端向导管方向进行。

2. 在插入点附近握紧导管，并轻轻地、连续地向外牵拉导管。遇到阻力时不要用力过猛以防止导管断裂，可在导管上方的局部温湿敷 1 分钟，然后再重新尝试拔出导管。

3. 导管拔出后要检查其长度以确认导管完全撤出。

4. 用无菌纱布覆盖局部。

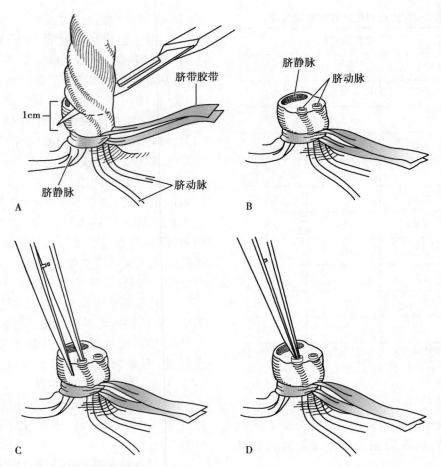

图 5-8   脐动脉插管手术步骤

A. 在距离脐轮 1cm 处切断脐带；B. 辨认脐带血管,静脉只一条,位于上方,管腔较大,管壁通常塌陷；动脉有两条,通常位于 4 点和 7 点的位置,较细；C、D. 用镊子轻轻扩张脐动脉。

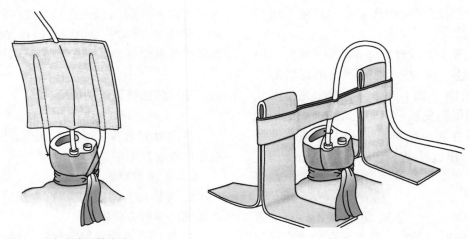

图 5-9   脐动脉导管固定

五、并发症及处理

1. 感染   应严格无菌操作以减少感染,一旦缝合后不要将导管向内推进。如有问题,应重新置管。

2. 血管意外   可能发生血栓形成或梗死,置管太靠近肾动脉引起肾动脉狭窄后可导致高血压的发生。

3. 出血   如果导管通路发生断裂,可以发生出血,必要时补充血容量。

4. 血管穿孔　多由于操作太过用力引起。插管时不要强迫用力插入,如果推进有困难时,应该尝试换用另一根血管。如果血管穿孔,需要手术治疗。

【脐静脉置管】

一、适应证

1. 中心静脉压力测定。

2. 紧急静脉输液或给药。

3. 交换输血或部分交换输血。

4. 超低出生体重儿的长时间中心静脉输液。

二、器械用品

同脐动脉插管。

三、操作步骤

1. 准备工作同脐动脉置管。

2. 脐静脉置管(umbilical venous catheterization, UVC)导管顶端的理想位置是在右心房/下腔静脉交界点或在胸段的下腔静脉内。插管深度估算方法很多,最常用有以下两种:

(1)Dunn 法先测量出肩到脐的垂直距离,再与 Dunn 表格比对(图 5-10)。

(2)针对超低出生体重儿,建议使用按体表标志估算置入深度的公式:置管深度(cm)= 脐到乳头的距离(cm)−1。

注:实际置管深度应在估算长度基础上加脐根部长度。

3. 消毒铺巾,脐带根部系上丝线,脐根部上 1cm 切除多余脐带,用肝素盐水充满脐静脉导管。

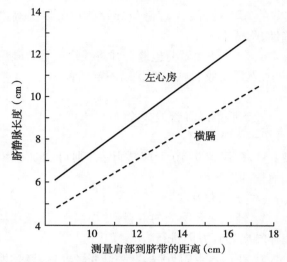

图 5-10　脐静脉导管应置于膈肌平面以上左心房水平以下。肩至脐测量方法同脐动脉。使用该数值及上图来决定 UVC 长度。加上脐带残端长度即为所需置入的导管长度。导管长度应介于图中膈肌线与左房线之间。

4. 识别脐静脉,为一条大的薄壁的血管,位于脐带切面 12 点位置。

5. 止血钳钳住脐带根部,插入脐导管,轻轻推至理想的深度。如插管过程中导管感受到阻力,此时可能为导管进入门脉系统或进入肠系膜静脉、脾静脉。可将导管抽出 1~2cm 后轻轻转动再慢慢推入(图 5-11)。

6. 将插管插到预定深度后,用注射器抽吸,见回血很畅通后连接管道。

7. 推荐使用床旁 X 线定位,其最佳位置是 UVC 尖端在膈肌上 0.5~1cm 或骨性标志第 9 胸椎水平。由于膈肌存在前高后低的屋檐样解剖特性,因此正位片上显示的 UVC 尖端位置可能与侧

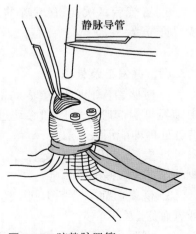
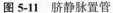
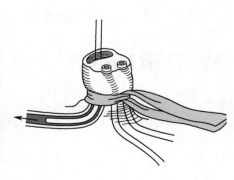

图 5-11　脐静脉置管

位片不同,故推荐首次定位采用X线"正位＋侧位"的方法进行(注意避免导管移位),以提高准确性,降低误诊率。

8. 将脐切面做荷包缝合并将线绕插管数圈后系牢,然后将胶布粘成桥状以固定插管。

四、脐静脉导管的拔除

(一)适应证

UVC 保留 7~10 天应拔除,否则可增加感染和血栓的发生率。

(二)操作步骤

1. 轻轻揭开覆盖的敷料,常规消毒,注意要从躯体端向导管方向进行。

2. 在插入点附近握紧导管,并轻轻地、连续地向外牵拉导管。遇到阻力时不要用力过猛以防止导管断裂,可在导管上方的局部温湿敷 1 分钟,然后再重新尝试拔出导管。

3. 导管拔出后要检查其长度以确认导管完全撤出。

4. 用无菌纱布覆盖局部。

五、并发症及其处理

1. 感染　严格无菌操作,固定后的导管不能向内推进。

2. 血栓或栓塞　避免空气进入导管,不要试图冲洗导管末端的血凝块。

3. 肝坏死、门脉静脉血栓和高血压　由于输注高渗液体和长时间留置插管引起,避免插管长时间停留在门脉系统。紧急情况下,插管只要进入约 3cm 见到血液回流即可。

4. 心律失常和心包填塞　由于插管太深刺激心脏或心脏穿孔引起。应将插管抽出 1~2cm。如有心包填塞,立即心包穿刺减压,拔除导管。

5. 坏死性小肠结肠炎　避免导管插入门脉系统。

(刘红艳)

第五节　鼻胃管插管及洗胃术

【鼻胃管插管】

一、适应证

1. 胃肠道喂养。

2. 胃肠减压。

3. 胃肠道给药。

4. 胃内容物检查。

二、器械用品

小儿胃管(体重 <1 000g 用 3.5F 或 5F,体重 ≥1 000g 用 6F、8F),弯盘,镊子,10ml 注射器,生理盐水,无菌液状石蜡,纱布,治疗巾,胶布,听诊器,手套和吸引装置。

三、操作步骤

1. 患儿呈仰卧位,抬高床头,监测患儿心率及呼吸情况。

2. 测量从鼻尖到耳垂加上耳垂到剑突的距离以决定胃管插入的深度,并在胃管上做好标记。戴无菌手套,检查胃管是否通畅,用液状石蜡湿润胃管的前端。

3. 胃管从鼻孔插入,也可从口插入。胃管置入深度:测量鼻尖至耳垂至剑突和脐中点的距离(最常用)。

(1)经鼻插入:清洁鼻孔,左手持纱布托住胃管,右手镊子夹住胃管前段,沿一侧鼻孔缓慢插入,直至预期的深度。

(2)经口插入:在舌上方缓慢插入胃管通过咽部并至预期的深度。

4. 确认胃管的位置,可用注射器从胃管内注入少量空气,同时用听诊器在胃部听诊,若插入胃内则可听到气过水声;或用注射器吸出胃内容物测定 pH 值来确定。如果对置管位置存在疑问,可行影像学检查,胃管末端应在 T_{12} 以下。

5. 鼻胃管固定于患儿面颊部,经口插管固定于下颌上,用胶布把胃管固定在皮肤上的水胶体敷料上。

6. 置管后每次换班、喂养前及给药前均应确认胃管位置。

四、并发症及处理

1. 呼吸暂停和心动过缓　插管过程中刺激迷走神经可引起呼吸暂停和心动过缓,通常不必做特殊处理即能消失。

2. 食管、咽后壁、胃及十二指肠穿孔　插管时要动作轻柔缓慢。

3. 低氧血症　常备 100% 氧气和面罩来处理低氧血症。

4. 误吸胃管意外　插入气管会发生误吸,应定期检查胃中的残余量预防胃过度扩张和吸入。

【新生儿洗胃术】

一、适应证

清洗胃内刺激物或潴留物,减轻患儿腹胀、恶心、呕吐等不适。

二、器械用品

同上。

三、操作步骤

1. 检查胃管插入是否正确。
2. 胃管末端连接上注射器,抽吸内容物。
3. 每次注入 5ml 生理盐水,再抽出弃之,如此反复直至洗净。
4. 整理用物,安置患儿。
5. 洗手,记录。

四、并发症及其处理

1. 洗胃前婴儿应处于左侧卧位,保证注入后的洗胃液停留于胃大弯、胃底部,不至于流入十二指肠,从而达到等量回抽洗胃液,最终彻底达到洗胃目的。
2. 插管时动作轻柔,避免损伤食管和胃黏膜。
3. 洗胃过程中密切观察患儿面色、脉搏、呼吸,以及洗出液的性质、颜色、气味、量。发现异常,立即停止。
4. 洗胃后婴儿应处于右侧卧位,洗胃后少量未完全回抽的液体流入十二指肠,不易出现胃潴留,减少呕吐的发生。

(刘红艳)

参 考 文 献

1. Tricia LG. Neonatology. 7th ed. America: McGraw-Hill Medical Publishing, 2013.
2. 中华医学会围产医学分会新生儿复苏学组. 新生儿脐动脉血气分析临床应用专家共识(2021). 中华围产医学杂志, 2021, 24(06): 401-405.
3. 中华医学会儿科学分会新生儿学组,《中华儿科杂志》编辑委员会. 出生胎龄 <32 周早产儿复苏临床实践指南(2022). 中华儿科杂志, 2023, 61(01): 6-15.
4. National Association of Neonatal Nurses. Peripherally inserted central catheters: guideline for practice. 3rd ed, 2020.
5. 中国医师协会新生儿科医师分会循证专业委员会. 新生儿经外周置入中心静脉导管操作及管理指南(2021). 中国当代儿科杂志, 2021, 23(3): 201-212.
6. Milstone AM, Reich NG, Advani S, et al. Catheter dwell time and CLABSIs in neonates with PICCs: a multicenter cohort study. Pediatrics, 2013, 132(6): 1609-1615.
7. Barrington KJ. Umbilical artery catheters in the newborn: effects of position of the catheter tip. Cochrane Database Syst Rev, 2000, 1999(2): CD000505.
8. Kieran EA, Laffan EE, O'Donnell CP. Estimating umbilical catheter insertion depth in newborns using weight or body measurement: a randomised trial. Arch Dis Child Fetal Neonatal Ed, 2016, 101(1): 10-15.
9. 中华医学会儿科学分会新生儿学组,中国妇幼保健协会医院感染控制专业委员会,国家儿童医学中心/首都医科大学附属北京儿童医院. 新生儿脐静脉置管相关并发症防控指南. 中华新生儿科杂志, 2021, 36(2): 1-9.

第六节　肛门直肠管插管及灌肠术

一、适应证

1. 肛管排气。
2. 清洁灌肠。
3. 手术前准备。
4. 经直肠给药。
5. 下消化道造影检查。

二、器械用品

镊子,液状石蜡,注射器,12Fr 聚乙烯管或相应大小的软橡皮管(导管顶端有几个侧孔),玻璃瓶(盛水 3/4 瓶)。

三、操作步骤

1. 患儿取仰卧位,暴露肛门,双腿外曲。先用液状石蜡润滑导管前端,戴手套后镊子夹住导管前端轻轻置入肛门。必要时稍稍捻转导管以便插入顺利。
2. 将导管的另一端朝向床边废液桶,并手法轻柔调整导深度直至有较多气泡排出。
3. 需要清洁灌肠时,可用注射器抽取温生理盐水 10~30ml,接上导管后边插边注入温盐水。随后吸出含胎便的液体倒入废液盆中。可反复进行,每次可注入液体 10~30ml,直到抽出液体中无粪质为止。

4. 术后拔管,擦洗清洁臀部,注意观察腹部情况。

四、并发症及处理

1. 肛门、直肠黏膜损伤   一般不需特殊处理,操作时手法轻柔可避免。

2. 肠道菌群紊乱   出现腹泻时可给予肠黏膜保护剂、益生菌对症治疗。

3. 水电解质紊乱   及时补充水电解质。

(张谦慎)

第七节   胸腔穿刺、置管及闭式引流术

一、适应证

1. 新发现和不明原因气胸或胸腔积液的诊断。

2. 大量气胸或胸腔积液的引流。

二、禁忌证

1. 凝血障碍。

2. 穿刺部位皮肤感染。

3. 严重肺结核及肺气肿。

三、器械用品

常规消毒治疗盘 1 个;无菌胸腔穿刺包 1 个;三通开关、20ml 注射器。如需持续引流,需备一次性使用的 14G 中心静脉导管包,引流装置 / 水封瓶,吸引器。1% 利多卡因,常规消毒用品,无菌巾,纱布,胶布等。

四、操作步骤

1. 穿刺前向家长解释穿刺的目的和意义,获得知情同意。

2. 患儿仰卧位,选取穿刺点,常规消毒皮肤,铺无菌孔巾。如为排出气体,导管穿刺点应放置在胸前第 2 肋间锁骨中线上或腋前线第 4 肋间下一肋上缘;液体引流应以腋前线第 4~6 肋间为穿刺点。乳头是第 4 肋间标记。切记肋间神经、动静脉位于肋骨的下缘,因此,穿刺针应沿肋骨的上缘刺入。

3. 术者戴无菌口罩、手套,将盛有生理盐水注射器、三通开关与针头连接,用小量利多卡因皮下或皮内注射(也可安慰奶嘴吸吮,或阿片类药物止痛)。在穿刺点沿肋骨上缘向内侧与平面呈 45° 进针,进针时蚊式钳夹住距针尖 1~1.5cm 处,以防止刺入过深,进针至有落空感时提示进胸膜腔,抽吸可见注射器中不断气泡或积液抽出。

4. 注射器通过三通分次抽出气体或积液。拔针后重新消毒皮肤并覆盖纱布块,贴胶布固定。

5. 需持续引流者,局麻后用穿刺针从穿刺点进针,明显落空感提示进胸膜腔,然后导引钢丝从穿刺针针芯送胸膜腔,固定导引钢丝,退出穿刺针(注意避免导引钢丝脱出),将 14G 中心静脉导管沿导引钢丝插入胸膜腔,取出导引钢丝(拔出一半时夹紧导管,再全部拔出,防止气体进入)。将导管紧贴胸前壁向胸骨方向或向气胸部位推进 2~3cm。

6. 穿刺处用透明敷贴将导管固定后完善 X 线片检查导管位置。

7. 将导管与气胸引流装置连接,再与吸引器连接,吸引负压调到 5~10cmH_2O。

8. 严重张力性气胸,尤其在应用持续 CPAP 或呼吸机情况下,必要时可行多个穿刺点导管引流,此时吸引负压调节到 0.294kPa(30cmH_2O)。

9. 当患儿呼吸窘迫消失,胸腔导管无气体吸出,X 线胸片示气胸消失 24~48 小时后,可停止负压吸引并夹住导管,如 6~12 小时后仍无气漏征象,可以拔管。

10. 拔管后局部重新消毒,用凡士林纱布块覆盖穿刺点,予纱布覆盖,胶布固定。

11. 整理用物,记录抽出液体或气体的量、形状,体液标本送检。

五、并发症及处理

1. 医源性气胸   严重者可发生血气胸、皮下气肿。少量气胸可自行吸收,大量气胸需重新胸腔穿刺或进胸腔闭式引流。

2. 感染   常见的感染为蜂窝织炎,需使用抗生素治疗,必要时请外科会诊,切开引流。严格无菌操作有助于减少感染。

3. 出血   穿刺部位局部出血,可予加压止血。

如在操作过程中遇到大血管被刺破或发生肺损伤，可以发生大出血，需请外科会诊。要求术前检查有无凝血功能异常并予以纠正，操作前确认各体表标志以免损伤。

4. 神经损伤　导管从肋骨的上缘进针可避免肋间神经的损伤。

5. 肺损伤　多数不需要特殊处理，避免过度用力强行进针，能减少肺损伤。

6. 膈肌损伤　很少见，与穿刺技术有关。多为自限性，严重时可手术修复。

7. 水电解质紊乱　需及时补充引流液丢失。

8. 复张性肺水肿　大量胸腔积液时，一次性放液过多或速度过快，可导致复张性肺水肿，严重者甚至可发生呼吸循环衰竭。应注意放液速度。

（张谦慎）

第八节　腹腔穿刺术及引流术

一、适应证

1. 抽取腹腔积液以便查明腹水性质。

2. 治疗性穿刺抽出腹水或腹腔积气，缓解症状。

3. 腹腔透析或腹腔注入药物。

二、禁忌证

1. 高度腹胀或广泛黏连。

2. 显著膀胱充盈或局部较大包块。

3. 局部皮肤感染或蜂窝织炎。

三、器械用品

无菌手套，弯盘，22~24G 套管针，无菌孔巾和纱布，20ml 注射器，装腹水标本无菌管。

四、操作步骤

1. 患儿仰卧位，助手协助固定体位。

2. 选取适当穿刺点（必要时超声引导下选穿刺点），脐与髂前上棘连线中外 1/3 交接处为穿刺点。用络合碘从内向外皮肤消毒。

3. 戴手套和口罩，铺无菌孔巾后套管针在穿刺点进针。

4. 边进针边抽取，直到注射器中出现腹水或气体，抽出足够腹水或气体后即可撤出套管

针，诊断性穿刺抽液体 5~10ml，治疗性腹穿放液 10~20ml/kg。用无菌纱布覆盖穿刺点直至无液体漏出。然后再次消毒穿刺点并无菌纱布覆盖。

五、并发症及处理

1. 感染　未严格执行无菌操作，尤其在反复此操作时易发生。

2. 低血压　抽出腹水或气体过多过快所致，操作时动作缓慢，注意抽取腹水量不宜太多。

3. 肠穿孔　用尽可能短的针，动作缓慢轻柔。如怀疑有消化道穿孔、破裂，最好先进行胸腹部 X 线急诊检查，以明确诊断。

4. 膀胱穿孔　通常自限性，不需特别处理。

（张谦慎）

第九节　心包腔穿刺及引流术

一、适应证

1. 怀疑心包积气或积液时，抽排积气或积液或放置导管持续引流。

2. 抽取心包积液以明确诊断。

二、器械用品

三通开关，10ml 注射器，21G 静脉套管针，无菌巾，纱布块，胶布条。

三、操作步骤

最好在超声心动图引导下进行，指导进针位置和深度，减少并发症。

1. 患儿仰卧位。积液引流时，取剑突下做穿刺点。常规消毒，铺巾。

2. 术者戴口罩、手套，套管针与三通开关、注射器连接。剑突与左肋弓缘交界处进针，与正中线和水平面成 45°向左肩方向边进针边抽吸，进 1~2cm 时达心包腔，注射器中少量气泡抽出。拔出内芯，将注射器三通开关与套管连接，分次抽出积气或积液并记录。

3. 拔针后重新消毒，纱布块覆盖。

4. 如气漏严重，或 CPAP 或呼吸机下，可将套管留置做持续引流，吸引负压 0.049kPa（5cmH$_2$O）。

5. 病情稳定时，可夹闭引流管 6~12 小时，胸片如仍无心包积液或积气，可以拔管。

四、并发症及处理

1. 心脏损伤　进针时避免进针过深而损伤心脏。

2. 气胸或血胸　盲穿易引发气胸或血胸。如果发生,通常患侧放置胸腔引流管。

3. 感染　严格执行无菌操作。

(张谦慎)

第十节　腰椎穿刺术

一、适应证

1. 诊断中枢神经系统疾病,如脑膜炎、脑炎或颅内出血。

2. 脑脊液引流。

3. 检查脑脊液以监测疗效。

二、禁忌证

1. 颅内压明显增高,怀疑颅内占位病变时,不宜穿刺。

2. 有脑疝前驱表现如瞳孔不等大时。

3. 穿刺局部皮肤感染。

三、器械用品

无菌腰椎穿刺包(无菌孔巾,4 个无菌标本管,无菌纱布,5ml 注射器,腰椎穿刺针或 5.5 号头皮针,测压管),无菌手套,络合碘液,胶布等。

四、操作步骤

1. 患儿侧卧,背向术者,助手固定住患儿的肩部和臀部,使腰椎段尽量弯曲,颈部不必过度弯曲,以免影响呼吸道通畅。

2. 术者戴好口罩、帽子和手套,常规消毒并铺巾。

3. 以第 4~5 腰椎间隙为穿刺点,皮下注射利多卡因或术前 60~90 分钟外涂 5% 的 EMLA 止痛剂,垂直进针。有突破感后即达到蛛网膜下腔,早产儿一般进针 0.5~0.7cm,足月儿进针 1~2cm。撤出针芯查看有无脑脊液流出,接测压管。

4. 测量脑脊液压力后,收集脑脊液标本:每管留取 0.5~1ml(一般第 1 管送细菌培养和药敏检查,第 2 管送生化检查,第 3 管送细胞记数和分类检查,第 4 管送其他检查)。

5. 插回针芯,拔针,重新消毒 / 纱布覆盖。

6. 去枕平卧 6 小时,并观察生命体征。

五、并发症及处理

1. 感染　严格执行无菌操作可减少细菌进脑脊液的机会。

2. 出血　穿刺时易误穿入周围血管,需要重新定位穿刺。

3. 脊髓和神经损伤　在第 4 腰椎以下穿刺可避免。

4. 呼吸暂停和心动过缓　患儿束缚过紧所致,可暂停操作,适当减轻束缚。

(张谦慎)

第十一节　骨髓穿刺术

一、适应证

1. 抽取骨髓液做涂片检查、血液病诊断及鉴别诊断。

2. 骨髓涂片做寄生虫检查、恶性肿瘤累及骨髓的诊断。

3. 抽取骨髓液做细菌培养。

4. 采集骨髓细胞液做造血干细胞移植。

5. 骨髓腔输液。

二、器械用品

5ml 注射器,骨髓穿刺针(供胫骨穿刺用),络合碘液,无菌孔巾,载玻片,无菌纱布手套和胶布。

三、操作步骤

1. 止痛　口服 24% 蔗糖水,或安慰奶嘴吸吮减轻疼痛、术前 60~90 分钟使用 5% 局部麻醉药物低共熔性合剂(eutectic mixture of local anesthetics, EMLA)外涂局麻止痛。新生儿穿刺部位优先选胫骨粗隆,也可使用前、后髂棘。

2. 胫骨穿刺法　患儿仰卧于床上,取胫骨粗隆下 1cm 之前内侧为穿刺点。常规消毒皮肤,戴无菌手套,铺无菌孔巾后行局部麻醉。穿刺针进入皮肤时与骨干长径成 60° 角垂直骨面刺入,达骨膜后可轻轻旋转几次,待阻力消失(表示已达到骨髓腔)时固定穿刺针,取出针芯。

3. 用 5ml 注射器轻轻抽取 0.2~0.5ml 骨髓送检。操作后穿刺针连同注射器一同拔出,再次消毒无菌纱布加压包扎。

四、并发症及处理

1. 出血 术后应加压包扎穿刺点,可防止出血发生。

2. 感染 严格执行无菌操作。

（张谦慎）

第十二节 侧脑室穿刺及
脑脊液引流术

一、适应证

1. 脑室内注射药物。

2. 脑积水时放液以减轻颅内高压。

二、器械用品

腰椎穿刺针,碘液,无菌孔巾,无菌纱布,手套、胶布等。

三、操作步骤

1. 患儿呈仰卧位,以前囟侧角为穿刺点,将前囟及其附近的毛发剃去,用甲紫在头皮上标记出穿刺点,常规消毒并铺无菌孔巾。

2. 术者戴好无菌手套,立于患儿的头侧,左手固定患儿头部,右手持腰椎穿刺针在穿刺点进针,针头进入皮下后稍微向前内指向对侧眼内角方向进针。

3. 进针时每前进 1cm,应取出针芯,观察有无液体流出。一般足月儿进针 4~5cm 即达到侧脑室。进针深度依体重而异（表 5-2）。

表 5-2 新生儿侧脑室穿刺深度参考值

体重（g）	进针深度（cm）
<1 000	2~3
1 000~1 500	3~4
1 500~2 500	4~5

4. 操作完成后插上针芯,缓慢沿原路退出穿刺针,局部消毒后用无菌纱布加压包扎,并监护患儿生命体征。

5. 在穿刺过程中,穿刺针不要随意提摆动或改变方向免损伤脑组织。若穿刺未成功,应将针沿进针轨迹拔至头盖骨下后再重新进针。

四、并发症及处理

1. 感染 严格执行无菌操作可减少细菌进入脑室的机会。

2. 脑脊液外渗 严重脑积水时,穿刺后脑脊液从穿刺点外渗,穿刺后应加压包扎。

3. 脑组织损伤 穿刺时保持进针方向,不要摇摆或改变方向。

（张谦慎）

第十三节 耻骨上膀胱穿刺术

一、适应证

为了获得尿培养标本,而其他留取尿培养标本方法失败。与导尿留取尿培养标本相比较,该方法是小于 2 岁婴儿留取尿培养标本最精准的方式,任何程度的细菌生长都可证实尿路感染而需要治疗。

二、器械用品

自动防护针头 23~25 号,较大婴儿可选用 21~22 号针头或 23 号头皮针 3ml 注射器,无菌手套,聚维酮碘,无菌纱布无菌药盘。

三、禁忌证

膀胱不充盈、血小板减少、腹胀、出血性疾病、下腹部蜂窝织炎或尿路手术术后。

四、操作步骤

1. 触诊及叩诊膀胱 叩诊浊音界位于耻骨上 2 指表明膀胱位于耻骨联合上方,提示膀胱充盈。

2. 判定尿充盈情况 纤维光源透视法可确定膀胱高度,判定尿充盈情况。光晕变暗边界为膀胱边界,膀胱有尿液时光线呈红色。超声定位及评估膀胱充盈情况,不仅可判断尿充盈情况,床旁超声导引还可减少穿刺次数。

3. 镇痛 操作疼痛大于导尿,因此需要镇痛。可使用非药物法镇痛。可选择 EMLA 或者 EMLA 联合利多卡因局麻。利多卡因局麻使本身单次穿刺的操作变为两次穿刺。

4. 患儿仰卧位,助手帮助固定腿部呈蛙式位。

5. 戴无菌手套,消毒耻骨上方区域 3 次（耻骨联合至脐部）,铺无菌洞巾。

6. 触诊耻骨联合 耻骨联合上方 1~2cm 处与皮肤垂直进针（下腹部的腹横纹中线）。

7. 边抽吸边进针 2~3cm，看到尿液后停止进针，避免膀胱后壁穿孔。如无尿液，不要继续进针或改变穿刺方向，应拔出针头 1 小时后再尝试。

8. 收集标本，拔针后按压穿刺部位，无菌纱布粘贴。

五、并发症及处理

1. 出血及血肿 血尿最常见，常为镜下血尿，通常可自愈。如存在血液系统疾病可见肉眼血尿，暂时性肉眼血尿占 3.4%。

2. 感染 极少发生，严格无菌操作可避免。

3. 肠穿孔或其他盆腔脏器损伤 只要定位准确且不过分进针即可避免，必要时外科干预。

（张谦慎）

第十四节 导 尿 术

一、适应证

1. 无法获得清洁中段尿液标本、标本不符合要求、存在膀胱穿刺术禁忌证。导尿是膀胱上穿刺的替代方法，因存在较高假阳性率而不作为首选，同时导尿可能造成尿路感染。

2. 监测尿量，减轻尿潴留或注射造影剂。

3. 测量膀胱尿潴留的量。

二、器械用品

无菌手套、棉球、聚维酮碘、无菌洞巾、润滑剂、无菌管、导尿管（此时不使用带有球囊的 Foley 导尿管）。

1. 尽量使用最小号的导尿管。

2. 根据患儿体重选择导尿管：<1 000g 使用 3.5F，1 000~1 800g 使用 5F，1 800~4 000g 使用 6.5F，>4 000g 使用 8F。

3. 美国新生儿护理协会推荐：<1 000g 使用 3.5F，1 000~1 800g 使用 5F，>1 800g 使用 8F。

4. 胃管也可以作为替代选择，可能发生损伤及打结（管子过软）。最常使用 5F。

5. 也可选择 3.5F 或 5F 脐静脉置管：<1 000g 使用 3.5F，>1 000g 使用 5F。

三、操作步骤

（一）在上次排尿后 1~2 小时再进行导尿

超声膀胱充盈指数（测量前后径及横径，通过计算用平方厘米表示）可用来评估膀胱内尿液量。膀胱指数 <2.4cm^2 的提示膀胱内容量不足，导尿不容易成功。>2.4cm^2 时说明膀胱内容量足够。

（二）镇痛

可使用表面麻醉剂或导管涂抹利多卡因润滑剂。其他非药物性镇痛方法皆可使用。

（三）男性导尿步骤

1. 婴儿仰卧位，蛙式位固定。

2. 新生男性宝宝有生理性包茎，不能充分暴露阴茎，应轻柔后拉包皮暴露出尿道，不能过度用力，通常阴茎包皮口与尿道口可呈一直线。

3. 戴无菌手套，铺无菌洞巾。

4. 聚维酮碘消毒，从尿道口开始向外消毒，婴儿包皮垢很容易被清除掉。

5. 导尿管末端涂抹无菌润滑剂。

6. 使阴茎保持与腹壁接近垂直，位置以使阴茎尿道成一直线，在阴基底部施以轻柔压力防止反射性排尿。

7. 从尿道口插入导尿管直至看到尿液。男性导尿管长度参考如下：<750g 使用 5cm；>750g 使用 6cm；在经过外括约肌时会遇阻力，此时可适当加压，直至外括约肌松弛后导尿管可通过。勿使用暴力，防止尿道损伤及窦道形成。

8. 收集尿液标本。无需留置导尿时要缓慢抽吸尿液标本，需要留置时连接导尿管至集尿袋。固定于下腹部而不是腿部防止压迫后尿道造成尿道狭窄。如果用于造影检查，导尿管可用于注射造影剂。

（四）女性导尿步骤

1. 仰卧法 ①婴儿仰卧位，蛙式位固定。②戴无菌手套，阴唇周围铺无菌洞巾。③分开阴唇，从前到后使用聚维酮碘消毒尿道口周围区域。④使用两指分开阴唇，润滑导尿管，从尿道插入导尿管直至见到尿液。插管深度：体重 <750g，<2.5cm；体重 >750g 可到 5cm。⑤需要保留导尿管时固定于腿部。

2. 俯卧位法 用于无法仰卧位的女性新生儿（脊膜膨出）。步骤：①患儿俯卧于毯子上，上半身略抬高；②直肠上固定纱布防止污染。铺无菌洞巾；③其他操作步骤同仰卧法。如果导尿管内无尿，则可能位于阴道内，可仔细查看并重新操作。

（五）拔管

标本收集结束并且排尿结束后轻轻拔出导尿管，监测尿量。

四、并发症及处理

1. 感染　有可能导致尿路感染及血行感染。需给予抗生素治疗，无菌操作可减少感染事件发生。非留置导尿的感染率为5%，留置导尿管时间越长，感染率越高。尿路感染多见于留置导尿的患儿。感染类型包括败血症膀胱炎、肾盂肾炎、尿道炎及附睾炎。

2. 尿道及膀胱损伤　男性常见尿道撕裂、窦道形成、坏死、狭窄或膀胱损伤（穿孔）。润滑导尿管和插管时尽量拉直阴茎可减少此类问题发生。如遇阻力不要暴力插管。使用最小号导尿管，见到尿液再送管。

3. 血尿　通常为暂时性，但可能需要生理盐水冲洗。插管时的肉眼血尿提示路径错误。

4. 尿道狭窄　男性常见。多发于导尿管过粗或置管时间过长。男性将导尿管固定于腹壁可减少后尿道压迫。

5. 尿液潴留　继发于尿道水肿。

6. 导尿管打结　插管过长或者使用胃管时偶见此现象。见到尿液回流即可无需过深置管。插管深度参考年龄和性别可减少此事件发生。如果一旦发生导管打结应立即请泌尿外科医师会诊。

7. 插管位置错误　有时可插入阴道。如果在造影时发生，阴道影像看似膀胱，区别是阴道位于腹膜腔内。

8. 梗阻性肾积水　极少见。

（张谦慎）

第十五节　气管插管术

一、适应证

1. 新生儿窒息复苏。
2. 呼吸心搏骤停。
3. 胎粪性羊水吸入需气管内吸引。
4. 人工呼吸机机械通气。
5. 获取气管内分泌物做培养。

二、器械用品

新生儿喉镜和镜片（00、0、1号），气管插管（规格按体重而异），吸痰管，可弯曲的钝头金属管芯，气管插管钳（经鼻插管用），有储氧袋的面罩复苏囊，剪刀，布胶布，听诊器，脉搏氧饱和度仪，氧源。

三、操作步骤

1. 患儿放置在辐射保温台或保温箱中，呈仰卧位，让颈部轻微伸展，抽空胃液，吸尽咽部的黏液。选择性或非紧急的插管考虑应用插管前止痛，多选用芬太尼 0.5~2μg/kg 或吗啡 0.05~0.1mg/kg 静脉推注。在使用镇痛药的基础上，可考虑同时选用如短效肌松剂等药物进行快速有效的药物诱导以提高气管插管的成功率。

2. 观察新生儿的心率、呼吸和血氧饱和度，必要时用复苏囊面罩加压给氧 1 分钟。

3. 将患儿头部置于正中位，头后仰，在肩后垫以棉布卷（2~3cm），以保持气道平直。

4. 术者立于患儿头侧，以左手拇、示、中指持喉镜，余两指固定于患儿下颌部，喉镜从口腔右边插入并将舌推向左侧，进到会厌软骨谷处使镜片尖略向上提，以暴露声门。如声门暴露不清，可用左手小指在环状软骨上轻压喉部，可使气管下移，有助于暴露声门。如有黏液，可予以吸引。

5. 右手持气管插管从喉镜右侧经声门插入气管，插入深度可按下述方法判断：①在气管插管的前端 2cm 处有一圈黑线，示进入声门深度，可在喉镜直视下将插管插入声门至黑线处；②插管本身有刻度标记，患儿体重为 1kg、2kg、3kg，插入深度距门齿分别为 7cm、8cm、9cm；③插管完成后行胸部 X 线检查，正确位置导管前端应位于气管隆突上方 1cm 处。

6. 抽出喉镜，用手固定插管位置接复苏囊，进行正压通气。助手用听诊器听诊双侧胸部，如左右两侧肺呼吸音相等、胸廓起伏致心率回升、面色转红，则提示插管位置正确。可用"工"型胶布固定插管。"工"型胶布的一端包绕管壁固定，另一端贴于上唇。上唇需要事先用安息香酊涂抹，以防皮肤损伤。如果在插管后复苏囊通气时，心率不回升，面色无转红，双肺呼吸音微弱提示插入过浅或误插入食管，需重新插管或调整深度。如两侧呼吸不对称，右侧强于左侧，提示插管插入过深，进入了右侧支气管。此时应将插管缓慢退出直至两侧呼吸音对称为止。插管固定好后接上人工呼吸机、持续气道正压给氧装置或复苏囊后即可进行人工辅助呼吸。

7. 整个插管过程要求在 20 秒内完成（不包括插管的固定）。如超过了 20 秒,或者在操作过程中患儿出现发绀、心率减慢时应立即停止操作,用复苏囊面罩加压给氧,直至面色转红、心率回升后再重新插管。

四、并发症及处理

1. 感染　严格执行无菌操作。

2. 喉头水肿　避免反复插管,选择内径合适的导管,避免导管过粗压迫声门引起水肿。

3. 出血　插管时动作要轻柔。

（张谦慎）

第六章

新生儿辅助诊断技术

第一节　新生儿超声诊断

超声在新生儿各器官、系统疾病诊断中发挥越来越重要的作用,现代诊疗技术体系的建立,要求临床医师适当掌握超声技术,尤其是床旁重症超声技术,超声与临床融合已成为当今医学发展的重大趋势。因篇幅所限,本节仅对新生儿颅脑超声、肺脏超声、心脏超声和腹部超声作简要介绍。

【新生儿颅脑超声】

一、技术原理

超声成像是利用探头发射超声波到人体组织传播过程中产生反射、散射等,探头接收反射回来的信号转换、分析、编码并加以显示形成超声图像。利用人体不同组织声阻抗不同显示出不同图像,超声图像用来观察组织或器官的形态结构与声学特性,并对疾病进行诊断及鉴别诊断。

足月儿颅脑超声检查一般选择频率为 5MHz 的探头,早产及低体重儿选择 7.5MHz 的探头;如检查蛛网膜下腔,则需选择频率≥7.5~10MHz 的高频探头。新生儿颅脑超声检查最常用的检查途径是经前囟检查,需要分别作冠状切面和矢状切面扫描,以获得不同切面、不同角度的全颅脑图像,从而互相补充、减少遗漏,其次是经过颞囟扫查。

二、临床应用

（一）适应证

可用于足月儿和早产儿脑实质性病变,如新生儿缺氧缺血性脑病(hypoxic-ischemic encephalopathy,HIE)、颅内出血、脑白质损伤、脑梗死和脑室扩张等疾病的诊断和动态监测。

（二）检查方法

1. 冠状切面扫描　探头声束扫查平面与头部横轴平行。扫描时,先将扫查方向偏向前侧,再通过颅脑中部向后扫查。至少有六个标准冠状切面:冠状切面 A、B、C、D、E、F。

（1）冠状切面 A:经侧脑室前角的前方扫查。主要显示大脑额叶和前颅窝的结构有无异常。

（2）冠状切面 B:即经过侧脑室前角扫查。主要观察大脑额叶、侧脑室前角、胼胝体、透明间隔腔、尾状核头部、半球裂隙、扣带回等结构。

（3）冠状切面 C:即经侧脑室体部扫查。主要观察:大脑顶叶、侧脑室体、胼胝体、透明间隔腔、基底节等。有时可见第三脑室,位于两侧丘脑之间。

（4）冠状切面 D:继续向后偏移扫描角度,经丘脑和第三脑室扫查。主要显示丘脑、二者之间的第三脑室及下方的小脑半球。

（5）冠状切面 E:继续向后偏移扫描角度,经侧脑室三角部扫查。主要观察侧脑室三角部、其内呈"八"字形的脉络丛、顶叶脑实质及脉络丛下方的小脑。有时在脉络丛之间可见到一圆形无回声区,为第六脑室。

（6）冠状切面 F:继续向后偏移扫描角度,经小脑后方扫查。主要观察枕叶脑实质的结构。

2. 矢状切面扫查　将探头调转 90°,使声束扫查平面与头部纵轴平行。扫描时,先观察正中结构,然后将探头扫查方向偏向右侧扫查,然后再偏向左侧扫查。一般有三个标准矢状切面:正中矢状切面和左右旁矢状切面。

（1）正中矢状切面:经脑中线结构部位扫查。可见胼胝体、透明间隔腔、第3、4脑室、小脑扁桃体、小脑延髓池等结构。

（2）旁矢状切面:即经尾状核与丘脑之间进行扫查,可清晰显示侧脑室和尾状核丘脑沟。

（3）侧脑室:上方是大脑皮质、下方为小脑半球、内侧是丘脑尾状核。尾状核丘脑沟是一重要解剖标志,是测量侧脑室体部宽度的标准切面,生发基质出血也易发生于此。

（三）新生儿颅脑正常超声声像图表现

正常情况下，脑实质呈均匀一致的弥漫性中低回声，脑中线两侧为对称性结构，但正常情况下脑中线可不完全居中，可偏移 2~3mm。小脑呈强回声。侧脑室可清晰显示，呈无回声暗区，双侧对称，大小一致，宽度约 1~3mm，但正常新生儿侧脑室可呈裂隙状或显示不清，大约有 15% 的新生儿侧脑室可不显示，有 60% 的早产儿和 40% 的足月儿侧脑室可不对称，一般左侧宽于右侧。通常通过测量脑室体部宽度判断侧脑室是否正常，即矢状切面、尾状核丘脑沟与侧脑室内壁切线的交点、向对侧的垂直距离。正常为 1~3mm，>3mm 为增宽。必要时也可经颞囟扫查测量侧脑室指数，即侧脑室外侧壁至中线距离与同侧大脑半球直径比值，正常 <1/3，>0.35 为增宽，但敏感性较差。正常脉络丛呈强回声，双侧对称，宽度不超过 12mm，如两侧大小不一致，则宽度相差不超过 5mm；表面光滑，边缘规则；不延伸到侧脑室前角和枕角；不充满整个侧脑室，否则可能为出血所致。

（四）新生儿异常颅脑超声影像学表现

1. 脑中线移位　脑中线距双侧颅骨内缘的垂直距离可以不等，但相差不应 >3mm；否则为移位。表现为脑中线向一侧（健侧）移位或弯曲。常因一侧脑组织内存在严重病变所致，如出血、血肿、脓肿、肿瘤、积液等。

2. 脑组织回声异常

（1）回声增强：表现为脑组织内的局灶性或弥漫性团块状或片状强回声区。可见于 HIE、出血、脑梗死、脑室周围白质损伤、肿瘤、脓肿未液化等。

（2）回声减低：表现为脑组织内的团块状、片状低回声或无回声区。主要见于各种原因引起的脑组织囊性变、出血或梗死灶液化吸收、脓肿液化等。

（3）局部混合性回声：表现为囊实混合性改变，多为脑实质内的小片状、片状无回声区。最常见于脑室周围白质软化、HIE 后期的多囊脑软化。

（4）脉络丛形态改变：脉络丛增粗（最宽处 >12mm）、延长（占据整个侧脑室）、分叉、下端呈球状膨大，或者脉络丛内囊腔形成等，均属异常表现。主要原因为脉络丛出血。

3. 脑室改变

（1）脑室扩大：脑室宽度超过正常，可单侧或双侧。最常见于各种原因引起的脑室增宽、脑积

水，其次是脑先天性畸形或发育异常。

（2）脑室变窄：脑室消失或呈裂隙状。最多见于各种原因引起的脑水肿，也可见于部分正常新生儿。

（3）脑室形态异常：表现为局部侧脑室，尤其是枕角部位显著增大、变形。病理状态下的新生儿尤其早产儿脑组织松软，在仰卧位时，各种原因的脑积水积聚于此处使之扩大变形，严重时整个侧脑室扩张。

4. 缺氧缺血性脑病（HIE）的超声诊断

（1）B 型超声诊断：主要根据 HIE 的病理改变进行诊断，包括脑水肿、脑室周围白质软化、脑梗死、丘脑与基底节损伤及颅内出血等。其中脑水肿是新生儿 HIE 的主要特点。超声表现：弥漫性或局限性脑实质回声强；侧脑室变窄、呈裂隙状或消失；脑结构模糊，沟回界线不清、半球裂隙或脑沟消失；严重者脑动脉搏动减弱。但正常新生儿侧脑室也可呈裂隙状，如果首次检查不能确诊，应于 2~3 天后复查，如脑实质回声减低、侧脑室较前增宽，则结合病史可作出诊断（图 6-1）。

（2）多普勒超声诊断：HIE 的脑血流动力学异常表现：①脑血流速度减慢：以舒张期血流速度减慢更显著，血流速度低于正常值的 2 个标准差时常发展为 HIE。②舒张期无血流灌注：舒张末血流速度下降至零、阻力指数为 1（RI=1），血流频谱呈单峰型，见于重度 HIE。③脑血流过度灌注：脑血流速度增快至高于正常值的 2 个标准差时提示存在脑血流的过度灌注，表现为血流速度显著增快、而阻力指数显著降低（RI<0.5），见于中度以上患儿。④如存在以下情况，则提示脑死亡：舒张期逆灌注、无效性脑血流和脑血流信号消失（图 6-2）。

5. 颅内出血的超声诊断

（1）室管膜下出血：表现为室管膜下区域的中 - 高度强回声光团。随着出血吸收，出血自中心部位开始回声逐渐变低，形成无回声的囊腔，但囊壁仍保持强回声。如果冠状切面发现此部位有出血，需再做矢状切面扫描进一步证实。

（2）脑室内出血：侧脑室内的强回声团块，占据侧脑室的一部分或充满整个侧脑室，出血可形成与侧脑室形态相似的强回声团块。脉络丛增粗增厚、延长、表面粗糙、分叉或呈球状膨大。侧脑室可扩大或不大，出血量小时，矢状切面仅见侧脑室枕角及三角区轻度扩张或变形，大量出血时整

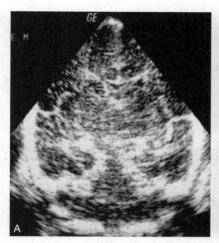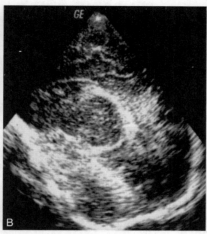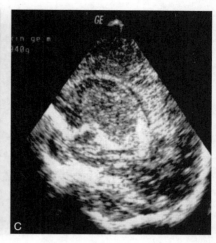

图 6-1　脑水肿超声检查
显示弥漫性脑实质回声增强,侧脑室消失,沟回界线不清、半球裂隙或脑沟消失。A. 冠状切面;B. 左矢状切面;C. 右矢状切面。

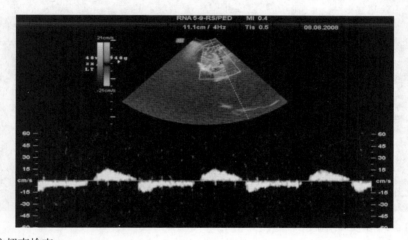

图 6-2　舒张期逆灌注超声检查
在心室舒张期,脑血流频谱呈逆向,即舒张期逆灌注,见于重度 HIE,往往预示脑死亡。

个侧脑室均扩张。如侧脑室大小正常,则需注意与正常脉络丛鉴别。需同时作冠状切面和矢状切面扫描,可互相补充,进一步明确证实,尤其对轻度出血尤为重要(图 6-3)。

(3)脑实质出血:是最严重的类型,多发生于早产儿生后第 1 天,最常见的部位是额叶和顶叶,其次是枕叶。脑实质出血的超声表现可以分为四个阶段:①急性期:脑实质内局灶性团块状强回声或混合性回声区,形态规则或不规则,边界清晰,常为单个,亦可为多发,较大的血肿可引起脑中线结构移位;②10~14 天:自出血中心部位开始逐渐液化,回声减低;③3~4 周:血块收缩形成小的血凝块,局限于原出血区底部;④8~10 周:出血完全吸收形成无回声的囊肿,界线清楚,如囊肿与脑室相通则称之为穿通性脑囊肿(图 6-4)。

6. 脑室周围白质软化(periventricular leukomalacia,PVL)的超声诊断　PVL 早期主要表现为脑室周围白质的强回声反射。常是双侧对称、粗糙、球形或大范围的回声增强区,这种发现常在出生后 10 天内。软化灶内可发生点状出血甚至大块出血灶。其病理过程在超声上可以分为四个时期:①回声增强期:生后 1 周左右,超声表现为脑室周围脑实质的强回声改变;②相对正常期:生后 1~3 周,脑室周围脑实质回声相对正常,B 超无明显异常发现;③囊腔形成期:生后 2~6 周(多数 2~3 周),脑室周围原回声增强的部位形成多发性小囊肿;④囊腔消失期:生后 1~3 个月,小的囊腔常消失而遗留脑室扩大或相互融合形成较大的囊腔,严重者囊腔与侧脑室相通,形成穿通性脑囊肿(图 6-5)。

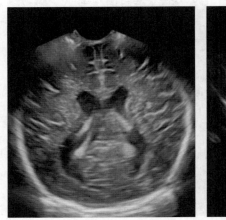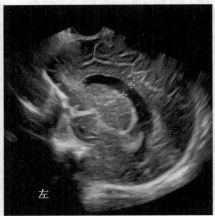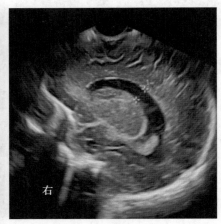

图 6-3　脑室内出血超声检查
冠状切面与左、右矢状切面均显示侧脑室内强回声团块,并与脉络丛分离,侧脑室增宽,为脑室内出血Ⅲ级。

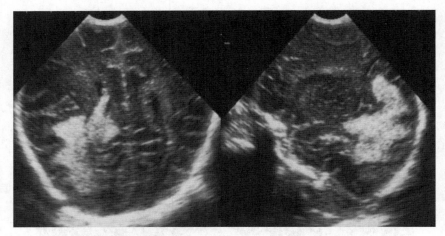

图 6-4　脑实质出血超声检查
冠状切面显示右侧脉络丛下端呈球状膨大的强回声团块,并进入邻近脑实质,矢状切面进一步证实为右顶枕叶脑实质内强回声团块,边界清楚。提示右侧脑室内出血并邻近脑实质出血。

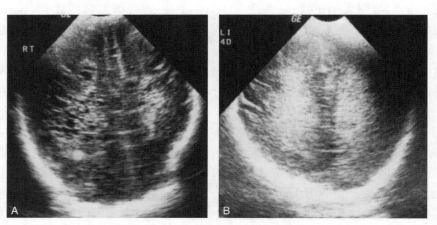

图 6-5　PVL 超声检查
胎龄 30 周,出生体重 1 200g。生后 4 天颅脑超声显示枕叶脑实质回声显著增强(A),生后 25 天复查颅脑超声显示原回声增强部位形成脑软化(B)。

7. 新生儿脑梗死的超声诊断 在急性阶段，脑实质呈单侧或双侧、非对称性回声增强区及脑水肿形成的肿块效应，强回声逐渐过渡到非病变区。进一步发展病灶部位可呈较为典型的"球形""三角扇形"或"楔形"的强回声区，尖端指向脑中心部位，边界清楚。脑沟变浅消失、大脑外侧裂不对称、病变侧侧脑室受压变形。梗死区脑回常显示不清或消失。随病程进展，梗死区脑组织液化吸收可形成囊肿，通常为单个、较大的囊肿。脑梗死后形成的囊腔通常很少消失，往往形成穿通性脑囊肿。多普勒超声检查时，如果为脑动脉不完全性梗死，表现为收缩期脑血流速度增快，舒张期血流速度减慢，阻力指数增大。如为完全性动脉梗死，则脑血流消失。在形成多囊脑软化后，在病变侧表现为血流速度明显增快，阻力指数降低，提示存在脑血流过度灌注，此类患儿往往伴有偏瘫。

三、注意事项

临床医师要掌握颅脑超声的基本技术原理和基本操作技巧，需基本掌握颅脑解剖结构。需同时进行冠状切面和矢状切面扫查，以互相补充和验证。进行脑血流动力学监测时需注意血流方向与多普勒方向之间角度的矫正，通常角度越小越准确。

【新生儿肺脏超声】

一、技术原理

新生儿肺脏超声检查采用高档超声仪器、频率在 10MHz（一般 12~14MHz）以上的高频线阵探头。根据新生儿体重大小选择探头，新生儿越小，体重越低、频率越高。

二、临床应用

（一）适应证

可用于新生儿呼吸窘迫综合征（respiratory distress syndrome, RDS）、暂时性呼吸增快症（temporary tachypnea of the newborn, TTN）、肺炎、胎粪吸入综合征（meconium aspiration syndrome, MAS）、肺出血、气胸、肺不张、肺大疱等肺部疾病的诊断，并可用于判断气管插管位置，指导肺表面活性物质的使用和呼吸机参数的调节。

（二）检查方法

安静状态下患儿仰卧、侧卧或俯卧位，以腋前线、腋后线为界：将肺脏分成前、侧、后三个区域；从而，两侧肺脏被分成六个区域。进一步可以乳头连线为界，分成 12 个区域。超早产、超低出生体重儿腋下区域可不再分区，即 10 区分区法。检查时将探头与肋骨垂直或平行，分别对肺脏的每个区域的上、下肺野均进行扫查。其中确保探头与肋骨垂直是保证检查结果准确可靠的关键。

（三）新生儿正常肺脏超声影像学表现

B 型超声下呈"竹节征"、在 M 型超声下呈"沙滩征"、在实时超声下可见肺滑。胸膜线与 A 线清晰可见：二者均呈光滑、规则的线性高回声；二者等间距平行排列，在肺野内由浅入深，A 线回声逐渐减弱至最后消失。无（>7 天）或仅有少数几条 B 线（<7 天）或彗星尾征。无肺泡-间质综合征、胸腔积液和肺实变（图 6-6）。

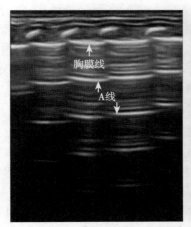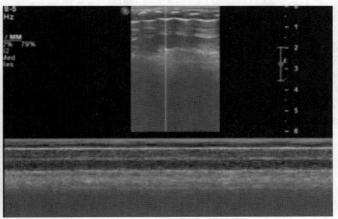

图 6-6 新生儿正常肺脏超声表现
正常新生儿肺脏在 B 型超声下呈竹节征（左）、在 M 型超声下呈沙滩征（右）。

（四）新生儿异常肺脏超声表现

1. 新生儿 RDS　早期、轻度新生儿 RDS 表现为磨玻璃征样肺实变，进展期及中度以上 RDS 表现为雪花征样肺实变。其他可有胸膜线异常、A 线消失、肺间质综合征、双肺点等异常，15%~20% 的患儿可有不同程度的单侧或双侧胸腔积液（图 6-7）。

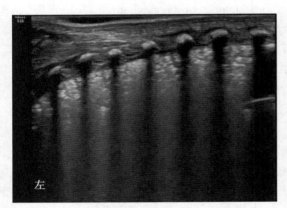

图 6-7　RDS 的超声表现
超声显示雪花征样肺实变，为 RDS 的典型而特异性的超声影像学特点。

2. TTN　主要超声影像学表现为肺水肿。其中重度 TTN 主要表现为严重 ARDS、致密 B- 线 / 弥漫性"白肺"；轻度 TTN 主要表现为普通 B 线、双肺点、轻度肺间质综合征；无论轻或重度 TTN 均可有胸膜线异常、A 线消失或胸腔积液，但无论轻或重度 TTN 均无肺实变（图 6-8 TTN 的超声表现）。

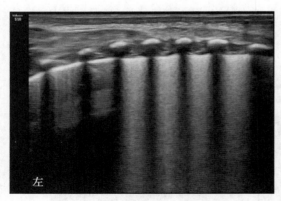

图 6-8　TTN 的超声表现
超声显示融合 B 线、肺间质综合征和双肺点，未见肺实变，提示为湿肺。

3. 肺炎与 MAS　肺炎与 MAS 在超声影像上具有类似的超声影像学特点，主要表现为肺实变伴支气管充气征，通常范围较大，肺野内可同时存在大小和形状不同的低回声区，实变区的边缘不规则或呈锯齿状。重者可导致大面积肺不张和动态支气管充气征。其他可有胸膜线异常、A 线消失、肺间质综合征和胸腔积液。二者的鉴别需结合病史（图 6-9）。

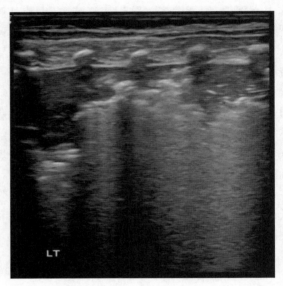

图 6-9　肺炎与 MAS 的超声表现
肺脏超声显示大面积肺实变伴少许支气管充气征，实变区边界不规则，胸膜线未完全消失。可见于肺炎或 MAS。诊断需结合病史。

4. 肺出血　主要超声影像学特点包括肺实变伴支气管充气征，通常实变区边界不规则，可见明显碎片征（shred sign），常伴不同程度的肺不张。80%~85% 以上的患儿有不同程度的单侧或双侧胸腔积液，穿刺可证实该积液为血液，严重者在实时超声下可见其内有纤维素沉着形成的条索状影。常见支气管充液征。其他有胸膜线异常、A- 线消失及原发病的表现等（图 6-10）。

5. 气胸　实时超声下肺滑消失，如存在基本可除外气胸。存在胸膜及 A 线，但无 B 线或彗星尾征。轻 - 中度气胸可见肺点，但大量气胸时则没有肺点。在 M 型超声下，正常的"沙滩征"被"平流征"所代替（图 6-11）。

三、注意事项
新生儿肺脏超声检查需使用高档超声的高频线阵探头，低档超声、低频探头易致疾病漏诊和误诊。扫查时确保探头与肋骨垂直是保证检查结果准确可靠的关键。垂直扫描就可以发现大多数肺部疾病，但探头沿着肋间隙平行扫描是对垂直扫描的重要补充，如有助于发现局限于胸膜下的小实变等。

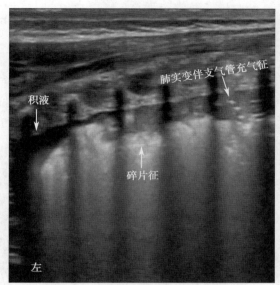
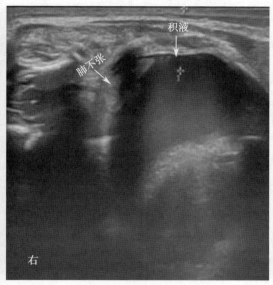

图 6-10　肺出血的超声表现
肺脏超声显示肺实变伴支气管充气征、碎片征和胸腔积液,后经胸腔穿刺证实为血性积液。

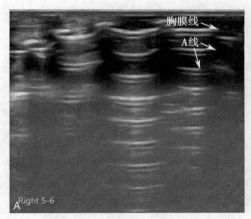
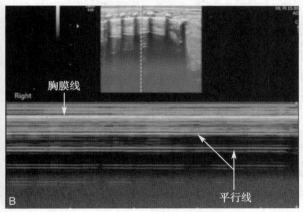

图 6-11　气胸的超声表现
气胸患儿,在 B 型超声下胸膜线与 A 线清晰显示,未见 B 线(A);M 型超声下呈平流层征(B)。

【新生儿腹部超声】

一、技术原理

腹部超声利用超声波进入人体后经皮肤、皮下组织、内脏器官及肠道气体等的折射、反射和散射,由仪器接收回声后分析成像,从而判断内脏器官的结构与病变情况。用于新生儿腹腔脏器检查的超声探头频率一般为 3~12MHz。

二、临床应用

（一）适应证

在新生儿腹部危急重症中,超声检查适用于观察有结构变化的腹部疾病,如消化道畸形、肠梗阻、脐膨出、坏死性小肠结肠炎、胎粪性腹膜炎、阑尾炎、消化道穿孔、内脏损伤破裂、肾积水、肾上腺血肿、肿瘤、尿潴留等。

（二）快速重点筛查方法

超声重点筛查可快速发现新生儿腹部危急重症,方法如下:第一,观察腹腔有无积液。患有坏死性小肠结肠炎、消化道穿孔、内脏损伤破裂的新生儿,腹腔积液量及其透声情况对于选择治疗方式有一定意义。第二,观察有无肠外气体,用于辅助判断有无消化道穿孔。第三,观察有无包块。根据包块位置、超声表现及临床资料等判断其性质。最后,怀疑肠梗阻的新生儿重点观察有无扩张肠管、肠管张力高低、远端肠管是否萎瘪。

（三）新生儿腹部超声异常表现

1. 新生儿期需要处理或常见的消化道畸形主要为肠闭锁、肠旋转不良合并中肠扭转、巨结肠、肛门直肠畸形等导致肠梗阻的疾病。其中肠旋转不良合并中肠扭转有典型的超声表现，即中腹部"漩涡"征，为肠管及肠系膜上静脉围绕肠系膜上动脉旋转形成。肠闭锁等原发疾病超声较难直接观察到，但其继发的肠梗阻有典型的超声表现，即近端肠管连续扩张，远端肠管萎瘪。

2. 脐膨出的超声表现　脐周腹壁缺损处囊膜内探及肝脏、脾脏、肠管等。

3. 坏死性小肠结肠炎的典型超声表现　早期为肠壁增厚并肠壁积气（图6-12），多为末段回肠；门静脉内可见积气；腹腔可有积液，透声不良（图6-13）。

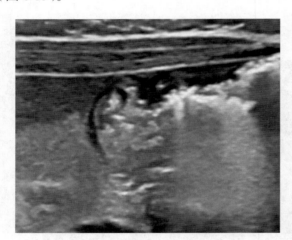

图 6-12　肠壁增厚并肠壁积气

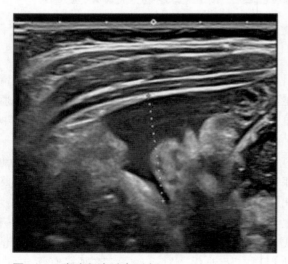

图 6-13　腹腔积液透声不良

4. 胎粪性腹膜炎超声表现　肠系膜增厚粘连，可见包裹性积液、腹腔钙化等。

5. 新生儿阑尾炎　少见，发现时多已穿孔，右下腹部可见部分系膜增厚，有粘连带，偶可见增粗、积液的阑尾显示。

6. 消化道穿孔超声表现　肠管外气体是重要征象。气体表现为点样强回声，后方伴彗星尾征（图6-14），立位时多位于膈下，卧位时多位于肝前、前腹壁，也可位于包裹性积液内（图6-15）。

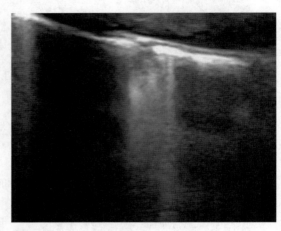

图 6-14　腹腔游离气体

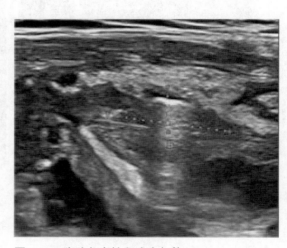

图 6-15　腹腔包裹性积液内气体

7. 内脏损伤破裂超声表现　腹腔积液是重要的间接征象，直接征象为相应实质脏器被膜连续性中断，被膜下实质内裂隙、回声不均匀等。

8. 肾积水超声表现　肾盂肾盏可不同程度充盈扩张，实质可受压变薄。

9. 肾上腺血肿　随时间变化超声表现不同。早期可为液性回声团块，内透声不良，随血肿吸收，团块回声增强、不均匀，无血流信号。复查包块可不断缩小。

肿瘤超声表现：腹腔内探及团块，超声征象因肿瘤性质不同表现各异。

尿潴留超声表现：膀胱内大量局限性液性无回声，张力高。

三、注意事项

胃肠道穿孔、坏死性小肠结肠炎的新生儿通常腹部异常胀气，超声有时很难看到疾病的直接征象，仔细观察有无腹腔积液、积液量及液体透声情况有助于临床诊断。肾上腺血肿当图像偏实性时需与腹膜后肿瘤如神经母细胞瘤相鉴别，鉴别方法包括病史，如产前发现多为肿瘤，产前没有产后出现首先考虑肾上腺血肿；图像特点及彩色多普勒超声也有助于鉴别诊断：血肿无血流信号，肿瘤通常可探及血流信号。

（郭彬彬　刘敬）

参考文献

1. 刘敬，曹海英. 新生儿脑损伤的超声诊断与临床. 北京：中国医药科技出版社，2005.
2. 中华医学会儿科学分会围产医学专业委员会，中国医师协会新生儿科医师分会超声专业委员会，中国医药教育协会超声医学专业委员会重症超声学组，等. 新生儿肺脏疾病超声诊断指南. 中华实用儿科临床杂志，2018，22（14）：1057-1064.
3. 中国医药教育协会超声医学专业委员会重症超声学组. 感染性肺炎超声诊断专家建议. 中华医学超声杂志（电子版），2020，17（3）：244-250.
4. 亚太卫生健康协会儿科医学分会，亚太卫生健康协会儿科医学分会重症超声医学专业委员会，世界重症超声联盟中国联盟，等. 新生儿呼吸窘迫综合征超声诊断与分度专家共识. 中国小儿急救医学，2021，28（7）：545-551.
5. Liu J, Copetti R, Sorantin E, et al. Protocol and Guidelines for Point-of-Care Lung Ultrasound in Diagnosing Neonatal Pulmonary Diseases Based on International Expert Consensus. J Vis Exp, 2019, 145（3）: e58990.
6. Liu J, Kurepa D, Feletti F, et al. International Expert Consensus and Recommendations for Neonatal Pneumothorax Ultrasound Diagnosis and Ultrasound-guided Thoracentesis Procedure. J Vis Exp, 2020, 157（3）: 60836.
7. Liu J, Guo G, Kurepa D, et al. Specification and guideline for technical aspects and scanning parameter settings of neonatal lung ultrasound examination, The Journal of Maternal-Fetal & Neonatal Medicine, 2022, 35（5）: 1003-1016.
8. 贾立群，王晓曼. 实用儿科腹部超声诊断学. 北京：人民卫生出版社，2009.

第二节　新生儿 X 线检查

随着近三十年新生儿危重技术的快速发展及新生儿病房的快速建设，新生儿 X 线的检查，如肺部检查、腹部检查、锁骨检查等越来越多，特别是肺部检查已成为很多肺部疾病诊断的金标准。

一、技术原理

X 线具有穿透性，当穿透人体不同组织时，由于人体不同组织的密度和厚度有差异，X 线被吸收的程度不同，到达荧屏后形成黑白对比度不同的影像，从而可反映组织内部结构。

二、临床应用

（一）适应证

适用于检查胸腔、腹腔、盆腔脏器及全身骨骼的结构性和功能性病变。根据检查目的和部位，可选择 X 线平片和造影检查。其中，X 线平片检查可用于新生儿呼吸窘迫综合征（neonatal respiratory distress syndrome, NRDS）、湿肺、肺炎、气胸、肺不张、肺出血、胸腔积液、支气管肺发育不良（bronchopulmonary dysplasia, BPD）、胃肠道梗阻、穿孔、坏死性小肠结肠炎（necrotizing enterocolitis, NEC）及骨折等疾病的诊断。造影检查可用于消化道梗阻、胃肠道扭转、肠闭锁、肠重复畸形及尿路梗阻等空腔脏器疾病的诊断。

（二）检查方法

1. X 线平片　根据检查的部位和疾病，可选择正位片、侧位片、立位片等不同拍摄方法。将患儿调整为合适的体位，摄片条件一般采用 45~50kV，用 4~5mAs，调节光圈尽量减少摄片窗口。检查过程中要有意识做好新生儿重要器官及腺体的防护工作，进行床旁摄片时需注意保护好周边的其他患儿及医务人员，确认无误后按下拍摄按钮。

2. 造影检查　进行上消化道造影时常经胃管注入造影剂，进行下消化道造影时常经灌肠注入造影剂，通过观察造影剂的流动方向和速度判断病变性质。怀疑新生儿消化道穿孔或有瘘管时，禁用钡剂造影，可使用有机碘水（如泛影葡胺）造影。胆道或泌尿系造影检查时，需将对比剂经静脉注射，对比剂经肝、肾排泄进入胆道或泌尿道，而使胆道或尿路显影。

（三）新生儿常见呼吸系统疾病的 X 线诊断

1. 新生儿湿肺的 X 线诊断要点

（1）肺泡积液征：肺内小片状、云絮状、小结节状密度增高影，少数可见"空气支气管征"。

（2）间质积液征：肺野透亮度降低，自肺门向外散射的边缘模糊的网状及条纹状阴影，广泛分布于两侧肺野。

（3）叶间胸膜增厚：胸膜腔积液。多表现为水平叶间胸膜增厚和肋膈角浅钝。

（4）肺血管扩张：肺纹理增粗，边缘模糊，自肺门向外延伸。

（5）肺气肿征：表现为肺野透过增加。

其中以前两项为基本表现。

X 线表现中湿肺 24 小时吸收者占 71%，72 小时吸收者占 97.8%，偶有延长至 4 天后吸收者。

2. NRDS 的 X 线诊断要点　按病情程度可将胸片改变分为 4 级：

Ⅰ级：表现为肺野透过度减低，肺内仅见广泛颗粒影，以两下肺为主。

Ⅱ级：表现为除Ⅰ级变化加重外，可见支气管充气征，延伸至肺野中外带。

Ⅲ级：表现为肺内颗粒影广泛融合，边缘模糊，肺野透过度普遍降低，"空气支气管征"明显，心、膈边缘模糊不清。

Ⅳ级：表现为整个肺野致密，呈"白肺"改变，心、膈不能区分。

3. 新生儿肺炎的 X 线诊断要点

（1）肺门增大、密度增高，结构紊乱，边界模糊。

（2）肺纹理增粗、增强，是最常见而重要的征象。

（3）局限性肺气肿，表现为局限的透亮度增高区。

（4）沿肺纹理分布的多发小点状或小片状模糊影，以两下肺为主，可融合。

（5）斑片状边缘模糊影，可伴"支气管充气征"，以右下肺多见。

（6）大叶或节段性病灶较少见。

（7）其他：心缘、横膈面模糊等。

4. 新生儿气胸的 X 线诊断要点　肺脏被气体压缩，于壁层胸膜与脏层胸膜之间形成气胸区，或称为气胸带。此区无肺纹理，气胸带的宽窄取决于胸腔内气体量的多少，少量气胸时，气胸带呈线状、带状，呼气时显示较清楚，肺轻度压缩。大量气胸时，气胸区可占据肺野的中外带，内带为压缩的肺，呈密度均匀的软组织影。大量气胸可使纵隔明显向健侧移位，膈向下移位。

5. 新生儿 BPD 的 X 线诊断要点

Ⅰ期（1~3 天）：双肺野呈磨玻璃状改变，与 NRDS 的 X 线改变相同。

Ⅱ期（4~10 天）：双肺完全不透明。

Ⅲ期（11~30 天）：双肺野密度不均，可见线条状或斑片状阴影间伴充气的透亮小囊。

Ⅳ期（1 个月后）：双肺野透亮区扩大呈囊泡状，伴两肺结构紊乱、有散在条状或斑片影以及充气过度和肺不张。

（四）新生儿常见消化道疾病的 X 线诊断

1. NEC 的 X 线诊断要点

Ⅰ期：仅表现为肠管扩张积气或肠管形态稍不规则，亦可见轻度肠梗阻；

Ⅱ期：可出现肠管形态欠规则、肠间隙增宽，肠壁增厚，肠管走行较固定。Ⅱ期即可出现肠壁积气、门静脉积气、肠梗阻，伴或不伴有腹腔积液。

Ⅲ期：除可以出现上述表现外，可见腹部密度明显增高、腹脂线模糊消失提示存在腹水。其中，不伴消化道穿孔为Ⅲa 期；出现肠道穿孔征象，X 线可见腹腔内游离气体为Ⅲb 期。

2. 胃肠道梗阻的 X 线诊断要点　表现为立位腹部平片有不同程度的气液平面，但较难区分梗阻的原因。

三、注意事项

新生儿床旁 X 线检查相对方面快捷，给临床诊断疾病和治疗疾病提供了非常便捷的方式。但从长期辐射角度来考虑，可适当规范其使用的范围和次数，以最大程度保护患儿利益。

（朱丽敏）

第三节　新生儿磁共振检查

近年来随着新生儿重症监护技术的不断进步与发展，危重症新生儿、早产儿尤其超早产儿等存活率逐年提升。但脑损伤发生率却未显著降低，导致患儿远期认知障碍、学习能力下降，甚至脑瘫等风险因素增加，因此提高远期生存质量迫在眉睫。磁共振成像（magnetic resonance imaging，MRI）对新生儿期脑损伤早期诊断具有重要价值，可与其他影像学检查如颅脑超声、脑电图等相互补充。

一、技术原理

MRI 是利用氢质子在磁场内受射频脉冲激发、共振而产生信号,将检测到的信号经重建成像,从而获得高对比度且清晰的人体组织成像的一种技术。目前新生儿 MRI 技术除了包括传统的常规 T_1 加权(T_1- Weighted Imaging, T_1WI)及 T_2 加权(T_2- Weighted Imaging, T_2WI),还包括以下常用模式:

(一)弥散加权成像

弥散加权成像(diffusion weighted imaging, DWI)原理是利用脉冲序列检测组织的水分子弥散的变化,当发生急性损伤时水分子弥散受限,DWI 会显示受累区域信号强度增加。同时可以用表观弥散系数(apparent diffusion coefficient, ADC)来量化弥散受限程度,反映水分子在弥散敏感梯度方向上的位移程度。超早期脑梗死,脑细胞缺血缺氧造成细胞毒性脑水肿,此时 ADC 值降低,在 DWI 上表现为高信号。和常规 MRI 成像相比,DWI 最早在 30~60 分钟就可以检出病变,而 T_2WI 一般在 3~4 小时检出。和 CT 相比,更具优势,CT 一般需在 24 小时以后才能有所表现。所以,DWI 可以作为缺血性脑卒中的首选影像检查方法。ADC 受细胞内外水的温度、细胞膜通透性、黏滞度、比例的影响。

(二)弥散张量成像

弥散张量成像(diffusion tensor imaging, DTI)是在 DWI 基础上分析水分子运动的方向性,还可以通过纤维束成像非侵入性地研究大脑的内部神经结构,并为大脑各功能区之间连接的形成提供线索。DTI 不仅通过各向异性分数(fractional anisotropy, FA)描述了组织内水分子扩散的方向性,同时也通过 ADC、平均扩散率(mean diffusivity, MD)、轴向弥散系数(axial diffusivity, AD)、径向弥散系数(radial diffusivity, RD)来更加具体地描述组织中的水分子扩散的方向和大小。

(三)磁敏感加权成像

磁敏感是物体的一项基本特征,不同生物组织的磁敏感差异是磁敏感加权成像(susceptibility weighted imaging, SWI)图像产生的基础。顺磁性物质含有不成对电子,磁化率为正,在外磁场中因磁化而静磁场增大;抗磁性物质没有不成对电子,磁化率为负,使局部静磁场减小。SWI 对磁场不均匀十分敏感,可以感应磁场的微小变化。因此,不论是顺磁性物质或是抗磁性物质,凡是能改变局部感应磁场的变化,引起局部磁场的不均匀性,导致周围空间信号相位差别,就能产生去相位改变,使 T_2WI 缩短,信号出现衰减,SWI 图像上就表现为低信号。SWI 正是利用这些不同组织之间所形成的磁敏感差异而达到增强对比的效果。

(四)氢质子磁共振波谱成像

氢质子磁共振波谱成像(H1- magnetic resonance spectrum, H1-MRS)是目前唯一能够无创性观察活体组织代谢及生化变化的影像技术,通过波峰的变化反映病变的代谢信息,代谢改变往往早于形态学改变。不但可以反映脑组织神经元的损伤、胶质细胞的增生及能量代谢等变化,还可以动态观察各种疾病的转化及评估其预后。应用化学位移长短回波时间可确定的代谢产物参数及临床意义。常见的代谢产物包括以下几种:

1. N- 乙酰天门冬氨酸(NAA) 是神经元内标记物,NAA 降低往往提示神经元的脱失或功能障碍,即 NAA 峰值降低和 NAA/Cr 比值降低,包括脑肿瘤、脑梗死、脑炎等。

2. 肌酸(Cr) 常被作为相对定量测量时的参照物。升高:创伤、高渗状态。降低:缺氧、卒中、肿瘤。

3. 胆碱复合物(Cho) 与细胞膜磷脂代谢有关,参与细胞膜构成,是评价脑肿瘤的重要共振峰之一。升高:肿瘤、炎症、慢性缺氧。降低:卒中、脑病(肝性脑病、AIDS)等。

4. 乳酸(Lac) 无氧呼吸终产物,正常情况下检测不到。升高:缺血、MELAS 病、肿瘤、炎症、脓肿等。

5. 其他 还有一些短回波时间的代谢产物,如脂质(Lip)、肌醇(mI)、谷氨酸类化合物(Glx)等。

(五)流体衰减反演恢复

流体衰减反演恢复(fluid attenuated inversion recovery, FLAIR)是一种反转恢复脉冲序列,在 T_2WI 中抑制脑脊液的高信号,因此脑脊液呈现为低信号,使脑室周围靠近脑脊液区域及大脑半球周边部位的病变显示更为清晰。

(六)磁共振血管造影

磁共振血管造影(magnetic resonance angiography,MRA）是利用患儿自身流动的液体充当固有生理对比剂,特征性显示血管和血流信号。

二、临床应用

（一）适应证

适用于含水量较高的组织成像,尤其适用于新生儿大脑检查,可用于诊断新生儿缺氧缺血性脑病、脑白质损伤、颅内出血、脑梗死、脑积水、脑发育异常、颅内感染及占位性病变等,可作为诊断的影像学金标准。此外,磁共振检查绝对禁忌证为携带心脏起搏器、金属支架等铁磁性物质患儿及重度高热患儿等。

（二）检查方法

根据检查目的选择适合的模式。新生儿检查前需要常规镇静,可使用苯巴比妥静脉注射,或水合氯醛灌肠。检查前应给患儿佩戴降噪耳罩或耳塞降低噪声对睡眠和听力的影响,可使用束缚带、毛巾或沙袋等物品将患儿固定在合适的体位,肢体和头部适当制动。此外,磁共振检查室环境温度较低,新生儿检查期间应注意保暖。

（三）正常新生儿MRI表现

1. 脑沟、脑回的发育　随着胎龄的增加而增多,到胎龄34周时所有的初级脑沟及大部分次级脑沟都已形成。大脑侧裂是最早形成的脑沟,胎龄14周形成压迹,19周完全形成。距状沟、顶枕沟和环状沟在胎龄16~18周形成压迹,胎龄20~22周完全形成。中央沟在胎龄20周形成压迹,胎龄24~25周完全形成。颞上沟、顶叶内侧沟在胎龄23~26周形成。额上沟、中央前后沟和颞中沟胎龄26~28周形成。

2. 新生儿脑髓鞘发育　髓鞘是由少突胶质细胞沿轴突缠绕而形成的一种复合细胞膜。髓鞘化是髓鞘发展的过程,它使兴奋沿神经传导速度加快,并保证其正常传导。MRI是唯一能在活体上显示髓鞘的影像学方法。中枢神经系统的髓鞘形成始于胎儿5月龄时,持续至生后。自生后至6个月为有规律的动态的发育过程。出生时只有脑干、背部、丘脑内背部、小脑上脚、小脑下脚、内囊后肢和中央后回有髓鞘形成。MRI能较好地反映脑发育过程。未髓鞘化的白质在T_1WI为低信号,T_2WI为高信号。

3. 新生儿正常脑内结构核磁信号　新生儿出生时脑内含水量高达90%,白质内含水量较灰质高,在T_2WI为高信号,T_1WI为低信号（表6-1）。

表 6-1　正常脑内结构核磁信号

项目	脑脊液	白质	皮层	髓鞘化	脂肪	颅骨
T_1WI	低	低	高	高	高	低
T_2WI	高	高	低	低	高	低

（四）常见新生儿疾病颅脑MRI检查

1. 新生儿缺氧缺血性脑病（HIE）　常规MRI可以显示皮层损伤、皮层下白质受损、脑梗死、脑水肿、基底节及内囊后肢（posterior limb of internal capsule,PLIC）受累等。DWI在HIE早期具有极高的敏感性,尤其是ADC值,其值越低,提示细胞毒性水肿越重。专家共识建议早期颅脑MRI检查应在亚低温治疗结束、稳定状态下即可。一般在生后2~4天脑组织细胞毒性水肿达高峰,此时水分子弥散受限最严重,需关注DWI和MRS序列。晚期颅脑MRI检查在生后8~14天,需关注T_1WI、T_2WI序列,晚期检查对预后判断价值较大。

2. 新生儿胆红素脑病（bilirubin encephalopathy,BE）　常见的受累部位为基底节,包括苍白球、丘脑下核、动眼神经核、海马沟、膝状体、红核等,其中苍白球是主要受累部位,也是MRI检测能够发现异常的区域。急性胆红素脑病患儿早期（1~3周内）在T_1WI上双侧苍白球呈高信号,DWI呈等信号或稍高信号。慢性胆红素脑病,即核黄疸期在T_2WI上双侧苍白球呈对称性高信号。若急性期T_1WI上呈高信号而对应区域数月后未见T_2WI上高信号,常提示预后良好,反之提示预后不良。Yan等报道,当患儿血清总胆红素浓度超过20mg/dl时,易发生苍白球和PLIC损伤,DTI序列中呈该区域ADC值降低,FA值升高,提示重度高胆红素血症时可能存在上述特定区域的细胞水肿。H^1-MRS在BE中的研究发现,血清总胆红素水平与苍白球区域Glx/Cr水平呈正相关,提示谷氨酰胺等兴奋性神经递质水平升高可能与BE中神经细胞损伤有关。此外,功能磁共振（functional magnetic resonance imaging,fMRI）中基底节区域低频振荡振幅升高与高胆红素水平呈正相关,且与18个月时运动发育落后相关。

3. 新生儿惊厥　新生儿惊厥病因较多,常见的急性症状惊厥病因主要包括HIE、颅内出血、脑梗死、中枢神经系统感染、脑发育畸形、遗传代谢疾病等。且病因不同患儿预后不同。颅脑MRI对惊厥的病因诊断及神经系统预后具有重要价值。专家共识建议原因不明惊厥者均应行颅脑MRI检查，在检查序列选择上，除了常规T_1WI、T_2WI序列，对疑似脑血管问题的惊厥患儿可加做MRA、MRV，出血性病灶可加做SWI，对于怀疑遗传代谢病的患儿可加做MRS。在检查时机选择上：对原因不明惊厥患儿，为尽早明确诊断，首次MRI检查应在病情允许下早做，后期根据不同疾病特点制定复查计划。

4. 新生儿颅内感染　颅脑MRI检查可评估脑水肿的范围和程度。可明确有无颅内感染后继发相关并发症，也可随访疗效，对婴儿颅内感染的早期诊断和预后评估起着重要作用。不同病原引起的颅内感染呈现不同的MR影像表现。大肠埃希菌脑膜炎常并发脑室管膜炎，早期易出现脑积水，而B型溶血性链球菌脑膜炎常出现脑梗死等血管源性并发症。颅内真菌感染易并发脑脓肿。病毒引起的新生儿颅内感染最常见病理改变是脑膜脑炎，受累部位早期在DWI上即有弥散受限改变。先天性巨细胞病毒感染常见脑室周围钙化、多囊性脑软化、脑积水和脑发育落后等。肠道病毒和人副肠弧病毒易累及脑白质，单纯疱疹病毒脑炎常导致严重的脑组织出血性坏死、水肿。专家共识建议存在明显脑病表现或脑电监测有明显单侧性电活动异常和背景异常的患儿，应尽早进行颅脑MRI检查。

5. 新生儿脑卒中　新生儿脑卒中临床表现不典型，临床表现隐匿，诊断难度大。专家共识建议颅脑MRI检查有助于新生儿脑卒中早期诊断，明确病变累及范围，疑似新生儿脑卒中的患儿均应行颅脑MRI检查。常规包括T_1WI、T_2WI和DWI，依据病理性质选择加做MRA、MRV、SWI或ASL，检查时机在起病后2~4天为佳。目前颅脑MRI是诊断新生儿脑卒中最可靠的方法。新生儿脑卒中最常见病理类型为新生儿动脉缺血性卒中（neonatal arterial ischemic stroke，NAIS）。NAIS发生后数小时DWI上即可见缺血区域呈高信号，表观弥散系数值明显减低，在病后2~4天改变最为显著；常规T_1WI、T_2WI改变较DWI晚，病后1~3天后逐渐出现异常信号，T_1WI先呈低信号，1周后变为高信号，T_2WI呈高信号，1周后渐减弱。

6. 早产儿脑损伤　早产儿的不良神经结局与早期严重的脑室内出血、脑发育不良及脑白质损伤相关。常规MRI是目前用于明确脑白质损伤最常用的检测技术。鉴于早产儿病理生理特点，早产儿神经影像监测不仅需要关注脑损伤病灶，还必须全面评估脑发育成熟度。目前，不推荐将颅脑MRI纳入早产儿常规的脑损伤筛查管理，早产儿早期监测应以床旁连续颅脑超声为主，当颅脑超声筛查有明确脑损伤证据时在合适时间行颅脑MRI进一步明确病理损伤性质、评估损伤程度、判定发育状态。对于颅脑超声筛查未见异常的超早产儿和超低出生体重儿在矫正足月龄时行1次颅脑MRI平扫，进行脑发育和脑损伤的精细评估。

7. 新生儿低血糖脑病　对于严重低血糖患儿，尤其是出现神经系统症状的低血糖患儿有必要进行颅脑MRI检查。新生儿低血糖脑损伤的易损区是顶枕叶皮质，严重者可累及弥漫性皮质、白质和基底节丘脑区，急性期（3~7天内）因细胞毒性水肿，在DWI上呈高信号，T_1WI呈低信号，T_2WI上呈高信号，MRS见病变区域乳酸、脂肪酸峰升高而N-乙酰天冬氨酸峰降低；慢性期颅脑MRI平扫见病变处呈脑萎缩。H1-MRS在低血糖脑病中的研究发现，受累区域NAA峰值水平降低，Lac峰值水平增高。

三、注意事项

MRI检查的优点：优点为过程中不产生电离辐射，可较敏感和准确显示灰质和白质的变化，能动态显示髓鞘形成及反映病理改变等特点。MRI有良好的组织分辨力，显示颅底方面没有骨质伪影，后颅凹与脑干结构显示清晰。MRI具有多序列扫描，T_1WI能提供颅脑的解剖结构，T_2WI能显示病变的特征性变化。且MRI无须变动体位即可显示多层面、多方位的影像特征，便于病灶的定位。MRI检查的缺点：缺点为MRI检查耗时较长，需被检查者长时间保持头部不动，尤其新生儿因无法主动配合，绝大多数患儿需借助镇静药物（如水合氯醛、苯巴比妥）完成检查。而且MRI检查会产生巨大噪声，虽尽可能采取降噪方法，包括使用棉球、耳罩及耳塞等，但降噪效果有限，因此有可能会惊醒新生儿或者损害新生儿听力。

（王文平　刘敬）

参考文献

1. 中国医师协会新生儿科医师分会,《中国当代儿科杂志》编辑委员会. 新生儿颅脑磁共振检查临床实践的专家共识. 中国当代儿科杂志,2022,24(1):14-25.

2. 侯阿娜,富建华. 多模态磁共振在新生儿脑病中的临床应用. 中国实用儿科杂志,2023,38(5):344-349.

3. Arulkumaran S, Tusor N, Chew A, et al. MRI findings at termcorrected age and neurodevelopmental outcomes in a large cohort of very preterm infants. AJNR Am J Neuroradiol, 2020, 41(8): 1509-1516.

4. Yan R, Han D, Ren J, et al. Diagnostic value of conventional MRI combined with DTI for neonatal hyperbilirubinemia. Pediatr Neonatol, 2018, 59(2): 161-167.

5. Yan K, Xiao F, Jiang Y, et al. Amplitude of low-frequency fluctuation may be an early predictor of delayed motor development due to neonatal hyperbilirubinemia: a fMRI study. Transl Pediatr, 2021, 10(5): 1271-1284.

6. Liu C, Zhang J, Zhang Z, et al. Correlation analysis of TSB level and globus pallidus- related metabolite indexes of proton magnetic resonance spectroscopy in the newborn with neonatal jaundice. Evid Based Complement Alternat Med, 2022: 9785584.

第四节　新生儿X线断层扫描检查

近几年,随着影像学技术如MRI、床旁颅脑超声技术的快速发展和普及,临床医生选择新生儿CT检查相对减少。但CT在快速评估新生儿颅内出血、骨折、肺部病变方面仍具有明显优势,且在诊断先天性耳发育畸形、先天性心脏大血管畸形等方面仍不可替代。

一、技术原理

利用X线束对人体某部位一定厚度的层面进行扫描,由探测器接受透过该层面的X线,转变为可见光后,由光电转换器转变为电信号,再经模拟/数字转换器转为数字,输入计算机处理,输出后经数字/模拟转换器转换成像素,并按矩阵排列,构成CT图像。

二、临床应用

(一)适应证

适用于新生儿肺间质和实质性病变、颅内出血、钙化、复杂骨折和骨质破坏、先天性耳发育畸形、先天性心脏大血管畸形等疾病的诊断。

(二)检查方法

根据检查目的,可选择CT平扫、CT增强扫描和CT血管造影(CTA)等检查方式。其中,进行增强CT和CTA检查时需静脉输入造影剂。

(三)常见新生儿疾病的CT检查要点

1. 颅内出血　硬膜下出血可见颅骨下新月形高密度带,蛛网膜下腔出血可见基底池高密度块影,脑室内出血可见脑室内高密度铸型,脑实质出血可见高密度块影。

2. 先天性心脏大血管畸形　如新生儿先天性主动脉弓畸形、肺动脉吊带、肺静脉异位引流等复杂先天性心脏病,选择CTA可较好地进行诊断和指导手术治疗。

3. 腹部疾病　如新生儿肝脏巨大包块怀疑血管瘤时,可进行增强CT扫描。

4. 肺脏疾病　常见于新生儿支气管肺发育不良的评估。分辨率高,90%以上的支气管肺发育不良患儿CT显示异常。主要特征:双肺野呈磨玻璃状改变、多灶充气过度,如小囊状影或网格状影,纹理增粗、紊乱,条状密度增高影和胸膜增厚等。也可作为支气管肺发育不良的评估:囊泡影为重要诊断依据,若出现可早期提示诊断,且病变多发生在双肺,以下肺为主,胸膜下居多;囊泡影累及肺叶数越多,提示临床程度越重;磨玻璃影为非特异性表现,但可提示病情为活动性或急性病变;晚期以条索状、网格状及蜂窝状影为主,其为不可逆性改变,常提示临床治疗效果差及预后不良。此外,肺部CT还可用于肺部感染、肺不张和肺部占位性病变的诊断,可准确判断病变部位、大小和与周围组织的关系。

三、注意事项

考虑到CT辐射量较大,且对软组织分辨率不高,目前在新生儿脑损伤方面的应用已较少,除急性颅内出血外,几乎被颅脑超声和MRI检查替代。新生儿应尽可能少地接受CT检查,严格把握适应证,推荐使用多层螺旋CT检查,并选择低剂量自动曝光扫描,以降低辐射剂量。

(朱丽敏　刘敬)

参考文献

1. 邵肖梅,叶鸿瑁,丘小汕.实用新生儿学.5版.北京:人民卫生出版社,2019.
2. 李坤泽.新生儿颅内不同血部位 MRI、CT 检查影像学征象及诊断价值分析.中国 CT 与 MRI 杂志,2020,11(8):10-13.

第五节 支气管纤维镜检查

支气管纤维镜检查自 1978 年首次进入儿科临床以来,内镜技术发展迅速,由于新生儿体重小、气道细、耐受性差等原因,对支气管纤维镜的技术要求较高,在新生儿领域的拓展往往受到限制,但因其管镜柔软细长,能灵活地到达肺叶各支气管段开口处,能有效弥补胸片等影像学上的缺憾,其灌洗液的细菌培养有助于明确可靠的致病菌,减少抗生素的滥用,避免耐药性的产生。该技术对于先天性气道发育异常、反复肺不张、支气管异物等疾病的诊断和治疗往往有很好的效果,前景十分广阔。

一、技术原理

支气管纤维镜的成像原理是基于光的传输和反射。光源发出的光线通过具有良好导光性能的玻璃纤维传输到镜头上,到达患者呼吸道内,再反射并传回到镜头,传输回显示屏形成图像。该技术具有高分辨率,能清晰显示呼吸道内的细小病变,可实时成像,既可用于诊断,也可用于治疗(支气管肺泡灌洗或给药)。

二、临床应用

（一）适应证

1. 喉鸣。
2. 反复或持续性喘息。
3. 不明原因的慢性咳嗽。
4. 反复呼吸道感染。
5. 可疑异物吸入。
6. 咯血。
7. 撤离呼吸机困难。
8. 胸部影像学病变,包括:①气管、支气管肺发育不良和/或畸形;②肺不张;③肺气肿;④肺部团块状病变;⑤肺部弥漫性疾病;⑥纵隔气肿;⑦气道、纵隔占位;⑧血管、淋巴管、食管发育异常;⑨胸膜腔病变需鉴别诊断者。
9. 肺部感染的病原学诊断及治疗。
10. 胸部外伤、怀疑有气管支气管裂伤或断裂者。
11. 需经支气管镜行各种介入治疗者。
12. 心胸外科围手术期患儿的气道评估和管理。
13. 引导气管插管、胃管置入。
14. 其他,如不明原因的生长发育迟缓、睡眠障碍等需鉴别诊断者。

（二）禁忌证

多无严格禁忌证,但取决于术者的技术水平和综合抢救能力及设备条件。相对禁忌证:

1. 严重呼吸循环衰竭。
2. 心律失常。
3. 体温不稳定。
4. 活动性出血,如严重的全身性出血性疾病或肺部局部活动性出血。
5. 恶病质不能耐受麻醉或操作者。

（三）术前准备

1. 支气管镜型号选择 目前儿科支气管镜镜身插入部分最细直径为 2.2mm,为纤维支气管镜,无工作孔道;常用的带工作孔道的支气管镜插入部分直径多为 2.8~4.9mm,工作孔道直径分别为 1.2mm、2.0mm 等。工作孔道可分为两种型号:1.2mm 及 2.0mm。可进行输氧、灌洗、吸引、活检、刷检、激光及不同型号的球囊扩张器及置入金属支架等诊断治疗。

2. 术前病情评估 完善应急预案,并详细向家属介绍检查的必要性及可能出现的风险、麻醉意外、并发症等。签署《知情同意书》和《麻醉同意书》。

3. 术前检查 包括血常规、血型、凝血功能、感染标志物、肝肾功能、心电图及胸腔影像学等。

4. 术前患儿准备

（1）术前禁食禁水,给予静脉营养以维持血糖、电解质,维持静脉通道开放状态。

（2）特殊疾病准备:如惊厥、哮喘等患儿需要在症状相对得到控制后才能检查;肺结核等传染病患者需避免传染扩散。

5. 常规药物、内镜相关药品和急救设备、内镜工作电子系统的准备。

（四）检查方法

1. 麻醉 结合病情特点,可结合手术目的要求、安全性、舒适性、操作设备和人员配备等方面因素选择麻醉方式,一般选择复合清醒镇静或全身麻醉等方法进行。足月儿术前 15 分钟皮下注射 0.01mg/kg 东莨菪碱,以减少检查时刺激迷走神经引起的心率减慢和气道分泌物增多。用 2% 利多卡因 1~2ml 在鼻腔、咽喉进行表面麻醉。纤支镜沿声门下行至总支器官时,在左或右支气管开口处再次给 1%~2% 利多卡因 1ml,按检查需要"边麻醉边进入",利多卡因总量不超过 5mg/kg,必要时给咪唑安定 0.3mg/kg 镇静。

2. 术中监测　全程采用心电监护仪监测心率和血氧饱和度(SO_2),$SO_2 < 85\%$ 时应暂停操作,待 SO_2 上升至 $\geq 95\%$ 再继续操作。

3. 支气管镜的操作　操作前患儿头部位于正中线上,支气管镜多由鼻孔轻轻送入,注意观察有无并发舌部、会厌及喉部、声门等发育异常;有无异常活动(软化、麻痹等)或非对称现象。进入气管后检查位置、形态、黏膜、软骨环、隆突位置等。再依次检查各叶、段支气管,一般先右后左,但如影像学已明确病变部位,则先对患侧进行检查操作,应留取病灶组织活检或灌洗液。整个过程需要注意黏膜外观有无充血、水肿、坏死、溃烂,有无出血、分泌物,管腔、开口是否变形,有无狭窄、气管食管瘘,并将相关结果记录在案。检查时尽量避免刺激管壁引起咳嗽、支气管痉挛及黏膜损伤等,每次操作时间 20~40 秒,尽量缩短手术时间。

(五)纤支镜下诊断

1. 形态学诊断

(1)气管及支气管壁异常发育异常、变粗等。

(2)气管、支气管腔异常,主要表现为结构异常、狭窄。

(3)气管、支气管腔异常物质:分泌物、痰栓,出血,吸入异物,干酪样物。

(4)气管、支气管动力学改变:麻痹,运动消失,舒缩障碍,软化;可原发或继发于血管、心脏或肿物的压迫。

2. 介入诊断技术

(1)支气管肺泡灌洗术(bronchoalveolar lavage, BAL):既可协助疾病的病因诊断,又可进行治疗。支气管肺泡灌洗液与咽拭子、痰培养等气管分泌物相比,培养优势明显,可获得下呼吸道可靠致病菌,抗生素可用于致病菌菌种,特异性高达 80%~90%,可因细菌定植减少抗菌素的使用,减少耐药菌的产生,减少院内感染的发生。

(2)经气管支气管刷检术、毛刷刷检术。

(3)经支气管针吸活检(transbronchial needle aspiration, TBNA)、经支气管肺活检(transbronchial lung biopsy, TBLB)、经支气管冷冻肺活检术(transbronchial lung cryobiopsy, TBLCB)。

3. "实时伴随技术"的快速现场评价(rapid on site evaluation, ROSE)技术　是一项实时伴随于取材过程的快速细胞学判读技术。在靶部位取材时,在基本不损失组织标本的前提下,将部分取材用玻片打印、涂布,制成细胞学片基,通过特殊显微镜快速染色,即时判读临床综合信息。ROSE 是一套多学科综合诊断过程,而非单纯病理检验,整个过程在临床纤支镜介入医师的主导下完成。参与结果判读的人员应为细胞病理学医师、检验科医师,也可为临床纤支镜介入医师、护理人员、技师等接受过培训的人员。

(六)常见并发症及处理

1. 药物过敏　如果使用抗感染、镇静和麻醉药物,则需要观察是否出现药物过敏现象。比如高热、皮肤瘙痒、出疹、胸闷、面色苍白、血压下降、脉搏细速,甚至呼吸困难、过敏性休克等表现。

处理:立即停药,重者加抗过敏药,当出现喉头水肿及过敏性休克时,应就地进行救护。对心搏、呼吸停止者,立即实施人工心肺复苏。

2. 缺氧或血氧饱和度下降、窒息　操作过程中出现口唇、面色青紫甚至发灰,末梢血氧饱和度降低。

处理:需立即暂停操作,积极查找并解除低氧原因,必要时拔除支气管镜,增加氧流量或加压给氧。等恢复正常后,可视情况继续做支气管镜检查。

3. 心律失常　可表现为心动过缓,严重者术中和术后可出现明显的二联律和三联律,甚至心搏停止。

处理:轻者可自行恢复;严重者按心律失常处理,心搏停止者立即行人工心肺复苏。

4. 喉痉挛或支气管痉挛　表现为呼吸困难,血氧饱和度进行性下降,严重者可快速危及生命。

处理:立即停止操作,解除诱因如清理分泌物,用 100% 的氧气进行正压通气;或使麻醉作用加深。术前必要时静脉或雾化吸入糖皮质激素或支气管舒张剂;术中麻醉需充分,及时清除呼吸道分泌物和血液,切忌浅度麻醉手术。

5. 出血　新生儿血管丰富,气管支气管管腔相对狭窄,出血量不多时仍可能堵塞主支气管引起窒息。

处理：出血量多时需要局部止血，同时加强吸引力预防堵塞，必要时气管插管。如果在病情允许的情况下，发现没有活动性出血，可将球囊导管置于纤支镜下，使其受到压迫而止血。操作过程应尽量轻柔。

6. 感染　对灌洗后扩散、抗感染治疗效果不佳、特殊病原学感染、免疫功能低下／不全等患者需提高警惕。

处理：进行抗感染治疗，操作要严格消毒流程，加强防护管理。

7. 气胸、纵隔及皮下气肿

处理：少量气胸可自行吸收，当出现大量气胸、纵隔或皮下气肿导致呼吸困难时，需紧急行胸腔穿刺或闭式引流。注意避免因操作粗暴而加重病情。

（七）术后管理

1. 完善报告，与患儿家属沟通病情；做好交接班，继续监护生命体征，防治并发症。

2. 吸氧鼻导管（流量 1~2L/min）。

3. 减少操作对呼吸道的刺激，必要时雾化吸入糖皮质激素与支气管舒张剂联合使用，以减少相关并发症的发生。

4. 纤支镜下注入药物治疗者，继续患侧侧卧位，以增加药物保留时间。

5. 术后禁饮食 2~3 小时。

6. 对于需要进行多次支气管镜下介入治疗（如气道重塑、肿瘤、结核等）的患儿，操作者应充分与患儿家长沟通，制定详细的治疗计划，以取得家长的理解与配合。

三、注意事项

对于先天性气道发育畸形的新生儿，由于解剖形态异常，往往会出现会厌直接喉镜下、声门形态结构异常、暴露不清等情况，极易发生气管插管不成功、盲插导致邻近组织或声带受损的可能性，从而增加患儿缺氧的时间。只要技术熟练，准备充分，经鼻纤维支气管镜引导气管插管是解决新生儿气管插管困难的办法之一，其优点是损伤轻、刺激小、成功率高。

由于新生儿气道娇嫩，加之吸痰、镇静止痛不理想，经呼吸机处理后，临床上并不少见新生儿气道损伤。国外研究报道采用纤支镜检查了拔管后的新生儿，发现 44% 伴有中度或重度喉部损伤，其中出现喉喘鸣症状的患儿至少有中度损伤。

对于临床上有梗阻性呼吸困难，反复咳嗽、喘鸣或反复呼吸道感染的患儿，应及早做纤支镜检查，排除先天性气管支气管狭窄及先天性食管气管瘘。

（蔡文瑜　刘敬）

参考文献

1. 国家卫生健康委员会人才交流服务中心儿科呼吸内镜诊疗技术专家组，中国医师协会儿科医师分会内镜专业委员会，中国医师协会内镜医师分会儿科呼吸内镜专业委员会，等．中国儿科可弯曲支气管镜术指南（2018 年版）．中华实用儿科临床杂志，2018，33（13）：983-989.

2. 薛富善，孙海燕．麻醉科特色治疗技术．北京：科学技术文献出版社，2003.

3. 陈卓毅，林创兴．纤维支气管镜在新生儿困难气管插管中的应用．中国内镜杂志，2016，22（5）：97-98.

4. Perez CR, Wood RE. Update on pediatric flexible bronchoscopy. Pediatr Clin North Am, 1994, 41（2）：385-400.

5. 李先红，刘光辉，杨泽玉，等．纤维支气管镜检查在新生儿喉喘鸣病因诊断中的价值．中国当代儿科杂志，2015（8）：877-879.

6. 刘玺诚，江沁波，高红，等．局部表面麻醉法在儿科纤维支气管镜诊疗中的应用．中华儿科杂志，1994，32（1）：38.

7. 张爱民，徐俊，王娟梅，等．纤维支气管镜在新生儿呼吸道疾病诊治中的应用．中国当代儿科杂志，2014，16（03）：306-308.

8. 孟燕妮，陈艳萍，安照辉．纤维支气管镜在先天性气道发育异常新生儿应用中的诊断价值．中国中西医结合儿科学，2018，10（01）：75-77.

9. Wu CL, Yang DLE, Wang NY, et al. Quantitative culture of endotracheal aspirates in the diagnosis of ventilator-associated pneumonia in patients with treatment failure. Chest, 2002, 122（2）：662-668.

10. Ben-Ari J, Yaniv I, Nahum E, et al. Yield of bronchoalveolar lavage in ventilated and non-ventilated children after bonemarrow transplantation. Bone Marrow Transplant, 2001, 27（2）：191-194.

11. 国家卫计委海峡两岸医药卫生交流协会呼吸病学专业委员会，中华医学会结核病学分会呼吸内镜专业委员会，中国医师协会儿和分会内镜专业委员会，等．诊断性介入肺脏病学快速现场评价临床实施指南．天津医药，2017，45（4）．441-448.

12. 吴开松，徐启勇，戴莉，等．纤维支气管镜在困难气管插管中的应用．中国内镜杂志，2005，11（3）：311-312.

第六节   胃肠镜检查

1978 年国际上首次为新生儿进行胃镜检查，1998 年我国报道了有关新生儿胃镜检查的资料。新生儿胃肠镜的开展提高了对新生儿消化道疾病的诊断和治疗水平。作为一种无创的诊断方法，胃肠镜检查可以检测胃肠道疾病的早期症状，并进行及时干预和治疗。

一、技术原理

与支气管显微镜类似，光源发出的光线通过光导纤维传输到镜头上，到达患者消化道，再经消化道反射并传回到镜头，经光导纤维传输回显示屏形成图像，从而反映胃肠道病变情况。

二、临床应用

（一）胃镜检查适应证、禁忌证及并发症

1. 诊断适应证

（1）不明原因上腹痛或脐周疼痛；

（2）消化道出血，如呕血、黑便；

（3）不明原因呕吐；

（4）吞咽困难、吞咽痛；

（5）难治性胃食管反流病，排除其他疾病及监测有无 Barrett 食管；

（6）腐蚀性异物；

（7）不明原因腹泻；

（8）炎症性肠病；

（9）不明原因贫血；

（10）体重减轻、生长迟缓；

（11）其他系统疾病累及上消化道。

2. 治疗适应证

（1）上消化道异物或食物嵌塞；

（2）经胃镜放置营养管；

（3）上消化道出血；

（4）食管、胃底静脉曲张；

（5）上消化道狭窄；

（6）息肉切除；

（7）贲门失弛缓症内镜下治疗；

（8）经皮内镜下胃造瘘。

3. 禁忌证

（1）绝对禁忌证：①有严重的心肺、神经系统疾病或处于休克、昏迷极度衰弱不能耐受者；②有腹膜炎、严重腹胀者；③用于诊断上消化道穿孔。

（2）相对禁忌证：①有出凝血机制障碍的出血性疾病者；②有腹水者；③有发热、急性咽喉炎、扁桃体炎者；④严重脊柱畸形。

4. 并发症

（1）一般并发症：黏膜局部损伤，食管贲门黏膜撕裂，咽部感染或脓肿，下颌关节脱臼，喉头水肿。

（2）严重并发症：穿孔，最常见的是咽喉部梨状隐窝及食管下段；心脑血管意外。

（二）结肠镜检查适应证、禁忌证及并发症

1. 诊断适应证

（1）下消化道出血；

（2）不明原因腹痛；

（3）不明原因腹泻；

（4）炎症性肠病（IBD）；

（5）肛周病变（肛瘘、肛周脓肿）；

（6）肠息肉；

（7）不明原因贫血；

（8）体重不增、生长迟缓；

（9）其他系统疾病累及下消化道。

2. 治疗适应证

（1）肠息肉切除；

（2）结肠狭窄；

（3）下消化道出血；

（4）下消化道异物；

（5）乙状结肠扭转回复。

3. 禁忌证

（1）绝对禁忌证：①有严重的心肺、神经系统疾病或处于休克昏迷无法耐受者或不能配合者；②肛门狭窄及肛周急性炎症期；③消化道出血，血压未稳定，影响视野者；④疑有肠穿孔、腹膜炎、腹腔内有广泛粘连者；⑤严重的坏死性肠炎、巨结肠危象、完全性肠梗阻。

（2）相对禁忌证：①有出凝血机制障碍的出血性疾病者；②肠切除 7 天以内；③近期有肠穿孔；④明显腹胀者；⑤高血压、心律失常；⑥肠道狭窄、畸形、梗阻者；⑦肠道准备不充分；

4. 并发症   黏膜局部损伤、出血、肠道穿孔及心脑血管意外（少见）。

（三）检查前准备

1. 患儿准备   提供安全有效的镇静和麻醉、确保患儿的稳定和舒适、控制疼痛和提升父母的接受程度一直以来是内镜操作的重要组成部分。

对新生儿来说是否需要镇静或全身麻醉目前没有定论,但行结肠镜一般建议镇静或麻醉。

2. 医疗准备

(1)详细回顾患儿病史并做体格检查,这将决定操作类型、操作场所(如手术室或内镜室)、人员和设备配置等。

(2)术前检查:血常规、凝血功能;根据使用的内镜清洗消毒剂的要求,必要时化验肝功能、HBsAg等。全麻者需要做心电图和胸片检查。对于消化道大出血需要急诊内镜手术者,术前应查血型,做好输血准备。

(3)知情同意:在内镜操作之前必须获取患儿父母或法定监护人的知情同意,签署知情同意书,内容包括内镜操作目的、禁忌证、并发症及处理措施等。

(4)器械准备:电子胃镜选择因年龄不同选择不同直径的内镜。超细胃镜可满足新生儿上消化道检查的需要,技术熟练的医师可进镜至空肠上段。超细胃镜直径为5.3~5.9mm,钳道内径为2.0~2.4mm,能通过钳道的配件主要有活检钳、电圈套器、异物钳、氩气刀。若没有专门的新生儿结肠镜,可使用超细胃镜来检查新生儿下消化道。术前应检查内镜的控制钮及送气、送水功能是否正常。

(5)检查急救药物及抢救设备是否正常。

(6)身份识别:核对患儿姓名、性别、年龄。

3. 禁食的建议　胃镜检查禁食时间根据饮食种类而不同,母乳需4小时,配方奶需6小时。如果有食管狭窄、幽门梗阻、胃动力不足则需延长禁食时间。进行麻醉下内镜检查,至少需禁食4~6小时。

4. 结肠镜检查前的肠道准备　给予生理盐水溶液清洁洗肠进行肠道准备,必要时给予口服肠道清洁剂。肠道清洁剂包括聚乙二醇(polyethylene glycol,PEG)电解质散、乳果糖、镁盐等。

(四)内镜检查方法

1. 胃镜操作　患儿左侧卧位,双下肢屈曲,助手扶持患儿头部把紧患儿口中牙垫;应在直视下操作,按照循腔进镜的原则,依次自口腔、咽喉、食管、贲门、胃体、胃窦直至幽门,进入球内至十二指肠降部观察,注气应适量,必要时将过多气体吸出;在退镜过程中,应上下、左右方向依次仔细观察十二指肠降部、球部及胃内各部:胃窦、胃角、胃体、胃底和贲门,对胃底及贲门部应采用高位翻转和正面观察;胃镜退出贲门前应吸出胃内气体,然后退入食管观察,直至全部退出。操作过程中密切观察患儿反应。

2. 结肠镜操作　先作直肠指诊了解有无肿物及肠腔狭窄,并注意肛门有无肛裂等。插镜的基本原则:循腔进镜,少充气,气多则抽,不进则退,善于使用钩拉法,避免结圈。病情允许时,尽量做全结肠检查,包括回肠末端的检查。粪渣过多影响视野者、肠腔狭窄不能通过者、广泛糜烂溃疡出血而进镜困难者,皆应终止进镜,切勿强行插入。进镜和退镜距离都要短,防止骤退。退镜中应逐段抽气降低肠腔压力,避免检查后腹胀和防止迟发性穿孔。

3. 活检　内镜检查时如果需要黏膜组织学检查协诊,建议即使黏膜正常也需要行黏膜活检作病理学检查。根据不同的疾病决定取活检的部位及数量。

(五)术后处置

术后应出具检查报告单、观察术后状况。在患儿结束无痛内镜诊疗操作离开内镜室之前,应在苏醒室确认其监测的各项指标符合要求。给予患儿家长必要的指导,包括饮食要点、药物的使用、日常活动的恢复等,告知与内镜操作相关的潜在的迟发性并发症。对于接受了组织活检的患儿,应与家长建立联系,以通知检查结果。

三、注意事项

注意在操作中及操作后监测患儿的心电及血氧饱和度,并准备好必要的抢救措施,建议专人负责观察。保存内镜诊疗过程的原始记录,尤其是各种不良事件,分析发生的原因,提高内镜检查质量。

(臧莉莉　刘敬)

第七节　眼底检查

常见的新生儿时期眼底病包括早产儿视网膜病变(retinopathy of prematurity,ROP)、眼底出血、视乳头水肿、视神经萎缩、家族性渗出性玻璃体视网膜病变、永存原始玻璃体增生症、视网膜母细胞瘤、弓形虫病性视网膜脉络膜炎等。新生儿眼底检查对于眼底病的筛查非常重要,延误诊治可能导致视网膜脱落甚至致盲。

一、技术原理

眼底检查设备主要由光源和成像系统组成。光源发射出一束可见光或红外光,光线经过角膜、晶状体和玻璃体后到达眼底,被眼底的血管、神经和组织反射回来,成像系统接收反射的光信号,利用光学透镜和传感器转换为电信号,再通过处理和放大,最终由成像系统生成清晰的眼底图像。

二、临床应用

(一)适应证

1. 出生体重<2 000g 的早产儿和低出生体重儿。

2. 具有眼病高危因素的新生儿

(1)在新生儿重症监护病房住院超过 7 天并有连续(高浓度)吸氧史。

(2)临床上存在遗传性眼病家族史或怀疑有与眼病有关的综合征,如家族性渗出性玻璃体视网膜病变、先天性白内障、先天性青光眼、视网膜母细胞瘤、先天性小眼球、眼球震颤等。

(3)巨细胞病毒、风疹病毒、疱疹病毒、梅毒或毒浆体原虫(弓形虫)等引起的宫内感染。

(4)颅面形态畸形、大面积颜面血管瘤,或者哭闹时眼球外凸。

(5)出生时难产、器械助产。

(6)眼部持续流泪、有大量分泌物。

(二)检查方法

新生儿眼睑皮肤娇嫩,睑裂小,常处于闭眼状态,故检查方法与成人不用。常用方法:

1. 双目间接检眼镜操作方法

(1)检查前禁食 1~2 小时,检查前 1 小时患儿双眼多使用复方托吡卡胺滴眼液滴眼,每 5~10 分钟 1 次,共 4~5 次。

(2)在暗室中,被检查者平卧于检查台,由助手双手夹持面颊两侧,固定好头位,绘图纸平放在一侧,检查者站立于检查台的床头方向,戴上双目间接检眼镜头盔,扭紧头带,接通电源,调适好检眼镜,一手持物镜一手可以握住巩膜压迫器。

(3)浏览整个眼底:首先应使物镜做小范围水平横向运动,运动中保持眼底图像在物镜中不消失。重点观察与全面浏览相结合,既要重点检查病灶,又要浏览整个眼底。发现病灶时,准确将其画在眼底图上。病变大小按视盘直径估计,位置以时钟方位及距离标志线的距离来确定。

(4)检查中周部眼底时,围绕被检查者的头部移动位置,手持的物镜随之移动,可联合巩膜压迫法。

(5)检查结束,取出开睑器,双眼滴左氧氟沙星滴眼液或加替沙星眼用凝胶预防感染。

2. 广角眼底照相机操作方法

(1)检查前禁食 1~2 小时,检查前 1 小时患儿双眼滴复方托吡卡胺滴眼液,每 5 分钟 1 次,共 5 次。检查之前 10 分钟双眼滴起效快、维持时间短的眼用表面麻醉剂,每 5 分钟 1 次,共 2 次。

(2)开机,准确输入个人资料,按流程输入患者相关信息,进入检查界面,消毒探头。

(3)患儿取平卧位,由助手双手夹持面颊两侧,固定好头位。

(4)用小儿专用开睑器撑开眼睑,用含有效安全抗生素的眼用凝胶作为耦合剂涂在结膜囊内角膜表面。

(5)右手手掌呈 C 形握住探头头部,垂直放在患儿角膜表面,调整探头焦距,使眼底后极部图像清晰,轻微移动探头向五个象限(后极部、鼻上、鼻下、颞上、颞下)进行眼底检查,可采取抓拍、录像两种形式记录,切记勿用力压眼球,导致眼心反射,密切留意患儿生命体征。

(6)检查结束,取出开睑器,擦干耦合剂,消毒探头。记录检查结果。

三、注意事项

检查前注意手卫生,减少感染发生率。操作过程应尽量轻柔,避免导致眼球出血。检查结果异常者应注意与家属沟通病情与预后,详细说明随访复查时间,需要治疗干预者及时请眼科会诊,签署特殊治疗或手术知情同意书,避免引起医患纠纷。

(臧莉莉　刘敬)

参 考 文 献

1. 徐雷鸣．小儿消化内镜学．上海：上海科学技术文献出版社，2010.
2. 中国儿童胃镜结肠镜检查规范操作专家共识．中华实用儿科杂志，2018，33（11）：817-819.
3. 耿岚岚．新生儿胃肠镜的难点与展望．中国实用儿科杂志，2018，33（11）：866-869.
4. 关于新生儿眼底筛查的专家共识．中国斜视与小儿眼科杂志，2018，26（3）：1-3.
5. 中华医学会儿科学分会眼科学组．早产儿视网膜病变治疗规范专家共识．中华眼底病杂志，2022，（01）：10-13.
6. 陈长征，王晓玲．加强我国早产儿视网膜病变三级防治网络的建设．中华眼底病杂志，2022，（07）：526-530.
7. 中国医师协会新生儿科医师分会．早产儿治疗用氧和视网膜病变防治指南（修订版）．发育医学电子杂志，2016，4（4）：196-198.

第七章

新生儿常用实验室检查危急值处理

第一节　概　述

危急值也称为紧急值或警告值,是指临床检验、检查结果与正常预期偏离较大的情况,表明患者可能处于生命危险边缘状态,临床医师需要及时获得结果信息,迅速给予患者有效的干预措施或治疗,否则可能危及患者安全甚至生命,这种有可能危及患者安全或生命的检查结果数值称之为危急值。危急值最早是由美国 Lundberg 教授于 1972 年提出,我国 2007 年发布《患者安全目标手册》,明确规定临床实验室必须建立危急值报告制度。

医疗单位应根据医院的专科特点、规模、标本种类及标本量等实际情况,设置符合实验室条件和临床需要的危急值项目,有助于提高诊疗效率。过宽的危急值阈值会增加医疗资源的浪费,而过窄的界值则会遗漏危重患儿的早期识别,甚至导致严重不良结局。

新生儿实验室检查危急值涉及范围较为广泛,包括血常规、感染指标、血气分析、血液生化(电解质、肝肾功能、心功能)、血糖、凝血功能等。新生儿由于其特殊的生理特点,许多危急值阈值与成人及其他年龄段儿童有较大区别,且在生后早期的过渡阶段,不同日龄新生儿的实验室检查正常范围亦有差异。因此,应当设置个性化的 NICU 危急值标准,但目前可参考的权威文献较少,国内尚缺乏统一指南或共识。根据新生儿胎龄、日龄等细化 NICU 危急值标准将会是未来的趋势。

危急值的应用对临床诊疗工作起到积极的作用,保障了患儿的安全。NICU 医务人员应熟练掌握新生儿危急值阈值、报告及处理流程,有助于增加危重患儿的救治成功率。但需注意,不同医疗单位的实验室检测仪器设备和所用试剂不尽相同,正常参考值和危急值范围也有差异,且应根据临床实际情况每年定期进行更新,并进行持续质量改进。因此,本章节提供的危急值阈值仅供参考。

(容志惠)

第二节　新生儿常用实验室检查危急值阈值与报告流程

一、新生儿常用实验室检查危急值阈值

表 7-1 列举了部分新生儿常用的实验室检查危急值范围。此外,一项国内最新的多中心大样本研究中,将新生儿凝血功能指标 APTT、TT、PT 和 FIB 取值区间的 90% 和 10% 处作为危急值参考范围截断点,建立了危急值阈值,可供临床参考(表 7-2)。

二、新生儿常用实验室检查危急值报告流程

各个医院要分别建立住院和门急诊患者危急值报告具体管理流程和记录规范,确保危急值信息准确及时的传递,信息传递各环节无缝衔接且可追溯。具体流程如下:

(一)检验科

1. 核实结果的准确性,包括确认设备性能、技术操作规范、样本采集和处理、患者姓名、科室、门诊号(或住院号)等,确认无误后,重复检测标本,有必要时须重新采样,复查结果与第一次结果一致,应立即通知临床科室。

2. 对于首次出现危急值的患者,操作者应及时与临床科室联系,告知检验结果及检验者姓名,并询问登记接受报告人员的姓名。

3. 检验科按危急值登记要求详细记录患者姓名、科室、门诊号(或住院号)、床号、检验项目、检验结果、复检结果、报告接收人员姓名和检验人员姓名等。

4. 必要时检验科应保留标本备查。

表 7-1　新生儿常用实验室检查危急值

项目	单位	正常值范围	危急值下限	危急值上限
血红蛋白（Hb）	g/L	140~200	<3 天：<110 >3 天：<90	>230
白细胞计数（WBC）	$\times 10^9$/L	5~25	<4	>35
血小板（PLT）	$\times 10^9$/L	150~350	<50	>1 000
血细胞比容（HCT）	—	0.45~0.60	<0.2	>0.65
血清钾	mmol/L	3.5~5.5	<2.5	>6.5
血清钠	mmol/L	135~150	<125	>155
血清钙	mmol/L	2.1~2.8	<1.5	>3.5
丙氨酸氨基转移酶	U/L	<40	—	>1 000
尿素氮（BUN）	mmol/L	1.8~6.5	—	>14.0
肌酐（Cr）	μmol/L	22~90	—	>200
血糖	mmol/L	3.9~6.2	<2.5	>14
PT	s	11~15	<5	>40
APTT	s	26~75	—	>100
纤维蛋白原（FIB）	g/L	1.5~3.0	<1.0	—
降钙素原（PCT）	ng/ml	<0.5	—	≥6
酸碱度（pH）	—	7.35~7.45	≤7.2	≥7.6
乳酸	mmol/L	<3	—	≥10
二氧化碳分压（PCO_2）	mmHg	35~50	≤25	≥65

表 7-2　新生儿凝血功能检测指标危急值参考范围

凝血指标	早期早产儿		中期早产儿		晚期早产儿		足月儿	
	上限	下限	上限	下限	上限	下限	上限	下限
APTT（s）	≥96.6	≤46.7	≥92.4	≤49.1	≥93.4	≤54.8	≥77.6	≤42.0
PT（s）	≥21.4	≤12.5	≥18.9	≤12.3	≥17.1	≤12.5	≥17.4	≤12.0
TT（s）	≥23.9	≤15.7	≥23.5	≤15.4	≥19.3	≤15.3	≥19.0	≤14.5
FIB（g/L）	≥3.1	≤0.9	≥3.0	≤1.1	≥2.2	≤1.1	≥2.4	≤1.3

（二）临床科室

1. 各临床科室接到"危急值"报告应及时填写《危急值报告登记本》，逐项做好"危急值"报告登记，应包括患者姓名、住院号、床号、检验项目、检验结果、报告人、危急值报告时间和临床处理等内容，最后由接收人签字确认。报告接收人为护士或其他医技人员时，需要立即告知值班医生处理。

2. 门诊、管床或值班医生认为危急值结果与病情相符，应根据患者病情立即采取相应诊疗措施，必要时向上级医生报告，并于6小时内完善危急值处理病程记录。

3. 各临床、医技科室在实际诊疗工作，如发现所拟定"危急值"项目及"危急值"范围需要更改或增减，应及时与医务科联系，以便逐步规范"危急值"报告制度。

4. 医疗单位各相关职能部门应加强协作，一切以患者为中心，保证医疗各环节顺畅。"危急值"报告制度的落实情况，应纳入各级医疗质量考核范围。

（容志惠）

第三节　新生儿常见实验室检查危急值的处理

【新生儿严重贫血】

轻度贫血无明显症状,严重新生儿贫血的症状包括心动过速,体重不增,需氧量以及呼吸暂停次数增加等。应针对贫血的病因积极进行预防,掌握合格的输血指征。

一、诊断步骤

(一)病史采集

需评估患儿胎龄、出生体重等,生后有无贫血的病因,例如胎盘早剥、胎母输血、双胎输血综合征、溶血病、颅内出血、肺出血、消化道出血及医源性失血过多等。

(二)临床表现与体格检查

早产儿在生后 2~12 周出现贫血,出生胎龄越小,贫血出现的时间越早。常见的贫血造成的症状包括:肤色、口唇及甲床苍白,心动过速,体重不增,需氧量增加以及呼吸暂停增加。很多早产儿贫血仅在血红蛋白低于 70g/L 才出现症状。然而,也有部分早产儿血红蛋白高于 70g/L 就出现贫血症状,这是由于贫血时氧运输能力下降不能被代偿所致。

(三)实验室检查

出生体重小于 1 000g 的早产儿生后早期需要每周监测血红蛋白和红细胞压积,血常规检查血红蛋白低于 145g/L 为早产儿贫血。外周血细胞涂片提示正细胞正色素性贫血;网织红细胞计数低,骨髓中红细胞祖细胞计数低;血清中 EPO 含量(9.7mIU/ml)较成人(15.2mIU/ml)低。

二、预防

针对早产儿贫血产生的原因,目前预防早产儿贫血的原则为:

1. 对于不需要复苏的早产儿,建议延迟脐带结扎 60 秒。

2. 减少医源性失血,补充促红细胞生成素(erythropoietin,EPO)及铁剂。

三、治疗方案

应根据失血的严重程度及急性或慢性贫血来决定治疗措施。轻度或慢性贫血,患儿无呼吸窘迫现象,无需立即处理,也不需要输血,仅需要补充铁剂。但急性大量失血者,出现软弱、苍白,甚至低血压或休克等表现时,应立即采取紧急治疗措施。

(一)急性失血

新生儿急性失血第一步应为液体复苏,首选晶体扩容,使得有效循环血量增加,在下列情况下需输注红细胞:失血量 >20% 的血容量;失血量在血容量的 10%~20% 之间,但器官供氧存在问题,表现为持续性代谢性酸中毒;持续的出血。当发现患儿出生时 HCT 明显下降时,需判断失血是急性还是发生在孕中晚期,两种原因导致的贫血输血方式不同,比如针对后者造成的贫血需进行部分血液置换而不是单纯的输血,因为单纯的输血可造成血容量增加,继而有心衰的风险。另外在严重溶血导致的贫血早产儿,换血为纠正贫血的最佳选择。

(二)输血指征

大多数学者意见:①急性失血量大于全身血量的 20%。②急性失血≥10% 血容量,晶体扩容后仍有持续酸中毒。③伴有肺部疾病时,应维持 Hb≥130g/L 或 Hct>40%,以确保氧容量,减轻组织缺氧。④先天性心脏病如室间隔缺损有大量左向右分流者,维持 Hb>130g/L 或 Hct>40%,可增加肺血管阻力,使左向右分流及肺血流减少。肺血管阻力增加尚可促使开放的动脉导管关闭,但应注意输血可加重心力衰竭。⑤出现与贫血有关的症状如气急、呼吸困难、呼吸暂停、心动过速或过缓、进食困难或淡漠等,输血后症状减轻。具体指征见表 7-3。

对于超低出生体重儿贫血,应根据患儿胎龄、出生日(周)龄、心肺功能、大脑和内脏血液循环的血氧状态、失血(包括医源性失血)状态、其他疾病等,综合分析和权衡贫血的危害、输血的益处及潜在风险,审慎选用严紧或宽松的红细胞输血阈值(表 7-4)。对于接受大手术或存在大出血(估计失血量超过自身血容量的 10%)、原因不明的乳酸酸中毒(动脉血乳酸≥4mmol/L)等危急病情的患儿,可采用更加宽松的输血阈值。

(三)红细胞种类的选择

1. 急性危及生命的失血,任何和患儿血型兼容的红细胞都可使用。如果手术室或产房有 O 型 Rh 阴性红细胞可用于抢救输血。O 型 Rh 阴性全

表 7-3 新生儿输血指征

HCT 或 Hb（g/L）	机械通气和贫血症状
HCT<0.3 或 Hb≤100	婴儿需要中度或以上机械通气（常频 MAP>8cmH_2O，FiO_2≥40%；高频 MAP>14cmH_2O）
Hct<0.25 或 Hb≤80	婴儿需要轻度机械通气（常频 MAP≤8cmH_2O，FiO_2<40%；高频 MAP≤14cmH_2O）
Hct<0.25 或 Hb≤80	婴儿需要鼻导管或高流量供氧，但不需要机械通气，同时有以下表现之一： 1. 心动过速（>180 次/min），超过 24 小时； 2. 气急（>60 次/min），超过 24 小时； 3. 需氧量较前 48 小时增加 1 倍； 4. 代谢性酸中毒（pH 7.2 或乳酸浓度≥2.5mmol/L）； 5. 在能量≥120kcal/（kg·d）情况下，体重增加<10g/（kg·d），持续 4 天； 6. 72 小时内将接受手术
Hct<0.21 或 Hb≤70	婴儿无症状，网织红细胞绝对值<1×10^5/ml（<2%） 对于网红细胞数增多且无症状的早产儿贫血，因其红细胞增生活跃，因此不需要输血

表 7-4 超低出生体重贫血患儿红细胞输血阈值

出生日龄	严紧输血阈值				宽松输血阈值			
	危重*		非危重		危重*		非危重	
	Hb（g/L）	HCT（%）	Hb（g/L）	HCT（%）	Hb（g/L）	HCT（%）	Hb（g/L）	HCT（%）
≤7	115	34	95	28	140	41	120	35
8~21	100	30	80	24	125	37	105	31
>21	90	27	70	21	115	34	95	28

注：* 以下病情属于危重：①有创机械通气；②持续正压通气吸入氧分数>0.25，持续时间>12h/d；③需要治疗的动脉导管未闭；④即使已使用甲基黄嘌呤类药品和持续正压通气，患儿在 24 小时内依然出现需要刺激才能缓解的呼吸暂停>6 次，或者低氧发作>4 次（SpO_2<60%）；⑤急性脓毒症或坏死性小肠结肠炎，出现循环衰竭，需要强心和/或升压支持治疗。

血因含有抗 A、抗 B、RhD 和白细胞抗体，仅作为无其他血源时的急救用血。

2. 自身免疫性溶血性贫血患儿需要进行换血以移除来源于母亲的抗体，避免严重的高胆红素血症。有时由于不能及时操作换血，需要先输血治疗。血源的选择如下：Rh（D）溶血发生于母亲 Rh（D）阴性、子 Rh（D）阳性者，因此输血及换血需选择 Rh（D）阴性血源；ABO 溶血发生于母亲 O 型血，子 A、B、AB 者，输血应选择 O 型洗涤红细胞或 AB 型血浆；其他类型 Rh 溶血包括 C、E 系统溶血，输血选择抗原阴性的血型。

3. 红细胞 过去普遍认为早产儿输注新鲜红细胞（7 天以内）可降低器官功能损伤、减少院内感染发生并缩短住院时间。加拿大针对体重小于 1 250g 早产儿输血的一项多中心研究指出，接受新鲜红细胞输注（5.1 天±2.1 天）和常规红细胞输注（14.6 天±8.3 天）相比，新鲜红细胞输注

者暴露于更多的供血者，但两组早产儿在 NEC、ROP、BPD、IVH 等主要并发症方面没有区别。

4. 去白红细胞和辐照红细胞 去白红细胞去掉了 99.9% 白细胞，可降低但不能完全消除免疫反应及感染（CMV），但是去白红细胞并没有除掉所有的淋巴细胞，因此不能避免移植物抗宿主反应。辐照红细胞有效防止了移植物抗宿主反应，但放射剂量不足以杀死病毒。

5. CMV 血清阴性的红细胞 建议须接受移植的新生儿、免疫缺陷新生儿、早产儿且母亲 CMV 阴性者使用 CMV 血清阴性的红细胞。

6. 脐血 尽管有些医疗机构开始储存脐血，但在这些患儿需要输血时，仅有 1/3 新生儿能够得到他们的脐血。关于输注脐血的研究还在进行中，但目前将脐血用作最初的实验室检查样本，可使出生体重小于 1 500g 早产儿出生后 12~24 小时的 HCT 值明显增加，并可减少出生早期的输血及

血管活性药的使用。同时有研究指出早产儿延迟期待结扎可减少红细胞输注。

（四）输血的计算公式

贫血而无血容量减少时，输入全血容易导致血容量过多，可输入浓缩红细胞，为所需全血量的1/2。输 3ml 浓缩红细胞血或 6ml 全血可使 Hb 浓度提高 10g/L，计算公式为：所需全血量（ml）= 体重（kg）×［预期达到的 Hb 浓度（g/L）– 实际 Hb 浓度（g/L）］× 0.6。

对于超早产儿每千克体重血容量约 90ml，血制品通常选择浓缩红细胞 10~20ml/kg，在 2~4 小时输注完毕。在一些特殊情况如血液动力学不稳定或由于失血导致血容量不足时，可给予 10ml/kg，1~2 小时输注完毕，建议将同一供血者的红细胞分成 4~6 份小包装，以减少超早产儿接受多个供血者增大感染的风险。

四、临床经验与注意事项

1. 对于不需要即刻复苏的早产儿延迟脐带结扎 60 秒，可有效预防早产儿贫血。

2. 对于生后 3~12 周不明原因的心动过速，体重不增，需氧量增加以及呼吸暂停增加的早产儿，应考虑早产儿贫血的可能。

3. 贫血的治疗包括输注红细胞、补充铁剂、EPO 等。

【新生儿血小板减少】

血小板减少定义为血小板计数 <150×10^9/L。血小板减少与出血风险增加相关。血小板减少按照血小板计数的严重程度分为：轻度血小板减少定义为血小板计数在（100~150）×10^9/L 之间；中度血小板减少是指血小板计数在（50~99）×10^9/L；重度血小板减少指血小板计数 <50×10^9/L。重度血小板减少会增加出血风险，从而导致并发症或死亡。重度新生儿血小板减少在一般健康新生儿中不常见，报道的发生率为 0.14%~0.24%；但在 NICU 患儿中发生风险更高，介于 2.4%~5%。

一、诊断步骤

（一）病史采集

母体可能存在由已知疾病（如 ITP 或 SLE）引起的血小板减少；与新生儿血小板减少症有关的其他母体因素包括感染（如 CMV）和母体药物暴露；胎盘存在先天性感染（如 CMV、梅毒）、血管病变（痫前期或母体其他血管病变）、出血、梗死、血栓等；胎儿监护异常或在产房实施新生儿复苏可能提示围生期窒息；出血性疾病家族史，或家族中既往出现过患病婴儿。

（二）临床表现与体格检查

应检查婴儿是否有出血的证据以及出血程度。皮肤出血是患儿最常见的表现之一，包括瘀点、紫癜和瘀斑。此外，新生儿出血可表现为更严重出血，包括头颅血肿、脐带 或穿刺部位渗血、呕血、黑便和分泌物带血色。

（三）实验室检查

1. 血常规检查可显示血小板计数低下，外周血涂片可观察血小板大小和形态，有助于区分是破坏性或消耗性病变（大血小板）还是血小板生成减少（血小板正常或偏小）。此外，血小板大小和形态也有助于发现先天性血小板疾病，这类疾病的血小板大小可能不定。

2. 必要时可做超声进行脏器出血的评估，包括头部、内脏出血的评估。

二、治疗方案

（一）治疗基础疾病

有针对性的措施主要关注基础病因（如对脓毒症给予抗生素治疗）。静脉用免疫球蛋白（intravenous immunoglobulin, IVIG）也用于免疫介导的血小板减少，例如，同种免疫、自身免疫和药物免疫介导性血小板减少。

（二）血小板输注

对有活动性出血证据的血小板减少症新生儿可输注血小板。此外，对于严重出血风险最高的婴儿（如 NAIT 患儿和早产儿），应预防性输注血小板。目前临床采用的标准：对于一般状况较差婴儿（如灌注不良、嗜睡、呼吸窘迫或呼吸暂停），血小板计数在 50×10^9/L 以下输注血小板；对于无活动性出血的新生儿，血小板计数在 20×10^9/L 以下输注血小板。输注方法按 10~15ml/kg 输注血小板悬浮液可使血小板计数升高 50~100×10^9/L。临床输注剂量为 10ml/kg，通常经外周静脉导管输注，持续 30 分钟。

三、临床经验与注意事项

NICU 患儿中发生血小板减少风险高，有血小板减少高危因素的新生儿应常规实验室检查血小板计数。如患儿出现瘀斑、头颅血肿、脐带或穿刺部位渗血等出血症状,还应予以脏器出血评估。治疗重点为去除病因,应当严格掌握血小板输注指征。

【新生儿凝血功能检查危急值处理】

对于存在严重感染、窒息等 DIC 高危因素的早产儿,促凝因子大量消耗,容易导致血栓形成和出血,临床上出现皮肤、胃肠道和静脉穿刺部位出血不止应警惕 DIC 的发生,因缺乏极小早产儿凝血常规及凝血因子的正常值范围,因此 DIC 的诊断主要依靠临床表现。需要指出的是,DIC 是很多原发疾病的终末表现。因此,DIC 的成功治疗有赖于对潜在病因的识别和治疗。

一、诊断步骤

（一）病史采集

在新生儿期,DIC 主要是由脓毒症和围生期并发症,如出生窒息导致。

（二）临床表现与体格检查

临床表现因 DIC 的严重程度而异。出血轻时仅见于静脉穿刺部位持续渗血;病情较重者可能出现广泛出血和血栓形成,包括消化道大量出血,并伴肾脏、肝脏、肺、四肢和中枢神经系统器官损伤。出血通常是最常见的表现,其次为皮肤血栓的表现,包括紫癜和肢端坏疽（暴发性紫癜）。在新生儿中,最常见的出血部位是胃肠道和静脉穿刺部位。严重病例可发生肺内和脑室内出血。

（三）实验室检查

凝血因子的浓度和凝血试验的结果随胎龄和出生后日龄的不同而不同。目前已有报道足月儿和早产儿（胎龄 >30 周）从出生至出生后 6 个月的凝血检查及具体凝血因子浓度的正常范围。维生素 K 依赖性凝血因子的水平也随着胎龄的增加而增加。解读新生儿的凝血试验结果时,必须认识到新生儿和成人患者凝血试验正常值之间的差异。

1. 血常规检查　DIC 患者常有血小板减少（血小板计数 <100 × 10^9/L）。在外周血涂片中,血小板较大,提示存在破坏性过程。DIC 患儿常存在贫血,红细胞呈现盔型、三角形、扭曲型以及红细胞碎片。网织红细胞增多。

2. 凝血功能检查

（1）凝血酶原时间（PT）:表示外源性凝血途径和共同凝血途径。50%~75% 的 DIC 病例 PT 延长,提示外源性凝血途径和共同凝血途径活性下降。新生儿 PT 正常值与日龄有关,需要与同胎龄正常值比较（表 7-5）。

（2）白陶土部分凝血时间（aPTT）:表示内源性凝血途径和共同凝血途径的活性。50%~60% 的 DIC 病例 aPTT 延长。足月儿出生时的 aPTT 相对于成人通常会延长［平均值:(42.9 ± 11.6) 秒 *vs.* (33.5 ± 6.8) 秒］。在早产儿中该差异甚至更大［在 30~36 孕周时出生的婴儿的平均值为(53.6 ± 26.1) 秒］。足月儿和早产儿在 6 个月龄时,其 aPTT 均缩短至成人水平。

（3）凝血时间（TT）:高凝期缩短,进入低凝期通常是延长的。

（4）纤维蛋白原（FIB）:DIC 时,因为纤维蛋白的形成消耗了纤维蛋白原,因此通常纤维蛋白原水平降低。然而,纤维蛋白原不是 DIC 的一个敏感指标,因为它也是一种急性期反应物。若患者的基础疾病导致了炎症,则纤维蛋白原水平本应升高,如果其水平正常,则可能表示纤维蛋白原浓度显著降低。

（5）D- 二聚体及 FDPs:为纤维蛋白原降解后产物或标志物,因此在激发纤溶阶段,存在于85%~100% 的 DIC 患者中。正常值在 0.5mg/L 以下,DIC 时明显升高。

3. 凝血因子水平测定　早产儿凝血因子水平较足月儿低,需结合临床综合判断。凝血因子 V和Ⅷ 的水平降低——凝血因子 V（共同凝血途径）和凝血因子 Ⅷ（内源性途径）均减少。

表 7-5　30~36 周早产儿凝血功能指标

指标	第 1 天	第 5 天	第 30 天	第 90 天	成人
PT（s）	13（10.6~16.2）	12.5（10~15.3）	11.8（10~13.6）	12.3（10~14.6）	12.4（10.8~13.9）
aPTT（s）	53（27.5~79.4）	50.5（26.9~74.1）	44.7（26.9~62.5）	39.5（28.3~50.7）	33.5（26.6~40.3）
TT（s）	25（19.2~30.4）	24.1（18.8~29.4）	24.4（18.8~29.9）	25.1（19.4~30.8）	25（19.7~30.3）
Fib（g/L）	2.43（1.5~3.7）	2.8（1.6~4.18）	2.54（1.5~4.14）	2.46（1.5~3.52）	2.8（1.56~4）

4. 抗凝血酶、蛋白 C 和蛋白 S 水平降低（导致抗凝途径受损）也是 DIC 的特征。虽然这些抗凝因子的浓度下降，但检测其水平对于临床处理通常没有帮助。

二、预防

避免激发 DIC 的高危因素如缺氧、酸中毒、低体温、感染和休克等是关键。

三、治疗方案

DIC 是很多原发疾病的严重并发症。因此，DIC 的成功治疗有赖于对潜在病因的识别和治疗，去除参与 DIC 过程的触发因素。如果针对原发疾病进行了强有力的治疗，但凝血异常仍持续存在，导致显著的出血和 / 或血栓形成伴器官损伤，则应接受 DIC 的支持性治疗。支持性治疗可分为成分替代和抗凝治疗。

1. 病因治疗　去除激发 DIC 的因素如缺氧、酸中毒、低体温、感染和休克等是治疗 DIC 的关键因素。

2. 替代治疗　对于因血小板减少和凝血因子消耗导致显著出血的患者，若存在有临床意义的出血症状，或因即将接受侵入性操作而有较高的出血风险，则需要替代治疗。有临床意义的出血包括：消化道出血、静脉穿刺部位长时间出血、鼻出血，或者抽吸气管内导管中的分泌物后长时间出血，应补充相应的血小板、新鲜冰冻血浆（FFP）或冷沉淀。推荐使用方法：FFP 可提供促凝蛋白和抗凝蛋白，其使用方法为每 12~24 小时输注 1 次，每次输注的剂量为 10~15ml/kg。冷沉淀可纠正低纤维蛋白原血症，每 6 小时输注 1 次，每次的剂量为 10ml/kg。替代治疗的目的在于减少或停止显著出血。

3. 抗凝治疗　肝素用于有危及生命的血栓或症状性血栓（例如肢端缺血或皮肤感染）而没有临床出血的患儿。肝素禁用于 CNS 损伤或肝衰竭患者。首选普通肝素（unfractionated heparin，UFH）持续静脉输注，因为这样可以精细调整剂量，并能在出血时迅速停止输注。UFH 的起始剂量应低于血栓栓塞性疾病常用的治疗剂量，静脉持续输注的起始剂量通常为 5~10U/（kg·h）。一般不对 DIC 儿童使用负荷剂量。低分子量肝素（low molecular weight heparin，LMWH）已用于成人 DIC，但尚无数据评估其对 DIC 儿童的效果。

儿童使用 UFH 或 LMWH 治疗期间，应监测抗凝血因子 Xa 的水平。

四、临床经验与注意事项

对于有 DIC 高危因素的新生儿，比如存在严重感染，窒息的患儿，临床上出现皮肤、胃肠道和静脉穿刺部位出血应高度警惕 DIC 的发生，必要时可通过实验室明确诊断。DIC 的成功治疗有赖于对潜在病因的识别和治疗。如果针对原发疾病进行了强有力的治疗，但凝血异常仍持续存在，导致显著的出血或血栓形成伴器官损伤，则应接受 DIC 的支持性治疗。

【新生儿低钠血症】

低钠血症是指血清或血浆钠 <135mmol/L，是新生儿最常见的电解质紊乱。低钠血症在住院的患儿中较常见。低钠血症往往是由机体水失衡所致，从而导致有效血浆渗透压相对于体内水分总量的缺乏。血浆或血清钠通常用作评估张力的临床指标。

一、诊断步骤

（一）病史采集

新生儿低钠血症的常见病因：

1. 液体丢失　如呕吐、腹泻和利尿剂治疗等。

2. 与 ADH 分泌不当综合征（syndrome of inappropriate ADH，SIADH）有关的疾病或药物　包括脑损伤或感染、肺疾病或制动。

3. 盐丢失过多　脑性盐耗综合征或原发性肾小管疾病（Bartter 或 Gitelman 综合征）。

4. 水肿　心衰、乳糜胸、乳糜腹。

5. 使用脂肪乳会导致假性低钠血症，因为高脂血样会影响钠检测的真实性。

（二）临床表现与体格检查

临床表现取决于低钠血症的持续时间和程度。钠浓度的改变会增加脑细胞体积，从而导致脑水肿；临床症状与血钠变化的速率和程度有关，与慢性获得性疾病相比，机体对快速改变的耐受性更差。

细胞外血钠水平降低后，机体会启动急性和慢性细胞调节机制，以尽量减少细胞体积变化，即脑适应。脑适应在持续性低钠血症 1 日内启动，一般需数日才能完全调控。因此，血钠浓度改变越快和改变程度越大，调控机制用于尽量减小细胞体积变化的时间就越少。急性低钠血症的血钠快速改变,可能显著增加脑体积,发生的脑水肿表现为相关的神经系统症状和体征。

当血浆钠急性下降至 <125mmol/L 时,可出现神经系统症状,开始时表现为恶心和不适。血清钠继续下降至 <120mmol/L 时(重度低钠血症),可能出现头痛、昏睡、意识混沌和癫痫发作,极端情况下可见脑疝和死亡。

（三）辅助检查

临床上依据血生化检测的钠离子浓度将低钠血症分为三度:

1. 轻度低钠血症　血清钠浓度为 130~134mmol/L。

2. 中度低钠血症　血清钠浓度为 120~129mmol/L。

3. 重度低钠血症　血清钠浓度 <120mmol/L。

二、预防

患儿的液体量和电解质需要视情况每天调整。

三、治疗方案

1. 急性低钠血症的处理　血清钠浓度 <120mmol/L 的重度急性低钠血症患儿比较少见,对于伴有惊厥症状者建议积极治疗以增加钠浓度,初始目标常是在最初几个小时内将血清钠浓度升高 5mmol/L,因为采用这种治疗方法可以缓解惊厥。10~15 分钟内给予 3~5mL/kg 的 3% 盐水作为初始治疗,将使血清钠升高 2.5~4mmol/L,必要时重复输注。对于无症状性低钠血症儿童,无须给予高渗盐水。这种情况下,目标纠正速度为 24 小时纠正 6~8mmol/L。主要针对引起钠浓度下降的基础疾病,而不是关注患者的容量状态或补钠需求。

2. 慢性低钠血症的处理　慢性低钠血症(持续超过 48 小时)患者中,可能已发生了脑细胞体积适应。因此,这些患者不太可能出现症状,更重要的是,如果低钠血症纠正过快,有可能发生渗透性脱髓鞘。对于无症状或症状轻微的患者,治疗的重点是纠正基础病因。

四、临床经验与注意事项

1. 诊断方面　因为新生儿低钠血症鲜有症状,因此建议 NICU 中有高危因素的新生儿早期定期复查血清钠浓度,出现问题及时调整。

2. 治疗方面　新生儿低钠血症治疗的目标包括缓解低钠血症引起的症状、避免过快纠正而可能引起中枢神经系统（CNS）并发症,以及防止钠浓度进一步下降。治疗方案为补充氯化钠、液体限制和治疗基础病因。高渗盐水仅用于有严重症状的重度低钠患儿,对于轻至中度症状的慢性低钠血症患者补钠的目标纠正速度是 24 小时纠正不超过 6~8mmol/L。

3. 医患沟通　重度低钠血症可能出现昏睡、意识混沌和癫痫发作,极端情况下可见脑疝和死亡。应及时与家属做好沟通解释工作,并书写相应病程记录。

【新生儿高钠血症】

新生儿高钠血症通常定义为血清或血浆钠高于 150mmol/L。严重高钠血症患者会出现神经系统明显损伤,尤其是血清钠发生急性和迅速变化者。

一、诊断步骤

1. 病史采集　新生儿高钠血症的常见病因包括从消化道或者尿液中丢失过多水分,同时医源性限液不当或利尿剂使用不当均可造成高钠血症。

2. 临床表现与体格检查　高钠血症的非特异性初始表现为易激惹、躁动、无力、呕吐、肌肉颤搐、发热,以及高音调哭声和呼吸过速。血钠急剧升高超过 160mmol/L 可见严重症状,严重症状包括精神状态改变、嗜睡、昏迷和癫痫发作。在最严重的病例中,例如盐中毒时,血钠迅速升高能够引起急性脑萎缩,导致血管破裂伴脑出血及蛛网膜下腔出血、脱髓鞘和不可逆性神经系统损伤。

3. 辅助检查　如果检测到血清或血浆钠水平超过 150mmol/L,即可诊断为高钠血症。如果使用毛细血管及非毛细血管全血标本,测得的钠值往往比使用静脉血标本测得的值低 2~3mmol/L。血气分析测得的结果可能更低,通常低 5mmol/L。

二、预防

患儿的液体量和电解质需要视情况每天调整。

三、治疗方案

纠正高钠血症的原则为补充水分,并且在必

要时限制水分继续丢失。对于慢性高钠血症（血浆钠≥150mmol/L 持续超过 24 小时）患儿，或者对于急性严重高钠血症（血浆钠 >160mmol/L）患儿，纠正速度不能超过血钠每小时下降大于 0.5mmol/L（即每日 10~12mmol/L）。对于严重血容量不足的任何儿童，处理的第一步应是确保心血管稳定。对于中度至重度低血容量患儿，给予等渗液进行紧急液体复苏以恢复血容量和组织灌注。但不能过度液体复苏，以免意外引起有可能导致脑水肿的容量超负荷。

四、临床经验与注意事项

1. 诊断方面　病史询问通常可以明确高钠血症的基础病因。最常见原因是低渗性失水未得到补充，病史应该重点关注的是体液丢失增加还是液体摄入不足。因为新生儿高钠血症临床表现无特异性，因此建议 NICU 中有高危因素的新生儿早期定期复查血清钠浓度，出现问题及时调整。

2. 治疗方面　纠正速度不宜过快，另外应注意限制液体，避免出现严重脑水肿。

3. 医患沟通　急性高钠血症患儿的临床表现通常为神经系统症状，应及时与家属做好沟通解释工作，并书写相应病程记录。

【新生儿低钾血症】

低钾血症定义为血清钾浓度 <3.5mmol/L，通常由钾丢失过多导致。高危因素为长期使用利尿剂，以及经鼻胃管或回肠造口引流导致钾离子大量丢失。

一、诊断步骤

（一）病史采集

长期使用利尿剂，以及经鼻胃管或回肠造口引流导致钾离子大量丢失。另外，呼吸性或代谢性碱中毒都可引起低钾血症。

（二）临床表现与体格检查

轻度低钾血症通常无症状，中度以上低钾血症可引起乏力和麻痹、肠梗阻、尿潴留，心电图示传导异常。

（三）辅助检查

1. 血清钾浓度　<3.5mmol/L 即可诊断，需要注意的是 NICU 中血气分析仪测得的钾水平低于

中心实验室的检测值，均数差值为 0.4mmol/L。临床将低血钾分为轻、中、重三度。重度低钾血症是指钾水平 <2.5mmol/L；中度低钾血症是指钾水平为 2.5~3mmol/L；轻度低钾血症是指钾水平为 3~3.5mmol/L。

2. 心电图　房性和室性早搏、窦性心动过缓、阵发性房性或交界性心动过速、房室传导阻滞、室性心动过速或室颤。P-R 间期延长、T 波低平和 ST 段压低。低钾血症较严重时，T 波后可出现 U 波，这在心前区导联上观察最佳。

二、预防

对于长期使用利尿剂，以及经鼻胃管或回肠造口引流导致钾离子大量丢失高危患儿的电解质需要视情况每天调整。

三、治疗方案

每日钾摄入量增加 1~2mmol/kg。首选口服补钾，严重或有症状的低钾血症患儿可静脉输注氯化钾（0.5~1mmol/kg），持续输注 1 小时，并持续监测心电图观察有无心律失常。

四、临床经验与注意事项

1. 诊断方面　诊断低钾血症并不困难，重点是寻找导致低钾血症的病因。新生儿常见病因为长期禁食，或使用利尿剂而补充不足，解除病因后症状很快缓解。对于低钾血症合并过度尿钾排泄但无明显病因的儿童，需要进一步的评估。假如患儿同时存在高血压需要排除原发性醛固酮增多症，如果血压正常合并代谢性碱中毒应考虑 Bartter 综合征。

2. 治疗方面　低钾血症的急性程度和严重程度影响临床治疗方法。治疗的目的是预防或治疗重度低钾血症相关的危及生命的并发症（心律失常、麻痹、横纹肌溶解和膈肌无力）、补充丢失的钾，以及纠正基础病因。

3. 医患沟通　低钾血症通常容易纠正。对于不易纠正的低钾血症同时合并代谢性酸中毒或代谢性碱中毒者需要排除遗传类疾病。需要与家属做好沟通工作。

【新生儿高钾血症】

高钾血症定义为血清钾浓度 >6mmol/L。由

于新生儿对醛固酮的不敏感性导致尿钾排泄减少，其钾的正常范围高于月龄较大的婴儿和儿童；在极早产儿中高钾血症更常见。

一、诊断步骤

1. 病史采集　新生儿脑室内出血、头颅血肿、溶血和肠梗死等组织破坏性疾病引起的钾释放增加；肾衰竭和先天性肾上腺皮质增生症患儿钾排出减少。

2. 临床表现与体格检查　高钾血症轻则无症状，严重高钾血症 >7mmol/L 可出现肌无力或瘫痪、心悸、晕厥或心搏停止。

3. 辅助检查　心电图表现包括：T 波高尖、P 波扁平、P-R 间期延长及 QRS 波群增宽。也可能发生心动过缓、室上性或室性心动过速、心室颤动。不同水平的血钾可导致不同类型的 ECG 改变：当血钾在 5.5~6.5mmol/L 时 ECG 表现为高尖 T 波和 Q-T 间期缩短；当血钾在 6.5~8.0mmol/L 时 ECG 表现为尖形 T 波，P-R 间期延长，P 波减低或消失，QRS 波增宽及 R 波扩大；当血钾大于 8.0mmol/L 时 ECG 显示 P 波缺失，束支传导阻滞，QRS 波进行性增宽并最终与 T 波融合形成一个正弦波形，甚至心室颤动或心搏停止。

二、治疗方案

对于症状性或血钾 ≥7mmol/L，初始紧急治疗优先于任何诊断性评估。紧急、快速的暂时性治疗措施包括静脉输注钙以稳定心肌细胞膜，以及采取措施将钾从细胞外转移到细胞内。具体措施如下：

1. 输注 10% 的葡萄糖酸钙（0.5ml/kg），用以拮抗高钾血症对细胞膜的作用，5 分钟输完。

2. 静脉给予葡萄糖加胰岛素，可给予普通胰岛素（剂量为 0.1U/kg）加葡萄糖（剂量为 0.5g/kg），持续 30 分钟。输注期间应监测葡萄糖水平，必要时调整葡萄糖输注速率。

3. 静脉给予碳酸氢钠，剂量为 5% 碳酸氢钠 2~3ml/kg，30~60 分钟输完，可重复给药，但重复给药有发生高钠血症的风险。

4. 静脉给予呋塞米（每剂 1mg/kg）促进尿的排泄。

5. 可对少尿或无尿新生儿考虑透析。

三、临床经验与注意事项

1. 诊断方面　新生儿高钾血症诊断并不困难。临床需要鉴别的是假性高钾血症，故对于临床情况不太可能出现高钾血症的新生儿，若出现血钾升高，建议使用非溶血标本重复检测。

2. 治疗方面　对于有严重高钾血症的新生儿给予初始紧急治疗干预以消除心脏不良影响（钙、胰岛素、碳酸氢钠）；采取初始紧急治疗后，进一步处理包括识别和治疗高钾血症的可逆性病因，以及去除体内过多的钾（利尿剂、透析）。

3. 医患沟通　严重高钾血症导致的心律失常是致死性的，常危及生命。必须及时与患者家属沟通病做好病程记录。

【新生儿低钙血症】

钙在血浆中有几种不同的形式，约 40% 的钙与血清蛋白结合，主要与白蛋白结合；10% 的钙与枸橼酸盐、碳酸氢盐、硫酸盐或磷酸盐形成复合物；50% 的钙以具有重要生理意义的钙离子（或游离钙）形式存在。钙离子浓度受甲状旁腺激素（parathyroid hormone，PTH）和维生素 D 的严密调节。胎儿的钙积累大部分发生在妊娠晚期。该过程导致胎儿血浆钙浓度高于母体，继而造成胎儿足月时脐血总钙浓度为 2.5~2.75mmol/L（10~11mg/dL），钙离子浓度为 1.5mmol/L（6mg/dL）。

新生儿低钙血症（neonatal hypocalcemia）指血清总钙 <1.75mmol/L（7mg/dl），血清游离钙 <1mmol/L（4mg/dl），低钙血症在重度窒息儿、早产儿，特别是极低和超低出生体重儿尤为多见。如不及时纠正，可发生新生儿惊厥。在早产儿可能会导致代谢性骨病，严重者甚至发生骨折。

一、分类

1. 早发性低钙血症　是指发生于出生 72 小时内的低钙血症。胎盘主动向胎儿转运钙，分娩时胎儿脐血总钙和游离钙均高于母血水平，故使新生儿甲状旁腺功能暂时受到抑制（即 PTH 水平较低）。出生后，因母亲来源的钙供应突然停止，外源性钙摄入尚不足，而新生儿 PTH 水平较低，骨钙不能动员入血，最终导致早发低钙血症的发生。

2. 晚发性低钙血症　通常发生于出生后第 1 周末，但也可能较早发生于出生后 3 日内。

二、诊断步骤

(一)病史采集

1. 早发性低钙血症 常见于早产儿、小于胎龄儿、糖尿病及妊娠高血压综合征母亲所生婴儿。早产儿血钙降低的程度一般与胎龄呈反比。有难产、窒息、感染及产伤史者也易发生低钙血症,可能是由于细胞破坏,导致高血磷,与钙结合所致。

2. 晚发性低钙血症 常发生于牛乳喂养的足月儿,主要是因为牛乳中磷含量高(900~1 000mg/L,人乳150mg/L),钙/磷比不适宜(1.35:1,人乳2.25:1)导致钙吸收差,同时新生儿肾小球滤过率低,肾小管对磷再吸收能力强,导致血磷过高,血钙沉积于骨,发生低钙血症。此外,若低血钙持续时间长或反复出现,应注意母甲状旁腺功能亢进、暂时性先天性特发性甲状旁腺功能不全、先天性永久性甲状旁腺功能不全。

(二)临床表现与体格检查

1. 早发性低钙血症 主要表现为呼吸暂停、激惹、烦躁不安、肌肉抽动及震颤、惊跳,重者发生惊厥。发作间期一般情况良好,但肌张力稍高,腱反射增强,踝阵挛可呈阳性。早产儿通常无明显症状体征,可能与其发育不完善、血浆蛋白低和酸中毒时血清游离钙相对较高等有关。

2. 晚发性低钙血症 症状轻重不一,多出现于生后5~10天。足月儿主要表现为呼吸暂停、激惹、烦躁不安,重者发生惊厥。极低和超低出生体重儿,由于低钙血症使钙磷代谢紊乱,导致骨矿物质含量的异常,骨小梁数量减少,骨皮质变薄等骨组织含量减少,即代谢性骨病,可表现为生长发育延迟,严重者出现佝偻病样症状,甚至发生骨折。

(三)辅助检查

血清总钙<1.75mmol/L(7mg/dl),血清游离钙<1.0mmol/L(4mg/dl)即可诊断。晚发性低钙血症患儿,血清磷常>2.6mmol/L(8mg/dl),碱性磷酸酶多正常。还应同时检测患儿血清镁、PTH及维生素D水平,24小时尿钙排泄,必要时需测定母亲血钙、磷和PTH水平。心电图示心律不齐、Q-T间期延长(早产儿>0.2秒,足月儿>0.19秒)。胸片上看不到胸腺影可能提示DiGeorge综合征。

三、治疗方案

大多数早发型低钙血症的婴儿没有症状,通常只需营养支持即可康复。因此,治疗目标是通过早期开始喂养来提供充足的钙。对于需要肠外营养的患儿,以10%葡萄糖酸钙的形式在营养液中添加钙,连续输注;葡萄糖酸钙的剂量为500mg/(kg·d),其中钙元素为50mg/(kg·d)。如果胃肠外持续输注钙剂超过48小时,还必须根据血清磷浓度值补磷。对于有症状的患儿治疗方案:

(一)补充钙剂

1. 凡因严重低钙导致惊厥发作或心力衰竭时,需立即静脉补钙。10%葡萄糖酸钙溶液(含元素钙9mg/ml)1~2ml/kg缓慢推注(10~15分钟),必要时间隔6~8小时再给药1次,每日最大剂量6ml/kg。惊厥停止后可口服补充元素钙50~60mg/(kg·d),病程长者可持续2~4周,以维持血钙在2~2.3mmol/L(8.0~9.0mg/dl)为宜。

2. 不伴有惊厥发作,但血清游离钙<1mmol/L(出生体重>1 500g)或血清游离钙<0.8mmol/L(出生体重<1 500g)时,应静脉持续补充元素钙50mg/(kg·d)。

3. 对于某些新生儿,如患有严重RDS、窒息、感染性休克,以及PPHN等,也应持续静脉补钙,使血清游离钙维持在1.2~1.5mmol/L(出生体重>1 500g)或1~1.4mmol/L(出生体重<1 500g),以预防低钙血症发生。

(二)补充镁剂

若使用钙剂后惊厥仍不能控制,应检查血镁。若血镁<0.6mmol/L,肌内注射25%硫酸镁,每次0.2~0.4ml/kg。应避免快速静脉输注,否则可致心律失常。

(三)补充维生素D

甲状旁腺功能不全者长期口服钙剂的同时还应给予维生素D_2 10 000~25 000IU/d或二氢速变固醇0.05~0.1mg/d或1,25(OH)$_2D_3$ 0.25~0.5μg/d。治疗过程中应定期监测血钙水平,调整维生素D的剂量。

(四)调整饮食

停喂含磷过高的牛乳,改用母乳或钙磷比例适当的配方乳。

四、临床经验与注意事项

（一）诊断方面

有低钙血症高危因素的新生儿出生后均建议行血清总钙、游离钙的筛查，并及时纠正。临床如果出现神经系统症状，如激惹、惊跳、抽搐的发作时应进行低钙血症的排查，诊断并不困难，必要时检测患儿血清镁、维生素 D 水平、PTH 水平等。对于持续性和 / 或症状性低钙血症婴儿，应进一步评估血清磷。迟发型低钙血症伴高血磷且查体正常的婴儿不需要进一步检查。处理方法是减少饮食中的磷摄入。如果磷正常或低磷，应进一步筛查血清镁，因为低镁血症通常是新生儿低钙血症的促成因素，另外还需筛查血清 PTH、血清 25- 羟基维生素 D 水平、尿钙排泄，以及评估肾功能和心脏检查。

（二）治疗方面

静脉内快速推注钙剂可使血钙浓度迅速升高而抑制窦房结引起心动过缓，甚至心脏停搏，故静脉推注时应密切监测心率和心律变化，同时应防止钙剂外溢至血管外造成严重的组织坏死和皮下钙化。经脐静脉导管输注时，如果导管尖端位于门静脉的分支内，可引起肝坏死。

【新生儿高钙血症】

血清钙大于 2.75mmol/L（11.0mg/dl）或离子钙大于 1.45mmol/L（6mg/dl）为高钙血症（hypercalcemia）；血清钙 >4mmol/L（16mg/dl）或离子钙 >1.8mmol/L 为严重高钙血症。离子钙常与血清钙同时升高，血中蛋白结合钙增加可使血清钙水平升高，不伴离子钙的升高。1g 血清白蛋白的变化，能引起约 0.2mmol/L 血清钙的相应改变。

一、诊断步骤

1. 病史采集　见于 VLBW 患儿，由于肠外营养中磷不足，磷缺乏时钙不易向骨沉着，血清钙增高，部分肠外营养的超早产儿离子钙 >2.2mmol/L。此外，甲状旁腺功能亢进、母亲或新生儿维生素 D 摄入过多或维生素 D 敏感性增加，如克汀病、婴儿特发性高钙血症。

2. 临床表现与体格检查　新生儿高钙血症较少有临床表现，多无症状仅在常规检查中发现。临床表现包括拒乳、嗜睡、恶心、呕吐、便秘、多尿、脱水、体重不增、刺激无反应、高血压、心率增快、

呼吸暂停、肌张力降低。高血钙可作用于肾小管引起肾小管功能损害，严重者伴有肾实质钙化、血尿，甚至发展为不可逆性肾功能衰竭。也可出现多部位如皮肤、肌肉、角膜、血管、心肌、动脉、肺、胃肠黏膜、大脑镰等钙化。高血钙危象患者呈木僵、惊厥、重度脱水貌、昏睡或昏迷、心律失常甚至心力衰竭、高血压，若不及时抢救，病死率甚高，可遗留神经系统后遗症。

3. 辅助检查　血清钙大于 2.75mmol/L（11.0mg/dl）或离子钙大于 1.45mmol/L（6mg/dl）即可诊断。必要时行骨骼、肾脏、心电图等检查。

二、治疗方案

轻度高钙血症的治疗为限制钙和维生素 D 摄入。用低钙、低维生素 D 配方奶喂养。与低血磷相关的严重高钙血症，补充磷元素 0.5~1.0mmol/（kg·d）[30~50mg/（kg·d）]，促进钙重新分布。重度高钙血症或出现高血钙危象者除病因治疗外，应采取降低血钙的措施。主要原则是通过增加肾小球滤过率及尿钠排出以促进尿钙分泌，常用生理盐水 10~20ml/kg，15~20 分钟以上静脉输入，纠正脱水后给予呋塞米 1mg/kg，每 6~8 小时测定血清钙、镁、钠、钾、渗透压及出入水量，防止体液和电解质紊乱。

【新生儿低磷血症】

血清磷低于 1.6mmol/L 可诊断为低磷血症，根据血清磷下降的程度，依次诊断为轻度低磷血症为 1.0~1.6mmol/L，中度低磷血症 <1.0mmol/L，重度低磷血症 <0.6mmol/L，极重度为 <0.4mmol/L。

一、诊断步骤

1. 病史采集　低磷血症常见于早产儿，尤其是纯母乳喂养者，由于早产儿肾小管发育不成熟，在生后第 1 周时肾对磷的排泄高于足月儿，之后随着日龄增加而逐渐减少。同时提前出生造成早产儿钙、磷储备不足，母乳中磷含量较低，不能满足早产儿的需求。早产儿应用肠外营养 7~10 天后，均有不同程度的低磷血症，常被认为是医源性因素所致，由于常规肠外营养液配方中的磷含量远远低于宫内胎儿生长所需。低磷还与葡萄糖代谢有关，在长时间输入葡萄糖后，使胰岛素释放，促使葡萄糖与磷进入细胞内参与葡

萄糖的代谢,可发生。此外,新生儿使用糖皮质激素、呋塞米、抗惊厥药物、两性霉素 B 也可增加尿中钙、磷排泄,肾小管重吸收磷减少,发生低磷血症。

2. 临床表现与体格检查　轻度低磷血症在临床上不易诊断,容易被其他基础疾病的临床表现所掩盖。当血磷低于 0.6mmol/L 时,临床上可出现肌无力、反射低下、惊厥或昏迷、呼吸衰竭,常与多脏器功能障碍有关。慢性低磷血症以代谢性骨病的表现为主。

3. 辅助检查　血清磷低于 1.6mmo/L 可诊断为低磷血症,根据血清磷下降的程度,依次诊断为轻度低磷血症为 1.0~1.6mmol/L,中度低磷血症 <1.0mmol/L,重度低磷血症 <0.6mmol/L,极重度为 <0.4mmol/L。

二、预防

对于 VLBW 早产儿需要按生理需要量补充磷。目前预防低磷血症的措施为使用钙、磷强化母乳喂养或早产儿配方奶(钙、磷含量高)。适合早产儿骨骼发育的钙∶磷比例应接近其在宫内的钙磷比例,为 1.7∶1。

三、治疗方案

严重低磷血症者,可静脉滴注磷酸钠或磷酸钾盐,如甘油磷酸钠注射液 0.5~1ml/(kg·d),用 5% 或 10% 葡萄糖注射液稀释后输注。目前多数专家建议钙和磷同补,以防止低血钙并充分利用补磷的效果,改善骨病症状。补钙、磷的时间可从生后 1~2 周开始,因早产儿在第 1 周内尿磷排泄较多,血钙也低于足月儿。同时补钙、磷时,为防止结晶盐形成,需采取交替补给的方法。

四、临床经验与注意事项

1. 对危重病例应特别重视有无低磷血症存在,加强对血磷浓度的监测,以提高危重病例的抢救成功率。

2. 低磷血症可造成早产儿骨折,需要积极预防。

【新生儿高磷血症】

高磷血症为血磷≥2.45mmol/L。

一、诊断步骤

1. 病史采集　出生 0~3 个月的婴儿血磷含量往往高于年长儿,波动于 4.8~7.4mg/dl,随年龄增加而逐渐下降。新生儿患严重感染,微生物损害细胞膜及 ATP 酶的活性,细胞构成成分卵磷脂被分解,使血磷浓度突然升高;出血、溶血或横纹肌溶解时,红细胞被破坏,红细胞内磷释放到细胞外液引起高磷血症。HIE 患儿也可因钙离子细胞内流导致血钙降低,血磷升高;先天性巨结肠等消化道畸形、母乳性黄疸患儿的血磷升高可能与肠道吸收增多有关。代谢性酸中毒时可造成细胞内磷离子转移至细胞外。

医源性高磷血症见于肠外营养液中补充过量的磷酸钠或磷酸钾,维生素 D 中毒也可造成高磷血症和高钙血症。高能量密度的强化母乳喂养也可导致高磷血症,临床可出现体重不增,血清肌酐升高;因此,晚发性高磷血症需注意监测肾功能,除外肾功能受损。

2. 临床表现与体格检查　一过性高磷血症往往无特异性变现,一般也不易被发现。血磷突然升≥3.2mmol/L 为高磷血症危象,继发甲状旁腺功能亢进造成血清 PTH 明显增高,不仅影响骨质代谢,而且对心血管系统、免疫系统、肾和内分泌组织、神经系统和造血系统均产生危害,由此产生一系列应激生化反应,临床可出现嗜睡、晕厥、僵硬、呼吸心跳加快和严重脱水表现,最终导致低血钙发生及各系统功能损害,心动图显示 Q-T 时间延长,甚至危及生命。

3. 辅助检查　需完善血清电解质、肾功能、甲状旁腺功能、心电图等检查。

二、治疗方案

积极治疗原发病至关重要,同时注意限制高磷饮食。重症者需对症选用降血磷药物。需及时输入 10% 葡萄糖,同时加胰岛素及排钠利尿药。注意禁用 1,6-二磷酸果糖静滴,以免加重高磷血症。一般在原发病治愈后 1~2 周血磷恢复正常,PTH 的分泌继而恢复正常。

【新生儿低镁血症】

新生儿血清镁正常值 0.6~1.1mmol/L(1.6~2.8mg/dl),血清镁 <0.6mmol/L 为低镁血症。低镁血症通过抑制 PTH 分泌及降低对 PTH 的反应常

与晚发性低钙血症同时存在,约80%的低钙血症合并低镁血症。常与晚发性低钙血症同时存在,血清镁轻度降低(0.3~0.6mmol/L),随钙剂治疗血清镁会自行升高,某些人钙剂治疗无效,提供镁盐后血清钙和镁均升高。低钙血症与低镁血症同时存在。

一、诊断步骤

1. 病史采集 常见于宫内生长受限、多胎、母亲低镁血症,以及自胎盘向胎儿转运镁不足均可导致胎儿镁贮备不足。新生儿患肝病、肠道疾患或各种肠切除术后吸收不良会导致镁吸收不良;腹泻、肠瘘、用枸橼酸换血后及肾衰竭多尿期时体内排出镁增多。甲状旁腺功能低下时血磷增高的同时血清钙及镁均降低。母乳中磷镁比例为1.9∶1,牛乳高达7.5∶1,牛乳喂养儿血钙和血镁均较母乳喂养儿低。原发性低镁血症是一种少见常染色体隐性遗传病,由位于肠上皮及肾小管的基因突变使肠道不能吸收镁或肾脏漏出镁,肾排镁和钙增加并继发排钾,肾钙化。

2. 临床表现与体格检查 血清镁降低时,神经系统兴奋性增加,神经肌肉传导性增强,新生儿表现为眼角及面肌抽动、凝视或四肢强直。当血清镁降至<0.5mmol/L(1.2mg/dl)时,可出现惊厥、呼吸暂停。原发性低镁血症生后第一周出现,表现为持续低血钙,手足搐搦、惊厥、多尿、低渗尿、尿pH值增高、代谢性酸中毒。

3. 辅助检查 血清镁<0.6mmol/L即可诊断,24小时尿镁比血镁更能反映实际情况。基因检测有助于原发性低镁血症的病因学诊断。心律失常是严重低镁血症危及生命的表现,ECG主要表现为T波平坦、倒置及ST段下降,Q-T间期正常,可与低钙血症鉴别。

二、治疗方案

治疗低镁血症的首选药物是硫酸镁,出现抽搐时肌内注射25%或50%硫酸镁0.4ml/kg或0.2ml/kg,肌内注射过浅可致局部坏死,不适用于早产儿。严重低镁血症静脉注射2.5%硫酸镁2~4ml/kg(50~100mg/kg),速度<1ml/min,每8~12小时重复1次,一般注射1~4次能控制惊厥,随后可口服10%硫酸镁,每次1~2ml/kg,每天2~3次,多数病例治疗7~10天。静脉治疗中监测心率,每次用药前测定血清镁,如出现肌张力低下,腱反射消失或呼吸抑制等血镁过高的表现,立即静脉注射10%葡萄糖酸钙2ml/kg。

原发性低镁血症抗惊厥或钙剂治疗无效,PTH降低,补充镁盐后血PTH、钙及镁升高,肾磷酸盐排出增加,须长期治疗。

三、临床经验与注意事项

伴有低钙血症的低镁血症,用钙剂及维生素D治疗会使血镁更低,此时应用镁盐治疗。

【新生儿高镁血症】

血清镁大于1.1mmol/L(3mg/d1)称为高镁血症。通常血清镁>1.9mmol/L(5mg/dl)出现症状。

一、诊断步骤

1. 病史采集 新生儿高镁血症相对少见,临床主要见于母亲用硫酸镁治疗,镁盐容易通过胎盘引起胎儿血镁增高和新生儿早期高镁血症。围产期窒息、早产儿及生后早期新生儿的肾廓清能力低,如镁负荷过多可致高镁血症。

2. 临床表现与体格检查 血镁升高可引起中枢神经系统抑制、神经肌肉阻滞、肌张力低下及呼吸、循环衰竭,对神经肌肉接头处的抑制尤为明显。临床表现与血镁升高程度相关,当胃肠蠕动缓慢、胎粪排出延迟或肠梗阻,需与围产期窒息区别;血清镁1.6~2.4mmol/L(4~6mg/dL)时,可使血压下降、尿潴留;血清镁2.4~3.2mmol/L(6~8mg/dL)时,可出现中枢抑制、嗜睡、呼吸减弱;血清镁4.8mmol/L(12mg/dL)时出现呼吸肌麻痹、呼吸停止、昏迷,严重病例可发生心搏骤停。心电图异常包括心率变化(早期心率增快,晚期缓慢)、传导阻滞、T波高尖及室性期前收缩。由于新生儿自身可排除过多的镁,上述症状常为暂时性。早产儿肾排镁能力低,高镁血症持续时间可超过48小时且早期可抑制PTH分泌出现相应症状。

3. 辅助检查 血清镁大于1.1mmol/L(3mg/dl)。

二、治疗方案

清除过多外源性镁。静脉注射10%葡萄糖酸钙2ml/kg,严重呼吸抑制者需呼吸支持,保证足够液体,适当应用利尿药,肠功能正常可胃肠喂养。

治疗过程中严密心电监护,不建议换血、腹膜透析及血液透析。

（容志惠）

参考文献

1. 邵肖梅,叶鸿瑁,丘小汕.实用新生儿学.5版.北京:人民卫生出版社,2019.
2. 张梦梦,汤慧丽,黄河,等.1057例新生儿出生初期部分凝血功能检测指标危急值分析.中华全科医学,2023,21（3）:361-364.
3. 温先勇,周明术,王胜会,等.医院个性化检验危急值的建立及临床应用.中国卫生检验杂志,2017,27（10）:1510-1513,1517.
4. 王政力,陈钇宇,李禄全,等.新生儿重症监护室临床危急值报告结果分析.中国实用儿科杂志,2014,29（5）:363-366.
5. 兰海丽,张秀明,余元龙,等.检验危急值应用的评估与持续改进.中华医院管理杂志,2009,（04）:235-238.

第八章

新生儿治疗技术

第一节　产房内新生儿复苏

随着新生儿急救医学的发展及新生儿复苏技术的改进,越来越多的新生儿得到更专业、更优质的处理。持续改进的产房内新生儿复苏技术使得新生儿窒息发生率显著降低,明显改善新生儿的生存质量。

一、技术原理

产房内复苏遵循 ABCDE 方案,即通畅的呼吸道 - 建立呼吸 - 维持循环 - 药物治疗 - 评估,采取评估 - 决策 - 措施的程序,该程序在复苏过程中不断重复。评估的指标是呼吸、心率和脉搏氧饱和度,其中心率是最重要的指标。

二、器械用品

新生儿复苏常用设备、器械、用品及药品包括:保暖装置(辐射保暖台、温度传感器、预热毛巾及床垫、保暖塑料袋或塑料薄膜、帽子),吸引器械(肩垫、吸引球囊、吸引器、不同型号吸痰管、胎粪吸引管),正压通气装置(自动充气式复苏气囊、T- 组合复苏器、不同型号面罩、空氧混合仪、氧气源、吸氧导管),气管插管器械(喉镜、不同型号喉镜镜片、气管导管、金属芯、喉罩、固定胶布、备用电池等),检测和评估装置(听诊器、二氧化碳检测仪、脉搏氧饱和度检测仪、3- 导联心电监护仪及电极片),脐静脉置管用品(脐静脉导管、三通管、置管所需无菌物品)和给药物品(如肾上腺素针、生理盐水和 1ml、5ml、10ml 和 50ml 注射器等)。

三、操作方法

（一）快速评估

新生儿娩出后应立即进行快速评估,评估内容包括:是否足月、羊水是否清亮、肌张力是否好、是否有哭声或呼吸。如果四项评估内容均为"是",则应快速擦干新生儿,与母亲进行皮肤接触,并进行常规护理。如上述四项评估内容中有一项为"否",则应进入以下初步复苏流程。

（二）初步复苏

1. 保暖　产房温度应设置为 24~26℃。提前预热辐射保暖台,足月儿分娩时设置辐射保暖台温度为 32~34℃,早产儿分娩时根据其中性温度设置。无论足月儿还是早产儿,出生后正常体温均应维持在 36.5~37.5℃,但同时也要避免因体温过高引起的呼吸抑制发生。

2. 体位　新生儿出生后将头部放置在轻度仰伸位,即鼻吸气位。

3. 吸引　非必要不进行口鼻咽部及气道内吸引,避免引起心动过缓或呼吸抑制。确需进行吸引,可用吸引球或吸痰管清理气道,先口后鼻,应限制吸痰管插入深度及吸引时间,吸引负压控制在 80~100mmHg。

4. 羊水胎粪污染　对羊水胎粪污染、有活力的新生儿(心率 >100 次 /min,有自主呼吸)不需气管插管吸引胎粪,生后立即行初步复苏;如羊水胎粪污染,新生儿无活力,则出生后不宜擦干和刺激,应立即在 20 秒内完成气管插管及胎粪吸引,然后再按复苏流程快速擦干全身和刺激呼吸。胎粪吸引时须使用胎粪吸引管,3~5 秒完成吸引操作。若不具备气管插管条件,且新生儿无活力时,应快速清理口鼻腔后立即给予面罩气囊正压通气。

5. 擦干和刺激　新生儿分娩后应置于预热的辐射保暖台上快速擦干全身(从头面部→躯干→四肢皮肤,但羊水粪染无活力的新生儿除外),拿掉湿毛巾并保暖;对胎龄 <32 周和 / 或出生体重 <1 500g 的早产儿,出生后则不宜擦干,需立即用清洁塑料袋或塑料薄膜包裹全身并放置在预热的毛巾上。若擦干皮肤不能刺激新生儿自主呼吸,可轻弹新生儿足底或摩擦背部 2~3 次刺激呼

吸。如经上述处理新生儿仍无自主呼吸,则需立即在出生后 1 分钟之内,即黄金 1 分钟内进行正压人工通气。

（三）正压通气

初步复苏后评估呼吸和心率,如新生儿有呼吸暂停或喘息样呼吸或心率 <100 次/min,应立即进行正压通气,通气设备有自动充气式气囊和 T-组合复苏器。足月儿建议选用自动充气式气囊,优点是不需氧源也可使用,调整压力时不需要中断通气,缺点是通气压力不稳定,不能设置呼气末正压（PEEP）,如果用于早产儿易导致肺损伤;早产儿建议选用 T-组合进行正压通气,优点是可设置正压通气的吸气峰压（PIP）和呼气末正压（PEEP）,通气时压力稳定,可避免呼气末肺泡塌陷,降低早产儿肺损伤的风险;缺点是如果需要调整通气的压力时,需要中断通气,影响复苏效果。通常正压人工通气的频率为 40~60 次/min,T-组合吸气峰压（PIP）20~25cmH$_2$O,呼气末正压（PEEP）6~8cmH$_2$O。有效的通气表现为胸廓起伏良好、心率快速上升、SpO$_2$ 升高和皮肤颜色转红。正压通气实施 30 秒后,应进行评估,若未达到有效通气,应立即矫正通气,包括面罩放置是否恰当、面罩是否扣紧口鼻、气道是否因分泌物堵塞需要吸引、通气压力是否足够,以及是否需要气管插管等。特别提醒,整个通气过程中都需要复苏者动态评估通气效果。

（四）气管插管

在需要气管内胎粪吸引或气囊正压通气无效,患儿需胸外按压和经气管内给药或遇特殊复苏（先天性膈疝）等情况时,必须进行气管插管。气管插管时:需将新生儿置于轻度仰伸位,使用合适喉镜（早产儿选用 0 号镜片,超早产儿选用 00 号镜片,足月儿选用 1 号镜片）经口气管插管,整个操作 20~30 秒内完成。插入深度（气管插管尖端距唇端距离）为:出生体重 +（5.5~6）cm。操作结束后需检测插管是否成功,无气管插管条件时,可考虑喉罩气道（出生体重 >2 000g 新生儿）。

（五）胸外按压

若用气囊或 T 组合面罩实施有效正压通气 30 秒后,新生儿心率 <60 次/min,应立即进行胸外按压。胸外按压前需快速行气管插管,插管成功后配合正压通气,氧浓度升至 100%,并考虑脐静脉置管。按压方法:现主张拇指法行胸外按压,按压部位为胸骨中下 1/3 交界处,按压深度为胸

廓前后径的 1/3;按压和通气的比例为 3:1,即 1 分钟 90 次按压,30 次通气,每分钟共 120 个动作。

（六）药物治疗

有效的正压人工通气配合胸外按压 60 秒后评估心率,如新生儿心率仍 <60 次/min,应给予肾上腺素强心。1:10 000 肾上腺素气管内给药为 0.5~1ml/kg,静脉用药为 0.1~0.3ml/kg,脐静脉通道未建立时,首先考虑气管导管内给药;脐静脉通道一旦建立,重复用药可从脐静脉给药;特殊情况下,可通过骨髓腔给药。如果心率上升不明显,必要时可 3~5 分钟重复给药。如果母亲有失血史,如胎盘早剥或前置胎盘或隐性失血,如帆状胎盘,怀疑有低容量的新生儿,在评估患儿存在循环低灌注情况下,如皮肤苍白、CRT>3 秒、四肢凉、心音低钝或股动脉搏动弱,应给予生理盐水 10~20ml/kg 扩容。生理盐水首剂 10ml/kg,经脐静脉或骨髓腔 5~10 分钟缓慢推入,必要时可重复一次。

（七）复苏后转运

复苏成功后,为了保障新生儿的安全及治疗不间断,建议使用配备有 T-组合或呼吸机的转运暖箱将患儿转运至新生儿重症监护病房进行复苏后管理。

四、注意事项

1. 每次分娩时有 1 名熟练掌握新生儿复苏技术的医护人员在场,每多 1 名胎儿分娩则多增加 1 名新生儿复苏人员。

2. 新生儿复苏团队应包括新生儿科或儿科医师、产科医师、麻醉科医师或助产士,各自分工明确,均经过严格的新生儿复苏培训。

3. 新生儿复苏所需的设备及药品准备齐全,分娩前均处于功能状态。

4. 因为纯氧能导致机体的氧化应激损伤,特别是对于早产儿,可能会增加早产儿视网膜病和慢性支气管肺发育不良的发生风险。因此,国际新生儿复苏指南建议:新生儿复苏时需要采用空氧混合仪指导氧浓度调整,足月儿及胎龄 >35 周早产儿可从空气开始复苏,胎龄 <35 周早产儿复苏时氧浓度建议从 21%~30% 开始,并根据脉搏氧饱和度仪（SpO$_2$）监测,按照目标氧饱和度调节复苏时用氧浓度。若需进行气管插管胸外按压,则需立即将氧浓度调节至 100%。

（杨慧　刘玲）

第二节　新生儿气管插管术

新生儿出生时窒息或出生后因各种原因导致的呼吸困难、心率下降，都可能会需要心肺复苏抢救。新生儿心肺复苏的重要抢救措施之一是气管插管，其成功与否直接影响心肺复苏的成功率，并直接影响抢救后新生儿的预后。

一、气管插管的指征

1. 新生儿出生时窒息，经有效正压通气 30 秒，心率 <60 次 /min。

2. 呼吸心搏骤停。

3. 胎粪吸入时需气管内吸引。

4. 需呼吸机机械通气。

5. 需气管内给药（如气管内给予肺表面活性物质、肾上腺素等）。

6. 获取气管内分泌物培养。

7. 先天性膈疝、极不成熟早产儿等特殊疾病。

二、器械用品

气管插管所需物品有：新生儿喉镜（早产儿 0 号和 00 号镜片、足月儿 1 号镜片）、不同型号气管导管（根据胎龄和体重选择型号，见表 8-1）、吸痰管、金属管芯、气管插管钳、复苏囊、T- 组合复苏器、剪刀、胶布、听诊器等。

表 8-1　不同胎龄、体重新生儿气管导管型号

胎龄（周）	体重（g）	气管导管内径（mm）
<28	<1 000	2.5
28~34	1 000~2 000	3.0
>34	>2 000	3.5~4.0

三、操作方法

（一）经口气管插管

1. 新生儿置于辐射保暖台或保暖箱中，呈轻度仰伸位，可给予肩垫保持气道通畅。如口咽部有黏液，需进行清理，便于暴露声门。

2. 观察新生儿心率、呼吸和 SpO_2，如 SpO_2 过低，必要时可先用复苏囊面罩正压通气 1 分钟，待 SpO_2 升至 90% 以上，再进行插管。

3. 操作者位于新生儿头侧，以左手拇指、示指和中指持喉镜（早产儿选用 0 号或 00 号镜片，足月儿选用 1 号镜片），左手剩余两指固定新生儿下

颌部，沿口腔右侧插入喉镜并将舌推至左侧，经会厌软骨后暴露声门。右手持气管导管（预先将金属管芯插入气管导管），从喉镜右侧经声门插入气管内。若声门暴露不清，可用左手小指轻压喉部。如有黏液，可让助手吸引，20 秒内完成操作。若超过 20 秒或操作过程中患儿出现心率和 SpO_2 下降，应立即停止操作，并用复苏囊面罩正压通气，直至面色转红、SpO_2 升至 >90%，心率上升 >100 次 /min 后再次进行插管。插入深度：气管尖端距唇端距离 = 体重 +（5.5~6）cm，根据胎龄和体重计算插管深度见表 8-2。准确判断插管深度应拍胸部 X 线片，导管前端应位于第 2 胸椎水平（气管隆突上方）。

表 8-2　不同胎龄、体重新生儿气管导管插入深度

胎龄（周）	体重（g）	插管深度（cm）
23~24	500~600	5.5
25~26	700~800	6.0
27~29	900~1 000	6.5
30~32	1 100~1 400	7.0
33~34	1 500~1 800	7.5
35~37	1 900~2 400	8.0
38~40	2 500~3 100	8.5
41~43	3 200~4 200	9.0

4. 插管成功后，气管导管壁可见雾气出现，操作者左手抽出喉镜，右手固定好导管防移位，助手迅速协助取出气管导管内金属管芯，将气管插管与复苏囊连接。此时，操作者可立即进行正压通气并观察胸廓是否随通气起伏，同时，可通过听诊双肺送气音强弱、是否对称等判断气管插管是否在气管内。确定插管成功后，助手以"工"型胶布固定气管导管。为防止胶布损伤皮肤，可事先在新生儿上下唇皮肤处涂少许安息香酊或人工皮进行保护。

（二）经鼻气管插管

在摆好体位及清理干净呼吸道后，先将气管插管放入无菌生理盐水湿润一下，然后将气管插管从右侧鼻孔轻轻插入送至咽喉部，如遇阻力可轻轻转动导管。操作者左手将喉镜插入口腔，暴露声门，右手用导管钳将气管导管尖端送进声门。插入深度为距唇端距离 +1cm。助手协助固定导管时，"工"型胶布一端包绕气管导管，一端固定在患儿鼻翼上。

（三）判断插管成功的方法

1. 肉眼观察　正压通气时可见气管导管壁有雾气，同时可见胸廓起伏，心电监护 SpO_2 和心率升高，患儿皮肤颜色逐渐转红。

2. 听诊双侧胸壁，可闻及明显的送气音，双肺呼吸音对称，心率回升。

3. 听诊双侧胸部有呼吸音，但胃区无声音。

4. CO_2 检测器可呈现颜色改变。

5. 正压人工通气时胃区不扩张。

（四）喉罩气道

喉罩气道是一种用于正压通气的气道装置，多用于体重 ≥ 2 000g 的新生儿。当新生儿存在气道先天性畸形、面罩气囊不能形成良好密闭气道或喉镜观察喉部困难等无气管插管条件时，以及面罩气囊正压通气无效或气管插管失败时，可考虑喉罩气道。操作者用右手拇指和示指将喉罩罩体开口端向前插入新生儿口腔，沿硬腭盲插至不能推进为止，使喉罩气囊环置于声门上方，然后向喉罩边圈注入 2~4ml 空气并使充气控制球达到适当压力，使喉罩覆盖声门并固定。喉罩气道导管可直接连接复苏气囊或 T- 组合复苏器进行正压通气。

四、并发症及其处理

1. 感染　气管插管操作过程中应严格无菌原则，避免继发感染。

2. 缺氧加重　反复多次插管不成功，或插管时间过长，可加重患儿已存在的缺氧。插管时应由技术娴熟的医师进行，尽量在 20 秒内完成。

3. 喉头水肿　反复插管、导管内径过大可引起喉头水肿，可造成插管失败或继发严重呼吸困难。避免反复插管、选择大小合适的导管，可有效降低喉头水肿的发生。

4. 损伤或出血　粗暴的插管操作可导致口腔黏膜、声带及气管损伤，甚至导致出血，所以插管时动作要轻柔。

五、注意事项

为了提高气管插管的整体成功率，从而显著降低相关的插管损伤风险，可以考虑几种解决方案。第一，临床中敏锐且早期识别气管插管困难的新生儿，如小颌、大舌、脸部发育不全或面部不对称的新生儿；第二，使用视频喉镜进行气管插管；第三，在喉镜插入前，或在气管插管整个过程中用鼻导管给氧；第四，插管困难或插管时间过长、或多次插管失败后，应寻求经验丰富的新生儿科医师或麻醉科医师进行气管插管，减少人为因素导致的插管失败或长时间低氧给患儿带来的损害。

（杨慧　刘玲）

第三节　新生儿人工气道建立与管理

人工气道的成功建立是保障危重新生儿救治的关键技术，可改善通气，纠正缺氧状态，解除上呼吸道梗阻，保障气道通畅，清除气道分泌物。

一、技术原理

人工气道是指为保证气道通畅而在生理气道与空气或其他气源之间建立的有效连接，为气道的有效引流、通畅、机械通气、治疗肺部疾病提供条件。常见的人工气道有口或鼻咽通气管、喉罩、食管气管联合通气管、气管插管、气管切开、经皮扩张气管造口等。在新生儿危急重症抢救治疗中以气管插管建立人工气道最为常见。

二、适应证

严重低氧状态，需机械通气治疗；上呼吸道梗阻；气道保护机制受损，如昏迷、麻醉等；气道分泌物潴留；需气道内给药；需窒息复苏。

三、注意事项

（一）新生儿人工气道内吸引管理

建立人工气道的新生儿，不建议定时吸痰，应实施按需吸痰。当新生儿出现以下情况时应考虑气道内吸引：

1. 人工气道内出现可见的分泌物或血液。

2. 双肺听诊湿啰音、痰鸣音或呼吸音降低。

3. 氧饱和度下降，或伴有二氧化碳潴留且怀疑是气道内分泌物增多所致。

4. 出现急性呼吸窘迫综合征表现，如呼吸频率增快、三凹征等，考虑为气道堵塞所致。

5. 呼吸机监测面板上出现锯齿样的流速和 / 或压力波形，排除因管路积水和 / 或抖动所致。

6. 患儿在压力控制模式下潮气量下降或容量控制模式下气道峰压升高，考虑为气道内分泌物所致。

7. 反流误吸。

新生儿人工气道内吸引无绝对禁忌证,若为了避免可能存在的不良反应而停止吸引操作,可能导致生命危险。但考虑到药物的疗效,新生儿使用肺表面活性物质治疗后早期原则上不建议气道内吸引。同时,存在颅内压升高的特殊情况下,气道内吸引前需采取控制颅内压的措施,避免因气道内吸引增加颅内压。

（二）新生儿人工气道与呼吸机相关性肺炎

呼吸机相关性肺炎是新生儿病房院内感染的主要原因之一。建立人工气道(气管插管)进行机械通气的新生儿,应预防呼吸机相关性肺炎的发生,因其与延长新生儿机械通气时间、延长住院时间及增加新生儿死亡率密切相关。对气管插管机械通气超过 48 小时的新生儿,如果胸片中有新出现的、渐增多的、持续的渗出性改变或实变,或者出现动脉血氧饱和度持续降低、吸入氧浓度增加、机械通气需求增加等表现,应考虑存在呼吸机相关性肺炎。

1. 预防呼吸机相关性肺炎的措施　严格手卫生和无菌操作,必要时气道吸引,呼吸机最佳湿化,尽早拔管等可有效降低新生儿呼吸机相关性肺炎的发生,其中手卫生是最重要的措施。有研究表明,早期开始母乳喂养可减低院内感染的发病率。而其他治疗,如组胺受体 H2 阻滞剂、选择性消化道净化、皮肤保护剂及益生菌等对降低呼吸机相关性肺炎的保护作用尚存在争议。

2. 呼吸机相关性肺炎的治疗　呼吸机相关性肺炎的主要治疗方案,包括抗感染、呼吸支持、气管管理及护理等。其中,抗感染仍然是最主要的治疗措施。尽早送检病原学检查后尽早开始经验性抗感染治疗,后续根据病原学检查结果及临床治疗反应调整抗生素的使用。经验性抗感染治疗应根据每家医院常见的院内感染菌群选择抗生素,延迟经验性抗感染治疗可能产生不良结局。对于严重患儿,可采用两种不同类别的抗菌药物联合治疗。

（杨慧　刘玲）

第四节　新生儿氧气疗法

低氧血症是新生儿危重症的常见共同临床表现,是导致新生儿死亡的主要原因之一。氧气疗法是纠正低氧血症的重要措施,其方式包括头罩吸氧、面罩吸氧、鼻导管吸氧、无创机械通气及有创机械通气等。

一、适应证

1. 临床有发绀表现(氧饱和度 <90%)。但严重贫血时,动脉血氧分压即使低于 60mmHg 发绀可不明显,需注意观察。此外,应注意鉴别局部循环差所致的发绀。

2. 呼吸急促、三凹征、鼻翼扇动、呼气呻吟等呼吸窘迫表现。

3. 心率增快、心功能不全时。

4. 超高热、烦躁不安时。

5. 各种原因所致休克、颅高压、意识障碍等。

6. 吸入空气时,动脉氧分压 <50mmHg 或经皮氧饱和度 <90%。

二、操作方法

1. 头罩吸氧　头部不需固定能自由转动,可根据需要调节头罩内温度、湿度和氧浓度。因湿化好,可稀释气道分泌物以利排出。为避免罩内 CO_2 重复吸入,应使罩内气体流量至少在 6L 以上。适用于不同程度低氧血症的新生儿。

2. 面罩吸氧　面罩大小应以能罩住口、鼻为宜,需将面罩固定在面部,可连接于湿化加温器,根据需氧浓度调节流量。适用于中度低氧血症患儿。

3. 鼻导管吸氧　该方法简单、方便、舒适,为最常用的低流量给氧法,适用于轻度低氧血症患儿。有单鼻导管、双鼻导管、鼻前庭给氧法,一般氧流量 0.5~1L/min。由于新生儿潮气量小,又受呼吸变化影响,故鼻导管给氧时无法正确评估吸入氧体积分数,且难以充分温湿化,易导致气道干燥。而高流量湿化鼻导管吸氧具有更好的临床效益。

4. 无创机械通气　常用的无创通气有经鼻持续气道正压通气(CPAP)、经鼻间歇正压通气(NIPPV)、无创高频通气(NHFOV)。在大型随机对照试验中,预防性鼻腔 CPAP 可减少极低出生体重儿对机械通气的需求,但仅在荟萃分析中才证明其对降低慢性肺病或死亡的显著影响。与经鼻 CPAP 相比,NIPPV 减少了插管或再插管的需要;如果在拔管后和出院前使用 NHFOV,可以略微缩短早产儿机械通气持续时间,且 NHFOV 也可降低再插管风险,但尚需更多临床研究。

5. 有创机械通气　对于无创机械通气无法

纠正的低氧血症,需要气管插管后机械通气,即有创机械通气。虽然需要插管和机械通气的婴儿比例已经明显下降,但病情最严重的婴儿往往仍然需要有创通气。因容量保证通气可更有效地减少慢性肺病的发生率、低碳酸血症、Ⅲ~Ⅳ级颅内出血、气胸的发生率和呼吸机使用时间,该模式通气在临床中受到越来越多的关注。相对于常频通气而言,高频通气显示出其在早产儿中的肺保护效益和降低并发症发生风险,也逐渐受到临床医师的重视。

三、并发症及其处理

氧气作为治疗低氧血症的气体药物,不规范使用或长期使用也可产生不良影响。新生儿氧疗也可产生许多并发症,特别是长期吸入高浓度氧可导致,如高氧肺损伤、早产儿视网膜病和神经系统氧损伤等。

1. 高氧肺损伤　短期内吸入高浓度氧可引起急性肺损伤,引起大量炎症细胞浸润,释放炎症因子,导致肺水肿、肺出血,严重者可引起急性呼吸窘迫综合征。长期需要氧疗的新生儿可导致慢性支气管肺发育不良,特别是出生后需要机械通气且生后28天仍不能离氧的新生儿。长期氧自由基的刺激可引起肺部炎症反应,最终引起肺损伤,各级支气管均可累及。慢性支气管肺发育不良的患儿表现出明显的氧依赖,反复肺部感染不易控制,肺功能明显下降。轻症病例预后较好,重症病例病死率高,存活者远期生长发育和神经精神发育、认知功能均会受到影响,可出现神经发育障碍、哮喘和肺功能受损等表现。严格用氧浓度、尽早拔管撤机、避免呼吸机相关性肺炎是预防高氧肺损伤的有效措施。而干细胞治疗是一种有前景的治疗选择,因为它们具有出色的抗炎特性和通过对邻近细胞的旁分泌作用介导的再生能力。但该技术仍处于临床前阶段,广泛用于临床还需要更多的研究证据支持。

2. 早产儿视网膜病变　早产儿视网膜病是导致儿童视力障碍和致盲的主要病因。由于早产儿视网膜发育不成熟,长期的氧疗刺激可导致视网膜血管异常增生、血管充血水肿、纤维增生,严重者可引起血管闭塞,最终导致视网膜变性、脱落,并发白内障,继发青光眼、弱视、斜视等,严重者可导致失眠。早产儿视网膜病的发病率与胎龄和出生体重呈负相关,这可能与视网膜发育成熟度有

关。根据血管定位的区域,将视网膜分为三区;根据严重程度,将病变分为1~5期和一些特定病变(如附加病变、附加前病变、退行期病变、侵袭性病变等)。规范用氧和及时眼底筛查是预防早产儿视网膜病的最有效的措施。及时进行激光或手术治疗可有效避免失明,但也可因治疗后血管不再继续发育而导致视力受损。抗血管内皮生长因子抗体治疗具有较好的疗效,但仍需更多临床证据验证其安全性。

3. 氧疗对新生儿神经系统发育的影响　氧疗对新生儿神经系统造成的不良反应主要表现为颅内压增高、惊厥和昏迷,严重者可留有后遗症。由于脑组织中含有较多不饱和脂肪酸,在氧疗时易被氧化产生大量氧自由基,导致神经系统细胞(尤其是神经元)的高氧损伤。同时,氧疗可导致血管生成异常,进而影响神经系统发育。

4. 氧疗并发症的预防　严格掌握氧疗指征,严格掌握用氧浓度和时间,积极治疗原发病,其他预防措施(如氧自由基清除剂等)。

(杨慧　刘玲)

参 考 文 献

1. 中国新生儿复苏项目专家组,中华医学会围产医学分会新生儿复苏学组.中国新生儿复苏指南(2021年修订).中华围产医学杂志,2022,25(1):4-12.

2. 邵肖梅,叶鸿瑁,丘小汕.实用新生儿学.5版,北京:人民卫生出版社,2019.

3. Disma N, Engelhardt T, Hansen TG. Neonatal tracheal intubation: From art to evidence. Eur J Anaesthesiol, 2021, 38(11): 1109-1110.

4. 中国医师协会新生儿科医师分会循证专业委员会,中国医师协会新生儿科医师分会呼吸专业委员会.2020新生儿机械通气时气道内吸引操作指南.中国当代儿科杂志,2020,22(6):533-542.

5. Blakeman TC, Scott JB, Yoder MA, et al. AARC Clinical Practice Guidelines: Artificial Airway Suctioning. Respir Care, 2022, 67(2): 258-271.

6. Cernada M, Brugada M, Golombek S, et al. Ventilator-associated pneumonia in neonatal patients: an update. Neonatology, 2014, 105(2): 98-107.

7. Carlo WA, Vento M. Oxygen Therapy for Preterm Infants. Clin Perinatol, 2019, 46(3): xvii-xviii.

8. Sabri K, Ells AL, Lee EY, et al. Retinopathy of Prematurity: A Global Perspective and Recent Developments. Pediatrics, 2022, 150(3): e2021053924.

9. Good WV. Retinopathy of Prematurity Incidence in

Children. Ophthalmology, 2020, 127 (4S): 82-83.

10. Chiang MF, Quinn GE, Fielder AR, et al. International Classification of Retinopathy of Prematurity, Third Edition. Ophthalmology, 2021, 128 (10): 51-68.

11. Hartnett ME. Retinopathy of Prematurity: Evolving Treatment With Anti-Vascular Endothelial Growth Factor. Am J Ophthalmol, 2020, 218: 208-213.

12. Giusto K, Wanczyk H, Jensen T, et al. Hyperoxia-induced bronchopulmonary dysplasia: better models for better therapies. Dis Model Mech, 2021, 14 (2): 047753.

13. Behnke J, Lemyre B, Czernik C, et al. Non-Invasive Ventilation in Neonatology. DtschArztebl Int, 2019, 116 (11): 177-183.

14. Zhu X, Qi H, Feng Z, et al. Noninvasive High-Frequency Oscillatory Ventilation vs Nasal Continuous Positive Airway Pressure vs Nasal Intermittent Positive Pressure Ventilation as Postextubation Support for Preterm Neonates in China: A Randomized Clinical Trial. JAMA Pediatr, 2022, 176 (6): 551-559.

15. Wheeler CR, Smallwood CD. 2019 Year in Review: Neonatal Respiratory Support. Respir Care, 2020, 65 (5): 693-704.

16. Sangsari R, Saeedi M, Maddah M, et al. Weaning and extubation from neonatal mechanical ventilation: an evidenced-based review. BMC Pulm Med, 2022, 22 (1): 421.

第五节　新生儿机械通气

机械通气的基本目的是促进有效的通气和气体交换,包括及时排出二氧化碳(CO_2)和充分摄入氧气(O_2),从而使动脉血血气结果维持在目标值范围内。在新生儿各种器官功能衰竭中,以呼吸衰竭发生率最高,机械通气现已成为新生儿重症监护病室(NICU)治疗呼吸衰竭最重要的方法,成功地挽救许多危重新生儿的生命。由于引起呼吸功能障碍的原因不同,其病理机制可以不同,故机械通气的方式也有所不同。在临床工作中,机械通气应用是否正确合理,与治疗效果关系密切。因此在 NICU 工作的新生儿专科医师,应熟练地掌握呼吸机的性能、操作方法、新生儿呼吸生理和疾病特点。

一、适应证

1. 新生儿(尤其是早产儿)原发性和继发性呼吸暂停,药物治疗无效时。

2. 各种原因引起心搏、呼吸骤停,经心、肺、脑复苏后仍未建立规则的自主呼吸者。

3. 呼吸系统疾病如新生儿肺透明膜病、胎粪吸入综合征、新生儿肺出血和肺炎等引起的呼吸衰竭。

4. 严重的呼吸性酸中毒或高碳酸血症:$PaCO_2>70mmHg$。

5. 严重低氧血症,持续气道正压通气(continuous positive airway pressure, CPAP)状态下,吸入氧浓度≥0.6,或压力$\geq8cmH_2O$ 时,$PaO_2<50mmHg$。

6. 中枢神经系统疾病如新生儿缺氧缺血性脑病等引起的呼吸衰竭。

7. 心力衰竭、休克、多脏器功能衰竭需要呼吸支持者。

8. 新生儿持续肺动脉高压。

9. 外科术后需要呼吸支持者。

二、新生儿呼吸机的选择

新生儿的呼吸生理有其特殊性,如肺顺应性低、潮气量小、呼吸频率较快等,故对新生儿呼吸机的选择有如下要求:

1. 能提供各种通气方式,包括间歇正压通气(intermittent positive pressure ventilation, IPPV)、间歇指令性通气(intermittent mandatory ventilation, IMV)、CPAP、呼气末正压(positive end-expiratory pressure, PEEP)通气等。

2. 机身及其管道孔腔小、顺应性低。

3. 潮气量变动范围较大(5~200ml)。

4. 呼吸频率能在 5~150 次/min 的范围内变动。

5. 具有精确的压力限制装置,能在较大范围内提供压力。

6. 具有空气氧气混合装置,能精确地调节吸入氧浓度,可调范围为 21%~100%。

7. PEEP 装置,可调范围为 0~15cmH_2O。

8. 温化和湿化气体装置。

9. 报警装置,能对低压高压、低氧高氧和时限等进行报警提示。

目前用于新生儿的呼吸器大多为压力控制型呼吸机,它们在结构上具有压力限制、时间循环、持续气流、呼气阀门和加温湿化装置等特点。

三、机械通气方式

(一)呼吸机通气方式

呼吸机基本通气方式可分为控制通气和辅助通气两大类。

1. 控制通气 控制通气（control ventilation，C）如 IPPV、PEEP 等。在控制通气下，患儿的通气完全由呼吸机控制，呼吸频率、吸气压力、潮气量、吸呼时间比（I∶E）等均按病情需要在呼吸机上预先设置好，但呼吸机呼吸频率与患儿自主呼吸常不同步。

2. 辅助通气 辅助通气（assisted ventilation，A）呼吸机每次所送的潮气量，均由患儿吸气触发启动。包括 IMV 及同步间歇指令性通气（SIMV）。压力支持通气（pressure support ventilation，PSV）和双相气道正压（bi-level positive airway pressure，BiPAP）也为辅助通气。前者在患儿吸气时给予预先调定的压力支持，以满足通气量。后者在吸气相和呼气相均有以压力支持方式提供的正压，实际上是一种将 PSV 与 PEEP 相结合，经过特殊设计的呼吸机。辅助通气的优点在于有可能由患儿自己决定其通气水平，并担负部分的呼吸功。因此，当呼吸肌极度疲劳或衰竭的患儿，辅助通气不一定是最佳选择。

（二）常用机械通气模式

1. 间歇正压通气（IPPV） 是呼吸机控制通气最常用的通气方式。呼吸机在吸气相产生正压，将气体送入肺内；呼气时压力降到与大气压相同，肺泡气借助肺组织的弹性回缩而排出。主要用于自主呼吸无效或无自主呼吸的患儿。有自主呼吸者，可能发生人机对抗。若调节不当，可发生通气不足或过度。此时可用药物抑制患儿自主呼吸。

2. 间歇指令性通气（IMV）与同步间歇指令性通气（SIMV） IMV 是指呼吸机的频率低于自主呼吸频率，使患儿发挥自主呼吸作用的同时，又间断给予强制性正压呼吸的一种通气方式。常用于有较弱、不规则自主呼吸的患儿，以及作为撤离呼吸机前的一种过渡性机械通气形式。SIMV 是指呼吸机在一定的间歇时间内接受自主呼吸信号，同步送出气流，即每次发出的间歇性强制通气均刚好发生在患儿吸气相，这样消除了自主呼吸与机械通气的对抗问题。

3. 呼气末正压（PEEP）通气 在 IPPV 的前提下，于呼气末借助装在呼气端的限制气流活瓣，使气道压力大于大气压，此压力称为 PEEP。最佳 PEEP 的选择，是以达到最大肺顺应性、最小的肺内分流、最高的氧运输、又无循环功能不良影响为标准。PEEP 压力一般在 2~8cmH$_2$O 左右，其作用与 CPAP 相同。

4. 持续气道正压通气（CPAP） 是使有自主呼吸的患者在呼气相仍保持正压通气，因而在整个呼吸周期气道内压均高于大气压。这样，可防止呼气末肺泡萎陷，增加功能残气量，改善肺内分流，纠正严重的低氧血症。可用于撤机过程中，作为锻炼呼吸肌功能的辅助呼吸，也可用于因肺内分流量增加引起低氧血症的患儿。

5. 吸气平台 吸气平台（plateau）亦称吸气末停顿（end-inspiratory pause，EIP）或吸气末正压通气（EIPPB）。在 IPPV 时，于吸气末呼气前，呼气阀通过呼吸机的控制装置继续关闭一个瞬间（0.3~3 秒）不供给气流，形成一个吸气平台，再开放呼气。因此，吸气平台的时间应为吸气时间的一部分，一般不宜超过吸气时间的 15%。吸气平台的作用是有利于气体在肺内均匀分布和吸入雾化药物在肺内的弥散；当气道阻力增加时，可改善通气/血流比例，减少无效腔量（V$_D$）与潮气量（V$_T$）的比值（V$_D$/V$_T$）。可用于肺泡萎缩或肺顺应性差的患儿。

6. 分钟指令性通气 目前，许多呼吸机都具有分钟指令性通气（minute mandatory ventilation，MMV）恒定的系统及微电脑分析功能，以保证通气不稳定的患儿在撤机过程中的安全。当患儿自主呼吸的每分钟通气量（MV）≥ 预调 MV，呼吸机只供给持续气流，不作正压通气。而自主呼吸 MV< 预调 MV 时，呼吸机同步地提供不足的通气。因此，不论患儿自主呼吸如何变化，总会获得大于或等于预调 MV 的通气。可见 MMV 有利于呼吸肌的锻炼和呼吸器的撤离，减少可能发生的急性通气不足，比传统的 IMV 更安全。

7. 深呼吸或叹息 在 IPPV 期间，长时间应用固定的呼吸频率及压力，可使扩张不足的肺泡逐渐萎陷，产生肺不张及顺应性下降。某些呼吸机设有深呼吸或叹息（sigh）装置，能定时自动增加潮气量，达到潮气量的 1.5 或 2 倍。因此，可预防肺不张的产生，并使不张的肺泡复张。肺大疱患儿慎用，以免引起肺泡破裂。

8. 压力支持通气 压力支持通气（PSV）亦称吸气压力支持（IPS），是一种减少患儿呼吸做功的呼吸支持方式。在自主呼吸基础上，通过自主吸气触发呼吸机送气，使气道内压力有所增加，其通气量包括自主吸气的量和呼吸机压力支持的通气量。可见，PSV 只是协助患儿克服呼吸阻力，减少自主呼吸时所耗的功。

9. 双相气道内正压 双相气道内正压（BiPAP）实际上是一种 PSV 和 PEEP 相结合的通气方式，即在吸气相以压力支持方式提供正压，在呼气相则相当于 PEEP 的正压。目前有的采用面罩将患儿与 BiPAP 机连接，这是一种无创的辅助通气方法，无须插管。

四、机械通气的准备

1. 选择适宜新生儿应用的呼吸机 选择具有压力限制、时间循环和持续气流等特点，并可实施辅助通气 / 控制通气（A/C）、IMV/SIMV、IPPV+PEEP、CPAP 等各种辅助通气模式的新生儿专用呼吸机。

2. 建立动脉通道 如有可能，在开始呼吸机辅助通气治疗前，应置入脐动脉导管或外周动脉导管建立动脉通道，以便随时采取动脉血进行血气分析或进行其他实验室检测，也可实时进行动脉血压监测。

3. 检查呼吸机气源 在开始呼吸机通气治疗前，必须连接高压氧气和高压空气气源，两个气源压力应相等（1.2~3.6kPa），以避免空气与氧气混合的浓度不准确或因压力不均损坏空氧混合器。

4. 保证气管插管在合适位置 给患者插入气管插管，保持适宜的深度，并用脚步固定位置，防止气管插管滑动或脱管。

5. 正确连接呼吸管道 在实施机械通气之前，要求正确连接呼吸管道，确保呼吸管道接头牢固，避免漏气。

6. 预调呼吸机参数 在将呼吸机与患儿气管插管连接前，调定好各种呼吸机参数，如通气模式、通气压力、通气频率、吸入氧浓度等，并设定好呼吸机报警限。

7. 注意吸入气体加温湿化 为保证患儿吸入温暖、湿润的气体，在机械通气治疗前应预热加温湿化器，将患儿吸入气体加温湿化，加温湿化器温度通常维持在 33~35℃左右，要求患儿吸入气体温度达 36~37℃、相对湿度 90%~100% 或绝对湿度 44g/L。

五、呼吸机参数及其预调

1. 吸气峰压（PIP） 应用压力控制型呼吸机时，PIP 是决定潮气量的主要因素。提高 PIP 可使萎陷的肺泡扩张，PaO_2 上升；可增加每分钟通气量，进而使 $PaCO_2$ 下降；但过高的 PIP 可引起肺气漏、支气管肺发育不良和阻碍静脉回心血量，使心搏出量减少。故在机械通气时，尽可能用较低的 PIP，将动脉血气维持在正常低限即可。PIP 初调值设定因人、因病而异：体重大的足月儿可高些，体重小的早产儿可低些；有肺不张病变（如新生儿呼吸窘迫综合征）或阻塞性病变（如胎粪吸入综合征、肺炎）可高些，一般为 20~25cmH₂O；无肺部病变（如早产儿呼吸暂停）者可低些，一般为 15~18cmH₂O。

2. 呼吸频率（RR） 是决定每分钟通气量的重要因素，低 RR 可改善氧合。在 PIP 不变（此时潮气量也不变）时，增加 RR 便能增加通气量，使 $PaCO_2$ 降低，同时也有利于 PaO_2 的提高。一般将 RR≤40 次 /min 称为慢 RR，40~60 次 /min 称为中 RR，≥60 次 /min 称为快 RR。RR 初调值，在肺无病变者（如呼吸暂停、心脏病和脑病患儿）为 20~25 次 /min；肺有病变时，生理无效腔增加，或 $PaCO_2$ 超过 70mmHg，RR 可增至为 30~45 次 /min。IMV 时的 RR 应根据患儿的自主呼吸能力来确定，初调值一般为 20~30 次 /min，以后逐步调节使 $PaCO_2$ 维持在 40~50mmHg。如果 IMV 时的 RR 超过 40 次 /min，可因呼气相短而导致 CO_2 潴留（非调定性 PEEP），应避免。

3. 吸入氧浓度（FiO_2） 呼吸机的可调氧浓度为 0.21~1.0。选用氧浓度的原则是用最低的 FiO_2，使 PaO_2 维持在 50~80mmHg 之间。毋须使用高 FiO_2 来达到高 PaO_2，以避免肺氧中毒（如早产儿的支气管肺发育不良和视网膜病）的发生。常用的 FiO_2 初调值在无呼吸道病变为 <0.4，在有肺部病变时为 0.4~0.8。

4. 吸气时间（T_i）和吸气与呼气时间比值（I∶E） 机械通气时，T_i 一般设定在 0.3~0.5 秒，呼气时间（T_E）至少维持 0.5~0.6 秒或以上，同时应用较低 RR（≤40 次 /min）。这样可使患儿在两次呼吸机控制的呼吸之间可有一次自主呼吸。正常新生儿自主呼吸时，I∶E 比值为 1∶1.5~2.0，肺不张型病变时宜为 1∶1~1.2，阻塞型病变宜为 1∶1.2~1∶1.5。调节 I∶E 比值时，应注意是否超过最低 T_i 或最低 T_E。适当延长 T_i（尤其反 I∶E 比值时），可提高 PaO_2，改善氧合，但不如通过提高 PIP 和 FiO_2 来得快而有效。

5. 流速（FR） 在压力控制型呼吸机，FR 是形成 PIP 和防止 CO_2 潴留的最重要因素。在新生儿机械通气过程中,当 FR 达到每分通气量的 2.5 倍(4~10L/min)时就足以清除呼出的 CO_2,并能补充气管导管周围及管道接头的漏气和产生足够的 PIP。一般来说,患儿病情严重时所需较高的 PIP 或较快的 RR,可以通过较大的 FR(8~10L/min)达到,此时形成方形压力波形,有利于肺泡扩张,但易产生肺气压伤和静脉回流受阻;病情好转后,所需的 PIP 或的 RR 下降,FR 也可随之降至(4~8L/min)。当使用 FR<6L/min 时,吸气时达到压力高峰的速度较慢,形成正弦压力波形,更接近生理状况,较少发生肺气压伤。

6. 呼气末正压(PEEP)　机械通气时的 PEEP 与有自主呼吸时应用的 CPAP 意义相同,其目的均是在呼气末气道产生一定的正压,以增加功能残气量,稳定肺容量,改善肺顺应性,提高通气 / 血流比例。因此,新生儿机械通气实际上就是 IPPV+PEEP。一般将 2~3cmH_2O 的 PEEP 称为低 PEEP;4~7cmH_2O 为中 PEEP;>8cmH_2O 为高 PEEP。初调值设定,在无呼吸道病变者为 2~3cmH_2O,在有肺不张型病变、功能残气量减少者为 4~6cmH_2O,在有阻塞性病变、功能残气量增加者为 0~3cmH_2O。

7. 潮气量(V_T)　新生儿生理潮气量为 5~7ml/kg,目前推荐应用保护性通气策略,以接近于新生儿生理潮气量范围的呼吸机潮气量进行通气。通常根据患儿动脉血气分析提供的 $PaCO_2$ 水平、呼吸机呼出潮气量为依据,将呼吸机潮气量调节在 4~8ml/kg,再根据患儿动脉血气分析结果、呼吸机呼出潮气量和患儿呼吸状况进行适当调整。

新生儿肺部病变性质不同,其病理生理改变存在差异,肺功能状态也不一样。患儿所需设定的呼吸机参数初调值可参考表 8-3。

表 8-3　新生儿呼吸机参数的初调值

参数	无肺部病变	肺不张病变	阻塞性病变
FR(L/min)	4~10	4~10	4~10
FiO_2(%)	30~40	60~80	60~80
RR(bpm)	20~25	30~40	35~45
Ti(sec)	0.5~0.75	0.5~1.0	0.5~1.0
I:E	1:1.5~2	1:1~1.2	1:1.2~1.5
PIP(kPa)	1.6~3.3	2.7~3.3	2.7~3.3
PEEP(kPa)	0.2~0.3	0.4~0.6	0~0.3

六、呼吸机参数的调节

在机械通气过程中,应密切观察患儿的临床反应:观察胸廓运动及肺呼吸音以了解肺内进气情况;观察心率、血压以了解心脏功能;观察皮肤及面色以了解肺氧合情况等。血气分析是判定呼吸机参数设定是否适宜的“金指标”,机械通气原则是以尽可能低的 FiO_2 和 PIP 维持动脉血气在目标值范围内。新生儿机械通气时,希望达到的动脉血气目标值范围是:pH 7.35~7.45,PaO_2 60~80mmHg,$PaCO_2$ 40~50mmHg。一般应用呼吸机后 30 分钟至 1 小时复查动脉血气,以指导呼吸机参数调节。以后每隔 4 小时复查 1 次,病情好转后可延长至每 6~8 小时 1 次。每次调节参数后 10~20 分钟或病情突变时也应检测动脉血气,作为是否需要继续调节参数的依据。

1. 呼吸机参数调整范围　一般每次调整 1~2 个参数。提高参数值时,可先调参数条件偏低者;反之,降低参数值时,则先调条件偏高者。每次的调整范围为①FiO_2(最常调定的参数之一):当 PaO_2 接近正常时每次可降低 0.02~0.05;当 >100mmHg 时可降低 0.10;②RR 每次可升降 2~10 次 /min;③PIP 每次可升降 2~3cmH_2O;④PEEP 每次升降 1~2cmH_2O;⑤T_i 或 T_E 每次调节 0.25~0.50 秒。

2. 调节方法及目的　若要提高 PaO_2,可采用以下选择:①增加 FiO_2;②提高 PIP;③增加 RR;④提高 PEEP(功能残气量不足时);⑤延长 Ti 及吸气平台。为了降低 $PaCO_2$,可采用以下选择:①提高 PIP;②增加 RR;③降低 PEEP(功能残气量增多时);④延长 T_E。如以上参数调节无效时,应检查呼吸机故障、插管阻塞或是否出现气胸、心功能衰竭等并发症。若证实存在,应在手控气囊通气下,排除以上情况,并待患儿氧合好转后再进行机械通气。

3. 平均气道压　平均气道压(mean airway pressure,MAP)指的是在一个呼吸周期中,呼吸道内瞬间压力的平均数。在压力波形中,MAP 相当于一个呼吸周期中压力曲线下的面积。MAP 可按下列公式计算:MAP=k(PIP)[Ti/(Ti+T_E)]+(PEEP)[T_E/(Ti+T_E)]。其中 k 为常数,氧流量 >6L/min(方形压力波形)时,k=1.0;氧流量 <6L/min(正旋压力波形)时,k=0.5。MAP 可作为一项综合评定呼吸器参数功能的指标,MAP 的增高,提示氧合功能增强。通过提高 PIP、PEEP 或延长 Ti 可使 MAP 增高。每个新生儿所需的 MAP

应根据其肺部病变的严重程度和正压通气时对心血管的影响两者间的平衡关系而定：在无肺病变的新生儿，MAP 一般维持在 5cmH$_2$O；在有肺病变的新生儿，MAP 通常保持在 10~12cmH$_2$O；MAP>12cmH$_2$O 为高 MAP，多用于肺不张患儿，如在严重肺透明膜早产儿，MAP 可高达 20cmH$_2$O。

七、机械通气的管理

机械通气的治疗效果，除原发疾病因素影响外，很大程度上取决于患儿的监护和呼吸管理质量。

（一）机械通气时患儿的监护

为了使机械通气安全有效地进行，必须进行以下监护，并做好各种有关记录如病情变化、呼吸机参数变化和血气分析结果。

1. 体温　将患儿置于远红外线辐射式抢救台上或暖箱内，同时监测体温。

2. 临床表现和生命体征　观察患儿面色、皮肤颜色、自主呼吸、胸廓运动、呼吸音、肺部啰音、心脏杂音及节律及肝大、水肿等情况。每 2 小时记录一次血压（收缩压、舒张压、平均动脉压）及心率值。应维持心率、血压在正常范围，必要时做心电监护。

3. 出入液体量　每日精确计算 24 小时出入量并测体重（对有心衰、水肿者尤为重要），以确定前一天入液量是否合适并作适当的调整。

4. 床边胸片　呼吸机应用前后各摄胸片一张，有条件者以后应每日或隔日摄胸片一次，如有病情变化，随时摄片。

5. 血气分析　呼吸机应用前后 1/2~1 小时各查一次血气，以后每隔 4~6 或 8 小时监测一次，有病情变化随时测定。可用经皮氧分压 / 二氧化碳分压监测仪或经皮脉搏 / 血氧饱和度仪进行监控，以减少抽血进行血气分析的次数。

6. 人工排痰　定时更换体位和吸痰，一般每 2~4 小时一次。吸痰由 2 人操作，1 人用注射器将无菌生理盐水 0.5~1ml 滴入气管导管内，然后用接有氧气的气囊抱球加压给氧 10~15 秒；另一人戴上无菌手套，接无菌吸痰管轻轻插入气管导管内，至遇到阻力或患儿出现刺激反应时往外拔出 1cm，然后边吸捻转并向外退；每次吸痰时间不超过 10 秒，完毕后立即接上气囊，加压给氧至患儿面色红润为止，如此反复吸痰 2 次左右。吸痰时的负压不宜过大，早产儿 <100mmHg，足月儿 <150mmHg，以免导致气道损伤和出血。吸痰时还应注意气道湿化情况及痰液的量、性状和颜色，并定期进行细菌培养。

（二）意外情况及其处理

在机械通气过程中，由于医务人员经验不足、操作不当或患儿方面的因素，常会出现一些意外情况，影响机械通气的正常进行，甚至产生险情，应及时发现并迅速加以处理。

1. 堵管　通常为不完全性堵塞，堵塞物多是黏痰或凝血块，发生部位常在气管插管顶端前 1~2cm 处。堵管后，管腔变窄，阻力增加，潮气量减少，若患儿有自主呼吸，则可出现明显的吸气性呼吸困难和青紫，需加大 FiO$_2$ 才有所缓解；用气囊加压给氧时有时出现阻力；此时 PIP 往往升高，血气分析可发现 PaCO$_2$ 明显上升而 PaO$_2$ 降低。若疑有堵管，应及早拔出气管导管重插。

2. 插管过深　多由气管内导管固定不牢、吸痰过程中或搬动患儿时气管内导管移位造成。导管前端的黑色粗线条为正常插管深度标记，插管后导管的深度标记正好在声门口部位，胸片上显示导管的顶端一般位于第二胸椎水平或气管分叉上 1~2cm 处。若插管过深，导管顶端易进入右侧支气管，通气时右肺进入气体过多，产生肺气肿，甚至气胸；而左肺因进入气体不足形成肺不张，此现象称为单侧肺通气。在机械通气期间，如发现两侧肺的呼吸音或胸廓运动不等（右侧强于左侧），应高度怀疑插管过深，应立即摄片检查导管顶端位置并将导管适当拔出（一般为 1.0~1.5cm），然后用气囊作抱球呼吸，以检查双侧肺的呼吸音是否对称。对称的呼吸音得以证实后，再重新将导管固定。

3. 脱管　产生原因同插管过深。此外，插管太浅、导管下端离声门太近也可引起脱管，但不常见。发生脱管时，患儿突然出现青紫，肺部听不到气体压入肺内的声音，从气管导管内可吸出胃内容物；PIP 降低，用气囊接纯氧作抱球呼吸时，青紫不能缓解。此时，应立即将管全部拔出，重新插管。

4. 自主呼吸与呼吸机对抗　自主呼吸与机械通气不协调或不同步，称为人机对抗（fighting the ventilator）。可发生在吸气触发、吸气维持（包括屏气）、吸气呼气转换和呼气过程等完整呼吸周期的各个阶段。如当呼吸机送气时，患儿很可能还在呼气；呼吸机停止送气时，患儿也可能正处于吸气状态,这些均为人机不同步的表现。此时,患儿烦躁不安,影响通气效果,PaO$_2$波动很大,常发生低碳酸血症,并有发生肺气压伤危险。引起人机对抗的原因很多,如呼吸机参数调节不当、患儿烦躁不安、病情变化、呼吸道分泌物过多及机械故障等。在应用机械通气过程中,若出现人机对抗的情况应及时分析和明确原因,及时予以调整:①呼吸机参数调节不当是引起人机对抗最常见的原因,故首先应检查呼吸机通气模式和参数的调节是否合适,触发灵敏度设置水平是否过高,通气压力、潮气量是否选择偏小导致通气量不能满足患儿的需要,或通气压力或潮气量过大、吸气时间过长等,合理调节呼吸机参数,最大限度地发挥呼吸机的治疗功能,减少对患儿生理功能的影响。②在出现人机对抗时也要注意患者方面的原因,如气道分泌物堵塞、咳嗽、烦躁不安、气道高反应、原发病加重或出现并发症等,均为临床很常见的人机对抗原因。③在排除呼吸机操作和患者方面的原因以后,人机对抗仍然存在,应考虑呼吸机机械方面的原因,如呼吸机的同步性能、呼吸机部件磨损而导致调节失灵、回路管道积水或漏气、加温湿化装置故障、气源压力不足等,逐一分析和查找原因,及时处理。④选用具有同步功能的通气模式,如SIMV和A/C等,可明显减少人机对抗,改善通气效果,减少机械通气并发症,缩短机械通气时间。⑤在患儿出现烦躁不安、惊厥、肌紧张,施行床边诊断和治疗性操作前,患儿疼痛、气管内吸引或其他一些不良刺激,以及合并肺动脉高压等,可考虑应用镇静剂、镇痛剂和肌松剂。临床常用吗啡(0.05~0.2mg/kg)静脉注射或镇静剂如苯巴比妥钠(10~15mg/kg)、安定(0.5~1.0mg/kg);若吗啡或镇静剂无效,可改用肌松剂,如泮库溴铵0.05~0.5mg/kg,静脉注射,必要时2~3小时重复使用。经上述处理,尽快消除人机对抗,做到呼吸"合拍",即人机之间无明显的矛盾呼吸现象。临床上一般把呼吸合拍作为患儿同步通气状态良好的标志,此时,患儿无明显的呼吸对抗,面色红润,心率平稳,血氧饱和度在90%以上,血气结果维持在目标值范围。

八、呼吸机的撤离

　　呼吸机的撤离是一个逐步降低通气参数,逐渐由患儿自主呼吸取代控制呼吸的过程。一般按下列顺序进行:控制指令通气(CMV)－间歇指令通气(IMV)－持续气道正压通气(CPAP)。对于病情轻且机械通气时间不长的患儿,此过程短至数小时,而对于病情重、机械通气时间长的患儿(尤其早产儿)则长达数天。撤机过程还要密切监护患儿生命体征变化、临床表现,如自主呼吸、循环及全身情况。

　　(一)呼吸器撤离的指征

　　1. 患儿病情明显好转且稳定,有较强的自主呼吸能力,其作用超过呼吸机的呼吸支持作用。

　　2. 用FiO$_2$≤0.4,PIP≤20cmH$_2$O进行机械通气,即可使血气处于正常范围。

　　3. 呼吸道分泌物减少,能耐受每2小时1次的吸痰操作。

　　4. 新生儿呼吸窘迫综合征患儿的日龄已超过3天。

　　(二)呼吸器撤离的步骤

　　1. 根据血气分析结果逐步降低呼吸参数,每次调整参数后应检测血气,如发现异常,应重新恢复原来参数。

　　2. 当PIP≤15~18cmH$_2$O,PEEP≤5cmH$_2$O,FiO$_2$<0.4时,如血气分析结果仍在正常范围,可逐步降低RR。

　　3. 当RR降至20次/min以下,此时吸气时间应在0.5~0.65秒之间,在呼吸机的呼气时间内患儿可自主呼吸。若患儿自主呼吸有力,可改用CPAP 4~6cmH$_2$O,维持一段时间后,若耐受良好,血气在正常范围,可考虑拔管撤机。亦可应用IMV维持期间将RR降低≤10次/min,患儿自主呼吸有力,血气仍在目标值范围,可考虑拔管。

　　4. 拔管前的处理　①应用镇静剂、镇痛剂和肌松剂的患儿,首先停用这些药物,刺激自主呼吸;②为防止喉头水肿,拔管前30分钟可静脉注射地塞米松0.25mg,或可用肾上腺素0.5mg、地塞米松1mg加入9ml生理盐水咽喉喷雾2~3次;③拔管前充分吸净口、鼻咽部和气管导管内分泌物,然后在负压吸引下拔掉气管内导管。

　　5. 拔管后的处理　①拔管后改鼻塞CPAP或头罩吸氧,密切观察呼吸情况及有无青紫。②拔管后视病情每隔6~8小时超声雾化1次,酌情连用2~3天。若呼吸道分泌物多或机械通气时间较长者,拔管后超声雾化间隔时间可缩短至3~4小时1次。③在拔管后24~48小时内,每小时进行1次翻身、拍背和变换体位。④拍摄胸片检查有无肺部并发症。⑤至少6小时后试喂糖水或乳类。

九、机械通气的并发症

机械通气是一项侵入性操作,故并发症的发生除与患儿的原发疾病相关外,还与机械通气的时间、技术和管理有关。医务人员必须认真负责,精心护理,严格按常规操作,尽量避免并发症的发生。常见的机械通气并发症包括感染、肺气漏、肺不张、喉损伤、气道内出血、呼吸性碱中毒、颅内出血及氧中毒包括支气管肺发育不良(BPD)、早产儿视网膜病(ROP)等。

（周晓光）

第六节　肺表面活性物质替代治疗

肺表面活性物质(pulmonary surfactant, PS)是由肺泡Ⅱ型细胞合成,并分布在肺泡表面的磷脂蛋白复合物,具有降低肺泡表面张力,防治肺不张和肺水肿,保持肺泡稳定等重要功能。1980年日本藤原哲郎(Fujiwara)首次应用牛PS治疗新生儿呼吸窘迫综合征(respiratory distress syndrome, RDS)获得成功。此后国内外开展了大规模的临床药理试验,并相继将各种不同种类PS应用于临床,使得RDS的病死率明显下降。近年来,PS的临床应用范围已从RDS的常规治疗扩大到治疗重症肺炎、胎粪吸入综合征、急性呼吸窘迫综合征(acute respiratory distress syndrome, ARDS)及支气管哮喘等疾病,用药方法也有较多进展。

一、技术原理

（一）PS的化学成分

主要成分包括磷脂、中性脂肪和蛋白质。磷脂中以磷脂酰胆碱为主,约占80%~90%,分为饱和与不饱和磷脂酰胆碱两大类。前者占50%~60%,主要为二棕榈酰磷脂酰胆碱(DPPC),系最具表面活性的物质;后者占25%~40%。其他磷脂如磷脂酰甘油、磷脂酰乙醇胺和磷脂酰肌醇等,占10%~15%。中性脂肪主要为胆固醇、甘油三酯和脂肪酸。蛋白质中50%为PS特异性相关蛋白(surfactant protein, SP),可分为A、B、C、D四种(SP-A、SP-B、SP-C、SP-D),它们不仅与表面活性相关,还与肺部局部免疫有关。另外50%为非特异性蛋白,主要为白蛋白。

（二）PS的功能

1. 降低肺表面张力　PS分布在肺泡液层表面(气液界面)展开形成单分子表面膜,使肺泡表面张力降低。其作用机制与PS磷脂的特性有关。在呼气相,肺泡表面积缩小,至呼气末肺泡表面积最小。此时表面膜磷脂分子中,不饱和磷脂被"挤出"磷脂膜层,而留下以DPPC为主的饱和磷脂膜。紧密排列的饱和磷脂以其极性基团(磷酸、胆碱)朝向液面,非极性基团(脂肪酸)朝向气层,形成具有高表面能的分子膜层,使液体表面张力迅速降低。PS磷脂的这一特性,使肺泡在呼气末仍保持扩张状态。在吸气相,很低的吸气压可使肺泡迅速张开,表面积增大,已被"挤出"的不饱和磷脂再回到磷脂膜中,使原来的分子膜软化,防止液体表面张力的增高。

2. 促进液体吸收　足月胎儿娩出时,气道和肺泡内液体约20ml/kg体重,内含PS约20mg磷脂/kg体重。自主呼吸建立,肺泡扩张,Ⅱ型肺泡上皮细胞受机械牵拉和交感神经兴奋的刺激,大量合成、分泌和释放PS,使肺泡内液保持高PS浓度(可达2~3mg磷脂/ml),促进肺液吸收。

3. 保持小气道开放　与肺泡连接的毛细支气管末端也有PS,它主要来自肺泡,其作用是降低该处的表面张力,使毛细支气管末端开放。如此处PS缺乏,易导致毛细支气管痉挛和阻塞。

4. 维持气道黏膜的黏液-纤毛系统的功能　PS还可以从肺泡沿气道向心流动,降低气道黏膜表面张力,保持小气道黏膜完整,维持黏膜的黏液-纤毛系统的正常功能。

5. 局部免疫防御功能　SP-A可与细菌体表面多糖和病毒表面蛋白结合,并活化肺泡巨噬细胞,通过受体作用与巨噬细胞结合。SP-A和SP-D亦参与对炎性细胞因子的调控。表明PS可阻止细菌在肺内繁殖,或使病毒凝集,活化巨噬细胞将病原体吞噬清除。

（三）PS的代谢特点

Ⅱ型肺泡上皮细胞具有细胞核、内质网、高尔基体和板层小体等结构,板层小体是PS贮存的地方。当板层小体成熟后,脱离细胞,沿细胞壁间隙进入肺泡。胎儿肺在20~24周已有板层小体形成,但30周内胎儿肺PS极少,总量不足足月儿的10%。31~37周胎儿肺内可有较多板层小体,肺液及羊水中PS量呈迅速增加趋势。38周后出生的婴儿肺液PS含量丰富。足月儿生后24~48小时肺内 PS 总量可达 80~100mg 磷脂 /kg 体重,随后几天逐渐减低到 10~20mg 磷脂 /kg 体重,接近成人水平。在呼吸过程中,PS 逐渐消耗。代谢后的产物少部分被巨噬细胞吞噬、降解、清除,或经气道排出。大部分被肺泡重吸收,进入 Ⅱ 型肺泡细胞形成新的板层小体。PS 的半衰期约为 12~20 小时。外源性 PS 并不影响体内 PS 的代谢,但可增加肺泡内 PS 的吸收。

二、PS 制剂的种类

PS 制剂可分为天然 PS、半合成 PS、合成 PS 和重组天然 PS 四种(表 8-4)。

1. 天然 PS　主要来源于健康人羊水和异种动物的肺脏。从健康人羊水中提取制备的 PS 来源于胎肺液,它含有 PS 所有的磷脂和特异蛋白质成分。在其所含蛋白质成分中,除 SP-B、SP-C 外,还有大量的 SP-A,后者具有强化表面活性及局部免疫调节作用,因而,此制剂对感染和损伤为主的肺病变(如 ARDS)会产生较好疗效。但它在制备上易受 HIV 和肝炎病毒污染的限制,故在临床应用上较困难。动物源性 PS 多采用猪肺、牛肺提取,这些制剂均含有 40%~50% 的以 DPPC 为主的饱和磷脂,以及 1% 左右的 SP-B、SP-C,共同作为主要活性成分,一般不含有 SP-A。

2. 半合成 PS　有些制剂在天然 PS 中加入一定量有效成分,以增强疗效。如 Survanta、Surfactant-TA 等。

3. 合成 PS　美国生产的 Exosurf 由 85% 的 DPPC、9% 的 16-烷醇和 6% 的四丁酚醛配制而成。DPPC 为降低肺表面张力的活性成分;16-烷醇和四丁酚醛为非离子表面活性剂,能促进 DPPC 展开和吸附。英国生产的 ALEC,由 DPPC 和 PG(不饱和磷脂酰甘油)按 7∶3 组成。由于这两种制剂均不含蛋白质成分,故临床上不必考虑异源蛋白对机体的影响。

4. 重组天然 PS　是在人工 PS 的基础上,利用 DNA 重组技术合成人类全部 SP,然后在体外将之重组为天然 PS。尚处于研究阶段。

表 8-4　不同种类 PS 制剂的来源、产地及剂量

种类	制剂	来源	产地	剂量(mg/kg)
天然	人类肺表面活性物质	人羊水中提取	—	60
	Infasurf	牛肺提取	美国	100
	BLSE(bLES)	牛肺提取	加拿大	75~100
	CLSE	牛肺提取	美国	90
	Curosurf	猪肺提取	意大利	100~200
	Alveofact	牛肺提取	德国	50
	Calsurf	牛肺提取	中国	60~100
半合成	Survanta	牛肺 PS+DPPC+ 脂质	美国	100
	Surfactant-TA	牛肺 PS+DPPC+ 脂质	日本	120
	肺活通	猪肺 PS+DPPC+PG	中国	100~120
人工合成	Exosurf	DPPC,16 烷醇,四丁酚醛	美国	67.5
	ALEC	DPPC,PG	美国	100
人工重组	KL_4-Surfactant	用赖氨酸、亮氨酸按 SP-B 序列合成的肽与磷脂混合	美国	200

三、PS 用药指征与时机

(一)预防性给药

对接近分娩的高危早产儿,并证实存在 PS 缺乏者,可考虑产前羊水内注入 PS,以预防其发生 RDS。产后应用 PS 预防 RDS 尚无统一指征,一般认为适用于以下情况:①出生体重 <1 000g

或胎龄<28 周的极不成熟儿;②未接受产前糖皮质激素预防者;③证实胎儿存在肺成熟度差、PS缺乏者。亦有学者认为,出生体重<1 250g 或胎龄<32 周有可能发生 RDS 的高危早产儿,均为产后 PS 预防性用药指征。在产后 15~30 分钟内或在呼吸机通气前用药疗效最佳。

（二）治疗性给药

用药范围包括 RDS 及 PS 继发性缺乏或失活性疾病(如胎粪吸入综合征、重症肺炎、重度窒息及 ARDS 等)。当临床出现肯定的呼吸窘迫征象时应尽早用药,以生后 6 小时内给药效果最好,一般不超过生后 12 小时,12~24 小时或更晚给药临床疗效较差。

四、PS 用药方法

（一）给药方法

1. 气管内滴注法　为目前常用方法,根据给药速度快慢分为两种:

（1）快速给药法:将 PS 溶解后置手心、暖箱或温水中温化,然后吸入 5~10ml 注射器中,连接一细鼻胃管,经气管插管伸入气管分叉处,将 PS分成 2~4 等份,按不同体位分次快速注入肺内,每次注药后应用复苏囊加压给氧或机械通气 2~3 分钟,以使 PS 在肺泡内均匀分布。也可置患儿于仰卧位,不改变体位,一次性快速注入全量 PS,然后应用复苏囊加压给氧或机械通气。

（2）慢速给药法:按不同体位将 PS 分次从气管插管侧孔缓慢滴入肺内,给药期间应用复苏囊加压给氧或机械通气,以使 PS 在肺泡内均匀分布,总给药时间 15~20 分钟。

2. 雾化法　尚处于实验阶段。将 PS 制剂 5ml/kg(100mg/kg)置于雾化器中,试用于动物和成人 ARDS 取得较好效果。雾化吸入可使 PS 在肺内均匀分布,但要求 PS 的微粒小于 5μm 才容易分布到肺泡内。其优点在于 PS 用量少,避免了大量液体团块一次性进入肺内对肺的损伤作用。缺点为气雾剂易沉淀失效,并需很长时间才能给足治疗剂量;另外,当肺部病变不均匀时,气雾剂优先分布于病变轻的肺叶内,而病变重的肺叶内分布极少,故影响疗效。

（二）给药剂量

多数临床报告 PS 制剂用药剂量为 50~120mg/kg,也有低至 25mg/kg,高至 200mg/kg 的报告。不同种类 PS 制剂性质及药效不同,故推荐剂量亦不同。

（三）给药次数

给予首剂 PS 后 6~24 小时,若患儿病情需要可重复给药,最多可应用 3~4 次,但一般给予 1~2次即可。

五、临床应用

1. RDS　该病是最早认识到的因 PS 缺乏所致疾病,多发生于早产儿,生后 6 小时内出现呼吸窘迫症状,死亡率较高。外源性 PS 替代治疗是 RDS 的特效疗法。自 20 世纪 80 年代开始应用 PS 治疗以来,病死率下降近 50%。

2. 窒息缺氧　缺氧可直接损害肺泡Ⅱ型细胞,同时还可引起肺水肿和肺出血,抑制 PS 活性,因而,窒息缺氧患儿易出现呼吸窘迫。给予 PS 治疗可明显改善肺氧合功能,缓解临床症状。

3. 胎粪吸入综合征　当肺内大量吸入羊水胎粪时,胎粪颗粒可阻塞大小气道,造成肺通气障碍,影响 PS 的分泌。胎粪在肺内可直接抑制 PS 活性,干扰肺泡的换气功能。胎粪还可刺激肺组织产生化学性炎症,也抑制 PS 活性。故应用 PS 可改善因 PS 缺乏或活性抑制所致的呼吸症状。

4. ARDS　成人、儿童和新生儿在休克、严重感染、烧伤等严重原发疾病基础上均可发生,其原因包括:直接损伤Ⅱ型肺泡上皮细胞,以及炎性渗出或浆液渗出物对 PS 活性具有抑制作用。因而,亦可采用 PS 治疗。

5. 支气管哮喘　由于 PS 具有保持小气道通畅的功能,有人在哮喘发作时喷雾吸入 PS 得到肺功能改善的效果。动物实验也发现,当出现毛细支气管梗阻时 PS 可缓解症状。因此,有人提出对婴幼儿哮喘或哮喘持续状态时的呼吸衰竭,可考虑试用 PS 治疗。

六、PS 的副作用及其并发症

治疗剂量 PS 一般无副作用。但在应用 PS 后往往出现一些并发症,值得重视。

1. 肺血流改变与动脉导管开放(PDA)　应用 PS 后使肺泡扩张,肺血管阻力下降,肺血流量增加,有可能造成肺间质和肺泡水肿。此时,可伴有 PDA 和左向右分流增加。临床表现为 PS 治疗反应不良。亦有学者认为 PDA 的存在不是应用 PS 所致。

2. 脑血流改变与脑室内出血　有研究表明，应用 PS 后由于肺内血流增加，可出现一过性脑血流降低和体循环血压下降，用药 10 分钟内脑电活动处于抑制状态。随着血氧水平的提高，脑血流波动可能超过正常水平。若脑血流波动过大或血压变化过大，可引起脑室内出血。

3. 呼吸暂停与肺出血　应用 Exosurf 治疗的极不成熟早产儿，发生反复呼吸暂停和肺出血较多，其原因不明。推测呼吸暂停与撤机过早有关。肺出血与肺内血流增加，加之伴随出现 PDA，可发生肺水肿，血液有形成分经损伤的肺泡壁漏出有关。

4. 气漏　应用 PS 后肺顺应性改善，肺表面张力迅速降低，此时若不及时调整吸气峰压（PIP）和呼气末正压（PEEP），易引起气压伤，出现气胸、纵隔气肿、心包积气、间质性肺气肿等肺气漏表现。因此，临床应用 PS 后应及时调节肺通气压力于相对安全水平，以最低 PIP 和最低吸入氧浓度维持目标血气水平为佳。

七、PS 应用后的监护与注意事项

1. PS 替代疗法应由经过专门训练、并具有新生儿复苏经验的医生使用。

2. 常规监护心电及血氧饱和度。

3. 用药前应肯定气管插管位置正确，并吸净气道分泌物。

4. 用药时有些患儿可能出现气道一过性堵塞的表现，如发绀、心率减慢、血氧饱和度降低等，立即采用复苏囊加压给氧或接呼吸机进行机械通气后症状很快消失。

5. 用药时改变体位有利于药液在肺内均匀分布，但应避免牵拉颈部，以免刺激迷走神经，导致心率减慢或心搏骤停。

6. 除非有气道堵塞症状，一般用药后 6 小时内不作气管内吸引，以免将药液吸出。

7. 用药后根据患儿皮肤颜色、胸廓运动、血氧饱和度监护、血气分析及胸部 X 线检查，及时调整呼吸机参数，以防止气压伤及氧中毒发生。呼吸机压力及吸入氧浓度调节以维持动脉血氧分压在 6.6~9.2kPa（50~70mmHg），动脉血二氧化碳分压在 5.3~5.9kPa（40~45mmHg），pH>7.25 为宜。

（周晓光）

第七节　一氧化氮吸入治疗

一氧化氮（nitric oxide，NO）是一种重要的气体信使分子，也是一种强效的血管扩张剂，可以通过吸入在短时间内扩张肺血管、降低肺血管阻力和增加肺血流量，从而改善氧合和肺功能，同时具有良好的组织渗透性和可逆性，不会在体内蓄积，因此，被广泛应用于新生儿持续性肺动脉高压（persistent pulmonary hypertension of newborn，PPHN）、新生儿呼吸衰竭等疾病的治疗。近年来，随着便携式一氧化氮治疗设备的研发以及对一氧化氮的使用方法和剂量的研究，进一步提高了在临床应用的效果和安全性，一氧化氮吸入（inhaled nitric oxide，iNO）治疗逐渐成为新生儿重症监护病房必备的重要手段之一。

一、技术原理

（一）iNO 的药理作用

1. 选择性扩张肺血管，降低肺动脉压。NO 通过激活平滑肌细胞内的鸟苷酸环化酶，使细胞内环磷酸鸟苷含量升高，后者经蛋白激酶 G 引起多种蛋白质磷酸化；进而抑制钙离子通道受体介导的钙离子内流，抑制钙离子从细胞内钙库向外释放，抑制三磷酸肌醇的产生、阻止三磷酸肌醇触发钙离子从肌质网中向胞浆释放，激活细胞膜上的钙泵、加速钙离子外排。同时收缩蛋白对钙的敏感性减低，肌细胞膜上钾通道活性下降，选择性引起肺血管扩张，增加肺血流，改善通气 / 血流比例失调，改善换气和氧合，几乎不会对体循环血压产生影响。

2. 抑制肺部炎症细胞趋化因子，抑制白细胞核转录因子介导的促炎症介质合成释放，具有抗炎和抗增殖的作用。

（二）iNO 的代谢

1. 形成二氧化氮（NO_2）　NO 与氧气反应形成 NO_2 和其他活性氮物质。如果 NO 和氧气的浓度过高，这个过程称为氧化应激，会导致组织损伤和炎症。一般要求在进行 iNO 治疗是呼吸机管道内 NO_2 应小于 3ppm。

2. 形成高铁血红蛋白（MetHb）　吸入的 NO 可与 Hb 结合形成亚硝基血红蛋白，后者迅速氧化为 MetHb，循环 MetHb 浓度过高会导致组织缺氧，当 MetHb 超过总血红蛋 3% 以上可以出现高

铁血红蛋白血症。

3. 形成亚硝酸根/硝酸根 NO 也可以被各种酶代谢,包括含血红素的酶,如细胞色素 P450 和血红蛋白,这些酶能催化 NO 氧化成亚硝酸盐和硝酸盐,并随尿液排出体外,几乎 70% 吸入的 NO 在 48 小时内以硝酸盐形成从尿中排出,因此可以通过测定尿中 NO 代谢产物间接判断吸入 NO 是否过量。

二、医用 NO 气体来源

1. 气瓶 NO 目前常用的一氧化氮治疗设备主要包括气瓶(NO 浓度 500~800ppm)、配气装置、氮氧化物监测仪和呼吸机,其中包括呼吸机联用式和呼吸机一体式,临床应用时高浓度的 NO 再稀释成需要的浓度。

2. 即时 NO 近年来采用先进的电化学催化法即时生成高纯度一氧化氮气体,通过精密而小巧的可替换微释控反应体,融合了缓释和动态控制技术,以及高精度流量传感器叠加智能补偿技术,保证一氧化氮气体快速、精准且长时间恒定输出。同时可以实时高精度监测 NO、NO_2 和 O_2 浓度,确保临床治疗安全可靠。即时 NO 独立便携式设备的优点是体积小,操作容易,但价格昂贵。

三、iNO 临床应用

(一)适应证

2019 年中国医师协会新生儿科医师分会制定了 iNO 治疗在新生儿重症监护病房的应用指南,其中适应证包括:①PPHN 的低氧性呼吸衰竭新生儿,氧合指数(oxygenation index, OI)≥16;②特发性 PPHN;③继发于胎粪吸入综合征、早产儿呼吸窘迫综合征、新生儿脓毒症、先天性肺炎、出生窒息的 PPHN;④先天性心脏病(congenital heart disease, CHD)术后相关肺动脉高压(pulmonary arterial hypertension, PAH),推荐用低剂量的 NO;⑤继发于 CHD 的 PAH,术前科使用低剂量 NO;⑥继发于先天性膈疝的 PAH。临床医生应根据患儿的具体情况,选择是否进行 iNO 治疗。

(二)禁忌证

包括:①严重的左心发育不良,或动脉导管依赖的 CHD;②致命性的先天性缺陷和充血性心力衰竭;③先天性高铁血红蛋白血症;④严重出血,如颅内出血、脑室内出血、肺出血。

(三)临床应用方法

1. 剂量及疗效判断 iNO 治疗浓度一般为 2~20ppm;起始浓度为 5~10ppm,如果 0.5~1 小时血氧饱和度达到 90%,相当于动脉氧分压大于 50mmHg,则认为有效;也可根据治疗后血气中氧分压上升 20mmHg 作为显著或者完全反应,10~20mmHg 为部分反应,小于 5mmHg 为无反应。如果判断为部分反应或者无反应,则可以将 NO 浓度提高到 10~20bpm,继续治疗 0.5~1 小时,直到没有进一步的改善反应,则将 NO 浓度再相应降低或者适当调整维持 1~4 小时;根据患儿日龄及对 iNO 反应一般 6 小时至 7 天维持浓度 5~10ppm,>7 天维持浓度 2~5ppm。

2. iNO 的撤离 在氧合持续改善后应开始停止 iNO,为了避免出现低氧性反跳现象,通常在吸入氧浓度减少到 60% 以下,氧合没有明显恶化,开始每 1~2 小时减少浓度 5ppm 直到减到 5ppm,如果不能将 5ppm,则以最低有效浓度继续吸入,12 小时后再重试。一旦降至 5ppm,如果氧合作用没有恶化,则每 1~2 小时以 1ppm 的增量降低剂量,直到降低浓度至 1ppm 或者更低。

四、NO 的副作用及监护

1. 二氧化氮(nitrogen dioxide, NO_2)浓度控制标准与监测 在吸入 NO 治疗过程中,NO_2 的浓度应尽可能低,一般要求在吸入氧浓度为 60%、NO 为 40ppm 时,NO_2 不超过 1.0ppm。

2. 高铁血红蛋白血症 NO 吸入浓度≥20ppm 且持续超过 3 小时,可能会发生高铁血红蛋白血症,出现氧合障碍,表现为青紫、呼吸困难等,因此应避免高浓度长时间的 iNO,有条件需动态监测高铁血红蛋白的变化。

3. 对血小板凝聚作用的影响 NO 通过 cGMP 通路可以削弱血小板凝聚力,从而影响到凝血机制。对于有出血倾向的患儿一般不使用吸入 NO。在吸入 NO 的患儿,必须检测出凝血时间,严密观察是否有颅内出血。

五、注意事项

(一)iNO 治疗在早产儿的应用

与足月和晚期早产儿相比,几项随机对照试验和荟萃分析未能证明 iNO 对早产儿具有相同的益处,因此不应在该组患者中常规使用。然而,越来越多的证据表明,在有早产胎膜早破(PPROM)、羊水过少和低氧血症呼吸衰竭风险的早产儿,iNO 可能会提高存活率。因此对于 34 周以下的早产儿使用 iNO 应进行风险获益评估。

(二)iNO 治疗预防支气管肺发育不良

最初在美国、加拿大和欧洲进行的几项单中心研究表明在机械通气的极早产儿前 3 天进行 iNO 治疗,减少了死亡或支气管肺发育不良的发生。但随后的多中心试验并没有证实这些发现。因此,iNO 在预防支气管肺发育不良的作用仍需进一步探索。

(燕旭东 余章斌)

第八节 新生儿腹膜透析技术

一、技术原理

腹膜透析是利用腹膜作为半渗透膜的特性,通过重力作用将配制好的透析液规律、定时经导管灌入患者的腹膜腔,由于在腹膜两侧存在溶质的浓度梯度差,高浓度一侧的溶质向低浓度一侧移动(弥散作用);水分则从低渗一侧向高渗一侧移动(渗透作用)。通过腹腔透析液不断地更换,以达到清除体内代谢产物、毒性物质及纠正水、电解质平衡紊乱的目的。

二、适应证与禁忌证

(一)适应证

主要应用于急性肾衰竭患儿。临床应用场景包括各种新生儿原发疾病,常见疾病有脓毒症、围生期窒息、新生儿呼吸窘迫综合征、心脏手术后、肺出血、重症肺炎、颅内出血等,亦有应用于先天性代谢异常患儿。

(二)禁忌证

脐膨出、腹裂、膀胱外翻、膈疝、腹膜腔阻塞及腹膜功能衰竭。

三、启动时机

应根据患者状态进行个体化评估,尚无统一标准,以下情况可作为参考:①持续少尿或无尿,无尿潴留,经液体量调整、利尿剂及正性肌力药物联合治疗无效;②持续加重的氮质血症,已有中枢抑制表现或血清尿素氮 >35.7mmol/L,或血清肌酐浓度 ≥26.5μmol/L;③酸碱失衡及电解质代谢紊乱:尿毒症症状(心功能受损或神经系统症状)、难治性高钾血症(持续血钾 >5.5mmol/L,有进行

性升高迹象或血钾 >8mmol/L)、顽固性代谢性酸中毒(pH<7.1)、高氨血症(血氨水平 >2mg/L)和神经毒性代谢物积累;④容量超负荷损害呼吸系统功能、严重水肿;⑤低心排出量综合征。

四、透析方法

在新生儿人群中,腹膜透析相比其他肾脏替代疗法具有血流动力学相对稳定、无须抗凝剂、无须建立血管通路、操作简单易行及价格相对低廉等优点。临床应用过程包括以下几个方面:

(一)透析管选择

目前无新生儿专用的腹膜透析管。国外腹膜透析常用 Tenckhoff 透析管,但它对于新生儿来说尺寸和材质等并不合适。国内最常使用的为单腔、双腔及三腔(中心)静脉导管,它的安全性更高。

(二)置管方式

以经皮穿刺方式,较传统外科切口方式操作更简便,且创伤更小。

(三)透析液选择

腹膜透析处方包括选择腹透液、确定注入量、确定留腹时间和交换次数。透析液选择:透析液成分为水、可控制酸中毒的缓冲剂(醋酸盐、乳酸盐或碳酸氢盐)、电解质(钠、钙、氯和镁)和渗透溶质(通常是不同浓度的葡萄糖,如 1.5%、2.5% 和 4.25% 溶液)。国内常用的腹透液为 1.5% 或 2.5% 乳酸盐溶液。应根据患儿的个体化治疗需求选择,如严重营养不良者可选用氨基酸腹透液,危重患儿伴有肝功能不全、休克或代谢紊乱建议选用碳酸氢盐腹透液。注入量依据患儿 BSA 进行计算,且会依据患者的耐受性和清除溶质及液体的需求进行调整。留腹时间的长短取决于所选择的腹膜透析方式。

(四)透析方案

每一周期腹膜透析包括腹膜透析液注入、留腹及引出 3 个阶段。现有手动腹膜透析和自动腹膜透析两种透析办法。手动腹膜透析需要手动滴注新鲜透析液和引流废液,并依赖重力进行进出腹腔的液体交换。自动腹膜透析使用被称为"循环器"的自动化机械来执行连续循环。在新生儿中,与手动腹膜透析相比,自动腹膜透析具有多种优势,包括由于透析输送的可编程设置减少了对持续监测的需求,缩短了注入和引流时间,允许更有效的腹膜透析。

五、常见并发症级处理

腹膜透析常见并发症有透析液渗漏、透析导管堵塞、腹膜炎。血糖异常、体温异常、低蛋白血症、脏器穿孔、呼吸功能损害及神经系统症状亦是其并发症，但相对少见。

（一）导管周围透析液渗漏

为腹膜透析导管周围湿润或可见腹膜透析液流出，当透析液大量进入腹腔、腹腔内压力增高时易发生。可能与新生儿皮肤弹性小有关，透析液渗可增加腹膜炎发生率。

（二）透析导管堵塞

常见原因有网膜包裹、凝块（血或纤维蛋白凝块）堵塞、导管扭折等。处理方案：可轻柔地转动透析管，调整透析管的位置，或调换出入端，若为血凝块或纤维蛋白凝块阻塞，可尝试应用注射器抽取肝素液或 9g/L 盐水进行冲洗、向导管内置入穿刺导丝疏通，使用开塞露灌肠刺激肠蠕动、肛管排气改善腹胀。经以上处理无效的，则考虑拔除导管，予以重新置管。透析期间调整患儿体位时需防止透析管打折、受压、扭曲，切记用注射器抽吸以免将大网膜吸入透析管微孔。

（三）脏器穿孔

为腹膜透析的少见但严重并发症。多由过硬导管损伤膀胱、肠组织导致相应脏器穿孔。注意置管前应确保膀胱排空并留置尿袋并注意透析导管长度。

（四）腹膜炎

腹膜炎为最常见的感染并发症。临床表现为发热、腹痛、透析液混浊，腹腔内液体样本白细胞计数异常升高，其中中性粒细胞占比超过 50%，部分患儿培养呈阳性。经抗感染治疗，一般均可恢复，无须拔管，若抗感染治疗 5 天无效，则需拔除腹膜透析导管。加强无菌操作观念、放置腹膜透析管前预防性全身应用抗生素、减少透析液渗漏等可减少此类并发症发生。

（五）代谢相关并发症

1. 高血糖　由透析液中的葡萄糖被腹膜大量吸收所致。可根据情况选择不同糖浓度的透析液（1.5% 或 2.5%）。

2. 体温异常　由透析液未经预热所致。进入腹腔前应加热到 37~38℃。注意调整环境温度（辐射台或暖箱）保持患儿中性温度。

3. 营养不良　主要由长期透析导致的氨基酸或蛋白质丢失、钠盐丢失，或透析引起的呕吐、胃排空延迟等导致自发摄入减少。因此要注意适当补充以上物质及防治相关并发症（如鼻饲喂养等）。

（六）肺部并发症

主要由腹膜透析时腹腔压力过高而影响膈肌运动，限制肺功能。腹腔疝、坏死性小肠结肠炎等使腹腔容积进一步减少的疾病时慎重选择腹膜透析。

（七）神经系统并发症

主要由腹膜透析对小分子溶质的清除较缓慢所致。尤其是对毒性溶质（如血氨），尽早识别此类疾病并快速清除毒性溶质分子减少对神经系统损害可预防此类并发症。

（刘东　余章斌）

第九节　新生儿连续性血液净化治疗

连续性血液净化（continuous blood purification，CBP）是指利用体外装置，连续将体内过多水分、某些致病物质清除而达到净化血液的方法。目前 CBP 技术主要包括血液透析、血液滤过、血液透析滤过、血液灌流、血浆置换、血液（浆）吸附等，广义而言腹膜透析也属于血液净化技术。CRRT 不仅是一种肾脏替代治疗，在新生儿急性肾损伤（acute kidney injury，AKI）的救治中起到关键作用，显著改善 AKI 新生儿的病情和预后。而且，近年作为一种体外循环血液净化治疗，可用于严重感染，多器官功能损害，严重代谢紊乱和电解质紊乱，严重高胆红素血症等危急重症的治疗。

一、技术原理

CBP 的主要原理是弥散、对流和吸附。弥散指半透膜两侧液体分子在浓度差的驱使下，在限定空间内自由扩散，并达到平衡。其的驱动力是溶质分子的浓度差，弥散作用的溶质清除率与溶质的分子大小、半透膜的通透性、膜面积及膜两侧溶质分子的浓度差相关，主要能够清除小分子溶质（相对分子质量小于 500），血液透析技术基于弥散原理；对流指在跨膜压的驱动作用下，液体从压力高的一侧向压力低的一侧移动，液体中的溶质也随之通过半透膜，亦称超滤，滤过效能与膜两侧的压力差，血液滤过器的性能相关，可清除中分子溶质（相对分子质量 500~5 000），血液滤过技术基于对流原理。吸附指通过滤器的吸附作用清除溶质分子，溶质与膜的亲和力及膜的吸附面积决定清除效能，可清除不同相对分子质量的溶质，尤其是大分子溶质（5 000~50 000），临床对应为血液灌流、免疫吸附等。

二、适应证及禁忌证

（一）适应证

2021 年连续性血液净化治疗新生儿急性肾损伤专家共识指出，新生儿 AKI 伴有：①血流动力学明显紊乱；②颅内压增高或脑水肿；③心功能不全；④高分解代谢；⑤严重液体超载；⑥肺水肿；均是 CRRT 的病种指征。具体指标：①代谢异常（如下列有 1 项或以上的即为代谢异常），尿素氮 >26.5mmol/L 或相对升高 ≥50%，经内科治疗失败的血钾 >6.5mmol/L，血钠 >155mmol/L，血钠 <120mmol/L，血镁 >4mmol/L 伴无尿和腱反射消失。②少尿或无尿，非梗阻性少尿［尿量 <1.0ml/（kg·h）］；无尿［尿量 <0.5ml/（kg·h）］。③酸中毒，pH<7.15。④容量超负荷或液体超载，利尿剂无反应的水肿（尤其是肺水肿），或液体超负荷超过 10% 时；液体超载 ＝（当日体重 – 入院时体重）/ 入院时体重 ×100%。

非肾脏疾病常规治疗无效时亦可考虑血液净化治疗。如：败血症、脓毒症、多器官功能衰竭（multiple organ dysfunction syndrome，MODS）、液体超负荷、急性呼吸窘迫综合征、严重电解质与代谢紊乱、心脏外科术后等合并严重 AKI 或病种指征；遗传代谢性疾病：严重高氨血症；重症代谢性酸中毒；严重高胆红素血症达到换血水平。

（二）禁忌证

新生儿 CBP 没有绝对禁忌证。相对禁忌包括：①出生胎龄 <34 周，或者体重 <2.0kg，置管非常困难情况者；②难以纠正的低血压；③出血倾向：凝血功能部分纠正后可行 CBP 治疗，或者根据患儿凝血功能情况减少抗凝剂应用；④颅内出血：Ⅲ级及以上脑室周围 - 脑室内出血；⑤体内重要脏器出血应止血后开始治疗。

三、治疗方法

（一）血液净化的模式和方法

CBP 具有多种模式，包括血液透析（IHD）、肾脏替代治疗（renal replacement therapy，RRT）、血浆置换技术（TPE）、血液灌流（HP）、血液吸附（PA）和人工肝支持（ALSS）。RRT 基本模式有 3 类，即血液透析、血液滤过和血液透析滤过（hemodiafiltration，HDF）。CBP 常用治疗模式包括：缓慢持续超滤、连续静脉 - 静脉血液滤过（continuous veno-venous hemofiltration，CVVH）、连续静脉 - 静脉血液透析（continuous veno-venous hemodialysis，CVVHD）、连续静脉 - 静脉血液透析滤过（continuous veno-venous hemodiafiltration，CVVHDF）。在 AKI 治疗时，CBP 被称为连续性肾脏替代治疗（continuous renal replacement therapy，CRRT）。临床上一般将单次治疗持续时间 <24 小时的肾替代治疗称为间断性肾替代治疗（IRRT）；将治疗持续时间 ≥24 小时的 RRT 称为 CRRT。CBP 治疗需根据患者实际情况和治疗目的选择个体化方法并及时调整。

（二）血管通路

血液通路的建立是进行 CBP 的首要条件。新生儿常用穿刺部位有股静脉、颈内静脉或锁骨下静脉，生后 7 日以内的新生儿可置脐静脉。新生儿导管型号选用 5.0Fr 单管双腔中心静脉导管，动脉孔在远心端，静脉孔在近心端，相距 1.0~1.5cm。因为血管管径小而不能置入双腔导管时，可选择在颈内静脉和股静脉分别置管单腔导管实施治疗。

（三）设备要求

新生儿体重小，血容量少，体外循环血量及血流速度对患儿影响非常大，保持血流动力学稳定至关重要。选用的血液净化设备应能精确控制血流速度。可根据患儿年龄、体重选择适宜的滤器。滤过膜要求生物相容性好，截留相对分子质量明确（通过中、小分子物质），高通量，抗高压，滤器内容积较小。体外循环的血量一般控制在总血容量的 10% 以下。膜面积 0.1m² 的滤器一般应用于体重 3kg 以下的新生儿。

（四）抗凝管理

抗凝是为了防止体外循环回路血液凝固，维持足够的溶质清除，抗凝治疗方案应根据治疗前新生儿的凝血状况、血流速度及血液黏滞度等而定，密切监测并调整，以降低患者出血风险。常用药物：

1. 普通肝素　是新生儿 CBP 常用的抗凝剂。首剂负荷量 20~50U/kg，维持剂量 10~20U/（kg·h），根据部分凝血活酶时间（activated partial

thromboplastin time, APTT）调整普通肝素用量，APTT 维持于 80~120 秒（正常年龄范围的 1.5~2.0 倍），或活化凝血时间 ACT 140~180 秒（可以提高到 170~220s）。适用于无出血风险、凝血机制无异常且未接受全身抗凝剂的新生儿。

2. 无肝素抗凝　针对有严重出血倾向的新生儿患者，如弥散性血管内凝血（disseminated intravascular coagulation, DIC）、脓毒症、肝功能衰竭等，根据病情可采取无抗凝剂应用 CBP 治疗。凝血功能好转后改为普通肝素抗凝。

3. 枸橼酸抗凝　相对禁忌证如肝功能衰竭、严重低氧血症、严重低血压休克、线粒体功能障碍，易出现低钙、高钠血症、代谢性碱中毒，新生儿较少应用。

（五）预充和回血

体外循环回路中的容量不应超过新生儿血容量的 10%，新生儿的循环血量较少，体外循环回路的预充可以减少新生儿血流动力学的波动，预充液的选择应根据新生儿体重、病情和体外循环回路的容量决定，可考虑选择全血、白蛋白、新鲜冰冻血浆等胶体液，预充量为体外循环回路的容量。准备结束 CBP 治疗时，结合患儿血流动力学状态、血红蛋白和血氧饱和度的具体情况综合分析决定是否回血或输血。

（六）置换液和透析液

置换液和透析液的离子浓度要求与新生儿血浆离子浓度一致。常采用 Ports 方案改良配方 1 或配方 2（表 8-5）。根据电解质监测调整离子浓度。

（七）AKI 治疗模式及处方

常用模式为 CVVHD 和 CVVHDF，参数设置为血泵初始流速 3~5ml/（kg·min），置换液 20~30ml/（kg·h），透析液 15~25ml/（min·m^2）临床单位换算也可以用透析液 20~30ml/（kg·h）。治疗开始时血泵流速可由 2~3ml/（kg·min）启动，血压、循环情况稳定，可逐渐上调并维持于 5ml/（kg·min）。脱水量需要根据患儿尿量及需要清除的液体量设置及调整，每天总脱水量不宜超过体重的 10%。

表 8-5　血液净化置换液 Ports 方案改良配方

配方	成分（ml）	离子浓度（mmol/L）	适应证
1	林格液 3000 5% 葡萄糖溶液 100 5% 碳酸氢钠溶液 200 10% 氯化钙溶液 ^{a}7.5 50% 硫酸镁溶液 ^{a}1.6	Na$^+$130.0, K$^+$4.0, HCO$_3^-$ 28.0, Ca^{2+} 1.5, Mg^{2+} 3.2, Cl$^-$ 109.0	危重新生儿合并 AKI，高血糖患儿适当减少葡萄糖用量
2	5% 葡萄糖溶液 1000 0.9% 氯化钠 3000 5% 碳酸氢钠溶液 250 10% 氯化钙溶液 20 25% 硫酸镁溶液 ^{a}3.2 10% 氯化钾 ^{a}1.5^b	Na$^+$147.0, K$^+$0~1, HCO$_3^-$ 36.0, Ca^{2+} 0.7, Mg^{2+} 3.2, Cl$^-$ 115.0	肝功能衰竭或高血钾合并 AKI，高血糖患儿适当减少葡萄糖用量

注：^{a} 为选项药物，可以根据情况增减；^{b} 为 ml/L。

四、并发症及处理

（一）低血压

常出现在开始阶段引血或脱水速度过快有关。管路及滤器的容量（预充容量）与循环血量相比量较多的时候（超过循环血量 10%），流空效应（void effect）和血液稀释等可导致低血压。当体外总容量超过患儿循环血液量的 10%（8ml/kg）时，使用血液预充体外循环管道并在开始前暂停血管扩张剂的输注并可加用或适当增加血管活性药物的剂量（如多巴胺等），CBP 开始采取低血流速率也是预防低血压的方法之一。

（二）血流感染

置换液和透析液污染，导管相关性感染是血流感染的主要因素。管道连接、取样、置换液和血滤器更换是外源性污染的主要原因。严格无菌操作是防止感染的主要措施。导管穿刺处的血肿可并发感染，应积极预防。密切监测、及时发现、良好穿刺技术是降低和防止血流感染的关键。

（三）血小板减少

CBP 治疗可引起患儿血小板减少，严重者（血小板≤5×10^9/L）需立刻中止治疗。肝素抗凝可发生肝素相关性血小板，注意监测。若血小板≤50×10⁹/L，应及时申请输注血小板。

（四）低体温

CBP 治疗时必须采用置换液加温装置，并将患儿放置于辐射台或暖箱内均可有效调节环境温度以保持体温。

（黄进洁，余章斌）

第十节　新生儿换血疗法

换血疗法是将患者的血液与其他血液或血液制品进行交换的一种治疗手段。可去除体内过高的非结合胆红素，同时换出致敏红细胞及游离抗体，降低血清胆红素水平，防止胆红素脑病的发生，是治疗高胆红素血症最迅速的方法。此外，换血疗法亦可用于纠正贫血，治疗严重败血症及药物中毒等。

一、原理及适应证

（一）去除积聚在血液中不能用其他方法消除的毒素

1. 异常升高的代谢产物如胆红素、氨、氨基酸等　严重高胆红素血症是换血疗法最常见的指征。高胆红素血症患者的换血标准，我国目前主要参照 2014 年中华医学会儿科学分会新生儿学组制定的《新生儿高胆红素血症诊断和治疗专家共识》：①出生胎龄≥35 周以上的晚期早产儿和足月儿可参照 2004 年美国儿科学会推荐的换血参考标准（图 8-1）；出生体重 <2 500g 的早产儿换血标准可参考表 8-6；②在准备换血的同时先给予患儿强光疗 4~6 小时，若 TSB 水平未下降甚至持续上升，或对于免疫性溶血患儿在光疗后 TSB 下降幅度未达到 34~50μmol/L（2~3mg/dl）立即给予换血。③严重溶血，出生时脐血胆红素 >76mmol/L

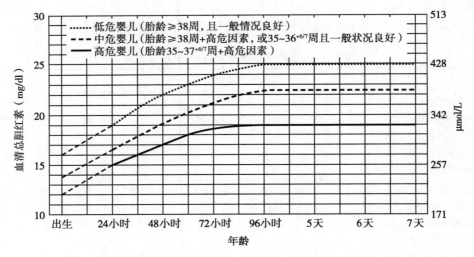

图 8-1　出生胎龄≥35 周以上的晚期早产儿和足月儿的换血参考标准
注：高危因素包括：同族免疫性溶血、葡萄糖 -6- 磷酸脱氢酶缺乏、窒息、显著的嗜睡、体温不稳定、败血症、代谢性酸中毒、低白蛋白血症。

表 8-6　出生体重 <2 500g 的早产儿生后不同时间光疗和换血血清总胆红素参考标准（mg/dl，1mg/dl=17.1mol/L）

出生体重（g）	<24 小时		<48 小时		<72 小时		<96 小时		<120 小时		≥120 小时	
	光疗	换血	光疗	换血	光疗	换血	光疗	换血	光疗	换血	光疗	换血
<1 000	4	8	5	10	6	12	7	12	8	15	8	15
1 000~1 249	5	10	6	12	7	15	9	15	10	18	10	18
1 250~1 999	6	10	7	12	9	15	10	15	12	18	12	18
2 000~2 299	7	12	8	15	10	18	12	20	13	20	14	20
2 300~2 499	9	12	12	18	14	20	16	22	17	23	18	23

（4.5mg/dl），血红蛋白 <110g/L，伴有水肿、肝脾大和心力衰竭。④已有急性胆红素脑病的临床表现者无论胆红素水平是否达到换血标准，或 TSB 在准备换血期间已明显下降，都应换血。

在上述标准的基础上，还可以 B/A 作为换血决策的参考，如胎龄≥38 周新生儿 B/A 值达 8.0，胎龄≥38 周伴溶血或胎龄 35~37 周新生儿 B/A 值达 7.2，胎龄 35~38 周伴溶血新生儿 B/A 值达 6.8，可作为考虑换血的附加依据。

2022 年美国儿科学会总结过去 18 年循证证据后，更新了胎龄≥35 周新生儿黄疸诊疗指南，新指南更新了高胆红素血症神经毒性，并根据有无神经毒性高危因素、不同胎龄及生后时龄，绘制了新的光疗和换血阈值；光疗及换血的干预阈值整体提高了，同时强调临床医生对病情判断的灵活性及重要性；提出照护升级的概念对接近换血阈值的新生儿，进行更密切的监护和干预，以降低胆红素脑病的风险及不必要的换血。新指南缺乏对胎龄 <35 周的新生儿治疗指引。目前我国指南仍未有更新。遗传代谢性疾病所造成的高氨血症或氨基酸异常增高，在无血浆滤过条件时，通过换血治疗可清除部分异常升高的代谢产物。

2. 药物过量　在无血液净化的条件时，可考虑换血治疗。

3. 细菌毒素及炎症介质　用于治疗新生儿脓毒症可快速清除循环池中的细菌毒素和炎症介质，提升免疫水平，降低死亡率。但不作为常规推荐。

（二）调整血红蛋白水平
1. 正常容量或高容量性严重贫血。
2. 红细胞增多症。

（三）调整抗体 - 抗原水平
1. 移除同族免疫抗体及附有抗体的红细胞。
2. 移除来自母体的自身免疫抗体。
3. 改善免疫状态。

（四）纠正凝血功能
换血可换出部分致病因子，减少血小板破坏，换入凝血因子，利于纠正凝血功能障碍，当单一成分输血不能纠正时可用。

（五）提高血液对氧的释放能力
新生儿红细胞中胎儿血红蛋白占比大，换入以成年人血红蛋白为主的血液，增加氧气的释放，纠正以胎儿血红蛋白为主的严重低氧血症，逆转组织缺氧。

二、操作方法
（一）物品准备
1. 具控制系统的辐射保暖床、体温表、心肺监护仪、血压监测仪、经皮血氧监测仪、血糖仪、体温计、复苏用品及药品等。

2. 婴儿约束带、胃管、吸引装置。

3. 建立动静脉通路的相关器械　如：放置脐动、静脉插管的全套消毒设备（8Fr 或 5Fr 的脐血管插管 1~2 根或前端 3cm 处开有 2~3 个交错小孔的硅橡胶管、三通接头 3 个、血管钳 3 把、持针钳 1 把、蚊式钳 2 把、手术刀、缝针、丝线、结扎线及消毒布巾等）；22G 留置针、敷贴等。

4. 测压装置　使用脐血管时。

5. 换血用器皿　输液管、输血器、延长管、三通接头、输液泵、输血泵、量筒、无菌手套、无菌手术衣等。

6. 1U/ml 肝素生理盐水溶液、生理盐水、5% 葡萄糖注射液及 10% 葡萄糖酸钙注射液等。

7. 注射器及采血试管。

8. 换血用血制品。

（二）血制品准备
1. 抗凝剂　目前换血采用新鲜红悬液和血浆作为换血血源，已不使用肝素抗凝。过去使用肝素或枸橼酸盐作为抗凝剂。

（1）肝素抗凝血：每 100ml 中加肝素 3~4mg，换血结束时需按换入血中所含肝素量的 1/2 用鱼精蛋白中和，肝素血的贮存不能超过 24 小时。

（2）枸橼酸抗凝血：每 100ml 中含葡萄糖 2.45g，因葡萄糖含量较高，刺激胰岛素分泌后会造成反应性低血糖，换血用血最好为新鲜血，一般不用超过 3 天的库血。

2. 血源应经血库筛选。

3. 同族免疫溶血病时输入血应与母血清及婴儿血做交叉配血。

（三）换血方法
1. 血源的选择　根据致病的免疫机制进行血液组分的输注选择（表 8-7）。

（1）Rh 溶血病换血：选择 Rh 血型同母亲，ABO 血型同患儿，紧急情况下也可选择 O 型血。

（2）ABO 溶血病：如母亲 O 型血，子为 A 型或 B 型，首选 O 型红细胞和 AB 型血浆的混合血。紧急情况下也可选择 O 型血或同型血。ABO 溶血病用 O 型红细胞与 AB 型血浆按（2~3）：1 的混悬液（或 O 型血其抗 A 抗 B 效价 <1：32）。研

究显示,以红细胞压积为约 40% 的红细胞与血浆混悬液进行换血更为推荐。

(3)其他疾病:如 Coombs 试验阴性的高胆红素血症、败血症等用 Rh 及 ABO 血型均与婴儿相同的全血。

表 8-7　新生儿溶血病换血血源的血型选择

新生儿疾病类型	换血的血源选择
Rh 溶血病有抗 D 者	1. Rh 阴性,ABO 型同儿 2. Rh 阴性,O 型血 3. 无抗 D IgG 的 Rh 阳性,ABO 同儿 4. 无抗 D IgG 的 Rh 阳性,O 型血
Rh 溶血病有抗 C 或 E 者	1. Rh 同母,ABO 同儿 2. Rh 同母,O 型血 3. 无抗 C、E 等 IgG 的任何 Rh 血型,ABO 同儿 4. 无抗 C、E 等 IgG 的任何 Rh 血型,O 型血
ABO 溶血病	1. O 型红细胞,AB 型血浆 2. 同型血 3. O 型血
不明原因的高胆红素血症	1. 同型血 2. O 型血

2. 确定换血所需血量　根据不同疾病确定换入血量。

(1)双倍量换血:用于血型不合等所致高胆红素血症,所需血量 $=2 \times 80(\mathrm{ml}) \times$ 体重(kg),Rh 血型不合有严重贫血时需先以浓缩红细胞作部分换血,待患儿稳定后再以全血换血。

(2)单倍量换血:用于凝血缺陷病、败血症等。

(3)部分换血:可用于红细胞增多症及贫血。红细胞增多症部分换血的换血量计算方法如下:

$$换血量 = \frac{血容量 \times (实际 HCT - 预期 HCT) \times 体重(kg)}{实际 HCT}$$

预期 HCT 为 0.55~0.60。

3. 换血途径　可选用脐静脉或其他较粗的外周静脉,也可选用脐动脉或外周动脉、外周静脉同步换血。

(1)单管交替换血法:仅以单一脐静脉同时作为输血和排血通路,交替进行抽血和放血的,称为单管交替换血法。

(2)双管同步换血法:目前临床应用更广泛的是双管同步换血法。该法以两根血管分别作为输血和排血通路,输血、排血同步进行完成换血。换血通路可选择脐动、静脉,外周静脉。如换血时需脐动脉插管,则脐动脉只是用于排血。

4. 换血步骤

(1)禁食一次,抽出胃内容物,置患儿于辐射保温床上固定四肢,安好监护。必要时镇痛镇静。

(2)常规消毒,建立动、静脉通路:以外周动脉或脐动脉作为输出通路进行放血,外周静脉作为输入通路进行输血;当以脐静脉和外周静脉为途径时,脐静脉为输出通路,外周静脉输入血液。用 22G 留置针外周动脉穿刺或脐动脉置管成功后,接上三通接头,三通接头一端连接输液管,通过输液泵进行控速排血至量筒内,输血开始前先关闭该通路;三通接头另一端连接 50ml 注射器(内装肝素生理盐水溶液),当排血时通过输液泵以 10ml/h 的速度输出。外周静脉穿刺后接输血管,经输血泵连接血袋,作为输血通路。

(3)换血通路建立后:同时开启输血泵及排血泵,开始全自动外周动静脉同步换血。排血泵速度 = 输血泵速度 + 肝素生理盐水注射泵速度。开始时,排血泵速度可先设为 100ml/h,观察输血和排血管路是否通畅,患儿状态是否稳定,10 分组后增至 120ml/h,30 分钟后增至 150~210ml/h,输血泵的速度相应增加,达到目标速度后自动匀速换血至完成总换血量。如无输血、输液泵的情况下,可使用注射器人工手动抽血替代控速泵,为半自动 / 人工外周动静脉同步换血。开始以每次 10ml 等量换血,观察并确定患儿情况稳定后每次 20ml 等量换血,直至完成换血。

(4)换血速度:一般以 2~4ml/(kg·min)速度匀速进行,双倍量换血一般控制全程在 90~120 分钟内。总时间不少于 1.5 小时。极低出生体重儿每次进、出血量应更少,速度应更慢。

(5)换血过程持续监测心率、呼吸、血压、血氧,换血始末及过程中注意监测血常规、胆红素、Hb、血细胞比容、血糖、血气分析、电解质。定时监测并记录体温、生命体征及换血出入量、尿量。

(6)换血结束,注意穿刺口处理,避免出血及感染。

(7)有条件可测脐静脉压:正常为 $4\sim8\mathrm{cmH_2O}$($0.39\sim0.78\mathrm{kPa}$),每换 100ml 血应测脐静脉压一次,根据压力调整进、出血量,压力 $>8\mathrm{cmH_2O}$($0.78\mathrm{kPa}$)

示血量过多,宜多抽少进,压力低时宜多进少抽,一般出入量差应 <20ml。

（8）换血过程中注意内环境变化,并对症处理。如:有激惹、心电图改变等低钙症状时,可补入 10% 葡萄糖酸钙 1~2ml/kg,静脉慢注。

（9）输入血制品需复温后使用,有条件应使用输血加温设备。尽可能使用新鲜血进行换血,使用陈旧血时,血清钾含量高,易并发高钾血症。

（10）换血同时如有持续静脉补液者应尽量减慢流速,否则会干扰静脉压控制,以致输液量过多导致心力衰竭。

（11）换血过程中当抽血不顺利时首先应检查插管位置及有无堵塞,切忌用力推注液体或血液。操作暂停时应将插管中血液以肝素生理盐水冲洗干净。注意避免注入空气或凝血块。

（12）换血时应严格执行无菌操作,防止感染。

（13）换血不能仓促进行,速度太快会影响效果及导致严重并发症,患儿不稳定时应停止或减慢换血速度。

5. 换血后注意事项

（1）换血后注意监测生命体征,注意心功能情况,监测血常规、血糖、血气分析、电解质、胆红素等。

（2）换血后可发生 TSB 反弹,应继续光疗,并每 4 小时监测 TSB。如果监测 TSB 超过换血水平应再次换血。

（3）换血后的 4 小时内每隔 1~2 小时测血糖一次,以及时发现低血糖。

（4）注意感染及出血。

（5）换血结束禁食 6~8 小时后根据患儿情况开奶喂养。

三、并发症

1. 血制品所致的传播感染,如乙型肝炎、巨细胞病毒感染、人免疫缺陷病毒感染（AIDS）、梅毒及细菌等。输血所致的溶血样反应及移植物抗宿主反应等。

2. 换血过程中可发生心律失常或心搏停止,进入血量过多会导致心力衰竭,换血时不慎因大量空气进入血液循环,心搏可突然停止。

3. 低血糖、低血钙、低血镁、高血钾、酸中毒及贫血等。

4. 肠道缺血所致的坏死性小肠炎、肠穿孔、门脉气栓、肝坏死等。

5. 操作相关的感染及出血。

6. 换血所致血液药物浓度改变等。

（黄进洁　余章斌）

第十一节　肠内、肠外营养支持技术

一、肠内营养

（一）目的

在最短时间内达到全肠内营养[150~180ml/（kg·d）],维持最好的生长和营养状态。

（二）标准化肠内营养策略

喂养首选母乳或捐赠乳,无母乳者,足月新生儿或胎龄≥34 周、体重≥2kg 的早产儿选标准配方奶,胎龄在 34 周以内或体重 <2kg 的早产儿选早产儿配方奶。早产儿奶量增加至 50~80ml/（kg·d）时添加母乳强化剂。新生儿喂养量及添加速度见表 8-8。

表 8-8　新生儿喂养量及添加速度[ml/（kg·d）]

出生体重（g）	间隔时间	开始量	添加速度	最终喂养量
<750	q.2h.	≤10×1 周	15	150
750~1 000	q.2h.	10	15~20	150
1 001~1 250	q.2h.	10	20	150
1 251~1 500	q.3h.	20	20	150
1 501~1 800	q.3h.	30	30	150
1 801~2 500	q.3h.	40	40	165
>2 500	q.3h.	50	50	180

（三）母乳喂养禁忌证

1. 婴儿　婴儿存在以下任何一种情况,均为母乳喂养的禁忌证:①代谢性疾病:如半乳糖血症等。不得哺乳,使用特殊代乳品哺喂。②其他代谢性疾病,如苯丙酮尿症,可在密切监测血苯丙氨酸水平的基础上,用母乳与特殊配方奶混合喂养。

2. 母亲　母亲具有以下任何一种情况均为母乳喂养的禁忌证:①人类免疫缺陷病毒感染或携带者,采用配方奶喂养,杜绝混合喂养。②人类嗜 T 淋巴细胞病毒（Ⅰ型或Ⅱ型）感染,不得直接哺乳或吸乳喂哺。③未治愈的活动性结核病、普鲁菌病,不得直接哺乳;在接受治疗至少 2 周并确诊已不具有传染性时,可重新哺乳。④H1N1 流感、水痘、乳房皮肤单纯疱疹病毒感染:不得直接哺乳,以防新生儿感染;挤出的母乳可喂哺。⑤在接受抗代谢药物、化疗药物、精神疾病治疗药物及少数会经母乳排出的药物治疗(苯丙胺、麦角胺、他汀类)期间:药物完全清除前不得直接哺乳或吸乳喂哺。⑥正接受同位素诊疗或曾暴露于放射性物质,致使母乳含有一定量的放射性物质:不得哺乳。⑦母亲吸毒、酗酒:不得哺乳。

（四）喂养方案具体说明

1. 喂养目标

（1）体重增长目标:平均 15~20g/(kg·d)。

（2）全肠道喂养量:150~160ml/(kg·d);热卡目标 90~120kcal/(kg·d)。

2. 开奶　无先天性消化道畸形及严重疾患、血流动力学相对稳定者尽早开奶;出生体质量 >1 000g 者可于出生后 12 小时内开始喂养;有严重围生期窒息(Apgar 评分 5 分钟 <4 分)、脐动脉插管或出生体质量 <1 000g 可适当延迟至 24~48 小时开奶。

3. 喂养方式　胎龄 <34 周早产儿,首选管饲喂养,常规选择口/鼻胃管,特殊情况可采用十二指肠管。首选重力喂养,根据临床情况也可选择间歇泵奶(60、90、120 分钟泵入)或持续泵奶。

4. 母乳强化剂

（1）使用人群:出生体重 <1 800g 的早产儿使用母乳强化剂(human milk fortifier, HMF)。

（2）HMF 的用量:按产品标示标准强化母乳后,每 100ml 母乳可增加能量 13~18kcal、蛋白质 1.0~1.45g、钙 75~117mg、磷 43.8~67mg、铁 0.35~1.8mg,即每 100ml 母乳强化后能量密度可达 80~85kcal、蛋白质 2.5~3.0g、钙 100~130mg、磷 50~80mg、铁 0.44~1.89mg,其他成分如多不饱和脂肪酸、各种矿物质、微量元素和维生素也有相应强化及补充。添加 HMF 使母乳能量密度达 80~85kcal/100ml 为足量强化,HMF 用量减半、母乳能量密度 72~74kcal/100ml 为半量强化。

（3）强化时间:肠道喂养量达到 50~80ml/(kg·d)时开始半量强化,3~5 天加至全量强化。

5. 矿物质、铁及维生素补充

（1）达到全肠道喂养后根据指南推荐日需量酌情补充。

（2）早产儿院内配方奶喂养患儿一般不需要额外补铁、钙磷,达全量喂养后开始补充维生素 D 至少 400IU/d。

（3）全量强化母乳喂养患儿一般不需要额外补充钙磷。达全量喂养后开始补充维生素 D 至少 400IU/d。如果使用雅培母乳强化剂强化者生后 4 周开始补充铁剂 2mg/(kg·d),至矫正年龄 12 个月停止。

6. 喂养不耐受

（1）喂养不耐受(feeding intolerance, FI)诊断:以下 2 条中符合 1 条即可诊断:①胃潴留:胃残余量超过前一次喂养量的 50%,伴有呕吐和/或腹胀。②喂养计划失败:包括减少、延迟或中断肠内喂养。不推荐通过测量腹围或者观察胃残余量的颜色诊断。

（2）预防和治疗喂养不耐受:①推荐母乳喂养;②早期微量喂养,个体化原则进行喂养加量;③推荐使用初乳口腔护理;④可使用益生菌;⑤可使用口腔运动干预、袋鼠式护理、腹部按摩等护理改善早产儿喂养不耐受。

二、肠外营养

当新生儿不能或不能完全耐受经肠道喂养时,完全或部分由静脉供给热量、液体、蛋白质、碳水化合物、脂肪、维生素和矿物质等来满足机体代谢及生长发育需要的营养支持方式,称为肠外营养(parenteral nutrition, PN)。

（一）适应证

1. 先天性消化道畸形　食管闭锁、肠闭锁等。

2. 获得性消化道疾病　坏死性小肠结肠炎等。

3. 早产儿。

（二）途径

肠外营养支持途径的选择主要取决于新生儿的营养需求量,以及预期的持续时间,还应考虑新生儿的个体状况(血管条件、凝血功能等)。

1. 周围静脉　适用于短期(<2 周)应用,并且液体渗透压不超过 900mOsm/L。主要并发症为静脉炎。应注意:①无菌操作;②尽可能选择最小规格的输液管。

2. 中心静脉　适用于液体渗透压高或使用时间长的情况:①经外周静脉导入中心静脉(PICC)置管;②中心静脉导管(CVC);③脐静脉导管(初生婴儿)。并发症包括血栓、栓塞、感染、异位、渗漏、心脏堵塞等。脐静脉置管还可能引起门静脉高压、肝脓肿、肝撕裂、肠管缺血坏死等风险。预计较长时间接受肠外营养的患儿，推荐使用中心静脉。

（三）输注方式

将脂肪乳剂、氨基酸、葡萄糖、维生素、电解质和微量元素等各种营养素在无菌条件下混合于一个容器中经静脉途径输注，称为"全合一"输注方式。对"全合一"输注方式在临床的应用建议如下：①全合一溶液应现配现用，在全合一溶液配制完毕后，应常规留样，保存至患儿输注该混合液完毕后 24 小时；②电解质不宜直接加入脂肪乳剂液中，全合一溶液中一阶阳离子电解质浓度不高于 150mmol/L，二阶阳离子电解质浓度不高于 5mmol/L；③避免在肠外营养液中加入液体或其他药物。脂肪乳剂输注时间应 >20 小时。

（四）肠外营养液的组成及每日需要量

肠外营养液基本成分包括氨基酸、脂肪乳剂、碳水化合物、维生素、电解质、微量元素和水。

1. 过渡期的新生儿（第一阶段）具有以下特点　①足月新生儿的体重下降一般发生于生后 2~5 天，通常不应超过出生体重的 10%；②对于超低出生体重儿和极低出生体重儿，可容许 7%~10% 的体重丢失；③电解质（Na^+、K^+、Cl^-）在细胞外液减少和 / 或体重开始降低时便开始补充；④Cl^- 摄入量应略低于 Na^+ 和 K^+ 摄入量的总和 [Na^+–K^+–Cl^-=1~2mmol/（kg·d）]，以避免 Cl^- 摄入过量和医源性代谢性酸中毒的风险；⑤ELBWI 和 VLBWI 在给予高推荐量的氨基酸和能量时，建议生后第 1 天即开始补充 Na^+ 和 K^+，同时监测尿量，关注非少尿性高钾血症的发生风险；⑥患儿的个体化需要量可能因临床状况而与常规推荐摄入量范围有明显偏差，如液体潴留、脱水或水分过度流失等；⑦生后体重开始下降后，通常应在 7~10 天内恢复到出生体重（表 8-9）。

2. 液体量与电解质（表 8-10）

表 8-9　不同日龄所需液体量 [ml/（kg·d）]

出生体质量（g）	第 1 天	第 2 天	第 3~6 天	>7 天
<750	100~140	120~160	140~200	140~160
750~1 000	100~120	100~140	130~180	140~160
1 000~1 500	80~100	100~120	120~160	150
>1 500	60~80	80~120	120~160	150

表 8-10　每日所需电解质 [mmol/（kg·d）]

电解质	早产儿	足月儿
钠	2.0~3.0	2.0~3.0
钾	1.0~2.0	1.0~2.0
钙	0.6~0.8	0.5~0.6
磷	1.0~1.2	1.2~1.3
镁	0.3~0.4	0.4~0.5

注：1mmol Na^+=58.5mg=10% NaCl 0.585ml；1mmol K^+=74.5mg=10% KCl 0.75ml；10% 氯化钠：2~3mmol=1.2~1.8ml；10% 氯化钾：1~2mmol=0.75~1.5ml；10% 葡萄糖酸钙（1ml=0.225mmol=元素钙 9.4mg）：0.6~0.8mmol=2.7~3.6ml；甘油磷酸钠（10ml=10mmol）：1ml。

3. 氨基酸　①早产儿生后第 1 天就应该给予氨基酸，起始量 1.5g/（kg·d），后增加至 3.5g/（kg·d），并保证非蛋白能量摄入 >65kcal/（kg·d）（1kcal=4.184kJ）和充足的微量营养素；②足月儿，氨基酸供给量不低于 1.5g/（kg·d），以避免出现负氮平衡，而氨基酸最大供给量不应超过 3g/（kg·d）；③危重足月患儿在提供微量营养素的情况下，可暂停 1 周肠外营养（包括氨基酸在内）；④氮：非蛋白热卡 =1g：100~200kcal；⑤氮（g）=氨基酸（g）× 16%，1g 蛋白质提供 4kcal 热卡。

4. 脂肪乳剂　①早产儿出生后可立即使用脂肪乳剂，不应晚于生后 2 天，对于无法实施肠内营养的患儿，在肠外营养开始时即可使用脂肪乳剂；②早产儿和足月儿的肠外脂肪乳剂摄入量从 1.0g/（kg·d）开始，按 0.5~1.0g/（kg·d）的速度增加，总量不超过 4g/（kg·d）；③早产儿使用 ILE 时应采取有效的避光措施；④早产儿或肠外营养使用时间超过 4 周的患儿，可以根据病情考虑是否使用肉碱补充剂；⑤不明原因的严重血小板减少症患儿，应监测血清甘油三酯浓度，并考虑减少肠外脂肪剂量；⑥输注脂肪乳剂时，若婴儿血清或血浆甘油三酯浓度 >3mmol/L（265mg/dl），应考虑减少脂肪剂量；⑦1g 脂肪乳提供 9kcal 热量。

5. 碳水化合物　①应避免摄入过量的葡萄糖，防止发生高血糖，引起脂肪合成和脂肪组织沉积增加，以及相关的肝脏脂肪变性和肝脏生成极低密度脂蛋白（VLDL）甘油三酯水平增加，或可能导致 CO_2 产量和每分钟通气量增加。②新生儿肠外营养中葡萄糖的推荐量以 mg/（kg·min）为单位，早产儿第 1 天开始剂量 4~8mg/（kg·min），第 2 天起 2~3 天逐渐增加至目标量 8~10mg/（kg·min），最低量 4mg/（kg·min），最高量 12mg/（kg·min）。足月儿第 1 天开始剂量 2.5~5.0mg/（kg·min），第 2 天起 2~3 天逐渐增加至目标量 5~10mg/（kg·min），最低量 2.5mg/（kg·min），最高量 12mg/（kg·min）。③小于 28 天的新生儿，如有感染或败血症等急性疾病时，应根据血糖水平暂时按照第 1 天的碳水化合物量供给。④NICU 患儿如血糖反复 >10mmol/L（180mg/dl），调整葡萄糖输注速度无效时，应使用胰岛素治疗。⑤1g 糖提供 3.4kcal 热量，应避免反复和 / 或持续血糖≤2.5mmol/L（45mg/dl），建议血糖 <8.33mmol/L。

（丁璐　余章斌）

第十二节　电复律与心脏除颤

心脏电复律是施加与 QRS 波群同步的电能，而除颤是随机在心动周期中施加一个非同步电击。除颤和心脏复律可以使用手动除颤器来完成，其需要使用者能够发现心律失常并预先设置放电的能量。除颤也可使用自动体外除颤仪（automated external defibrillator，AED）。AED 是能够自动诊断室颤（ventricular fibrillation，VF）并在需要时根据语音提示来指导施救人员除颤的设备。

一、技术原理

（一）解剖与生理

窦房结位于右心房的上端，是正常心脏收缩时产生初始电冲动（除极）的部位，此除极波传遍心房，引起心房收缩，然后传至房室结、希氏束、束支和浦肯野纤维，从而产生有节律且协调的心室收缩。快速性心律失常或颤动的患者中，这种正常传导被打乱，电击治疗旨在恢复正常的心脏除极和收缩。从解剖学上看，电极片或电极板应置于胸骨右缘第 2 肋间及左侧腋中线第 5 肋间，这样在放电时才会有足量的电流穿过心肌。另外，也可将电极片或电极板置于前胸 / 后背位。

（二）除颤和心脏复律的电生理学

心脏复律通过释放同步化电击终止心律失常，同步化电击可使参与折返环路的心肌组织除极。通过对环路上所有可兴奋组织的除极，使组织对刺激无法应答，环路就不再能够继续传播或维持折返。因此，心脏复律可终止由单一折返环路形成的心律失常，如心房扑动、房室结折返性心动过速、房室折返性心动过速或单形性室性心动过速。

二、适应证与禁忌证

（一）适应证

1. 除颤　适用于治疗室颤和无脉性室性心动过速（pVT）。

2. 心脏复律　应用于不稳定的有序心律，如室上性心动过速（SVT）、房扑、房颤或有脉性室性心动过速。

除颤和心脏复律的操作步骤相同，但心脏复律要选择同步化模式，且首次电击时电流能量更低。对于 1 岁以上的室颤或无脉室性心动过速的患儿，可使用 AED 除颤。AED 不能实施同步化电击，因此，不能用于心脏复律。

（二）禁忌证

有些心脏节律是不能用电流治疗的，包括窦性心律、稳定的阵发性室上性心动过速、心搏停止、无脉性电活动和心动过缓。

三、操作方法

（一）电极的选择

临床医生可使用手持电极板或自黏性电极片来实施除颤或心脏复律。电极片有以下几点优势：

1. 可用来监测心律，无须额外使用心电图电极，但电极板通常也能监测心律。

2. 无须使用导电霜或导电胶，使得电流很难形成电弧横跨胸壁。

3. 与电极板不同，电极片不会因产生火花而引火。

4. 使用电极片，施救人员在实施电击时不太可能接触到患者的推床，而使用电极板则有可能。

5. 可以避免电极板施压不当，而这可能是除颤失败的原因。

（二）电极大小

应选择适合患者胸部大小但又不会相互接触的最大电极板或电极片。对于体重 >10kg 的儿童，推荐使用为成人设计的电极板和电极片，且直径 12cm 的电极板和电极片可能优于直径 8cm 的电极板和电极片。婴儿型电极板或电极片适用于体重更轻（<10kg）的婴儿。

（三）电极的放置

体外电复律时电极板安放的位置有两种：一

种称为前后位,即一块电极板放在背部肩胛下区,另一块放在胸骨左缘 3~4 肋间水平。有人认为这种方式通过心脏电流较多,使所需用电能较少,潜在的并发症也可减少,选择性电复律术宜采用这种方式。另一种是一块电极板放在胸骨右缘 2~3 肋间(心底部),另一块放在左腋前线内第 5 肋间(心尖部)。这种方式迅速便利,适用于紧急电击除颤。如果使用电极板,必须施加相当大、紧贴胸壁且稳定的压力。

也可以采用前胸 / 后背位放置,即将前置电极片或电极板的中心放置于胸骨稍左侧的位置,将后置电极片或电极板放置在上背部中间。如果没有婴儿型电极板而必须使用成人电极进行电击,体重 <10kg 的婴儿优选上述位置。在这种情况下,前胸 / 后背位放置可以避免放电时电极板互相接触的可能。

（四）电极 - 胸壁接触面

成功的除颤需要有电流的流动。经胸阻抗高会降低除颤的成功率。如果使用电极板,同时使用导电材料,如电极霜或电极膏,可以降低经胸阻抗。两个电极板和电极片不可互相接触,必须小心避免胸壁一侧的接触面材料与另一侧的相接触。这两种情况中的任意一种都可导致电流形成电弧横跨胸壁,而不是向心脏传导。接触面材料要避免使用盐水、异丙醇和超声耦合剂,且避免使用裸电极板。异丙醇会降低有效性,还有引火的风险。

（五）机器操作

临床医生应该熟悉其所在医疗保健机构所用除颤器的具体功能。

1. 贴好大小合适的电极片,如果使用电极板则在电极板上涂好导电材料。

2. 开启手动除颤器。

3. 如果使用电极板,则用电极板监测心脏节律;这样可以避免使用另外的心电图电极。

4. 然后选择非同步模式实施除颤(如 VF、pVT),选择同步模式实施心脏复律(如,不稳定的 SVT、有脉性 VT)。

5. 选择除颤或心脏复律的能量。

（六）施加电流

1. 在前 / 尖位或前 / 后位放置电极片或电极板,机器充电。同时,氧源和所有可燃材料都应远离患者至少 1m。

2. 确保所有人员与患者及其推床无接触,在电击前,大声喊出"全部远离!"。

3. 让电极片或电极板放电。充电和放电都可以通过电极板上的按钮开启,如果使用电极片,则通过机器本身的按钮或通过使用附带脚踏开关来启动充电和放电。

（七）除颤能量

AHA 和国际复苏联合委员会推荐的儿童 VF 或 pVT 除颤能量如下:首次尝试 2J/kg;第二次尝试 4J/kg;后续尝试 4J/kg 或更高,最大能量为 10J/kg,或使用成人最大能量(双相波除颤 200J,单相波除颤 360J)。

心脏复律能量:首次电击能量应该在 0.5~1J/kg;随后的电击是 2J/kg。

四、临床经验与注意事项

1. 对于有灌注、有序的心律实施不当的除颤可以引起 VF。

2. 在放电的同时吸氧是重要的起火隐患。如果电极板因放置不佳而产生的火花与氧气接触,这就是重大的起火隐患。除颤前,所有供氧设备必须远离患者至少 1m。

3. 其他与电击能量相关的潜在并发症虽然少见,但也包括心律失常、心肌损伤或皮肤烧伤。通过降低电击能量和降低经胸阻抗可以减少这些问题发生的风险。

（钟桂朝　余章斌）

第十三节　新生儿镇静与镇痛技术

疼痛是机体受到损伤或潜在损伤时所引起的不愉快的情感体验,是一种复杂的生理、心理活动。疼痛既可以是局部表现,也可以是全身性疾病的一种反应。新生儿无语言交流能力,且新生儿疼痛的临床表现不典型,其对疼痛的反应与对害怕、应激的反应难以区分,新生儿疼痛易被忽视。疼痛不仅扰乱新生儿生命体征和内环境稳态,还会影响其大脑结构发育,导致认知和运动功能低下等。由于新生儿疼痛传导通路发育不完善,且缺乏良好的抑制作用,会产生夸大的疼痛反应。新生儿感知的疼痛比婴儿和成人更弥漫、强烈和持久。

目前,国内外新生儿疼痛管理效果不佳,住院新生儿疼痛发生率高达 26 次 /d,仅 24% 的医务人员常规采用量表对新生儿疼痛进行评估,32.5%

的疼痛得到非药物或药物镇痛。疼痛诊疗方法差异较大,临床至少采用 14 种疼痛评估量表和 11 种非药物镇痛方法。

一、新生儿疼痛特点

(一)疼痛来源

NICU 内侵入性操作(也称为致痛性操作),如足底挤压采血、动静脉穿刺及插管、皮下和肌内注射、气管插管及吸引、腰穿等。局部感染、损伤组织周围痛觉过敏、皮肤烧伤、术后等也可引起疼痛。早产儿和患病新生儿在治疗过程中,则要承受长时间、反复的疼痛。

(二)疼痛病理生理

胎龄 22~29 周时,身体表面已出现感觉神经末梢,胎儿即可感觉疼痛刺激。新生儿的痛觉传导在解剖学和功能方面均已完备,解剖学表明在胎儿发育早期,外周神经和中枢神经系统在脊髓背角就存在细胞水平的联系,脊髓神经通道中与痛觉有关的通路在妊娠中到晚期已形成完整的髓鞘,突触到皮质水平的痛觉传导神经通路也在妊娠晚期形成完整髓鞘。与成年人一样,新生儿可由无髓鞘的 C 纤维传导外周痛觉信息。A-D 纤维无完整髓鞘,在神经系统发育成熟前,对传入的刺激往往会产生夸大的疼痛过敏反应。受到反复刺激的新生儿,尤其是早产儿,其应激调控系统则会发生改变并严重影响脑的发育。反复致痛性操作通过中枢超敏和脊髓轴突的重塑,造成原发性痛觉过敏(损伤部位外周感受器超敏所致的疼痛)、继发性痛觉过敏(非损伤组织所致的疼痛)、异常性疼痛(无害性刺激所致的疼痛),进一步导致神经系统结构和功能重建。

(三)疼痛不良影响

1. 瞬时不良影响　激惹、恐惧、影响睡眠或觉醒状态、氧耗增加、肺通气 - 灌注比例失调、营养吸收减少、胃酸分泌增加等。

2. 短期不良影响　应激反应、血流动力学改变、喂养困难、分解代谢增强、负氮平衡等。

3. 长期不良影响　痛觉改变、行为及情感认知功能障碍、注意力不集中学习困难等。

二、新生儿疼痛评估及管理

(一)新生儿疼痛评估

新生儿疼痛的行为和生理指标都有其局限性,任何单一指标均不能成为金标准。疼痛复杂

的本质和泛化的反应系统提示多个指标的综合评估才可靠。新生儿疼痛评估方法可分为一维性和多维性两类,前者指仅以行为性指标为基础的评估方法,后者是指采用生理和行为等多个指标进行主、客观两方面的综合评估。

1. 一维性评估方法

(1)新生儿面部编码系统(neonatal facial coding system, NFCS):以 10 个面部指标来评估面部表情,早产儿和足月儿均可应用,为最可靠有效的新生儿疼痛评估方法。包括皱眉、挤眼、鼻唇沟加深、张口、嘴垂直伸展、嘴水平伸展、舌呈杯状、下颌颤动、嘴呈 "O" 形、伸舌(仅用于评估早产儿)10 个条目。无上述表现为 0 分,出现 1 项得 1 分,总分最低 0 分,早产儿最高 10 分,足月儿最高 9 分。

(2)婴儿躯体编码系统(infant body coding system, IBCS):通过手、足、上臂、腿、头和躯干的运动评分来评估婴儿粗大运动的活跃性,与 NFCS 联合应用。

(3)CHIPPS 量表(children's and infants postoperative pain scale, CHIPPS):由哭声、面部表情、躯干姿势、下肢姿势、躁动不安 5 个行为指标构成,适用于术后疼痛评估。

2. 多维性评估方法

(1)新生儿疼痛评估量表(neonatal infant pain scale, NIPS):包括 5 个行为指标和 1 个生理指标,适用于早产儿和足月儿。

(2)早产儿疼痛评分简表(preterm Infant pain profile, PIPP):由 3 个行为指标(皱眉、挤眼、鼻唇沟)、2 个生理指标(心率和 SaO_2)、2 个相关指标(觉醒程度、面部运动),共 7 个指标组成,评分值为 0~3,总分为 21 分。>6 分则应镇痛治疗,7~12 分为中度疼痛,>12 分为重度疼痛,适于早产儿和足月儿急性疼痛评估。

(3)CRIES 量表:以 5 个指标首字母命名,即哭(crying)、需吸氧以使 SaO_2 达 95% 以上(requires O_2 for saturation above 95%)、生命体征(心率和血压)上升(increased vital signs)、表情(expression)、失眠(sleeplessness),各项分值为 0~2,总分为 10 分,>3 分则应镇痛治疗,4~6 分为中度疼痛,7~10 分为重度疼痛,此量表限于对术后疼痛的评估。

(4)DSVNI 量表(distress scale for ventilated newborn infants, DSVNI):用于评估机械通气的新

生儿对疼痛的多种行为和生理反应。

（5）新生儿全适量表（scale for use in newborns, SUN）：包括 4 个生理指标中枢神经系统、呼吸、心率、血压，3 个行为指标面部表情、四肢活动度、肌张力。适用于足月儿与早产儿急性疼痛评估，对插管、静脉穿刺、经气管内吸痰、更换尿布等操作的疼痛评估。

识别新生儿疼痛比给疼痛打分重要，这为新生儿疼痛的管理开辟了另一种思维，并不是所有的疼痛都需要给予准确的分数。在繁忙临床工作中，简单、准确的识别疼痛，然后给予相应的镇痛措施更为实用。当然，对于需给予药物镇痛的患儿应准确地评估疼痛程度，便于确定药物的剂量。

（二）新生儿疼痛管理

1. 轻度疼痛管理　轻度疼痛包括手指血及足跟血采样。主要以环境措施为主（温柔抚触、母亲亲喂），辅以非药物措施（舒缓音乐疗法、非营养吸吮联合蔗糖水喂养）。应用 24% 蔗糖水（0.2~0.5ml/kg）、非营养吸吮或母亲抱喂，也可选用 25% 葡萄糖液（0.5ml/kg）。一般不推荐药物干预。

2. 中度疼痛管理　中度疼痛包括外周动静脉穿刺、肌肉及皮下注射，蔗糖、母乳和非营养性吸吮虽对缓解中度疼痛有效，但不足以显著缓解相关疼痛，选用合适套管针（24~26G）、精准穿刺是减少疼痛的重要前提。另外，穿刺部位应用局麻类药物亦有效，不推荐静脉用药。

3. 中 - 重度疼痛管理　中 - 重度疼痛包括各种穿刺（腰椎、胸腔、腹腔、侧脑室穿刺）、各种置管（气管插管、胸腔引流管、导尿管、经皮中心静脉置管）、ROP 筛查。除轻度疼痛所用措施外，操作前需摆好体位做到精准穿刺，可局部应用麻醉药物，而静脉应用镇静药物，如何权衡其利弊、目前证据不一。

（1）腰椎、胸腔、腹腔、侧脑室穿刺疼痛管理

1）环境措施：良好的体位可缓解及预防疼痛，不良体位还可引起误吸、低氧血症、心搏骤停，尤其是在危重患者。同样建议尽可能选用小号穿刺针，移去穿刺针管芯能提高成功率。

2）非药物性措施：联合应用 24% 蔗糖水、非营养性吸吮或母乳。

3）局部药物性措施：操作前 60 分钟穿刺部位应用 EMLA（恩纳）霜。由于新生儿 α_1- 酸性糖蛋白、白蛋白浓度低而导致药物血清游离浓度高，且肝酶系统发育不成熟，局麻药半衰期延长，故要慎用局麻药。因此，局麻药物的使用（如 0.5%~1% 利多卡因皮下浸润）并不推荐为一线用药。

4）全身性药物性措施：对于已插管的患儿，若极不配合，可应用镇痛镇静类药物，如静脉缓慢注入阿片类药物。新生儿腰椎穿刺前使用芬太尼（每次 0.5~3μg/kg）能有效降低操作性疼痛，仅少数病例出现呕吐和轻微暂时的氧饱和度降低。对于未插管、烦躁的足月儿，可以使用咪达唑仑类镇静药，但应注意监测生命体征变化。

（2）气管插管患儿疼痛管理

1）环境措施：对于选择性气管插管，良好的体位、温和的环境、充分的术前准备仍是十分必要的。

2）非药物性措施：推荐术前 30~60 分钟联合应用 24% 蔗糖水（0.2~0.5ml/kg，不可过晚或过多给予以免插管时误吸）、非营养性吸吮及音乐疗法。在高级气道管理中，快速引导插管（rapid sequence induction）可以预防误吸及气道损伤，同时可以减少疼痛刺激。另外，关于插管后痰液吸引疼痛，目前研究不多。开放式吸痰疼痛感强于密闭式吸痰。

3）局部药物性措施：气管插管时应用适当的镇痛或镇静药物可使操作变得容易（减少操作次数和缩短时间），减少潜在的、有害的应激反应生理波动和疼痛。而有关新生儿选择性气管插管术前用药，可采用不同途径给药，多种药物单独或联合应用。

4）全身性药物性措施：可采用阿片类药或阿片类药物联合肌松剂，如吗啡 0.05~0.1mg/kg 肌内注射或静脉推注、芬太尼（1~3μg/kg）联合咪达唑仑（0.05~0.1mg/kg）。值得注意的是，2012 年的一项系统评价显示，在 NICU 中输注咪达唑仑镇静或可增加患儿神经毒性。静脉推注芬太尼要持续至少 2min，以减少胸壁强直的不良反应。

（3）胸腔引流管、导尿管置入和经外周静脉穿刺中心静脉置管疼痛管理

1）非药物性措施：选择合适的行为性疼痛控制措施，如良好的体位、术前抚触、非营养性吸吮。

2）局部药物性措施：非紧急状态下，可在穿刺点涂 EMLA 霜；时间允许也可联用非药物措施及局部药物措施；紧急情况下，可直接行 0.5%~1% 利多卡因（2~4mg/kg）皮下浸润。

3）全身性药物性措施：对于非气管插管机械通气状态患儿，前述非药物措施及局部药物措施多可满足镇痛需要；而对于已行气管插管机械通气患儿，可静脉缓注阿片类药物，如吗啡0.05~0.1mg/kg 静脉推注；操作后，继续使用静脉注射或持续静脉滴注阿片类药物，监测疼痛级别。

（4）ROP 筛查疼痛管理

1）环境和非药物性措施：检查时间应与喂养时间有一定间隔，最好 30 分钟以上。采取适宜的环境性疼痛控制措施如音乐疗法，以及 24% 蔗糖水联合非营养性吸吮或母亲抱喂。但口服蔗糖水需要间隔多次使用，以维持持续的镇痛效果。

2）药物性措施：这是临床使用最多的有效措施，多可满足镇痛的需要。行 ROP 时，可于筛查前半小时选择 4g/L 奥布卡因或 10g/L 丁卡因或5g/L 盐酸丙美卡因 1~2 滴，滴眼局麻。国外有局麻药物联合缓慢静脉注射阿片类或氯胺酮，但因潜在的不良反应，国内不作推荐。

4. 重度疼痛管理　对于重度疼痛刺激，多需使用局部及静脉联合镇静、镇痛、肌松药物，如EMLA 霜、咪达唑仑、芬太尼、对乙酰氨基酚、吗啡，但目前我国尚缺少全国性大样本的多中心研究，更多的是一些单中心的经验性应用。

（1）切开式中心静脉置管疼痛管理：切开式中心静脉置管多用于普通脐静脉置管、经外周静脉穿刺中心静脉置管、经皮穿刺中心静脉置管、输液港等置管困难而又需长期输液者，临床已很少使用。

1）非药物性措施：在准备阶段，尽可能应用24% 蔗糖水联合非营养性吸吮或母亲抱喂。注意，如计划进一步使用全身性药物措施，所有喂养均应暂停，须禁食禁饮 4 小时，防止误吸。

2）局部药物性措施：操作前 60 分钟应用EMLA 霜，或 0.5%~1% 的利多卡因（2~4mg/kg），以 1：10 稀释于 84g/L 碳酸氢钠溶液中，直接皮下浸润。

3）全身性药物性措施：包括两个方案。方案一：缓慢静脉注射芬太尼（每次 0.5~3μg/kg）和咪达唑仑 [胎龄 24~26 周：0.02~0.03mg/（kg·h）；27~29 周：0.03~0.04mg/（kg·h）；≥30 周：0.03~0.06mg/（kg·h）]。方案二：缓慢静脉注射芬太尼（每次 0.5~3μg/kg）和肌松剂，如泮库溴铵。

（2）长期慢性疼痛管理：长期慢性疼痛包括长期机械通气、各种深静脉置管、动脉导管、引流管、导尿管置管、手术切口、术后组织损伤、术后并发症期（如坏死性小肠结肠炎术后造瘘）等引起的慢性疼痛。加强各种切口和管路的护理，避免感染，可以应用镇静镇痛药物如吗啡、芬太尼、咪达唑仑，但有一定成瘾性，且总体而言目前尚缺乏有效且不良反应较少的举措。另外，因慢性疼痛长期使用镇痛镇静药物，应注意药物不良反应的产生。

1）非药物性措施：应用袋鼠式护理、24% 蔗糖水联合非营养性吸吮及母亲抱喂可能有效。

2）局部药物性措施：针对慢性疼痛多无有效局部应用办法。

3）全身性药物性措施：美沙酮镇痛在国外的应用相对广泛，而在国内目前是禁用的；非甾体抗炎药如对乙酰氨基酚可能有效，该药物属于非甾体抗炎药，有胃肠道不良反应。

机械通气镇痛类药物因可能延长机械通气时间，有成瘾性，目前不推荐常规使用，相关镇痛可使用吗啡（早产儿禁用），如口服吗啡：每次0.08mg/kg，每 4~6 小时一次；肌内注射或静脉推注吗啡：每次 0.05~0.1mg/kg，每 4~6 小时一次；持续静脉输注吗啡：0.01mg/（kg·h），最大剂量0.03mg/（kg·h）。也可使用芬太尼镇痛，其负荷量为 1~2μg/kg，随后 0.5~1μg/（kg·h）维持，效果良好，心率下降、胸壁强直、药物依赖等不良反应发生率较低。不推荐对长期使用呼吸机的患儿常规持续输注吗啡、芬太尼、咪唑安定等，因可产生近期不良反应，对远期的影响尚不明确。

（闫玉琴　余章斌）

参 考 文 献

1. 邵肖梅，叶鸿瑁，丘小汕. 实用新生儿学. 5 版. 北京：人民卫生出版社，2019.

2. 中国医师协会新生儿科医师分会. 一氧化氮吸入治疗在新生儿重症监护病房的应用指南（2019 版）. 发育医学电子杂志，2019，7（4）：241-248.

3. Ichinose F, Roberts JD, Zapol WM. Inhaled nitric oxide：a selective pulmonary vasodilator：current uses and therapeutic potential. Circulation, 2004, 109（25）：3106-3111.

4. Sherlock LG, Wright CJ, Kinsella JP, et al. Inhaled nitric oxide use in neonates：Balancing what is evidence-based and what is physiologically sound. Nitric Oxide, 2020, 95：12-16.

5. 彭晓婷，李秋平. 新生儿急性腹膜透析的应用及预后进展.中华实用儿科临床杂志,2020,35(22):4.

6. Spector BL, Misurac JM. Renal Replacement Therapy in Neonates. Neoreviews, 2019, 20(12): 697-710.

7. 中国研究型医院学会肠外肠内营养学专业委员会.中国新生儿营养支持临床应用指南.中华小儿外科杂志, 2013, 34(10): 782-787.

8. 中国医师协会新生儿科医师分会营养专业委员.新生儿重症监护病房推行早产儿母乳喂养的建议.中华儿科杂志,2016,54(1):13-16.

9. 早产儿母乳强化剂使用专家共识工作组.早产儿母乳强化剂使用专家共识.中华新生儿科杂志,2019,34 (5):321-328.

10. 中国医师协会新生儿科医师分会循证专业委员会.早产儿喂养不耐受临床诊疗指南(2020).中国当代儿科杂志,2020,22(10):1-7.

11. 欧洲儿科胃肠肝病与营养学会,欧洲临床营养与代谢学会,欧洲儿科研究学会,等.儿科肠外营养指南(2016版)推荐意见节译,中华儿科杂志,2018,56 (12):885-896.

12. 程锐,杨洋,史源,等.新生儿疼痛评估与镇痛管理专家共识(2020版).中国当代儿科杂志,2020,22(9): 923-930.

13. 冷虹瑶,郑显兰,颜莉,等.口服不同种类和浓度的甜味剂对新生儿足跟采血所致疼痛的影响.中华儿科杂志,2013,51(9):654-658.

14. Mcpherson C, Miller SP, Dib M. et al. The influence of pain, agitation and their management on the immature brain. Pediatric Research, 2020, 88(2): 168-175.

15. 许莉,任海燕,曹晓梅,等.早产儿致痛性操作的现况调查及影响因素分析.中国小儿急救医学,2018,25 (11):824-828.

16. 沈巧,郑显兰,林紫,等.66家医疗机构儿童疼痛管理现状调查.中国护理管理,2019,19(2):187-193.

17. Fallah R, Habibian S, Noori-Shadkam M. Efficacy and safety of single low dose intravenous fentanyl in pain reduction of lumbar puncture in near term neonates by a randomized clinical trial. Iran J Child Neurol, 2016, 10 (2): 60-66.

18. Ng E, Taddio A, Ohlsson A. Intravenous midazolam infusion for sedation of infants in the neonatal intensive care unit. Cochrane Database Syst Rev, 2012(6): CD002052.

19. Fatollahzade M, Parvizi S, Kashaki M, et al. The effect of gentle human touch during endotracheal suctioning on procedural pain response in preterm infant admitted to neonatal intensive care units: a randomized controlled crossover study. J Matern Fetal Neonatal Med, 2020.

20. Ohlsson A, Shah PS. Paracetamol(acetaminophen) for prevention or treatment of pain in newborns. Cochrane Database Syst Rev, 2020, 1(1): CD011219.

21. Hartley C, Moultrie F, Hoskin A, et al. Analgesic efficacy and safety of morphine in the Procedural Pain in Premature Infants(Poppi) study: randomized placebo-controlled trial. Lancet, 2018, 392(10164): 2595-2605.

第九章

新生儿急危重症监护、诊断与治疗

第一节　新生儿休克

新生儿休克（shock）是组织中氧的运输与氧的需求不平衡，导致组织缺氧的一种病理生理状态。这是多病因、多发病环节、多种体液因子参与的一种全身性病理过程，其始动环节是有效循环血量急剧减少，主要特征是微循环功能障碍，后果是器官功能衰竭。休克的各种临床表现是由于氧供不足，不能满足氧耗而造成组织缺氧，以及不能清除代谢产物，继而出现器官功能不全。休克是新生儿期的重症，也是导致新生儿死亡的重要原因之一。

一、诊断步骤

（一）病史采集

确定患儿是否存在休克状态，通过病史采集分析新生儿休克发生的原因。由新生儿败血症、坏死性小肠结肠炎等基础疾病引起的休克，通常具有原发病的临床表现，如发热或体温不升、腹胀等。根据病因可将新生儿休克分为以下几类：

1. 低血容量性休克　各种原因如出血，液体经泌尿道、胃肠道、皮肤及组织间液丢失，引起血管容量减少，有效循环不足。

2. 心源性休克　是由于心脏输出量减少，不能为组织提供有效的灌注所致。

3. 分布性休克　是因为某些特定的血管床不恰当地舒张，引起血流分布异常所致，也称为血管源性休克，如感染性休克、过敏性休克、神经源性休克等。

4. 梗阻性休克　患儿心功能正常，但由于心肺流出道梗阻而导致心输出量不足，灌注不良，如主动脉缩窄、心脏压塞和张力性气胸等。

（二）临床表现

通过患儿临床表现判断是代偿性休克，还是失代偿性休克。同时确定休克的类型，是低血容量性休克、心源性休克、分布性休克，还是梗阻性

休克。根据不同休克类型及时进行处理。根据休克的程度分为代偿性休克及失代偿性休克。

1. 代偿性休克　又称休克早期或微循环痉挛期，出现皮肤苍白，肢端发凉，毛细血管充盈时间延长等血管收缩的表现，这是机体为减少末梢灌注，增加有效循环而进行的功能代偿。同时，出现心率、呼吸增快的表现，从而维持机体氧供及氧的运输，满足组织氧耗。此时的意识、肌张力和血压多正常。

2. 失代偿性休克　又称微循环淤血期，血压下降，组织灌注不良，氧供不能满足组织氧耗，继而出现多器官功能损害甚至弥散性血管内凝血（DIC）。

（三）体格检查

可见组织器官灌注不良的表现，注意全身状况的评估。体格检查重点是心率、血压及毛细血管充盈时间。心率反映的是瞬时的循环状态，血压反映的是一段时间的循环状态，毛细血管充盈时间反映的是末梢循环状态。而另一方面，尿量反映的是相对长的一段时间的循环状态。结合评估皮肤的颜色、皮肤的温度、股动脉搏动，通过新生儿休克评分全面评估休克的程度（见第四章第五节）。需要理解的是休克的临床表现是有效循环不足而导致器官灌注不良的表现，也是机体为维持有效循环而作出的代偿，如皮肤苍白，皮肤湿冷，出现大理石纹的现象，是因为患儿机体外周血管收缩，减少周围组织血液灌注，以保证重要器官血液灌注；心率增快是增加心泵功能，维持有效循环；气促的表现是为了增加外呼吸功能，增加氧的摄取以满足组织的氧耗。从另外一个角度看来，当观察到患儿有上述代偿表现时，就应该分析是否存在有效循环不足的情况。重要的是能够早期识别休克的发生。

（四）辅助检查

1. 实验室检查

（1）血气分析：反映呼吸功能（包括通气功能

和换气功能）及代谢状态,主要有代谢性酸中毒的表现。尤其需要注意乳酸值,乳酸增高反映此时休克状态下,氧的运输障碍,氧供不能满足氧耗,机体产生无氧酵解,是缺氧状态的一个重要指标。

（2）血清电解质测定:目前大多单位电解质与血气分析同步检测。

（3）血常规、CRP 及血培养:感染指标检测有利于鉴别是感染性休克或非感染性休克。

（4）凝血功能检查:休克状态下要警惕 DIC 的发生,凝血功能四项指标（PT、APTT、TT 及 FIB）反映凝血因子功能状态,而凝血因子和血小板构成凝血系统。

2. 胸部 X 线检查 了解有无肺部病变或心影增大。如有心影增大,则需注意控制摄入液体量。

3. 超声心动图检查 确定有无心脏结构异常,了解心功能。

4. 无创心排监测。

（五）诊断要点

1. 有基础疾病,如败血症、急腹症等,在此基础上出现有效循环不足。

2. 有代偿的表现,如心率增快、血压下降、尿量减少。

二、预防

休克早期机体可以作出代偿反应,以减少非重要器官的灌注为代价,维持重要器官的血液灌注和氧供。代偿期会有心动过速、毛细血管充盈时间（CRT）延长,以及尿量减少等表现。然而,这些特征在新生儿往往容易忽视。新生儿休克被识别出来时大多已到了失代偿期,失代偿期的特点是重要器官和非重要器官的灌注均减少,这通过乳酸性酸中毒表现出来,而此时氧供满足不了氧耗,最终导致细胞破坏,造成不可逆的损失,临床表现为多器官功能衰竭。新生儿休克重要的是早期发现,早期干预。

（一）低血压

如前所述,低血压是新生儿休克的晚期表现,而其他的晚期特征还包括外周脉搏细弱、酸中毒、乳酸增高等外周灌注不良的表现。尽管出现低血压已经是休克的晚期表现,但因为血压在 NICU 易于监测,低血压是最常应用的监测指标。而一旦出现低血压,在采取提高血压措施的同时,应注意导致灌注不良的因素。这些因素包括但不限于动脉导管未闭、新生儿败血症、平均气道压力过高

气胸及肾上腺功能不全等,这些都应该予以相应的处理。NICU 常用于升高血压的措施包括应用血管活性药物、容量复苏和皮质激素如氢化可的松的应用。

新生儿血容量和血压之间无明确的相关性。除非有明确的围产期失血史,否则低血容量很少是新生儿生后最初几天低血压的主要原因。有研究表明,在生后初期,多巴胺的应用比液体复苏更有效地纠正低血压。此外,过多的液体摄入可能与动脉导管未闭及支气管肺发育不良有关。

（二）关注其他临床指标

因为低血压已经是休克的晚期表现,需要临床医师关注休克的其他评估指标,早期识别低灌注阈值,早期处理,避免出现低血压。休克的其他评估指标包括临床表现、心率、CRT、尿量及血清乳酸水平。心率反映的是瞬时的循环状态,血压反映的是一段时间的循环状态,而尿量反映的是一段长时间的循环状态,CRT 反映的是末梢循环状态,而乳酸反映的则是循环下氧供氧耗的关系。这些指标综合起来评估休克要比单个指标更具有特异性。

（三）心脏超声心动图

不仅可以排除先天性心脏病,还可以获得新生儿的血流动力学信息;基于病理生理,超声心动图帮助诊断和处理引起休克的疾病。

（四）无创心排等监测手段

三、治疗方案

一旦确定休克发生,就应该立刻采取医疗措施。如上所述,休克治疗的关键是早期识别,而低血压是新生儿休克的晚期表现。处理重点是维持呼吸与循环的稳定,同时纠正酸中毒及电解质紊乱。

（一）扩容

一旦明确休克诊断,即应该进行扩容治疗。

1. 生理盐水 在开始的半小时内,扩容的速度可以 $20ml/(kg \cdot h)$ 开始进行。而对于心源性休克,扩容速度应适当减慢。

2. 血制品的应用 如失血性休克（低血容量性休克的一种）,可予以红细胞悬液扩容。如果存在持续出血,原则上是丢多少,补多少,同时注意是否需要补充新鲜冰冻血浆和血小板,可通过复查血常规及凝血四项进行评估。

（二）血管活性药物

血管调节异常是导致新生儿休克的主要原

因。多巴胺和肾上腺素是血管加压 - 正性肌力药物,因此可以增加 SVR 和心肌收缩力。多巴酚丁胺有扩张外周血管且有正性肌力作用的药物。米力农可降低外周血管阻力。

1. 多巴胺　剂量:2~20μg/(kg·min)持续滴注,一般从低剂量开始,在监测下逐渐上调剂量。注意选择大的静脉进行滴注,以免发生渗漏。

2. 多巴酚丁胺　用于治疗低血压及低灌注,特别是在心功能不全的情况下应用。剂量:2~25μg/(kg·min)持续滴注,一般亦是从低剂量开始,在监测下调整剂量。

3. 肾上腺素　0.01~0.2μg/(kg·min)持续滴注,但需要注意的是,肾上腺素既是 α 受体激动剂,又是 β 受体激动剂,应用时应注意避免血压的波动。

4. 糖皮质激素　氢化可的松用于治疗血管加压药及扩容效果不佳的新生儿,低血压剂量为每天 20~30mg/m²,分 2~3 次静脉注射,或每次 1mg/kg,每 8 小时 1 次静脉注射。

（三）稳定内环境

重点是维持呼吸与循环稳定的同时,纠正酸中毒及电解质紊乱。

1. 加强呼吸支持　休克是由于氧的运输环节障碍所致氧供不能满足氧耗,因此应加强呼吸支持以增大氧供能力。同时新生儿休克常伴有肺损伤,甚至会进展为急性呼吸窘迫综合征和肺出血。

2. 对于感染性休克的患儿,应早期经验性应用抗生素治疗,用药前应留置血培养标本,待培养药敏结果再据此选择敏感抗生素。

四、临床经验与注意事项

（一）诊断方面

休克治疗的关键是早期识别,而低血压是新生儿休克的晚期表现。

（二）治疗方面

1. 扩容的时机把握,一旦考虑新生儿休克,根据病理生理,应即时扩容。

2. 重视基础治疗,保持充分的氧气供应,做好呼吸支持,提供足够的氧供,满足机体氧耗。及时纠正酸中毒、低氧血症和高碳酸血症,维持正常的水、电解质、酸碱平衡等内环境稳定。

（三）医患沟通

1. 新生儿休克是临床的危急重症,病死率高。早期识别,早期干预,早期沟通非常重要。首先要给患儿家属详细介绍患儿的诊断,告知病情严重程度,以及可能出现的并发症和死亡风险。临床上我们主张预见性告知,需要掌握休克的病因及病程,对家属做出反馈。建议由高年资医生进行沟通。

2. 休克治疗往往需要呼吸支持及基础治疗,在应用这些治疗前应及时与患儿家属沟通,告知治疗目的。

（四）病历记录

1. 病历记录的重点是围产期病史、出生史、临床表现及辅助检查结果的记录与分析。

2. 及时填写医患沟通记录和各种特殊用药、特殊治疗的知情同意书,不能遗漏患儿监护人签名。

3. 认真记录患儿病情变化与治疗过程,阐明抗休克治疗的措施及效果;实时书写和分析应用各种辅助检查、用药及治疗的结果,以及疗效观察记录。

4. 及时完成危重病例讨论、疑难病例讨论和危重症抢救记录;若患儿死亡,应书写抢救记录,按时进行死亡讨论,并完成死亡讨论记录。

（卢伟能）

第二节　新生儿呼吸衰竭

新生儿呼吸衰竭（neonatal respiratory failure）是由于各种原因引起的新生儿通气/换气功能异常,不能进行有效的气体交换,导致动脉血氧分压下降和二氧化碳分压升高等一系列生理功能和代谢紊乱的临床症候群。根据呼吸衰竭的病理生理变化及临床特点可分为以下两型:①Ⅰ型呼吸衰竭,即低氧性呼吸衰竭,不伴有二氧化碳潴留。这是由肺内分流和静脉混合或肺泡向肺毛细血管的氧气扩散不足引起的,这种病理生理机能可由小气道阻塞、弥散障碍增加（如肺间质水肿、纤维化）,以及肺泡塌陷或充满液体的情况（如急性呼吸窘迫综合征、肺炎、肺不张和肺水肿）引起。低氧性呼吸衰竭与功能残气量下降有关,可通过补充肺容量和正压通气加以控制。②Ⅱ型呼吸衰竭,即高碳酸血症性呼吸衰竭,低氧血症伴有二氧化碳潴留,是由于分钟通气量（潮气量 × 呼吸频率）不足引起。这种病理生理机能可由呼吸中枢介导的呼吸驱动障碍、死腔通气增加或阻塞性气道疾病引起。

一、诊断步骤

（一）病史采集

患儿有基础疾病，如上呼吸道梗阻、下呼吸道梗阻、肺部疾病或中枢疾病等。

（二）临床表现与体格检查

鼻翼扇动、气促、三凹征等表现，这些临床表现可以理解为患儿自身代偿以完成分钟通气量（潮气量×呼吸频率），如三凹征是呼吸窘迫/呼吸衰竭患儿为增加潮气量所作的代偿。体格检查可闻及管状呼吸音、湿啰音或喘鸣音。需要注意的是，即使是新生儿肺炎，其肺部也不一定能闻及啰音。

（三）辅助检查

1. 实验室检查　血气分析，血常规+CRP，血培养及痰培养等。

2. 胸部X线检查　心影是否清晰，心脏有无增大，肺部透亮度评估，有无斑片影，临床医师应自行阅片，不应该只依赖于影像科报告。

3. 超声心动图检查　如怀疑有先天性心脏病所致呼吸衰竭的，可考虑行心脏彩超检查。

（四）诊断要点

1. 视　有气促、三凹征、鼻翼扇动等临床表现。

2. 听　肺部可闻及管状呼吸音或肺部啰音。

3. 阅　阅片，看胸片的表现。

4. 读　结合血气分析，判断呼吸窘迫的程度是否已达到呼吸衰竭。

5. 应分清呼吸衰竭的病因，是上呼吸道梗阻、下呼吸道梗阻、肺部疾病，还是中枢疾病，从而采取相应的措施。

新生儿医生的角色，是全面收集患儿的信息，作出准确的判断及合理的治疗。临床上应避免片面的评估，如只看胸片或只看血气分析，而不对患儿的临床表现加以分析。

二、预防

呼吸衰竭的预防在于积极治疗基础疾病，早期提供呼吸支持，提供足够的氧供，满足机体的氧耗。

三、治疗方案

呼吸窘迫/呼吸衰竭的管理目标是确保气道通畅，并为机体完成氧的摄入及二氧化碳的排出提供呼吸支持。与高碳酸血症相比，低氧血症是一种危及生命的疾病，因此，呼吸衰竭的初始治疗应以确保足够的氧合为目标。

（一）一般治疗

保持气道通畅，如定时翻身、拍背，雾化吸痰，减少呼吸阻力及呼吸做功，让患儿能舒适地完成通气功能及换气功能。

（二）维持内环境稳定

应及时给予纠正和治疗酸中毒、低血糖、低血钙等，保证充分氧供，维持正常的水、电解质、酸碱平衡等内环境稳定。

（三）针对病因治疗

如存在细菌感染，可予经验性抗生素治疗，结合血培养/痰培养药敏结果选择敏感抗生素。如系肺表面活性物质缺乏者，可考虑PS替代治疗，降低肺泡表面张力。

（四）呼吸支持治疗

目的是辅助患儿完成呼吸功能，即通气功能与换气功能，而对于新生儿，在进行呼吸支持的同时应最大限度避免所带来的肺损伤。临床上的考虑是如何提供气道压力，使患儿肺泡募集，辅助患儿完成通气功能及换气功能。根据呼吸支持的分级，有氧疗（常压给氧）、无创辅助通气（包括低流量鼻导管吸氧、高流量鼻导管吸氧、CPAP、NIPPV等模式）、有创机械通气（包括常频通气和高频通气）。对于机体来说，提供足够的氧供，满足机体的氧耗，是治疗的重点。而不同的病理生理状态下，其氧供氧耗的要求是不尽相同的。例如，在新生儿持续肺动脉高压（persistent pulmonary hypertension of newborn，PPHN）的状态下，对氧供氧耗的平衡有相当严格的要求，提供足够的氧供，减少氧耗，杜绝缺氧是PPHN治疗的核心。

（五）镇静

必要时镇静，以减少患儿氧耗，有利于人机同步。但需要注意的是，出现人机对抗的原因，往往是因为呼吸支持不足引起患儿需要额外做功，完成肺泡分钟通气量。

四、临床经验与注意事项

（一）诊断方面

对于呼吸衰竭的诊断并不困难，结合患儿临床上出现呼吸窘迫症状，结合血气分析，即可明确诊断并作出分型（Ⅰ型呼吸衰竭或Ⅱ型呼吸衰竭）。

（二）治疗方面

1. 及时清理呼吸道，吸净口咽、鼻咽分泌物，保持气道通畅。

2. 重视基础治疗,保持充分的氧气供应,及时纠正酸中毒、低氧血症和高碳酸血症,维持正常的水、电解质、酸碱平衡等内环境稳定。

3. 辅助通气分无创通气和有创通气,而有创机械通气又分常频通气和高频通气,其目标均是辅助患儿完成通气功能与换气功能。

（三）医患沟通

1. 新生儿呼吸衰竭是新生儿临床的危急重症,病情变化快,首先要给患儿家属详细介绍患儿的诊断,告知病情严重程度以及可能出现的并发症和死亡风险。

2. 新生儿呼吸衰竭的治疗过程中往往需要机械通气、PS 替代治疗、NO 吸入治疗等,在应用这些治疗前应及时与患儿家属沟通,告知治疗目的和可能出现的并发症,争取取得其理解,并同意治疗。基于患儿的病理生理,把握病程的阶段,交代病情时对家人进行预见性告知。

（四）病历记录

1. 病历记录的重点是围产期病史、出生史、临床表现及辅助检查结果的记录与分析。

2. 及时填写医患沟通记录和各种特殊用药、特殊治疗的知情同意书,不能遗漏患儿监护人签名,主治医师应作审核。

3. 认真记录患儿病情变化与治疗过程,实时书写和分析应用各种辅助检查、用药及治疗的结果,以及疗效观察记录。

（卢伟能）

第三节　新生儿心力衰竭

新生儿心力衰竭是指在某些病因作用下,心脏排出血量不能满足血液循环及组织代谢需要而出现的一系列病理症状。其实质是由于心脏泵功能不全而导致氧供与氧耗的失衡。由于心血管或非心血管病因作用导致心脏前、后负荷增加或心肌本身疾病引起心脏泵血不能满足血液循环和组织代谢需要,继发神经、激素过度激活,以及心脏、血管、心肌细胞、基因、分子等异常导致的血流动力学改变。其临床症状包括"低心排血量"及机体神经体液系统出现的一系列代偿反应。新生儿期引起心力衰竭的主要原因是先天性心血管畸形,其他病因如心肌病变、严重贫血或感染等也可导致心脏泵功能衰竭,而引起心力衰竭。由于新

生儿解剖生理特点,发生心力衰竭时常出现左、右心同时衰竭,易合并周围循环衰竭引起休克。

一、诊断步骤

（一）病史采集

仔细采集病史对于了解新生儿心力衰竭的病因与准确诊断至关重要,应详细询问围产期病史和出生史,以及是否需要复苏,了解母亲产前病史,注意任何疾病或有毒物质的暴露。

（二）临床表现和体格检查

仔细观察患儿临床表现,并进行全面的体格检查,重点对患儿心血管功能进行检查和评估。主要临床表现如下:

1. 心功能减退

（1）心脏扩大:是心脏泵血功能的代偿机制,心脏可表现扩大或肥厚,主要靠胸部 X 线、超声心动图诊断。

（2）心率增快:是一种代偿机制,可增加心输出量。

（3）奔马律:心功能受损,易出现舒张期奔马律,心衰控制后,奔马律即消失。

（4）喂养困难及多汗:心衰患儿易疲劳,多有吸吮无力、拒奶及喂养困难。由于心功能受损时儿茶酚胺分泌增多,患儿出汗较多,尤其是吃奶后睡眠时明显。

2. 肺循环淤血

（1）呼吸急促、费力,病情重时可有呻吟、鼻扇、三凹征及发绀,平卧可使呼吸困难加重,竖抱患儿或卧在肩上可减轻。

（2）肺部啰音:肺部可听到湿性或干性啰音,说明有肺泡腔渗出和肺间质水肿。

3. 体循环淤血

（1）肝大:为静脉淤血最早最常见体征,右肋下≥3cm,以腋前线最明显,可在短期内进行性增大,心衰控制后缩小。

（2）颈静脉怒张:新生儿颈短,不易观察。

（3）水肿:可不明显,但可表现为短期内体重骤增,有时可见眼睑及胫骨、骶骨轻度水肿。

（4）肾滤过率下降引起尿少和轻度蛋白尿。

（三）辅助检查

1. 实验室检查　血常规、血生化检查、肝功能、甲状腺功能、B 型钠尿肽和血清肌钙蛋白等。对于所有新发现的心肌病或心力衰竭的新生儿,应考虑行内分泌代谢方面的检查包括尿有机酸分

析、血氨基酸和肉碱水平。如考虑有遗传背景者，可考虑行基因检测。

2. 胸部 X 线检查　可获得心影大小，肺部情况以及肺血流量的重要信息。

3. 超声心动图检查　超声心动图是评估儿童和新生儿心力衰竭的主要诊断模式。新生儿通常有极好的超声心动图窗口，可以清楚地看到心脏结构。有必要对疑似心肌病的新生儿进行全面的解剖学研究，以评估先天性和后天性疾病。

（四）诊断要点

1. 根据病史及临床表现，结合心脏彩超结果，可对新生儿心力衰竭作出诊断。

2. 通过现象了解临床的实质，如心力衰竭时患儿心率增快，是为增加心输出量而作出的代偿；出现外周灌注不良的表现，是患儿为代偿而关闭外周毛细血管所致。

二、预防

做好呼吸循环支持，早期辨识心力衰竭的高危因素，早期干预。

三、治疗方案

新生儿心力衰竭是一种复杂的综合征，表现为一系列症状和体征。病因多种多样，包括先天性心脏病、遗传性或获得性心肌病和全身性疾病。病因的准确诊断是正确治疗的关键，包括家族史、重点体检、影像学检查、心电图等检查。治疗方案包括呼吸支持，循环支持，强心、利尿治疗，以及血管活性药物的应用。

（一）一般治疗

1. 病因治疗　是解除心衰的重要措施，如早产儿 PDA 需要布洛芬或对乙酰氨基酚治疗，复杂心脏畸形应尽早手术，心律失常应尽快用抗心律失常药物控制；肺炎、败血症引起的心衰应选择适当抗生素控制感染，治疗可逆性因素。

2. 呼吸支持　进行通气与换气的支持，如氧疗、无创及有创辅助通气，保证氧供，减少氧耗。

3. 维持内环境的稳定　维持水、电解质平衡，纠正酸中毒、低钾血症、高钾血症、低钙血症等酸碱、电解质平衡失调的情况。

（二）心力衰竭治疗

1. 治疗新生儿急性心力衰竭常用的药物包括儿茶酚胺、多巴胺、多巴酚丁胺和肾上腺素，药物的选择因人而异。

（1）多巴胺：是内源性儿茶酚胺生物合成途径中去甲肾上腺素的直接前体，在低剂量 [<5μg/(kg·min)] 下，多巴胺刺激位于大脑、肾脏、肠系膜和冠状动脉的受体，促进血管舒张和血液流向这些器官；在中等剂量 [5~10μg/(kg·min)] 下，多巴胺提供直接的 β 受体刺激，增加心率和收缩力；在高剂量 [>10μg/(kg·min)] 下，α 肾上腺素能效应开始主要增加血管张力和全身血管阻力，维持血压的稳定。

（2）多巴酚丁胺是一种合成儿茶酚胺，具有强烈的 β 激动作用和轻度至中度的 α 拮抗作用，可增加收缩力及血管舒张作用，而造成心率的增加幅度较小。

（3）肾上腺素是一种内源性儿茶酚胺，来源于去甲肾上腺素的 N- 甲基化，以剂量依赖的方式激活 α、β1 和 β2 受体。与多巴酚丁胺类似，β 激动剂在较低剂量下占主导地位，通过外周血管舒张增加心搏出量和心率，降低全身血管阻力。

2. 在有充血症状的新生儿，利尿可以在没有额外干预的情况下恢复体内平衡。袢利尿剂（如呋塞米）和噻嗪类（如氢氯噻嗪）在标准剂量下对婴儿是安全的，在大多数情况下都能很好地增强利尿作用，由于液体快速转移或严重的电解质紊乱，须监测血压。

另外，米力农是一种磷酸二酯酶抑制剂，作用于 β 受体下游，抑制心脏和血管平滑肌细胞中环磷酸腺苷的分解，以增加收缩力和血管舒张作用。

四、临床经验与注意事项

（一）诊断方面

鉴于新生儿心衰表现极不典型，一旦发生，病情进展迅速，诊断标准不宜过严。新生儿心衰常出现左右心同时衰竭，亦可合并周围循环衰竭，故应注意心衰晚期表现，如心率增快以及肝脏增大，治疗有效心率可以减慢，肝脏回缩。

（二）治疗方面

积极治疗新生儿心力衰竭的可逆性因素，如感染、电解质紊乱等情况，同时做好镇静，减少患儿氧耗，避免心衰进展。

（三）医患沟通

1. 心力衰竭是新生儿临床的危急重症，患儿病情变化快，容易会出现心源性休克表现。

2. 新生儿心力衰竭的死亡率比较高，在积极治疗的同时也应该积极与家人沟通病情。

（四）病历记录

1. 及时准确地填写医患沟通记录和各种特殊用药、特殊治疗的知情同意书，主治医师应核实医患签名有无遗漏。

2. 认真记录患儿病情变化与治疗过程，实时书写和分析应用各种辅助检查、用药及治疗的结果，以及疗效观察记录，病情变化和采取治疗措施时应及时做好记录。

3. 及时完成危重病例讨论、疑难病例讨论和危重症抢救记录；若患儿死亡，应及时完成抢救记录和死亡讨论记录。

（卢伟能）

参考文献

1. Singh Y, Katheria AC, Vora F. Advances in Diagnosis and Management of Hemodynamic Instability in Neonatal Shock. Front. Pediatr, 2018, 6：2.

2. Spaggiari V, Passini E, Crestani S, et al. Neonatal septic shock, a focus on first line interventions. Acta Biomed, 2022, 93（3）：2022141.

3. 邵肖梅, 叶鸿瑁, 丘小汕. 实用新生儿学. 5版. 北京：人民卫生出版社, 2019.

4. Martin KK. Suresh Gautham. Assisted ventilation of the neonate. 7th ed. USA：Elsevier, 2022.

5. Christine A. Gleason, Sandra E. Juul. Avery's diseases of the newborn. 10th ed. USA：Elsevier, 2018.

第四节　新生儿持续肺动脉高压

新生儿持续肺动脉高压（persistent pulmonary hypertension of newborn, PPHN）是指生后肺血管阻力持续性增高，肺动脉压超过体循环动脉压，使由胎儿型循环过渡至正常"成人"型循环发生障碍，而引起的心房及/或动脉导管水平血液的右向左分流，临床出现严重低氧血症等症状。本病多见于足月儿、过期产儿或近足月儿，占活产新生儿的 0.2%，在有呼吸衰竭的患儿中合并不同程度肺动脉高压占 10%。

一、诊断步骤

（一）病史采集

注意询问围产期窒息、羊水胎粪污染、胎粪吸入等病史。对高危患儿生后进行密切监护，一旦出现呼吸困难、低氧血症难以缓解，应高度警惕。

（二）临床表现与体格检查

生后除短期内有窘迫外，在 24 小时内会有持续发绀，难以缓解，如有肺部原发病，可出现气促、吸气性凹陷或呻吟。应强调在适当通气情况下，任何新生儿早期表现为严重的低氧血症且与肺实质疾病的严重程度或胸部 X 线表现不成比例并除外气胸及先天性心脏病时，应考虑 PPHN 的可能；体检可在左或右胸骨下缘闻及三尖瓣反流所致的心脏收缩期杂音。

（三）辅助检查

1. 实验室检查　动脉血气显示严重低氧，二氧化碳分压相对正常。

2. 胸部 X 线检查　约半数患儿显示心脏增大。单纯特发性 PPHN，肺野常清晰，血管影少，其他肺部疾病所致的 PPHN 表现为相应疾病的胸部 X 线特征。

3. 超声心动图检查　是确定肺动脉高压的"金标准"。在不合并肺动脉瓣狭窄和右室流出道梗阻的情况下，TR（三尖瓣反流）是评估肺动脉收缩压（sPAP）最准确的方法，可通过 Bernoulli 方程计算：右心室收缩压 = 右心房压（常假定为 5mmHg）+（4×TR 速度^2）。肺动脉高压的诊断标准：

（1）sPAP>35mmHg 或 >2/3 体循环收缩压。

（2）存在心房或动脉导管水平的右向左分流。动脉导管水平分流：单纯的动脉导管水平右向左分流提示在整个心动周期 PAP 超过体循环压，双向的血流提示 PAP 与体循环压大致相等。心房水平分流：卵圆孔水平会出现不同程度的右向左分流，如出现完全右向左分流应与全肺静脉异位引流鉴别。

（3）室间隔变平坦或凸向左心室，呈现"D 字征"或"新月征"。

（四）诊断要点

1. 多为足月儿、过期产儿或近足月儿。

2. 可有围产期窒息、羊水胎粪污染、胎粪吸入等病史。

3. 生后表现为严重的低氧血症。

4. 动脉导管开口前（右上肢）与动脉导管开口后（下肢）动脉血氧分压差 10~20mmHg，或经皮血氧饱和度（SaO_2）差 5% 或以上，当患儿仅有心房卵圆孔水平右向左分流时，不出现上述氧分压或 SaO_2 差。

5. 超声心动图提示肺动脉高压。

（五）鉴别诊断

PPHN 的患儿多表现为顽固性发绀,注意与发绀性先天性心脏病鉴别。过去常采用高氧高通气试验,发绀能缓解考虑是 PPHN,现已被淘汰。及时进行心脏超声检查进行鉴别。

二、预防

做好围产期保健,减少围产期窒息、羊水胎粪污染;做好产时新生儿复苏,对于羊水胎粪污染无活力的新生儿给予气管插管胎粪吸引管清理,减少胎粪吸入的发生。

三、治疗方案

目的:降低肺血管阻力、维持体循环血压、纠正右向左分流和改善氧合。

（一）一般支持治疗

给予最佳的环境温度和营养支持,避免应激刺激,必要时镇静和镇痛。纠正严重酸中毒,使急性期血 pH>7.25,7.30~7.40 最佳,但应避免过度碱化血液。

（二）呼吸支持

一般均需要机械通气呼吸支持。

1. 维持目标氧合和最佳肺容量　动脉导管开口前的 PaO_2 维持在 55~80mmHg,SaO_2 0.90~0.98。目标 $PaCO_2$ 保持在 40~50mmHg,胸部 X 线片显示吸气相的肺下界在第 8、9 后肋间。

2. 常频通气　初设参数 FiO_2>0.8~1.0,RR 50~70 次/min,PIP 15~25cmH_2O,PEEP 3~4cmH_2O,Ti 根据不同的肺部病变设置,RDS Ti 0.3~0.4 秒,MAS Ti 0.5~0.75 秒。

3. 高频通气　直接应用或常频模式下 PIP>25cmH_2O,潮气量 >6ml/kg 才能维持 $PaCO_2$<60mmHg 可改为高频通气。初设参数:MAP 比常频高 2~3cmH_2O,频率 8~9Hz,振幅以看到胸廓起伏为宜。对肺实质性疾病,推荐高频通气联合 iNO,但对于特发性 PPHN 或合并先天性膈疝,上述联合一般无效。

4. PS 应用　对于有肺实质性疾病,如 RDS、MAS、肺炎等存在原发或继发性 PS 失活,相对轻症的 PPHN,即氧合指数(oxygenation index,OI)=15~25,效果较好;非肺实质性疾病者,一般无效。

5. 维持正常心功能和体循环压力　推荐体循环收缩压 50~70mmHg,平均压 45~55mmHg。当有血容量丢失或因血管扩张剂应用后血压减低,可用白蛋白、血浆、输血、生理盐水等补充容量;

使用正性肌力药物纠正左心和右心功能的降低。正确的心输出量评估有助于指导正性肌力药物或肺血管扩张药的应用。 心输出量可由正常的 150~300ml/(kg·min) 降为 <100ml/(kg·min)。

6. 降低 PAP　多数情况下,OI>25 是血管扩张剂的适应证。

（1）iNO:NO 是选择性肺血管扩张剂,半衰期短 1~5 秒,吸入后只在肺部起作用,进入血液循环与血红蛋白结合后很快失活,不影响体循环血压,能改善 V/Q 比值。初始剂量 20ppm,当氧合改善,PaO_2≥60mmHg(SaO_2≥0.90)并持续超过 1 小时,可先将 FiO_2 渐降为 <0.60。如氧合稳定,iNO 逐渐撤离,每 4 小时降低 5ppm,降至 5ppm时,每 2~4 小时降低 1ppm,降至 1ppm 再撤离;一般 1~5 天不等。使用期间须持续监测吸入的 NO 和 NO_2 浓度,间歇监测血高铁血红蛋白浓度<2%。对于早产儿,注意出血倾向。

（2）西地那非:磷酸二酯酶 -5（PDE-5）抑制剂,增加血管平滑肌 cGMP,使 NO 通路的血管扩张作用持续。常用每次 0.5~1.0mg,6 小时一次,口服。可能出现体循环低血压。

（3）波生坦:内皮素受体拮抗剂,通过抑制内皮素（强力的血管收缩多肽）受体扩张肺血管。1~2mg/kg,每天 2 次,口服,可能出现肝功能损害。

（4）伊诺前列素:吸入用前列环素,吸入治疗有一定的肺血管选择性,常用雾化吸入,1~2μg/kg,间隔 2~4 小时用药吸入时间 10~15 分钟。存在支气管痉挛风险。

（5）米力农:磷酸二酯酶 -3（PDE-3）抑制剂,通过抑制 PDE-3 活性,增加平滑肌 cAMP,使前列腺素途径的血管扩张作用持续;同时有正性肌力作用。PPHN 伴左心功能不全可选用米力农。负荷量 50~75μg/kg 静滴 30~60 分钟,维持 0.50~0.75μg/(kg·min);有体循环低血压时不用负荷量。在负荷量前给予容量,可减少低血压反应。

7. ECMO 的应用　对于严重低氧性呼吸衰竭和肺动脉高压,伴或不伴心力衰竭时,ECMO 疗效是肯定的。常规治疗无效时可转至 ECMO 中心进行治疗。对于新生儿预期生存率只有 20%者目前 ECMO 的总的存活率达 80%。

四、临床经验与注意事项

（一）诊断方面

注意与发绀性先天性心脏畸形鉴别,可出现

发绀、严重低氧,心前区可有或无杂音,心脏彩超及心脏 CTA 检查可明确诊断。

（二）治疗方面

1. 重度 PPHN 伴左心功能不全时,表现为左房压力增高,心房水平的左向右分流而动脉导管水平的右向左分流,此时 iNO 可以加重肺水肿使呼吸和氧合状态恶化,属于禁忌证。

2. 要依据氧合状态、体循环血压、超声测定的心脏功能等,选择扩张血管治疗方案。在左心功能不全时,多数降低 PVR 的药物会增加肺血流、导致肺静脉和左心房压力增高,使病情恶化。

3. PPHN 患儿保持镇静非常重要,但肌松剂可能会增加病死率,尽可能避免使用。

（三）医患沟通

PPHN 病情危重,病死率较高,需要机械通气、PS 替代治疗、NO 吸入治疗等,如无效需要体外膜肺治疗,医疗费用很高。需要给家属详细介绍患儿的诊断,告知病情严重程度,以及可能出现死亡风险,争取家长的理解并配合治疗。

（四）病历记录

1. 病历记录的重点是围产期病史、出生史、临床表现及辅助检查结果的记录与分析。

2. 及时填写医患沟通记录和各种特殊用药、特殊治疗的知情同意书。

3. 认真记录患儿病情变化与治疗过程,实时书写和分析应用各种辅助检查、用药及治疗的结果,以及疗效观察记录。

（康文清）

第五节　新生儿心律失常

新生儿心律失常临床上并不少见,近年来由于心电监护和 24 小时动态心电图（Holter）的应用,发生率高达 8.5%,有增加的趋势。可发生于宫内或生后,宫内发生时称为"胎儿心律失常",出生后发生的病因是多方面的,常见于心脏传导系统发育不成熟、各种器质性心脏病、遗传性心脏离子通道病、新生儿窒息缺氧、感染性疾病、水电解质平衡紊乱等,其中窒息缺氧是常见诱因。新生儿各型心律失常都会发生,但发生率与年长儿不同,以室上性多见,且多为功能性及暂时性,预后较年长儿及成人好,但也有少数严重心律失常,可引起急性心力衰竭,如不及时救治,可致死亡。

【窦性心动过速】

新生儿窦房结发放激动速度快,频率超过正常范围上限。多为交感神经兴奋性增高,体内肾上腺素活性增强的结果。常见于健康新生儿如哭叫、活动后或发热、贫血、各种感染、休克、心力衰竭及某些药物如阿托品、肾上腺素等应用后、或某些器质性心脏病等。

一、诊断步骤

1. 听诊心率增快超过新生儿正常值上限,心率可达 200~220 次 /min。正常足月儿心率上限为 179~190 次 /min,早产儿上限为 195 次 /min。

2. 心电图具备窦性心律的特点:①P 波按规律发生,即在 Ⅰ、Ⅱ、aVF 导联直立,aVR 导联倒置,同一导联 P 波形状相同,为窦性 P 波;②P-R 间期不短于 0.08 秒（新生儿正常 P-R 间期最低限）;③同一导联 P-R 间期差 <0.12 秒。

二、治疗及预后

一般不需治疗,如为某些疾病引起者应治疗原发病。

【窦性心动过缓】

新生儿窦房结发放激动过缓,频率低于正常范围下限。多为副交感神经兴奋性增高所致,也可由窦房结功能异常引起。常见于新生儿呼吸暂停、器质性心脏病或窒息缺氧。

一、诊断步骤

1. 临床听诊心率低于新生儿正常值下限。正常足月儿窦性心率下限为 90 次 /min,入睡时可慢至 70 次 /min。早产儿略低于足月儿。

2. 心电图具备窦性心律的特点。

二、治疗及预后

主要应针对原发病治疗。严重者（心率 <70 次 /min）可给阿托品、异丙肾上腺素等提高心率,用法见房室传导阻滞。

【窦性心律不齐】

新生儿窦房结发放激动不匀齐,称为窦性心律不齐。多发生于心率缓慢时,随心率增快而减少。主要由于副交感神经张力增高所致,多与呼吸有关,不需要治疗。

一、诊断步骤

1. 临床听诊心率随呼吸变化、节律不齐。

2. 心电图具备窦性心律的特点,同一导联 P-P 间期不等,P-R 间期差大于 0.12 秒。

二、治疗

窦性心律不齐不需要治疗。

【窦性停搏和窦房阻滞】

新生儿严重心律失常,常为新生儿窦房结功能不良的表现之一,也可见于药物如洋地黄、奎尼丁等中毒及电解质紊乱如高血钾等,可致心源性脑缺血综合征,甚至死亡,应予以重视。

一、诊断步骤

(一)窦性停搏

窦房结的起搏点暂时停止发放冲动,在一段时间内心房无除极,心室无搏动。心电图表现为在一个较长的间歇内无 P 波,或 P 波与 QRS 波均不出现,而长的 PP 间期与基本的窦性 PP 间期之间无公倍数关系。长间歇后可出现房室连接处或室性逸搏及逸搏心律,患儿可出现昏厥和抽搐,甚至死亡。窦性停搏应与二度Ⅱ型窦房传导阻滞鉴别。

(二)窦房阻滞

窦房结产生的激动发生短暂阻滞,部分或全部不能到达心房,引起心房和心室停搏。窦房阻滞分为三度:一度窦房阻滞在心电图上无法发现。二度为部分不能下传,类似房室传导阻滞,也分Ⅰ型和Ⅱ型。其中Ⅱ型应与窦性停搏鉴别,两者在心电图上皆表现一个长间歇(无波形),但窦房阻滞者长 P-P 间期与短 P-P 间期有倍数关系,而窦性停搏没有此关系。三度窦房阻滞为窦房结的激动完全不能下传,心搏停止。如患儿房室连接处有逸搏代偿功能,则以逸搏心律代偿,否则患儿因心搏停止而死亡。

二、治疗及预后

见本节新生儿窦房结功能不良。

【新生儿窦房结功能不良】

窦房结因某些病理的原因或由于自主神经功能紊乱不能正常发出冲动或冲动传出受阻。临床表现如窦性心动过缓、窦性停搏、窦房阻滞、心动过缓 - 过速综合征、昏厥、呼吸暂停、心搏骤停等。

一、诊断步骤

(一)临床表现

易被原发病掩盖,如不注意观察容易漏诊。主要表现为发绀、呼吸急促、心律改变,以心率缓慢为主。可有漏搏,也可有慢 - 快心率交替,严重者有惊厥、昏迷、心搏骤停等。

(二)心电图

反复出现窦性心动过缓、P 波形态异常、窦性停搏、窦房阻滞、慢 - 快综合征(即在过缓心律的基础上间断出现室上性的快速异位心律,如室上性心动过速、心房扑动、颤动等)等。

二、治疗及预后

应积极治疗原发病,同时给予氧疗、营养心肌药物如维生素 C、1,6- 二磷酸果糖、辅酶 Q_{10}、三磷酸腺苷等,对过缓的心率、窦房阻滞、窦性停搏等可给阿托品、异丙肾上腺素等提高心率(用法见房室传导阻滞)。严重者应考虑给予起搏器治疗。部分病例临床疗效及预后均不理想。

【期前收缩】

期前收缩又称早搏,是由心脏的异位兴奋灶发放的冲动所致,新生儿心律失常中最常见的一种,房性最多见,其次为房室连接处及室性。健康足月儿发生率为 2%~23%,早产儿发生率为 21%~31%。

一、诊断步骤

临床多无症状,依据心电图诊断。

1. **房性期前收缩** ①P' 波提前,形态与窦性 P 波不同;②P-R 间期 >0.10 秒;③提前出现的 P' 波后可继以正常的 QRS 波或不继以 QRS 波(未下传)或继以轻度畸形的 QRS 波(室内差异传导);④不完全性代偿间歇。

2. **房室连接处期前收缩** ①QRS 提前出现,形态与正常相同;②QRS 前后无 P 波或有逆传 P' 波(P'-R 间期小于 0.10 秒,R-P' 间期小于 0.20 秒);③完全性代偿间歇。

3. **室性期前收缩** ①提前出现的 QRS 波,其前后无相关 P 波;②QRS 波宽大畸形,时限 >0.10

秒，T波与主波方向相反；③完全性代偿间歇。

二、治疗及预后

一般不需要治疗，有原发病者，应治疗原发病。但如发作频繁，有成对或多源性、多形性者，应给抗心律失常药物治疗，常用者为普罗帕酮（propafenone），每次3~5mg/kg，每日3~4次口服。健康新生儿由于心脏的传导系统发育不成熟也可发生，多在1个月内消失，不需要治疗。

【阵发性室上性心动过速】

阵发性室上性心动过速（supraventricular tachycardia，SVT）是由心房或心室交界处异位兴奋灶释放冲动通过折返机制所产生的快速性心律失常。是新生儿期的临床急症之一，容易反复发作。

一、诊断步骤

（一）临床表现与体格检查

可发生在宫内和出生后。宫内发生者，因其过速的心率常被误诊为宫内窘迫。出生后发生者多突然起病，表现为呼吸急促、口周发绀、面色苍白、烦躁不安、拒奶、肝肿大等，听诊心率快而齐，一般230~320次/min。一次发作可持续数秒至数日，发作停止时心率突然恢复正常。发作持续超过12~24小时易引发心力衰竭。

（二）辅助检查

1. 心电图检查　①RR间隔匀齐，心室率230~320次/min；②QRS波形态正常，若伴有室内差异性传导则呈右束支阻滞型；若为逆传型旁路折返呈预激图型；③P'波较小，常与前一心动周期T波重叠，无法辨认。若可见逆行P'波（Ⅱ、Ⅲ、aVF倒置，aVR直立），R-P'间期<70ms，考虑房室结折返性心动过速（AVNRT）；R-P'间期>70ms，考虑房室折返性心动过速（AVRT）；④发作时间较长者ST-T波可呈缺血性改变，发作终止后仍可持续1~2周。

2. 超声心动图检查　了解心脏各房室内径大小、结构及功能等。

3. 实验室检查　心肌酶谱等检查有利于了解心肌受损及心功能情况，进行血电解质浓度测定、血气分析等可了解有无酸中毒及水、电解质紊乱。

（三）诊断要点

1. 临床上可有阵发性、突发突止、心率加速、心律匀齐的特点。发作时婴幼儿突然出现面色苍白、烦躁不安、呼吸急促；听诊心率一般在220次/min以上。

2. 典型的心电图改变。

二、治疗及预后

目的：终止心动过速发作，去除病因和诱因，针对反复发作者可予以药物预防。

（一）一般治疗

保持安静、心电监护，必要时氧疗。

（二）物理治疗

对无器质性心脏病，无心力衰竭者可予以刺激迷走神经以终止发作。新生儿常用潜水反射法，将5℃左右冷水毛巾覆于面部10~15秒。一次无效间隔3~5分钟可重复，一般不超过3次，30%~60%可转为窦性心律。新生儿禁用颈动脉窦按摩或眼眶按压方法。

（三）药物治疗

心功能正常者，可选择三磷酸腺苷、普罗帕酮、艾司洛尔、毛花苷C（合并预激的宽QRS波禁用），胺碘酮作为二线用药；心功能异常（LVEF<50%）者，可选择胺碘酮、毛花苷C（合并预激的宽QRS波禁用），艾司洛尔慎用。

1. 三磷酸腺苷　0.1~0.3mg/kg（总量≤12mg），不稀释，弹丸式快速静脉推注，继之以0.9%氯化钠5ml快速静脉推注，首次无效或转复后不能维持窦性心律，2分钟后加量重复1次。

2. 地高辛　如果窦性心律时ECG不存在心室预激波，或合并心力衰竭者常用。用快速饱和法：足月儿0.03mg/kg；早产儿0.02mg/kg，静脉给药；首次为1/2饱和量，余量分2次，间隔8小时；12小时后给予维持量。

3. 普罗帕酮（心律平）　广谱高效抗心律失常药，每次1.0mg/kg，缓慢静脉推注10分钟，若心动过速终止则停止静脉推注药物，无效者10~20分钟重复用药，总量<5mg/kg。若心动过速可转复但不能维持窦性心律，给予维持量4~7μg/（kg·min）；复律后可改为口服：3~7mg/kg，6~8小时1次。

4. 艾司洛尔　肾上腺受体阻滞剂。负荷量500μg/kg，10分钟内泵入，心脏收缩功能不全或血压偏低时，负荷量可减半或不予负荷量。之后50~200μg/（kg·min）泵入。

5. 胺碘酮　仅可用等渗葡萄糖溶液配制；负荷量5mg/kg，30分钟泵入。维持量10~15μg/（kg·min），慎用负荷量，也可直接用维持量。稳定后改为口服 10mg/（kg·d）维持,后规律减量。

（四）同步电复律

对合并心功能不全、药物治疗不佳的可给予电复律。电复律要求安静,从 0.5~1J/kg 开始,最大可达 2J/kg。使用洋地黄药物、近期患血栓疾病的避免电复律。

用以上方法转律后为防复发,可用地高辛、普罗帕酮或普萘洛尔维持治疗 6 个月至 1 年。

【室性心动过速】

室性心动过速（ventricular tachycardia）是指起源于希氏束分叉处以下的 3~5 个宽大畸形 QRS 波组成的心动过速。可由于心脏手术、心导管检查、严重心肌炎、先天性心脏病、感染、缺氧、电解质紊乱等原因引起。但不少病例病因不易确定。

一、诊断步骤

1. 临床表现 症状比较严重,新生儿可有烦躁不安、苍白、呼吸急促。严重病例可有休克、充血性心力衰竭等。发作持续 24 小时以上者则可发生显著的血流动力学改变。体格检查发现心率增快,常在 150 次/min 以上,节律整齐,心音可有强弱不等现象。

2. 心电图 ①心室率常在 150~250 次/min 之间,QRS 波宽大畸形,时限增宽;②T 波方向与 QR 波主波方向相反,P 波与 QRS 波之间无固定关系;③Q-T 间期多正常,可伴有 Q-T 间期延长,多见于多形性室性心动过速;④心房率较心室率缓慢,有时可见到室性融合波或心室夺获。

二、治疗及预后

必须及时诊断,予以适当处理。药物可选用利多卡因,每次 1mg/kg,加入 5%~10% 葡萄糖 20ml 缓慢推注,必要时 5~10 分钟重复 1 次,转律后 0.02~0.05μg/（kg·min）维持。此药能控制心率过速,但作用时间很短,剂量过大能引起惊厥、传导阻滞等毒性反应。伴有血压下降或心力衰竭者首选同步直流电复律,转复后再用利多卡因维持。预防复发可用口服普罗帕酮、胺碘酮和索他洛尔等。同时有心脏病存在者病死率可达 50% 以上。

【心房扑动】

由心房内异位兴奋灶起搏,并在心房内形成"环形运动"所致。新生儿时期发生相对年长儿多见。绝大多数无症状,仅是在体检时发现,但个别新生儿因心室率过快导致心输出量降低会出现心力衰竭,血栓形成会导致栓塞等。

一、诊断步骤

心电图:P 波消失,在 Ⅱ、Ⅲ、AVF 及 V$_1$ 导联可见"锯齿形"F 波,新生儿心房率快,约 300 次/min,相应有不同程度的心室阻滞（如 2:1,3:1,4:1）,QRS 波形态正常。

二、治疗及预后

多数心内结构正常的新生儿房扑,临床多无症状,可自行转律。个别反复发作,合并有器质性心脏病或心房肥大者,可以考虑使用地高辛。发生严重心力衰竭时,可给予快速同步直流电复律治疗。

【心房颤动】

新生儿心房颤动较心房扑动更为少见,常提示有显著心脏病变,也可见于心脏结构正常的新生儿。

一、诊断步骤

心电图特征:P 波消失,代之以大小不等、形状不同、间隔不均齐的心房颤动波（f 波）,在 Ⅱ、Ⅲ、aVF 及 V$_1$ 导联较明显。f 波频率非常快,（在 350~600 次/min）同时伴有形态正常的 QRS 波,心室率无规律、不规则。伴完全性房室传导阻滞时 QRS 波间隔可缓慢匀齐。

二、治疗及预后

心房颤动的处理与房扑相似。抗凝药物华法林被认为有减少血栓发生率的作用;与复律相比,更多地使用控制心室率。

【房室传导阻滞】

房室传导阻滞是指由于房室传导系统某部位的不应期异常延长,激动无法由心房向心室传播,导致传导延缓或部分甚至全部不能下传的现象。

一、诊断步骤

（一）临床表现

一度房室传导阻滞对血流动力学无明显不良影响。临床听诊第一心音较低钝，无其他特殊体征。二度房室传导阻滞的表现取决于基本心脏病变以及由传导阻滞引起的血流动力学改变。听诊时除原有心脏疾患的听诊改变外，尚可发现心律不齐、脱漏搏动。莫氏Ⅰ型比Ⅱ型常见，但Ⅱ型的预后则比较严重，容易发展为完全性房室传导阻滞，导致阿 - 斯综合征。三度房室传导阻滞重者导致心排血量减少，出现活动减少、哺乳无力、哭闹时气短。严重者表现为阿 - 斯综合征发作，知觉丧失，甚至死亡。体检时脉率缓慢而规则，第一心音强弱不一，有时可闻及第三心音或第四心音。

（二）心电图　临床上将房室传导阻滞分为三度：

1. 一度房室传导阻滞　房室传导时间延长，心电图表现为 PR 间期超过正常范围，但每个心房激动都能下传到心室。

2. 二度房室传导阻滞　二度房室传导阻滞时窦房结的冲动不能全部传达心室，可造成不同程度的漏搏。通常又可分为两型：

（1）莫氏Ⅰ型：又称为文氏现象。特点是 PR 间期逐步延长，最终 P 波后不出现 QRS 波，在 PR 间期延长的同时，RR 间期往往逐步缩短，且脱漏的前后两个 R 波的距离小于最短的 RR 间期的 2 倍。

（2）莫氏Ⅱ型：PR 间期固定不变，心房搏动部分不能下传到心室，发生间歇性心室脱漏，且常伴有 QRS 波增宽。

3. 三度房室传导阻滞　房室传导阻滞有效不应期极度延长，使 P 波全部落在有效不应期内，完全不能下传到心室，心房与心室各自独立活动，彼此无关。心室率较心房率慢。

二、治疗及预后

1. 一度房室传导阻滞应着重病因治疗，基本上不需特殊治疗，预后较好。

2. 二度房室传导阻滞的治疗应针对原发疾病。当心室率过缓、心脏搏出量减少时可用阿托品、异丙肾上腺素治疗。预后与心脏的基本病变有关。

3. 三度房室传导阻滞有心功能不全症状或阿 - 斯综合征表现者需积极治疗。纠正缺氧与酸中毒，重症者应用阿托品 0.01~0.03mg/kg 皮下或静脉注射，或异丙肾上腺素 0.05~2μg/（kg·min）泵入，根据心率调节速度。

安装起搏器的指征为：反复发生阿 - 斯综合征，药物治疗无效或伴心力衰竭者。一般先安装临时起搏器，经临床治疗可望恢复正常，若观察 4 周左右仍未恢复，应考虑安置永久起搏器。

三、临床经验与注意事项

（一）诊断方面

1. 心电图是诊断心律失常的重要手段，必须综合临床病史、体格检查、心电图特点、对治疗措施的反应等仔细加以区别。

2. 室上性心动过速要注意与窦性及室性心动过速鉴别。窦性心动过速心律多不匀齐，心率一般在 220 次 /min 以下且心率的变化是逐渐的，使用刺激迷走神经不能终止发作，只能使心率减慢。室上性心动过速伴室内差异性传导时，会出现 QRS 波增宽，需要与室性心动过速鉴别。室性心动过速 QRS 波前没有 P' 波，心室率一般 150~180 次 /min，有轻度不规则。发作间期可见室性期前收缩。

（二）治疗方面

室上性心动过速推注腺苷要快，不稀释，弹丸式快速静脉推注，继之以 0.9% 氯化钠 5ml 快速静脉推注。推注过缓或剂量不合适，可能无效。应用期间可出现面色潮红、胸部不适、支气管痉挛，偶有心房纤颤、室颤发生，需要 ECG 持续监测。

（三）医患沟通

新生儿各型心律失常的严重程度和死亡率不一样，要结合心电图特点，给家长做好解释，阵发性室上性心动过速的病因不完全清楚，药物治疗如果不能完全控制发作，需要体重增加后做射频消融。出院后随体重增加需要调整药物剂量，重点监测动态心电图、心脏彩超、心肌酶谱、BNP 等，避免感染，避免室上性心动过速发作诱因。

（四）病历记录

1. 病历记录重点是围产期病史、母孕史、临床表现及辅助检查结果的记录与分析。

2. 及时填写医患沟通记录和各种特殊用药、特殊治疗的知情同意书。

3. 认真记录患儿心律失常发作及持续时间、心电图的改变、应用的药物控制发作、治疗后的情况。

（康文清）

第六节 新生儿急性肾损伤与急性肾功能衰竭

急性肾衰竭（acute renal failure，ARF）是新生儿临床常见的急危重症，在NICU中ARF发生率高达8%~23%，病死率为10%~61%。近年来，国际肾脏病组织和急救医学专业提出以急性肾损伤（acute kidney injure，AKI）代替急性肾衰竭，以期早期诊断和早期治疗AKI，减轻肾脏损伤程度，从而达到降低ARF死亡率的目的。AKI指由于各种原因导致的新生儿肾功能迅速下降，血肌酐短时间内迅速上升、出现氮质血症、水电解质和酸碱平衡紊乱，可伴有少尿或无尿以及出现全身各系统症状的一组临床综合征。主要病因包括围产期窒息、脓毒症、休克、肾动静脉血栓栓塞、先天性肾疾病及外科手术等。根据损伤部位不同分为：肾前性、肾性和肾后性。肾前性：占AKI的55%~60%，主要是由于肾灌注不足。肾性：占AKI的35%~45%，各种病因造成肾小球和肾小管受损。肾后性：占ARF的不足5%，见于各种泌尿系统畸形如尿道梗阻、后尿道瓣膜等。目前，新生儿AKI暂无有效的防治措施。

一、诊断步骤

（一）病史采集

对早期新生儿需询问母亲妊娠史及产前感染情况、有无围产期窒息史；晚期新生儿询问感染史、用药情况、尿量和体重的变化。

（二）临床表现与体格检查

新生儿AKI缺乏典型临床表现，常因疾病检查时发现血生化异常。临床表现分三期：少尿或无尿期、多尿期和恢复期。

1. 少尿或无尿期　新生儿尿量<25ml/d或1ml/（kg·h）者为少尿，尿量<15ml/d或0.5ml/（kg·h）为无尿。93%的正常新生儿于生后24小时内、99.4%于生后48小时内排尿，生后48小时不排尿者应考虑AKI。往往伴发电解质紊乱和代谢性酸中毒、氮质血症。体检发现体重增加，周身水肿，甚至有胸水、腹水，严重者可发生心力衰竭、肺水肿、脑水肿，是此期死亡的重要原因之一。新生儿AKI多数有少尿或无尿，少尿期持续时间不一，持续3天以上者病情危重，非少尿性AKI很少出现水肿，可能是轻度肾损伤。

2. 多尿期　随着肾小球和一部分肾小管功能恢复，尿量增多，一般情况逐渐改善。如尿量迅速增多，可出现脱水、低钠或低钾血症，应严密观察病情和监测血液生化改变。体检可见水肿渐消退、体重减轻。

3. 恢复期　一般情况好转，尿量逐渐恢复正常，氮质血症逐渐消失，血生化恢复正常。肾小球功能恢复较快，但肾小管功能异常可持续较长时间。

（三）辅助检查

1. 实验室检查

（1）血气分析显示代谢性酸中毒；并出现电解质紊乱，如高钾血症，血钾>7mmol/L；低钠血症：血钠<130mmol/L；高磷、低钙、高镁血症等。

（2）血生化显示：尿素氮、血肌酐明显升高。

2. 肾脏彩超检查　精确描述肾脏大小、形状、积水及膀胱改变用于怀疑深静脉血栓或无原因的进行性氮质血症者。

3. CT及磁共振检查　有助于判断肾后性梗阻。

4. GFR的计算　评价肾功能状态。Schwartz公式：$GFR[ml/(min \cdot 1.73m^2)]=0.55 \times L/P_{Cr}$。其中，L为身长（单位cm），$P_{Cr}$为血浆肌酐（单位mg/dl）。

（四）诊断要点

1. 具有发生AKI的高危因素。

2. 临床出现少尿或无尿、体重增加、周身水肿，以及电解质紊乱、代谢性酸中毒、氮质血症。

3. 依据血清肌酐和尿量变化进行分期。

AKI的诊断标准在不断更新，目前较公认的新生儿AKI诊断标准是2013年国际新生儿肾脏协作组（neonatal kidney collaborative，NKC）在2012年改善肾脏疾病预后全球协作组（KDIGO）标准基础上提出的新生儿AKI诊断及分级标准（表9-1）。

表9-1　新生儿AKI诊断及分级标准

分期	血清肌酐（SCr）	尿量
0	SCr没有变化或升高<0.3mg/dl	>1ml/（kg·h）
1	48小时内SCr≥0.3mg/dl或7d内SCr升高≥1.5~1.9倍	≤1ml/（kg·h）
2	SCr升高≥2.0~2.9倍	≤0.5ml/（kg·h）
3	SCr升高3.0倍或SCr≥2.5mg/dl（221.0μmol/L）或需要RRT	≤0.3ml/（kg·h）

注：肌酐的基线值为限定时间内所测得肌酐值中最低的一次。

二、预防

做好围产期保健,减少围产期窒息、母孕期感染及新生儿感染,避免低灌注、血栓及休克的发生。

三、治疗方案

重点是治疗原发病,避免进一步的肾损伤。肾前性的 AKI 要补充血容量,增加肾灌注。肾后性需要解除后尿道的梗阻,肾性要根据病情的不同阶段采取对应措施。

(一)少尿期液体管理

原则上量出为入,液体入量 = 前日尿量 + 异常丢失量 + 不显性失水 – 内生水。其中不显性失水:早产儿 50~70ml/(kg·d),足月儿 30ml/(kg·d);内生水量:10~20ml/(kg·d);异常丢失量:吐、泻、胃肠引流、透析引流液,体重不增或每日减少 0.5%~1%。

(二)利尿治疗

有容量超负荷或液体超载,可用利尿剂,如呋塞米或氢氯噻嗪,呋塞米与小剂量多巴胺联合可增加 GFR。

(三)纠正电解质紊乱

1. 高钾血症　停用外源钾摄入。无心电图改变时,轻度血钾升高(6~7mmol/L),应用 5% 碳酸氢钠 1~2ml/kg 碱化血液促进钾转移至细胞内,如并发高钠血症和心力衰竭,禁用碳酸氢钠。常规胰岛素 0.05U/kg+10% 葡萄糖溶液 2ml/kg,30 分钟内泵入,随后 10% 葡萄糖 2~4ml/(kg·h)静脉输液及胰岛素 10U+10% 葡萄糖 100ml,1ml/(kg·h)。治疗中监测血糖,防止发生医源性低血糖。有心电图改变或血钾 >7mmol/L,葡萄糖酸钙静脉注射拮抗钾对心肌的毒性,及时做透析治疗。

2. 低钠血症　以稀释性低钠血症多见,血钠 120~125mmol/L,限制入液量多可纠正。血钠 <120mmol/L 且有症状时可补充 3%NaCl 1.2ml/kg 可提高血钠 1mmol/L。

3. 低钙血症　血清钙 <1.8mmol/L 时,静脉输入 10% 葡萄糖酸 1~2ml/(kg·d),可同时给予适量维生素 D2、D3 或 25- 羟基骨化醇或 1,25- 双羟胆固化醇以促进钙的吸收。

(四)纠正代谢性酸中毒

pH<7.2 或血清碳酸氢盐 <15mmol/L 时,静脉注射 5% 碳酸氢钠 1ml/kg,可提高血清碳酸氢盐 1mmol/L,先按提高 2~3mmol/L 给予,或按实际碱缺失 ×0.3× 体重(kg)计算,于 3~12 小时内视病情分次输入,避免矫枉过正。

(五)抗生素管理

选择无肾毒性抗生素,延长给药间隔、减少抗生素剂量。根据肌酐清除率(CCr)调整药物剂量、给药间隔。给药量 = 正常人量 × 患者 CCr ÷ 正常人 CCr;给药间隔 = 正常用药间隔 × 正常 CCr ÷ 患者 CCr。主要由肾脏排泄的抗生素:青霉素、氨苄西林、头孢菌素、氨基糖苷类、万古霉素。

(六)营养支持

充足的营养可减少组织蛋白质分解和酮体的生成,提供合适的热量和必需氨基酸可促进蛋白质合成和细胞生长,还可自细胞外液摄取钾、磷。热量尽量达到 40kcal/(kg·d);以糖和脂肪为主,适量蛋白质,脂肪乳 2g/(kg·d);氨基酸 1~1.5g/(kg·d),少尿期不补钾。

(七)腹膜透析或者连续血液滤过治疗

目前无统一的指征,建议:①持续少尿或无尿,无尿潴留,经液体调整、利尿剂及正性肌力药物联合应用无效;②持续加重的氮质血症,已有中枢抑制表现或 BUN>35.7mmol/L,Cr 升高 ≥26.5μmol/L(0.3mg/dl);③酸碱失衡及电解质代谢紊乱:难治性高钾血症(血钾 >5.5mmol/L,有进行性升高迹象或 >8mmol/L),顽固性代酸(pH<7.1)、高氨血症(血氨 >2mg/L)和神经毒性代谢物积累;④容量超负荷损害呼吸系统功能、严重水肿;⑤低心排综合征。

四、临床经验与注意事项

(一)诊断方面

新生儿 AKI 初期表现不典型,要仔细询问病史,对有高危因素的患者,仔细了解尿量、体重的变化,及时进行血生化的检查,以免漏诊。

(二)治疗方面

1. 重点做好液体管理,严格记录每日的出入量和体重的变化,每 4~6 小时合计一次。少尿或无尿期严格控制液体防止水肿加重,多尿期要及时补充液体防止脱水。

2. 动态监测血气分析和电解质的变化,及时处理酸碱失衡和电解质紊乱,保证内环境的稳定。

3. 符合指征尽早行腹膜透析或者连续血液滤过治疗。

(三)医患沟通

新生儿急性肾性肾损伤病情危重,病死率较

高,保守治疗无效需要及时给予腹膜透析或血液滤过,医疗费用很高。首先要给家属详细介绍患儿的诊断,告知病情严重程度,以及可能出现死亡风险,争取家长的理解并配合治疗。

（四）病历记录

1. 病历记录的重点是母孕史、围产期窒息史、临床表现及辅助检查结果的记录与分析。

2. 及时填写医患沟通记录和各种特殊用药、特殊治疗的知情同意书。

3. 认真记录患儿尿量、体重、血气分析及肾功能变化,以及给予的对症处理。

（康文清）

第七节　新生儿惊厥与惊厥持续状态

早期报道惊厥在足月儿的发生率为 3/1 000,早产儿为 60/1 000。各研究报道发生率有明显不同,主要因为诊断标准不同及新生儿惊厥轻微临床表现可能与非惊厥行为混淆。新生儿惊厥与儿童惊厥有着本质的不同,包括对常用抗惊厥治疗药物的反应。年龄相关的临床表现、疗效不同很大程度上与新生儿脑发育不成熟及病因不同有关。新生儿惊厥发作短暂,但也可持续较长时间,因而,常使未成熟大脑出现严重的功能障碍。新生儿惊厥作为临床常见急危重症,需及时诊断和处理。新生儿惊厥的诊断和常规处理参看第三章第十二节,本节重点阐述新生儿惊厥发作及惊厥持续状态的急诊处理。

一、诊断步骤

（一）病史采集

详见第三章第十二节。

（二）临床表现和体格检查

新生儿惊厥按临床表现可分为微小型、阵挛型、肌阵挛型和强直型,具体临床表现详见第三章第十二节。新生儿惊厥临床表现多样化,临床表现与脑电图惊厥多不同步,且大多数患儿脑电图无惊厥表现。

新生儿惊厥中,微小型最常见,在所有足月儿、早产儿中约占一半,很少单独发作,几乎都有其他类型惊厥。阵挛型惊厥一般无意识丧失,其最常见病因是新生儿卒中,其他病因有局部挫伤、

蛛网膜下腔出血、代谢异常。全身性强直性惊厥类似去大脑或去皮层姿势,最常见于弥漫性神经功能不良或大量脑室内出血（IVH）的早产儿,常伴有其他自主神经运动或阵挛惊厥,在惊厥之后典型表现嗜睡或迟钝,大多预后很差,但少数窒息导致的强直性惊厥预后可能不太差。肌阵挛惊厥与阵挛惊厥不同之处在于其收缩极快且无节律。可以是多灶性或全身性。即使重复发作也没有规律。在某些病例可因触觉或听觉刺激诱发。肌阵挛惊厥脑电图与临床表现相关性不一,如有肌阵挛,一般伴有单一高尖波,其后为慢复合波。相反,刺激敏感肌阵挛或杂乱活动肌阵挛一般没有脑电图惊厥。脑电图背景一般为低压慢波或暴发抑制伴局部尖波。这些方式以后可进展为高尖高度节律失常方式。典型肌阵挛惊厥伴有弥漫脑电图异常多提示严重脑功能损伤,由于围产期窒息、先天性代谢异常、大脑发育不全或严重脑创伤导致的肌阵挛发作,其远期预后一般不良。

需要注意几种特殊类型的惊厥:有两种良性（良性家族性新生儿惊厥、良性特发性新生儿惊厥）、三种恶性的新生儿惊厥综合征（新生儿肌阵挛脑病、大田原综合征、婴儿游走性部分惊厥）。

1. 良性家族性新生儿惊厥　常染色体显性遗传病,无明显危险因素,是新生儿原发性全身惊厥的少见形式。临床表现不一,包括开始暂时性呼吸暂停、心率增快、张力姿势（上肢外展或内收,髋屈曲,膝伸展）,之后阵挛惊厥。这是新生儿张力-肌阵挛少见情况,主要在活动睡眠期出现,之前可有短暂觉醒。典型病例在生后 2~3 天出现惊厥,在逐渐缓解前可复发数日到数周。发作期脑电图表现突然暂时全电压衰减（呼吸暂停,张力期）,以后长时间泛化重复棘波和/或尖波放电（阵挛期）。少有脑电图稳定病灶或发作后期表现。发作间期可正常或偶尔暴发变化 θ 活动（θ 互换）。所有实验室和影像学检查正常。大多数患儿远期预后良好,不足 10% 的病例有癫痫发作,一般在成年后出现。新生儿惊厥次数及治疗与远期预后无关,提示这种疾病不需要积极抗惊厥治疗。已经发现有两个基因位点,大多数子女病变定位在 20q13.3,编码钾通道,提示钾依赖神经元复极异常为惊厥基础;其他定位在 8q24。

2. 良性特发性新生儿惊厥 占足月儿惊厥的5%。特定的诊断标准包括：①胎龄>39周；②孕期、分娩正常；③Apgar评分>8分；④惊厥在生后4~6天出现；⑤惊厥前及间期表现正常；⑥阵挛和/或呼吸暂停（从无强直性惊厥）；⑦诊断试验正常；⑧在中央沟区发作期脑电图暂时惊厥（1~3分钟）（从无α频率）；⑨发作间期脑电图正常，除θ改变（60%）。发作期单侧或继发泛化节律性棘慢波。惊厥一般短暂剧烈，频繁或连续发作，甚至惊厥持续状态。惊厥逐渐缓解，很少持续超过2周。长期预后佳，不会发展为癫痫。这些惊厥原因不明，可能与暂时锌缺乏有关，因脑脊液锌降低。与良性家族性惊厥区别的特征包括：①无家族史；②惊厥晚发，一般在生后5天左右；③惊厥为阵挛和/或呼吸暂停，但始终无强直性惊厥；④多灶阵挛惊厥，始终无原发全身表现；⑤发作时脑电图无开始的电压衰减。

3. 新生儿肌阵挛脑病（neonatal myoclonic encephalopathy，NME） 临床表现不稳定，不连续部分惊厥及大量肌阵挛。典型表现为开始局部惊厥，以后进展为婴儿痉挛。最常见的病因是代谢病（尤其是非酮性高甘氨酸血症）。发作时符合大量肌阵挛惊厥脑电图表现。发作间期为暴发抑制，伴复杂暴发尖波改变、低电压静止期。远期预后都差，第一年病死率高，存活者有严重发育迟缓。

4. 大田原综合征（Ohtahara综合征） 一般生后10天内出现惊厥，但可晚到3月龄。典型惊厥为许多简短强直性痉挛（无阵挛或不连续肌阵挛）。与NME代谢原因相比，其病因一般是结构性的，大多数发育不良，偶尔是损伤性的，如缺氧缺血性脑病。发作间期脑电图始终是暴发抑制，无睡眠觉醒周期。不像NME脑电图，强直性痉挛易发生在脑电图抑制期而非暴发期。预后差，早期可死亡，存活者有严重残疾及频繁婴儿痉挛。

5. 婴儿游走性部分惊厥（Coppola综合征）又称早发性惊厥脑病。发病时间为出生至6月龄，目前病因不明。临床表现为部分阵挛惊厥，常在身体两侧间变化。开始影像学检查正常，脑电图典型为多灶，两半球独立游走，都是连续的。常规抗惊厥药无效，大多数患儿肌张力明显低下，严重神经发育延迟及大脑萎缩。

（三）辅助检查

1. 脑电图

（1）新生儿惊厥的脑电图诊断：脑电图惊厥的诊断阈值为≥10秒的重复放电。脑电图惊厥在<34周早产儿少见，随着胎龄的增加，脑电图惊厥频率及持续时间增加。

（2）可疑惊厥患儿脑电图应用原则和时机：应在首次怀疑惊厥时进行脑电图检查，最好不超过24小时。如果脑电图正常，尤其临床怀疑惊厥发作时脑电图正常，那么以后只有在临床持续发作时考虑脑电图检查。几次发作时均无脑电图变化，尤其发作间期背景正常，提示不是惊厥。如果开始脑电图捕捉到惊厥活动并予以抗惊厥治疗，须给予持续脑电图监测，因抗惊厥药物只能临床止惊，在脑电图仍可存在已有的或未发现的惊厥。理想做法是在记录最后一次惊厥发作后继续监测24~48小时。1周后复查脑电图特别有预测价值。以后是否需要脑电图检查以指导抗惊厥药物疗效和疗程仍存在争议。

2. 实验室检查 对惊厥的病因诊断非常重要。

（1）急诊实验室检查：主要包括：①血糖：除外低血糖导致的惊厥发作；②血电解质检查：目前血气分析仪均可以测定电解质，可检测离子钙，可作为判断是否存在电解质异常（如低钠血症、高钠血症）、低镁血症和低钙血症的依据；③血气分析：可以观察是否存在低氧血症、高碳酸血症、酸中毒等，可以判断是否存在HIE、缺氧、休克等严重情况导致的惊厥；④血常规和C反应蛋白（CRP）：可以观察Hb、WBC及其分类，了解是否存在颅内出血、败血症等。

（2）病原学检查：对可疑感染的患儿，应进行血培养、尿培养、其他穿刺液培养或PCR方法检测病毒DNA，如肠道病毒、单纯疱疹病毒等检查。也可以进行血清学检查包括弓形体虫、梅毒、单纯疱疹病毒、风疹病毒和巨细胞病毒等。

（3）脑脊液检查：对可能存在中枢神经系统感染或原因不明的惊厥需进行腰穿，查脑脊液糖、蛋白、涂片镜菌、培养、病毒学检查，必要时可进行特殊的检查，如乳酸、酮体、氨基酸分析等除外遗传代谢性疾病。

（4）遗传代谢性疾病筛查：不明原因的惊厥、存在酸中毒或存在家族史，应检查血氨、血氨基酸、乳酸、尿氨基酸/尿有机酸，脑脊液糖、乳酸和氨基酸,除外遗传代谢性疾病。

3. 神经影像学检查　头颅超声检查除外颅内出血,CT 或 MRI 检查除外脑发育畸形或脑梗塞。

4. 染色体检查　对存在特殊外貌、多发畸形等患儿应进行染色体检查,必要时可进行基因分析除染色体畸变或基因异常。

（四）诊断要点

通过临床表现结合 VEEG 检查不难诊断,重点在于病因诊断。病因不明、反复发作、常规药物治疗效果不佳的患儿,应进行遗传代谢性疾病筛查和基因或染色体检查。

首次怀疑新生儿惊厥时应立即除外并纠正可能的代谢问题。确诊惊厥后应开始治疗,按照合理的途径寻找病因,随情况逐步明确病因来调整诊疗计划。检查包括仔细的询问病史、分娩史、家族史;仔细体检有无畸形、创伤、皮损或异常气味。神经系统检查包括仔细准确描述惊厥临床特征、新生儿精神状态、颅神经检查、发作间期的活动、肌张力、原始反射和深腱反射。某些临床特征可能提示特殊病因,有助于快速做出病因诊断。下一步需要选择特殊诊断方法寻找或确诊惊厥的病因,包括血液、脑脊液、脑电图及神经影像学检查。通过此有序合理的过程可以寻找到大多数惊厥的病因（表 9-2,表 9-3）。

表 9-2　惊厥常见病因的发病时间

24 小时内发病	24~72 小时	72 小时~1 周	1~3 周
HIE	脑膜炎 / 感染	72 小时前发作惊厥的各种原因	1 周内发生惊厥的各种原因
脑膜炎 / 败血症	早产儿:脑室内出血	遗传代谢病	单纯疱疹病毒感染
硬膜下 / 蛛网膜下腔	足月儿:脑梗塞,静脉栓塞	低钙血症	
脑室内出血	脑发育不良	家族性新生儿惊厥	
宫内感染			
产伤			
维生素 B_6 缺乏			
戒断综合征 / 药物作用			

表 9-3　新生儿惊厥病因

常见病因
　缺氧缺血性脑病
　败血症（脑膜炎、脑炎）
　颅内出血（脑室内出血、脑实质出血、蛛网膜下腔出血和硬膜下出血）
　脑梗塞
　先天性脑发育畸形

少见原因
　代谢性疾病（低血糖、低血钙、低镁血症、低钠 / 高钠血症、高胆红素血症 / 胆红素脑病、高氨血症、高甘氨酸血症和维生素 B_6 依赖症）
　母亲吸毒 / 新生儿戒断综合征
　良性非家族性新生儿惊厥（第五日病）
　良性家族型新生儿惊厥
　高血压

（五）鉴别诊断

1. 惊厥和类惊厥样动作的区分　在新生儿很难区分正常不成熟行为（如非营养性吸吮）、异常非惊厥行为（如阵挛）及真性惊厥。暂时重复临床发作同时有脑电图变化者是真性惊厥最有力的证据。以下方法可能有助于区别真性惊厥与类惊厥样动作,这些方法在怀疑阵挛惊厥时最可信,但即使这样也不可靠:①真性惊厥罕见对刺激敏感;②惊厥不能因被动抑制而复位或停止;③惊厥常伴自主神经变化或眼部运动异常;④"阵挛（震颤）"与阵挛性惊厥的区别在于其节律更快、幅度相同,而阵挛惊厥节律更慢、快慢不一。

2. 新生儿惊厥性呼吸暂停　新生儿惊厥性呼吸暂停并不少见,但是很少单独发作。大多数是其他惊厥表现的一部分。惊厥性呼吸暂停可能很难与其他呼吸暂停如神经抑制、早产、镇静药和呼吸系统疾病区别,但有几点有助于鉴别:①惊厥呼吸暂停很少超过 20 秒。②惊厥性呼吸暂停早期心率经常增快,只有在更长时间的惊厥后期心率才下降;而非惊厥性呼吸暂停早期常伴心动过缓。③惊厥性呼吸暂停常合并其他细微发作类型,如凝视、斜视、眼球震颤等。④惊厥性呼吸暂停可有脑电图放电,经常是单节律的（最常见 α 波）,一般暂时局部放电提示惊厥灶在边缘系统。非惊厥呼吸暂停无脑电图异常,除非长时间呼吸暂停时有振幅下降。

3. 良性新生儿睡眠肌阵挛　相对常见,有时表现为明显的非惊厥肌阵挛。多在生后第一周出现,一般数周到数月自行缓解,无须治疗。痉挛多发生在安静非快速眼动睡眠期间,唤醒后迅速缓解。肌阵挛经常在数分钟内有强度及范围的巨大变化,某些患儿轻微节律性摇动或触觉刺激可诱发发作。始终不会在清醒时发生。神经检查正常。发作前、发作过程中脑电图显示安静睡眠,没有发作改变,发作间期脑电图也无明显变化。目前发生机制不明,可能与暂时脑干网状结构激活系统不成熟有关,不需用抗惊厥药物治疗,苯二氮䓬类药物反可加重肌阵挛发作。远期预后正常。

二、治疗方案

新生儿惊厥的急性期常用药物见表 9-4。

在新生儿缺乏单一高效的抗惊厥药,故产生许多不同的治疗方法。但以下方法在许多大医院使用。开始治疗包括稳定生命体征,除外或迅速治疗可纠正的疾病。

（一）快速治疗可纠正的病因

如低血糖、低血钙、低血镁等。

（二）特殊抗惊厥药物

1. 紧急治疗　一旦高度怀疑或确诊惊厥,应开始抗惊厥治疗。应在仔细监测心肺功能的情况下应用抗惊厥药物。

（1）苯巴比妥:负荷量 20mg/kg,注射时间 >10 分钟。一般血药浓度 20mg/dl,此水平在新生儿有明显的抗惊厥作用。如果惊厥持续,30 分钟后可再次给予 5mg/kg,至总剂量 40mg/kg 或控制惊厥,在此水平呼吸抑制不明显,但最近随机研究提示仅有一半患儿达到惊厥控制的血药浓度,因此提倡应用更大剂量,但还存在争议,因为可能增加药物对心肺抑制的危险超过治疗的益处。在肝

功能不良的窒息患儿用上述剂量可使血药浓度增高,镇静可持续数日。因此,对严重窒息、肝功能不良的患儿用负荷量苯巴比妥后仍有惊厥者应加用二线镇静效果稍低的药物如苯妥英钠。

（2）苯妥英钠:一般作为二线药物,负荷量 20mg/kg,治疗水平血药浓度 15~20mg/dl。用生理盐水稀释,速度 ≤1mg/（kg·min）,以避免心律失常。如果惊厥持续,可加 5mg/kg。磷苯妥英为最近研发的可快速转化为苯妥英的药物,较苯妥英更安全,输液速度可更快,外渗无组织损伤,可肌内注射。

（3）苯二氮䓬类:苯巴比妥和苯妥英联合可控制 85% 的惊厥。这些药物无效时可用苯二氮䓬类药物。劳拉西泮、地西泮和米达唑仑在新生儿都有较强的抗惊厥作用。这三种药物均可快速进入脑组织,但其以后的药代动力学、药效及不良反应却有很大的差别,故更应该选择劳拉西泮。劳拉西泮与地西泮比较具有以下优点:①地西泮应用后迅速再分布,数分钟内自脑组织中清除;②地西泮心肺抑制作用更明显;③地西泮抗惊厥作用持续时间短,但是镇静作用持续时间长;④静脉用地西泮含有苯甲酸钠,可与白蛋白竞争胆红素的联结部位,增加黄疸儿发生胆红素脑病的危险。劳拉西泮:0.05mg/kg,静脉注射,2~3 分钟起效,持续 6~24 小时。可数分钟后重复用药,总剂量 0.1mg/kg。地西泮:0.1mg/kg,静脉注射,可缓慢增加至 0.3mg/kg,直至惊厥控制。米达唑仑:开始 0.02~0.1mg/kg,静脉注射,随后可持续输注 0.01~0.06mg/（kg·h）。

（4）维生素 B_6:以上药物无效时需除外维生素 B_6 缺乏。50~100mg 静脉推注,如果惊厥停止

表 9-4　新生儿惊厥的急性期药物治疗

苯巴比妥（phenobarbital）	负荷量 20mg/kg,若惊厥未止,可予以每次 10mg/kg 重复,直至最大总负荷量为 40mg/kg;维持量 3~6mg/（kg·d）,根据个体选择
磷苯妥英（fosphenytoin）	负荷量 15~20mg 苯妥英当量 /kg,10 分钟以上,密切监测血压,维持量每 24 小时 4~8mg 苯妥英当量 /kg
地西泮（diazepam,安定）	0.25mg/kg,每 15~30 分钟重复一次,不超过 3 次。必须按 1mg/1ml 稀释并按照每 1mg 超过 2 分钟的速度缓慢静脉推注,若速度过快,可出现呼吸暂停、低血压、心动过缓、心肺功能衰竭
劳拉西泮（lorazepam）	静脉推注 0.05mg/kg 超过 2~5 分钟,5 分钟可起效,可重复数次,每 4~8 小时重新评估
咪达唑仑（midazolam）	首剂负荷量 0.15mg/kg,然后予以 0.1~0.4mg/kg,可以静脉、肌内或经鼻给药
利多卡因（lidocaine）	有抗惊厥作用,用于难治病例的辅助治疗;治疗窗窄:0.5~4mg/L,采用递减剂量,超过 7.5mg/L 将导致惊厥发生

诊断维生素 B_6 缺乏。一旦诊断,应口服维持量 10~100mg/d。

（5）叶酸:足够剂量的抗惊厥药及维生素 B_6 无效时需用叶酸 24~48 小时。开始口服 2.5mg,每天 2 次,可能需要增加到 8mg/（kg·d）。

（6）其他:利多卡因也可作为新生儿抗惊厥药物的辅助治疗,一般在苯巴比妥及地西泮无效时应用。开始静脉用 4~6mg/（kg·h）,10 分钟内起效。

2. 抗惊厥药的维持及撤药　根据病因决定治疗时间。某些疾病如原发性低血钙、低血糖、低血镁等,复发的危险性低,可在出 NICU 前停药。如有脑发育不良情况,惊厥复发的危险性高,要求持续抗惊厥治疗。窒息后惊厥有 20%~30% 发生癫痫,如在出 NICU 前神经检查、脑电图均恢复正常,可考虑早期停用苯巴比妥,否则需要持续应用,在 6~12 周复查,维持血药浓度 20mg/dl。

（三）可能用于新生儿惊厥治疗的新药

1. 左乙拉西坦　口服给药方便,且具有吸收快、代谢快、无肝功能损伤、与其他抗癫痫药物无相互作用的优点,已成为儿童抗癫痫治疗的常用药物。动物实验研究表明对新生动物 HIE 具有脑保护作用,作为联合治疗药物之一,已经用于难治性新生儿惊厥治疗,但缺乏大样本的随机对照临床研究,药代动力学和安全性仍需要进一步研究。

2. 托吡酯　是一种广谱抗惊厥药物,在缺氧缺血性脑损伤的动物模型治疗中表现出神经保护作用,也是目前新生儿惊厥治疗的研究重点,但其有可能引起患儿代谢性酸中毒、高氨血症、易激惹、喂养困难等副作用。其临床治疗仍在进一步研究中。

3. 布美他尼　为钠 - 钾 - 氯共转运体抑制剂,导致细胞内 CI 减少。动物实验与苯巴比妥联用可减少 HIE 损伤。起效快,维持时间短,作为利尿剂在国外新生儿病房已经应用 30 年。但用于新生儿惊厥治疗的合适剂量、能否透过血脑屏障、对神经发育的影响,以及疗效等相关的研究较少。

目前,有关这些治疗新生儿惊厥的新药疗效、安全性、药代动力学的研究正在进行中。

三、预后

新生儿惊厥结局变化很大,远期不良预后包括精神发育障碍、运动发育障碍、癫痫等。预测远期结局的三个主要指标为病因、脑电图特征和胎龄。神经检查和影像学发现在预测远期结局方面具有一定价值。

（一）病因

引起惊厥的损伤本质及其严重度影响远期脑功能。HIE 患儿伴惊厥约有 50% 发育正常,同样约一半的细菌性脑膜炎伴惊厥患儿预后良好。动静脉血栓等栓塞性疾病伴惊厥预后总体相对良好;缺血性脑卒中,脑电图和 MRI 可提示预后,如果发作间期脑电图背景活动异常时预后较差;如果 MRI 检查见病变波及整个血管范围,如大脑中动脉损伤脑半球、基底节、内囊等,远期预后多不良。约 75% 大脑静脉栓塞导致的惊厥预后良好,仅 20% 以后发生癫痫。如果是广泛出血性梗死及静脉栓塞累及深静脉预后较差。颅内出血预后依赖于脑实质损伤严重程度和胎龄。大多数原发蛛网膜下腔出血后惊厥远期预后良好,相反早产儿 IVH 后惊厥病情一般较重,经常存在脑实质出血梗死,预后较差。严重持续的低血糖导致的惊厥约 50% 结局正常,低血糖合并窒息后脑损伤者预后较差。脑发育不良伴惊厥者预后都差。如果彻底检查未发现病因可能预后较好。根据惊厥病因判断预后见表 9-5。

表 9-5　新生儿惊厥的预后

病因	发育正常百分比
HIE	50%
颅内出血	10%
蛛网膜下腔出血	90%
低钙血症	100%
低血糖	50%
细菌性脑膜炎	50%
脑发育畸形	0
良性家族性新生儿惊厥	~100%

（二）发作及发作间期脑电图

发作间期脑电图背景电活动异常,如暴发抑制、明显低电压及等电压,超过 90% 预后不良。而正常脑电图背景预后良好。临床惊厥消失与脑电图正常相一致者预后相对较好,而临床与脑电分离者预后相对较差。脑电地形图对判断预后也具有一定价值,α 惊厥、惊厥变化少或肌阵挛惊厥伴尖波者预后较差;惊厥数量多且持续时间长（尤其癫痫持续状态）预后较差。

（三）胎龄

胎龄 <32 周的新生儿惊厥死亡率可达 80%，与足月儿比较存活者预后不良的危险性更高。

（四）新生儿惊厥预后的评分系统

Ellison 等提出一套评分系统用于预测新生儿惊厥患儿的预后。这个评分系统对住院的新生儿惊厥的患儿，结合 EEG 异常表现、神经系统症状体征、病因、惊厥发作类型和发作时间、出生体重等进行综合评分，并在 3 个月后，对胎龄进行矫正之后，重复评分，在 10 个月时，通过 Gesell 发育量表、体格检查和神经系统检查进行再评估，研究显示这一评估系统可以准确预测新生儿惊厥患儿今后发生癫痫、智能低下、运动功能障碍的可能性，并对决定是否再住院或 3 个月后给予抗癫痫治疗提供帮助。通过正电子发射计算机断层显像（positron emission tomography, PET）和磁共振成像（magnetic resonance imaging, MRI）的研究表明，在无临床发作但伴有 EEG 痫性放电的新生儿，其神经系统同样受损。

对新生儿惊厥进行的远期随访研究表明：若患儿出院时惊厥无发作伴 EEG 正常，则今后仅 6% 有惊厥复发；新生儿惊厥远期预后不佳的因素包括 5 分钟 Apgar 评分 <7 分、惊厥持续 30 分钟以上、需长时间心肺复苏。

到目前为止，对新生儿期惊厥预后的临床研究表明：新生儿惊厥的临床预后判断与惊厥分类、发生的时间、病因，以及新生儿神经系统体征异常的持续时间有关，脑电图背景节律也是一个非常重要的预测指标，研究报道新生儿惊厥后癫痫的发生率为 9.4%~56%，且大多数为癫痫综合征，预后不佳。

（王来栓）

第八节　脑功能衰竭与脑死亡

脑功能衰竭（brain failure）是指脑部受到严重损伤或疾病，导致脑细胞无法正常工作，无法完成其功能。这可能会导致意识丧失、认知障碍，以及其他神经系统功能的丧失。脑功能衰竭可以是暂时的，也可以是可逆转的，取决于损伤的程度和治疗的及时性。

脑死亡（brain death）是指脑部，包括大脑、小脑和脑干完全丧失功能。这意味着没有血液流动到这些区域，脑细胞已经死亡，无法恢复。脑死亡通常由严重的脑损伤、缺血性脑卒中或其他严重疾病导致。脑死亡是永久性的，不可逆转的，但机体仍然可以通过呼吸机维持呼吸和血液循环。

脑功能衰竭和脑死亡之间存在一些相似之处，包括失去意识和大脑功能的丧失，但其本质和临床意义不同。脑功能衰竭可能是脑死亡的一个过渡阶段，但不一定导致脑死亡。要确定脑死亡，通常需要进行详细的神经系统评估和特定的测试来确认大脑的完全功能丧失。

儿童不是成人的缩小版，新生儿也不是儿童的缩小版，都有其独特的生理与病理特点。国际上早期颁布的脑死亡诊断标准主要针对成人，并不完全适用于儿童尤其是婴幼儿。1987 年，美国儿科学会首次制订并发表了儿童脑死亡判定指南（简称美国指南），并在 2011 年基于循证医学依据进行了修订。由于世界各地国情不同，儿童脑死亡判定尚无全球统一标准。1989 年我国专家提出"儿童脑死亡诊断标准试用草案"，经过数十年的实践和发展，2019 年国家卫生健康委员会脑损伤质控评价中心发布了"中国儿童脑死亡判定标准与操作规范"（简称 2019 版中国标准），但此标准不适用于新生儿。本章节主要介绍该标准的内容。

一、儿童脑死亡的诊断标准

目前，我国和美国、日本、加拿大、英国、印度等国家正式发布了儿童脑死亡诊断指南或标准（表 9-6），其中只有加拿大和美国的脑死亡判定指南中适用人群涵盖足月新生儿，而美国指南的应用最为广泛。新生儿、婴儿和儿童脑死亡可按以下判断流程进行（图 9-1）。

二、2019 版中国儿童脑死亡判定标准与操作规范

（一）儿童脑死亡判定标准

1. 适用年龄范围　29 天至 18 岁。

2. 判定的先决条件

（1）昏迷原因明确：原发性脑损伤引起的昏迷包括颅脑外伤、中枢神经系统感染、脑血管疾病等；继发性脑损伤引起的昏迷包括心搏骤停、溺水、窒息、麻醉意外等所致的缺氧缺血性脑病。昏迷原因不明者不能实施脑死亡判定。

（2）排除各种原因的可逆性昏迷：包括急性中毒，如 CO、酒精中毒；镇静催眠药、抗精神病药、

表 9-6 国内外儿童脑死亡诊断标准适用人群、年龄分组及判定间隔时间

发表年份	国家	名称	适用人群	年龄分组	判定间隔时间(h)
1987	美国	儿童脑死亡判定指南	足月新生儿~18岁	7日龄~2月龄 >2月龄~1岁 >1岁	48 24 12
2000	日本	儿童脑死亡判定标准	12周龄~6岁	12周龄~6岁 >6岁	24 6
2006	加拿大	严重脑损伤到神经系统死亡:加拿大论坛推荐	足月新生儿、婴儿、儿童、成人	足月新生儿~29日龄 30日龄~1岁 1~18岁 成人	24 不限 不限 不限
2008	英国	诊断和确认死亡的实施规程	2月龄~成人	2月龄~成人	12~24
2009	印度	脑死亡诊断	1岁~成人	1岁~成人	6
2011	美国	婴幼儿和儿童脑死亡判定指南:对1987年版的更新推荐	足月新生儿~18岁	足月新生儿~30日龄 30日龄~18岁	24 12
2014	中国	脑死亡判定标准与技术规范(儿童质控版)	29日龄~18岁	29日龄~1岁 1~18岁	24 12
2019	中国	中国儿童脑死亡判定标准与操作规范	29日龄~18岁	29日龄~1岁 1~18岁	24 12

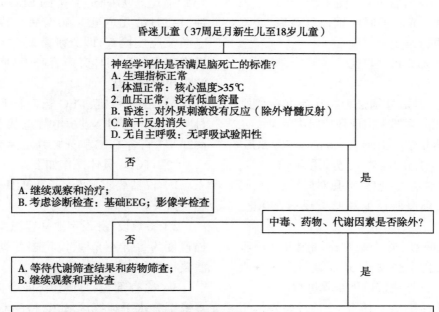

图 9-1 新生儿、婴儿和儿童脑死亡判断流程

肌松剂、全身麻醉药的过量、作用消除时间延长或中毒等;低温(膀胱或直肠温度≤32℃);严重电解质及酸碱平衡紊乱;休克;严重代谢及内分泌功能障碍,如肝性脑病、尿毒症性脑病、低/高血糖性脑病、先天性遗传代谢性疾病等。

3. 临床判定(必须全部符合) 深昏迷、脑干反射消失、无自主呼吸(靠呼吸机维持通气者,自主呼吸激发试验证实无自主呼吸)。

4. 确认试验(需至少符合2项)

(1)EEG显示电静息。

(2)经颅多普勒超声(transcranial Doppler, TCD)显示颅内前循环和后循环血流呈振荡波、尖小收缩波或血流信号消失。

(3)正中神经短潜伏期体感诱发电位(short latency somatosensory evoked potential, SLSEP)显示双侧N9和/或N13存在,P14、N18和N20消失。

5. 判定时间 满足上述标准可首次判定为脑死亡,如果脑干反射缺项,需增加确认试验项目(共3项)。日龄29天至1岁的婴儿,需在首次判定24小时后复判,结果仍符合脑死亡判定标准,可最终确诊。1~18岁的儿童,需在首次判定12小时后复判,结果仍符合脑死亡判定标准,可最终确诊。严重颅脑损伤或心搏呼吸骤停复苏后,应至少等待24小时再行判定。

(二)儿童脑死亡操作规范

1. 临床判定方法

(1)深昏迷:拇指分别强力按压患儿两侧眶上切迹或针刺面部,面部未出现任何肌肉活动。儿童格拉斯哥昏迷量表(Glasgow coma scale, GCS)评分为2T(睁眼=1分,运动=1分,语言=T)。

(2)脑干反射消失:包括瞳孔对光反射、角膜反射、头眼反射、前庭眼反射和咳嗽反射,5项全部消失可判定。

(3)无自主呼吸:除肉眼观察胸腹部无呼吸运动和呼吸机无自主触发外,还需通过自主呼吸激发试验来验证,并严格按以下步骤进行:

1)先决条件:①核心体温>35℃,如果低于这一标准,应予物理升温。②收缩压达到同年龄正常低限值。其中29天~1岁婴儿收缩压正常低限值为70mmHg,1~10岁为70+(年龄×2)mmHg,>10岁为90mmHg。③PaO_2≥200mmHg,如果低于这一标准,应予100%氧气吸入10~15分钟直至达标。④$PaCO_2$为35~45mmHg,如果低于这一标

准,可降低每分钟通气量直至达标;慢性CO_2潴留者,$PaCO_2$可>45mmHg。自主呼吸激发试验前,应加强生命支持与器官功能支持。

2)试验方法:①脱离呼吸机;②即刻将输氧导管通过人工气道置于隆突水平,输入100%氧气4~6L/min;③密切观察胸腹部有无呼吸运动;④脱离呼吸机8~10分钟后,再次抽取动脉血气检测$PaCO_2$;⑤恢复机械通气。

3)结果判定:如果先决条件的$PaCO_2$为35~45mmHg,试验结果显示$PaCO_2$≥60mmHg且$PaCO_2$超过原有水平20mmHg仍无呼吸运动,即可判定无自主呼吸。如果先决条件的$PaCO_2$>45mmHg,试验结果显示$PaCO_2$超过原有水平20mmHg仍无呼吸运动,即可判定无自主呼吸。

2. 确认试验

(1)EEG:具体操作如下:

1)电极安放:记录电极按照国际10-20系统至少安放8个,即额极Fp1、Fp2,中央C3、C4,枕O1、O2,中颞T3、T4。参考电极安放于双侧耳垂或双侧乳突。接地电极安放于额极中点(FPz),公共参考电极安放于中央中线点(Cz)。

2)检查要点:设置合适的参数,仪器校准后开始描记。无明显干扰的EEG描记至少30分钟,≤2月龄儿童至少60分钟。描记过程中行脑电图反应性检查,即分别重复(≥2次/侧)双手甲床疼痛刺激和耳旁声音呼唤刺激,观察脑电图波幅和频率变化。

3)结果判定:EEG长时间(≥30分钟,≤2月龄者≥60分钟)显示电静息状态(脑电波活动≤2μV),符合EEG脑死亡判定标准。

(2)TCD:具体操作如下:

1)仪器要求:需配备2.0MHz脉冲波多普勒超声探头。

2)参数设置:设定取样容积4~15mm,屏幕扫描速度为每屏4~8秒,设定多普勒频率滤波为低滤波状态(≤50Hz)。

3)检查部位:①颞窗,仰卧体位,于眉弓与耳缘上方水平连线区域内,检测双侧大脑中动脉(middle cerebral artery, MCA)或颈内动脉终末段(terminal internal cerebral artery, TICA);②枕窗或枕旁窗,仰卧体位(抬高头部,使颈部悬空)或侧卧体位,于枕骨粗隆下方枕骨大孔或枕骨大孔旁,检测椎动脉(vertebral artery, VA)和基底动脉(basilar artery, BA);③眼窗,仰卧体位,于闭合

上眼睑处,检测对侧 MCA 和同侧颈内动脉虹吸部（siphon carotid artery, SCA）各段。

4）血管识别：①MCA,经颞窗,<1 岁深度为 25~55mm；1~6 岁深度为 35~60mm；>6~18 岁深度为 40~65mm。收缩期血流方向朝向探头,必要时通过颈总动脉压迫试验予以确认。②SCA,经眼窗,深度 40~70mm,血流方向朝向或背离探头。③VA,经枕窗或枕旁窗,深度 48~80mm,收缩期血流方向背离探头。④BA,经枕窗或枕旁窗,深度 54~120mm,收缩期血流方向背离探头。

5）结果判定：①判定血管,前循环以双侧 MCA 为主要判定血管,双侧 TICA 或 SCA 为备选判定血管；后循环以 BA 为主要判定血管,双侧 VA 颅内段为备选判定血管。②判定血流频谱,振荡波即在一个心动周期内出现收缩期正向和舒张期反向血流信号,脑死亡血流指数（direction of flowing index, DFI）<0.8,DFI=1-R/F（R 为反向血流速度,F 为正向血流速度）；收缩早期尖小收缩波即收缩早期单向性血流信号,持续时间 <200ms,流速 <50cm/s,血流信号消失。③颅内前循环和后循环均为上述任一血流频谱,符合 TCD 脑死亡判定标准。

（3）SLSEP：具体操作如下：

1）环境温度：20~25℃。

2）参数设置：电极导联组合至少 4 通道。第 1 通道为 CL_i-CL_c（N9）,第 2 通道为 C_v6-Fz、C_v6-FPz 或 C_v6-CL_c（N13）,第 3 通道为 C'_c-CL_c（P14、N18）,第 4 通道为 C'_c-Fz 或 C'_c-FPz（N20）。记录、参考电极阻抗≤5kΩ。地线电极安放于刺激点上方约 5cm,阻抗≤7kΩ。带通为 10~2 000Hz。分析时间为 50ms,必要时 100ms。刺激方波时程为 0.1~0.2ms,必要时可达 0.5ms。刺激频率为 1~5Hz。

3）电极安放：参考国际 10-20 系统安放盘状电极或一次性针电极。C'_3 和 C'_4 分别安放于国际 10-20 系统的 C_3 和 C_4 后 2cm,刺激对侧时 C'_3 或 C'_4 称 C'_c。Fz 安放于国际 10-20 系统的额正中点,FPz 安放于国际 10-20 系统的额极中点。C_v6 安放于第 6 颈椎棘突（亦可选择 C_v5）。CL_i 和 CL_c,分别安放于同侧或对侧锁骨中点上方 1cm,同侧称为 CL_i,对侧称为 CL_c。

4）检查要点：刺激电极安放在腕横纹中点上 1~2cm 正中神经走行的部位。刺激电流一般控制在 5~25mA,当受检者肢端水肿或合并周围神经疾病时,电流强度可适当增大。刺激强度以诱发出该神经支配肌肉轻度收缩为宜,即引起拇指屈曲约 1cm。每次检测过程中强度指标均应保持一致。检测记录时,平均每次叠加 500~1 000 次,直到波形稳定光滑,每侧至少重复测试 2 次,测试一侧后再测试另一侧,并分别保存双侧 2 次测试曲线。

5）结果判定：双侧 N9 和 / 或 N13 存在,双侧 P14、N18 和 N20 消失,符合 SLSEP 脑死亡判定标准。

三、临床经验与注意事项

（一）儿童脑死亡判定标准的异同

总体来讲,我国儿童脑死亡判定标准与技术规范比国外标准更为严格,主要体现在以下 4 个方面。

1. 适用人群　部分国外指南的适用人群包含足月新生儿,而我国标准考虑到新生儿的特殊性,以及对该年龄组缺乏临床经验和相应的研究数据,所以未包含新生儿,我国新生儿脑死亡是参考美国的标准。国内外指南或标准均未包含早产儿。

2. 辅助检查　无论是成人还是儿童,包括美国在内的多数国外指南均强调脑死亡诊断以临床判定为准,除非在某些特殊情况下,如临床检查或自主呼吸激发试验无法安全进行或无法完成、不能排除药物干扰或为缩短第 2 次判定间隔时间时才使用辅助检查。辅助检查不是诊断脑死亡所必需,也不能替代神经系统检查。而我国标准则强调除满足临床脑死亡判定标准外,还需符合脑死亡确认试验判定标准,即脑电图、TCD 和 SLSEP 判定标准,3 项确认试验中至少 2 项符合脑死亡判定标准时方能诊断。2 次判定中辅助检查均必不可少。显然,我国标准比国外标准更加严格。一方面出于国情考虑,我国脑死亡判定起步时间相对较短,相关临床研究较少、民众对脑死亡概念接受程度偏低以及器官移植伦理需求等。另一方面是出于儿童脑死亡判定比成人面临更多困难和不确定性的考量,这样更有利于规范脑死亡诊断,使之更为严谨。

3. 年龄分组和判定间隔时间　我国标准对 1 岁内婴儿二次判定间隔的时间相对较长,对婴儿脑死亡诊断持更为谨慎的态度。

4. 判定人员资质　各标准均对判定人员资质进行了规定。2011 年美国指南要求 2 次判定应由 2 个不同的主治医师以上人员进行,自主呼吸激发试验可由同一人完成。加拿大指南则要求判定人员有当地独立的行医执照,并且具有管理严重脑损伤患者、神经系统死亡判定的知识和技能。日本标准要求至少 2 名由伦理委员会或类似机构指定的医生完成(包括神经内科、神经外科、急诊科、麻醉科、重症医学科或儿科医生),他们应具有相关学会资质认定,有判定脑死亡经验,并且与器官移植无利益冲突。2019 版中国标准要求脑死亡判定医师必须经过规范化脑死亡判定培训并获得资质。临床实践中已发现,是否经过规范化培训直接影响脑死亡判定的实施和结果解读。

(二)注意事项

1. 脑电图检查　镇静麻醉药物(脑电图检查距最后一次应用镇静麻醉药物≤5 个药物半衰期或受检者体内仍可查到相关血药浓度)及电极安放部位外伤或水肿均可影响脑电图判定。

2. 确认试验的选择　2019 版中国标准进一步细化了 3 项确认试验的操作方法,并指出"如果脑电图或 SLSEP 与 TCD 联合,可降低判定的假阳性率,提高与临床判定的一致性"。对儿童脑死亡评估病例分析发现,单独做脑电图、TCD、SLSEP 的灵敏度分别为 100%、89% 和 100%,特异度分别仅为 79%、64%、40%。而将脑电图与 TCD 联合评估,灵敏度为 89%,特异度为 100%;脑电图联合 SLSEP 的灵敏度为 100%,特异度为 100%;SLSEP 联合 TCD 的灵敏度为 86%,特异度为 75%。因此任何单项确认试验均有误判可能,将确认试验组合后可降低误判风险,因目前病例数仍偏少,还需要进一步明确辅助确认试验在儿童脑死亡判定中的价值和应用范围。此外,2019 版中国标准还提出"如果 TCD 检查受限,可参考 CT 血管造影或数字减影血管造影检查结果"。因脑血流消失是支持脑死亡的一个重要证据,但目前上述检查在儿童中的应用证据较少。

3. 判定医师要求　2019 版中国标准在 2014 版的基础上进一步明确指出脑死亡判定医师必须"经过规范化脑死亡判定培训并获得资质",以避免发生误判和漏判。

四、问题与思考

(一)判定步骤是否合理

从理论上讲,首先需要通过自主呼吸激发试验来证实无自主呼吸后,方能临床诊断脑死亡,之后再行确认试验。国外指南也将自主呼吸激发试验放在辅助检查之前进行。但中国标准将自主呼吸激发试验放在了最后一步,主要考虑该试验有一定风险并可能导致病情加重,先做确认试验符合脑死亡标准后再做自主呼吸激发试验相对安全,也不会影响或干扰确认试验的实施。王荃等报道了 24 例 Glasgow 昏迷量表评分为 3 分且自主呼吸消失患儿的脑死亡判定结果,发现仅 50% 的患儿进行了自主呼吸激发试验,成功率为 84%;另有 42% 的患儿因确认试验未达标而未进行自主呼吸激发试验。由此可见,确认试验不符合标准是影响儿童自主呼吸激发试验实施的主要原因,故儿童脑死亡判定步骤是否合理值得进一步探讨。

(二)确认试验的方法和准确性

通过脑电图和 TCD 诊断新生儿和婴儿脑死亡的敏感性和特异性都不如成人和年长儿。我国标准中推荐 3 项确认试验的灵敏度和准确性尚缺乏研究。有报道儿童脑死亡判定时单项确认试验中脑电图灵敏度(100%)和特异度(79%)最高;TCD 灵敏度为 89%,特异度为 64%;SLSEP 灵敏度为 100%,但特异度仅为 40%;脑电图与 SLSEP 组合的特异度、灵敏度最高,均为 100%,且未发现假阳性和假阴性结果。同一研究还发现近半数患儿因确认试验不符合标准或因严重开放性颅脑损伤无法实施脑电图和 TCD,而最终未进行自主呼吸激发试验,此时即便患儿或家属存有器官捐献意愿,按照我国现有标准仍不能做脑死亡判定,不能作为脑死亡患者进行器官捐献。因此,能否选择其他辅助检查方法如脑血管造影或放射性核素脑血流灌注确定全脑血流消失等值得探讨。此外,有些国家正积极寻求其他方法如计算机断层扫描血管造影评估颅内血流消失协助判定脑死亡,由于其技术操作简便,有望成为新的辅助检测项目。

(三)问题和不足

2019 版中国标准没有包含新生儿,故新生儿如何诊断脑死亡、何时可以诊断仍是临床需要面对的问题。标准中对一些特殊情况也未涉及,如高位脊髓损伤或严重肺损伤、呼吸机参数很高的患儿,因安全原因不能进行或难以完成相应神经系统检查或自主呼吸刺激试验时如何进行判断等。

(王来栓)

第九节 新生儿消化道出血

消化道出血按部位分为上消化道、中消化道和下消化道出血。前者指 Treitz 韧带以上的消化道出血（食管、胃、十二指肠、胰腺、胆道），多为呕血（hematemesis）或排柏油样便。便血（melena）指 Treitz 韧带远端的消化道出血，多表现为鲜红、暗红色或果酱样便，出血量多时可反流到胃引起呕血。消化道出血主要临床表现为呕血、便血或两者并存。

一、诊断步骤

（一）病史采集

1. 假性呕血和／或便血 常见于因插管或外伤所致鼻咽部或气管出血，被吞咽至消化道而引起；新生儿咽下综合征；生后 1~2 天的胎便、移行便、久置后可呈黑色；口服铁剂、铋剂、炭末、酚酞等引起者极少见；阴道出血污染粪便。

2. 全身性出凝血性疾病 某些重症疾病如感染、硬肿症、新生儿肺透明膜病等所致 DIC 引起者多见；常见的还有新生儿出血症、迟发性维生素 K 缺乏症、血小板减少性紫癜或各种先天性凝血因子缺乏症引起者较少见。

3. 消化道疾病

（1）反流性食管炎：GER 致食管炎伴发溃疡时可出现呕血、黑便。并有顽固性呕吐、营养不良和生长发育迟缓。

（2）急性胃黏膜病变：指各种应激因素引起的胃黏膜急性糜烂、溃疡和出血。如：颅内出血、颅压增高、缺氧、败血症、低血糖、剧烈呕吐、非甾体抗炎药、皮质类固醇等。多于生后 1~2 天内起病。

（3）急性胃肠炎：可见发热、呕吐、腹泻、严重者有便血和／或呕血。

（4）肠梗阻：可有呕吐、腹胀、呕血和便血。可因肠旋转不良、肠重复畸形引起。

（5）食物蛋白诱导的小肠结肠炎、先天性巨结肠、NEC 也可有呕血和／或便血。

（6）乙状结肠、直肠及肛门疾病：多表现为便血，可因息肉、肛门 - 直肠裂等引起。

（7）血管畸形（血管瘤、动静脉瘘）：据其不同部位可引起便血或呕血。

（8）早发性炎症性肠病：克罗恩病、溃疡性结肠炎等。

（二）诊断要点

1. 详细询问病史 首先要排除假性呕血和便血，排除全身性出、凝血障碍疾病，对生后 48 小时内发病的患儿的第一次上消化道出血血样进行碱变性（Apt）试验，可帮助鉴别血液是否来自母亲血，以除外咽下综合征。新生儿 3 天内排胎便期间，如出现血便则外观易与胎便混淆，此时可将胎便刮取少量摊开在白色尿布或白纸上即能清楚观察到胎便的颜色，如为墨绿色或棕褐色则为胎便，红色则为血便，并进一步做潜血及镜检。然后根据便血的颜色及呕血是否含胆汁等对出血初步定位。如呕血与黑便同时存在者可能是上消化道出血；呕血带胆汁时可能是下消化道上段出血；洗胃后胃抽取液带有鲜血时为幽门以上出血，应排除操作损伤；黑便、果酱样便、咖啡色便不伴呕血提示小肠或右半结肠出血；鲜红色便或暗红色便提示左半结肠或直肠出血；血与成形便不相混或便后滴血提示病变在直肠或肛门，大便混有黏液和脓血多为肠道炎症。再者判断失血量的多少（<20ml 为少量，>200ml 为大量）和速度，失血的原因及其基础疾病常对呕血和便血的轻重有所提示。出血量的多少应根据以下来判断：①呕血、便血情况：呕出咖啡样物，一般出血量不大。呕红色或暗红色血，出血量较大。呕血同时有暗红色血便，出血量大。②生命体征：心率增快、血压下降出现休克表现说明出血量大。③实验室检查：Hb 值出血后 1 小时开始下降，血液充分被稀释需要 24~36 小时，故要连续观察 Hb 以估计出血量。除外肾衰后，BUN 升高，也提示出血量较大。此外，应注意询问有无其他伴随症状，如反应差、吃奶差、发热、体温不升、排便不畅等。

2. 体格检查 除全身各系统检查外，特别要注意腹部、皮肤黏膜检查及生命体征的稳定情况。腹部是否膨隆，有无胃肠型，腹肌是否紧张，肝脾是否肿大，有无包块，腹部叩诊是否鼓音，移动性浊音是否阳性，肠鸣音是否正常，皮肤是否有出血点、瘀斑，是否有黄染、苍白，口腔黏膜及巩膜是否苍白，四肢末梢情况和毛细血管再充盈时间等。注意呼吸、心率、血压、氧饱和度等生命体征的监测。

3. 实验室检查 血常规、便常规＋潜血、呕吐物潜血、凝血功能、肝功能、血型、BUN 等。

4. 辅助检查

（1）内镜检查：电子胃镜、小肠及结肠镜检查能确定出血部位及情况，能在直视下活检和止血并发现浅表及微小病变。

（2）X线检查：腹部立位平片可排除肠梗阻和肠穿孔，对小肠扭转、NEC及胎粪性腹膜炎尤为重要。钡剂造影宜在非出血期进行，钡灌肠对下消化道疾病及肠套叠有诊断价值。

（3）同位素扫描及血管造影术：可用 ^{99} 锝 - 硫胶或其他锝酸盐标记的红细胞扫描，对亚急性或间歇性出血最有价值。血管造影术为损伤性检查，新生儿很少用。

5. 外科手术探查　出血经内镜保守治疗效果不佳；经内科输血、扩容治疗循环不能改善或好转后又恶化；在补液或排尿量足够的情况下，血尿素氮仍持续上升提示出血可能持续，需要外科手术探查。

二、紧急处理与治疗

（一）禁食并保持安静及呼吸道通畅

监测生命体征。潜血阴性后可恢复饮食。

（二）对症治疗

新生儿出血症可给予维生素 K_1 治疗。纠正休克（扩容、输血）、抗感染，并给予立止血、止血敏等。可输新鲜同型血 10~20ml/kg，必要时可增加。输血前应迅速正确地判断出血量。

（三）保证静脉通畅

保证热卡及入量，纠正酸碱平衡。

（四）置胃管局部止血

1. 充分减压　有效的胃减压可减少胃的含血量，有利于血凝集，防止溃疡加重，有利于损害的修复。

2. 冰盐水洗胃　尚有争议。持续冲洗对创面的刺激和对纤维块的破坏，本身可使出血时间延长。

3. 去甲肾上腺素灌注　其止血率达85%，100ml 冷盐水 +8mg 去甲肾上腺素，每次 10~20ml，保留 30 分钟，再吸出。可重复。

4. 通过胃管注入药物止血，保护黏膜　凝血酶（1/3 支）稀释 1 倍、云南白药（1/3 支）等注入止血。蒙脱石散（1/3 支）、磷酸铝凝胶（1/3 支）等注入保护黏膜。

（五）静脉滴注抑酸剂及止血药物

奥美拉唑 0.7~1mg/（kg·d），每日 2~3 次，用生理盐水 20ml，15~30 分钟滴注；止血敏每次 10~15mg/kg，每日 2~3 次口服、肌内注射或静脉注射；安络血每次 1.25~2.5mg，肌内注射；止血芳酸每次 100mg，静脉注射；立止血每次 0.33U，静点或肌内注射。

（六）内镜下止血治疗

（七）手术治疗

保守治疗无效且需每日大量输血，疑有胃肠道坏死或穿孔时，手术治疗。

（八）病因治疗

对于牛奶蛋白过敏患儿母乳喂养者，母亲回避常见容易引起过敏的饮食，继续母乳喂养。人工喂养者，给予氨基酸配方或深度水解蛋白配方。炎症性肠病患儿给予肠内营养治疗，应用激素、免疫抑制剂及水杨酸治疗。

（王来栓）

参 考 文 献

1. 钱素云，王荃，宿英英. 中国儿童脑死亡判定标准与操作规范解读. 中华儿科杂志，2019，11：826-829.
2. 钱素云. 我国儿童脑死亡判定的发展历程. 国际儿科学杂志，2019，10：701-704.
3. 国家卫生健康委员会脑损伤质控评价中心. 中国儿童脑死亡判定标准与操作规范. 中华儿科杂志，2019，5：331-335.
4. 缪红军. 2011 年美国婴幼儿和儿童脑死亡判定指南. 中华实用儿科临床杂志，2013，28（6）：477-478.

第十节　新生儿胆红素脑病

新生儿胆红素脑病（bilirubin encephalopathy）是由于胆红素毒性所致的基底核和不同脑干核损伤的中枢神经系统表现；可分为急性胆红素脑病（acute bilirubin encephalopathy，ABE）和核黄疸。ABE 是指出生 1 周内的新生儿由于胆红素毒性所致的急性神经系统临床表现，病情加重可发展至核黄疸；核黄疸是指出生数周后因胆红素毒性导致的慢性和永久性神经系统表现，部分还表现为不典型的胆红素诱导的神经功能障碍，表现为一个或多个系统功能障碍；主要病理改变为胆红素在脑组织沉积呈特定的分布，最常受累的区域是基底节，尤其是苍白球和丘脑下核、海马沟等。ABE 的病因机制尚不明了，目前研究表明其与氧化应激机制、基因表达调控机制、兴奋毒性机制、炎症及内质网应激机制等关系密切。

一、诊断步骤

（一）病史采集

该病以全身皮肤黏膜重度黄染为主要表现，病史需重点采集患儿胎龄、出生及生后情况、母亲血型及孕产分娩史、家族史等，生后 24 小时内的临床状况是否稳定，尤其以神经系统、消化系统为重要；胎龄越小，风险越高。

（二）临床表现与体格检查

患儿以皮肤黄染为主要表现，早期表现可有肌张力减低、嗜睡、尖声哭、吸吮差，而后出现肌张力增高、角弓反张、激惹、发热、惊厥，严重者可致死亡。低出生体重儿发生胆红素脑病时通常缺乏典型症状，表现为呼吸暂停、循环呼吸功能急剧恶化等，病情进展快，生后 1~3 天即可出现神经系统症状。胎龄越小，体重越低，风险越大。

典型胆红素脑病：第一期为警告期，表现为嗜睡、反应低下、吸吮无力、拥抱反射减弱、肌张力减弱等，偶有尖叫和呕吐。第二期为痉挛期，出现抽搐、角弓反张和发热。第三期为恢复期，吃奶及反应好转，抽搐次数减少，角弓反张逐渐消失、肌张力逐渐恢复。第四期为后遗症期即核黄疸，可有：①锥体外系运动障碍，常表现为手足徐动；②眼球运动障碍，表现为落日眼；③听觉障碍，耳聋、高频音失听；④牙釉质发育不良；⑤其他，如脑瘫、智能落后、抽搐、抬头无力、流涎等。前三期也称为急性胆红素脑病（生后 1 周内）；第四期称为核黄疸（1 岁以内），也称慢性胆红素脑病。急性期到后遗症期有一个演变过程，需及时识别，早期干预。

（三）辅助检查

1. 实验室检查 血清总胆红素（TSB）是诊断重度高胆红素血症的金标准，通常足月儿发生胆红素脑病的 TSB 峰值在 $427\mu mol/L$（25mg/dl）以上，低出生体重儿甚至在 $171\sim239\mu mol/L$（10~14mg/dl）即可发生。经皮胆红素水平（TcB）系无创性检查，可动态观察胆红素水平的变化，以减少有创穿刺的次数。理论上，TcB 与 TSB 值应该一致（$1mg/dl \approx 17.1\mu mol/L$）。

2. 脑干听觉诱发电位（brainstem auditory evoked potential，BAEP） 由一系列的正波（波 I~V）组成。胆红素诱导的 ABR 变化主要涉及波 III 和 V，损害程度轻则可逆性波间期延长，进展可至振幅的消失。

3. 头颅 MRI 检查 是诊断该疾病的影像学金标准。急性期可见双侧苍白球对称 T_1WI 高信号，T_2WI 等信号或稍高信号，DWI 信号无明显变化。慢性胆红素脑病期显示好发部位 T_2WI 高信号。典型的 MRI 表现：苍白球高信号（90%）、下丘脑（40%）、海马（5%），急性期 T_1 高信号（3 周内），T_2 高信号（6~18 个月）。

4. 振幅整合脑电图（amplitude integrated electroencephalogram，aEEG） 检查用于新生儿 ABE 的脑功能监测，有研究表明其与临床分期、BAEP 异常分级相关，是继 BAEP 之后更为有效的早期诊断 ABE 的手段，以 aEEG 为主的神经电生理检测可用于胆红素脑病急性期的脑功能监测。

（四）诊断要点

1. 全身皮肤及黏膜黄染为首要表现，需实时监测胆红素。

2. 存在高胆红素血症神经毒性高危因素。

3. 早期出现神经系统表现，尤其生后 1 周内。

4. MRI、脑干听觉诱发电位异常。

5. 排除其他原因脑损伤、畸形和进行性疾病。

二、预防

1. 早期预防和早期干预治疗是防止重症新生儿高胆红素血症的发生和预防胆红素脑病的要点。目前疗效显著的有强光照疗法、换血疗法等均能降低血清胆红素。生后 1 周内的新生儿及时随访胆红素是预防胆红素脑病的关键环节。

2. 宫内诊断和治疗新生儿溶血病是防止胆红素脑病发生方法之一。

三、治疗方案

1. 早期及时退黄，如光疗、药物退黄、换血疗法等方式及时阻止血清胆红素过高而导致急性胆红素脑病的发生。

2. 对于已发生的胆红素脑病尚无特效治疗，在生命体征稳定后采用脑细胞代谢激活剂、改善脑血流药物以及高压氧治疗，及时阻断神经细胞凋亡、促进神经细胞代谢及修复再生。

3. 康复治疗 尽早诊治以及积极的康复治疗有助于改善预后，提高其生活质量。如"提示语"、助听器和耳蜗植入、反转步行辅助器等治疗。

四、临床经验与注意事项

1. 该病的诊断是建立在符合高胆红素血症诊断标准的同时伴有早期出现激惹、嗜睡、肌张力增高、尖叫等神经系统症状，辅助检查有头颅 MRI、

ABR 的异常即可诊断。

2. 书写病历时重点记录患儿围产期病史及出生情况、起病后的神经系统表现等。

3. 本病重在预防,患儿处于急性胆红素脑病阶段需要积极救治,尽量减轻脑损伤;后遗症期可指导早期干预,促进智能和运动发育。

4. 收治此类患儿时需对家属重点强调脑损伤风险及重视后遗症期的治疗,需要小儿神经科或儿童保健科定期监测和随访神经系统及生长发育情况。

（段淼）

第十一节　新生儿肝功能障碍

新生儿肝功能障碍病因较多,临床表现可从仅有生化检查异常到暴发性肝衰竭,其中以新生儿胆汁淤积症发病率最高。肝功能衰竭婴儿,首先排除危及生命的同时又可治疗的病因,如败血症、维生素 K 依赖因子缺乏、新生儿血色素沉着症、遗传代谢病及内分泌疾病等。新生儿急性肝衰竭（neonatal acute liver failure, NALF）是发生在新生儿期的肝功能完全或大部分丧失、危及生命的一种少见疾病,主要病因包括妊娠期自身免疫性肝病（gestational alloimmune liver disease, GALD）、病毒感染、血液病、代谢性疾病和缺血性损伤等。NALF 的肝损伤可始于胎儿期,出生后即有肝硬化表现,因此 NALF 应包括宫内发生的新生儿肝硬化。

一、诊断步骤

（一）病史采集

重点询问患儿有无遗传代谢性疾病、内分泌疾病家族史,母亲孕期有无肝病及感染高危因素,如 TORCH 检查异常、妊娠期自身免疫性肝病、妊娠期肝内胆汁淤积、病毒性肝炎、胎儿超声异常等,了解母亲有无胎儿宫内生长受限、羊水过少、早产,以及流产或死产史,既往分娩的新生儿有无肝功能异常表现。仔细采集患儿病史对明确诊断具有重要意义。新生儿肝功能障碍的主要病因包括:

1. 妊娠期自身免疫性肝病　在已知病因中占 60%~90%。母亲传给胎儿的免疫球蛋白 GS 激活了胎儿补体系统,在妊娠中期即可产生胎儿肝损伤,导致不能形成正常的肝实质,胆小管的增

殖和广泛的肝实质纤维化,一般没有肝坏死。部分病例出现新生儿血色素沉积症,表现为明显的胆汁淤积性黄疸,转氨酶水平稍升高（通常为 100U/L）,明显的凝血功能障碍,国际标准化比值（INR）>4,低白蛋白血症（白蛋白 <2g/dl）,高血清铁蛋白（95% 可达 800ng/ml）和高铁饱和度。通过 MRI 和 / 或口腔唾液腺活检可观察到肝外铁沉积。

2. 感染　占 NALF 已知病因的 20%~30%。需关注细菌、病毒感染,其中单纯疱疹病毒、巨细胞病毒（CMV）和肠道病毒感染均可引起严重肝功能损害,需引起重视。

3. 遗传代谢疾病　骨髓组织学对储存障碍如尼曼 - 皮克病和戈谢病诊断有帮助。胆汁淤积伴有低血糖,需考虑半乳糖血症,可通过半乳糖 -1- 磷酸尿苷转移酶检测排除。肝功能异常伴非酮症性低血糖通常表明脂肪酸氧化缺陷,可做酰基肉碱谱筛查。酪氨酸血症和先天性胆汁酸代谢异常可致肝功能衰竭,检测尿液有机酸和异常胆汁酸代谢物可诊断。有时肝功能衰竭是全身性疾病的一部分,即线粒体疾病可有特征性乳酸酸中毒,应检测 pH 值和乳酸 / 丙酮酸比值。

4. 噬血细胞性淋巴组织细胞增多症（HLH）是一种罕见的 NALF 病因。主要为家族性,也可继发于严重感染、恶性肿瘤、代谢紊乱和免疫缺陷等。

5. 其他　引起围产期窒息、缺氧、败血症、对肝脏有毒的药物、产妇过量服用对乙酰氨基酚、低皮质醇（垂体功能不全、肾上腺功能不全）和遗传性胆汁淤积症也是已知的引起 NALF 的罕见病因。

（二）临床表现和体格检查

轻症新生儿肝功能障碍患儿缺乏特异性临床表现,可表现为黄疸持续时间长、宫外生长发育迟缓等,或仅有肝功能检查异常;重症患儿可发生 NALF,表现为拒食、生长停滞、低血糖、对维生素 K 无反应的凝血功能障碍和胆汁淤积性黄疸。体格检查可见患儿精神反应差、皮肤黄疸、肝脾大、腹胀、皮肤出血点或瘀斑等。

（三）辅助检查

1. 实验室检查　包括全血细胞计数、肝功能检测、胆红素及分类、α_1- 抗胰蛋白酶表型、甲状腺素、促甲状腺激素、皮质醇、血清铁、铁蛋白、免疫反应性胰蛋白酶、半乳糖 -1- 磷酸尿苷转移酶、胆固醇、甘油三酯、TORCH、乙型肝炎病毒、细小病

毒、人免疫缺陷病毒、血清和尿有机酸、氨基酸和胆汁酸代谢物等,还需要进行血糖、乳酸、血氨、pH值检测,以及血和尿培养。

2. 影像学检查 完善胸片和腹部超声检查。胆汁淤积症患儿必要时行肝胆造影、内镜逆行胆管造影和MRI。

3. 特殊检查 有胎便性肠梗阻病史者,应进行囊性纤维化筛查试验。持续胆汁淤积性黄疸考虑肝活检,骨髓活检和皮肤成纤维细胞培养在遗传代谢性肝病诊断中是必要的。剖腹探查和术中胆道造影是诊断胆道闭锁的金标准。

（四）诊断要点

NALF诊断标准:①明显的胆汁淤积性黄疸,转氨酶水平升高,低血糖;②维生素K不能纠正的凝血功能障碍(PT>20秒,INR>3.0)。

（五）鉴别诊断

胆汁淤积症伴血清 γ- 谷氨酰转肽酶低者,需鉴别进行性家族性肝内胆汁淤积或胆汁酸合成缺陷。此外,早产儿肠内喂养不足,全肠外营养的持续时间长,既往败血症和/或使用药物如甲氧苄啶-磺胺甲噁唑、头孢菌素、抗惊厥药等,可引起胆汁淤积。溶血恢复期可发生胆汁浓缩综合征,表现为短暂高结合胆红素血症。足月儿有深色尿和陶土便,应警惕胆道闭锁、胆总管囊肿或胆道狭窄。大婴儿有瘙痒、生长受限需考虑脂溶性维生素缺乏以及门静脉高压相关并发症,如腹水、胃肠道出血和脾功能亢进。某些综合征如Alagille综合征和唐氏综合征也与胆汁淤积有关。先天性梅毒可有典型骨骼、皮肤、中枢神经系统和肝功能受损表现,伴有或不伴有脓性鼻分泌物,通常存在肝脾肿大,病原学检测可确诊。先天性CMV感染可有宫内发育迟缓、小头畸形、脑内钙化、黄疸、视网膜炎和肝脾肿大,聚合酶链反应(PCR)检测尿或血清中的CMV-RNA可诊断。

二、预防

详细了解母婴围产期病史,对于有高危因素的患儿生后早期转诊到新生儿重症监护室,早期完善相关检查,早诊断、早干预、早治疗,避免发展为DIC、肝性脑病、肝肾综合征等严重并发症,对改善NALF预后可能有帮助。

三、治疗方案

对于NALF病因不明的新生儿和对既定治疗无反应的新生儿,可考虑肝移植。

（一）监测

对发生脑病、多器官功能障碍或INR>4的患儿应在新生儿重症监护病房进行监测。定期监测生命体征、血气、电解质、酸碱平衡、血糖、血乳酸等。

（二）对症支持治疗

在排除GALT酶缺陷前,应使用无乳糖配方。液体治疗应占维持液的90%~95%,血糖应维持在90~110mg/dl范围内。蛋白质摄入量应限制在0.5~1g/(kg·d),并应提供必要的热量支持。白蛋白<2.5g/dl时应输注白蛋白。纠正凝血障碍,酌情给予维生素K、血浆、冷沉淀、血小板等治疗。若出现呼吸衰竭,应及时使用机械通气。合并急性肝性脑病者,可予抗惊厥治疗。合并肝肾综合征者,可给予血液透析或血液滤过治疗。

（三）病因治疗

对存在感染的患儿,针对性使用抗生素或抗病毒药物。怀疑NALF的患儿应立即实施治疗,可给予双容量换血疗法和大剂量静脉注射免疫球蛋白。诊断HLH的患儿应予以标准化疗方案。针对代谢性疾病的特殊治疗:半乳糖血症,应考虑无乳糖饮食;遗传性果糖不耐受,给予无果糖食物;酪氨酸血症,使用尼替西农(羟苯丙酮酸二氧酶的竞争性抑制剂)治疗;呼吸链缺陷病,给予抗氧化剂(如辅酶Q_{10})与维生素治疗。

四、临床经验与注意事项

1. 感染所致的新生儿肝功能障碍应注意有无其他器官功能损害,尤其应注意是否并发中枢神经系统感染,对判断预后至关重要。

2. NALF多数病因不明,预后不良,总病死率高达70%。

3. 需注意与家属沟通病情,涉及特殊治疗需及时签署知情同意书,按时完成疑难危重病例讨论记录和抢救记录等医疗文书,必要时转诊到上级医院治疗。

（曾凌空）

参 考 文 献

1. 陈超,杜立中,封志纯.新生儿学.北京:人民卫生出版社,2020.
2. 邵肖梅,叶鸿瑁,丘小汕.实用新生儿学.5版.北京:人民卫生出版社，2019.

3. Tricia lacy Gomella Fabien G. Eyal Fayez Banymohammed. Gomella's neonatology Management, procedures, on-call problems, diseases, and drugs. 18th edition, USA: McGraw-Hill, 2000.

4. 覃小梅，李双杰. 新生儿急性肝衰竭的病因、诊断及治疗. 临床肝胆病杂志，2022，38（2）：260-263.

第十二节　新生儿水电解质与酸碱平衡紊乱

新生儿水电解质紊乱是指新生儿体内水与电解质的量、组成或分布异常，进而导致生理功能紊乱。酸碱平衡紊乱指的是机体内产生或者丢失的酸碱过多，超过机体的调节能力，导致酸碱平衡的失调。

一、诊断步骤

（一）病史采集

本病多见于早产儿，特别是极低出生体重儿，一旦出现呼吸性呻吟、嘴唇发绀的表现，应警惕新生儿水、电解质与酸碱平衡紊乱，常见疾病如腹泻、呼吸窘迫综合征、急性肾衰竭及心力衰竭等，也要注意水和电解质平衡。

（二）临床表现与体格检查

1. 脱水表现　前囟凹陷及眼窝凹陷，皮肤黏膜干燥、弹性降低，尿量减少甚至无尿、皮肤灌注减少而出现花斑纹，呼吸深快，心率增快，无泪，血压下降甚至休克等表现。

2. 电解质代谢紊乱表现

（1）钠代谢紊乱表现

1）低钠血症：伴有细胞外液减少的低钠血症可出现低渗性脱水症状，表现为皮肤弹性差、心率增快、血压降低，严重者可出现休克。

2）高钠血症：高钠血症使神经细胞脱水、脑组织皱缩、脑脊液压力下降、颅内出血。患儿可有嗜睡、激惹、烦躁、呼吸增快、呕吐、心率加快，甚至出现心力衰竭等，严重高钠血症者可发生惊厥及昏迷。

（2）钾代谢紊乱表现

1）低钾血症：低钾可引起神经肌肉兴奋性降低，患儿可出现反应低下、腱反射减弱、腹胀或肠麻痹；心率可增快、心音低，常出现心律失常。心电图示 T 波增宽、低平或倒置，出现 U 波，Q-T 延长，S-T 下降等。

2）高钾血症：高钾可出现心动过缓或过速等。心电图检查可见高耸的 T 波、P 波消失或 QRS 波群增宽、心室颤动及心脏停搏等。

3. 酸碱失衡的表现　新生儿症状不典型，可有引起酸碱失衡的原发病表现，如呼吸不规则或急促、呼吸暂停、呻吟、腹泻、腹胀、低体温、发绀、惊厥等，查体可有吸气性三凹征、四肢末梢凉、面色潮红或苍白、肺部湿啰音等异常体征。

（三）辅助检查

1. 实验室检查

（1）血气分析：正常新生儿 pH 为 7.35~7.45，酸中毒指 pH<7.35，碱中毒指 pH>7.45。血气分析可显示低氧血症、高碳酸血症和混合性酸碱失衡。

（2）血电解质：正常血清钠为 135~145mmol/L，血钠低于 130mmol/L 为低钠血症，血钠高于 150mmol/L 为高钠血症；正常血清钾为 3.5~5.5mmol/L，血清钾<3.5mmol/L 为低钾血症，血清钾 >5.5mmol/L 为高钾血症。

2. 心电图检查　特别怀疑钾代谢异常时完善心电图检查，看是否有异常 T 波及 U 波，明确有无钾代谢异常。

（四）诊断要点

1. 多见于早产儿，特别是极低出生体重儿，多有胎粪吸入或围产期窒息史。

2. 临床上出现脱水、电解质紊乱表现。

3. 血气分析提示酸碱失衡。

4. 血清电解质提示电解质代谢紊乱。

二、治疗方案

（一）积极治疗原发病

（二）液体疗法

新生儿液体疗法的原理与年长儿一样，对存在水和电解质紊乱的新生儿的处理原则也包括补充累计损失量、继续损失量和生理需要量（维持液）3 个方面，前两者的估计与其他年龄组婴儿基本相仿，而维持液需要量的计算原理与其他年龄组的婴儿明显不同。

1. 生理需要量（维持液）　是指补充正常情况下体液的丢失量和生理需要量、经皮肤和肺的不显性失水（insensible water loss，IWL）和生长期间新组织中的含水量。

（1）足月儿生理需要量：对足月新生儿生

后头几天所需的维持量约为每天 60ml/kg（IWL 20ml/kg+ 尿量 50ml/kg– 负水平衡 10ml/kg）。生后第 2 周，足月儿维持液需要量应增加至每天 120~150ml/kg（表 9-7）。

（2）早产儿生理需要量：生后第 1 天早产儿大约需要维持液为每天 80ml/kg（IWL 60ml/kg+ 尿 40ml/kg– 负水平衡 20ml/kg），生后第 2~3 周应增加至每天 150ml/kg（IWL 55ml/kg+ 尿量 85ml/kg+ 粪便失水 10ml/kg+ 生长需水 10ml/kg– 氧化生水 10ml/kg）。

2. 补充累计损失量　根据脱水程度：轻度脱水约 30~50ml/kg，中度为 50~100ml/kg，重度为 100~120ml/kg。通常对低渗性脱水补 2/3 张含钠液，等渗性脱水补 1/2 张含钠液，高渗性脱水补 1/5~1/3 张含钠液。补液的速度取决于脱水程度，原则上应先快后慢。对伴有循环不良和休克的重度脱水患儿，开始应快速输入等张含钠液（生理盐水或 2∶1 等张液）按 20ml/kg 于 30 分钟至 1 小时内输入。其余累计损失量补充常在 8~12 小时内完成。

（三）电解质平衡紊乱纠正

1. 低钠血症　Na^+ 缺失（或过多）mmol/L= $0.7 \times$ 体重（kg）$\times$ [Na^+理想值 $-Na^+$实际值]

对于细胞外液减少的低钠血症，应补充钠和水的缺失，使钠的进量平衡于生理需要量加继续丢失量水平。对于正常细胞外液的低钠血症，应限制液体进量；但当血钠 <120mmol/L 或出现神经系统症状时，不应限制液体，此时可静脉应用呋塞米 1mg/kg，每 6 小时一次，同时用 3%NaCl 补充尿钠的丢失，当血钠超过 120mmol/L 和神经系统症状减轻后，可以单独应用液体限制的方法。对于细胞外液过多的低钠血症，主要治疗原发病，限制水、钠，改善心功能。对于钠丢失性低钠血症，应在第一个 24 小时给以钠丢失量的 2/3，其余在后 24 小时补充，当血钠 <120mmol/L 时，应用 3% NaCl 液经 4~6 小时纠正，当血钠已达 120mmol/L，

改用 5% 葡萄糖液 +0.45%~0.9% NaCl 液在 48 小时内缓慢纠正至正常。

2. 高钠血症　大多数高钠血症属于高钠性脱水，治疗常分为两个阶段。在急性阶段，常用 10~15ml/kg 等张生理盐水恢复循环容量；在补液阶段，补充其余的游离水（free water）缺失和生理需要量，至少经过 48 小时均匀补充。游离水的缺失可通过下列公式计算：

游离水缺失（L）=[$0.7 \times$ 体重（kg）]$\times$ {1-[Na^+（mmol/L）]实测值/[Na^+（mmol/L）]要求值}

每降低 Na^+ 1mmol/L 需要输游离水 4ml/kg。

3. 低钾血症　有尿时即可开始补钾，按低钾血症的程度补充氯化钾，一般按每天 3mmol/kg 剂量。缺钾症状明显时可增至 4~6mmol/kg（1mmol= 75mg=10% 氯化钾 0.75ml，13.3mmol=1g=10% 氯化钾 10ml）。氯化钾静脉滴注浓度常为 0.2% （27mmol/L），不超过 0.3%（40mmol/L）。补钾时间不宜短于 8 小时。明显缺钾应连续补钾 4~6 天以上。一般在 24 小时先补 1/2 量，后酌情继续补钾。缺钾时需补充钾（mmol）=[（4– 测得血钾（mmol/L）]$\times 0.6 \times$ 体重（kg）。

4. 高钾血症　一旦诊断为高血钾，所有的含钾补液及口服补钾必须终止，停止其他隐性的钾来源。

（1）稳定心脏传导系统：常用 10% 葡萄糖酸钙 1~2ml/kg，在 0.5~1 小时内缓慢静脉应用，可对抗高钾的心脏毒性作用，但同时必须监测心电图。

（2）稀释或使钾向细胞内转移：对于脱水者，补液常能纠正高血钾。可静脉应用碳酸氢钠 1~2mmol/kg。对于生后 3 天内、<34 周早产儿，尽可能避免快速静脉应用碳酸氢钠，以避免颅内出血发生。胰岛素应用，剂量 0.05U/kg 加 10% 葡萄糖液 2ml/kg 推注，然后以 10% 葡萄糖液每小时 2~4ml/kg 加胰岛素每小时 0.1U/kg 维持，应密切监测血糖。

表 9-7　新生儿维持液需要量 [ml/（kg·d）]

出生体重（g）	<750	750~1 000	1 000~1 500	1 500~2 500	>2 500
第 1 天	100~150	80~100	70~80	60~80	60~80
第 2 天	120~180	100~140	80~100	80~100	80~100
3~7 天	150~200	100~150	100~150	100~150	100~150
2~4 周	120~180	120~180	120~180	120~180	120~160

（3）增加钾的排泄：常用呋塞米每次 1mg/kg 静脉注射。对于少尿或可逆性的肾脏疾病，在上述治疗无效时可用腹膜透析或以新鲜全血双倍换血治疗，若仍无效，则用连续肾脏替代治疗（CRRT）。

（四）酸碱平衡紊乱纠正

1. 代谢性酸中毒　轻中度酸中毒可随输入混合含碱液体后而纠正；重症酸中毒应另用碱性溶液纠正。碳酸氢钠是新生儿期治疗代谢性酸中毒的最常用液体，应在有效的通气建立后缓慢并经过稀释后应用，当有血气分析结果后，碳酸氢钠的用量可根据 BE 值计算：碳酸氢钠用量（mmol）= BE 负值数（mmol/L）× 体重（kg）×0.3，补充 1mmol 碱剂需 5% 碳酸氢钠溶液 1.7ml，即 5% 碳酸氢钠 1ml 为 0.6mmol，临床上一般用计算量的半量给予，以免纠正过度。

2. 呼吸性酸中毒　对于危重新生儿，有效的肺泡通气只能通过机械辅助通气实现。

3. 代谢性碱中毒　停用碱性液体的输入；对细胞外容量减少的碱中毒可补充生理盐水和钾。

4. 呼吸性碱中毒　主要是针对原发因素，如调整呼吸机的设置和寻找中枢神经系统原发疾病。

（唐文燕）

第十三节　新生儿败血症与感染性休克

败血症（sepsis）是指各种病原体（包括细菌、病毒、原虫等）感染所引起的全身炎症反应综合征；致病菌（包括细菌和真菌）侵入血液循环，并在其中生长繁殖和产生毒素，从而引起全身炎症反应综合征，部分病例可从血液（或者脑脊液等无菌腔隙）培养出致病菌。其临床表现多样，严重者可发展成为感染性休克、DIC、多器官功能衰竭等导致死亡。

新生儿感染性休克（septic shock）是指严重感染导致的心血管功能障碍（包括低血压，需要血管活性药物治疗或灌注异常），在 NICU 中的发生率为 1%~2%，病死率高达 70%。早期识别、合理干预，对降低病死率及改善预后至关重要。最新指南建议，对任何心动过速、呼吸窘迫、喂养困难、哭声低弱、肤色欠佳、呼吸急促、腹泻或灌注不良

的新生儿，尤其是母亲有绒毛膜羊膜炎和胎膜早破病史者，须怀疑感染性休克。

一、诊断步骤

（一）病史采集

1. 早发败血症（EOS）　多见于早产和 / 或低出生体重儿，对孕母出现胎膜早破≥18 小时、绒毛膜羊膜炎、GBS 定植、全身感染等情况的新生儿，出生后 3 天内的监护十分重要，一旦出现发热、反应差等表现，应高度怀疑发生 EOS。

2. 晚发败血症（LOS）　亦多见于早产和 / 或低出生体重儿，多有机械通气、中心静脉置管等有创操作史和生后不洁处理脐带、挑"马牙"、挤乳房、挤痈疖等不恰当的新生儿处理。对此类新生儿出生 3 天后出现发热、反应差等表现应高度怀疑 LOS。

（二）临床表现与体格检查

新生儿败血症的临床表现多为非特异性，不同致病菌引起的临床表现也无法鉴别，见表 9-8。

表 9-8　新生儿败血症的常见临床表现

系统	表现
全身	发热，体温不稳，反应差，喂养差，水肿，高乳酸血症及低 Apgar 评分
呼吸系统	呼吸困难以及呼吸暂停，发绀等，1/3~1/2 有该系统表现
消化系统	黄疸、腹胀，呕吐或积乳，腹泻及肝脾肿大
循环系统	面色苍白，四肢冷，心搏过速、过缓，皮肤大理石样花纹、低血压或毛细血管充盈时间 >3 秒
泌尿系统	少尿及肾功能衰竭
中枢神经系统	嗜睡，少吃、少哭、少动，激惹，惊厥，原始反射减弱，肌张力下降，尖叫，前囟饱满
血液系统	出血，紫癜

（三）辅助检查

1. 病原学检查

（1）血培养：传统认为血培养是诊断败血症的金标准，但敏感度低。

（2）尿培养：需采用清洁导尿或耻骨上膀胱穿刺抽取的尿液标本，仅用于 LOS 的病原学诊断。

（3）核酸和抗原检测：由于无法进行药敏

试验和阳性率低等原因,在新生儿败血症中应用较少。

2. 血液非特异性检查

(1)白细胞总数:白细胞总数在 EOS 中诊断价值不大,中性粒细胞显著减少比显著增高更有价值。白细胞总数增多(≤3 日龄者≥30×10^9/L,>3 日龄为≥20×10^9/L),或白细胞总数减少(<5×10^9/L)均表示异常,提示可能感染。

(2)不成熟中性粒细胞(包括早、中、晚幼粒细胞和杆状核细胞)/总中性粒细胞(I/T)比值:刚出生时 I/T 比值正常值上限 0.16,6~12 小时后下降至 0.12,超过 7 日龄者,正常值上限 0.12。I/T 可能在 25%~50% 无感染患儿中升高,故只是该项升高,诊断新生儿败血症的证据不足,但其阴性预测值高达 99%,是重要排除败血症依据。

(3)血小板计数:血小板计数在诊断败血症中特异度及灵敏度均不高,降低提示预后不良。

(4)C 反应蛋白:CRP 在感染后 6~8 小时升高,24 小时达到顶峰。目前推荐采用 CRP>8mg/L 作为判断界值(6 小时龄内 CRP≥3mg/L,6~12 小时龄≥5mg/L),在生后或者怀疑感染后 6~24 小时以及再延 24 小时后连续 2 次测定,如均正常,对败血症(包括 EOS 及 LOS)的阴性预测值达到 99.7%,可以作为停用抗菌药物的指征。

(5)降钙素原:也是新生儿败血症诊断常用的非特异性标志物,≥0.5mg/L 提示异常,通常在感染后 4 小时开始升高,12 小时达到峰值,比 CRP 更快地诊断或排除感染。在 EOS 疑似病例,降钙素原更多作为抗生素停药的指征,一般连续 2 次(间隔 24 小时)正常可考虑停用抗生素;而在 LOS 中降钙素原在诊断以及停药方面都有一定指导价值。

(6)脑脊液检查:约 23% 的新生儿败血症患儿可能合并脑膜炎,因此腰椎穿刺检查在新生儿败血症的诊断中极为重要。

(四)诊断标准

1. 新生儿 EOS

(1)疑似诊断:3 日龄内有下列任何一项,即可疑似诊断 EOS。①异常临床表现;②母亲有绒毛膜羊膜炎;③早产 PROM≥18 小时。

如生后 72 小时血培养阴性,间隔 24 小时的连续 2 次血非特异性检查 <2 项阳性,则可排除败血症。

(2)临床诊断:有临床异常表现,且满足下列条件中任何一项,即可临床诊断 EOS:①血液非特异性检查≥2 项阳性;②脑脊液检查异常;③血中检出致病菌 DNA 或抗原。

(3)确诊:有临床异常表现,血培养或脑脊液(或其他无菌腔液)培养阳性,可确诊 EOS。

2. 新生儿 LOS　临床诊断和确定诊断均为 >3 日龄,其余条件同新生儿 EOS。

3. 感染性休克　在诊断败血症前提下,出现心动过速及低灌注体征。

二、预防

(一)EOS

分娩前给孕妇注射抗生素(头孢唑林、氨苄西林或青霉素等)可有效预防 GBS 感染所致的 EOS,使用指征为:

1. 在 35~37 周时有培养或者分子生物学的 GBS 感染证据。

2. 胎龄 <37 周且 PROM≥18 小时或者产前母亲体温超过 38℃。

3. 母亲孕期尿检 GBS 感染。

4. 前次生产有明确 GBS 感染者。

(二)LOS

控制院感是控制 LOS 的关键,手卫生是最经济有效的措施。此外,静脉置管的护理是重中之重,基本原则如下:

1. 置管　尽量建立专职的团队,掌握置管的指征及时机,选取合适的置管部位并尽量减少置管的深度,在专门的隔离间内穿好无菌外衣、帽子、口罩及手套置管。

2. 置管后护理　穿刺点周围酒精消毒,每日观察穿刺周围皮肤情况。

3. 拔管　尽量减少置管时间(尽量不要超过 21 天),不需要后立即拔管,血培养阳性立即拔管。

三、治疗方案

无论是 EOS 还是 LOS,一旦怀疑即应使用抗生素,然后根据血培养及药物敏感试验结果及其他非特异性检查结果,判断继续使用、换用还是停用。

(一)抗生素的选择

1. EOS　在血培养和其他非特异性检查结果出来前,经验性选用广谱抗菌药物组合,尽早针对 G⁺菌、G⁻菌,用氨苄西林(或青霉素)+第三代头孢菌素作为一线抗菌药物组合。西方国家最常使用氨苄西林＋氨基糖苷类（主要是庆大霉素），对无乳链球菌（GBS）、大肠埃希菌和李斯特菌有很好的协同杀菌作用，但鉴于药物的耳肾毒性，国内不作为首选和常规使用。

2. LOS　在得到血培养结果前，考虑到凝固酶阴性葡萄球菌（CoNS）及金黄色葡萄球菌较多，经验性选用苯唑西林、萘夫西林（针对表皮葡萄球菌）或者万古霉素代替氨苄西林联用第三代头孢。如怀疑铜绿假单胞菌感染则用头孢他啶。对于极低出生体重儿或者出生胎龄＜27周早产儿预防使用氟康唑等抗真菌药尚有争议。

3. 血培养阳性　原则上应根据药敏试验调整抗生素，能单用不联用，如果经验性选用的抗菌药物不在药敏试验所选的范围内，临床效果好则继续用，否则改为敏感的抗菌药物。如果患儿已经进行经验性两联抗菌药物治疗，确认GBS感染后，因其对青霉素敏感（尽管GBS对青霉素耐药有增加的报道），可以考虑停用另一种，仅用氨苄西林或青霉素即可，合并脑膜炎者可考虑联合三代头孢。对李斯特菌一般选氨苄西林＋三代头孢。对于厌氧菌应当使用克林霉素或者是甲硝唑。对于耐甲氧西林金黄色葡萄球菌（MRSA）和CoNS，建议使用万古霉素或利奈唑胺，可考虑联用萘夫西林。万古霉素或利奈唑胺应当作为整个新生儿败血症抗菌药物疗法选用的二、三线药物，应谨慎使用以防止产生耐药。抗生素疗程在10~14天或者好转后5~7天，血培养在用药2~3天后应该转阴，持续阳性需要考虑换用抗菌药物或者有置管者拔管。

4. 并发脑膜炎　一般用头孢噻肟＋氨苄西林，如果脑脊液培养出金黄色葡萄球菌，用万古霉素或利奈唑胺。GBS引发的脑膜炎通常疗程需要14~21天。G⁻菌则需要21天或者脑脊液正常后再用14天，铜绿假单胞菌需要使用头孢他啶或根据药物敏感试验调整，脆弱类拟杆菌推荐用甲硝唑。

（二）液体复苏

出现感染性休克时，则应在用抗菌药物的同时，积极抗休克治疗。建议在第1小时给予负荷量40~60ml/kg（或每次10~20ml/kg）进行液体复苏，当滴定至目标心输出量（CO）或出现容量超负荷时停止。液体复苏期间需要反复监测CO、心率、血压、尿量、乳酸及其他血液动力学指标，制订个体化液体复苏方案，当出现液体超负荷（肺水肿、肝脏增大）时，应限制液体推注。建议使用晶体液复苏，推荐平衡盐／缓冲液，不推荐生理盐水；不推荐白蛋白、羟乙基淀粉、明胶等胶体液。

（三）血管活性药物

目前国内外指南推荐使用肾上腺素和去甲肾上腺素作为新生儿感染性休克一线用药，多巴胺可作为二线药物，通过外周或中心静脉给药。

（四）支持治疗

包括呼吸支持，纠正电解质及酸碱失衡。

四、临床经验与注意事项

确诊感染性休克后，1小时内尽快开始使用抗生素；对于脓毒症相关器官功能障碍但无休克的患儿，建议在适当的评估后，3小时内尽快开始使用抗生素。重症患儿建议使用一种或多种抗生素进行经验性广谱治疗，再根据临床、实验室检查以指导抗生素降阶梯。使用血管活性药物需要根据血流动力学变化动态调整剂量。

（唐文燕）

第十四节　新生儿多器官功能障碍综合征

多器官功能障碍综合征（multiple organ dysfunction syndrome，MODS）是指机体受到严重感染、创伤、休克、中毒、烧伤、急大手术等急性损害24小时后，同时或序贯性地出现两个或两个以上器官或系统功能障碍甚至衰竭的临床综合征。MODS为新生儿危急重症，年龄越小，发生率越高，预后越差；肺脏受累居多，其次为脑、心、胃肠，随着受累器官的数目增加，病死率明显上升。MODS一旦发生且累及4个以上器官时，几乎100%死亡。

一、病因及发病机制

新生儿MODS的常见病因包括窒息、缺氧缺血性脑病、吸入性肺炎、感染等，器官功能障碍发生早，由于其脏器功能发育不完善，代偿能力不全，多起病急，心肺可同时受累，甚至反流误吸等引起的缺氧窒息也可导致MODS。MODS的发病机制非常复杂，其确切机制仍未完全阐明。已知MODS的发生涉及循环、体液、代谢、神经、免疫等多个方面，目前存在多种假说，其中炎症反应失控学说、缺血再灌注损伤学说和肠道菌群、毒素异位学说得到了较多的公认,而炎症反应失控可能是MODS发生的基础。MODS的发生与两个主要病理生理改变有关:①全身炎症级联反应激活失控;②氧摄取和运输关系改变。

二、诊断步骤

(一)病史采集

1. 现病史　询问是否有药物中毒、发热、畏寒或寒战、腹胀、呕吐、腹泻、脓血便、黄疸、皮疹、皮肤黏膜出血、瘀斑、消化道出血、皮肤苍白或潮红、尿少或无尿、呼吸困难、气喘、嗜睡、抽搐、意识改变,甚至昏迷等。

2. 既往史　询问近期是否有急性呼吸窘迫综合征(ARDS)、肺炎、肠炎、皮肤烧伤或烫伤、脑炎、脑膜炎、败血症、脓毒性休克、呼吸衰竭、急性肾衰竭、心力衰竭等。

3. 个人史　询问有无接种各种传染病疫苗,有无药物过敏史。

4. 家族史　询问家庭成员中近期是否有发热、感染性疾病、脑膜炎、细菌性痢疾等病史。

(二)体格检查

注意血压、脉压、心率、脉搏、呼吸、神志情况、体温变化及热型。注意有无精神萎靡、烦躁、意识改变、面色苍白或青灰、四肢厥冷、心率加快、脉搏细弱、心音低钝、气促、血压下降、脉压变小、皮肤出血点、瘀斑、皮疹、关节肿胀、肝脾大、黄疸、腹部压痛、脑膜刺激征、毛细血管充盈时间延长、脱水体征等。注意有无眼底出血、视乳头水肿。

(三)辅助检查

1. 实验室检查　细菌感染时外周血白细胞总数明显升高,严重时或革兰氏阴性菌败血症时不高或降低,中性粒细胞增多,核左移,可见中毒颗粒。并发DIC时有血小板减少与凝血功能异常,D-二聚体阳性。血清CRP、降钙素原升高。败血症患儿血液或骨髓细菌培养可呈阳性。急性肾衰竭时肾功能异常。肝功能衰竭、肝性脑病时血氨、肝酶和胆红素升高。呼吸衰竭时血PaO_2下降,$PaCO_2$上升,pH值下降。

2. 特殊检查　根据原发病不同,可进行胸部X线、B超、超声心动图、头颅CT等检查。

(四)诊断标准

1. 心血管功能障碍　在1小时内静脉输入等张液体≥40ml/kg仍有以下一项:

(1)血压下降且小于该年龄组第5百分位数或收缩压小于该年龄组正常值减2个标准差。

(2)需用血管活性药物(多巴胺>5μg/(kg·min),或任何剂量的多巴酚丁胺、肾上腺素或去甲肾上腺素)才能维持血压在正常范围。

(3)具备下列2项:不可解释的代谢性酸中毒(碱缺失>5.0mmol/L);动脉血乳酸增加(为正常上限的2倍以上);无尿(每小时尿量<0.5ml/kg);毛细血管充盈时间>5秒;中心温度(口腔、肛温)与周围温度(腋下、耳温)差>3℃。

2. 呼吸系统功能障碍　具备以下一项:

(1)PaO_2/FiO_2<300mmHg且无发绀型心脏病,病前无肺部疾病;ARDS患儿PaO_2/FiO_2<200mmHg,急性发作且有双肺渗出,无左心心力衰竭;急性肺损伤患儿PaO_2/FiO_2<200mmHg急性发作且有双肺渗出,无左心室心力衰竭。

(2)$PaCO_2$>65mmHg或超过患儿原先数值20mmHg以上。

(3)证明需要高氧或FiO_2>0.5才能维持氧饱和度≥92%,"证明需要高氧"是指氧气流量减少不能维持血氧含量而后增加流量才能维持。

(4)须紧急进行侵入性或非侵入性机械通气。

3. 神经系统功能障碍　缺氧缺血性脑病、颅内出血,有颅内压增高的表现,如惊厥、呼吸暂停、前囟饱满,振幅整合脑电图(aEEG)示连续性低电压、暴发抑制、癫痫持续状态及平台电位、睡眠觉醒周期异常。

4. 血液系统功能障碍　具备以下一项:

(1)血小板计数<80×10^9/L或在过去3天内从最高值下降50%(适用于慢性血液病或肿瘤患儿)。

(2)国际标准化比值(患儿血浆凝血酶原时间/正常血浆凝血酶原时间)>2s。

5. 肾脏功能障碍　血清肌酐为同年龄组正常值上限的2倍或以上,或较患儿原先数值增加2倍。

6. 肝脏功能障碍　具备以下一项:

(1)总胆红素≥68.4μmol/L(新生儿不适用)。

(2)丙氨酸氨基转移酶>同年龄组正常值上限2倍或以上。

三、治疗方案

治疗的关键在于早期诊断,及时合理治疗;在治疗过程中,应不断地对脏器功能进行评估,包括对已出现功能障碍的、功能尚处于代偿状态的、功能正常的脏器都要进行动态评估;对 MODS 患儿的生命体征及脏器功能进行严密地连续监测,综合分析,及时调整治疗措施,降低 MODS 病死率,提高生存质量。

（一）一般治疗

1. 密切观察和监护　应密切观察患儿的生命体征、尿量、血小板计数、电解质、血气分析、中心静脉压、肝肾功能和凝血及纤溶系统指标等,根据病情变化,随时调整治疗方案,有条件和必要时可做血流动力学监测。

2. 对症治疗　维持有效血容量,保持电解质平衡,积极纠正贫血及低蛋白血症、脱水、酸中毒等,并应早期注意能量供应。

（二）积极治疗原发病

去除病因及致病因子是治疗的关键。感染是 MODS 的主要原因之一,早期、科学、个体化地控制感染是治疗 MODS 的关键。

（三）脏器功能保护及支持治疗

1. 循环功能　早期纠正血容量不足和微循环障碍是防治 MODS 发生发展的重要因素。对患儿的评估应贯穿于液体复苏的始终,观察指标包括血压、心率、尿量、精神状态、皮肤灌注等,了解患儿对液体复苏的耐受情况,随时调整输液量、速度及液体成分。

2. 呼吸功能　ARDS 是 MODS 患儿中发生率最高、出现最早的综合征之一。因此,MODS 患儿常早期即需呼吸支持(包括无创和有创呼吸支持)治疗。

3. 肾功能　血容量补足后,必须注意尿量,保护肾功能。

4. 肝功能　需积极去除病因,维持有效血容量,纠正低蛋白血症,保证足够的热量摄入。根据病因及病情合理使用保肝利胆药物,促进肝细胞再生及能量代谢、增强肝脏解毒功能。补充凝血因子,并动态监测凝血功能。避免使用肝脏毒性药物。对于肝功能衰竭患儿还可使用人工肝治疗,或血浆置换结合持续血液净化治疗。

5. 中枢神经系统　根据病情使用甘露醇、呋塞米、白蛋白等减轻脑水肿、降颅压,积极防治脑疝的发生。止惊镇静,降低脑代谢,减轻继发性缺氧对脑的进一步损害。

6. 胃肠道　尽早开始肠内营养有益于保证能量和蛋白质充分性、促进肠黏膜上皮及绒毛的修复、减轻肠道细菌和毒素的移位。

7. 血液系统　动态监测凝血功能。

（四）营养支持

代谢紊乱、能量危机是产生 MODS 及造成患儿死亡的重要因素。若无肠内营养禁忌症,建议首选肠内营养的喂养方法,并逐渐增加奶量直至满足营养需求,对于新生儿及严重营养不良的患儿,应根据具体情况充分评估营养需求,制订个体化干预方案。

（五）免疫调控

1. 糖皮质激素　可根据病情酌情选用激素减轻过度炎症反应,尤其是顽固性的脓毒性休克患儿,在充分液体复苏、应用血管活性药物后血流动力学仍然不稳定的情况下,可使用糖皮质激素。应用原则为小剂量[(氢化可的松 $50mg/(m^2 \cdot d)$)],中长疗程,约 5~7 天。激素治疗必须以强有力的抗感染治疗为前提。

2. 丙种球蛋白　大剂量静脉注射丙种球蛋白可能有免疫支持和免疫调控的双重作用,临床上常常使用。但到目前为止,尚无确切证据证实其真正有效。

3. 抗炎症介质治疗　如单克隆抗体制剂,其临床有效性目前并未得到证实,故未在临床广泛实施。

（六）中医药治疗

中医应用清热解毒、通里攻下、活血化瘀等治疗法则,通过清除内毒素、保护肠道屏障、拮抗炎症细胞因子、提高机体免疫力、增加器官功能储备等途径,防治 MODS。

(唐文燕)

第十五节　新生儿免疫功能紊乱

免疫系统的基本功能包括免疫防御、免疫耐受和免疫监视三大功能,免疫功能失调可导致异常免疫反应,不仅可出现以感染易感性增高为主的免疫缺陷表现和免疫监视功能受损而发生恶性肿瘤,还可导致过敏反应、自身免疫反应和过度的炎症反应。新生儿时期自身免疫性疾病/过敏反应和肿瘤相对少见。

免疫系统的发育起始于胎儿早期,出生时尚未完全发育成熟。因此,新生儿免疫系统功能与年长儿或成人相比有其显著的特点。免疫系统由固有免疫（又称天然免疫）和适应性免疫组成。固有免疫是在生物进化中形成的，主要由物理屏障（包括皮肤黏膜、血脑屏障等）、吞噬细胞（包括粒细胞和单核细胞等）及一些体液因子（包括补体、备解素和溶菌酶等）组成。适应性免疫是机体在与抗原反复接触后形成的，主要由 T 淋巴细胞介导的细胞免疫和 B 淋巴细胞介导的体液免疫所组成。新生儿免疫功能紊乱主要包括原发性免疫缺陷病、继发性免疫缺陷病、过敏性疾病和自身免疫性疾病等。

一、诊断步骤

（一）病史采集

1. 现病史　询问生后有无反复的细菌感染或病毒感染，如呼吸道、消化道、皮肤感染或全身感染迁延不愈，治疗效果差。有无反复低钙惊厥、腹泻、贫血、出血、皮肤过敏、湿疹、反复哮喘发作、全身性传染性软疣、播散性念珠菌病、复发性鹅口疮等。

2. 既往史　询问有无支气管炎、肺炎、慢性肠炎、胃炎、中耳炎、鼻窦炎、脑膜炎、皮肤疖肿、败血症、骨髓炎、麻疹、水痘、淋巴瘤、溶血性贫血、血小板减少症、系统性红斑狼疮、肾炎、皮肌炎、糖尿病、甲状腺炎、关节炎、先天性心脏病、甲状旁腺功能减退等。有无接受过放射治疗或免疫抑制剂治疗。有无输血或接受血制品治疗，当时有无不良反应。有无疫苗接种不良反应、伤口愈合不良。

3. 个人史　询问出生史与生长发育史。有无脐带延迟脱落（>4 周）、乳牙延迟脱落。询问预防接种史与接种后反应。询问有无进行过扁桃体切除、脾切除、淋巴结切除术。

4. 家族史　询问有无原因不明的婴儿早亡，或因感染致死、父母（祖父母）为近亲；有无患自身免疫性疾病或血液系统恶性肿瘤。询问有无哮喘、湿疹、自身免疫性疾病、肿瘤患者。

（二）体格检查

注意有无特殊面容、皮肤瘢痕、毛发及牙齿异常、湿疹、新生儿红皮病、部分白化症、皮肤苍白、色素失禁、紫癜、黄疸、面部蝶形红斑、毛细血管扩张、甲萎缩、播散性疣或传染性软疣、先天性斑秃、淋巴结肿大、杵状指、齿龈炎、口腔炎、牙周炎、牙釉质发育不良、恒牙脱落、视网膜病变、肝脾大、营养不良、心脏杂音、腭裂、贫血貌、各器官感染体

征、发育迟缓、智力低下、瘫痪、震颤、共济失调、小头畸形、巨头症、肌张力低下。

（三）辅助检查

1. 实验室检查

（1）细胞免疫检测：外周血白细胞计数和分类计数，淋巴细胞减少提示细胞免疫缺陷。可进行 T 淋巴细胞及其亚群数量测定，如 CD3$^+$、CD4$^+$、CD8$^+$ 及 CD4$^+$/CD8$^+$ 比例。可进行白介素、干扰素、肿瘤坏死因子等测定；嘌呤核苷磷酸化酶、腺苷脱氨酶活性测定；丝裂原增殖反应或淋巴细胞培养、人类白细胞抗原配型、染色体分析。

（2）体液免疫检测：骨髓检查缺乏浆细胞者提示体液免疫缺陷。可有血液 IgG、IgM、IgA 或 IgE 低下。可进行 IgG 亚类分析、特异性抗体反应（白喉、破伤风），B 细胞数量及活化增殖功能、同族血型凝集素、抗链球菌溶血素 O 抗体等测定。

（3）吞噬细胞检测：可进行血中性粒细胞计数与形态学观察、四唑氮蓝试验、白细胞趋化试验、吞噬功能或杀菌功能测定、髓过氧化物酶、NADPH 氧化酶、自然杀伤（NK）细胞活性、ADCC 活性、黏附分子测定，化学发光试验检测呼吸风暴。

（4）补体检测：可进行血清补体 C$_3$、C$_4$、CH$_{50}$、调理素、B 因子、D 因子测定。

（5）基因检测：宏基因组学二代测序，即所有外显子区域的全外显子组测序。

2. 特殊检查　胸部 X 线检查了解有无胸腺及胸腺发育情况。颈部侧位 X 线检查了解腺样体大小。

二、预防

（一）原发性免疫缺陷病

目前已有近 270 种原发性免疫缺陷病的致病基因基本明确，且这类疾病大都是单基因突变所致，具有遗传性。因此，应详细了解有无先天性免疫缺陷疾病家族史，建议在孕前进行遗传咨询，给予合理有效的优生指导。原发性免疫缺陷病的遗传类型主要有两类：一类是 X 连锁隐性遗传病；另一类是常染色体隐性遗传病，少数为常染色体显性遗传。优生优育可采取的方法：

1. 明确诊断先证者　是对整个家族进行优生优育指导的前提。

2. 对先证者相关家族成员进行遗传学评估

包括对家族成员的知识普及和科学解释工作，以便其配合和支持后续的检查。X连锁的原发性免疫缺陷病的遗传学评估主要针对母系家族成员。对一些常见的X连锁性免疫缺陷病通过对母系家族成员的遗传学评估可以有效指导后代的优生。目前国内已经可以对X连锁慢性肉芽肿、X连锁严重联合免疫缺陷病，以及X连锁无丙种球蛋白血症等疾病患者的家族成员通过基因分析进行有效的遗传学评估。

3. 产前诊断　通过产前获取羊膜细胞或脐带血样本，可以对胎儿进行产前诊断，需要跟患者及家属交代操作风险。

4. 体外受精联合胚胎移植技术（试管婴儿）第三代试管婴儿技术可有助于优生。

（二）继发性免疫紊乱

新生儿出生后尽早母乳喂养，避免抗生素使用时间过长或不合理所致的菌群紊乱，可能对预防继发性免疫紊乱有益。此外，一些肠道益生菌可增强黏膜的免疫力，促进免疫功能发育。

三、治疗方案

（一）一般治疗

联合免疫缺陷病住院患儿宜安置在基本上无菌的层流室，以便施行严格的保护性隔离，合并感染时选用的抗生素应尽量根据实验室检测分离出的细菌及其药物敏感试验结果。严重细胞免疫缺陷的各种患儿输血制品时，需避免发生移植物抗宿主病（GVHD），最好使用库血，并须先用X射线照射（剂量为30Gy），使血液中淋巴细胞丧失增殖能力。各种伴有细胞免疫缺陷的患儿都禁忌接种活疫苗，以防止发生严重疫苗性感染。

（二）免疫球蛋白替代疗法

对早期发现联合免疫缺陷新生儿及婴儿，如SCID、WAS等患者，定期注射丙种球蛋白制剂，可降低感染率。现有各种丙种球蛋白制剂都主要含IgG，其他类免疫球蛋白含量不足1%。血清免疫球蛋白低于2.5g/L的患儿，静脉使用IVIG治疗的剂量为每月0.4~0.6g/kg，可根据临床实际效果调整剂量。

（三）免疫重建

为患者移植免疫器官或组织，并在患者体内定居存活，以恢复其免疫功能，称为免疫重建，是治疗患有严重细胞免疫缺陷患儿的唯一有效措施。

1. 干细胞移植　使正常富含多能干细胞的骨髓植入患儿体内，促进T和B淋巴细胞的免疫重建。

2. 胎儿胸腺移植　主要用于纠正细胞免疫缺陷。采用胎龄不足14周的人工流产胎儿胸腺，移植于患儿的腹直肌与筋膜之间和/或制成胸腺细胞悬液移植于腹腔内。

3. 胎肝移植　胎肝内含有多能干细胞，出生8~10周胎儿的肝脏适宜作移植之用。将肝脏制成单细胞悬液静脉输注，治疗SCID的效果差些，但一次失败后或一次移植量不足可多次胎肝移植。胎儿组织移植，即使HLA不匹配也很少发生致死性的GVHD。其机制目前还不十分清楚。

4. 输注胸腺上皮细胞培养物或胸腺素　可根据患者骨髓体外诱导T细胞试验，给细胞免疫缺陷患者输注体外胸腺上皮细胞培养物或胸腺素。

（四）其他

中性粒细胞减少患者使用粒细胞集落刺激因子等，但迄今为止相关研究提示并不能显著降低感染率或死亡率。

（唐文燕）

参考文献

1. 邵肖梅,叶鸿瑁,丘小汕.实用新生儿学.5版.北京:人民卫生出版社,2019.

2. 封志纯,毛健.实用早产儿学.北京:人民卫生出版社,2022.

3. 王天有,申昆玲,沈颖.诸福棠实用儿科学.9版,北京:人民卫生出版社,2022.

4. 吴升华.儿科住院医师手册.4版.南京:江苏凤凰科学技术出版社,2021.

5. 王卫平,孙锟,常立文.儿科学.9版.北京:人民卫生出版社,2018.

6. 中华医学会儿科学分会新生儿学组,中国医师协会新生儿科医师分会感染专业委员会.新生儿败血症诊断及治疗专家共识(2019年版).中华儿科杂志,2019,57(4):252-257.

7. Lutsar I, Chazallon C, Carducci FI, et al. Current management of late onset neonatal bacterial sepsis in five European countries. Eur J Pediatr, 2014, 173(8): 997-1004.

8. Weiss SL, Peters MJ, Alhazzani W, et al. Surviving Sepsis Campaign International Guidelines for the Management of Septic Shock and Sepsis-Associated Organ Dysfunction in

Children. Pediatr Crit Care Med, 2020, 21（2）: 52-106.

9. Kollmann TR, Kampmann B, Mazmanian SK, et al. Protecting the Newborn and Young Infant from Infectious Diseases: Lessons from Immune Ontogeny. Immunity, 2017, 46（3）: 350-363.

10. Beudeker CR, Vijlbrief DC, van Montfrans JM, et al. Neonatal sepsis and transient immunodeficiency: Potential for novel immunoglobulin therapies? Front Immunol, 2022, 13: 1016877.

11. Langel SN, Blasi M, Permar SR. Maternal immune protection against infectious diseases. Cell Host Microbe, 2022, 30（5）: 660-674.

第十章

早产儿与早产儿疾病

第一节　早产儿与低出生体重儿

【早产儿与低出生体重儿的临床管理】

早产儿指出生胎龄 <37 周的新生儿,目前全球范围早产的发生率平均约为 11%,我国的早产儿发生率约为 7%,但随着生育政策的改变、辅助生育技术的应用、产前监护技术的发展,早产的发生率继续呈上升趋势。虽然随着新生儿医学的发展,早产儿的存活率已经得到了显著的提升,但由于早产儿各器官功能不成熟,对外界的适应能力弱,易发生各种并发症,死亡率仍明显高于足月儿。因此,对早产儿的精细化、个体化管理是降低早产儿死亡率和并发症率的关键。

一、诊断步骤

（一）病史采集

诸多原因造成早产,因此详细而全面的病史采集十分关键,包括父母亲的疾病史、用药史、有害物质接触史、母亲孕产史、家族成员的遗传病史、先天性疾病史、本次妊娠产前检查的具体情况、新生儿出生情况等。

临床表现与体格检查

（1）外貌特征:早产儿的特征性外貌包括头比较大,绒毛样头发,耳壳软而贴颅,皮肤薄嫩,胎毛多,皮下脂肪少,指/趾甲不超过指/趾端,不能触及乳腺结节,足底纹理少,足跟光滑,男婴睾丸未降或未完全降,女婴大阴唇不能盖住小阴唇,肌张力偏低等。根据这些外貌特征可以对早产儿进行胎龄评估。

（2）呼吸系统症状:早产儿由于肺部缺乏表面活性物质,出生后容易出现呼吸窘迫,表现为气促、呻吟、鼻翼扇动、吸气性凹陷、发绀等。

（二）辅助检查

早产儿由于各器官功能不成熟,容易出现各种并发症,相应辅助检查见后续内容。

（三）诊断要点

根据出生胎龄和体重以及特征性的外貌,早产儿诊断不难。早产儿是一个相对宽泛的概念,还可以进一步根据出生胎龄细分为超早产儿（<28 周）、极早产儿（28~31^{+6} 周）、中期早产儿（32~33^{+6} 周）和晚期早产儿（34~36^{+6} 周）;根据出生体重细分为超低出生体重儿（extremely low birth weight infant, ELBWI）（<1 000g）、极低出生体重儿（very low birth weight infant, VLBWI）（1 000~1 499g）和低出生体重儿（1 500~2 499g）。不同成熟度的早产儿最常面临的临床问题有所不同,其管理和治疗的侧重点也应有所不同。

（四）鉴别诊断

早产儿应与小于胎龄儿相鉴别,后者是由于母亲、胎盘和胎儿等各种因素导致胎儿在宫内生长迟缓,以致出生时体重低于同胎龄儿平均体重第 10 百分位数或低于平均体重 2 个标准差。

二、预防

定期产前检查,指导孕期卫生,保持良好生活习惯和均衡营养,避免外伤,早期筛查和处理阴道感染等都是避免早产的有力措施。对于有早产高危因素的孕妇应尽早识别,通过宫颈缝合术、应用宫缩抑制剂等方法尽量延长妊娠。

三、治疗方案

（一）呼吸管理

早产儿由于肺部发育不成熟,缺乏表面活性物质,出生后容易出现呼吸窘迫,常需要呼吸支持。常用的无创呼吸支持包括高流量鼻导管、经鼻持续气道正压、经鼻间歇正压通气等模式,当无创呼吸支持需要 30%~40% 以上的吸入氧浓度时,应给予肺表面活性物质。需要有创机械通气的婴儿,推荐容量保证型通气模式,尽可能避免容量性肺损伤。呼吸支持过程中应定期复查胸部 X 线片以评估肺充气情况,监测血气,避免二氧化碳分压的大幅波动。ELBWI 和 VLBWI 生后 3 天内开始的咖啡因治疗有助于撤离呼吸机、减少呼吸暂停和降低支气管肺发育不良的风险。

（二）液体和营养管理

早产儿胎龄越小,不显性失水越多,肾功能越不成熟。因此并没有固定的液体管理模式可以照搬,必须结合每一个早产儿的胎龄、日龄和疾病情况制订个体化方案。同时密切监测尿量、电解质、血糖、体重变化等,及时做出调整。出生当日即应开始肠外营养,逐步增加氨基酸和脂肪,营养目标应达到能量 90~110kcal/（kg·d）、蛋白质 3.5~4g/（kg·d）、脂肪 3g/（kg·d）。血流动力学稳定后尽早开始肠内喂养,首选母乳或捐赠母乳。注意维生素 D 和钙、磷、铁等营养素的补充。

（三）循环管理

动脉导管持续开放（patent ductus arteriosus, PDA）是早产儿常见的临床问题,虽然具有一定的自发关闭率,但经动脉导管的大量左向右分流仍可引起肺循环充血和体循环"盗血",从而导致一系列的病理生理改变,并增加坏死性小肠结肠炎、支气管肺发育不良、颅内出血等并发症的风险。因此,对于具有临床症状的血流动力学显著改变的 PDA 仍有治疗的必要。

（四）感染控制

早产儿免疫功能不成熟,皮肤屏障功能差,在 NICU 治疗期间接受各种有创穿刺和操作,常需要气管插管、深静脉置管、肠外营养等,体表容易定植各种细菌等,这些都是医源性感染的高危因素。住院期间必须时刻注意医源性感染的预防和控制,严格执行手卫生,尽早开始母乳肠内喂养,尽量缩短肠外营养和深静脉置管的时间,对于外来辅助检查人员应加强感染控制教育。

（五）出院及随访

早产儿若能在开放的小床上维持正常体温、能够自行吸吮完成全部奶量、体重每天增加20~30g、连续 5 天未发生呼吸暂停,即可准备出院。出院后应定期进行随访,监测各项体格生长指标,评估神经发育情况,对于一些慢性疾病患儿,应关注疾病恢复情况,对药物剂量进行相应调整。通过随访可以尽早发现体格发育和神经发育异常,尽早开始干预。

四、临床经验与注意事项

（一）诊断方面

准确的胎龄评估对于早产儿的诊断及管理来说很重要。通常通过母亲末次月经时间进行推算,但如果月经周期不规则会影响推算的准确性。孕母如果规律地接受胎儿超声检查也有助于准确评估胎龄。另外,新生儿出生后也可以根据外表特征及神经系统检查对胎龄进行评估,以帮助早产儿的诊断。

（二）治疗方面

1. 对于有早产先兆或因病理因素需要提前终止妊娠的孕妇,产科应联合新生儿科医生进行会诊,给予产前糖皮质激素,提前组建新生儿复苏小组。

2. 产房内,对早产儿进行积极有效复苏的同时做好体温管理,帮助建立呼吸,避免对未成熟器官的损害,是提高生存率和改善生存质量的关键。

3. 占所有早产儿的 70%~75% 的晚期早产儿虽然出生体重相对较大,但各器官功能依然未成熟,和足月儿相比,更容易发生 RDS、湿肺、喂养困难、低血糖、高胆红素血症、感染等各种并发症,死亡的风险也高于足月儿。但由于晚期早产儿胎龄和体重相对较大,产科住院时间短,容易忽视早期症状,导致被发现时往往病情已经严重。因此,临床上应重视晚期早产儿的管理,社区应加强监测和随访。

（三）医患沟通

1. 产前就应该和家长充分沟通,就早产儿出生后即将面临的产房复苏、NICU 住院经过及可能的预后、疾病负担等家长关心的问题展开讨论,使家长做好一定的心理准备。

2. 早产儿住院过程中容易发生并发症,有些并发症如败血症、坏死性小肠结肠炎、颅内出血等一旦发生,可能病情进展迅速,预后不佳,有时家长难以接收。对于病程中出现的病情波动应耐心跟家长做好解释工作。

（四）病历记录

1. 病历及病程重点记录围产期病史、病情演变过程、各项治疗措施及各项辅助检查结果与分析。

2. 及时填写医患沟通记录和各种特殊用药、特殊治疗、有创操作的知情同意书,需有监护人签名。

3. 如有,应及时完成危重病例讨论、疑难病例讨论、抢救记录、死亡讨论记录等。

【超早产儿和超低出生体重儿救治流程与要点】

出生胎龄 <28 周的活产新生儿称为超早产儿（extremely preterm infant, EPI），亦称为超未成熟儿，出生体重 <1 000g 者则称为超低出生体重儿（extremely low birth weight infant, ELBWI）。EPI 和 ELBWI 因全身器官功能发育极不成熟，早期需经历"呼吸、循环、出血、感染"等难关，住院时间长，救治难度大，病死率高，近期和远期并发症较多，其救治也为新生儿医学的难点，生后早期的稳定与管理尤为重要。建议产前宫内转运至有 EPI 救治经验的围产医学中心。

一、产房处理

（一）产前咨询与沟通

新生儿医疗团队应该努力在分娩前与 EPI 和 ELBWI 的家长沟通讨论诊疗方案，根据本中心相关的统计数据及国内外新生儿协作网数据，与家属讨论成活率及近远期并发症。

（二）新生儿复苏

1. 体温管理　在 EPI 和 ELBWI 分娩前，产房温度维持在 28~30℃，预热物品及转运暖箱，生后立即用聚乙烯塑料薄膜或塑料袋进行包裹，预热 NICU 暖箱，将患儿转运至 NICU 的中性温度环境以后去除包裹并擦干全身，尽量维持患儿体温稳定在 36.5~37.5℃。

2. 呼吸支持　EPI 和 ELBWI 复苏，采用脉搏血氧饱和度仪和空氧混合设备，从较低的吸入氧浓度（21%~30%）开始，使用 T- 组合复苏器给予正压通气。对需要使用气管插管的患儿，建议使用肺表面活性物质。

3. 延迟脐带结扎（delayed cord clamping, DCC）

对于生后不需要立即复苏的 EPI，条件允许者应实施 DCC（时间 >60 秒）。

二、温度和湿度控制

EPI 和 ELBWI 体表面积相对较大、热量储备较少、体内含水量较高、散热及不显性失水较多，且其调节体温的机制极不成熟，需提供支持。EPI 和 ELBWI 推荐使用具有双层壁的暖箱和混合多用途暖箱，早期相对湿度应维持在 80% 左右，呼吸治疗的气体需注意湿化和加热，维持体温在 36.5~37.5℃，如患儿体温偏低或偏高，复温及降温均应缓慢。

三、呼吸管理

EPI 和 ELBWI 呼吸系统发育极不成熟，易发生呼吸窘迫综合征（respiratory distress syndrome, RDS）、呼吸暂停、支气管肺发育不良（bronchopulmonary dysplasia, BPD）等，生后早期积极的呼吸支持至关重要，直接影响患儿的存活和生存质量。部分患儿最初需要机械通气，另有一些有活力的患儿仅需要鼻塞持续正压通气（nCPAP）等无创通气支持。接受氧疗的早产儿，目标氧饱和度为 90%~94%。

（一）机械通气

针对不同患儿，不同的 NICU 可使用不同的通气模式，如容量通气、压力支持和高频通气等，可调节的参数范围亦较大。常频通气时，目标是使用较小的压力和潮气量使肺膨胀，避免容量损伤和肺泡萎陷，维持目标潮气量 4~6ml/kg，达到理想的动脉血气分析结果（pH 7.25~7.32，PO_2 50~70mmHg，PCO_2 45~60mmHg）。部分患儿，亦可选用高频通气模式，减少气压伤。

（二）无创通气

对于一些有活力的患儿，无创通气可减少机械通气所致的呼吸机相关性肺损伤、感染等并发症，可作为初始治疗，亦可作为机械通气拔管后的序贯治疗。目前 NICU 常用的模式有经鼻持续气道正压通气（nCPAP）、经鼻间歇正压通气（NIPPV）、双水平气道正压（BiPAP）、加温湿化高流量鼻导管通气（HFNC）、无创高频振荡通气（NHFOV）等，可根据患儿情况、临床资源配置，适当选择。同时，使用鼻塞时需注意避免鼻和鼻中隔损伤，可外用水胶体敷料预防鼻部皮肤损伤。

（三）肺表面活性物质

EPI 和 ELBWI 需要气管插管或无创呼吸支持 PEEP≥6cmH_2O 且 FiO_2>30% 并呈增高趋势时，待患儿心率稳定后，尽早使用肺表面活性物质（pulmonary surfactant, PS）；如患儿在无创呼吸支持下，推荐有经验者使用微创法给予 PS。

（四）枸橼酸咖啡因

生后应尽早使用，可减少呼吸暂停发作、缩短机械通气时间、降低 BPD 等不良结局的风险。首次剂量为 20mg/kg，24 小时后开始维持剂量 5mg/kg，每 24 小时 1 次，治疗效果欠佳者可提高维持量至

10mg/kg。

（五）维生素A

EPI和ELBWI使用维生素A治疗可以减少BPD的发生。国外推荐生后第1周开始使用，肌内注射5 000IU，每周3次，疗程4周。

四、循环管理

生后尽早建立静脉通路、监测血压，必要时液体复苏和使用血管活性药物，以改善其近远期预后。

（一）液体和电解质

须给予静脉液体治疗。静脉输液首选中心静脉途径，如脐静脉置管、经皮中心静脉置管（PICC）等，输液之前需要明确中心静脉位置适宜，推荐同时进行脐动脉置管，用于采血进行检查和监测血流动力学情况。生后早期至少每天评估2次患儿的体液状态，如测量体重、尿量、血压、血钠、血钙、血糖、红细胞压积和体格检查等，并相应地调节其液体摄入，以维持机体的内环境稳定。

（二）动脉导管未闭

EPI和ELBWI需要密切监测动脉导管未闭（PDA）的临床症状及体征。临床诊疗需避免液体超负荷，降低发生PDA的风险。心脏超声可排除其他结构性心脏畸形，并明确是否存在PDA。如果需要治疗血流动力学不稳定的PDA，可给予布洛芬（推荐起始剂量10mg/kg，首次用药后24小时和48小时给药，每次剂量5mg/kg），亦可选择吲哚美辛或对乙酰氨基酚，需注意药物副作用。

五、预防颅内出血

EPI和ELBWI因其脆弱的生发基质层和颅内血流波动，容易出现颅内出血，可能导致严重的神经发育不良结局。生后7天内是颅内出血的高发期，应注意轻柔护理，头颅和脊柱保持中线位，避免低体温，维持血流动力稳定，并在生后3天内进行床旁头颅B超检查，明确有无颅内出血。

六、营养支持

EPI和ELBWI入院后即需开始使用肠外营养，直到患儿建立了充分的肠内营养，以满足生长发育。肠外营养需同时给予合适剂量的葡萄糖、氨基酸、脂肪乳剂、钙、磷、维生素、微量元素等，需注意适宜的糖速和蛋白能量比。同时，推荐使用初乳口腔免疫法，早期微量喂养［<10~15ml/（kg·d）］，促进肠道的发育，并根据患儿的临床情况进行个体化加奶，首选母乳或捐赠母乳，一旦喂养建立后，可以使用添加剂强化母乳。如果没有母乳，则应使用早产儿配方奶喂养。

七、感染防控

存在感染或高危因素时，应进行血培养检查，必要时进行脑脊液检查（患儿病情不稳定可暂缓），并经验性使用氨苄西林（或青霉素）和第三代头孢菌素治疗，疗程需根据患儿临床表现、血培养和血常规、C反应蛋白等综合决定，如果感染排除需及时停用抗生素。对于侵袭性真菌感染风险较高的NICU，EPI和ELBWI应接受氟康唑预防性治疗（生后48~72小时开始，3mg/kg静脉滴注，每周两次，共4~6周或直至中心静脉停用）。同时，EPI和ELBWI因免疫系统不成熟、皮肤完整性差及住院时间长，医院内感染的风险亦较高。加强动静脉置管的护理、手卫生和母乳喂养是预防和控制医院内感染的重要措施。

八、皮肤护理

EPI和ELBWI需注意皮肤护理，其皮肤完整性可以预防感染，减少不显性失水，帮助维持体温等。应减少胶布的使用，可使用水胶体敷料保护皮肤，聚酯泡沫敷料防止压疮，同时注意皮肤保湿等。

九、临床经验与注意事项

（一）治疗方面

EPI和ELBWI无论在救治过程还是治疗结局方面都有很大差别，出生胎龄越小救治难度越大，病死率越高。EPI和ELBWI的救治需要医疗、护理、患儿家长、社会等多方面的共同努力，团队协作，细节决定成败。

（二）医患沟通

1. EPI和ELBWI面临一些伦理及社会问题，需与患儿家长保持密切沟通，条件允许尽早邀请患儿家长参与患儿的护理过程，如进行袋鼠式护理，促进亲子关系的建立，减轻患儿父母的紧张和焦虑，并使他们了解患儿的病情进展，必要时可寻求社会工作者的帮助。

2. 患儿住院期间应加强家长教育，应教家长认识患儿的行为表现，如何区分正常和异常，出院后如遇异常情况，如何紧急处理及寻求帮助。

3. 如果患儿病情极其危重，预计严重后遗症可能性极大，还需与患儿家长讨论生命的质量、死亡，以及放弃治疗等情况。

（三）病历记录

1. 认真记录患儿病情变化与治疗过程，对于需要氧疗的患儿，注意准确记录呼吸机参数及监测的血气分析、氧饱和度情况，根据病情变化及时调整呼吸机参数，并做好记录。用氧时间长的 EPI 是发生早产儿视网膜病的高危人群，应尤为注意。

2. 对于特殊检查、治疗或用药，应在病历中详细说明指征，及时完善医患沟通记录和知情同意书，监护人签名时需写明谈话时间。

3. 对于出现严重并发症的患儿，应及时完善危重病例讨论、疑难病例讨论和危重症抢救记录，必要时请相关科室或外院专家会诊，及时与家属沟通病情并记录。

（马晓路　董青艺）

参 考 文 献

1. Sharma D, Padmavathi IV, Tabatabaii SA. Late preterm: a new high risk group in neonatology. J Matern Fetal Neonatal Med, 2021, 34（16）: 2717-2730.

2. Gilfillan M, Bhandari A, Bhandari V. Diagnosis and management of bronchopulmonary dysplasia. BMJ, 2021, 375: 1974.

3. Natarajan G, Shankaran S. Short- and Long-Term Outcomes of Moderate and Late Preterm Infants. Am J Perinatol, 2016, 33（3）: 305-317.

4. Smith VC, Hwang SS, Dukhovny D. Neonatal intensive care unit discharge preparation, family readiness and infant outcomes: connecting the dots. J Perinatol, 2013, 33（6）: 415-421.

5. 中华医学会围产医学分会，中国医师协会新生儿科医师分会. 关于超早产儿救治的出生胎龄低限和分娩场所的建议. 中华围产医学杂志，2022, 25（2）: 88-91.

6. 中华医学会儿科学分会新生儿学组，《中华儿科杂志》编辑委员会. 出生胎龄 <32 周早产儿复苏临床实践指南（2022）. 中华儿科杂志，2023, 61（1）: 6-15.

7. 中国医师协会新生儿科医师分会，中国医院协会妇产医院管理分会围产医学组，中国妇幼保健协会新生儿保健专业委员会. 极早产儿产房过渡期管理专家共识. 中华围产医学杂志，2022, 25（6）: 401-411.

8. 茹喜芳，冯琪. 新生儿呼吸窘迫综合征的防治——欧洲共识指南 2022 版. 中华新生儿科杂志（中英文），2023, 38（3）: 191-192.

9. 张娟，何娇，罗黎，等. 新生儿医用粘胶相关性皮肤损伤预防及管理的最佳证据总结. 中华护理杂志，2022, 57（8）: 1008-1013.

10. 新生儿医源性皮肤损伤的评估要点和预见性护理的专家共识工作组，海峡两岸医药卫生交流协会第一届新生儿专业委员会新生儿护理与护理管理学组. 新生儿医源性皮肤损伤的评估要点和预见性护理的专家共识. 中国循证儿科杂志，2020, 15（3）: 161-165.

第二节　早产儿疾病

【早产儿呼吸窘迫综合征】

早产儿呼吸窘迫综合征（respiratory distress syndrome, RDS）是新生儿最常见的呼吸系统疾病，胎龄越小发病率越高，胎龄 <28 周超早产儿 RDS 发病率可达 50%~60%。其发病机制为肺发育不成熟，肺表面活性物质产生不足所致的两肺弥漫性肺泡萎陷。随着围产医学技术发展、产前糖皮质激素和外源性表面活性物质的广泛应用，RDS 的病死率显著降低，但仍有少部分患儿发展为严重低氧性呼吸衰竭而死亡。

早产儿 RDS 起病很早，出生后至数小时内即发生呼吸困难，呈进行性加重，发生呼吸衰竭，因此，早产儿出生后应密切观察呼吸变化，一旦发生呼吸困难或呼吸暂停，立即给予呼吸支持，及时早期诊断和治疗。

一、诊断步骤

（一）病史采集

本病多见于胎龄 <34 周的早产儿，但也可见于部分晚期早产儿，甚至足月新生儿，尤其是择期剖宫产出生或糖尿病母亲所生。产前未用皮质激素、围产期窒息、男婴是其发病的高危因素。若家族史曾出现类似病例，应考虑编码表面活性蛋白的基因缺陷。询问母亲胎膜早破、发热、感染等病史，以及 B 族溶血性链球菌定植情况，以便和肺部感染相鉴别。

（二）临床表现与体格检查

RDS 生后不久起病，出现呼吸困难，且程度进行性加剧，表现为呼吸急促、呻吟、鼻翼扇动、吸气性凹陷、发绀，然后出现呼吸不规则、呼吸暂停、呼吸衰竭。生后 24~48 小时病情最为严重。

（三）辅助检查

1. 实验室检查　血气分析可显示低氧血症、

高碳酸血症等。

2. 胸部 X 线检查　对 RDS 的诊断具有重要意义，主要表现为两肺野透亮度普遍降低呈毛玻璃样，可见均匀散在的细小颗粒，支气管充气征，随着病情进一步加重，两肺透亮度进一步降低，心缘、膈缘模糊，直至白肺。

3. 肺部超声检查　近年应用逐渐增多，因其便于床边操作、没有射线而受青睐。RDS 肺部超声主要表现：磨玻璃征样或雪花征样肺实变；胸膜线异常，多个肺野 A 线消失；在轻症或重症 RDS 的恢复期可出现双肺点。

（四）诊断要点

1. 多发生于早产儿，产前未用糖皮质激素、围产期窒息、男婴、糖尿病母亲和择期剖宫产是高危因素。

2. 出生后不久出现呼吸窘迫，且症状进行性加剧，严重者发展为低氧性呼吸衰竭。

3. 胸部 X 线或肺部超声检查出现 RDS 典型改变。

（五）鉴别诊断

1. 湿肺　是由于肺液延迟吸收所致，常发生于选择性剖宫产出生的婴儿，临床症状和轻中度 RDS 相似，但出生后随着肺液逐渐吸收，症状可在数小时内缓解。胸部 X 线片可见肺透亮度不降低，靠近肺门处纹理增多，有时可见叶间裂积液。

2. 肺炎　肺部感染，尤其 B 族溶血性链球菌感染的临床表现和胸部 X 线片和 RDS 十分相似，在得到病原学检查结果前应给予经验性抗生素治疗。

二、预防

1. 产前糖皮质激素　具有早产风险的胎龄 ≤34 周的孕妇应给予糖皮质激素。地塞米松每次 5~6mg，肌内注射，12 小时重复 1 次，4 次为 1 个疗程；倍他米松每次 10~12mg，肌内注射，24 小时重复 1 次，2 次为 1 个疗程。产前皮质激素的最佳给药时间是分娩前 24 小时至 7 天。

2. 产房内稳定　如果情况允许，尽量延迟脐带结扎至少 60 秒。使用 T 组合进行复苏，以控制吸气峰压和呼气末正压，并通过空氧混合仪调节吸入氧浓度。有自主呼吸的早产儿尽早开始经鼻持续气道正压通气（nasal continuous positive airway pressure，nCPAP）支持。极早产儿和超早产儿应注意保温。

三、治疗方案

早产儿经过产房稳定后应密切观察呼吸情况，若出现呼吸窘迫征象，应给予呼吸支持，并检查胸部 X 线片，证实 RDS 后尽早给予肺表面活性物质治疗。

1. 无创通气　具有 RDS 高危因素的早产儿或无须气管插管进行复苏，但生后很快出现呼吸窘迫症状的早产儿应尽早开始 nCPAP 或无创正压通气（non-invasive positive pressure ventilation，NIPPV），CPAP 推荐初始压力 6~8cmH$_2$O。

2. 机械通气　出现下列情况之一应考虑机械通气：① FiO$_2$=0.6，PaO$_2$<50mmHg（6.7kPa）或 TcSO$_2$<85%（发绀型先心病除外）；② PaCO$_2$>60~70mmHg（7.8~9.3kPa）伴 pH 值 <7.25；③ 严重或药物治疗无效的呼吸暂停。一般先用常频机械通气，初调参数：呼吸频率 20~40 次 /min，PIP 20~25cmH$_2$O，PEEP 5~6cmH$_2$O。目标容量型通气模式由于可以减少高容量所致肺损伤，近年应用逐渐普及，初设的潮气量一般为 4~6ml/kg。如常频机械通气参数比较高，效果不理想，可改用高频机械通气，减少常频正压通气所致的肺损伤。治疗过程中注意血气和胸部 X 线的监测，接受允许性高碳酸血症。当 RDS 病情改善，应逐步降低呼吸机参数，尽早撤离机械通气，改用无创通气。早产儿撤离机械通气前使用咖啡因可提高撤机成功率。

3. 补充外源性肺表面活性物质　对于胎龄 <26 周的超早产儿，如果存在 RDS 高危因素（如孕母产前未使用糖皮质激素或出生后即需要气管插管复苏），可考虑在产房内预防性使用肺表面活性物质；对于其他早产儿，如出生时无须插管，则先给予 nCPAP，如 nCPAP 压力 >5cmH$_2$O，FiO$_2$>30%~40%，应给予肺表面活性物质。剂量应根据不同类型肺表面活性物质的推荐剂量和 RDS 严重程度进行选择，重症病例应用推荐剂量范围内的较大剂量临床疗效更优。轻症病例一般给药一次即可，重症病例可再次给药，但一般不超过 3 剂。传统的给药方法需经过气管插管将肺表面活性物质注入肺内。近年来，对于自主呼吸的早产儿，逐渐推行微创给药方法，通过细管插入声门下给药，给药的同时不间断 nCPAP 支持，从而避免气管插管。

4. 其他治疗　早产儿出生后应注意液体平衡，根据血钠水平、尿量和体重变化情况调整液体量,早期积极肠外营养,同时逐步开始肠内喂养。监测血压、维持正常组织灌注,必要时使用正性肌力药物,始终维持早产儿核心温度在36.5~37.5℃。因RDS临床表现难以和细菌感染相鉴别,可先给予经验性抗生素治疗,一旦排除感染立即停用。

四、临床经验与注意事项

(一)诊断方面

RDS作为早产儿最常见的呼吸系统疾病,诊断并不困难。结合典型的临床表现、肺部X线和/或肺部超声的典型改变可以明确诊断。但对于出现呼吸窘迫症状的胎龄相对较大的晚期早产儿和足月儿则容易考虑其他原因,如感染、吸入综合征等,而忽视了RDS的可能。因此,应结合病史进行鉴别,尤其对那些择期剖宫产出生的新生儿。

(二)治疗方面

1. 轻中度RDS的早产儿出生后尽早开始nCPAP支持和肺表面活性物质应用,可避免气管插管和机械通气。

2. 给予肺表面活性物质后,肺的顺应性迅速改善,应注意监护,根据患儿肺部情况的变化及时调整呼吸支持的参数,以免呼吸机相关性肺损伤。

3. 机械通气过程中应采用肺保护性通气策略,注意监测氧分压和氧饱和度,避免高氧损伤和呼吸机相关性肺损伤。

4. 应重视早产儿的综合管理,如保暖、营养支持、适当的补液、预防感染等。

(三)医患沟通

1. RDS治疗过程中往往需要入住NICU,接受机械通气、肺表面活性物质替代治疗等,治疗费用较高。患儿入院后应充分告知家长患儿的病情、上述治疗的必要性和可能出现的并发症。

2. 患儿在病程中可能出现气漏、持续肺动脉高压(PPHN)、肺出血、PDA等并发症,因此病情恶化时应及时和家长沟通,告知病情变化的原因和采取的相应治疗。

(四)病历记录

1. 病历记录的重点是围产期病史、出生史、临床表现及辅助检查结果的记录与分析。

2. 及时填写医患沟通记录和各种特殊用药、特殊治疗的知情同意书等。

3. 认真记录患儿病情变化与治疗过程,详细记录呼吸支持的模式、参数,实时书写和分析应用各种辅助检查、用药及治疗的结果,以及疗效观察记录。

【早产儿呼吸暂停】

早产儿呼吸暂停(apnea of prematurity,AOP)是早产儿最常见的临床表现之一,目前最常用的定义为呼吸停顿时间超过20秒,或者不到20秒但伴有心动过缓(<100次/min)和氧饱和度下降。胎龄越小,AOP发生率越高,几乎所有胎龄<28周的超早产儿都会出现AOP。根据不同的发病原因,可以将AOP分成两大类,单纯由于早产儿呼吸控制功能不成熟所致的为原发性呼吸暂停,在其他临床问题基础上发生的为继发性呼吸暂停。频繁发作的AOP可导致缺氧性脑损伤,最终引起神经发育的不良结局。因此,对早产儿应密切监护,及时发现并干预AOP。

一、诊断步骤

(一)病史采集

多发生于极早产儿和超早产儿。若发生于晚期早产儿或足月儿,则应重点考虑继发性呼吸暂停,需仔细评估是否存在可能导致AOP的基础疾病。几乎所有的早产儿常见疾病都可以表现为呼吸暂停,如围产期窒息、颅内出血、脑白质软化、化脓性脑膜炎、RDS、肺炎、动脉导管未闭、胃食管反流、坏死性小肠结肠炎、贫血、红细胞增多症、高胆红素血症、败血症、低血糖、低血钙、休克、体温不稳定等,必须结合患儿的病史、详细的体格检查和相应的辅助检查结果来综合评估。

(二)临床表现与体格检查

出现长时间的呼吸停顿(≥20秒),或呼吸停顿伴有心动减慢、氧饱和度下降、发绀。AOP根据发病机制通常分为三类:中枢性、梗阻性和混合性。中枢性AOP指呼吸驱动力消失,呼吸运动和气流均停止,患儿胸廓无抬动,肺部听诊未能闻及呼吸音。梗阻性AOP指咽喉部梗阻导致气流无法进入肺内,但来自脑干的信号和神经肌肉系统均正常,患儿仍可见胸廓抬动,但肺部听诊呼吸音减弱或无呼吸音。混合性AOP是同一次呼吸暂停中同时存在中枢性和梗阻性因素,是最常见的呼吸暂停形式。体格检查除了观察胸廓运动和肺部听诊外,还需要重点检查是否存在可能导致AOP的基础疾病的各种症状和体征。

（三）辅助检查

1. 实验室检查 血常规、C反应蛋白、血培养、脑脊液常规和培养等有助于鉴别感染。血气分析可显示低氧血症、高碳酸血症、酸碱失衡。

2. 胸部X线检查 有助于诊断RDS、肺炎、气胸等肺部疾病。

3. 超声心动图检查 明确是否存在结构性心脏病、动脉导管未闭等。

4. 头颅超声检查 明确是否存在颅内出血、脑白质软化等。

5. EEG检查 有助于鉴别惊厥性呼吸暂停。

（四）诊断要点

1. 多发生于极早产儿和超早产儿，胎龄越小发生率越高。

2. 若晚期早产儿或足月儿发生呼吸暂停，应考虑继发性呼吸暂停，需重点评估是否存在原发疾病。

3. 出现长时间的呼吸停顿（≥20秒），或呼吸停顿伴有心动减慢、氧饱和度下降。

（五）鉴别诊断

新生儿惊厥可引起呼吸暂停表现，称为脑性呼吸暂停，多见于中枢神经系统疾病，如颅内出血、HIE早期，可伴有微小发作或强直性发作，应注意鉴别，新生儿惊厥EEG检查可见节律性δ波、尖波或尖棘波等异常形式。

二、预防

加强早产儿的监护和管理，保持合适的体位，维持内环境稳定，避免环境温度的波动等有助于减少AOP的发作。超早产儿出生后尽早开始应用咖啡因也可以预防AOP。

三、治疗方案

1. 一般治疗 注意患儿体位，避免颈部过仰或过屈，可尝试俯卧位。减少对鼻咽部的刺激，维持体温稳定。无须干预或触觉刺激下很快恢复的轻度呼吸暂停，一般不需要其他治疗。当AOP发作频率增加，或对触觉刺激反应下降甚至需要皮囊面罩吸氧，则必须检查可能存在的其他临床问题，并给予针对性治疗。早产儿在贫血时AOP发生率增加。但是早产儿的输血阈值仍是一个有争议的问题，需结合早产儿的年龄、对呼吸支持的要求，以及氧的需求等综合考虑。

2. 药物治疗 枸橼酸咖啡因是治疗AOP的最常用药物，主要通过对中枢神经系统内腺苷受体的竞争性抑制来兴奋呼吸，同时也可改善膈肌的收缩力，避免膈肌疲劳。具体剂量：负荷量20mg/kg，静脉输注30分钟，24小时后开始维持剂量5mg/kg，静脉输注/口服，每天1次。如果效果不理想，维持剂量可增至10mg/kg。治疗持续至纠正胎龄33~34周，若持续5~7天未发生呼吸暂停，可停药。大部分早产儿对咖啡因耐受良好，很少出现过度兴奋、心动过速、利尿等不良反应，无须常规监测血药浓度。

3. 无创正压通气 高流量鼻导管、nCPAP、NIPPV等无创正压通气可以通过扩张小气道、稳定胸壁、增加氧合来稳定早产儿的呼吸，可以有效减少混合性或阻塞性呼吸暂停的发作，但是对中枢性呼吸暂停并不起作用。长时间应用无创正压通气的过程中还应注意鼻塞引起的鼻黏膜损伤、胃肠道过多气体所致的腹胀。

4. 机械通气 若上述治疗不起作用，患儿频繁呼吸暂停且需要皮囊正压通气，应考虑机械通气，但尽量选择最低的吸入氧浓度和呼吸机参数，以避免呼吸机相关性肺损伤，以及过度通气造成脑灌注减少、神经系统损伤。

四、临床经验与注意事项

（一）诊断方面

根据AOP的定义很容易做出诊断。但一定要注意该早产儿的AOP是否继发于其他临床问题，AOP有可能是其他严重临床问题的最早期征象，必须对每一个发作AOP的早产儿进行仔细的评估。若AOP发作的次数较以前显著增加或发作程度加重，难以用单纯原发性呼吸暂停解释，更应十分警惕潜在的基础疾病。

（二）治疗方面

1. 鉴于AOP在早产儿人群十分常见，对所有早产儿都应该常规进行呼吸、心率及氧饱和度的持续监测。

2. 对早产儿进行细致、轻柔的护理，如放置舒适体位、减少不良刺激、提供发育支持护理、避免鼻胃管的留置和粗暴的吸痰等均有助于减少AOP发作。

3. 超早产儿生后3天内开始应用咖啡因不仅可以预防呼吸暂停，还有助于撤离呼吸机，因此可以尽早开始应用，而非等到AOP出现以后。

4. 氨茶碱虽然和咖啡因同属甲基黄嘌呤类药物，对AOP的疗效相似，但氨茶碱半衰期短，血药浓度安全范围窄，药物不良反应发生率高，不推荐作为 AOP 治疗的首选药物。

（三）医患沟通

1. AOP 是早产儿常见的临床问题，大部分出生胎龄 >28 周的早产儿在纠正胎龄 36~37 周左右 AOP 逐渐缓解，但部分胎龄更小的超早产儿 AOP 需要更长时间才能缓解，部分持续至纠正胎龄 40 周甚至更迟。应告知家长相关信息，以减轻家长的焦虑情绪。

2. 出院计划　和家长一起制订出院计划，早产儿如果连续 5~7 天没有发作呼吸暂停，且纠正胎龄已达 33~34 周，可停用咖啡因。由于咖啡因半衰期较长，建议停用后至少观察 5~7 天，患儿未发生呼吸暂停才能出院。出院后绝大多数早产儿都无须持续监测心率和氧饱和度，但对于接受家庭氧疗的早产儿，仍推荐监测，并需要在出院前对患儿家长进行必要的培训。

（四）病历记录

1. 病程中应重点记录 AOP 发作的次数、每次发作时心率和氧饱和度下降的程度、持续时间、采取的干预措施，以及发作和进食、各项操作的相关性等。

2. 治疗过程中若 AOP 发作次数明显增加，应考虑存在其他并发症，需进行相应辅助检查，在病程中应详细记录病情变化、对各项辅助检查结果进行分析。

【早产儿支气管肺发育不良】

随着早产儿尤其极低和超低出生体重儿存活率的显著提高，早产儿支气管肺发育不良（bronchopulmonary dysplasia，BPD）的发生率也随之上升，超低出生体重儿 BPD 的发生率高达 70% 以上。BPD 本质上是早产儿未成熟的肺遭受损伤以及损伤后的异常修复所致的一系列病理生理改变。造成肺损伤的原因十分复杂，包括机械通气、高氧浓度、宫内或围产期感染、动脉导管开放引起的血流动力学改变、营养不良、基因易感性等。重症 BPD 常合并多种并发症，患儿病情重、住院时间长，已经成为新生儿医学领域极具挑战性的问题之一。

一、诊断步骤

（一）病史采集

病史中母亲可能绒毛膜羊膜炎、产前未接受糖皮质激素、胎儿宫内生长迟缓、羊水过少，早产儿出生后因为呼吸窘迫需要呼吸支持和 / 或氧疗等。

（二）临床表现与体格检查

BPD 患儿主要表现为呼吸做功增加所导致的气促、吸气三凹征、反复发绀、体重增长缓慢等，因肺部原因无法脱离氧气和 / 或呼吸支持。

（三）辅助检查

1. 实验室检查　血气分析可显示低氧血症、高碳酸血症，以及对慢性高碳酸血症的代谢性代偿。

2. 胸部 X 线检查　BPD 在不同的疾病发展阶段胸片上的改变有所不同。早期表现为弥漫的透亮度降低，肺容量正常或略偏小，慢性期则表现为不均一的肺部改变，局部实变和过度膨胀并存，且 BPD 越重，这样的不均一改变越明显。BPD 的胸部 X 线可分 4 期：Ⅰ 期（1~3 天）双肺野呈磨玻璃样改变，与 RDS 改变相同；Ⅱ 期（4~5 天）双肺完全不透明；Ⅲ 期（11~30 天）为慢性期，双肺野透亮区扩大呈囊泡状，伴通气过度和肺不张；Ⅳ 期（1 个月后）双肺野可见蜂窝状透亮区，伴通气过度。近年来超早产儿多见的"new BPD"，肺部 X 线可能缺乏上述典型表现。

3. 肺部 CT 检查　分辨率高，采用 <3mm 薄层扫描，可发现早期和各种间质性病变，准确判断病变部位，有助于评估 BPD 严重程度、并发症（如呼吸及相关肺炎、肺不张等）和预后，但考虑到辐射风险，应充分评估后谨慎应用。

4. 超声心动图检查　中、重度 BPD 患儿可能合并肺动脉高压（pulmonary hypertension，PH），应定期监测超声心动图。可以通过三尖瓣反流来估测肺动脉压力，若三尖瓣反流不明显，则可以通过右心室肥厚、扩大、室间隔凸向左心室等征象来评估。

（四）诊断要点

随着历史的演变，BPD 曾经出现几个不同的诊断标准。目前，应用最为广泛的是美国国立卫生研究院（NIH）2001 年制定的，被称为 2001 NIH 标准：对于胎龄 <32 周的早产儿，生后至少需要用氧 28 天，校正胎龄 36 周时不需要吸氧为轻度，所需吸入氧浓度 <0.3 为中度，≥0.3 和 / 或需要正压通气（nCPAP，PPV）的为重度。但该诊断标准由于时间较早，未纳入高流量鼻导管这样目前已经广泛应用于临床的呼吸支持模式。

2019 年，美国新生儿研究网（NRN）根据纠正胎龄 36 周时应用的呼吸支持模式制定了新的诊断标准：流量≤2L/min 的鼻导管为 1 级 BPD，流量 >2L/min 的鼻导管、nCPAP、NIPPV 为 2 级 BPD，有创机械通气为 3 级 BPD，持续性呼吸衰竭导致早期死亡为 4 级。

二、预防

BPD 的发病机制复杂，致病因素诸多，应采取多方面的肺保护策略，避免早产儿未成熟的肺受到损伤。

（一）早期呼吸支持

早产儿出生后尽早给予 nCPAP 支持，通过微创技术给予表面活性物质，避免不必要的气管插管和机械通气。对于需要机械通气的早产儿，采用目标容量型通气模式，严格控制吸入氧浓度避免高容量、高氧所造成的肺损伤均有助于减少 BPD 的发生。

（二）药物

1. 咖啡因 超早产儿生后早期开始应用咖啡因可以降低 BPD 的风险。

2. 糖皮质激素 生后 1 周内静脉应用地塞米松虽然可以减少 BPD，但脑性瘫痪发生率增加，不推荐使用。出生 1 周后静脉应用地塞米松则未发现远期神经发育不良预后的增加，因此对于发生 BPD 风险较高的早产儿，可在出生 1 周以后应用，但具体的药物剂量、疗程并未确定。生后 1 周内静脉应用氢化可的松可以减少 BPD，但可能增加败血症和胃肠道穿孔。出生 1 周后静脉应用氢化可的松则未发现对 BPD 具有预防作用。

3. 维生素 A 生后 4 周内每周肌内注射 3 次维生素 A 5 000IU 已被证实可以降低 BPD 的发生率。

三、治疗方案

BPD 的发展时一个逐渐演变的过程，不同阶段治疗上有不同的侧重点，促进肺的生长和损伤修复的同时应尽量避免对肺造成新的损伤。

（一）呼吸管理

不同程度的 BPD 患儿肺部病理生理和呼吸力学差异显著，轻中度 BPD 一般可顺利撤离呼吸机改为无创呼吸支持，重度 BPD 患儿常需要长时间的机械通气。重度 BPD 患儿气道阻力明显升高，通气无效腔显著增加，呼吸机参数设置宜采用"大潮气量（10~12ml/kg）、长吸气时间（≥0.5 秒）和

慢呼吸频率（10~25 次 /min）"，以克服气道阻力、减少无效腔。同时应保证充分的呼气时间，PEEP 一般设置 6~8cmH$_2$O，但存在气管、支气管软化、二氧化碳排出困难的患儿可能需要更高的 PEEP。若呼吸机支持下仍存在明显的呼吸窘迫、吸气性凹陷、氧饱和度反复下降、不能耐受吸痰、给予充分的营养后体重仍生长缓慢，提示患儿应继续机械通气，勿贸然撤机。

（二）循环管理

BPD 进入慢性阶段可合并 PH，尤其存在宫内生长迟缓、羊水过少、合并 hsPDA、反复感染等高危因素的中、重度 BPD 患儿。临床表现为长期呼吸机或氧依赖、呼吸支持的需求进行性增高、反复低氧、能量供应充分的情况下仍体重增长缓慢、持续肺水肿等。对于中、重度 BPD 或怀疑 PH 的患儿应通过心脏超声进行筛查。治疗上，应维持目标氧饱和度 92%~95%，急性 PH 危象时给予一氧化氮吸入，待稳定后逐步撤离。PH 是慢性过程，往往需要长期口服药物治疗，药物可以选择：①西地那非，常用初始口服剂量为 0.3~0.5mg/kg，8 小时一次，逐渐增加至 2mg/kg，6 小时一次或 8 小时一次（婴儿最大剂量每天不超过 30mg）。主要不良反应为低血压，长期使用（>2 年）可能使病死率增加；②波生坦，初始口服剂量为 0.5~1mg/kg，12 小时一次，2~4 周后增加至 2mg/kg，12 小时一次，主要不良反应为肝功能损害。

（三）营养支持

充足的营养对于 BPD 患儿的肺发育和肺损伤的修复至关重要。一般情况下需要 120~130kcal/（kg·d）的能量摄入才能获得理想的体重增长，为了避免肺水肿，液体量控制在 130~150ml/（kg·d）为宜。肠内营养首选强化母乳，其次为早产儿配方乳。当限制液体入量和保证营养摄入之间存在突出矛盾时，可根据患儿耐受情况选择特殊高密度强化母乳或配方。另外，应注意钙磷、维生素 D 的补充，以避免代谢性骨病的发生。

（四）药物治疗

1. 糖皮质激素 能够抗炎、减轻肺水肿和支气管痉挛，但有高血压、高血糖、消化道出血、胃肠穿孔等短期副作用，应谨慎使用。目前应用较多的是地塞米松的 DART 方案，即起始剂量 0.15mg/（kg·d）持续 3 天，减量至 0.10mg/（kg·d）持续 3 天，再减量至 0.05mg/（kg·d）持续 2 天，最后减量至 0.02mg/（kg·d）持续 2 天，整个疗程持

续 10 天，累积剂量 0.89mg/kg。

2. 利尿剂 因短时间内大量输液、输血或由于肺水肿导致呼吸功能恶化时可给予利尿剂短期应用，不建议长期常规应用，应用过程中需监测尿量和电解质的变化。

3. 支气管扩张剂 对于存在气道高反应性的患儿，支气管扩张剂吸入有助于缓解症状，临床常用的是沙丁胺醇气雾剂。

四、临床经验与注意事项

（一）诊断方面

根据早产儿出生后长时间依赖呼吸支持和/或氧疗，BPD 的诊断并不困难。纠正胎龄 36 周再根据患儿所需的呼吸支持条件进行疾病严重程度的诊断，以评估患儿预后。若是中、重度 BPD，需重点关注气管软化、PH、生长迟缓等并发症。

（二）治疗方面

1. 应根据 BPD 患儿的肺部病变严重程度和呼吸力学情况来选择合适的呼吸支持模式和恰当的参数设置，以减少患儿的呼吸做功，促进体重增长和肺的发育。

2. 肺部病变很不均一的重度 BPD 患儿宜采用大潮气量、长吸气时间、慢频率的通气模式。

3. BPD 合并 PH 使病死率显著增加。对于中重度 BPD 患儿，定期通过心脏超声筛查 PH，及时识别、及时治疗对于改善预后十分关键。维持相对较高的氧饱和度可以避免肺动脉压力进一步上升。

（三）医患沟通

1. BPD 是慢性疾病，患儿住院时间长，病程容易出现迁延反复，给家庭带来沉重的经济和心理负担。治疗过程中要耐心跟家长沟通患儿的病情，客观告知可能出现的并发症和死亡风险，更要帮助家长树立治疗的信心。

2. 轻度 BPD 患儿一般预后良好，但中、重度 BPD 患儿，尤其伴有并发症者，预后相对较差，出院后容易出现呼吸道感染、PH、生长迟缓、神经发育落后等，需要长期随访。因此在出院前就应该充分告知家长随访的重要性和必要性，帮助制订合理的随访计划。

3. 出院后接受家庭氧疗的患儿尤其需要关注，出院前应对照护者进行相关知识和技能的培训，配备家用制氧机和氧饱和度监测仪，最好能将患儿转入母婴同室过渡一段时间，直至照护者有充分信心独立照顾患儿。

（四）病历记录

1. 病历及病程记录的重点是围产期病史、病情演变过程、呼吸支持模式和要求的变化、各项辅助检查的结果与分析。

2. 及时填写医患沟通记录和各种特殊用药、特殊治疗的知情同意书，不能遗漏患儿监护人签名。

3. 重症患儿容易出现各种并发症，可能需要多学科的会诊，应详细记录各类会诊意见及医嘱执行情况。

4. 及时完成危重病例讨论、疑难病例讨论和危重症抢救记录；若患儿死亡，应书写抢救记录，按时进行死亡讨论，并完成死亡讨论记录。

【早产儿喂养不耐受】

早产儿喂养不耐受（feeding intolerance，FI）是指肠内喂养出现奶汁消化障碍，导致腹胀、呕吐、胃潴留等临床症状。其病因不清，可能与早产导致肠道发育不成熟有关，也可能是坏死性小肠结肠炎（NEC）或败血症等严重疾病的早期临床表现，常发生于胎龄 <32 周或出生体重 <1 500g 的早产儿。发生 FI 后，常导致营养不良、生长受限，并致达全肠内营养时间延迟，住院时间延长，严重威胁早产儿的生长发育。

一、诊断步骤

（一）病史采集

本病多见于早产儿，多见于肠内喂养后奶汁消化障碍，出现腹胀、呕吐、胃潴留等临床症状，排除器质性疾病后，应该高度怀疑 FI。

（二）临床表现与体格检查

患儿多在奶后出现轻度腹胀、呕吐、胃潴留等症状，若为 NEC 或感染疾病的前期症状，则伴有体温不稳定，呼吸暂停，心率下降等症状。

（三）辅助检查

影像学检查正常或轻度肠梗阻。

（四）诊断要点

1. 胃残余量超过前一次喂养量的 50%，伴有呕吐和 / 或腹胀。

2. 喂养计划失败，包括减少、延迟或中断肠内喂养。

（五）鉴别诊断

需与胃肠道器质性疾病相鉴别，如胃扭转、肠扭转、胎粪性肠梗阻、先天性消化道畸形、NEC 等。

二、预防与治疗

（一）预防或治疗早产儿 FI 喂养乳品的选择

1. 首选亲母母乳喂养，母乳中特别是初乳，含有婴儿所需要的丰富营养，是乳制品不可替代的优质乳，可大大降低和减少婴儿各种过敏现象的发生。

2. 在亲母母乳不足或缺乏情况下，推荐使用捐赠人乳替代。

3. 在亲母母乳或捐赠人乳不足或缺乏情况下，可以使用早产儿配方奶。

4. 不建议常规使用水解蛋白或氨基酸配方奶，仅极重度 FI 时可考虑使用。

5. 不建议常规使用低乳糖配方奶或乳糖酶。

（二）母乳强化剂的使用

1. 应遵循个体化原则添加母乳强化剂（human milk fortifier, HMF）。

2. 首选牛乳或人乳来源的 HMF，可以选择水解或非水解蛋白的 HMF，建议选择粉状或液态 HMF，以方便喂养和调制。

（三）喂养方式

1. 早期微量喂养　≤10~20ml/（kg·d），具有促进胃肠道激素分泌、消化道细胞生长和胃肠道动力发育等优点，可使患儿较早耐受肠内喂养。

2. 间断性喂养　每 2~3 小时喂养 10~20 分钟，如不耐受则选择持续性喂养（使用输液泵持续喂养）。

3. 喂养加量　应个体化，加量后需密切观察患儿腹部体征，若出现频繁吐奶，则需酌情减量，快速加量喂养不能降低 FI。

4. 初乳口腔免疫法　将初乳涂抹于新生儿的口腔黏膜上，以促进婴儿口腔内免疫力的增强，可在婴儿的口腔内形成抗菌和免疫保护屏障，减少感染和炎症的发生，促进胃肠道发育，改善早产儿 FI。

（四）药物预防或治疗

1. 益生菌　有研究显示，对早产儿补充双歧杆菌、鼠李糖杆菌等，可改善早产儿对喂养的耐受性，缩短达到全胃肠道喂养的时间。但也有少数研究报道补充益生菌有导致早产儿败血症的发生。因此，目前对于早产儿益生菌是否应该使用，使用何种菌株，使用的时机、剂量、疗程等均尚缺乏共识。

2. 促胃肠动力药　多潘立酮、西沙比利等可

一定程度改善极低出生体重儿胃肠动力，但因多数存在副作用需慎用。

3. 红霉素　在改善早产儿 FI 方面的效果和安全性仍存在较大争议，目前较少使用。

（五）护理

1. 口腔运动干预　可采取口腔内外按摩刺激、非营养性吸吮等方式。

2. 按摩　可以采用袋鼠式护理、辅助腹部按摩以改善 FI，推荐频率每天 2 次，每次 15 分钟，顺时针方向按摩，总时间为 5~14 天。

三、临床经验与注意事项

（一）诊断方面

对于早产儿而言，FI 可视为其消化系统逐步成熟和完善的一种生理过程，但在感染、NEC 这样的疾病中，FI 是其早期症状，此时我们需要对两者进行鉴别，若患儿一般情况好，腹胀未进行性加重，腹软无压痛、肠鸣音正常，可以适当减少喂养量进行观察；但若患儿出现反应差、反复呼吸暂停、腹胀加重、腹部张力增高、肠鸣音减弱，则应禁食，进行腹部 X 线检查，排除疾病因素。

（二）治疗方面

首选母乳喂养；可以采用早期微量喂养、间断性喂养；按个体化原则添加母乳强化剂；护理方面可采用非营养性吸吮、袋鼠式护理、腹部按摩等干预方式。

（三）医患沟通

FI 是新生儿常见的临床问题，特别是在生命的最初几周，通常是胃肠道系统解剖和功能不成熟的表现，可能导致长期需要肠外营养和中心静脉导管，严重时可导致败血症、胆汁淤积、住院时间延长、营养不良和神经发育不良等疾病，但大多数患儿预后良好。然而，在某些情况下，FI 的迹象，如胃残余过多、呕吐和腹胀，是即将发生坏死性小肠结肠炎的警告信号，此时需密切观察，必要时需进一步完善腹部平片，严重时需手术治疗。

（四）病历记录

1. 病历记录的重点是围产期病史、出生史、临床表现及辅助检查结果的记录与分析。

2. 及时填写医患沟通记录和各种特殊用药、特殊治疗的知情同意书，不能遗漏患儿监护人签名。

3. 认真记录患儿病情变化与治疗过程，实时

书写和分析应用各种辅助检查、用药及治疗的结果,以及疗效观察记录。

4. 若患儿需要手术治疗,及时请相关科室会诊,按时进行术前讨论,并完成术前讨论记录。

【早产儿贫血】

早产儿贫血(anemia of prematurity,AOP)是指早产儿外周血血红蛋白水平低于正常同龄儿童范围,伴网织红细胞计数减少和循环促红细胞生成素水平降低,多见于胎龄 <32 周早产儿,出生后 3~12 周贫血的早产儿可表现为皮肤黏膜苍白,常伴反应低下、呼吸暂停、喂养困难等,贫血的患儿免疫力下降容易继发各种感染。

一、诊断步骤

（一）病史采集

1. 家族史　家族成员是否有贫血、不能解释的黄疸及肝脾大。

2. 母亲病史　询问妊娠末期有无特殊药物摄入史,是否接触有毒化学品,孕期有无感染史。

3. 产科病史　了解父母种族,母亲有无阴道流血、前置胎盘、胎盘早剥、产伤等,是否为剖宫产多胎妊娠,有无羊膜腔穿刺、脐带破裂等病史,母亲产后有无寒战、发热等胎儿母体输血引起的溶血反应。

4. 贫血出现的时间　出生时即有显著贫血者,常由于失血或严重的同族免疫性溶血病;数周后出现贫血者可因多种原因引起,如感染、生理性贫血等。另外,采血实验室检查造成的医源性失血是不容忽视的贫血原因之一。尤其对于病重的早产儿,采血量可能会很大,应精确记录每次采血量及输血量。

5. 是否有铁、叶酸、维生素 B_{12}、维生素 E 等营养素的缺乏。

（二）临床表现与体格检查

临床表现与病因、失血量及贫血的速度有关。皮肤黏膜苍白是最常见的症状。因出血位置不同产生不同的临床症状,如颅内出血出现神经系统症状、肝破裂产生移动性浊音等。体格检查应注意是否存在急慢性贫血的表现,如心率增快、呼吸急促,或溶血表现,如黄疸、全身水肿、肝脾大、头颅血肿等。

（三）辅助检查

1. 实验室检查　血常规:可见红细胞计数、Hb、Hct 及红细胞平均值测定、网织红细胞计数等下降。外周血涂片:低色素性贫血者,红细胞中心苍白区 >1/2,还可发现红细胞异常形态(如椭圆形等)。溶血指标:如总胆红素与间接胆红素值(溶血性贫血时增加),直接与间接抗人球蛋白试验等检查。

2. 超声检查　可发现颅内或内脏出血。

3. 骨髓穿刺术　可对难治性铁幼粒细胞贫血、先天性再生不良性贫血、先天性白血病等血液系统疾病做出诊断。

（四）诊断要点

1. 多发生于胎龄 <32 周早产儿。

2. 出现皮肤苍白或黄染、心率增快、呼吸急促等表现。

3. 诊断标准:出生 2 周内血红蛋白 <145g/L,生后 2 周至 1 个月血红蛋白 <110g/L,出生 1 个月后血红蛋白 <90g/L。

4. 需根据病史、临床表现、实验室和影像学检查,分析贫血的病因。

（五）鉴别诊断

需要鉴别早产儿生理性贫血和病理性贫血,并从营养因素、疾病因素等方面评估贫血的病因及是否存在合并症。

二、预防

预防早产儿贫血的方法主要有出生时延迟脐带结扎,促进胎盘输血,减少医源性失血;生后补充铁剂、使用重组人促红细胞生成素促进红细胞生成等。

三、治疗方案

（一）输血疗法

1. 血液制品选择　早产儿贫血一般较少输注全血,以浓缩红细胞为主。

2. 输血指征　如果贫血伴有相关临床症状,需要输注红细胞纠正贫血,提高全身各组织器官供氧,改善重要脏器功能状态(表 10-1)。

（二）重组人促红细胞生成素疗法

推荐低于 28~30 周和出生体重 <1 000g 的早产儿预防使用重组人促红细胞生成素疗法(rHuEPO),并同时给予铁剂治疗和摄入足够的蛋白质以获得最佳疗效。目前认为早产儿使用 rHuEPO 是安全的,但还不是早产儿标准的治疗手段。常用剂量为 750~1 500IU/kg,连用 5 天。

表 10-1 早产儿输血指征

Hct	机械通气和贫血症状	输血量
Hct<0.45 （满足任意一条）	ECMO 治疗 发绀型先天性心脏病	15~20ml/kg
Hct<0.36 （满足任意一条）	FiO$_2$>35% CPAP 或 IMV 的 MAP 6~8cmH$_2$O	15~20ml/kg
Hct<0.31 （满足任意一条）	任何接受氧疗者 CPAP 或 1MV<6cmH$_2$O 在甲基黄嘌呤治疗时，12 小时内呼吸暂停超过 9 次，或者 24 小时需气囊加压复苏的呼吸暂停超过 2 次 心动过速（>180 次 /min），气急（>80 次 /min）持续超过 24 小时 在能量≥100kcal/（kg·d）的情况下，体重增加 <10g/（kg·d）持续 4 天 手术	15~20ml/kg
Het<0.21	无症状，网织红细胞 <2% 或 <100 000/μl	15~20ml/kg

（三）铁剂治疗

大量失血患儿，无论急性还是慢性均要补充铁剂，以补充储存铁量。元素铁剂量为 2~3mg/(kg·d)，补充时间至少 3 个月，为保证婴儿生长需要，甚至要持续用 1 年。

四、临床经验与注意事项

（一）诊断方面

对于早产儿贫血的诊断并不困难，但一定要详细询问母亲病史及家族史，有无急性失血史；观察患儿有无皮肤苍白、黄疸、肝脾大及心率增快等情况；结合患儿临床表现，以及实验室检查，即可明确诊断。

（二）治疗方面

1. 及时去除病因，对于病因暂时不明的，应积极寻找病因。

2. 一般治疗 加强护理，预防感染，改善饮食质量和搭配。

3. 尽可能减少医源性失血，应尽量减少患儿安全护理所需的采血量，并进行整群取样，集束化操作。可以采用胎盘血进行血液培养、生化基线状态等检测。可以选用无创监测（如二氧化碳、胆红素）和床旁即时检测减少采集血样的需求。严格把控输血指征，低于 28~30 周和出生体重 <1 000g 的早产儿预防使用 rHuEPO，剂量 750~1 500IU/kg，及时补充元素铁，剂量为 2~3mg/（kg·d）。

4. 积极对感染、营养不良、消化功能紊乱等并发症进行治疗。

（三）医患沟通

1. AOP 是新生儿临床的常见疾病，及时治疗预后良好。首先要给患儿家属详细介绍患儿的诊断，告知病情严重程度，以及可能出现的并发症和死亡风险。

2. 在输血前应及时与患儿家属沟通，告知治疗目的和可能出现的并发症，争取取得其理解，并同意治疗。

3. 告知患儿家属出院后需要继续随访并补充铁剂，定期复查直至血红蛋白恢复正常水平（是否需要继续补充铁剂视病情而定）。

（四）病历记录

1. 病历记录的重点是家族史、围产期病史、出生史、临床表现及辅助检查结果的记录与分析。

2. 及时填写医患沟通记录和输血治疗的知情同意书，不能遗漏患儿监护人签名。

3. 认真记录患儿病情变化与治疗过程，实时书写和分析应用各种辅助检查、用药及治疗的结果，以及疗效观察记录。

【早产儿视网膜病】

早产儿视网膜病（retinopathy of prematurity，ROP）是指发生在早产及低出生体重儿的视网膜血管增生性疾病，是婴幼儿最常见的致盲和致低视力眼病。ROP 的临床表现从自发消退到双侧视网膜脱离和完全失明不等。我国每年早产儿出生数达 120 万，其中每年有 30 万早产儿有发生 ROP 的风险，ROP 是世界范围内导致儿童致盲的重要原因，约占儿童致盲原因的 6%~18%。

一、诊断步骤

（一）病史采集

本病好发于早产、低出生体重儿，出生体重越轻、胎龄越小，ROP发生率越高、病情越重。生后有较长时间吸氧史（尤其是氧疗>15天，CPAP>7天，FiO₂>60%者）、反复呼吸暂停、代谢性酸中毒、念珠菌败血症、动脉血氧分压过低或波动较大等诸多因素是ROP发生的高危因素。

（二）临床表现

ROP的临床表现主要是眼底视网膜病变。根据ROP国际分类法（ICROP）将ROP眼底病变进行分区和分期。

1. 按区域定位将视网膜分为3区

1区：以视盘为中心，以视盘到黄斑中心凹距离的2倍为半径的圆内区域。

2区：以视盘为中心，以视盘至鼻侧锯齿缘距离为半径，1区以外的圆内区域。

3区：2区以外的颞侧半月形区域，是ROP最高发的区域。

2. 按时钟钟点定位病变范围　将视网膜按时钟钟点分为12个区域计算病变范围。

3. 按疾病严重程度分为1~5期

（1）1期：视网膜后极部有血管区与周边无血管区之间出现一条白色平坦的细分界线。

（2）2期：白色分界线进一步变宽且增高，形成高于视网膜表面的嵴形隆起。

（3）3期：嵴形隆起越加显著，呈粉红色，此期伴纤维增殖，进入玻璃体。

（4）4期：部分视网膜脱离，根据是否累及黄斑分为a、b两级。4a为周边视网膜脱离未累及黄斑，4b为视网膜脱离累及黄斑。

（5）5期：视网膜全脱离，常呈漏斗型，可分为宽、窄、前宽后窄、前窄后宽4种漏斗型。此期有广泛结缔组织增生和机化膜形成，导致晶状体后纤维膜。

4. 特殊病变

（1）附加病变：后极部视网膜血管怒张、扭曲，或前部虹膜血管高度扩张。附加病变是ROP活动期特征，一旦出现提示预后不良。

（2）阈值病变：指3期ROP，位于1区或2区，新生血管连续占据5个时钟范围，或病变虽不连续，但累计达8个时钟范围，同时伴plus。此期是早期治疗的关键时期。

（3）阈值前病变（prethreshold ROP）：包括2种情况。若病变局限于1区，ROP可为1、2、3期。若病变位于2区，则有3种可能：2期ROP伴plus；3期ROP不伴plus；3期ROP伴plus，但新

生血管占据不到连续5个时钟范围或不连续累计8个时钟范围。

（4）Rush病变：ROP局限于1区，新生血管行径平直。Rush病变发展迅速，一旦发现应提高警惕。

（5）退行期：大多数患儿随年龄增长ROP自然停止，并进入退行期。此期特征是嵴上血管向前面无血管区继续生长为正常视网膜毛细血管，嵴逐渐消退，周边视网膜逐渐透明。

（三）辅助检查

利用间接眼底镜或广角儿童眼底照相机对出生体重<1 500g或胎龄<32周所有早产儿（出生体重在1 500~2 000g或胎龄在32~34周早产儿，有吸氧史或合并其他严重并发症者，也为筛查对象）进行检查，根据出生胎龄决定首次筛查时机（表10-2），随访方案根据第一次检查结果而定（表10-3）。

表10-2　根据出生胎龄决定首次筛查时机

胎龄（周）	首次检查年龄（周）	
	矫正胎龄（周）	生后日龄（周）
22	31	9
23	31	8
24	31	7
25	31	6
26	31	5
27	31	4
28	32	4
29	33	4
30	34	4
31	35	4
32	36	4

表10-3　早产儿ROP随访方案及治疗措施

眼底检查结果	应采取的处理措施
无ROP病变	隔周随访1次，直至矫正胎龄44周
1期病变位于2~3区	隔周随访1次，直至病变退行消失
2期病变	每周随访1次，直至病变退行消失
Rush病变	每周随访1次，直至病变退行消失
阈值前病变	每周随访1次，考虑激光治疗
3期阈值病变	应在72小时内行激光治疗
4期病变	玻璃体切割术，巩膜环扎手术
5期病变	玻璃体切割术

（四）诊断要点

1. 多见于早产及低出生体重儿,胎龄越小,发生概率越大,生后多有用氧史。

2. 间接眼底镜或广角儿童眼底照相机提示视网膜病变。

二、预防

1. 针对早产儿合理用氧和全身疾病的治疗 应积极防治早产儿的各种并发症,积极防治呼吸暂停、代谢性酸中毒、感染等问题,氧疗时尽可能降低吸氧浓度、缩短吸氧时间、减少动脉血氧分压波动。

2. 眼部筛查 对高危病例进行规范筛查,及时发现需要治疗的 ROP。

三、治疗方案

（一）1 期和 2 期 ROP 为疾病早期

一般不需要立即治疗,一旦发现 3 期病变,应尽早开始治疗。主要治疗方法:

1. 激光治疗 是 ROP 非常重要的治疗方法,对早期 ROP 效果良好,对阈值 ROP 首选光凝治疗。

2. 玻璃体腔内注射抗血管内皮生长因子（VEGF）药物治疗 对于Ⅰ区 ROP、Ⅱ区后部 ROP 和急进型 ROP 首选抗 VEGF 药物治疗,其中雷珠单抗是比较常用的药物,每只眼每次 0.25~0.30mg,玻璃体内注射给药,可单用或与激光治疗合用。

3. 抗 VEGF 药物重复治疗指征和方法

（1）指征

1）嵴复发或加重。

2）附加病变复发或加重。

（2）方法

1）再次抗 VEGF 药物治疗。

2）激光治疗。

4. 手术治疗指征和方法

（1）Ⅰ区 ROP、Ⅱ区后部 ROP、急进型 ROP 伴有进展明显的增生膜、眼底出血,可考虑行玻璃体视网膜手术。

（2）4a 期 ROP 如果病变有进展,牵拉性视网膜脱离有累及黄斑倾向,可考虑相对积极的玻璃体视网膜手术治疗。

（3）4b 期 ROP 及 5 期 ROP 可行玻璃体视网膜手术,并视情况联合晶状体切除手术。

（二）治疗后随诊

治疗后首次眼底检查建议在 3~7 天时进行,如果病变控制良好,随后的随诊时间可分别安排在第 1 次复查后 2~3 周、第 2 次复查后 4~5 周、第 3 次复查后 3 个月左右、第 4 次复查后 6 个月左右、第 5 次复查后 12 个月左右。

四、临床经验与注意事项

（一）诊断方面

对有高危因素的早产儿及低出生体重儿应按规范进行筛查及随访。

（二）治疗方面

一旦发现 3 期病变,应尽早开始治疗,Ⅰ区 ROP、Ⅱ区后部 ROP 和急进型 ROP 首选抗 VEGF 药物治疗;Ⅱ区非后部 ROP,激光治疗是其金标准,抗 VEGF 药物治疗和激光治疗后嵴和附加病变出现减轻和消退是 ROP 得到良好控制的主要指标。准确掌握手术指征,避免术中及术后感染。

（三）医患沟通

1. ROP 病情变化快,容易出现视力下降,甚至失明等严重并发症,对于有高危因素的患儿,应向家属强调 ROP 随访的重要性,让家属完全知晓 ROP 的不良预后。

2. 在进行治疗前应及时与患儿家属沟通,告知治疗目的和可能出现的并发症,争取取得其理解,并同意治疗。

（四）病历记录

1. 病历记录的重点是围产期病史、用氧史、临床表现及辅助检查结果的记录与分析。

2. 及时填写医患沟通记录和各种特殊用药、特殊治疗的知情同意书,不能遗漏患儿监护人签名。

3. 认真记录患儿病情变化与治疗过程,实时书写和分析应用各种辅助检查、用药及治疗的结果,以及疗效观察记录。

【早产儿脑损伤】

早产儿脑损伤（brain injury in premature infants, BIPI）是指由于产前、产时和 / 或出生后的各种病理因素导致早产儿不同程度的脑缺血和 / 或出血性损害,可在临床上出现脑损伤的相应症状和体征,严重者可导致远期神经系统后遗症,甚至死亡。早产儿脑损伤并非单一的疾病,而是一类多种高危因素导致多种形式脑损伤的统称,临床上可分为出血、缺血性脑损伤,主要指脑室周围 - 脑室内出血、脑室旁白质损伤两大类。未成熟脑细胞对损伤的易感性、脑血流异常波动及脑血管自主调节能力受损是早产儿脑损伤的重要病理基础,缺氧、缺血和感染是早产儿脑损伤的主要病因。约 40% 的极早产儿有明显的认知、行为或精神发育异常,5%~7% 可遗留脑瘫等严重神经系统后遗症。

一、诊断步骤

（一）病史采集

患儿多有宫内窘迫史或出生窒息史,存在脑缺氧缺血与血流动力学紊乱;关注异常分娩史（产钳 / 胎头吸引助产、肩难产、急产、滞产）等;患儿出生后是否有感染及血液系统疾病。

（二）临床表现与体格检查

可能伴有中枢性呼吸暂停、心动过缓、意识改变、惊厥、颅内压增高、肌张力异常、原始反射异常等表现,也可无明显临床症状。远期可能造成患儿合并中枢性运动障碍、认知障碍、语言障碍、视听障碍、社会交往和心理行为障碍等后遗症。

（三）辅助检查

1. 影像学检查

（1）头颅超声:早期可见严重脑水肿、各种类型的颅内出血、脑室周围白质软化、脑梗死等征象,晚期则可见多囊性脑软化、脑空洞、脑穿通畸形、脑积水、脑萎缩等改变。

（2）MRI:在常规 MRI 上,白质非出血性损伤早期 T_1WI 表现为白质区域的高信号,T_2WI 为低信号或等信号;后期为 T_1WI 信号消失或低信号或白质容积减少,T_2WI 为高信号或表现为弥漫性过度高信号,严重者有脑室形态改变。弥散加权磁共振成像（MRI-DWI）早期（1~2 周内）表现为高信号,晚期为低信号或等信号。

2. 脑功能监测

（1）脑电图:分为急性期异常和慢性期异常两种,其中急性期的标准为连续性中断和 / 或背景活动振幅减低;慢性期的标准为频谱紊乱,具体表现为:①δ 波畸形伴或不伴额叶 >100μV 的正向尖波或枕叶 >150μV 的负向尖波;②中央区 >100μV 的正向尖波。EEG 至少需在生后 48 小时内（发现急性期异常）和第 7~14 天（发现慢性期异常）各做一次,其中生后第 7~14 天的检测对判断神经系统预后有重要价值。

（2）振幅整合脑电图:需在生后 1 周内检测,可表现为缺乏睡眠周期、窄带下界电压过低、窄带带宽加大、连续性低电压、癫痫样波形和暴发抑制等。

（四）诊断要点

1. 多见于有宫内窘迫史或出生窒息史,存在脑缺氧缺血与血流动力学紊乱,以及异常分娩史、血液系统疾病的早产儿。

2. 关注患儿是否有宫内感染或出生后感染史。

3. 患儿可能中枢性呼吸暂停、心动过缓、意识改变、惊厥、颅内压增高、肌张力异常、原始反射异常等症状。

4. 关注早期头颅彩超及 MRI 等影像学结果。

5. 排除其他因素引起的脑损伤,如胆红素脑病、低血糖脑病、遗传代谢病所导致的脑病等。

二、预防

1. 避免和减少对患儿的不良刺激,如尽量减少各种穿刺、吸痰等操作,避免检查和治疗集中进行等。

2. 呼吸管理至关重要,合理使用机械通气,减少人机对抗,准确把握撤机时机,监测血气情况,及时纠正缺氧和酸中毒,使 $PaCO_2$ 维持在 35~50mmHg（可接受的范围是 30~55mmHg）。

3. 维持血压在正常范围,适量使用血管活性药,减少血压波动,以维持脑血流正常灌注和脑血流动力学稳定。

4. 维持电解质、血糖和血浆渗透压在正常范围,同时保持营养最佳状态,动态调整营养液配制。

5. 置患儿于中性温度环境,维持体温正常,避免低体温,若持续低体温状态,需排除感染可能。

6. 监测凝血功能　定期监测凝血功能,确保凝血功能和血小板计数等指标保持在正常范围内,有助于避免出血或血栓等并发症的发生。

7. 积极控制感染与炎症反应,及时采取抗感染措施。

8. 控制惊厥　有惊厥者首选苯巴比妥钠静脉注射,负荷量 15~20mg/kg,如惊厥未控制可每隔 5~10 分钟追加 5mg/kg,直至总量达到 30mg/kg。24 小时后给维持量,每天 5mg/kg,分两次间隔 12 小时给予,疗程视病情而定。

9. 严重脑室内出血致脑室显著扩张者,至少在随后的 4 周内,要常规监测头围大小、前囟变化和临床状态。通过以上综合性的护理和治疗措施,我们可以确保患儿得到最佳的照顾和管理,促进他们的康复和健康发展。

三、治疗方案

对于近足月儿的缺血缺氧性脑损伤,早期亚低温治疗具有改善预后的作用,但其在胎龄更小、体重更轻的早产儿中的作用仍有待进一步研究;药物方面,目前临床研究以促红细胞生成素为主,其具体疗效及方案尚不明确;对于严重脑室内出血及出血后脑积水,可考虑进行埋置皮下脑脊液存储器、体外脑室引流系统及脑室 - 腹腔分流术等治疗;恢复期以康复治疗为主。

四、临床经验与注意事项

（一）诊断方面

对于 BIPI 的诊断一定要及时,要详细询问出生史,有无宫内窘迫史或出生窒息史,是否有低 Apgar 评分;观察患儿有无惊厥、颅内压增高、肌张力异常、原始反射异常等症状,以及影像学的表现,即可明确诊断。

（二）治疗方面

预防为主,减少刺激,保持血压、血流动力学及内环境温度,监测凝血功能、防治感染等。头颅彩超建议在生后 24 小时内、3 天和 7 天各做一次,以后每周复查 1 次直至出院;必要时(如机械通气治疗、弥散性血管内凝血、重度窒息、病情突然恶化或明显加重时)可随时检测。建议在生后 4~14 天做首次颅脑 MRI 检查,纠正胎龄 36~40 周或出院前做第 2 次检查,此时的 MRI 检查对判断脑发育和评估预后价值较大。

（三）医患沟通

1. BIPI 是新生儿临床的危急重症,患儿病情变化快,容易出现脑出血、脑梗死、颅高压、脑疝等严重并发症,病死率较高。首先要给患儿家属详细介绍患儿的诊断,告知病情严重程度,以及可能出现的并发症和死亡风险。

2. BIPI 治疗过程中,病程中若出现脑出血、脑梗死、颅高压、脑疝等严重并发症,医生会根据具体情况及时诊断,及时给予相应治疗。

3. 患儿出院后需要定期随访,及时发现运动、视觉、认知等方面存在的发育障碍,予以物理康复和其他专业化、个体化的必要治疗。

（四）病历记录

1. 病历记录的重点是围产期病史、出生史、临床表现及辅助检查结果的记录与分析,注意记录脑损伤相关的数据记录,包括氧饱和度、血压、呼吸机参数和脑功能检查结果等。

2. 及时完成各种特殊治疗记录,如机械通气、血管活性药物、输血、特殊级抗生素使用等。

3. 严重脑损伤的患儿,应注意及时填写医患沟通记录,充分告知患儿家属预后情况,必要时请神经内科和康复科会诊。若患儿出院,应详细告知家属复诊、随访等注意事项,必要时转介到相应专科进行康复治疗。

【早产儿甲状腺功能减退症】

早产儿生后因为下丘脑 - 垂体 - 甲状腺轴的发育不成熟,以及疾病因素影响,容易出现甲状腺功能异常。早产儿甲状腺功能减退症,按照病因可分为原发性和继发性(即中枢性),按照转归可分为暂时性和永久性。早产儿暂时性甲状腺功能减退症(transient hypothyroxinemia of prematurity,THOP)是指早产儿生后出现的暂时性甲状腺激素水平降低,包括低 T_4 和 FT_4,但降低程度不及先天性甲状腺功能减退症患者,同时不伴有 TSH 水平的增高,而是正常或偏低。国外有研究报道早产儿甲状腺功能减退症的发生率为 5%~18%,国内报道早产儿 THOP 发生率为 35.7%。

THOP 多见于胎龄 <30~32 周早产儿,病因包括:①孕早期和孕中期胎儿自身合成激素水平很低,主要依靠母体自胎盘转运;②下丘脑 - 垂体 - 甲状腺轴发育不成熟,自身反馈调节功能不健全;③甲状腺储备能力降低:极低出生体重儿的碘和甲状腺球蛋白的储备为足月儿的 20%~30%;④碘摄入不足;⑤药物,如利尿剂、脂肪乳剂、多巴胺、糖皮质激素、阿片类药物、苯巴比妥等;⑥围产期疾病因素,如 RDS、BPD、NEC、PDA 等。

一、诊断步骤

（一）病史采集

重点询问有无早产,母亲孕期补碘情况、甲状腺功能检查及其他产检情况,是否使用抗甲状腺及其他药物治疗,有无甲状腺疾病家族史等情况。需了解新生儿有无甲状腺功能减退症的临床表现。

（二）临床表现与体格检查

早产儿甲状腺功能减退早期缺乏典型的临床

表现。部分患儿可表现为过期产、呼吸窘迫、肌张力低下、脐疝、反应低下、胎粪排出延迟、便秘、低体温、黄疸消退延迟和喂养困难等。

（三）辅助检查

1. 实验室检查　足跟血甲状腺功能（TSH）筛查，生后 72 小时至 7 日之内采取标本，足跟血（滤纸干血斑标本）TSH 切点值是 10~20mIU/L，或根据各筛查实验室参考切点值，早产儿需在矫正胎龄足月后或根据各个地区的筛查流程进行复筛。有条件者需进行全套甲状腺激素（T_4、T_3、FT_4、FT_3、TSH）检测，至少包括 TSH 及 T_4 或 FT_4，可进行甲状腺功能异常分类，甲状腺激素结果判读需参照不同出生胎龄及生后日龄甲状腺激素参考值；血清甲状腺球蛋白可判断甲状腺合成功能的异常。

2. 甲状腺核素扫描　可判断有无甲状腺组织及是否异位，是目前诊断新生儿甲状腺解剖发育异常的最佳方法。

3. 甲状腺超声检查　可检测甲状腺位置及大小，但其准确性不如核素显像，不能区别异位甲状腺和无甲状腺。

4. 其他检测　如下丘脑垂体和视神经磁共振检查、基因检测等，有助于明确继发性甲状腺功能减退的病因。

（四）诊断要点

结合母亲甲状腺疾病及用药史、新生儿临床表现、甲状腺功能及影像学检查，一般可诊断。对于病因不明的持续性甲状腺功能减退症患儿，可考虑完善基因检测以明确诊断。

（五）鉴别诊断

1. THOP　多见于胎龄 <30~32 周早产儿，血清 T_4 和 FT_4 偏低，TSH 正常或偏低（一般不超过 20mIU/L）。

2. 先天性甲状腺功能减退　早产儿 TSH 升高，T_4 降低，分为暂时性和永久性。前者系母亲或新生儿等各种原因致使甲状腺激素分泌暂时缺乏，甲状腺功能可恢复正常；后者是由于胎儿甲状腺发育异常或合成甲状腺激素的酶缺陷所致，其TSH 通常 >40mIU/L。

3. 先天性甲状腺功能减退伴 TSH 升高延迟（又称非典型甲状腺功能减退）　早产儿 T_4 降低，TSH 正常，且定期随访，如果 T_4 不恢复而出现TSH 逐渐升高，即可与 THOP 鉴别。

4. 孤立性低甲状腺结合球蛋白（TBG）血症　早产儿 T_4 低下，但 FT_4 正常，测定 TBG 低下。

5. 高 TSH 血症　早产儿 TSH 升高，T_4 正常，分为暂时性和永久性，前者系下丘脑 - 垂体 - 甲状腺轴不成熟所致，后者是由于甲状腺组织发育障碍所致。

6. 继发性（中枢性）甲状腺功能减退　早产儿 TSH 降低，T_4 降低，系下丘脑功能障碍（TRH分泌不足）或垂体功能障碍（TSH 分泌不足）所致，此类患儿少见。

7. 低 T_3 综合征　早产儿 TSH 正常或降低，T_3 降低。

二、预防

早产儿甲状腺功能异常率更高，与出生胎龄、生后日龄有关，且受疾病的影响。相对足月儿而言，早产儿合并症多、病情危重、接受输血等治疗，且由于下丘脑 - 垂体 - 甲状腺轴反馈建立延迟，可能出现 TSH 延迟升高，甲状腺功能筛查容易出现假阴性结果，需在矫正胎龄足月后或根据各个地区的筛查流程进行复筛。有条件者需动态监测全套甲状腺激素，及早发现需要治疗的甲状腺功能减退，从而改善其体格发育及神经系统预后。

三、治疗方案

早产儿甲状腺功能减退，甲状腺激素替代治疗需根据患儿的临床表现及甲状腺功能异常分类进行综合分析，并动态监测其甲状腺功能。

1. THOP　目前尚未有足够的临床证据表明普遍干预治疗的近远期益处，临床研究提示对胎龄 <28 周的 THOP 补充甲状腺素可能有益，可以考虑干预治疗，但疗程不同于甲状腺功能减退的治疗，一般根据其 T_4 水平恢复即可停药。

2. 先天性甲状腺功能减退　无论是暂时性还是永久性，都应立即给予左甲状腺素干预治疗。初始剂量略小于足月儿，每天 8μg/kg 开始，使 T_4 在 1 周内达正常参考值 50% 的上限，2 周TSH<6mIU/L，最好是 1~3mIU/L；早产儿先天性甲状腺功能减退的监测与疗程同足月儿甲状腺功能减退。

3. 先天性甲状腺功能减退伴 TSH 升高延迟应立即正规补充左甲状腺素治疗。

4. 孤立性低甲状腺结合球蛋白（TBG）血症因 FT_4 正常，不需要治疗。

5. 高 TSH 血症　目前治疗仍存在争议，建议每隔2周复查甲状腺功能,如果TSH>10mIU/L持续2~4周以上,尤其是TSH不下降,或T_4处于正常下限,或呈下降趋势者可以考虑干预治疗。

6. 继发性(中枢性)甲状腺功能减退　应立即正规补充左甲状腺素治疗。

7. 低T_3综合征　待原发病好转后,T_3逐渐上升,甲状腺功能恢复正常,可持续1~2个月,一般无须治疗。

四、临床经验与注意事项

（一）诊断方面

提高对早产儿甲状腺功能异常的认识,动态监测甲状腺激素水平,及时发现需要干预治疗的甲状腺功能减退。

（二）治疗方面

根据早产儿甲状腺功能异常分类进行治疗或随访监测。

（三）医患沟通

注意患儿家长宣教,予以补充左甲状腺素治疗的早产儿,不能随意调节剂量及停药,且注意铁剂、钙剂可干扰肠道对左甲状腺素的吸收,应该间隔2小时服用,以免影响疗效;开始干预治疗后1周,或每次调整剂量后2周均需进行甲状腺功能复查;生后第1年,每2个月复查1次;第2年,每3个月复查1次;注意监测体格生长及神经系统发育情况。

【早产儿代谢性骨病】

早产儿代谢性骨病(metabolic bone disease of prematurity,MBDP)是指由于早产儿体内钙、磷及有机蛋白质基质含量不足或骨代谢紊乱所致,以骨矿物质含量减少、类骨质不完全矿化为特征的一类骨骼疾病。其本质是早产儿骨矿物质含量不能满足骨骼正常生长发育所需,可伴随血生化和影像学改变,如低磷血症、高碱性磷酸酶血症和骨骼矿化不足的影像学等表现。国内外相关研究显示,ELBW早产儿的MBDP患病率为50%左右;VLBW早产儿的MBDP患病率为20%~30%,其中17%~34%可发生自发性肋骨或长骨骨折。如MBDP未及时诊治,可影响早产儿骨骼健康及生存质量,近期常伴随宫外生长发育迟缓、呼吸机依赖,甚至骨折等;远期则可能导致身材矮小、骨量峰值降低、易罹患骨质疏松症等不良后果。

一、诊断步骤

（一）病史采集

本病多见于早产儿,尤其是胎龄<32周和/或出生体重<1 500g的VLBW早产儿,男婴多见,多有孕妇维生素D水平过低、使用硫酸镁>5天、胎盘功能不全、绒毛膜羊膜炎、先兆子痫和胎儿宫内生长受限等产前高危因素,而生后单纯母乳喂养、钙/磷/维生素D补充不足,尤其是当合并支气管肺发育不良、坏死性小肠结肠炎、胆汁淤积性肝病等,使用糖皮质激素、甲基黄嘌呤类药物、袢利尿剂、苯巴比妥、苯妥英钠等药物,延迟建立肠内营养、肠外营养治疗时间>4周和制动>4周等时需高度警惕发生MBDP可能。

（二）临床表现与体格检查

MBDP通常出现在生后6~12周,多数患儿无明显症状,直到出现明显佝偻病表现或发生骨折才被发现。临床上出现持续哭闹可能是骨折的表现。常见症状包括体重增长不满意、呼吸增快和呼吸困难,甚至出现肺不张或肺炎,机械通气者由于胸壁顺应性差而撤机困难。后期可出现典型佝偻病表现如生长迟缓、前额隆起、颅骨软化、肋骨连接处隆起(肋骨串珠),如影响到骨骼生长端还会导致骨骺增宽。长期预后不良的表现包括乳牙萌出延迟、身材矮小和成年后的骨质疏松。

（三）辅助检查

1. 实验室检查　临床常用的血生化指标为血清钙、磷、碱性磷酸酶(alkaline phosphatase,ALP)、甲状旁腺激素(parathyroid hormone,PTH)和25-羟基维生素D[25(OH)D],尿生化指标包括尿钙、尿磷、尿钙/肌酐、尿磷/肌酐和肾小管磷重吸收率(tubular reabsorption of phosphorus,TRP)。MBDP早期血钙可正常或偏高,后期出现血钙降低;血磷降低;血ALP增高;血清25(OH)D可正常、降低甚至升高。而尿生化指标对MBDP诊断价值争议较大。其中,血ALP>900IU/L,伴有血磷<1.8mmol/L高度提示MBDP。出生3周后血PTH>180pg/ml,伴有血磷<1.5mmol/L,提示严重MBDP。

2. 影像学检查　影像学检查是基于骨矿物质密度的测定,主要包括骨X线片、双能X线吸收测定术(dual energy X-ray absorptiometry,DEXA)、定量CT扫描和定量超声法(quantitative ultrasound,QUS)。MBDP的X线片可表现为长骨末端骨质稀疏、干骺端杯口样或毛刺样改变,肋骨末端膨大,骨膜下新骨形成或骨折。骨 X 线片用于 MDBP 诊断的特异性很高,但不适于早期诊断。DEXA 是诊断骨质疏松的金指标,可反映骨骼二维面积密度。定量 CT 扫描是可测量骨立体密度。DEXA 和定量 CT 扫描因其具有放射性,不适于早产儿的反复筛查。而 QUS 不仅可反映骨矿物质密度,还可反映骨微结构及骨弹性和强度等特性,且无辐射、无创、可床旁简便操作。常用 QUS 参数是超声传播速度(speed of sound,SOS),后者能反映新生儿的骨骼状态,与骨矿物质密度有高度相关性。但目前早产儿 SOS 缺乏统一的标准参考范围,因此 QUS 在筛查和诊断 MBDP 的阈值尚未确定,影响因素较多。

（四）诊断要点

1. 多见于胎龄 <32 周和 / 或出生体重 <1 500g 的极 / 超低出生体重早产儿。

2. 产前有孕妇维生素 D 水平过低、使用硫酸镁 >5 天、胎盘功能不全、绒毛膜羊膜炎、先兆子痫和胎儿宫内生长受限等高危因素。

3. 生后单纯母乳喂养、钙 / 磷 / 维生素 D 补充不足,合并支气管肺发育不良、坏死性小肠结肠炎、胆汁淤积性肝病等,使用糖皮质激素、甲基黄嘌呤类药物、袢利尿剂、苯巴比妥、苯妥英钠等,延迟建立肠内营养,肠外营养治疗时间 >4 周和制动 >4 周等需提高警惕。

4. 早期缺乏典型的临床症状和体征。

5. 血 ALP>900IU/L,伴有血磷 <1.8mmol/L。

二、预防

MBPD 的重点在于预防。应尽早发现和预防导致 MDBP 的危险因素,同时提供充足的钙和磷摄入,促进早产儿骨骼正常生长。

（一）监测与评估

具有 MBDP 高危因素的早产儿建议进行常规筛查,生后 2~4 周开始检测血钙、磷及 ALP,若:①ALP>500IU/L 且呈上升趋势,和 / 或血磷 <1.8mmol/L,则进行血 PTH、25(OH)D 和尿 TRP 检测,必要时行骨 X 线摄片;如果上述结果均正常,则继续每隔 1~2 周监测血钙、磷和 ALP;如果上述结果异常,则补充钙、磷或维生素 D,每隔 1~2 周复查血钙、磷、ALP、PTH、尿 TRP;②ALP≤500IU/L 和血磷≥1.8mmol/L,继续每隔 2~4 周监测血钙、磷和 ALP。

（二）肠内外营养支持

MBDP 高危儿生后早期部分肠外营养(parenteral nutrition,PN)期间,每日元素钙 24~40mg/kg,元素磷 18~30mg/kg,钙磷比为(1~1.3):1(质量比);当 PN 达全量后,元素钙目标量 65~100mg/kg,元素磷目标量 50~80mg/kg,钙磷比可至 1.7:1;MBDP 高危儿达全肠内喂养后,每日钙摄入量 100~160mg/kg,磷摄入量 60~90mg/kg,钙磷比为(1.6~1.8):1,可通过强化母乳或早产儿配方奶补充钙磷摄入量;MBDP 高危儿出院后应持续强化营养配方奶喂养到矫正足月或直至定期临床监测无合并 MBDP 的证据。

（三）补充维生素 D

早产儿每日维生素 D 摄入量 400~1 000IU,生后 1~2 周开始通过添加母乳强化剂、早产儿配方奶或维生素 D 制剂补充,需定期监测血清 25(OH)D 的浓度以维持其水平 >50nmol/L。

（四）被动运动

MBDP 高危儿达到全肠内喂养后可进行日常被动操训练以预防 MBDP。

三、治疗方案

MBDP 患儿需采取综合性营养管理措施。治疗关键是在强化营养配方奶喂养的基础上补充钙、磷及维生素 D 制剂,以保证钙、磷、维生素 D 的每日摄入量达到目标量,尽快纠正低磷血症、继发性甲状旁腺功能亢进、维生素 D 缺乏等异常代谢状态。

1. 元素磷起始剂量为每日 10~20mg/kg,最大剂量为每日 40~50mg/kg;元素钙起始剂量为每日 20mg/kg,最大剂量为每日 70~80mg/kg;维生素 D 摄入量为每日 400~1 000IU。

2. 当血磷恢复正常,血清 ALP<500IU/L 且有降低趋势时,可考虑停止钙磷治疗。

四、临床经验与注意事项

（一）诊断方面

MBDP 患儿早期缺乏典型的临床症状和体征,具有相关高危因素的早产儿建议进行常规筛查。

（二）治疗方面

MBDP 重在预防,治疗上主要是采用综合性营养管理措施,在强化营养配方奶喂养的基础上补充钙、磷及维生素 D 制剂。

（三）医患沟通

MBDP 多发生在极 / 超低出生体重早产儿的疾病恢复期甚至出院后,严重者可能出现骨折、撤机困难、佝偻病或骨骼畸形、近视、生长发育落后、骨质疏松等,与家属沟通宣教同样重要。MBDP 预后受多种因素影响,如胎龄、出生体重、并发症、药物和营养等,为减少 MBDP 并发症,改善其近远期预后和线性生长,对存在 MBDP 高危因素的早产儿强调定期随访与监测,管理目标是保持正常的血钙和血磷,并避免过度的尿钙排泄;以保持理想的身长、体重和头围等指标增长。

（四）病历记录

1. 病历记录的重点是 MBDP 发生的产前及生后高危因素、临床表现及辅助检查结果的记录与分析,对具有 MBDP 高危因素的早产儿定期进行评估筛查。

2. 认真记录患儿营养支持方式,以及钙、磷、维生素 D 的补充,监测生长发育指标,观察记录疗效。

（马晓路 李思涛 董青艺）

参考文献

1. Sweet DG, Carnielli VP, Greisen G, et al. European Consensus Guidelines on the Management of Respiratory Distress Syndrome: 2022 Update. Neonatology, 2023, 120（1）: 3-23.

2. 中华医学会儿科学分会新生儿学组,《中华儿科杂志》编辑委员会. 中国新生儿肺表面活性物质临床应用专家共识（2021 版）. 中华儿科杂志, 2021, 59（8）: 627-632.

3. Barkhuff WD, Soll RF. Novel Surfactant Administration Techniques: Will They Change Outcome?. Neonatology, 2019, 115（4）: 411-422.

4. Eichenwald EC, Committee on Fetus and Newborn, American Academy of Pediatrics. Apnea of Prematurity. Pediatrics, 2016, 137（1）.

5. Schmidt B, Roberts RS, Davis P, et al. Caffeine therapy for apnea of prematurity. N Engl J Med, 2006, 354（20）: 2112-2121.

6. Jensen EA, Dysart K, Gantz MG, et al. The Diagnosis of Bronchopulmonary Dysplasia in Very Preterm Infants. An Evidence-based Approach. Am J Respir Crit Care Med, 2019, 200（6）: 751-759.

7. Poets CF, Lorenz L. Prevention of bronchopulmonary dysplasia in extremely low gestational age neonates: current evidence. Arch Dis Child Fetal Neonatal Ed, 2018, 103（3）: 285-291.

8. Hansmann G, Sallmon H, Roehr CC, et al. Pulmonary hypertension in bronchopulmonary dysplasia. Pediatr Res, 2021, 89（3）: 446-455.

9. 李敏敏,司在霞,刘进,等. 早产儿喂养不耐受预防及管理的最佳证据总结. 中华护理杂志, 2020, 55（8）: 1163-1168.

10. 中国医师协会新生儿科医师分会循证专业委员会. 早产儿喂养不耐受临床诊疗指南（2020）. 中国当代儿科杂志, 2020, 22（10）: 1047-1055.

11. 张玉侠,杨漂羽,胡晓静,等.《住院新生儿母乳喂养循证指南》解读: 院内管理. 中华现代护理杂志, 2018, 24（30）: 3597-3602.

12. 丁国芳. 极低出生体重儿尽早达到足量肠内营养喂养策略——《极低出生体重儿喂养指南》解读. 中国实用儿科杂志, 2016, 31（2）: 85-89.

13. 王丹华. 关注早产儿的营养与健康——国际早产儿喂养共识解读. 中国当代儿科杂志, 2014, 16（7）: 664-669.

14. 邵肖梅,叶鸿瑁,丘小汕. 实用新生儿学. 5 版. 北京: 人民卫生出版社, 2019.

15. 李茂军,唐彬秩,吴青,等. 新生儿贫血和输血的评估与管理. 中国小儿急救医学, 2023, 30（2）: 140-147.

16. 中国营养学会"缺铁性贫血营养防治专家共识"工作组. 缺铁性贫血营养防治专家共识. 营养学报, 2019, 41（5）: 417-426.

17. 中华医学会儿科学分会眼科学组. 早产儿视网膜病变治疗规范专家共识. 中华眼底病杂志, 2022, 38（1）: 10-13.

18. 陈长征,王晓玲. 加强我国早产儿视网膜病变三级防治网络的建设. 中华眼底病杂志, 2022, 38（7）: 526-530.

19. 海峡两岸医药卫生交流协会眼科专业委员会小儿视网膜学组,中华医学会眼科学分会眼底病学组. 早产儿视网膜病变玻璃体腔注射抗血管内皮生长因子药物治疗的专家共识. 中华眼底病杂志, 2021, 37（11）: 836-840.

20. 中国妇幼保健协会儿童眼保健专业委员会儿童眼病筛查学组. 关于新生儿眼底筛查的专家共识. 中国斜视与小儿眼科杂志, 2018, 26（3）: 1-3.

21. 中国医师协会新生儿科医师分会. 早产儿治疗用氧和视网膜病变防治指南（修订版）. 发育医学电子杂志, 2016, 4（4）: 196-198.

22. 中华医学会眼科学分会眼底病学组. 中国早产儿视网膜病变筛查指南（2014 年）. 中华眼科杂志, 2014, 50（12）: 933-935.

23. 中国抗癫痫协会脑电图与神经电生理分会新生儿脑电图学组. 新生儿振幅整合脑电图临床应用中国专家共识（2023）. 中华新生儿科杂志（中英文）, 2023, 38（3）: 129-135.

24. 中华医学会儿科学分会新生儿学组,中国当代儿科杂志编辑委员会,国家卫生健康委员会新生儿疾病重点实验室.新生儿脑电生理监测分级管理专家共识.中国当代儿科杂志,2022,24（2）:115-123.

25. 中国医师协会新生儿科医师分会,中国当代儿科杂志编辑委员会.新生儿颅脑磁共振检查临床实践的专家共识.中国当代儿科杂志,2022,24（1）:14-25.

26.《新生儿神经病学论坛》专家组.早产儿脑白质损伤诊断、防治与综合管理的专家组意见.中国新生儿科杂志,2015,30（3）:175-177.

27. 中国医师协会新生儿专业委员会.早产儿脑损伤诊断与防治专家共识.中国当代儿科杂志,2012,14（12）:883-884.

28. 张珈宁,侯新琳.先天性甲状腺功能减退症:2020—2021年欧洲儿科内分泌学会和欧洲内分泌学会共识指南更新.中华新生儿科杂志,2022,37（3）:286-288.

29. 黄蓉,邹福兰,李茂军,等.《2020—2021年欧洲内分泌参考网共识指南:先天性甲状腺功能减低症》解读.中国当代儿科杂志,2021,23（11）:1075-1079.

30. 孙伟杰,杨慧霞.妊娠期甲状腺疾病对胎儿及新生儿的影响:解读2017年美国甲状腺学会"妊娠期和产后甲状腺疾病诊治指南".中华围产医学杂志,2017,20（11）:779-782.

31. 中华医学会儿科学分会内分泌遗传代谢学组,中华预防医学会儿童保健分会新生儿疾病筛查学组.先天性甲状腺功能减低症诊疗共识.中华儿科杂志,2011,49（6）:421-424.

32. 贺晓日,梁灿,俞元强,等.极低/超低出生体重早产儿代谢性骨病危险因素的全国多中心调查.中国当代儿科杂志,2021,23（6）:555-562.

33. 常艳美,林新祝,张蓉,等.早产儿代谢性骨病临床管理专家共识（2021年）.中国当代儿科杂志,2021,23（8）:761-772.

第十一章

呼吸系统常见疾病

第一节　新生儿湿肺

新生儿湿肺(wet lung of newborn)又称暂时性呼吸困难。系肺内液体聚集引起,是一种自限性疾病。湿肺多见于足月儿,亦可见于早产儿,国外报道其发病率占活产婴儿的 3.6‰~11‰,国内报道为 13.2‰,其中足月儿占 7.3‰,早产儿占 6.38‰,是早期新生儿呼吸窘迫常见原因之一。

一、诊断步骤

(一)病史采集

肺液吸收清除延迟引起湿肺,其发生与产科因素、孕母状态,尤其是分娩方式密切相关。主要影响因素:①妨碍出生后肺扩张的因素,如围产期窒息、吸入羊水、孕妇在产程中使用大量麻醉镇静剂等,由于影响肺扩张和肺血管的扩张,使肺毛细血管内静水压持续处于较高水平,从而影响肺液的吸收和清除。②孕妇产程中或新生儿出生后输液过量,因中心静脉压升高,妨碍胸导管引流,以致肺液清除延迟。③结扎脐带过迟,胎儿接受胎盘输血而血容量增多,其机制类似输液过量。④动脉导管未闭,由于左向右分流,肺血流量增加,使肺毛细血管内静水压上升,影响肺液吸收清除。⑤低蛋白血症,由于血管内胶体渗透压下降,影响肺液吸收清除。⑥剖宫产儿,尤其是选择性剖宫产儿,既缺乏产道的挤压,又缺乏应激反应,儿茶酚胺浓度低下,使肺液蓄积过多而易发生湿肺。⑦早产儿,血中去甲肾上腺素水平降低,肾上腺素能受体的敏感性差,肺不成熟,肺表面活性物质缺乏,易造成肺泡壁的损伤,血浆蛋白含量低等引起肺液吸收障碍。另外,早产儿胸廓小、呼吸肌薄弱、肺顺应性低、气体交换面积减少更易导致肺液吸收延迟。

(二)临床表现与体格检查

湿肺可分为无症状型和临床型,轻症者反应正常,哭声响亮,体温正常,仅在行 X 线检查时发现有湿肺症;临床型患儿主要表现为呼吸窘迫,如出生时有窒息,抢救复苏后即出现呼吸急促、发绀、呻吟、吐沫、反应差、不吃、不哭,肺部呼吸音减低或出现粗湿啰音,常需要鼻导管给氧,甚至机械通气。但本病预后良好,病程短者约 5~6 小时或 24 小时内呼吸正常,长者 4~5 天恢复。

(三)辅助检查

1. 实验室检查　血气分析 pH 值、PO_2、PCO_2 和 BE 值,轻症可在正常范围,重症可出现低氧血症和高碳酸血症、呼吸性酸中毒、代谢性酸中毒和混合性酸中毒。

2. 胸部 X 线检查　表现:①肺泡积液征,肺野呈斑片状,面纱或云雾状密度加深,或呈小结节影,直径 2~4mm,或呈毛玻璃样片絮状阴影如白肺。②间质积液,X 线呈网状条纹影。③叶间胸膜(多在右肺上中叶间)和胸膜腔积液,量少。④其他征象肺门血管淤血扩张,呈肺纹理影增粗,且边缘清楚,自肺门呈放射状向外周伸展。⑤肺气肿征,肺透亮度增加。X 线表现 24 小时吸收占 71%,72 小时吸收占 97.8%,偶有延长至 4 天后吸收。肺泡和肺间质积液为最常见的 X 线征象,其特征为颗粒状、广泛融合小片状影及网状、短线状致密影;肺淤血和肺气肿表现亦是常见 X 线征象;胸膜增厚及少量胸腔积液占 26.19%;部分病例伴有心影增大及纵隔增宽,占 35.71%。

(四)诊断要点

1. 有肺液吸收清除延迟的相关病史。
2. 临床上出现呼吸窘迫症状。
3. X 线胸片出现湿肺的典型表现。
4. 治疗上仅需有限的对症处理,症状改善较快。

二、预防

1. 减少无指征的选择性剖宫产　选择性剖宫产儿,既缺乏产道的挤压排出肺液,又缺乏儿茶酚胺促进肺液的吸收,使肺液蓄积过多而易发生湿肺。

2. 产前产时监测　减少围产期窒息的发生。

3. 避免孕妇在产程中使用大量麻醉镇静剂　由于影响肺扩张和肺血管的扩张，使肺毛细血管内静水压持续处于高水平，从而影响肺液的吸收和清除产生湿肺。

4. 避免结扎脐带过迟　使得胎儿接受过多的来自胎盘的血容量，类似输液过量。

5. 限制新生儿液体输入　新生儿生后输液过量，会导致中心静脉压升高，妨碍胸导管回流，从而肺液清除延迟。

三、治疗方案

该病的治疗主要是加强监护和对症支持治疗。

1. 氧疗　当呼吸急促和发绀时给予氧疗，包括鼻导管吸氧、高流量吸氧、CPAP和机械通气治疗，并注意复查血气分析和胸片，动态观察病情变化，及时调整治疗方案。

2. 适当限制液体　早期按60~80ml/kg给予补液。

3. 纠正酸中毒　有代谢性酸中毒时可使用5%碳酸氢钠液3ml/kg，稀释后缓慢静脉注射。

4. 利尿　可用呋塞米1mg/kg，静脉注射。

四、临床经验与注意事项

（一）诊断方面

湿肺的诊断并不困难，但一定要详细询问围产期病史，并注意与肺炎、肺透明膜病和羊水吸入综合征相鉴别。结合患儿临床上出现呼吸窘迫症状，结合X线胸片出现典型的湿肺表现，即可明确诊断。

（二）治疗方面

1. 湿肺的治疗相对简单，仅需要有限的对症支持治疗。

2. 肺部的液体自行吸收后，呼吸困难和缺氧症状往往快速好转。

3. 仅严重的湿肺需要呼吸支持治疗，包括鼻导管给氧、CPAP，甚至机械通气。

（刘伟）

参考文献

1. Taeuch HW, Ballard RA, Gleason CA. Avery's diseases of the newborn. 8th ed. USA: Elsevier, 2005.
2. 程晓红，诸慧华. 新生儿湿肺症51例临床分析. 新生儿科杂志，1998，13（1）：12-14.
3. 许植之，陈自励. 新生儿呼吸系统疾病学. 北京：中国医药科技出版社，1993.
4. 吴莉，顾爱珠，姚明珠，等. 早产儿湿肺的临床特征及治疗对策. 小儿急救医学，2005，12（1）：46-48.

第二节　胎粪吸入综合征

胎粪吸入综合征（meconium aspiration syndrome，MAS）是胎儿在宫内或产时吸入胎粪污染的羊水而发生的一种吸入性肺炎，以气道和肺泡机械性阻塞、肺组织化学性炎症、后期继发细菌感染等为主要病理特点，其临床表现为新生儿出生窒息、生后呼吸困难等一系列症状，严重者可因呼吸衰竭等并发症而死亡。本病多见于足月儿或过期产儿，早产儿也可发生。据报道，8%~20%的活产儿会出现胎粪污染羊水（meconium staining of amniotic fluid，MSAF），但胎龄在42周后MSAF发生率增加到23%~52%，约2%~9% MSAF可发展为MAS。在发生MAS的病例中，30%~50%需要机械通气和CPAP治疗，病死率为3%~12%。

一、诊断步骤

（一）病史采集

本病多见于足月儿或过期产儿，多有宫内窘迫史或出生窒息史，低Apgar评分和胎粪污染羊水，胎儿有宫内慢性缺氧者常表现为宫内发育迟缓（小于胎龄儿）。对羊水胎粪污染的婴儿出生后24小时内的监护十分重要，一旦出现呼吸窘迫的表现应高度怀疑发生MAS。

（二）临床表现与体格检查

MAS患儿病情轻重差异很大，可从无症状到严重的呼吸窘迫。呼吸症状可在复苏后即出现，表现为发绀、呼吸困难，严重者伴呻吟。并发肺气肿时胸廓隆起，呈桶状胸，呼吸音减弱或有啰音。并发纵隔气肿或气胸时，可突然出现发绀、呼吸困难加重，患侧胸部叩诊呈鼓音，肺部呼吸音减弱或消失。若患儿表现严重发绀，持续出现低氧血症，经吸入高浓度氧不能缓解，提示存在新生儿持续肺动脉高压（PPHN）。严重者还可出现心功能不良、休克、急性肺水肿、肺出血、肾功能衰竭、缺血缺氧性脑病、颅内出血等多器官功能损伤表现。

（三）辅助检查

1. 实验室检查 血气分析可显示低氧血症、高碳酸血症和混合性酸中毒。

2. 胸部 X 线检查 对 MAS 的诊断具有重要意义。在羊水有胎粪污染的新生儿中，有 40% 在胸片上显示斑片状阴影，但仅有 20% 新生儿有临床症状。其 X 线表现为两肺分布不均匀的斑片状阴影，肺浸润或亚肺段肺不张，同时伴有肺过度膨胀。并发肺气漏时可出现气胸、纵隔积气、心包积气等相应的 X 线征象。MAS 患儿胸部 X 线变化的严重程度，一般与临床症状一致。根据 X 线改变特征可分为三型：

（1）轻型：肺纹理增粗，轻度肺气肿，膈肌轻度下降，心影正常。

（2）中型：肺野有密度增高的粗颗粒状或片状、云絮状阴影，或有节段性肺不张伴过度透亮的泡型气肿，心影缩小。

（3）重型：双肺有广泛的粗颗粒状或斑片状阴影，透亮的泡型气肿或肺气肿。常并发纵隔积气或气胸等。轻型病例一般 24~72 小时内吸收，重型病例须 1~2 周才能完全吸收。

3. 超声心动图检查 怀疑合并 PPHN 的患儿应做超声心动图检查，可以发现心脏水平的右向左分流而确诊 PPHN，明确是否存在复杂先天性心脏病。

（四）诊断要点

1. 多见于足月儿或过期产儿，多有宫内窘迫史或出生窒息史，以及低 Apgar 评分。

2. 有胎粪污染羊水，初生婴儿的皮肤、指 / 趾甲被胎粪黄染。

3. 气管内吸出胎粪。

4. 临床上出现呼吸窘迫症状。

5. X 线胸片出现 MAS 的表现。

二、预防

近 10 年来，MAS 发生率的降低主要在于减少过期产、积极处理胎心率异常和减少低 Apgar 评分婴儿数量。

1. 产前监测 出现羊水胎粪污染，并不意味着胎儿或新生儿一定发生 MAS，只有胎粪被吸入胎儿或新生儿气管内，才会发生 MAS。MSAF 发展为 MAS 的危险因素很多，包括胎粪黏稠、胎心率图形异常、胎儿酸中毒、声门下有胎粪颗粒、剖宫产、出生时需要气管插管、低 Apgar 评分等。因此，对高危妊娠的胎儿做好产前监测十分重要。持续电子胎心监测（EFM）和氧饱和度监测可提示胎儿宫内缺氧和羊水胎粪污染，可为及时终止妊娠提供依据。对 41 周以上妊娠实施选择性剖宫产可明显减低 MAS 的发生率和围产儿死亡率。

2. 产时监测 胎儿缺氧是发生 MAS 的高危因素，在产时进行严密的电子胎心监测（EFM）、胎儿头皮血 pH 值监测和新型胎儿脉搏血氧饱和度监测，可及时发现胎儿宫内缺氧的早期征象。在胎儿出现酸中毒、胎心减慢时，产时监测结果有利于决定分娩时机，及时结束妊娠可降低 MSAF 和 MAS 的发生率。

3. 羊膜腔输液 产程中对于羊水胎粪污染严重，或羊水过少的病例，可采用羊膜腔输注生理盐水液，使宫腔内羊水在短期内恢复到正常量，从而保证脐带在宫内处于漂浮状态而免受宫缩时的压迫，迅速纠正产时出现的频发可变减速。同时也可稀释羊水中的胎粪，使不可避免的胎儿喘息样吸气时尽量减少吸入胎粪，从而减少胎粪吸入引起的机械性阻塞和炎症反应，减低 MAS 发生的危险。

4. 产时吸引 羊水有污染的胎儿在分娩前、分娩过程中及分娩后复苏中，可能会吸入被胎粪污染的羊水，引起严重的吸入综合征。以往认为在羊水有污染的新生儿胎头娩出而肩未娩出前行口咽或鼻咽的吸引会减少吸入综合征发病的风险，故提倡在胎儿头娩出后立即进行口、鼻腔吸引。2004 年，一项对在 12 家医院（阿根廷 11 家，美国 1 家）出生的 2 514 例 MSAF 的新生儿进行的随机临床对照研究结果显示，分娩期吸引对 MAS 的发病率（吸引组 4%，未吸引组 4%）、病死率（吸引组 1%，未吸引组 0.3%）、需要机械通气时间和氧疗时间等无影响。故目前已不再建议常规对羊水有胎粪污染、刚娩出的新生儿做口咽或鼻咽的吸引。此外，关于 MASF 胎儿分娩后是否行气管插管吸引胎粪，2010 年版《新生儿复苏指南》建议：对存在 MSAF，出生时胎儿无活力者（有活力的标准：呼吸运动好，肌张力好，心率 >100 次 /min，反之则判定为无活力）立即气管插管，并直接气管内吸引胎粪。对出生时胎儿有活力的 MSAF 者，仅需要吸引口咽部和鼻咽部吸引，不推荐气管内插管吸引。

三、治疗方案

所有出现呼吸窘迫表现具有发生 MAS 风险

的婴儿,由于其病情变化很快,因此,都应该收入NICU进行密切的观察和监护,并根据病情变化情况给予及时的治疗。

（一）一般治疗

1. 吸净胎粪　胎儿娩出后立即吸净口咽、鼻咽分泌物,并在喉镜下检查喉部,若见到喉部及其以下部位有胎粪,患儿无活力,应立即作气管插管,直接经气管插管接胎粪吸引管或经气管内导管将胎粪吸净,气管内吸引应在1分钟内完成,然后给予正压呼吸。胎粪较黏稠难以吸出时,可用生理盐水稀释,然后将胎粪吸净。也有人不主张用生理盐水冲洗气管,认为这样可因胎粪稀释后容易散布到下呼吸道,加重肺部病变。由于胎儿可以在宫内或产时吸入胎粪,有研究认为咽部或气管内吸引并不能降低MAS发生的风险。

2. 稳定内环境　MAS患儿常有严重宫内窘迫或产时窒息,因而常存在其他并发症如缺氧缺血性脑病、缺氧性心肌损害、酸中毒、低血糖、低血钙等,应及时给予纠正和治疗,保持充分氧供,维持正常的水、电解质、酸碱平衡等内环境稳定。

3. 防治继发感染　因MAS患儿易继发肺部细菌感染,故应给予抗菌素预防感染。当患儿发热,周围血白细胞计数异常,呼吸功能恶化,疑有细菌性肺炎时,应摄胸片,做血培养和气管道泌物培养,并给予敏感抗菌素治疗。

（二）氧疗与机械通气

1. 氧疗　患儿娩出后应保持呼吸道通畅,轻度低氧血症或呼吸困难者可采用头罩、面罩或鼻导管给氧。

2. CPAP治疗　若FiO_2>0.4,低氧血症仍不缓解,可用CPAP治疗。一般给予CPAP压力4~6cmH$_2$O能使部分萎陷的气道和肺泡开放,通气/血流（V/Q）比值失调得到部分纠正。患儿血气应维持在目标值水平:足月儿$PaO_2$60~80mmHg,$PaCO_2$35~45mmHg;早产儿$PaO_2$50~70mmHg,$PaCO_2$35~45mmHg。但在某些情况下,CPAP可引起肺内气体滞留,尤其是在临床和X线胸片提示肺过度充气时应特别注意,防止发生肺气漏。

3. 机械通气　若缺氧不能缓解,并有二氧化碳潴留,可给予机械通气。

（1）应用机械通气治疗的指征:①严重呼吸困难,呼吸>70次/min,胸廓明显膨隆,三凹征明显,或出现反复发作的呼吸暂停;②发绀经头罩吸氧仍不消失,患儿反应低下,呼吸节律不齐;③经保温、吸氧和纠酸后,血气仍明显异常,pH<7.25,PaO_2<50mmHg,$PaCO_2$>60mmHg。

（2）常频机械通气:MAS患儿肺功能具有以下特点:①高气道阻力是MAS发生后第一个48小时内最显著的肺功能特征;②由于局限性肺不张、终末呼吸单位不张或过度充气,使得MAS患儿的肺顺应性降低;③肺容积正常或降低;④时间常数延长。这些肺功能特点是临床针对MAS患儿进行个体化治疗的基础。呼吸机参数最初可调为:$FiO_2$0.6~0.8,吸气峰压（PIP）25~30cmH$_2$O,呼气末正压（PEEP）0~3cmH$_2$O,呼吸频率（RR）40~50次/min,吸/呼比（I∶E）1∶1.5。如果患儿胸片改变以肺不张、肺实变为主,压力、流量可稍高,PIP 30~35cmH$_2$O,PEEP 2~3cmH$_2$O,流量7~9L/min,吸气时间（Ti）可略长（0.5~0.75s）,I∶E=1∶1.0~1.5。以肺气肿为主者,压力、流量可稍低,PIP 20~25cmH$_2$O,PEEP 0~2cmH$_2$O,流量6~8L/min,T$_E$适当延长,I∶E=1∶1.5~2.0,根据$PaCO_2$设定RR。若血气以$PaCO_2$增高为主,压力应偏低,呼吸频率可增加至40~60次/min,吸/呼比1∶1.5;若以$PaCO_2$减低为主,压力可稍高,呼吸20~30次/min,吸气/呼气时间比值1∶1.2。因大多数患儿均有不同程度的肺气肿,故PEEP应偏低,必要时可为零。为避免形成PPHN,生后1小时内应使PaO_2和$PaCO_2$保持在目标值水平,并纠正代谢性酸中毒,使pH值达7.35以上。

（3）高频通气:对于常频机械通气应用无效,或出现气漏,如气胸、间质性肺气肿者,可用高频喷射或高频振荡通气（HFOV）。HFOV时实施肺复张策略,保持一定的MAP,使气道保持通畅,有利于减轻气道梗阻及肺过度充气,使萎陷肺泡重新张开,并且高频率的振荡气流有利于气道内胎粪排出。高频通气有两种通气策略:

1）高容量策略:初调参数:f 12~15Hz,ΔP 40~45cmH$_2$O,偏置气流20~25L/min,平均气道压（Paw）15~20cmH$_2$O,或较常频通气高2cmH$_2$O,$FiO_2$0.6~1.0,Ti 0.33。参数调节方法:在偏置气流、Ti保持不变情况下,需提高PaO_2:可调高Paw,每次1~2cmH$_2$O,最大值为30cmH$_2$O,或调高FiO_2;需降低$PaCO_2$:可调高ΔP,每次2~4cmH$_2$O,最大值为60cmH$_2$O,或调节f,以每次1~2Hz的幅度增减。

2）最小压力策略:参数调节:将f设置于10Hz,ΔP 35~40cmH$_2$O,根据$PaCO_2$调节ΔP,

一旦 ΔP 确定,调节 Paw,使其低于常频通气的 10%~20%,当 $FiO_2<0.6$ 时,血气维持在目标值范围,即可调低 Paw。调节原则:维持 $TcSPO_2$ 90%~95%,或血气在目标值范围;X 线胸片显示膈肌位于第 8~9 后肋水平;胸壁明显震动。

（三）肺表面活性物质治疗

1. PS 稀释液支气管肺泡灌洗 应用 PS 稀释液进行支气管肺泡灌洗是 PS 给药方法学上的一次革新。从理论上来看,应用 PS 稀释液支气管肺泡灌洗治疗 MAS 是一种安全、具有潜在疗效的治疗方法,其优势在于它能清除残留在气管、支气管的胎粪,与此同时还能补充外源性 PS,改善氧合和肺功能,缩短 MAS 病程。大量临床研究证明,稀释 PS 支气管肺泡灌洗治疗 MAS 患儿,能减少机械通气时间、用氧时间和住院时间,减少气漏等机械通气并发症的发生。在临床上应用 PS 稀释液支气管肺泡灌洗的方法尚不统一,但多数是将 PS 用生理盐水稀释到 5~10mg/ml,灌洗液总量 15~30ml/kg,分次进行灌洗,直至灌洗液吸出物变为清亮。灌洗同时可配合体位引流、震动等物理治疗。

2. PS 气管内滴注 气管内滴注 PS 仍然是治疗 MAS 最适当的给药方法,重症 MAS 在给予 PS 稀释液支气管肺泡灌洗后,再进行气管内滴注 PS 效果更好。PS 治疗最好在生后 6 小时内,剂量宜较大,为 200mg/kg,隔 6~8 小时可重复用药。气管内滴注时,可置患儿于仰卧位,不改变体位,一次性快速注入全量 PS,然后应用复苏囊加压给氧或机械通气。当患儿氧合指数（OI）较先前基础值增高 >2,或 OI 无改善,且从气道吸出含胎粪的液体,可重复给药,剂量为 100~200mg/kg。国内外临床研究结果均证明,PS 治疗 MAS 可明显改善患儿肺氧合功能,降低肺气漏发生率,缩短机械通气时间,减少需要 ECMO 治疗的人数。将 PS 与高频通气、NO 吸入治疗联合应用,具有协同作用,疗效甚佳。

（四）一氧化氮（NO）吸入

动物实验和临床研究结果表明,胎粪吸入可显著增加肺血管阻力,使肺动脉压力增高,氧合指数上升,是影响机械通气治疗效果的重要因素之一。NO 是"内皮源性血管舒张因子",正常时由血管内皮细胞产生,为维持血管低阻力的主要因素。但在低氧状态下内源性 NO 产生减少,持续吸入外源性 NO 可选择性作用于肺阻力血管,使

肺血管平滑肌松弛,肺血管阻力降低,肺动脉压力降低,肺血流量增多,改善肺泡通气 / 血流比值,促进肺氧合功能,对肺血管痉挛和肺动脉高压具有肯定疗效。目前国内外已公认 MAS 患儿合并 PPHN 时,应首选 NO 吸入治疗。NO 常用治疗浓度为 10~80ppm,亦有认为应用 5~20ppm 即可,其确切剂量常需根据疾病的性质以及新生儿吸入后的反应而定。考虑到 NO 及 NO_2 的潜在毒性作用,应尽可能应用较小的剂量来达到临床治疗目的。NO 吸入治疗的起始浓度一般为 20ppm,1 小时后若 SPO_2 升高达 90%~95%,或 PaO_2 升高达 60mmHg 以上,提示治疗有效,可逐渐降低 FiO_2 至 40%。若吸入 NO 治疗 1 小时后,SPO_2 或 PaO_2 无明显改善,可提高 NO 浓度。如病情稳定,FiO_2 已低于 40%,SPO_2 仍维持在 90%~95%,或 PaO_2 维持在 60~80mmHg,则可考虑逐渐降低 NO 吸入浓度和 FiO_2。当吸入 NO 浓度为 5ppm,FiO_2 降低到 30% 以下,仍可维持 SPO_2 在 90%~95%,或 PaO_2 在 60~80mmHg,并持续 12 小时以上,可停用 NO 吸入,疗程 3~5 天。对多数足月儿,若辅以外源性 PS 或高频振荡通气,NO 吸入效果会明显增加。

（五）液体通气

应用氟碳化合物（perfluorochemical,PFC）液体替代气体作为呼吸媒介,通过注入肺部的充氧液体来维持生理性的气体交换,供动物呼吸并使其长期存活,具有降低肺表面张力、改善肺顺应性、改善气体交换、维持酸碱平衡及心血管稳定的作用,且认为 PFC 本身不会对肺组织造成损伤。人们将这种完全用液体替代气体的呼吸方式称为液体通气（liquid ventilation,LV）或完全液体通气（total liquid ventilation,TLV）。1990 年 Greenspan 等首次将液体通气应用于临床治疗新生儿呼吸窘迫综合征。从 20 世纪 90 年代中期以来,人们在研究液体通气的过程中,又逐步将液体通气技术发展成为部分液体通气（partial liquid ventilation,PLV）技术,并证实了其对呼吸机本身的循环通路没有影响,且可以被回收。因 PLV 的疗效与 TLV 大致相同,且操作简便易行,对血流动力学的影响较 TLV 小,CO_2 清除能力较 TLV 强,故成为主要液体通气方式。国内报道将 PLV 用于治疗新生儿胎粪吸入综合征获得成功,使用方法为:将 PFC 加温至 35℃,按 3.5ml/kg 缓慢地通过气管插管滴入气道内,并予以球囊加压 3~5 分钟,使 PFC 能均匀

地弥散至整个肺,并通过 X 线胸片监测加以证实。以后 PFC 会逐渐汽化,并通过呼吸机管道挥发。PLV 时的机械通气多选择定容通气方式,以完成气体交换,其参数为:Ti 0.6 秒,RR 30 次/min,PIP 27cmH$_2$O,PEEP 5mmH$_2$O。若联合使用 PS 对呼吸衰竭会有更好的疗效。

（六）体外膜肺（ECMO）

对病情严重的患儿,经常规治疗无效时,可采用 ECMO 治疗。在 ECMO 治疗期间,以人工呼吸机代替肺呼吸,有利于肺部病变的恢复。应用 ECMO 的 MAS 患儿,成活率已达 90%~95%。

（七）糖皮质激素治疗

MAS 的发病机制非常复杂,目前认为胎粪介导的炎症反应在 MAS 的发病机制中起着重要作用,这也是使用糖皮质激素治疗 MAS 最主要的病理生理学基础。对于糖皮质激素在新生儿的应用非常慎重,目前仅用于一些发生明显肺水肿、血管收缩和严重炎症反应的重度 MAS 病例。临床研究结果表明,应用糖皮质激素具有减轻肺部炎症、肺水肿,降低气管平滑肌及肺组织对组胺的高反应性,减少肺内右向左分流,改善氧合,抑制肺泡上皮细胞的凋亡,以及预防 PPHN 的作用。目前在临床试验中应用地塞米松治疗 MAS 的条件为:胎龄≥37W;出生体重≥2kg;羊水Ⅲ度粪染;气管或气管插管内吸出胎粪或者墨绿色液体;无败血症、感染性肺炎,以及致命的先天性畸形;生后即出现呼吸窘迫,1 小时内需气管插管机械通气或者治疗过程中出现呼吸衰竭需机械通气;出生 24 小时内超声心动图或临床诊断 PPHN。可在出生 5 小时内,或疾病恶化时（一般 24~96 小时）每天使用地塞米松 0.5mg/kg,静脉注射,12 小时 1 次,最长可维持 9 天,之后每 3 天减量 1/2,直至每天 0.125mg/kg。此外,还可以应用甲基强的松龙或布地奈德治疗:甲基强的松龙每天 0.5mg/kg,静脉滴注,每 12 小时 1 次,可用 7 天;布地奈德 50μg 加 2.5ml 生理盐水雾化吸入,每 12 小时 1 次,连用 7 天。目前,尚无确切证据支持常规使用肾上腺皮质激素治疗 MAS,激素使用剂量、疗程、给药途径、近期或远期副作用等均有待进一步研究。

四、临床经验与注意事项

（一）诊断方面

对于 MAS 的诊断并不困难,但一定要详细询问围产期病史,有无宫内窘迫史或出生窒息史,是否有低 Apgar 评分;观察有无羊水胎粪污染的情况,如初生婴儿的皮肤、指/趾甲被胎粪黄染,声门周围可见胎粪样颗粒或气管内吸出含有胎粪的羊水;结合患儿临床上出现呼吸窘迫症状,以及 X 线胸片出现 MAS 的表现,即可明确诊断。

（二）治疗方面

1. 及时清理呼吸道,吸净口咽、鼻咽分泌物,以及气管内胎粪。

2. 重视基础治疗,保持充分的氧气供应,及时纠正酸中毒、低氧血症和高碳酸血症,维持正常的水、电解质、酸碱平衡等内环境稳定。为避免形成 PPHN,生后 1 学术内应使 PaO$_2$ 和 PaCO$_2$ 保持在目标值水平,并纠正代谢性酸中毒,使 pH 达 7.35 以上。

3. 因大多数患儿均有不同程度的肺气肿,故在给予常频机械通气时设定的 PEEP 应偏低,必要时可为零,以避免产生内生性 PEEP。

4. 高频通气作为肺保护性通气的一种方式,可用于常频呼吸机应用无效,或出现气漏,如气胸、间质性肺气肿的 MAS 患儿。

5. 由于 MAS 可出现继发性 PS 缺乏,因而可给予 PS 稀释液支气管肺泡灌洗和 PS 气管内滴注治疗。研究结果表明,PS 治疗可明显改善患儿肺氧合功能,降低肺气漏发生率,缩短机械通气时间,减少需要 ECMO 治疗的人数。将 PS 与高频通气、NO 吸入治疗联合应用,具有协同作用,疗效甚佳。

6. 若患儿出现难以纠正的低氧血症,考虑合并 PPHN,应及时进行超声心动图检查以明确诊断,首选 NO 吸入治疗。对多数足月儿,若辅以外源性 PS 或高频振荡通气,NO 吸入效果会明显增加。若无 NO 吸入治疗条件,可给予肺血管扩张剂如硫酸镁、西地那非等治疗。

（三）医患沟通

1. MAS 是新生儿临床的危急重症,患儿病情变化快,容易出现肺不张、肺气漏、PPHN、肺出血、ARDS 等严重并发症,病死率较高。首先要给患儿家属详细介绍患儿的诊断,告知病情严重程度,以及可能出现的并发症和死亡风险。

2. MAS 治疗过程中往往需要机械通气、PS 替代治疗、NO 吸入治疗等,医疗费用很高。在应用这些治疗前应及时与患儿家属沟通,告知治疗目的和可能出现的并发症,争取取得其理解,并同意治疗。

3. 患儿在病程中若出现肺不张、肺气漏、PPHN、肺出血、ARDS 等严重并发症，医生会根据具体情况及时诊断，及时给予相应治疗。

4. 轻型、中型 MAS 患儿的预后良好，但重型患儿治疗难度大，死亡率高。

（四）病历记录

1. 病历记录的重点是围产期病史、出生史、临床表现及辅助检查结果的记录与分析。

2. 及时填写医患沟通记录和各种特殊用药、特殊治疗的知情同意书，不能遗漏患儿监护人签名。

3. 认真记录患儿病情变化与治疗过程，实时书写和分析应用各种辅助检查、用药及治疗的结果，以及疗效观察记录。

4. 及时完成危重病例讨论、疑难病例讨论和危重症抢救记录；若患儿死亡，应书写抢救记录，按时进行死亡讨论，并完成死亡讨论记录。

（周晓光）

第三节　新生儿感染性肺炎

感染性肺炎（infectious pneumonia）是新生儿期最常见的感染性疾病，也是新生儿死亡的重要病因。据统计，围产期感染性肺炎死亡率约为 5%~20%。可发生在宫内、分娩过程中或生后，由细菌、病毒、支原体、原虫及真菌等不同的病原体引起。

一、诊断步骤

（一）病史采集

1. 宫内感染性肺炎（又称先天性肺炎）主要的病原体为病毒，如风疹病毒、巨细胞病毒、单纯疱疹病毒等。常由母亲妊娠期间原发感染或潜伏感染复燃、病原体经血行通过胎盘屏障感染胎儿。孕母细菌（大肠埃希菌、肺炎克雷伯菌）、原虫（弓形虫）或支原体等感染也可经胎盘感染胎儿。

2. 分娩过程中感染性肺炎　羊膜早破、产程延长、分娩时消毒不严、孕母有绒毛膜羊膜炎、泌尿生殖道感染，胎儿分娩时吸入被病原体污染的羊水或母亲宫颈分泌物，均可致胎儿感染。常见病原体有大肠埃希菌、肺炎球菌、克雷伯杆菌等，也可能为病毒、支原体。另外产程延长、产道检查过多会增加感染机会。

3. 出生后感染性肺炎　①呼吸道途径：与呼吸道感染患者接触；②血行感染：常为败血症的一部分；③医源性途径：由于医用器械，如暖箱、雾化器、供氧面罩等消毒不严，或通过医务人员手传播等引起感染性肺炎；机械通气过程中也可引起呼吸机相关性肺炎。病原体以金黄色葡萄球菌、大肠埃希菌多见。近年来机会致病菌，如克雷伯杆菌、铜绿假单胞菌、凝固酶阴性葡萄球菌（CONS）、枸橼酸杆菌等感染增多。病毒则以呼吸道合胞病毒、腺病毒多见；沙眼衣原体、解脲脲原体等亦应引起重视。广谱抗生素使用过久易发生真菌感染。

（二）临床表现与体格检查

1. 宫内感染性肺炎临床表现差异很大。多在生后 24 小时内发病，出生时常有窒息史，复苏后可出现气促、呻吟、发绀、呼吸困难，体温不稳定，反应差。肺部听诊呼吸音可为粗糙、减低或闻及湿啰音。严重者可出现呼吸衰竭、心力衰竭、DIC、休克或持续肺动脉高压。病毒感染者出生时可无明显症状，而在生后 2~3 天，甚至 1 周左右逐渐出现呼吸困难，并进行性加重，甚至进展为支气管肺发育不良。

2. 分娩过程中感染性肺炎发病时间因不同病原体而异，一般在出生数日至数周后发病。细菌性感染在生后 3~5 小时发病，Ⅱ型疱疹病毒感染多在生后 5~10 天出现症状，而衣原体感染潜伏期则长达 3~12 周。

3. 出生后感染性肺炎可出现发热或体温不升，反应差等全身症状。呼吸系统表现为咳嗽、气促、鼻翼扇动、发绀、吐沫、三凹征等。肺部体征早期常不明显，病程中可出现双肺细湿啰音。呼吸道合胞病毒肺炎常表现为喘息，肺部听诊可闻及哮鸣音。沙眼衣原体肺炎出生后常有眼结膜炎病史。金黄色葡萄球菌肺炎易合并脓气胸。

（三）辅助检查

1. 实验室检查　根据不同的病原菌外周血常规白细胞可正常、减低或增高；CRP、PCT 等感染指标可升高或不变；血培养阳性率不高。血清特异性抗体检查有助于病原学诊断。取血标本、气管分泌物等进行涂片、培养和对流免疫电泳等检测有助于病原学诊断。

2. 胸部 X 线检查　对感染性肺炎的诊断具有重要意义。不同病原体感染所致肺炎胸部 X 线改变有所不同。细菌性肺炎常表现为两肺弥漫性模糊影，密度不均；金黄色葡萄球菌合并脓胸、气胸或肺大疱时可见相应的 X 线改变;病毒性肺炎以间质病变、两肺膨胀过度、肺气肿为主。

3. 肺部 CT 检查 CT 检查敏感性更高,可发现胸片难以发现的小病灶的肺炎和肺叶背段的炎症,但需注意对于新生儿来说,CT 的射线剂量较大,不宜反复多次进行。

（四）诊断要点

1. 可发生于足月儿或早产儿,多有宫内、分娩过程中和生后感染性肺炎的病史。

2. 临床上出现发热、咳嗽、气促、鼻翼扇动、发绀、吐沫、三凹征等症状。

3. X 线胸片出现支气管肺炎或间质性肺炎的典型影像。

4. 及时找出病原有利于针对性开展治疗,可行气道分泌物涂片和培养,也可取分泌物行 NGS 找病原。

二、治疗方案

1. 呼吸道管理 雾化吸入,体位引流,定期翻身、拍背,及时吸净口鼻腔分泌物,务必保持呼吸道通畅。

2. 维持正常血气 有低氧血症时可根据病情和血气分析结果选用鼻导管、面罩、鼻塞式 CPAP 给氧,使血气维持在正常范围。当低氧血症或高碳酸血症难以改善时必须进行机械通气治疗。

3. 抗病原体治疗 细菌性肺炎可参照败血症章节选用抗生素。衣原体肺炎首选红霉素;单纯疱疹病毒性肺炎可用阿昔洛韦;巨细胞病毒性肺炎可用更昔洛韦。

4. 支持疗法 纠正循环障碍和水、电解质及酸碱平衡紊乱,输液速率应慢,以免发生心力衰竭及肺水肿;保证充足能量和营养供给,酌情静脉输注免疫球蛋白提高机体免疫功能。

5. 心衰的治疗 重症肺炎常合并心衰,应注意识别并及时给予强心、扩管、利尿治疗。

三、临床经验与注意事项

（一）诊断方面

对于肺炎的诊断并不困难,根据病史,出现发热、咳嗽、气促、鼻翼扇动、发绀、吐沫、三凹征等临床症状,结合肺部听诊出现湿啰音,以及 X 线胸片出现典型的斑片影,即可明确诊断。

（二）治疗方面

1. 反复发生的肺炎和迁延不愈的肺炎患儿应考虑到新生儿本身是否存在免疫缺陷,并及时做出相关检查。

2. 新生儿重症肺炎可能会引起心力衰竭,甚至危及生命,医生应警惕心率过快、呼吸过快、肝脏肿大、尿少、全身皮肤苍白湿冷等症状,并及时给予强心、扩管、利尿等治疗。

（三）医患沟通

肺炎的疗程一般为 1~2 周,但也有难治性肺炎和特殊病原肺炎（比如巨细胞、真菌和支原体等）,疗程较长甚至超过 1 个月,所以需要有效的医患沟通,取得家属的理解并积极配合治疗。

（刘伟）

第四节 新生儿急性呼吸窘迫综合征

急性呼吸窘迫综合征（acute respiratory distress syndrome, ARDS）是机体遭受病理刺激（如感染、缺氧、创伤等）后发生弥漫性肺泡上皮细胞和肺毛细血管内皮细胞损伤,导致非心源性肺水肿和进行性低氧血症的一组综合征,新生儿至成年人均可发病,与早产儿因肺表面活性物质（pulmonary surfactant, PS）缺乏引起的新生儿呼吸窘迫综合征（neonatal respiratory distress syndrome, NRDS）有所不同。新生儿 ARDS 可在脓毒症、新生儿窒息、胎粪吸入和坏死性小肠结肠炎等条件下被触发,临床常见且治疗棘手,病死率高达 20%。在欧洲儿童与新生儿重症监护协会（ESPNIC）和欧洲儿童研究协会（ESPR）的支持下,2017 年国际性多中心多学科协助组制定了新生儿 ARDS 诊断标准（蒙特勒标准）,为新生儿 ARDS 的规范化诊治奠定了基础。

一、诊断步骤

（一）病史采集

新生儿 ARDS 在诊断上并没有胎龄和体重限制,对于妊娠 40 周以内出生的新生儿,其发病时间从出生到胎龄 44 周,对于妊娠 40 周以后出生的新生儿则从出生到生后 4 周。多数有明确的诱因,系多种损伤因素导致的瀑布式炎症级联反应,或全身炎性反应在肺部的突出表现,常分为以下几类:

1. 直接肺损伤 严重肺部感染,严重肺液吸收障碍,肺出血,不适当的呼吸支持,低氧血症,氧中毒,胎粪、胃内容物、血性羊水吸入,呛奶,溺水,有毒气体吸入和肺部挫伤等。

2. 间接肺损伤 败血症,坏死性小肠结肠炎,窒息,寒冷损伤,脑损伤,低血压,输血、换血、体外循环,DIC,频繁呼吸暂停,创伤和心脏手术等。

（二）临床表现与体格检查

本病急性起病,但发病比 NRDS 晚,肺损伤一般在 24~48 小时左右发生,呼吸窘迫症状出现较迟,但常常出现严重、顽固的低氧血症,用常规吸氧难以纠正。肺部体征无特异性,急性期双肺可闻及湿啰音或呼吸音减低。

（三）辅助检查

1. 实验室检查 血气分析可显示 pH 值和动脉氧分压（PaO_2）降低,动脉二氧化碳分压（$PaCO_2$）增高,碳酸氢根减少。氧合指数升高,氧合指数（oxygenation index, OI）$=FiO_2 \times$ 平均气道压（Paw）$\times 100/PaO_2$。

2. 胸部 X 线检查 本病的 X 线检查早期病变以间质性为主,随着病情进展可出现双侧弥散性不规则的透光度下降,渗出或白肺。

3. 超声检查 彩色多普勒超声因其无射线且可床旁反复动态观察,近年来逐渐被应用于 ARDS 的诊断,其有助于无创的观察 ARDS 动态演变。且心脏超声可用于证实肺水肿原因。

（四）诊断要点

1. 起病有明确或可疑临床损伤后出现的急性发作（1 周内）。

2. 排除 NRDS、新生儿暂时性呼吸增快（TTN）或先天性畸形引起的呼吸困难。

3. 肺部影像学提示双侧弥散性不规则的透光度下降,渗出或白肺。且这些改变不能为其他原因解释,如局部积液、肺不张、RDS、TTN 或先天性畸形。

4. 出现用先天性心脏病无法解释的肺水肿（在无急性肺出血的情况下,则包括动脉导管未闭伴高肺血流）。

5. 出现氧合障碍。轻度 ARDS：$4 \leq OI < 8$；中度 ARDS：$8 \leq OI < 16$；重度 ARDS：$OI \geq 16$。

（五）鉴别诊断

1. 新生儿呼吸窘迫综合征（NRDS） 本病多见于小早产儿,且胎龄越小发病率越高,出生 24 小时内即出现的呼吸窘迫,呈进行性加重,X 线胸片或肺超出现 NRDS 的典型表现,对表面活性

物质和肺复张治疗反应良好。

2. 新生儿暂时性呼吸增快（TTN） 多见于选择性剖宫产的足月儿或近足月儿,出生 24 小时内出现的轻度呼吸窘迫,整个病程中仅需要吸氧或经鼻持续正压通气,且能够在 72 小时内完全恢复。胸片见双肺内带肺纹理增粗,自肺门呈放射状向外辐射。

二、治疗方案

目的是保证通气换气功能正常,控制肺部的急性炎症反应,减轻肺水肿。机械通气和补充外源性 PS 是治疗的重要手段。

（一）一般治疗

1. 保温 将婴儿置于暖箱或辐射式抢救台上,保持皮肤温度在 36.5℃。

2. 监测 体温、呼吸、心率、血压和动脉血气。

3. 保证液体和营养供应 第 1 天液体量限制在 $60~70ml/（kg \cdot d）$,以后逐渐增加,液体量不易过多,否则易导致动脉导管开放,甚至加重肺水肿。

4. 抗生素 ARDS 患儿在排除新生儿败血症前,建议常规使用抗生素。

（二）辅助通气

1. CMV ARDS 患儿由于肺部的炎症渗出以及肺水肿导致严重的呼吸窘迫,大都需要机械通气。

（1）指征：目前国内外尚无统一标准,其参考标准：① $FiO_2=0.6$, $PaO_2<50mmHg$（6.7kPa）或 $TcSO_2<85\%$（发绀型先心病除外）；② $PaCO_2>60~70mmHg$（7.8~9.3kPa）伴 $pH<7.25$；③严重或药物治疗无效的呼吸暂停。具备上述任意一项者即可经气管插管应用机械通气。

（2）参数：吸气峰压（PIP）应根据患儿胸廓起伏设定,一般 $20~25cmH_2O$,呼气末正压（PEEP）$4~6cmH_2O$,呼吸频率（RR）20~40bpm,吸气时间（Ti）0.3~0.4 秒,FiO_2 依据目标 $TcSO_2$ 调整,15~30 分钟后检测动脉血气,依据结果,决定是否调整参数。

2. HFV 对 CMV 治疗失败的 ARDS 患儿,或者出现气漏,如气胸、间质性肺气肿者,HFV 可作为营救治疗。

（三）PS 替代疗法

可明显降低 ARDS 病死率及气胸发生率,同时可改善肺顺应性和通气换气功能,降低呼吸机参数。临床应用 PS 分为天然型 PS、改进的天然型 PS、合成 PS 及重组 PS,目前使用最多的是从

猪肺、小牛肺提取的天然型PS。气管内滴注PS仍然是治疗ARDS最适当的给药方法。PS治疗最好早期足量使用,按200mg/kg,隔6~8小时可重复用药。气管内滴注时,可置患儿于仰卧位,不改变体位,一次性快速注入全量PS,然后应用复苏囊加压给氧或机械通气。PS治疗ARDS可明显改善患儿肺氧合功能,降低肺气漏发生率,缩短机械通气时间,减少需要ECMO治疗的人数。将PS与高频通气、NO吸入治疗联合应用,具有协同作用,疗效甚佳。

（四）一氧化氮（NO）吸入

ARDS可显著增加肺血管阻力,使肺动脉压力增高,氧合指数上升,是影响机械通气治疗效果的重要因素之一。持续吸入外源性NO可选择性作用于肺阻力血管,使肺血管平滑肌松弛,肺血管阻力降低,肺动脉压力降低,肺血流量增多,改善肺泡通气/血流比值,促进肺氧合功能,对肺血管痉挛和肺动脉高压具有肯定疗效。目前国内外已公认ARDS患儿合并肺动脉高压时,应首选NO吸入治疗。NO吸入治疗的起始浓度一般为20ppm,治疗有效且病情稳定后,可逐渐降低吸入NO治疗浓度,用5ppm浓度维持,疗程3~5天。

（五）体外膜肺氧合

对病情严重的患儿,经常规治疗无效时,可采用ECMO治疗。在ECMO治疗期间,以人工呼吸机代替肺呼吸,有利于肺部病变的恢复。

（六）糖皮质激素治疗

肺部的急性炎症反应在ARDS的发病机制中起着重要作用,这也是使用糖皮质激素治疗ARDS最主要的病理生理学基础。对于糖皮质激素在新生儿的应用非常慎重,目前仅用于一些发生明显肺水肿、血管收缩和严重炎症反应的重度ARDS病例。每天使用地塞米松0.5mg/kg,静脉注射,12小时1次。

三、临床经验与注意事项

（一）诊断方面

新生儿急性呼吸窘迫综合征的诊断依据蒙特勒标准的5项,并进行轻、中、重分度。

（二）治疗方面

1. 重视基础治疗,保持充分的氧气供应,及时纠正酸中毒、低氧血症和高碳酸血症,维持正常的水、电解质、酸碱平衡等内环境稳定,避免形成继发性PPHN。

2. 高频通气作为肺保护性通气的一种方式,可用于常频呼吸机应用无效,或出现气漏患儿。

3. 由于ARDS肺部的渗出会导致肺表面活性物质（PS）的大量消耗和灭活,因此气管内滴注PS效果不如NRDS显著,而且持续时间短暂,常常需要反复使用。足量反复的使用PS可缩短机械通气时间,减少需要ECMO治疗的机会。

4. 若患儿出现难以纠正的低氧血症,考虑合并PPHN,应及时进行心超检查明确诊断,首选NO吸入治疗,严重者甚至需要ECMO。

（三）医患沟通

1. ARDS是新生儿临床的危急重症,患儿病情变化快,容易出现肺气漏、持续肺动脉高压（PPHN）、肺出血等严重并发症,病死率较高。首先要给患儿家属详细介绍患儿的诊断,告知病情严重程度,以及可能出现的并发症和死亡风险。

2. ARDS治疗过程中往往需要机械通气、反复多次PS治疗、NO吸入治疗等,医疗费用很高。在应用这些治疗前应及时与患儿家属沟通,告知治疗目的,争取取得其理解并同意治疗。

（刘伟）

第五节 新生儿气漏综合征

气漏综合征（air leak syndrome）是一个病症名称,该症是指气体从正常的肺部气腔中漏出,包括气胸、间质性肺气肿、纵隔气肿、心包积气、气腹及皮下气肿等,常发生在胎粪吸入性肺炎、气管插管、机械通气和复苏抢救等过程中。按发生原因分类:

1. 病理性肺气漏 气道内有黏液、渗出物、胎粪等不完全阻塞,形成活瓣,气体单向流动,形成肺气肿,最终导致气漏,主要见于MAS、重症肺炎。

2. 医源性肺气漏 医疗目的需气管插管、气囊加压呼吸、机械通气加压过高,以及使用CPAP时正压过高均可发生气漏,另外产伤肋骨骨折导致肺穿刺伤亦可引起气漏。

3. 自发性肺气漏 少数新生儿也可在没有明显肺部疾患和外因作用下而发生自发性气漏。

一、诊断步骤

（一）病史采集

本病多见于本身有重症肺炎或MAS等肺部疾患的新生儿,或者正在使用CPAP或机械通气等正压通气的新生儿,少数亦可无明显诱因。新生儿在自主呼吸或机械通气时,突然出现呼吸困难,需氧量增加,呼吸暂停,心动过缓,一侧呼吸音减低应考虑新生儿肺气漏。

（二）临床表现与体格检查

1. 气胸 轻者可无临床症状,体征也不明显,多在 X 线检查时被发现;较重病例可仅仅表现为呼吸增快;严重时出现烦躁、呼吸困难、发绀和血氧饱和度下降。

2. 纵隔气肿 较气胸少见,一般无症状,纵隔气体较多时也可引起呼吸窘迫和心脏压塞症状,尤其是伴有心包积气时。颈部或上胸部发生皮下气肿时,局部有"握雪感"。

3. 心包积气 为新生儿气漏中很少发生的类型,发生时常表现为血流动力学改变,有心动过速,脉搏微弱,并很快导致心动过缓、发绀、心音低钝、低血压等心脏压塞症状。

4. 气腹 气体可经由纵隔进入腹腔引起气腹,表现为腹部胀气,出现膈下游离气体,但无腹膜刺激症状。

5. 间质性肺气肿 气体可沿支气管及血管周围疏松间质向肺门扩展,严重时可压迫小气道,并降低肺的顺应性,出现呼吸困难、喘鸣、发绀和二氧化碳潴留。

（三）辅助检查

1. 实验室检查 血气分析可显示低氧血症、高碳酸血症和混合性酸中毒。

2. 胸部 X 线检查 X 线可明确诊断气漏发生的部位和程度,对气漏综合征的诊断具有重要意义。

3. 超声检查 可辅助诊断不典型的纵隔气肿,并可用于鉴别内测气胸与纵隔气肿。

4. 透照法检查 当需要快速做出判断或患儿病情危重不便搬动时,可先用冷光源透照以确定气漏部位,便于穿刺减压。

（四）诊断要点

1. 新生儿在自主呼吸或机械通气时,突然出现呼吸困难、呼吸暂停、心动过缓或一侧呼吸音减低应考虑新生儿肺气漏。

2. 胸部透光实验可快速做出判断。

3. X 线可确诊不同类型的肺气漏,B 超亦可辅助诊断。

4. 胸腔穿刺有助于诊断并减轻呼吸困难的症状。

二、预防

1. 及时清理气道分泌物、渗出物和胎粪,避免气道不完全堵塞并形成单向活瓣造成气漏。

2. 对于 MAS 所致呼吸困难的患儿,尽量不要使用 CPAP 和常频机械通气,避免因通气压力而导致肺气漏的发生。

3. 新生儿复苏抢救时动作要轻柔,避免粗暴操作引起气漏。

4. 机械通气时合理设置参数,特别是压力不能太高,且病情恢复时应及时调低通气压力。

三、治疗方案

所有出现新生儿肺气漏的婴儿,由于其可能出现危及生命的病情变化,因此都应收入新生儿重症监护病房（NICU）进行密切的观察和监护,并根据病情变化情况给予及时的治疗。

（一）一般治疗

密切监测生命体征变化。

（二）氧疗

根据不同情况给予氧疗,维持动脉血氧分压和氧饱和度在正常范围。

（三）积极针对原发病治疗

（四）针对不同类型气漏的治疗

1. 气胸 临床上无症状的气胸可密切观察,对于足月儿可以予鼻导管吸氧 12~24 小时,以利于气胸吸收;对于严重的张力性气胸,应立即胸腔穿刺抽气以缓解压迫症状;对于肺部压缩面积大（肺压缩面积超过 30%）,呼吸困难和缺氧进行性加重患儿,可放置胸腔闭式引流管进行持续引流,进针位置一般为患侧锁骨中线第 2 肋间;对于正在使用机械通气而突然出现气胸的患儿,在闭式引流之前,应将呼吸机由常频模式调整为高频模式,减少吸气峰压可能导致的气胸加重,并尽量维持血氧饱和度在正常水平。

2. 纵隔积气 纵隔积气常不需特殊处理,因为其对肺功能影响不大,但需加强监测,如肺功能受损则需要引流。对于使用呼吸机的患儿应尽量调低呼吸机压力参数。

3. 心包积气 无症状者仅需支持治疗即可。但是对于伴有心输出量减低或心脏功能受损的患儿,则需要紧急以空针将心包腔空气抽出,进针点位于剑突下方,针尖朝向左肩的方向进入心包腔。

4. 肺间质气肿 应让患侧肺部处于低位,有助于严重气肿的自然消退,轻微的肺间质气肿可于数天内自然消退。对于使用呼吸机的患儿,首先应确保气管插管位置良好,其次合理设置呼吸机参数,避免人机对抗;在可能的范围内减低吸气峰压和呼气末正压,必要时可增加呼吸频率和用氧浓度;对于严重病例,可使用高频振荡通气。出生体重 <1 500g 的早产儿,如出现肺间质气肿,则病死率会明显升高,存活者发生支气管肺发育不良的概率亦较高。

5. 皮下气肿　无特殊治疗,待其自行吸收。

6. 气腹　大部分轻症患儿可自行吸收,严重的气腹需外科手术治疗。

四、临床经验与注意事项

（一）诊断方面

对于肺气漏的诊断并不困难,多有相应的高危因素和呼吸困难的临床表现,通过 X 线胸片和 B 超即可明确诊断,胸腔穿刺诊断性治疗。

（二）治疗方面

1. 在张力性气胸尚未闭式引流之前,若血压饱和度无法维持需要使用机械通气,此时应使用高频通气,避免因常频通气或 CPAP 的压力导致气胸扩大。

2. 对于气胸积极穿刺引流可快速缓解症状,对于大量的气胸可采用闭式胸腔引流接水封瓶持续放气。

3. 重视原发疾病的治疗,找到肺气漏的原因并积极对因治疗才能不再产生新的气漏。

（三）医患沟通

1. 对于 MAS 的患儿应提前告知家长后期有可能会发生肺气漏而加重呼吸困难。

2. 重度的气胸和心包积气往往会压迫双肺和心脏,引起严重的呼吸困难和循环障碍,而危及生命,应告知患儿家长并争取其理解。

（刘伟）

第六节　新生儿胸腔积液

胸膜腔是位于肺和胸壁之间的一个潜在腔隙,正常情况下胸膜腔有少量液体处于产生和吸收的动态平衡中,任何因素导致的胸膜腔液体形成过快或吸收过缓,均可产生胸腔积液（pleural effusions）。新生儿胸腔积液最多见于自发性乳糜胸、PICC 液体外渗和肺部炎症累及胸膜所致。

一、诊断步骤

（一）病史采集

自发性乳糜胸多见于足月儿,PICC 液体外渗多见于已行 PICC 穿刺的早产儿,炎性胸腔积液多见于肺部感染患儿。对于这类患儿若呼吸困难逐渐加重,或在原发疾病的基础上出现呼吸困难加重,应高度怀疑发生胸腔积液。

（二）临床表现与体格检查

胸腔积液患儿根据积液形成原因和性质病情轻重差异很大,可从无症状到出现严重的呼吸困难。一般表现为呼吸困难、浅速、发绀、患侧胸廓饱满、叩诊呈浊音、听诊呼吸音减低,心脏和纵隔向健侧推移;双侧胸腔积液者无移位,但呼吸困难更加明显。

（三）辅助检查

1. 超声检查　宫内胎儿超声检查即可发现单侧或双侧胸腔积液,出生后超声检查更可明确诊断并进行胸腔穿刺的术前定位。

2. 胸部 X 线检查　可发现胸腔积液患侧胸腔密度增高,肋膈角消失,心脏和纵隔向对侧移位;可发现 PICC 置管尖端的位置是否合适;是否存在肺部感染。

3. 胸水检查　胸腔穿刺获得胸水可确诊本病,并可根据胸水的颜色性质确定胸腔积液产生的原因。炎性胸水多为淡黄色的渗出液;PICC 管渗漏多为乳白色静脉营养液颜色;乳糜胸多为淡黄色牛乳状,但若穿刺前患儿尚未开奶,胸水也可呈淡黄色澄清液与血清相似,乳糜试验呈阳性。

（四）诊断要点

1. 多见于足月儿,行 PICC 置管的早产儿,或有肺部感染病史的新生儿。

2. 临床出现呼吸困难、浅速、发绀、患侧胸廓饱满、叩诊呈浊音、听诊呼吸音减低。

3. X 线胸片提示患侧胸腔密度增高,肋膈角消失,心脏和纵隔向对侧移位。

4. B 超可发现单侧或双侧胸腔积液。

5. 胸水检查可确诊并明确胸腔积液的性质和原因。

二、治疗方案

（一）一般治疗

1. 若系 PICC 置管渗漏所致应立即拔除 PICC 置管。

2. 肺部感染引起炎性胸腔积液应使用有效抗

生素积极控制感染。亦可取胸腔积液培养,明确病原菌并给予敏感抗菌素治疗。

3. 营养支持治疗 乳糜胸患儿应该禁食,静脉输注血浆、白蛋白或应用静脉营养。也可喂养中链脂肪酸(MCT)或脱脂奶,但胸水反而增多时仍应禁食,一般约 2 周。另外对于大量胸腔积液需要静脉补液,补充电解质以维持水电解质平衡。防止因大量胸腔积液而导致的恶液质。

(二)胸水的处理

可快速解除胸腔积液的压迫,缓解呼吸困难症状。

1. 胸腔穿刺 不仅仅是诊断措施,也是最有效的治疗手段,经反复穿刺放液后多数能够自愈,预后较好。

2. 闭式胸腔引流 适用于经多次胸腔穿刺放液但积液仍快速增长者或大量胸腔积液者。

(三)药物治疗

1. 应用敏感抗生素抗感染治疗 通过控制感染,减少炎性渗出而减少胸腔积液的产生。

2. 对于乳糜胸可用生长抑素和奥曲肽持续静脉滴注,其作用机制尚未完全明了,可能系生长抑素能通过减少胃液、小肠液和胰液的分泌,或通过降低门脉压力、减少内脏血流而减少淋巴循环。生长抑素开始剂量为 $3.5\mu g/(kg\cdot h)$,可逐渐增加剂量至最大剂量 $12\mu g/(kg\cdot h)$。奥曲肽剂量为 $0.3\mu g/(kg\cdot h)$,应用奥曲肽治疗先天性乳糜胸安全有效,可减少乳糜胸所致水电解质紊乱,且能帮助较早的拔除引流管。但可能发生胆石症、肝脏损害、肾损害、暂时性葡萄糖不耐受、甲状腺功能减退和 NEC,因此仅适用于其他内科治疗无效者。

(四)胸膜腔注药术

胸膜腔注药的原理是在胸膜腔形成无菌性炎症,引起胸膜发生炎症粘连而封堵胸淋巴导管的瘘口。此方法针对虽经长时间胸腔闭式引流但胸腔积液仍较多的乳糜胸患儿,可 10ml 生理盐水 +2mg 地塞米松 +1KE 沙培林从闭式引流管中注入,分仰卧、左侧卧、右侧卧、俯卧四个体位各维持 15 分钟。沙培林的成分为注射用 A 群链球菌,注射前需要要做青霉素皮试。

(五)手术治疗

对于乳糜胸患儿若保守治疗无效,应在患儿营养状况尚好时及时行手术修补瘘管。迁延性和严重的乳糜胸,保守治疗 2~4 周后可考虑外科干预。可选择的方式有胸导管结扎(胸廓切开或胸腔镜)、胸膜固定术、胸膜分流术、胸膜部分切除和胸膜擦伤。

三、临床经验与注意事项

(一)诊断方面

对于胸腔积液的诊断并不困难,多有相应的病史和呼吸困难的临床表现,通过 X 线胸片和 B 超检查即可明确诊断,胸腔穿刺更可明确胸腔积液的性质和产生原因。

(二)治疗方面

1. 积极穿刺引流可快速缓解积液所导致的压迫症状,但对于大量的胸腔积液应分步骤放液,不宜一次放出太多导致胸腔压力骤降,诱发复张性肺水肿和胸膜反应。

2. 重视原发疾病的治疗,找到胸腔积液的原因并积极对因治疗才能不再产生新的胸腔积液。

(三)医患沟通

1. 对于重度的胸腔积液往往会压迫双肺和心脏,引起严重的呼吸困难和循环障碍,而危及生命,而且有可能需要上呼吸机维持呼吸和血氧饱和度稳定,这些应提前告知患儿家长。

2. 胸腔积液的治疗效果非常显著,但由于原发病并未完全去除,所以容易反复发生,需开始就告知家属治疗的复杂性和长期性,争取其理解,并积极配合治疗。

(刘伟)

参考文献

1. 冯泽康,余宇熙,曾振锚,等. 中华新生儿学. 南昌:江西科技出版社,1998.
2. 许植之,陈自励. 新生儿呼吸系统疾病学. 北京:中国医药科技出版社,1993.
3. Saiman L, Ludington E, Dawson JD, et al. Risk factors for Candida species colonization of neonatal intensive care unit patients. Pediatr Infect Dis J, 2001, 20(12):1119-1124.
4. 中国医师协会新生儿科医师分会. "新生儿急性呼吸窘迫综合征"蒙特勒标准(2017 年版). 中华实用儿科临床杂志,2017,32(19):1456-1458.
5. 郭静雨,陈龙,史源. 2017 年新生儿急性呼吸窘迫综合征蒙特勒诊断标准解读. 中华儿科杂志,2018,56(8):571-574.
6. De Luca D, van Kaam AH, Tingay DG, et al. The Montreux definition of neonatal ARDS: biological and

clinical background behind the description of a new entity. Lancet Respir Med, 2017, 5（8）: 657-666.

7. 施丽萍, 孙眉月, 杜立中. 新生儿呼吸窘迫综合征呼吸机治疗的肺保护性研究. 中华儿科杂志, 2003, 41（2）: 95-98.

8. Cloherty JP, Eichenwald EC, Stark AR. Manual of neonatal care. 6th ed. Philadelphia: Lippincott Williams&Wilkins, 2008.

9. Fanaroff AA, Martin RJ. Neonatal-perinatal Medicine. 7th ed. London: Mosby, 2002.

10. Carey BE. Neonatal chylothorax. Neonatal Netw, 2001, 20（2）: 53-55.

11. 黄玫. 新生儿先天性乳糜胸五例（附文献复习）. 中华围产医学杂志, 2004, 7（6）: 388-389.

12. Rocha G. Pleural effusions in the neonate. Curr Opin Pulm Med, 2007, 13（4）: 305-311.

13. Paget-Brown A, Kattwinkel J, Rodgers BM, et al. The use of octreotide to treat congenital chylothorax. J Pediatr Surg, 2006, 41（4）: 845-847.

14. Helin RD, Angeles ST, Bhat R. Octreotide therapy for chylothorax in infants and children: A brief review. Pediatr Crit Care Med, 2006, 7（6）: 576-579.

第十二章

循环系统疾病

第一节　先天性心脏病

先天性心脏病（congenital heart disease，CHD）是指在胎儿发育过程中形成的心脏结构异常，是婴幼儿时期最常见的心血管系统疾病之一，也是最常见的出生缺陷类型。这些结构异常可以涉及心脏的瓣膜、心室、心房或大血管等部分，导致血液在心脏内和全身循环中的流动受阻，从而影响心脏的功能和供血。在新生儿期需要注意危重 CHD，例如完全性大动脉转位（transposition of great arteries，TGA）、主动脉瓣和肺动脉瓣严重狭窄/闭锁，左心室发育不良综合征（HLHS）、阻塞型完全性肺静脉异位引流（total anomalous pulmonary venous return，TAPVR）等，这些需要生后尽早外科手术或导管介入治疗的 CHD，约占 CHD 的 25%，是婴儿死亡的主要原因。如不及时诊断治疗，并发症和死亡风险会增加。因此，本章重点介绍新生儿期危重先天性心脏病的识别和处理。

一、诊断步骤

（一）病史采集

医生应需要警惕新生儿 CHD 的高危因素，例如早产、母亲疾病史、阳性家族史、遗传综合征、宫内病毒感染等病史，此时应重点询问有无进行定期的产前筛查并追踪彩超结果，需要注意的是即使产前超声筛查心脏无异常，但仍无法完全排除 CHD，因为可能存在易被漏检的 CHD，如涉及流出道异常的 CHD，包括法洛四联症、双出口右心室和大动脉转位，以及主动脉缩窄。

（二）临床表现与体格检查

提示危重 CHD 的症状和体征，包括对容量复苏无反应的休克、心脏扩大、发绀、肺水肿、不明原因的其他呼吸系统症状。体格检查发现异常心音［如，第三心音（S_3）奔马律、喀喇音或第二心音（S_2）单心音］、病理性杂音（响亮的杂音、全收缩期杂音、舒张期杂音，或杂音在心尖处或胸骨左/右上缘最响亮）、下肢脉搏减弱或消失，或者手臂血压比腿部血压至少高 10mmHg，提示存在先天性心脏病。

（三）辅助检查

1. 脉搏血氧测定　所有新生儿常规行新生儿脉搏血氧测定筛查，以筛查危重 CHD。当任一肢体 SpO_2 测量值 <90%；右手和下肢 2~3 次测量（每次间隔 1 小时）的 SpO_2 值均为 90%~94%；或者在 2~3 次测量中（每次间隔 1 小时），上下肢 SpO_2 值均相差 ≥4% 时应考虑 CHD，完善进一步检查。

2. 高氧试验　高氧试验过去用于帮助鉴别心源性与肺源性发绀。随着危重 CHD 常规脉搏血氧筛查的出现以及超声心动图的普及，通常不需要行高氧试验。但该试验可能在某些情况下有用，尤其是无法行超声心动图时。进行该试验时，在吸入空气和吸入 100% 氧的情况下分别测定右侧桡动脉（导管前）的动脉血氧分压（PaO_2）。利用 PaO_2 的相对变化可以鉴别新生儿发绀的不同心源性和非心源性病因。

3. 超声心动图检查　是鉴别 CHD 与非心源性疾病的重要手段。通过二维多视图（包括胸骨下长短轴、心尖四腔、剑突长短轴和胸骨上）可以更详细地识别心脏解剖学，描绘不同部位的详细解剖结构。M 型超声心动图可以评估心室的收缩功能，测量心腔尺寸和壁厚。脉冲或连续波多普勒技术可用于评估狭窄或反流的瓣膜压力梯度。彩色流动成像在定义瓣膜反流和分流方向时是一个很好的工具。

4. 心脏导管检查　由于影像技术的改进，心脏导管检查的诊断频率相对减少，特别是在新生儿中。然而，它仍然是定义某些仅仅通过超声心动图难以描绘的解剖变异的关键，例如在肺动脉瓣闭锁/室间隔缺损中的右心室至冠状动脉的瘘和在肺动脉瓣未闭/室间隔缺损中的主动脉-肺动脉侧支动脉。一些心脏外科医生在 TGA 术前通过血管造影来确认冠状动脉解剖结构。在某些领域,治疗性导管介入术被视为挽救生命的手段之一。

（四）诊断要点

1. 医生更加警惕新生儿存在 CHD 的高危因素。

2. 危重 CHD 新生儿可能在出生住院期间就有严重甚至危及生命的表现,包括休克、发绀或者呼吸窘迫。

3. 对于出生后几日内出现重度代谢性酸中毒、心源性休克、心搏骤停、惊厥和其他终末器官损伤的表现,应警惕导管依赖型 CHD。

4. 注意体格检查以及脉搏血氧筛查的重要性,若查体阳性或者筛查阳性应进一步完善超声心动图检查。

二、预防

1. 注意 CHD 高危因素的预防包括早产、家族史、遗传综合征和心外异常、母亲相关疾病、辅助生殖技术和宫内感染。

2. 积极做好产前诊断　对于高危因素的产妇需要进行胎儿超声心动图检查。

三、治疗方案

青紫型先天性心血管病的治疗原则包括严密监护和生命支持;对发绀型先天性心血管病,需要立即评估和给予保持足够的组织灌注和氧合的一般支持治疗,明确潜在病因后接受特异性治疗。实施矫治手术是治疗的最终手段。

（一）依赖动脉导管供应肺循环的先天性心血管病

包括室间隔完整的肺动脉闭锁（PA/IVS）、伴室间隔缺损的肺动脉闭锁（PA/VSD）、危重型肺动脉瓣狭窄、三尖瓣闭锁、三尖瓣下移畸形（Ebstein 畸形）。导管组织收缩可能会加重发绀,这些婴儿需要迅速开始前列腺素 E_1（PGE_1）输注推荐剂量:10~20ng/（kg·min）,以保持导管动脉开放。直至行 Blalock Taussig（BT）分流手术,该手术有助于增加肺动脉的血流。

（二）依赖动脉导管灌注体循环的青紫型先天性心血管病

包括左心发育不良综合征、主动脉弓离断、危重型主动脉瓣狭窄。治疗原则包括保持导管通畅（提供全身灌注）。当导管通畅时,应注意肺循环和全身循环之间的流量平衡,理想的肺动脉-全身循环血流比例约为1:1。通过谨慎调整适度的呼气末正压（PEEP）（4~6cmH$_2$O）,调节吸气频率、压力或潮气量以维持动脉二氧化碳张力为5~6kPa,避免过度供氧,保持全身动脉饱和度约80% 并避免呼吸性碱中毒。高 FiO_2 或低二氧化碳分压（$PaCO_2$）的风险是可能降低肺血管阻力,导致对肺循环的容积负荷,并导致心力衰竭。通常需要使用吗啡进行镇静;对于处于休克状态的婴儿,应考虑使用肌肉松弛剂。近来关注降低全身血管阻力以确保更好的全身灌注,使用血管扩张剂如非洛西丁和磷酸二酯酶抑制剂米力农。尽管进行了所有这些努力,如果低心输出量持续存在,则应重新评估 PGE_1 的输注适当性、血管内容量和贫血的存在。如果血压允许,低剂量硝普钠输注可以改善代谢性酸中毒。否则,低剂量的正性肌力药物输注可能有利于停止恶性循环。通常应避免高剂量的正性肌力药物输注,因为这可能增加全身血管阻力,从而加重血流分配平衡。

（三）其他在新生儿期出现症状的青紫型先天性心血管病

包括 TGA、极重型法洛四联症、TAPVR、永存动脉干。其中大动脉转位伴有完整室间隔（TGA/IVS）可采用选择性手术治疗是动脉转位（Jatene 手术）的首选方法,该手术能在出生后的几天内实现完全的解剖和生理纠正。长期随访已证实其优越性,显示左室功能的保留、正常窦性节律和低死亡率,10 年和 15 年的生存率均为 88%。

四、临床经验与注意事项

（一）诊断方面

由于出生住院期间可能会漏诊一些危重 CHD 新生儿,所以临床医生在 3~5 日龄首次出院随访中应注意并搜寻有无 CHD 的临床表现。CHD 症状是非特异性的,包括喂养困难、体重增长缓慢、发绀、呼吸异常、活动减少、易激惹和多汗。常规检查应包括:整体评估（包括体重）、测量心率和上下肢血压、详尽的心脏检查（包括杂音和/或异常心音的听诊）、肝脏触诊,以及外周脉搏评估。

（二）治疗方面

1. 当新生儿表现出休克、发绀或肺水肿而怀疑为 CHD 时,应尽快请小儿心脏病专家会诊或转诊至小儿心脏病专家处。

2. 对于导管依赖型 CHD 患儿,如不采取措施(即 PGE₁ 治疗)维持动脉导管开放以保证氧合血和去氧血充分混合,和 / 或解除血流阻塞,则婴儿的死亡和严重并发症风险升高。

3. 发绀型 CHD 新生儿的特异性干预措施包括:使用 PGE₁(前列地尔)、心导管舒缓术或矫治手术。

（三）医患沟通

1. 因为需将接受 PGE₁ 的新生儿从出生医院转到具有儿科心脏病专业知识的其他医疗机构,在转运过程中可能发生呼吸暂停等风险,因此向家属提供关于患儿病情的准确信息是至关重要的,特别是转运中的风险。

2. 尊重家属的决定:在治疗过程中,家属可能面临各种决策,包括手术选择、治疗方式等。要尊重家属的决定,并尽可能提供他们所需的支持和信息,以帮助他们做出明智的决定。

（四）病历记录

1. 在病历中详细记录患儿的病史、体格检查结果、辅助检查结果和治疗方案。确保病历内容准确、清晰、完整。

2. 若需进行手术,需要在患儿的病历记录中尽可能详细地记录所有的诊断、治疗方案、手术操作、术后进展等信息。这样可以帮助医疗团队更好地了解患儿的情况,做出更准确的诊断和治疗计划。

（燕旭东　吴本清）

参 考 文 献

1. Taksande A, Jameel PZ. Critical Congenital Heart Disease in Neonates: A Review Article. Curr Pediatr Rev, 2021, 17（2）: 120-126.

2. Singh Y, Lakshminrusimha S. Perinatal Cardiovascular Physiology and Recognition of Critical Congenital Heart Defects. Clin Perinatol, 2021, 48（3）: 573-594.

3. Martin GR, Ewer AK, Gaviglio A, et al. Updated Strategies for Pulse Oximetry Screening for Critical Congenital Heart Disease. Pediatrics, 2020, 146（1）: e20191650.

4. Wheeler CR, Sen S, Levy PT. The ductus arteriosus in neonates with critical congenital heart disease. J Perinatol, 2022, 42（12）: 1708-1713.

第二节　早产儿动脉导管未闭

动脉导管未闭(patent ductus arteriosus, PDA)是早产儿常见并发症,胎龄和出生体重越低,PDA 发生率越高。在胎龄 <28 周和出生体重 <1 000g 的人群中,生后第 3 天动脉导管开放率超过 70%。有血流动力学意义的动脉导管未闭(hemodynamically significant patent ductus arteriosus, hsPDA)与早产儿相关并发症如支气管肺发育不良(BPD)、颅内出血(IVH)、坏死性小肠结肠炎(NEC)等的相关性及早产儿 PDA 的临床管理是学术界争论及研究的热点。值得注意的是,在导管依赖型先天性心脏病中,未闭的动脉导管为患儿生存的必需条件,动脉导管的关闭可导致死亡。

一、诊断步骤

（一）病史采集

早产史、既往是否有结构性心脏病患儿出生史、母亲孕早期感染和用药情况。

（二）临床表现与体格检查

症状主要取决于分流量大小,非 hsPDA 分流量小,可无症状,hsPDA 者可有气促、心率增快、喂养不耐受、机械通气参数要求高、脱机困难等表现。体征包括胸骨左缘上方连续性杂音、洪脉、心前区搏动增强、脉压增大等。

（三）辅助检查

1. 心电图检查　PDA 心电图改变无特异性。当分流量大时可出现左室舒张期负荷过重图形,即左心前导联见高的 R 波和深的 Q 波,T 波高耸、直立,S-T 段抬高呈弯钩状,V₁ 上的 S 波深。若大量左向右分流有肺动脉高压时则出现双室增大,如在 V₁₋₆ 可表现为上下幅度相仿的 RS 波。

2. X 线检查　心脏大小与分流量相关,hsPDA 者因分流量大可见心影增大,以左心室增大为主,也可有左心房增大,肺野可见肺血管影增粗,hsPDA 持续时间长有肺动脉高压者可见双心室增大,或以右心室增大为主。

3. 超声心动图检查　可确诊 PDA 及评估分流量大小。高位胸骨旁短轴切面是诊断及评估 PDA 的最佳切面。彩色多普勒可直接探查到动脉导管的存在,并测量其直径,脉冲 / 连续多普勒可用于评估 PDA 的血流方向和速度。除动脉导管直径外,有多个超声指标可用于评估 hsPDA,如 PDA 血流频谱模式、左房 / 主动脉根部比值(LA/AO)、降主动脉 / 肠系膜上动脉舒张期前向血流消失或逆向血流、左心输出量及左心室等容舒张期时间(IVRT)等。

4. 心导管检查和造影 一般不需心导管检查即能作出正确诊断,hsPDA 持续时间长并发重度 BPD 及肺高压者,在封堵 / 结扎动脉导管前可能需要心导管检查评估手术安全性。

(四)诊断要点

PDA 的诊断主要依靠临床表现和辅助检查,超声心动图可确诊。

1. 临床有左向右分流的呼吸系统和心血管系统的症状体征。

2. 心电图和 X 线检查提示肺血增多和心影增大。

3. 超声心动图可直接探查到动脉导管的存在及其大小、血流方向、速度等。

4. hsPDA 的诊断 目前未有统一的 hsPDA 诊断标准,推荐使用超声指标 + 临床表现的方式定义及诊断 hsPDA,表 12-1 所示 hsPDA 评分标准可做参考。

表 12-1 hsPDA 评分标准

评分项目	得分(分)
PDA 直径 >1.5mm	1
PDA/ 左肺动脉起始部内径(PDA/LPA)>1	1
左房 / 主动脉根部内径(LA/Ao)>1.5	1
PDA 收缩期左向右分流峰值流速 <2m/s	1
左室射血分数(LVEF)<55%	1
持续性心动过速(>180bpm)或撤机困难	1

注:得分≥3 分诊断 hsPDA。

二、预防

预防早产是预防早产儿 PDA 的最重要手段。对于出生体重 <1 000g 或胎龄 <28 周的早产儿,在生后早期药物关闭动脉导管预防相关并发症(最主要是预防早期 IVH),目前尚有争论。

三、治疗方案

(一)一般治疗

1. 限制液体入量 限制液体量在生理需要量的下限在非 hsPDA 患儿中比较安全,hsPDA 患儿

由于其左向右分流量较大,体循环处于低灌注状态,限制液量需要谨慎并监测体循环和脏器灌注情况。限制液体入量在治疗 PDA 中的有效性方面目前并无可靠证据。

2. 机械通气治疗 可采取允许性高碳酸血症策略以提高肺循环阻力,减少 PDA 分流。

3. 维持红细胞压积(HCT)在正常高值 较高 HCT 可提高肺循环阻力,减少经导管左向右分流。

4. 强心及血管活性药 hsPDA 合并低血压、心功能不全时,使用强心药及血管活性药物维持心功能及正常血压。

(二)药物治疗

1. 吲哚美辛 常用的吲哚美辛治疗 PDA 的方案为首剂 0.2mg/kg 静脉注射,第二、三剂为 0.1mg/kg,间隔 24 小时,共 3 剂为一疗程。

2. 布洛芬 推荐布洛芬使用剂量:首剂 10mg/kg,第二、三剂为 5mg/kg,每剂间隔 24 小时,共 3 剂为一疗程,一个疗程治疗失败可重复一个疗程。布洛芬口服与静脉用药有效性和安全性相当,目前口服布洛芬是国内治疗早产儿 PDA 的主要方法。

3. 对乙酰氨基酚 作为布洛芬用药有禁忌时的替代药物或布洛芬治疗失败后的补救治疗,方案为对乙酰氨基酚 15mg/kg,6 小时一次口服,共 3 天。

(三)手术治疗

1. 适应证 包括存在药物治疗禁忌和药物治疗失败的 hsPDA。

2. 手术方式 包括外科结扎术及介入封堵术。介入封堵术随着早产儿专用封堵器的研发,目前已可在体重 <2 000g 的早产儿中应用,同时,介入封堵在 hsPDA 合并 BPD 相关性肺高压的患儿中可能更有优势,因其可在术中行封堵试验以评估患儿耐受性,如患儿不能耐受关闭动脉导管,可即时回收封堵器。

(四)维持动脉导管的开放

在某些心血管畸形中导管开放对患儿是有益的,甚至是不可缺少的,如肺动脉瓣闭锁、三尖瓣闭锁、主动脉缩窄、主动脉弓离断、大动脉转位等。临床上可使用前列腺素 E_1(前列地尔)以保持导管开放,维持患儿生命直至行外科手术。

四、临床经验与注意事项

(一)诊断方面

典型连续性杂音者不难诊断,但生后早期因

肺血管阻力较高,往往听不到杂音或仅有收缩期杂音,造成诊断上的困难,对于呼吸机参数要求高,有创通气需求时间长的早产儿需注意存在动脉导管的持续开放,特别是胎龄 <28 周,出生体重 <1 000g 的特殊群体,应及时行超声心动图检查并监测其血流动力学情况。

（二）治疗方面

目前对不同胎龄、出生体重早产儿 PDA 管理上仍存在争议,主流观点认为治疗时机应在确诊 hsPDA 后。药物或手术关闭 PDA 前,需排除导管依赖型先天性心脏病可能。

（三）医患沟通

早产儿 PDA 可能导致早产儿相关并发症发生率增高,甚至影响早产儿存活和远期预后,需充分告知。

（钟桂朝　吴本清）

参 考 文 献

1. Conrad C, Newberry D. Understanding the Pathophysiology, Implications, and Treatment Options of Patent Ductus Arteriosus in the Neonatal Population. Adv Neonatal Care, 2019, 19（3）: 179-187.

2. Hamrick SEG, Sallmon H, Rose AT, et al. Patent Ductus Arteriosus of the Preterm Infant. Pediatrics, 2020, 146（5）: e20201209.

3. Park J, Yoon SJ, Han J, et al. Patent ductus arteriosus treatment trends and associated morbidities in neonates. Sci Rep, 2021, 11（1）: 10689.

4. Francescato G, Capolupo I, Cerbo RM, et al. Fluid restriction in management of patent ductus arteriosus in Italy: a nationwide survey. Eur J Pediatr, 2023, 182（1）: 393-401.

第三节　新生儿持续肺动脉高压

新生儿持续肺动脉高压（persistent pulmonary hypertension of the newborn, PPHN）是指生后肺血管阻力持续性增高,使由胎儿型循环过渡至正常"成人型"循环发生障碍,而引起的心房和 / 或动脉导管水平血流的右向左分流,临床出现严重低氧血症等症状。PPHN 约占活产新生儿的 0.2%,但在所有呼吸衰竭新生儿患儿中伴有不同程度的肺动脉高压的比例可高达 10%,并有相对较高的死亡率。

一、诊断步骤

（一）病史采集

本病多见于足月儿、过期产儿和近足月儿;可有围产期窒息、肺实质性疾病（胎粪吸入综合征、呼吸窘迫综合征、严重肺炎或败血症）、严重湿肺、先天性膈疝、肺泡毛细血管发育不良、母亲围产期服用非甾体抗炎药等病史。患儿在适当通气情况下存在无缓解的低氧血症,或者出现严重低氧血症与肺实质疾病的严重程度或胸部 X 线表现不成比例并除外气胸及先天性心脏病时,均应考虑 PPHN 的可能。

（二）临床表现与体格检查

如有肺部原发性疾病,患儿可出现呼吸窘迫的症状和体征,如气促、三凹征或呻吟,且在 24 小时内可出现明显发绀,吸氧后一般不能缓解。通过心脏听诊可在左或右下胸骨缘闻及三尖瓣反流（TR）所致的收缩期杂音。因肺动脉压力增高而出现第二心音增强。

（三）辅助检查

1. 实验室检查　血气分析可显示动脉导管开口前（右上肢）与动脉导管开口后（下肢）动脉血氧分压差 10~20mmHg（1mmHg=0.133kPa）,或常用经皮血氧饱和度（SaO_2）差 5% 或以上（下肢测定值低于右上肢）,提示 PPHN 存在动脉导管水平的右向左分流;当患儿仅有心房卵圆孔水平右向左分流时,不出现上述氧分压或 SaO_2 差,此时也不能排除 PPHN。

2. 超声心动图检查　PPHN 的超声心动图特点包括:①肺动脉收缩压（sPAP）>35mmHg 或 >2/3 体循环收缩压: sPAP 等于右心室收缩压,通过简化 Bernoulli 方程计算右心室收缩压 = 右心房压（常假定为 5mmHg）+（$4 \times TR$ 速度 ^{2}）;②心房或动脉导管水平的右向左分流;③室间隔平坦或凸向左心室;④左心输出量常降低,严重时心输出量可降为 <100ml/（kg·min）。

（四）诊断要点

1. 多见于足月儿或过期产儿,多有肺实质性疾病。

2. 临床上出现严重发绀,且吸氧不能缓解。

3. 右上肢 SaO_2 高于下肢 5% 或以上。

4. 超声心动图出现肺动脉高压的表现。

（五）鉴别诊断

对于有明显低氧血症且与 X 线片所示的肺部疾病程度不成比例时,应考虑存在 PPHN,此外,还应该与发绀型先天性心脏病(如全肺静脉异位引流)、肺泡毛细血管发育不良、先天性 PS 合成缺陷等疾病相鉴别,可行肺部 CT、心脏 CTA、肺组织活检和相关基因检测等辅助诊断。

二、预防

1. 应识别并积极治疗任何可能导致或促发 PPHN 的基础疾病。

2. 识别并纠正 PPHN 过程中的代谢异常,如酸碱平衡紊乱、电解质紊乱等,避免发展为难治性 PPHN。

三、治疗方案

PPHN 的程度可从轻度低氧伴轻度呼吸窘迫到严重低氧血症伴心肺功能不稳定,其治疗目的是降低肺动脉压(PVR),维持体循环血压,纠正右向左分流和改善氧合。除治疗原发疾病外,应给予支持治疗。

(一)治疗原则

1. 一般支持　给予最佳的环境温度和营养支持,避免应激刺激,必要时镇静镇痛。

2. 确诊的 PPHN 的治疗原则　①保持最佳肺容量,用温和的通气方式;②维持正常心功能;③纠正严重酸中毒,使 PPHN 急性期血 pH>7.25,7.30~7.40 最佳,但应避免过度碱化血液;④肺血管扩张剂的应用;⑤体外膜氧合(ECMO)的应用。

(二)呼吸支持和维持最佳肺容量

1. 常频通气　被确诊 PPHN 的患儿一般均需要机械通气呼吸支持,需注意:保持最佳肺容量,应选择合适的呼气末正压(PEEP)和平均气道压(MAP),使胸部 X 线片显示吸气相的肺下界在第 8、9 后肋间,目标 $PaCO_2$ 一般保持在 40~50mmHg,动脉导管开口前的 PaO_2 维持在 55~80mmHg, SaO_2 在 0.90~0.98。呼吸机初调值:吸氧浓度(FiO_2)>0.80~1.00,呼吸频率 50~70 次/min,PIP 15~25cmH_2O,PEEP 3~4cmH_2O,吸气时间 0.3~0.4 秒。

2. 高频通气　对于有肺实质性疾病的 PPHN,如呼吸窘迫综合征(RDS)、胎粪吸入综合征(MAS)等,可采用高频通气模式;在常频通气模式下,如 PIP>25cmH_2O、潮气量 >6ml/kg 才能维持 $PaCO_2$<60mmHg,也可改为高频通气。

3. 应用肺表面活性物质　对于有肺实质性疾病,如 RDS、MAS、肺炎等存在原发或继发性表面活性物质失活,其并发的 PPHN 在使用肺表面活性物质后可募集和复张更多的肺泡、改善氧合。

(三)维持正常体循环压力

维持体循环压血压可减少 PPHN 时的右向左分流,推荐维持体循环收缩压 50~70mmHg,平均压 45~55mmHg。当有血容量丢失或血管扩张剂应用后血压降低时,可用白蛋白、血浆、输血、生理盐水等补充容量;使用正性肌力药物纠正心功能,增加氧的递送。

(四)血管扩张剂降低 PAP

在采取了充分的肺泡募集和复张措施后,OI 值 >25 是使用血管扩张剂的适应证。

1. iNO　NO 是选择性肺血管扩张剂,应用后不显著影响体循环血压,已成为足月以及近足月儿 PPHN 的标准治疗手段。PPHN 时需接受 iNO 治疗的常用初始剂量是 20ppm,如氧合稳定,可在 12~24 小时后逐渐降为 5~6ppm 维持;一般维持 1~5 天不等。iNO 的撤离:当氧合改善,PaO_2 维持在 ≥60mmHg(SaO_2≥0.90)并持续超过 60 分钟,可首先将 FiO_2 降至 <0.60,逐渐撤离 iNO,可通过每 4 小时降低 5ppm,在已达 5ppm 时,每 2~4 小时降低 1ppm 的方式,直至降到 1ppm 再撤离。使用期间需要持续监测吸入的 NO 和 NO_2 浓度并间歇监测高铁血红蛋白浓度。

2. 西地那非　属磷酸二酯酶 -5(PDE-5)抑制剂,通过抑制 PDE-5 的降解,增加血管平滑肌 cGMP 使 NO 通路的血管扩张效果持续。常用口服每次 0.5~1.0mg,每 6 小时 1 次,可显著降低 PAP,西地那非急性期主要不良反应是体循环低血压。

3. 内皮素受体拮抗剂　PPHN 患儿存在血浆内皮素水平增高,通过抑制内皮素受体可扩张肺血管。常用内皮素受体拮抗剂为波生坦,口服应用剂量为每次 1~2mg/kg,每天 2 次,内皮素受体拮抗剂的急性期主要不良反应是肝功能损害。

4. 吸入用前列环素　吸入治疗时有一定的肺血管选择性,常用伊诺前列素雾化吸入,1~2μg/kg,每 2~4 小时 1 次,吸入时间 10~15 分钟;儿童期吸入治疗偶有支气管痉挛风险。

5. 米力农　为磷酸二酯酶 -3(PDE-3)抑制剂,通过抑制 PDE-3 活性,增加平滑肌 cAMP,使前列腺素途径的血管扩张作用持续,同时有正性肌力作用。当 PPHN 伴左心功能不全时,表现为左房压力增高,心房水平存在左向右分流而在动脉导管水平表现为右向左分流,此时 iNO 可以加重肺水肿使呼吸和氧合状态恶化,属于禁忌证,可选用米力农,使用剂量为:负荷量 50~75μg/kg 静脉滴注 30~60 分钟,随即给予 0.50~0.75μg/(kg·min)维持,有体循环低血压时不用负荷量,因其是非选择性血管扩张剂,有体循环低血压可能。

(五)ECMO 的应用

对于严重低氧性呼吸衰竭和肺动脉高压,伴或不伴心力衰竭时,ECMO 疗效是肯定的。对于严重的 PPHN,如:$PaO_2<50mmHg$,$FiO_2=1.0$,$PIP>35cmH_2O$,常频通气 OI>30,高频通气 OI>40,高频通气后 2~12 小时病情仍不改善,可提前告知家属有转移至有 ECMO 条件的单位接受治疗的可能性。

四、临床经验与注意事项

(一)诊断方面

对于 PPHN 的诊断并不困难,但一定要细心观察病情,对于疑似 PPHN 的患儿,应密切观察其症状,包括呼吸困难、发绀、呼吸急促等。同时,需要进行详细的体格检查,包括测量氧饱和度、心肺听诊等。胸部 X 线和超声心动图等影像学检查也有助于诊断。

(二)治疗方面

1. 治疗包括优化肺复张和通气、肺血管扩张治疗和血流动力学的稳定。

2. 通气的目标为维持 $PaCO_2$ 在 40~50mmHg,PaO_2 在 55~80mmHg,同时避免酸中毒。

3. 使用 iNO 等血管扩张剂,有助于降低肺血管阻力,改善肺动脉收缩。

4. 即使给了选择性肺血管扩张剂,仍有部分患者可能需要 ECMO 治疗。

(三)医患沟通

1. PPHN 是新生儿临床的危急重症,患儿病情变化快,容易出现持续低氧血症,病死率较高。首先要给患儿家属详细介绍患儿的诊断,告知病情严重程度,以及可能出现的并发症和死亡风险。

2. PPHN 治疗过程中往往需要机械通气、PS 替代治疗、NO 吸入治疗等,医疗费用很高。在应用这些治疗前应及时与患儿家属沟通,告知治疗目的和可能出现的并发症,争取取得其理解,并同意治疗。

3. 大多数 PPHN 患者的氧合作用得到改善,肺血管疾病会随着时间的推移而消退,不会留下长期后遗症,预后良好,但也应该进行定期的高危儿门诊随访。

(四)病历记录

1. 在病历中详细记录患儿的病史、体格检查结果、辅助检查结果和治疗方案。确保病历内容准确、清晰、完整。

2. 时间点记录 在病历中注明关键诊断时间点、药物使用时间和疗效等重要信息。

3. 医患沟通记录 在病历中记录与患儿家长的交流内容,包括解释诊断、治疗方案和回答问题的细节。

(燕旭东 吴本清)

参考文献

1. Sankaran D, Lakshminrusimha S. Pulmonary hypertension in the newborn- etiology and pathogenesis. Semin Fetal Neonatal Med, 2022, 27(4): 101381.
2. Mandell E, Kinsella JP, Abman SH. Persistent pulmonary hypertension of the newborn. Pediatr Pulmonol, 2021, 56(3): 661-669.
3. Cookson MW, Abman SH, Kinsella JP, et al. Pulmonary vasodilator strategies in neonates with acute hypoxemic respiratory failure and pulmonary hypertension. Semin Fetal Neonatal Med, 2022, 27(4): 101367.
4. Mahmood B. Persistent pulmonary hypertension of newborn. Semin Pediatr Surg, 2022, 31(4): 151202.

第四节 新生儿心律失常

新生儿期心律失常的发生率约为 24/10 万活产儿,其中 23% 合并有先天性心脏病。新生儿可发生各种类型的心律失常,其中有些心律失常没有导致血流动力学改变,并不需要积极干预,有些则会导致心输出量降低从而发生低血压和灌注不足,持续的快速型心律失常导致心功能不全。

一、诊断步骤

(一)病史采集

1. 新生儿某些心律失常可由母体患病或服药导致,如母患系统性红斑狼疮、干燥综合征等可致胎儿/新生儿发生房室传导阻滞;母患甲状腺功能亢进或服用儿茶酚胺类药物可致胎儿/新生儿发生窦性心动过速等,需详细询问孕母患病及用药史。

2. 宫内窘迫、产时窒息可致新生儿心律失常,缓慢型心律失常和快速型心律失常均可由宫内窘迫或产时窒息导致,注意询问有无相关病史。

3. 某些先天性心脏病如纠正型大动脉转位、三尖瓣下移畸形、肺动脉闭锁、主动脉弓缩窄等可合并不同类型心律失常,注意询问及排除相关先天性心脏病。

4. 其他引起新生儿心律失常的原因包括:新生儿使用药物(咖啡因、地高辛、多巴胺、肾上腺素等)、感染、电解质紊乱、心肌炎、中心静脉置管等,均应详细询问相关病史及用药史。

(二)临床表现与体格检查

1. 快速型心律失常如阵发性室上性心动过速、室性心动过速等可表现为呼吸急促、喂养困难、呕吐等,少部分发现较晚者可出现心衰和休克症状。

2. 缓慢型心律失常如高度房室传导阻滞、完全性房室传导阻滞等,如心室率 <50~55 次 /min 可发生充血性心力衰竭、阿 - 斯综合征等。

(三)辅助检查

1. 心电图　心电图检查是诊断心律失常最重要的检查方法,一般同步记录标准 12 导联心电图,同时留取 1 分钟 II 导联心电图以备分析。

2. 动态心电图　连续记录 24~72 小时心电图以分析心律失常的类型及时间分布,也用于评估抗心律失常药物的疗效等。

3. 超声心动图　用于评估心律失常患儿心功能情况、排除先天性心脏病及有无附壁血栓形成等。

(四)诊断要点

体表心电图可明确诊断大部分心律失常,新生儿常见心律失常的心电图诊断要点如下:

1. 房性期前收缩　①提前出现的 P′ 波形态与窦性 P 波不同;②P′-R 间期在正常范围,一般 ≥0.10 秒;③QRS 波可以是正常形态、宽大畸形(室内差异性传导)或缺失(房性期前收缩未下传)。

2. 阵发性室上性心动过速　不同发病机制的阵发性室上性心动过速其心电图各有其特点,心电图共同的特点为:①心率 230~320 次 /min;②QRS 波时相正常,节律规整;③P 波多与 T 波重叠导致无法辨别;④通常呈现突发突止的特点。

3. 室性期前收缩　①QRS 波提前出现,其前后无相关 P 波;②QRS 波宽大畸形(时相 >0.10 秒),T 波方向与主波方向相反;③代偿间歇完全。

4. 室性心动过速　①QRS 波宽大畸形,T 波方向与主波方向相反,心室率常在 150~250 次 /min;②P 波与 QRS 波无固定关系,P 波常叠加在 QRS 波或 ST-T 上致难以辨别;③心室率较慢时可见室性融合波或心室夺获。

5. 窦性心动过缓　具备窦性心律的特征,心率 <80 次 /min。

6. 房室传导阻滞　I 度房室传导阻滞心电图特点为:①P-R 间期延长,超过正常上限,新生儿一般为 >0.14 秒;②每个 P 波后都有 PRS 波,房室比例 1 : 1。二度 I 型房室传导阻滞心电图特点为:①P-R 间期逐渐延长,直至脱漏一个 QRS 波;②R-R 间期逐渐缩短,直至脱落一个 QRS 波后形成一个长 R-R 间期。二度 II 型房室传导阻滞心电图特点为:①P-R 间期固定;②P 波规律出现,部分 P 波后无 QRS 波。III 度房室传导阻滞心电图特点为:①P 波与 QRS 波无关,各自有其节律,即房室分离,心房率 > 心室率;②阻滞部位较高者 QRS 波时相正常,阻滞部位较低者 QRS 波时相增宽。

(五)鉴别诊断

有气促、发绀等表现者需与呼吸系统疾病如肺炎等相鉴别;有反应差、休克表现者需鉴别脓毒症;有意识障碍、抽搐等需鉴别颅内出血、脑炎等;心肌炎可有多种心律失常表现,需注意排除。

二、治疗方案

(一)房性期前收缩

房性期前收缩一般不引起血流动力学异常,通常无须治疗。没有其他高危因素且体格检查正常的新生儿出现偶发房性期前收缩一般无须进一步处理。对于频发、成对或多源性房性期前收缩,应行超声心动图及 24 小时动态心电图检查以期明确病因,对因治疗。

(二)阵发性室上性心动过速

1. 迷走神经刺激法　通常是最快速、简单和有效的终止阵发性室上性心动过速的方法。新生儿常用潜水反射法:用冰水混合物填充的手套覆盖于患儿的前额、眼和鼻梁,持续时间 10~20 秒,可重复数次,注意不要覆盖口、鼻腔以免影响呼吸,不要在患儿眼睛上加压。

2. 同步直流电复律 存在心衰、休克等危重情况下,同步直流电复律是首选方法,初始能量0.5J/kg,如果无效,可增加至1~2J/kg,如果仍然无效或复律后马上复发,则不应该再重复电复律,而应考虑药物治疗或食管心房调搏。

3. 药物治疗 首选腺苷,可阻断房室结传导,有效终止折返环路,腺苷需要快速推注(1~2秒),否则可能无效,初始剂量100μg/kg,无效可加倍,最高400μg/kg。对于迷走神经刺激、腺苷或电复律后仍迅速复发或无效者,可考虑应用β受体拮抗剂、普鲁卡因胺或胺碘酮等治疗。地高辛可用于无预激综合征的患儿,特别是有合并心功能不全者,也可用于预防复发,存在预激综合征者地高辛属禁忌,因其可提高旁路的传导速度,导致过快的心室率。有些患儿可能需要联合用药,难治者可考虑索他洛尔和胺碘酮。

(三)室性期前收缩

偶发的单形性室性期前收缩通常无须特殊治疗,多于生后2个月内消失,持续超过2月龄的室性期前收缩需要进一步检查。多形性室性期前收缩需进一步明确病因并给予治疗。

(四)室性心动过速

1. 持续性室性心动过速可发展为室颤,应积极处理,寻找并治疗可能的病因或诱因。

2. 同步直流电复律:存在低血压、心力衰竭或意识障碍者首选同步直流电复律(1~2J/kg),如首次复律不成功,能量应加倍,重复1~2次。

3. 药物治疗:如果患儿意识清楚、生命征稳定,或者电复律失败,可静脉应用利多卡因、胺碘酮。尖端扭转型室速首选硫酸镁;多形性室速伴Q-T间期延长者,首选β受体拮抗剂。

(五)窦性心动过缓

一般针对原发病治疗,严重心动过缓引起血流动力学异常者(通常<70次/min)可给予阿托品、异丙肾上腺素提高心率。

(六)房室传导阻滞

1. 一度房室传导阻滞和二度Ⅰ型房室传导阻滞大部分情况下无须治疗,仅需监测是否发展为更高程度的房室传导阻滞。

2. 二度Ⅱ型房室传导阻滞可发展为三度房室传导阻滞,除针对病因治疗外,需密切随访观察,心室率低、有症状者可用阿托品、异丙肾上腺素等。

3. 三度房室传导阻滞可能需要安装永久起搏器。

三、临床经验与注意事项

1. 诊断方面 考虑心律失常时应及时完成多导联同步心电图检查,新生儿胸壁较小,无新生儿专用心电图仪时胸导联可不必全部连接,可选择V_1、V_3、V_5导联,紧急时可仅连接肢体导联以获取心电图信息。

2. 治疗方面 应配备有儿童电极片的心脏复律除颤仪,应用时确保电极片不要相互接触,电极片可"前后位"放置(一个电极片放置于胸部,另一电极片放置于背部)。药物治疗经验不足时应请儿童心脏专科医生会诊。

3. 医患沟通 严重心律失常可危及生命,在做好诊断、治疗的同时应及时与患儿家长沟通。

4. 病历记录 对可能危及生命的心律失常应随时记录病情变化情况及记录与家属沟通的内容,必要时签署知情同意书。

(钟桂朝 吴本清)

第五节 新生儿心肌炎

新生儿心肌炎(myocarditis)是由多种病因引起的心肌损害,其中以病毒感染为多见。其病理变化以心肌血管周围炎性细胞浸润和心肌纤维细胞溶解、坏死为特征。本病易致流行。因临床表现不典型,又无特殊检查手段,病死率较高。

一、诊断步骤

(一)病史采集

注意询问母亲在围产期有无感染性疾病,所在的婴儿室、母婴病室有无交叉感染及暴发流行。同时患儿有多脏器损害及类似败血症表现、迅速发生心力衰竭和心源性休克等,均应考虑新生儿心肌炎的可能。

(二)临床表现与体格检查

临床表现形式多样,可呈暴发性经过,表现为急骤发展的烦躁不安、呼吸窘迫、发绀、皮肤苍白,酷似肺炎;也可先出现一些非特异性症状,如发热、嗜睡、呕吐、腹泻、黄疸,继而出现呼吸窘迫。循环系统表现:①心排出量不足,表现为脸色苍白、多汗、肢冷、脉弱、体温不升,甚至导致心源性休克。②充血性心力衰竭,表现为呼吸急促伴呻吟、喘息、三凹征及发绀,肝肋下 >3cm、水肿、心音低钝、奔马律和肺部密集的细湿啰音。有些患儿可因心脏扩大压迫喉返神经出现声音嘶哑。③严重者偶见心脑综合征。④心脏体征,有与体温不成正比的心动过速、心音低钝、奔马律、期前收缩。

（三）辅助检查

1. 心电图检查 以 R 波为主的 2 个或 2 个以上主要导联（Ⅰ、Ⅱ、aVF、V_5）的 ST-T 改变持续 4 天以上伴动态变化,窦房传导阻滞、完全性右或左束支阻滞,成联律、多形、多源、成对或并行性期前收缩,非房室结及房室折返引起的异位性心动过速,可见异常 Q 波。严重者会发生完全性房室传导阻滞。

2. X 线检查 心脏正常或向两侧扩大呈球形,透视下见搏动减弱。心力衰竭时可有肺淤血水肿。

3. 超声心动图检查 心脏大小可正常或有扩大。但需要先除外因先天性心脏病引起的心脏结构异常和心脏扩大。

4. 酶学检查 心肌受损时血清中有 10 余种酶的活性可增高,但较有意义的是肌酸激酶（creatine kinase, CK）的心肌型肌酸激酶同工酶（CK-MB）及肌钙蛋白（troponin, TnI 或 TnT）增高。

5. 病原学检查 确诊指标为患儿心内膜、心肌、心包（活检、病理）或心包穿刺液检查,发现以下之一者:①分离到病毒;②用病毒核酸探针查到病毒核酸;③特异性病毒抗体阳性。参考依据:①自患儿粪便、咽拭子或血液中分离到病毒,且恢复期血清同型抗体滴度较第一份血清升高或降低 4 倍以上;②病程早期患儿血中特异性 IgM 抗体阳性;③用病毒核酸探针从患儿血中查到病毒核酸。具有以上阳性结果之一者结合临床表现可考虑心肌炎系病毒引起。

（四）诊断要点

1. 对于新生儿以发热起病,病情进展快,出现拒奶、反应差,呼吸急促、循环不良等类似脓毒血症表现,但实验室检查不支持细菌感染时,应高度怀疑心肌炎。

2. 尽快完善心肌损伤标志物、心电图、X 线检查和超声心动图检查。

3. 有条件者应积极采集粪便、咽拭子、血液甚至脑脊液进行病毒学检查,包括特异性 IgM 抗体、

病毒核酸,甚至进行高通量测序。

（五）鉴别诊断

新生儿心肌炎临床表现形式多样,确诊前需与肺炎、脓毒症、缺氧缺血性心肌损害、心内膜弹力纤维增生症、颅内感染、遗传代谢病及先天性心脏病（如先天性冠状动脉畸形）等疾病鉴别。

二、治疗方案

尚无特效治疗,治疗应包括吸氧、纠正心力衰竭和心源性休克、控制心律失常及支持疗法等综合措施。

（一）一般治疗

酌情氧疗,注意休息,避免对患儿的过度体检和护理操作,以尽可能减少对新生儿的刺激,保证患儿的休息。对已经有心功能不全、心脏增大的新生儿,尤其要强调直至心力衰竭控制、心脏明显缩小后才能开始轻微活动。

（二）改善心肌代谢

急性期给予大剂量维生素 C 治疗,对促进心肌细胞病变的恢复、纠正休克、保护心肌细胞具有显著疗效,剂量为每次 100~200mg/kg,缓慢静脉推注,每天 1~2 次,重症者可以每 4~6 小时一次,2~4 周为一个疗程。同时可予以改善心肌代谢的药物,如 1,6-二磷酸果糖、磷酸肌酸等。

（三）治疗心源性休克

出现心源性休克、完全性房室传导阻滞者可用肾上腺皮质激素治疗,常用地塞米松或氢化可的松。地塞米松 0.25~0.5mg/（kg·d）,静脉推注,每天 1~2 次;氢化可的松 5~10mg/（kg·d）,静脉滴注。疗程一般 1~2 周。也可用醋酸泼尼松龙治疗,剂量每次 2.5~5mg/kg,静脉滴注,一般用 3~5 天。

（四）纠正心力衰竭

只要血压能维持正常范围,重要脏器血供能够维持,尽可能避免或减少正性肌力药物的应用,以减少心肌的负荷。洋地黄虽然不增加心肌的氧耗,但心肌炎时,心肌应激性增高,易发生洋地黄中毒而产生心律失常,需要慎用。如需应用,应减小剂量,通常用饱和量的 1/2~2/3。

（五）控制心律失常

对疾病中出现的心律失常,只要不影响心功能,一般不予治疗。如出现阵发性心动过速、完全性房室传导阻滞等影响心排出量的心律失常,则须及时治疗。

（六）静脉免疫球蛋白

有报道用静脉免疫球蛋白（IVIG）治疗心肌炎取得较好疗效，剂量 2g/kg，用一次。

（七）免疫抑制剂

可用于重症病毒性心肌炎的患者。卡托普利治疗柯萨奇病毒 B 引起的心肌炎获得较好疗效，剂量 0.1~1mg/（kg·d），每 8 小时口服一次，疗程 4 周。

三、临床经验与注意事项

（一）诊断方面

由于新生儿心肌炎临床表现不典型，应注意与新生儿肺炎、败血症、缺氧缺血性心肌损害、心内膜弹力纤维增生症、先天性冠状动脉畸形等鉴别。

（二）治疗方面

予以限制液量、应用肾上腺皮质激素、输入丙种球蛋白治疗，同时需要积极纠正休克、改善心功能、抗心律失常等综合治疗。

（三）医患沟通

1. 新生儿心肌炎早期诊断较困难，容易误诊、漏诊，病死率高，首先要给患儿家属详细介绍患儿的诊断，告知病情严重程度以及可能出现的并发症和死亡风险。

2. 大多数患儿预后较好，少数转为慢性或留有后遗症，死亡率约 1.4%。心肌病变程度轻、治疗及时以及有足够的休息，预后较好；反之，则预后差。发病年龄越小，相对预后较差。心脏显著增大者易发生慢性心功能不全，预后差。而有严重心律失常者易发生猝死。在慢性或后遗症期，呼吸道感染、过度疲劳会导致原有的心律失常加重或重新出现。

（四）病历记录

1. 在病历中详细记录患儿的病史：包括母亲的孕期疾病、分娩过程中的感染风险、新生儿出生时是否有窒息等情况。

2. 动态记录临床表现、特殊体征及实验室检查结果等重要信息。

3. 在病历中记录与患儿家长的交流内容，包括解释诊断、治疗方案和回答问题的细节。

（钟桂朝　吴本清）

第六节　新生儿心包炎与心包积液

心包炎是由多种病因引起的心包炎症。心包炎和心包积液在新生儿期相对少见，心包炎可伴有心包积液，心包积液也可以是其他疾病的临床表现之一。急性大量心包积液可致心脏压塞，导致急性循环功能障碍，属临床急症。

一、诊断步骤

（一）病史采集

心包炎及心包积液可由病毒、细菌、结核等引起，需注意询问有无相关病史。

1. 病毒感染是婴儿期心包炎最常见的原因。许多引起心肌炎的病毒可导致心包炎，常见的有柯萨奇病毒、腺病毒、流感病毒、腮腺炎病毒、水痘病毒、EB 病毒等，注意有无相关病毒感染史。

2. 细菌性心包炎相对少见但往往病情较为严重。感染可来源于邻近器官或组织扩散（纵隔、胸膜等），也可继发于败血症血行性播散，以金黄色葡萄球菌最为常见，其余常见致病菌包括肺炎链球菌、流感嗜血杆菌、脑膜炎奈瑟菌和链球菌等，需询问有无邻近器官相关细菌感染或细菌性脓毒症等病史。

3. 结核感染可导致缩窄性心包炎，起病隐匿，新生儿罕见。需询问孕母或家庭成员有无结核病史。

4. 肿瘤、自身免疫性疾病、胎儿水肿综合征、心脏手术（心包切开术后综合征）等也可引起心包炎和心包积液，注意询问有无相关病史。

（二）临床表现与体格检查

心包积液的症状和体征主要取决于两个方面：心包积液发生的速度和心肌的功能状态。大量心包积液的快速积聚导致心脏压塞，引起急性循环功能障碍。在心包积液缓慢积聚的情况下，心肌的功能状态决定了症状和体征的严重程度，心肌功能受损的情况下症状、体征重，反之亦然。随着心包积液的进展，触发的代偿机制包括肺静脉和体循环静脉收缩以增加舒张期回心血量；心动过速以提高心输出量；阻力血管收缩以维持体循环压力等。

1. 发热　常有不同程度发热，化脓性心包炎患儿可有持续高热。

2. 心动过速　除发热导致外，心动过速是心包积液导致心输出量降低的代偿性改变。

3. 呼吸困难　呼吸困难是心包积液时最常见的症状，与支气管、肺受压及肺静脉回流受阻有关。

4. 心包摩擦音　是纤维素性心包炎的典型体征，于心前区最为明显，呈抓刮样粗糙音。当心包积液增多，脏壁层心包分开时心包摩擦音即消失。

5. 奇脉　桡动脉搏动吸气相显著减弱或消失，呼气相复原的现象称为奇脉，可在心包积液量较大的情况下出现（成人或年长儿中，动脉收缩压在吸气相和呼气相相差 10mmHg 以上时即可出现奇脉，新生儿该差值一般较小，较难判断）。

6. 血压改变及其他　大量心包积液时收缩压下降而舒张压改变不明显，故脉压变大，心脏压塞时血压下降，出现休克表现。其他包括心音遥远、颈静脉怒张、肝大等。

7. 心脏压塞 Beck 三联征　心包积液量达到一定程度，心包腔内压力明显增高，妨碍心脏充盈时，即发生心脏压塞。典型的心脏压塞 Beck 三联征是心音遥远、动脉压降低及中心静脉压增高。

（三）辅助检查

1. 心电图检查　常见窦性心动过速，合并心肌炎时可出现其他心律失常。QRS 低电压是心包积液的典型表现，可有 ST 段抬高及 T 波低平或倒置等改变。

2. X 线检查　存在不同程度的心影增大，取决于心包积液的量，少量心包积液时 X 线检查心影可无增大；心包积液量较大时，立位可见"梨形"或"烧瓶样"心影，同时可见肺血管影增粗表现（肺淤血）。

3. 超声心动图　超声心动图是确诊心包积液的最佳工具，心包积液的二维超声表现为脏层心包和壁层心包间探查到液性暗区。除可确定心包积液的诊断，超声心动图还可动态监测心包积液量的变化和心功能状态，判断有无心脏压塞及指导心包穿刺。

（四）诊断要点

1. 临床有发热、心动过速、呼吸困难等表现。

2. 体格检查可有心包摩擦音、心音遥远。

3. 立位 X 线胸片可见"梨形"或"烧瓶样"心影，超声心动图可确诊心包积液。

（五）鉴别诊断

发热、呼吸困难等需与脓毒症、肺炎等鉴别；心动过速、心电图改变需鉴别心律失常、心肌炎；明确有心包积液者需鉴别何种病原体感染或非感染性因素所致。

二、治疗方案

1. 心包穿刺或引流　如心包炎或心包积液原因不明，需行心包穿刺或外科引流，对抽取液作生物学（细菌、真菌等）、生化、细胞分类等检查，包括寻找肿瘤细胞等以明确病因。

2. 心脏压塞急救　需行心包穿刺或外科引流紧急减压，在准备穿刺或引流的同时给予静脉输注血浆或人血白蛋白以提高中心静脉压，增加心脏充盈度从而获得暂时的循环稳定，为穿刺或引流争取时间。新生儿心包积液发生心脏压塞时，行心包穿刺抽出数毫升心包积液即可挽救生命。

3. 原发病治疗　化脓性心包炎需行心包切开并经抗生素治疗 4~6 周，结核性心包炎抗结核治疗，病毒性心包炎无特殊治疗手段。治疗其他原发病如自身免疫性疾病、肿瘤等。

4. 手术治疗　缩窄性心包炎的治疗是完全切除心包。

三、临床经验与注意事项

1. 诊断方面　新生儿心包炎和心包积液相对少见，积液量少时临床症状不明显，容易漏诊，应提高警惕，出现发热、呼吸增快及心动过速时需考虑本病可能。查体需仔细，注意辨别心音异常，肝脏大小及血压改变，及时完善超声心动图检查。

2. 治疗方面　大量心包积液时需紧急心包穿刺，如操作经验不足，及时请相关科室会诊。

3. 医患沟通　诊断、治疗过程中应随时、多次与患儿家长沟通，解答问题并告知预后，避免因沟通不到位导致家长不满从而引发医患矛盾。

4. 病历书写　急性心包炎时心包积液可短时间内迅速增多，应注意及时记录患儿临床表现、体格检查及辅助检查特别是超声心动图变化情况；医患沟通内容也应及时记录，勿遗漏签署特殊检查、治疗同意书。

（钟桂朝　吴本清）

参 考 文 献

1. Michael Artman. Neonatal Cardiology. 3rd ed. McGraw-Hill Education, 2017.
2. Alboliras ET. Visual Guide to Neonatal Cardiology. WILEY Blackwell, 2018.
3. Constantine Mavroudis. Pediatric Cardiac Surgery. 4th ed. WILEY-BLACK WELL, 2013.
4. 许平,申青华,杨春燕,等.新生儿暴发性心肌炎11例临床特点分析.中华新生儿科杂志(中英文),2018,33(3):196-199.
5. 齐欣.心包压塞的超声心动图表现.中华心脏与心律电子杂志,2017,5(3):129-134.
6. Myung KP. Park's Pediatric Cardiology for Practitioners. 6th ed. USA: ELSEVIER, 2014.

第七节 新生儿毛细血管渗漏综合征

新生儿毛细血管渗漏综合征(capillary leak syndrome, CLS)是由某种因素导致广泛的毛细血管内皮损伤、血管通透性增高、大量血浆蛋白渗漏到组织间隙引起的综合征,是以低蛋白血症、低血压、急性肾缺血和全身高度水肿为主要临床表现的一组临床综合征。CLS可导致顽固性低血压,并可引起多器官功能衰竭,甚至死亡。

一、诊断步骤

(一)病史采集

当患儿存在重症感染、脓毒血症、重度窒息与缺氧缺血性脑病,以及急性肺损伤或呼吸窘迫综合征等病史,并出现全身性水肿、血压及中心静脉压降低、体重增加、血液浓缩、低蛋白血症,补充小分子晶体物质后水肿更加严重的表现,应高度怀疑发生CLS。

(二)临床表现与体格检查

1. 毛细血管渗漏期(leak phase) 常持续1~4天,此期因毛细血管内皮损伤通透性高,细胞内液体大量漏出到血管外,致全身循环血量下降,进而出现难以控制的低血压、弥散性全身水肿、腹水、胸腔积液、心包积液及心、脑、肾等重要脏器血液灌注严重不足,若处理不及时,可因脏器缺氧缺血而发生多器官功能障碍综合征(MODS)。

2. 毛细血管恢复期(post-leak phase) 又称

为血管再充盈期,此时损伤的血管内皮功能逐渐恢复,毛细血管通透性增高现象逐步纠正,血浆、清蛋白等大分子物质逐渐被重吸收,血容量逐渐恢复正常。此期若补液不当,可因组织缺氧缺血,进而发生急性左心衰竭或急性肺水肿,血氧含量下降、氧转运量减少、低氧血症和组织缺氧,严重者可导致患儿死亡。

(三)辅助检查

1. 胶体渗透浓度监测 根据输入清蛋白后测定细胞外液菊粉分布容量和进行生物电阻抗分析,观察到胶体渗透浓度的改变是诊断CLS的金标准,但此方法难以在临床上推广应用。

2. 实验室检查
(1)血常规提示血液浓缩,及红细胞压积、白细胞计数和血小板增多。
(2)血生化提示低蛋白血症。

3. 中心静脉压(CVP)监测 CVP降低,不能维持在6~10cmH$_2$O。

4. 补液试验 输注小分子晶体液10~20ml/kg后水肿加重,提示可能存在CLS。

(四)诊断要点

1. 存在明确的诱发因素。
2. 临床出现严重低血压、血液浓缩、低蛋白血症和全身性水肿。
3. 补液试验后水肿加重。

(五)鉴别诊断

新生儿CLS需与急性肾衰竭(少尿型)、Clarkson综合征、遗传性血管性水肿及新生儿硬肿症鉴别。Clarkson综合征与CLS极为相似,表现为低血压、低蛋白血症、全身性水肿及血液浓缩,但其没有明显诱因,多伴有血清异型球蛋白水平异常增高,可反复发作。遗传性血管性水肿是由C1酯酶抑制剂缺陷引起的先天性常染色体显性遗传病,水肿多位于皮下组织疏松部位,严重者也可出现呼吸道和胃肠道水肿,一般不发生全身性水肿,血压正常。

二、预防

目前尚无特异性的预防方法,积极治疗原发病是预防CLS的根本途径。

三、治疗方案

新生儿CLS治疗原则及目标:积极处理原发病;恢复正常循环血容量、保证组织的有效灌注；改善毛细血管通透性及循环功能；维持足够氧供。

（一）积极处理原发病

积极治疗原发病是控制 CLS 的最根本措施。主要包括呼吸支持及控制感染。如对呼吸窘迫的患儿尤其是早产儿可使用肺表面活性物质及肺保护性通气策略、对脓毒症患者进行早期集束化治疗等。

（二）保证有效的灌注

急性期（毛细血管渗漏期）液体复苏是治疗成功的关键。

1. 定性　在液体复苏时选择晶体液还是胶体液尚存在争议。

（1）晶体液：0.9% 氯化钠溶液是传统的晶体液，渗漏期 CLS，毛细血管通透性明显增加，晶体液更容易渗漏到组织间隙，血容量难以维持，因此晶体液一般不作为首选，但临床上最易得到，可作为急性期胶体液前的权宜选择。

（2）胶体液：①天然胶体：这类制剂通常指全血、白蛋白、红细胞悬液、新鲜或冻干血浆等。在临床工作中对于 CLS 急性期患儿使用人血清蛋白（每次 1g/kg），4 小时内连用 2 次，配合髓袢利尿剂（呋塞米）应用 1~3 天，大多数患儿可出现血压维持可、尿量增多的效果。②人工胶体：有研究报道应用羟乙基淀粉在 CLS 急性期扩容的作用，但仍缺乏循证依据，需要进一步探讨。

（3）高渗氯化钠溶液（3%、5%、7.5% 氯化钠）：高渗氯化钠溶液具有较高的扩容效能，有报道重复应用 3% 氯化钠 5ml/kg，可使得血钠维持在 145mmol/L，临床效果良好，但也有研究表明使用 3% 氯化钠对 CLS 死亡的发生有显著影响，有待更多的临床实践。

2. 定量和定速　需在严密监测下（包括精神状况、皮肤颜色、尿量、呼吸、血压、血气分析、经皮血氧饱和度、休克指数等）进行补液。临床中根据病因的不同，每组液体为 10~20ml/kg，在 15~20 分钟（≥5 分钟）内输注完成，根据治疗反应适当调整。初始液体复苏（头 1 小时）常需 40~60ml/kg，甚至 200ml/kg。进入毛细血管恢复期随着毛细血管通透性的逐渐恢复，大分子物质回流到血管内，血容量增加，应适当限制入水量，适当利尿，应警惕肺水肿、脑水肿、水电解质紊乱等不良结局，必要时给予连续肾脏替代治疗或腹膜透析。

（三）改善毛细血管通透性

1. 小剂量糖皮质激素　使用相当于生理剂量的小剂量糖皮质激素，可改善毛细血管通透性，抑制炎症反应。有研究表明小剂量氢化可的松（每次 1~2mg/kg，每 6~8 小时 1 次）效果较明显。

2. 乌司他丁　是一种广谱的蛋白水解酶抑制剂，能够减少内皮细胞损伤，改善其通透性，减少渗漏，起到"堵漏"的作用，但缺乏在新生儿 CLS 中应用的循证依据。

（四）机械通气保证组织氧供

在 CLS 的渗漏期，肺间质液体渗出使肺顺应性降低，通气阻力增加，换气效率降低，此病理过程与急性呼吸窘迫综合征相似。因此，机械通气宜参照 ARDS 治疗原则，采用较高的吸入氧浓度，增加呼气末正压，延长吸气时间。

四、临床经验与注意事项

（一）诊断方面

目前临床主要根据临床表现诊断新生儿 CLS。但需要与系统性 CLS、遗传性血管性水肿、植入综合征、新生儿硬肿症等疾病相鉴别。

（二）治疗方面

1. CLS 渗漏期和恢复期无明显界限，应根据患者的一般状况和连续血流动力学监测结果适时、适度地调整输入液体的种类、量和速度，是患者平稳度过毛细血管渗漏期的重要保证。

2. 持续、动态、全面的监测和动态的调整才能准确把握患者病情变化及对治疗的需求。

（三）医患沟通

1. CLS 通常病情危重，临床表现复杂，其损害可以是局部炎症改变，也可以是难以控制的大范围炎症病变，病期之间界限模糊，严重时可引起心、肺、肾等器官功能衰竭。首先要给患儿家属详细介绍患儿的诊断，告知病情严重程度，以及可能出现的并发症和死亡风险。

2. CLS 治疗过程中往往需要机械通气、PS 替代治疗，甚至肾脏替代治疗等，医疗费用很高。在应用这些治疗前应及时与患儿家属沟通，告知治疗目的和可能出现的并发症，争取取得其理解，并同意治疗。

（四）病历记录

1. 认真记录患儿病情变化与治疗过程，实时书写和分析应用各种辅助检查、用药及治疗的结果，以及疗效观察记录。

2. 及时完成危重病例讨论、疑难病例讨论和危重症抢救记录。

（燕旭东　吴本清）

参 考 文 献

1. Yang LF, Ding JC, Zhu LP, et al. Continuous renal replacement therapy rescued life-threatening capillary leak syndrome in an extremely-low-birth-weight premature: a case report. Ital J Pediatr, 2021, 47（1）: 116.

2. 农绍汉. 新生儿毛细血管渗漏综合征. 中国当代儿科杂志, 2020, 22（10）: 1056-1060.

3. 林雅茵, 林新祝, 赖基栋, 等. 新生儿毛细血管渗漏综合征68例分析. 中华围产医学杂志, 2019, 22（11）: 793-796.

4. 方成志, 彭凯伟. 新生儿毛细血管渗漏综合征的实践. 中华实用儿科临床杂志, 2019, 34（14）: 1041-1043.

第十三章

神经系统疾病

第一节　新生儿癫痫综合征

癫痫发作是新生儿期最常见的神经系统急症,活产儿中发生率为 0.1%~0.5%。常见病因包括缺氧缺血性脑病、脑梗塞或出血、中枢感染、皮质畸形、先天性代谢性疾病或遗传因素等。癫痫综合征(epilepsy syndrome)为一组具有特征性临床和脑电图表型,且通常具有特定病因(结构、遗传、代谢、免疫及感染)的癫痫疾病。

一、新生儿癫痫综合征的分类

2022 年 5 月国际抗癫痫联盟(International League Against Epilepsy, ILAE)疾病分类与定义工作组对癫痫综合征进行了新的定义和分类,根据起病年龄分为新生儿和婴儿期起病、儿童期起病、可在各年龄段起病及特发性全面性癫痫。进一步根据发作类型,将每个年龄组的癫痫综合征细分为全面性癫痫综合征、局灶性癫痫综合征及全面性和局灶性癫痫综合征,且为伴发育性和癫痫性脑病(developmental and epileptic encephalopathies, DEE)的综合征和伴进行性神经功能退化的综合征建立了一个单独的类别。从预后角度,癫痫综合征分为:①自限性癫痫综合征,即很可能有自发缓解;②伴 DEE 或神经功能进行性恶化的癫痫综合征,即发育障碍与独立于癫痫样活动的潜在病因和癫痫性脑病均相关;③预后介于两者之间的其他癫痫综合征。本节主要介绍五种临床常见的新生儿癫痫综合征。

（一）自限性（家族性）新生儿癫痫

自限性（家族性）新生儿癫痫(self-limited (familial) neonatal epilepsy, SeLNE)发病率为 5.3/100 000 例活产儿,分为家族性与非家族性 SeLNE。家族性为常染色体显性遗传,大多由电压门控钾通道基因(*KCNQ2* 和 *KCNQ3*)的致病

变异所致。非家族性 SeLNE 是由这些基因的新发致病变异所致。常发作于出生后 7 天内、其他方面正常的新生儿,通常在 6 周至 6 个月内缓解,但也有部分患者会进展为持续性癫痫。患儿通常发育正常,部分可遗留轻度发育迟缓。最常见发作类型为局灶性强直性发作,累及头、面部和四肢,也可发生局灶性阵挛性发作。发作期脑电图与其他类型的电发作等无区别,发作间期脑电图背景可以是正常的。

（二）自限性家族性新生儿 - 婴儿癫痫

自限性家族性新生儿 - 婴儿癫痫(self-limited familial neonatal-infantile epilepsy, SeLFNIE)为常染色体显性遗传,大多由 *SCN2A* 基因的致病变异引起。特征为局灶性强直性或局灶性阵挛性发作,且无其他神经系统异常。通常在出生后数日至数月内开始出现癫痫发作,癫痫发作通常在 1~2 岁前缓解,且不会复发。在活动性癫痫发作期可能观察到中央区和后区脑电图慢波或局灶放电,发作间期脑电图一般正常。

（三）早期婴儿发育性癫痫性脑病

早期婴儿发育性癫痫性脑病(early infantile developmental and epileptic encephalopathy, EIDEE)包括之前被归类为新生儿和婴儿期的 Ohtahara 综合征(大田原综合征)和早期肌阵挛脑病。EIDEE 发病率约为 10/10 万活产儿,癫痫发作在出生后 3 个月以内,发作频繁,属于典型的药物难治性癫痫。发作的主要类型包括局灶性强直、全面性强直、肌阵挛、局灶性阵挛及癫痫性痉挛,发作间期脑电图表现异常,包括暴发抑制、弥漫性慢波或多灶性放电。EIDEE 婴儿可能发展为婴儿癫痫痉挛综合征(infantile epileptic spasms syndrome, IESS),然后在儿童期可发展为 Lennox-Gastaut 综合征。几乎所有 EIDEE 的婴儿都会有中度到重度智力残疾,通常共患运动障碍,包括舞蹈症、肌张力障碍及震颤等。此外,EIDEE 也与皮层性视损伤、行为问题、喂养困难,以及早期死亡

率增加有关。

（四）KCNQ2 相关 DEE（KCNQ2-DEE）

是由于 *KCNQ2* 基因新发错义突变导致的新生儿起病的发育性 DEE，不同于 SeLNE。出生后最初几天内起病，在严重的新生儿脑病的背景下，出现神经系统和行为异常。癫痫发作通常具有强直性症状表现，但不是典型的强直性痉挛；也可表现为肌阵挛性和/或局灶性癫痫发作。通常对新生儿惊厥常用的一线药物如苯巴比妥无效，对奥卡西平、卡马西平及苯妥英钠等 Na$^+$ 通道阻滞剂有效，可以部分或完全控制发作，应早期应用。超过一半的患者癫痫发作会在数月至数年内消退，但受累儿童通常存在中至重度全面性神经发育障碍。随着基因检测的普及，可能会发现更多介于自限性新生儿癫痫和 *KCNQ2*-DEE 之间的中间型病例，嵌合体可以表现为轻度表型。

（五）吡哆醇依赖性 DEE 和吡哆胺 5'-磷酸氧化酶缺乏性 DEE

大多数吡哆醇依赖性 DEE（pyridoxine-dependent developmental and epileptic encephalopathy, PD-DEE）和吡哆胺 5'-磷酸氧化酶缺乏性 DEE（pyridoxamine 5'-phosphate oxidase deficiency developmental and epileptic encephalopathy, P5PD-DEE）患儿在宫内或出生后不久就出现癫痫发作，且同时合并脑病。癫痫发作的类型多变，包括多灶性肌阵挛、局灶性发作、癫痫性痉挛和全面性强直-阵挛性发作。癫痫发作可能很频繁，可进展为癫痫持续状态。发作间期脑电图通常存在显著异常，呈暴发抑制模式和大量的多灶性癫痫样放电。颅脑 MRI 可能正常或在重度脑病的情况下显示白质水肿。基因检测有助于测定 PD-DEE 患者的 ALDH7A1 或 PLPB 基因致病变异，或 P5PD-DEE 患者的 PNPO 基因致病变异。几乎所有 PD-DEE 和 P5PD-DEE 患者的癫痫发作都分别对吡哆醇和吡哆醛-5'-磷酸治疗反应迅速。早期开始赖氨酸限制饮食可改善长期结局；L-精氨酸治疗也是该综合征的治疗方法之一。

二、诊断步骤

对于新生儿癫痫发作，应首先评估是否有可治疗的病因，尽早减轻潜在脑损伤，尤其是代谢紊乱（例如低血糖、低钙血症和低镁血症）、中枢感染和全身感染相关的癫痫发作。

（一）病史采集

尝试识别癫痫发作的危险因素和基础病因。

1. **出生史** 全面的出生史筛查，包括缺氧、颅内出血及产伤等高危因素。

2. **母体病史** 包括母亲既往不良妊娠史及合并疾病史。

3. **家族史** 详尽的家族史包括早期同胞不明原因死亡、遗传性代谢病，以及癫痫家族史。

（二）体格检查

1. **一般体格检查** 包括生命体征评估，以及头围、胎记、畸形或任何可能的感染体征。

2. **神经系统检查** 包括精神反应、神志状态、肌力、肌张力、脑神经及运动检查，筛查结构性脑损伤或新生儿脑病。

（三）辅助检查

1. **实验室检查** 根据情况，行血清、尿液、脑脊液检查，及代谢产物水平的评估。

2. **脑电图检查** 连续视频脑电图（vEEG）是新生儿癫痫诊断的金标准。脑电图监测应该持续至婴儿无发作 24 小时后，发作间期稳定且 24 小时后没有记录到癫痫发作，可停止监测。在不能进行 vEEG 监测的情况下，可以使用带有原始脑电图的振幅整合脑电图（amplitude integrated EEG, aEEG）监测，但 aEEG 上看到的事件诊断为疑似癫痫发作。

3. **影像检查** 头颅 MRI 是首选影像检查，以评估并查找缺氧缺血性损伤、颅内出血、缺血性脑卒中或脑畸形的证据，必要时需追加磁共振血管造影或波谱成像。

4. **基因检测** 对于发生癫痫的新生儿，如果通过初始病史、查体和神经影像学检查未能发现急性诱发性癫痫发作病因，则行基因检测。

（四）诊断要点

强调 vEEG 是新生儿癫痫发作诊断的金标准。若没有脑电图监测条件，只有临床评估时，局灶阵挛发作和局灶强直发作也认为是疑似癫痫发作，而其他临床事件如自动症、植物性神经发作、行为异常等均需要脑电图确认，只有在没有脑电图监测下才可以视为可能癫痫发作。无明显不对称性的全身性伸肌强直姿势事件不作为癫痫发作。

（五）鉴别诊断

新生儿癫痫综合征需要与非癫痫性阵发性事件和非惊厥行为相鉴别。另外，需要注意有些镇静剂、肌松剂过量,也可能引起类似惊厥的表现,需通过监测血药浓度鉴别。

三、治疗方案

新生儿癫痫发作的治疗不仅取决于病因,也取决于发作负荷,部分专家建议每小时 30~60 秒的发作负荷应作为初始抗癫痫治疗的适应证。

(一) 一线药物选择

苯巴比妥为抗新生儿癫痫发作的一线治疗药物。初始静脉输注剂量为 20mg/kg,随后维持剂量为 4~6mg/(kg·d),分 2 次给药。如果癫痫发作在首个负荷剂量后未缓解,应重复快速给药 10~20mg/kg,24 小时总剂量可至 50mg/kg。

(二) 二线药物选择

最常使用药物包括左乙拉西坦、利多卡因和咪达唑仑等。

1. 左乙拉西坦　负荷剂量为 60mg/kg,静脉给药,随后给予维持剂量 60mg/(kg·d),分 3 次静脉给药。

2. 利多卡因　如没有利多卡因的禁忌证(如先天性心脏病及已用磷苯妥英/苯妥英治疗),利多卡因可能是首选的二线药物。通常先快速给药(2mg/kg,持续 10 分钟),随后持续输注 7mg/(kg·h),维持 4 小时,并在接下来的 24 小时中每 12 小时减少 50% 的剂量,最长输注时间为 48 小时,需要连续监测心电图、心率和血压。

3. 咪达唑仑　确保气道开放时,癫痫持续状态新生儿也可选择使用持续输注咪达唑仑。首先快速给予 0.15mg/kg,然后以 1μg/(kg·min) 的速率开始持续输注,每 2 分钟增加 0.5~1μg/(kg·min) 以达到控制脑电图惊厥,或者达到最大速率 18μg/(kg·min)。如果在首次快速给予咪达唑仑后 15~30 分钟时癫痫持续状态仍然持续,则再次快速给予咪达唑仑 0.10~0.15mg/kg。如果癫痫发作经标准治疗无效,则应尝试静脉给予维生素 B$_6$ 和吡哆醇治疗,以纠治 PD-DEE 及相关疾病。

(三) 新生儿癫痫综合征

与急性诱发性癫痫发作不同,新生儿癫痫综合征还需药物维持治疗。应根据婴儿个体情况制订长期方案。通常给予维持剂量的苯巴比妥 3~6mg/(kg·d),并监测血药浓度。然而,对于疑似离子通道病所致癫痫,卡马西平 10mg/(kg·d) 或奥卡西平 35mg/(kg·d) 可能有效;另

外重度难治性癫痫往往需要联合抗癫痫治疗。EIDEE 的治疗与年长儿童癫痫相似,联合使用抗癫痫发作药物、膳食疗法和对某些婴儿实施癫痫手术。

四、临床经验与注意事项

(一) 诊断方面

1. 大部分新生儿癫痫发作是由可识别的病因引起的急性诱发性事件,即使怀疑自限性新生儿癫痫综合征,仍有必要全面评估急性诱发性新生儿癫痫发作,例如由缺氧缺血性脑病、脑梗塞或出血、中枢感染或代谢原因引发。

2. 如果通过初始病史、查体和神经影像学检查未能发现急性诱发性癫痫发作病因,则行基因检测。

(二) 治疗方面

1. 对于疑似离子通道病所致癫痫新生儿,卡马西平或奥卡西平可能有效。

2. 重度难治性癫痫往往需要联合抗癫痫治疗。

(三) 医患沟通

1. 首先要给患儿家属详细介绍患儿的诊断,告知病情严重程度,以及预后和死亡风险。

2. 部分新生儿癫痫综合征需药物维持治疗,难治性癫痫发作预后不佳,可能存在神经发育障碍,积极与家长沟通。

(四) 病历记录

1. 病历记录的重点是母孕史、出生史、临床表现,尤其是神经系统体格检查及辅助检查结果。

2. 认真记录患儿病情变化与治疗过程,实时书写和分析应用各种辅助检查、用药及治疗的结果,以及疗效观察记录。

(王利　夏红萍)

第二节　新生儿缺氧缺血性脑病

新生儿缺氧缺血性脑病(hypoxic-ischemic encephalopathy,HIE)是指围产期窒息导致脑的缺氧缺血性损害,临床出现一系列中枢神经系统异常的表现。围生期窒息和与其相关 HIE 是导致足月儿获得性脑损伤的重要原因,也是新生儿围生期死亡和严重伤残的主要原因。在发达国家,HIE 的发病率为 1‰~8‰,而在资源相对匮乏的国家,其发病率约为 26‰。

一、诊断步骤

（一）病史采集

本病多发生于足月儿，但也可发生在早产儿。常有各种原因导致的胎儿宫内窘迫史，如脐带绕颈、羊水异常等，也常见于分娩过程及出生后的窒息缺氧。存在导致胎儿宫内窘迫的高危因素及分娩过程中有窒息史的患儿应密切监测，警惕 HIE 的发生。

（二）临床表现与体格检查

HIE 患儿常在出生后不久出现神经系统症状。轻度的可出现过度兴奋、易惊、激惹、肌张力增高等神经兴奋性增高表现。重度患儿可出现嗜睡、昏迷、肌张力减弱、原始反射异常减弱或消失。甚至出现惊厥、呼吸不规则、瞳孔改变、对光反应迟钝或消失、前囟张力增高等表现。

（三）辅助检查

1. 脑电图检查　在生后 1 周内检查。表现为脑电活动延迟（落后于实际胎龄）、异常放电、缺乏变异、背景活动异常（以低电压和暴发抑制为主）等。有条件时，可在出生早起进行振幅整合脑电图（aEEG）连续监测。

2. 头颅超声检查　可在病程早期（72 小时内）开始检查。有助于了解脑水肿、脑室内出血、基底核、丘脑损伤和脑动脉梗死等 HIE 的病变类型。脑水肿时可见脑实质不同程度的回声增强，结构模糊，脑室变窄或消失，严重时脑动脉搏动减弱；基底核和丘脑损伤时显示为双侧对称性强回声；脑梗死早期表现为相应动脉供血区强回声，数周后梗死部位可出现脑萎缩及低回声囊腔。

3. 头颅 CT 检查　一般以生后 4~7 天为宜。脑水肿时，可见脑实质呈弥漫性低密度影伴脑室变窄；基底核和丘脑损伤时呈双侧对称性高密度影；脑梗死表现为相应供血区呈低密度影。有病变者 3~4 周后宜复查。

4. 头颅 MRI 检查　对 HIE 病变性质与程度评价方面优于 CT，对矢状旁区和基底核损伤的诊断尤为敏感。常规采用 T_1WI，脑水肿时可见脑实质呈弥漫性高信号伴脑室变窄；基底核和丘脑损伤时呈双侧对称性高信号；脑梗死表现为相应动脉供血区呈低信号；矢状旁区损伤时皮质呈高信号、皮质下白质呈低信号。弥散成像（DWI）对缺血脑组织的诊断更敏感，病灶在生后第 1 天即可显示为高信号。

（四）诊断要点

临床表现是诊断 HIE 的主要依据，同时具备以下 4 条可确诊，第 4 条暂时不能确定时可作为拟诊病例。

1. 有明确的可导致胎儿宫内窘迫的异常产科病史，以及严重的胎儿宫内窘迫表现（胎心 <100 次 /min，持续 5 分钟以上；和 / 或羊水 III 度污染），或者在分娩过程中有明显窒息史。

2. 出生时有重度窒息，指 Apgar 评分 1 分钟 ≤3 分，并延续至 5 分钟时仍 ≤5 分，和 / 或出生时脐动脉血气 ≤7.00。

3. 出生后不久出现神经系统症状，并持续至 24 小时以上，如意识改变（过度兴奋、嗜睡、昏迷），肌张力改变（增高或减弱），原始反射异常（吸吮、拥抱反射减弱或消失），病重时可有惊厥，脑干征（呼吸节律改变、瞳孔改变、对光反应迟钝或消失）和前囟张力增高。

4. 排除电解质紊乱、颅内出血和产伤等原因引起的抽搐，以及宫内感染、遗传代谢性疾病和其他先天性疾病所引起的脑损伤。HIE 的神经症状在出生后是变化的，一般于 72 小时达高峰，随后逐渐好转，严重者可恶化。

临床应对出生 3 天内的新生儿神经症状进行分度（表 13-1）。

二、预防

产前及产时监测是预防 HIE 重要环节。产前检查能及时发现和治疗各种妊娠并发症，合并症等高危因素，使之避免或减少胎儿宫内缺氧及难产的发生。在分娩时进行严密监测，认真仔细观察产程，及时发现和妥善处理胎儿宫内缺氧及难产，并对高危分娩及时作好新生儿复苏的准备。

三、治疗方案

新生儿 HIE 的发病率和病死率均较高，且是引起永久性神经系统后遗症的主要原因，因此应及早进行积极有效的治疗，以减轻 HIE 患儿的脑损伤程度，减少神经系统功能障碍。

（一）一般治疗

1. 呼吸支持　HIE 患儿呼吸可能受到脑病、胎粪吸入和癫痫发作等影响，应尽早考虑呼吸支持，维持正常的氧分压和二氧化碳分压，避免低氧血症、高氧血症、高碳酸血症和低碳酸血症的发生，以保证脑灌注。但仍需注意高氧损伤。

2. 循环支持　维持正常动脉血压值，避免

表 13-1　HIE 临床分度

| 分度 | 意识 | 肌张力 | 原始反射 | | 惊厥 | 中枢性呼吸衰竭 | 瞳孔改变 | EEG | 病程及预后 |
			拥抱反射	吸吮反射					
轻度	兴奋、抑制交替	正常或稍增高	活跃	正常	可有肌阵挛	无	正常或扩大	正常	症状在 72h 内消失,预后好
中度	嗜睡	减低	减弱	减弱	常有	有	常缩小	低电压,可有痫样放电	症状在 14d 内逐渐消失,可能有后遗症
重度	昏迷	松软、或间歇性肌张力增高	消失	消失	有,可呈持续状态	明显	不对称或扩大,对光反射迟钝	暴发抑制,等电线	症状可持续数周,病死率高,存活者多有后遗症

发生体循环低血压(加重缺血)、高血压(导致脑出血的风险)和血液高凝状态。尽早考虑侵入性血压监测,保持足够的血压(足月儿平均动脉压 >40mmHg),以确保充足的器官灌注;尽早考虑正性肌力支持,静脉输注多巴酚丁胺 / 多巴胺 5~20μg/(kg·min),心电图及心彩超评估心功能。

3. 内环境维持　血糖维持在 4.2~5.5mmol/L,避免低血糖加重脑损伤。避免高血糖,因其高渗透作用可能导致脑出血和血乳酸堆积等不良结局。适量限制入液量,但不能以牺牲正常血压和内环境稳定为代价,应维持尿量 >1ml/(kg·h)。只有在颅内压明显升高,导致脑灌注压严重下降时使用甘露醇。不建议使用激素减轻脑水肿。

4. 控制惊厥　预防性应用苯巴比妥并不能降低足月儿 HIE 的病死率和严重伤残发生率。但 HIE 背景下的癫痫发作通过增加大脑代谢需求、缺氧和兴奋性损伤具有有害影响,并可能恶化神经发育结果。需密切观察是否有提示癫痫发作的异常运动,并完善脑电图。临床常规使用苯巴比妥作为一线抗惊厥用药。

5. 其他治疗　强调临床管理的连续性和整体性,所有其他任何治疗措施都基于支持对症治疗基础之上。注意有无败血症的危险因素和体征,如果怀疑败血症,进行血培养,抗感染治疗,并在病情稳定时进行腰椎穿刺。中度或重度脑病的婴儿坏死性小肠结肠炎的风险增加,建议禁食至少48 小时,临床症状改善时缓慢加奶。

(二)亚低温治疗

是目前治疗新生儿 HIE 的主要方法,可显著降低 HIE 患儿的病死率,同时可降低存活者不良

神经发育结局和脑瘫的发生率,随访到学龄前期亚低温治疗的保护效果仍然存在。

1. 亚低温治疗纳入标准　同时满足(1)、(2)和(3)。

(1)出生胎龄≥35 周和出生体重≥2 000g。

(2)胎儿或复苏成功后的新生儿出现缺氧缺血证据,满足以下 4 项中的任意 1 项:有胎儿宫内窘迫的证据如子宫和 / 或胎盘破裂、胎盘早剥、脐带脱垂或严重胎心异常变异或晚期减速;5 分钟 Apgar 评分≤5 分;脐血或生后 1 小时内动脉(不能获得动脉血标本时,可用毛细血管血或静脉血代替)血气分析 pH≤7.10,或碱剩余≥−12mmol/L;出生后需正压通气 >10 分钟。

(3)神经功能评估提示存在中度及以上的 HIE。

2. 亚低温治疗相对禁忌证

(1)存在严重的先天性畸形。

(2)颅脑创伤或中、重度颅内出血。

(3)全身性先天性病毒或细菌感染。

(4)临床有自发性出血倾向或血小板计数 <50 × 10^9/L。

3. 亚低温治疗的实施　符合纳入标准的 HIE 患儿生后 6 小时内应启动亚低温治疗,启动时间越早神经保护效果越好。亚低温治疗的目标温度为 34℃,范围为 33~35℃,维持治疗时间为 72 小时。开展亚低温治疗新生儿 HIE 需要具备新生儿重症监护和基本支持治疗技术,应注意纠正电解质紊乱、感染性疾病的诊断和抗菌药物应用、镇静剂应用、药代动力学和药效学的影响等。亚低温治疗期间需要密切监护脏器功能,出现严重不良事件,包括:严重心律失常、低血压、肺动脉高压、

肾功能障碍和凝血功能异常等,应积极处理,经过积极处理不能缓解的需要终止亚低温治疗。亚低温治疗期间出现的并发症多数是窒息本身而非低温治疗导致的,总的来说,亚低温治疗是安全的。

四、临床经验与注意事项

1. 诊断方面 根据诊断标准,详细询问围产期病史,有无宫内窘迫史或出生窒息史,是否有低 Apgar 评分。并注意患儿的神经系统症状体征,结合相关辅助检查,排除其他原因引起的脑损伤。

2. 治疗方面 重视支持对症治疗,积极呼吸支持,维持正常的氧分压和二氧化碳分压,以保证脑灌注,及时纠正酸中毒,维持正常的水、电解质、酸碱平衡等内环境稳定。积极评估有无亚低温治疗指征及禁忌证,尽早启动亚低温治疗。

3. 医患沟通 首先要给予患儿家属详细介绍患儿的诊断,告知病情严重程度,并发症及死亡风险。中重度的 HIE 患儿虽经过积极救治仍可能存在神经系统后遗症风险,需与家属积极沟通病情,详细告知。另外,治疗过程中可能需要机械通气、亚低温治疗等特殊治疗,在应用这些治疗前应及时与患儿家属沟通,告知治疗目的和可能出现的并发症,取得其理解,并同意治疗。

4. 病历记录 病历记录的重点是围产期病史、出生史、临床表现及辅助检查结果的记录与分析。及时填写医患沟通记录和特殊治疗的知情同意书。认真记录患儿病情变化与治疗过程,实时书写和分析应用各种辅助检查、用药及治疗的结果,以及疗效观察记录。

（周琳 夏红萍）

第三节 新生儿颅内出血

新生儿颅内出血（intracranial hemorrhage, ICH）是新生儿期常见疾病,与这一阶段自身的解剖生理特点和多种围产期高危因素有关,依不同的病因,可发生不同部位的颅内出血,最具特征性的出血类型为生发基质-脑室内出血（germinal matrix hemorrhage and intraventricular hemorrhage, GMH-IVH）,也可发生硬脑膜下出血、蛛网膜下腔出血、脑实质出血、小脑及丘脑、基底核等部位出血。足月儿症状性 ICH 的发生率为（0.27~0.49）/1 000 活产儿。GMH-IVH,又称脑室内出血（IVH）,是最常见的颅内出血类型,占新生儿颅内出血的 80% 以上,是新生儿尤其是早产儿脑损伤的重要原因。本章节重点介绍 IVH。

早产儿 IVH 一般起源于胚胎生发基质（GM）,由于其结构脆弱和脑血流不稳定。当出血量增加,血液经破溃的室管膜流入脑室内则形成 IVH。也有些出血直接源于脑室内的脉络丛。IVH 最常发生于胎龄 <32 周的极早产儿或极低出生体重儿。研究报告,极早产儿 IVH 的总体风险为 20.2%,重度 IVH 的风险为 5.2%。胎龄愈小发病率愈高,胎龄每增加 1 周,IVH 发生率降低 3.5%。2019 年中国新生儿重症监护室协作性质量改进研究协作组的报告显示,出生胎龄 <26 周、26~28^{+6} 周、29~31^{+6} 周、32~33^{+6} 周的早产儿重度 IVH 的发生率分别为 25.2%、12.1%、5.2%、2.8%。

一、诊断步骤

（一）病史采集

IVH 一般发生于早产儿,其他危险因素包括:绒毛膜羊膜炎、缺乏产前糖皮质激素治疗、新生儿转运、长时间的新生儿复苏、需要机械通气的呼吸窘迫、各种疾病状态下全身系统血压变化、各种血管活性药物的应用、不当的输液速度、液体张力和输液量,以及三级医疗中心外出生和经阴道分娩等。此外,各种出凝血机制异常也常是颅内出血的病因,如在母亲原发性血小板减少症引起新生儿血小板减少、维生素 K 缺乏等。足月儿不常发生 IVH,其主要与产伤和围生期缺氧有关。目前发现,遗传性疾病（凝血和血小板疾病,以及胶原和紧密连接蛋白的结构性突变）能促进 IVH。

（二）临床表现与体格检查

早产儿 IVH 几乎都发生在出生后的最初几天,多数在第 1 天内。20%~40% 的病例在 3~5 天内进一步进展。也有由于母亲孕期的严重合并症,致使胎儿期发生颅内出血,严重者以死胎娩出,或娩出后难以建立呼吸。IVH 的临床表现可为临床无症状、跳跃式或灾难性表现。

1. 无症状 占 25%~50%,可通过常规超声筛查发现。

2. 跳跃式或波动性病程 最常见,进展历经数小时至数天,其特征为非特异性表现,包括意识水平改变、肌张力过低、自发性和诱发性运动减少、眼位和眼球运动的微小变化。呼吸功能有时会紊乱。

3. 灾难性恶化　最少见，进展历经数分钟至数小时，临床表现为昏睡或昏迷、呼吸不规则、通气不足或呼吸暂停，去大脑姿势，全面性癫痫发作，尤其是强直发作，弛缓性无力，颅神经异常，包括瞳孔对光反射消失，其他特征包括前囟隆起、低血压、心动过缓、血细胞比容下降、代谢性酸中毒、抗利尿激素分泌不当等。

IVH 很少是孤立病变，出现 IVH 一周后死亡的婴儿大多也存在相关白质损伤或脑桥和海马下脚坏死。IVH 是极早产儿白质损伤的危险因素。患儿常同时存在小脑出血。

（三）辅助检查

1. 头颅超声检查　是诊断 IVH 首选的影像学方法。因为多达半数 IVH 病例临床无症状，早产儿应常规应用超声筛查。IVH 根据出血范围（仅局限于 GM 区域或扩大到邻近的脑室系统）、白质（实质内）受累情况和 / 或是否存在脑室扩张进行分级。Ⅰ级：出血局限于 GM 和 <10% 的脑室区；Ⅱ级：GMH 和 IVH 占侧脑室容积的 10%~50%；Ⅲ级：GMH 和 IVH 占侧脑室容积的 50% 以上，伴出血量相关的急性脑室扩张；Ⅳ级：脑室周围出血性梗死（periventricular hemorrhagic infarction, PVHI），通常大范围 IVH 同侧脑室周围白质发生出血性梗死。Ⅰ~Ⅱ级为轻度 IVH，而Ⅲ~Ⅳ级为重度 IVH。各级 IVH 可以是单侧或双侧；若双侧受累，则两侧 IVH 分级可以一致或不一致。超声检查不一定能检出其他白质缺血性病变和小脑出血，上述分级系统未包括这些病变，而这些病变对神经发育结局有影响，故应单独考虑。

2. 其他影像学检查　相较于超声检查，头颅磁共振（MRI）扫描能识别颞叶和枕叶，以及 GM 的小出血灶。MRI 还能识别出其他白质病变、小脑出血、硬膜下或颅后窝出血，以及外周梗死区域。然而，早期阶段约半数患者不够稳定，不能运送至磁共振检查室。因此，MRI 不是优选的初始诊断性成像检查。由于 CT 检查需要将婴儿运送至扫描仪，还会暴露于电离辐射，仅在情况紧急（如神经外科急诊）或者无法使用超声或 MRI 时进行。

3. 腰椎穿刺　推荐在腰椎穿刺前行头颅超声检查。若患儿第三脑室较大而第四脑室较小，则可能存在导水管狭窄，不应行腰穿。在过去，没有

条件使用头颅超声检查时，腰穿会用于协助诊断 IVH。但必须谨慎地进行腰穿，因为大范围单侧或颅后窝出血的婴儿在压力和液体转移期间有发生脑疝的小幅风险。在 IVH 时，脑脊液通常含有大量红细胞和高蛋白浓度。出血后数小时脑脊液变黄且葡萄糖浓度可能下降。

（四）诊断要点

1. IVH 最常发生于胎龄 <32 周或出生体重 <1 500g 的婴儿。胎龄越小，IVH 的风险越高。各种可引起脑血流不稳定的因素均可增加出血风险。

2. 可为临床无症状、跳跃式或灾难性表现，无症状者可通过常规超声筛查检测到。

3. 通过头颅超声诊断，严重程度分级基于 IVH 的位置和范围，以及是否有脑室扩张。

4. 约 1/2 的 IVH 无临床症状，推荐胎龄 <32 周的早产儿接受常规超声筛查。另外，胎龄更大的早产儿或足月儿若出现神经系统或呼吸状态的改变，或有与 IVH 相关的状况或危险因素，应接受头颅超声检查。

二、预防

发生 IVH 后，并无特异性治疗措施可限制出血或损伤的程度，或预防其并发症出血后脑室扩张和白质损伤。

管理的重点是预防 IVH，最有效的策略是降低早产风险。无法避免早产时，应向母亲和新生儿提供适当的产前和产房护理，包括宫内转运；对于孕 23~34 周、且在未来 7 日内早产风险增加的孕妇，产前给予糖皮质激素；对不需要复苏的有活力早产儿延迟脐带结扎；对缺乏活力的早产儿及时行复苏；必要时给予呼吸支持，确保充足的氧合和通气；纠正代谢紊乱；对低血压且灌注不足的婴儿行液体复苏和正性肌力支持；纠正凝血障碍；针对有血流动力学意义的动脉导管未闭，进行干预治疗。

三、治疗方案

IVH 一旦发生，并没有特异性治疗措施可以限制其程度。IVH 的治疗是支持性治疗，旨在保持脑灌注，尽可能降低进一步的脑损伤，以及早期发现并发症。

1. 一般治疗　包括维持动脉灌注，以避免低血压或高血压，维持脑血流量无明显波动，保证充

足的氧合和通气,尤其要避免低碳酸血症、高碳酸血症和酸中毒,提供适当的液体、代谢和营养支持,以及纠正凝血病。

2. 控制惊厥　应控制惊厥发作,以避免相关脑氧合和脑灌注受损,或体循环血压升高。

3. 并发症的监测　对于确诊重度 IVH 的患儿,建议一周行 2 次头颅超声监测,持续 4 周,以便早期发现出血后脑室扩张。同时监测患儿有无头围增大和 / 或颅内压升高的症状和体征,包括呼吸暂停、心动过缓、易激惹、落日征和喂养困难。出血后脑室扩张见于约 25% 的 IVH 婴儿,会增加死亡和神经发育障碍的风险。通常在脑室指数(ventricular index, VI)超过矫正胎龄值第 97 百分位数以上 4mm 时进行干预,包括连续腰椎穿刺或放置脑室通路装置(ventricular access device, VAD)。对于有颅内压增高征象(如囟门隆起、颅缝张开、头围增长超过 2cm/ 周、呼吸暂停和喂养困难)的婴儿,建议开始引流脑脊液,首选的干预措施是放置临时 VAD 并穿刺,而不是连续腰椎穿刺。脑脊液引流量可增至 15ml/(kg·d),但应注意不要过快降低 VI 值,以免血流动力学快速变化而发生再出血。

重度 IVH 婴儿也可能发生白质损伤,头颅超声显示室周白质回声增强,或 MRI 显示 T_2 加权像显示高信号或白质中点状病灶(可呈出血性或缺血性,后者更常见)。婴儿期复查 MRI 时,白质中的后遗症表现为脑室周围白质信号异常,这提示神经胶质增生。囊性脑室周围白质软化(cystic periventricular leukomalacia, c-PVL)是一种较少见的白质损伤表现,其特征为脑室周围局灶性坏死,后续形成囊性结构。c-PVL 在损伤后 2~3 周出现,典型分布于侧脑室外角的背外侧,累及邻近侧脑室三角区、体部和前角的区域。c-PVL 与后期发生脑性瘫痪、智力障碍和脑性视觉障碍有关。

四、预后

IVH 越严重,死亡率越高。Ⅰ级、Ⅱ级、Ⅲ级和Ⅳ级的死亡率分别为 4%、10%、18% 和 40%。IVH 对神经发育结局的负面影响不仅是由于 IVH 的直接后果,还与出血后脑室扩张和白质损伤等相关病变有关。IVH 越严重、胎龄越小以及因进行性脑室扩张而需要永久性分流时,神经功能缺损(脑瘫和神经发育障碍)的风险越大。

五、临床经验与注意事项

(一)诊断方面

由于约 1/2 的 IVH 无临床症状,我们推荐胎龄 <32 周的早产儿接受常规超声筛查。另外,胎龄更大的早产儿或足月儿若出现神经系统或呼吸状态的改变,或有与 IVH 相关的状况或危险因素,应接受头颅超声检查。

(二)治疗方面

1. IVH 一旦发生,并没有特异性治疗措施可以限制其程度。IVH 的治疗是支持性治疗,重点是维持脑灌注和氧合,从而减少进一步脑损伤,措施包括保持充足的平均动脉灌注、氧合和通气,并提供适当的液体、代谢、营养支持。此外,及时治疗癫痫发作,以避免缺氧或低血压。持续监测包括一周 2 次头颅超声检查,以早期发现脑室扩张。

2. 对于大多数出血后脑室扩张婴儿,建议在超声检查发现进行性脑室扩张时就实施干预,而不是等到临床表现明显时才治疗。在 VI 超过矫正胎龄值第 97 百分位数以上 4mm 时,采用临时措施移除脑脊液,例如连续腰椎穿刺或放置 VAD。

(三)医患沟通

1. IVH 是新生儿,尤其是早产儿脑损伤的重要原因,IVH 越严重死亡率越高,存活婴儿远期神经功能缺损的风险越大。首先要给患儿家属详细介绍患儿的诊断,告知病情严重程度,以及可能出现的并发症和死亡风险。

2. 患儿在病程中需密切监测,若出现出血后脑室扩张和白质损伤等严重并发症,医生会根据具体情况及时诊断,及时给予相应治疗。

3. 治疗过程中可能需要机械通气、神经外科干预等,医疗费用高。应及时与患儿家属沟通,告知治疗目的和可能出现的并发症,取得其理解,并同意治疗。

(四)病历记录

1. 病历记录的重点是母孕史、出生史、临床表现,尤其是神经系统体格检查及辅助检查结果。

2. 及时填写医患沟通记录和各种特殊用药、特殊治疗、有创操作、手术等知情同意书。

3. 认真记录患儿病情变化与治疗过程,实时书写和分析应用各种辅助检查、用药及治疗的结果,以及疗效观察记录,并发脑积水时需及时请神经外科会诊。

(王盈灿　夏红萍)

第四节 新生儿脑梗死

新生儿脑梗死(neonatal cerebral infarction, NCI)也称新生儿脑卒中,是指出生时至生后28天内发病,各种原因导致大脑主要动脉或分支动脉供血障碍,从而导致脑组织相应供血区域缺血坏死,可由临床表现和放射学特征证实。根据解剖学分为分动脉缺血性脑梗死、出血性脑梗死、脑静脉窦血栓形成和脑室周围静脉梗死。据报道,新生儿缺血性脑梗死的发病率仅次于老年人,约为1/5 000~1/2 200,为儿童期发病率的10倍。新生儿出血性脑卒中研究较少,其发生率约1/9 500~1/6 300。临床表现常多样性,多为新生儿期急性脑病,通常存在癫痫发作、局灶性神经功能障碍、肌张力低下、呼吸系统损害以及喂养问题等。部分患儿伴有不同程度的脑损伤,导致脑瘫、癫痫、认知及视听障碍等后遗症。

一、诊断步骤

(一)病史采集

新生儿脑梗死的病因有很多,与胎儿/新生儿脑发育特点、围生期各种疾病,以及母亲孕期的合并症有直接关系。主要包括:

1. 脑血管异常,包括脑血管发育畸形,以及围生期窒息缺氧后脑血管调节障碍。

2. 母亲低血压、脐带或胎盘因素导致胎心停搏,最终导致新生儿脑供血不足。

3. 当新生儿发生败血症、脑膜炎、高黏滞状态(如红细胞增多症)等疾病病理状态时,可形成血栓,阻塞脑血管。

(二)临床表现与体格检查

新生儿脑梗死发生在足月儿较早产儿更为多见。其临床表现呈多样性,常见临床表现包括脑病、惊厥发作、嗜睡、肌张力异常(低下或增高)、呼吸暂停或局灶性神经功能障碍和喂养问题等。

(三)辅助检查

1. 实验室检查

(1)凝血检测:包括DIC检测以及新生儿蛋白S、蛋白C和抗凝血酶浓度;母亲是否存在抗核抗体、狼疮抗凝物和抗心磷脂抗体;检查父母双方是否存在蛋白S和蛋白C缺陷;同型半胱氨酸浓度测定;胎盘病理检查等。

(2)血电解质:血钙、血钠、血葡萄糖等。

(3)感染指标:血常规、C反应蛋白、降钙素原、血培养、脑脊液检查及培养等。

(4)血尿串联质谱:识别遗传代谢病。

2. 脑电图检查 是诊断新生儿惊厥的金标准。脑电图可能显示特定的致痫灶,背景活动变化可能提示更广泛的脑组织受累。此外,脑电图动态监测有助于预测其后偏瘫发生与否。

3. 影像学检查 可评估是否存在颅内出血、缺血性脑梗死、颅脑畸形和缺氧缺血性损伤。

(1)颅脑MRI:首选,没有辐射并可检出在CT中不明显的小型或早期梗死。弥散加权成像(DWI)对组织早期水肿性改变极为敏感、清晰。新生儿急性脑梗死时,由于细胞毒性水肿,水分子弥散运动受限,引起弥散系数下降,因而病变区在DWI上呈亮白色高信号。然而,在病变发生的最初24小时和5天后,DWI可能会低估梗死的完整范围,对于≥7天的足月新生儿,MRI的T_2和FLALR序列可能比DWI更加可靠。此外,核磁动脉造影(MRA)在一定程度上可以对造成梗死的病变血管状况作出诊断。特别对于颅内大血管供血区梗死,可判断脑血管走行,从而为脑梗死做出病因诊断依据,尤其对新生儿脑血管发育畸形有较好的评估作用。

(2)颅脑超声:对新生儿脑梗死诊断的优势在于便捷、可床边检查,对早期发现病变具有积极的作用。脑梗死早期在超声中表现为梗死部位呈强回声反射,脑梗死晚期则呈现低回声或无回声。此外,彩色多普勒血流超声在了解相关血流动力学参数的同时,还能通过血流分布得知相关病变信息。然而,颅脑超声是经前囟所作的扇形扫描,在近场的边缘部位总会存在一定的盲区,特别是前囟较小的患儿。

(3)CT:动脉梗死在CT中表现为在大动脉及其分支分布区域的组织密度降低。近年来,随着超声和MRI系列检查敏感性的提高,已少见用CT作为新生儿脑梗死的首选诊断方法。

4. 超声心动图检查 可明确有无右向左分流的结构性心脏病。或可发现其他罕见情况,如心房血栓形成等。

(四)诊断要点

1. 出生至生后28天发病。

2. 临床表现主要是新生儿期急性脑病的表现,有时可伴有局灶性神经功能障碍。

3. 可由颅脑影像学检查证实。

二、治疗方案

新生儿脑卒中采取支持性治疗,旨在治疗基础疾病,并防止进一步损伤。

（一）一般治疗

1. 支持治疗 确保充足的氧合和通气,包括吸氧、呼吸机辅助呼吸等。

2. 控制惊厥 出现惊厥时,应该用抗惊厥药物治疗,首选抗惊厥药物为苯巴比妥。因为临床上对新生儿惊厥的识别不可靠,可能需要使用长程视频脑电图监测,以准确确定临床惊厥与脑电图惊厥的程度、性质和定位。

3. 降低颅高压 通过限制液体、应用速尿或甘露醇等措施来减轻脑水肿。应用某些扩血管药物,将有利于改善脑动脉的梗死状态。

4. 监测并纠正代谢紊乱 包括纠正酸中毒、低血糖、低钙血症、电解质紊乱和红细胞增多症等。

5. 抗感染治疗 怀疑感染时,在培养结果出来前,积极经验性抗感染治疗。

（二）脑静脉窦血栓形成的治疗

可考虑使用普通肝素或低分子量肝素进行抗凝治疗,尤其是临床病情恶化或影像学证据显示血栓扩大的新生儿。对于初始未接受抗凝治疗的新生儿,应考虑在发病后 5~7 天时行连续影像学检查以排除血栓扩大。对于没有显著脑内出血的脑静脉窦血栓形成新生儿,初始抗凝治疗使用普通肝素或低分子量肝素,后续抗凝使用低分子量肝素,整个抗凝治疗持续至少 6 周,但不超过 3 个月。

（三）出血性脑梗死的治疗

积极纠正明显降低血小板计数;对凝血因子缺乏的新生儿,补充缺乏的凝血因子;对脑积水的新生儿进行脑室引流,如果脑积水持续存在,则行分流术;所有新生儿的常规管理中都应预防性使用维生素 K_1（0.5~1mg,肌内注射）,以防止维生素 K 缺乏性出血。

（四）康复治疗

包含理疗、技能训练和言语治疗的综合项目,可能有助于改善围生期脑卒中患儿的功能结局。

三、预后

新生儿脑卒中可能对感觉和运动功能造成长期损害（包括脑瘫）,并对认知、语言、行为、心境和视觉造成长期损害,还可能导致癫痫。不过,并发症发生率和死亡率的差异很大,部分取决于脑损伤的位置和程度,以及存在的共存疾病。

1. 运动障碍和脑瘫 新生儿缺血性脑卒中是新生儿脑卒中最常见的类型,约 19%~41% 的缺血性梗死婴儿的长期发育正常,但运动障碍和脑瘫仍是最常见的并发症。约 25%~30% 的单侧脑梗死婴儿有明确的轻偏瘫,另外 30% 的这类婴儿有更轻微的神经运动功能障碍。脑瘫的发生似乎与脑卒中范围、位置及临床表现延迟发生有关。

2. 认知缺陷 认知缺陷可能随时间而出现,认知表现较低与基底节和丘脑受累以及出生后发生癫痫有关。见于 20%~25% 的单侧脑梗死婴儿,大脑双侧受累或大范围病变增加了结局不良的风险。

3. 癫痫 癫痫是新生儿脑卒中的常见后果,新生儿期发生脑卒中相关惊厥很可能会增加患癫痫的风险。然而,对其患病率或预测因素知之甚少。

4. 脑梗死复发 新生儿动脉缺血性脑梗死后,脑或全身性血栓栓塞事件的复发风险似乎很低,但先天性心脏病儿童可能除外。因此,需加强对先天性心脏病患儿的随访。

四、临床经验与注意事项

（一）诊断方面

对于新生儿脑梗死的诊断并不困难,但应在存在临床表现时及时完善颅脑影像学检查,尽早明确病因,为后续的治疗提供时机。

（二）治疗方面

主要是支持性治疗,应保证充足的氧合和通气,应纠正脱水和贫血,应监测并纠正代谢紊乱,例如酸中毒、低血糖、低血钙或电解质紊乱。如果怀疑感染,在培养结果出来之前,就应开始抗生素治疗。惊厥应使用抗惊厥药治疗。

（三）医患沟通

1. 新生儿脑梗死是新生儿临床的危急重症,因可能对感觉和运动功能造成长期损害（包括脑瘫、癫痫）,首先要给患儿家属详细介绍患儿的诊断,告知病情严重程度,以及可能出现的并发症及其相关风险。

2. 患儿在过程中可能需动态监测脑电图,可能需多次完善头颅影像学检查,应详细告知家属检查的重要性及必要性,取得其理解和同意。此外,可能出现反复抽搐,甚至癫痫发作,医生会根据具体情况及时诊断,及时给予相应治疗。

3. 脑梗死累及范围较大,或病程中出现癫痫发作,可能预后不佳。

（四）病历记录

1. 病历记录的重点是围产期病史、出生史、临床表现及辅助检查结果的记录与分析。

2. 及时填写医患沟通记录和各种特殊用药、特殊治疗的知情同意书。

3. 认真记录患儿病情变化与治疗过程,实时书写和分析应用各种辅助检查、用药及治疗的结果,以及疗效观察记录。

（王丽平　夏红萍）

第五节　新生儿细菌性脑膜炎

新生儿细菌性脑膜炎（neonatal bacterial meningitis）是新生儿期严重的感染性疾病,其发生率在发达国家为 0.15‰~0.5‰,在极低出生体重儿中高达 2‰。大肠埃希菌、B 族溶血性链球菌（group B streptococcus,GBS）和其他革兰氏阴性杆菌是早发型感染的主要病原菌。晚发型新生儿脑膜炎的常见致病菌有肺炎克雷伯杆菌、肠杆菌、窄食单胞菌、不动杆菌等,革兰氏阳性菌如肠球菌属、凝固酶阴性葡萄球菌、金黄色葡萄球菌亦是常见致病菌。自 20 世纪 70 年代以来,随着 GBS 筛查的开展及新生儿抗生素的使用,发达国家新生儿细菌性脑膜炎发病率有所下降,死亡率亦从 20 世纪 70 年代的 50% 降低至目前的 10%~15%。新生儿细菌性脑膜炎容易造成脑损伤,部分存活儿可能遗留神经系统后遗症,如听力障碍、失明、癫痫、智力低下等,亦可表现为精神行为发育异常。

一、诊断步骤

（一）病史采集

根据发病的时间针对性采集有无细菌感染的高危因素:

1. 出生前感染　极罕见,母亲患李斯特菌感染伴菌血症时该菌可通过胎盘导致流产、死胎、早产,脑膜炎偶可成为胎儿全身性感染的一部分。

2. 出生时感染　患儿母亲多有产前发热、侵入性胎儿监测、胎膜早破 >18 小时、产程延长、难产等生产史。大肠埃希菌、GBS 可由母亲直肠或阴道上行污染羊水或通过产道时胎儿吸入或吞入,多在生后 3 天内以重症肺炎、败血症发病,约 30% 发生化脓性脑膜炎。

3. 出生后感染　病原菌可由呼吸道、脐部、受损皮肤与黏膜、消化道、结合膜等侵入血液循环再到达脑膜。有中耳炎、感染性头颅血肿、颅骨裂、脊柱裂、脑脊膜膨出、皮肤窦道（少数与蛛网膜下腔相通）的新生儿,病原菌多由此直接侵入脑膜引起脑膜炎。对于极低出生体重儿,住院时间延长也增加发病风险。

（二）临床表现与体格检查

临床表现无特异性,可表现为嗜睡、烦躁、激惹、呼吸暂停、黄疸、腹泻、纳差、肌张力低下、全身松软等。6%~39% 的患儿伴有发热（>38℃）,多见于足月儿,早产儿体温不升更为常见。眼部异常包括两眼凝视、眼球上翻、眼球震颤或斜视等。部分患儿出现前囟饱满或隆起,亦可出现颈项强直。惊厥发生在 9%~34% 的患儿中,GBS 感染的新生儿化脓性脑膜炎惊厥发生率较大肠埃希菌感染者高。有研究表明,新生儿 GBS 脑膜炎在生后 24 小时内,呼吸（72%）、心血管（69%）和神经系统（63%）症状是主要的初始症状,因此,临床医师应仔细观察患儿病情变化以尽早发现并及时诊治。

（三）辅助检查

1. 实验室检查　所有败血症患儿均需进行腰椎穿刺检查,23% 的血培养阳性患儿合并脑膜炎,但 15%~30% 的细菌性脑膜炎患儿血培养为阴性,15% 血培养阴性患儿脑脊液培养阳性。在抗生素使用过程中病情加重者,亦需行腰椎穿刺检查。

（1）脑脊液常规及生化检查:脑脊液白细胞数 >21/mm³ 诊断细菌性脑膜炎的敏感性和特异性均为 80%（正常新生儿脑脊液平均白细胞数 <10/mm³）。细菌性脑膜炎患儿的脑脊液蛋白含量升高,早产儿 >1.5g/L,足月儿 >1.0g/L。脑脊液葡萄糖含量降低,早产儿 <1.1mmol/L,足月儿 <1.7mmol/L,也有研究指出脑脊液糖/血糖 <40% 被认为降低。部分学者建议,对所有患儿在抗感染治疗 48 小时后应常规复查脑脊液观察疗效,如果选择了敏感抗生素,复查的脑脊液细菌培养可转阴并继续原治疗;若培养阳性则根据培养结果选择敏感抗生素。然而,另有部分学者认为,只需对那些治疗 24~72 小时后临床表现无好转的患儿才需复查腰穿。

影响脑脊液的检测结果的因素:①抗生素:GBS 脑膜炎患儿脑脊液培养在抗生素治疗的第

1个24小时内即可转阴,革兰氏阴性菌脑膜炎脑脊液培养在平均治疗的3.5天内均可为阳性。一般抗生素治疗48小时后脑脊液白细胞数可能恢复正常。②损伤:腰椎穿刺损伤者,脑脊液白细胞数经校正后,诊断细菌性脑膜炎敏感性降低,特异性尚可。建议有损伤者24小时后再次进行腰椎穿刺检查。③脑脊液放置时间:脑脊液在常温中放置4小时后,白细胞数开始降低,葡萄糖亦降低;保存在4℃冰箱24小时,对脑脊液检查结果影响不大,但仍建议留取脑脊液后立即送检。④腰椎穿刺检查时间:拟诊细菌性脑膜炎者,若腰椎穿刺太早可出现假阴性;若临床高度怀疑者,可在24~48小时内重复腰椎穿刺检查。

（2）脑脊液培养及涂片:分离出细菌性病原体即确诊为细菌性脑膜炎。脑脊液细菌培养阴性,亦不能除外诊断。脑脊液细菌涂片可在培养结果出来之前帮助诊断,但约20%经培养确诊为细菌性脑膜炎者,其革兰氏染色涂片为阴性,尤其见于李斯特菌所致的脑膜炎。

（3）高通量测序技术（又称二代测序技术）:可以使病原体在检测前不需培养分群即可直接测序鉴别,具有检测速度快、准确率高、覆盖范围广等特点,并越来越多地应用于临床细菌性脑膜炎脑脊液的检测中。

2. 影像学检查　急性期观察脑组织的炎症反应,各种合并症如脑室炎、脑脓肿、脑积水、脑梗死、脑出血、硬膜下积液等;后期观察脑组织液化、脑积水、脑实质萎缩等。

（1）颅脑B超:建议治疗后1~2周进行评价。

（2）颅脑MRI:有良好的组织分辨率,对灰、白质的分辨异常清晰,其表现为脑膜表面的炎症性渗出性改变,并有助于发现脑脓肿、脑炎、脑梗死、脑缺血、皮质和白质的萎缩;弥散加权MRI早期观察组织水肿;增强MRI观察脑各部位炎症反应,即使无典型并发症表现的细菌性脑膜炎患儿,在疗程结束前48~72小时也应行MRI检查。对所有具有形成颅内脓肿倾向的病原体,如黏质沙雷菌、枸橼酸杆菌属、奇异变形杆菌和阪崎肠杆菌所致的脑膜炎,建议行增强MRI检查。

（3）颅脑CT:有辐射,且对细菌性脑膜炎诊断特异性和敏感性均差,但对颅内出血及钙化敏感。

（四）诊断要点

1. 新生儿细菌性脑膜炎诊断依据　具有疑似败血症或脑膜炎的新生儿,应回顾母孕史和出生史、全面体格检查,针对感染行全套实验室检查,包括腰椎穿刺。脑脊液培养出有意义的致病细菌为细菌性脑膜炎诊断的金标准,其他包括脑脊液白细胞计数升高且以多形核白细胞为主、脑脊液蛋白浓度升高和脑脊液葡萄糖浓度降低。如果腰椎穿刺被延迟至开始应用抗生素后24~36小时进行,可以根据脑脊液参数异常（如,脑脊液中性粒细胞增多、葡萄糖水平降低和蛋白水平升高）和从血液中分离出病原体来做出诊断。

2. 新生儿细菌性脑膜炎合并症的诊断

（1）硬膜下积液:约11%新生儿细菌性脑膜炎发生硬膜下积液。硬膜下积液的临床表现不典型,包括囟门隆起等颅内压增高的表现。

（2）脑室炎:脑室炎是新生儿细菌性脑膜炎的常见并发症,革兰氏阴性菌脑膜炎中脑室炎发病率可达20%。脑室炎无特异临床表现,常见颅内压增高。脑室炎诊断可根据侧脑室穿刺和神经影像学检查。

（3）脑脓肿:13%的新生儿细菌性脑膜炎会发生脑脓肿,其中革兰氏阴性菌脑膜炎达19%。脑脓肿的临床症状不典型,可表现为偏瘫、局灶发作抽搐等。脑脓肿可通过神经影像学确诊。超声显示强回声边缘和低回声中心。

（4）脑积水:24%新生儿细菌性脑膜炎会发生脑积水,其中革兰氏阴性菌脑膜炎达44%。主要表现为颅内压增高和头围进行性增大,可通过影像学确诊。

（5）脑梗死:包括动脉缺血性卒中和脑静脉窦血栓形成,基底节区常见。表现为脑实质破坏,继发脑脓肿,大部分为基底节区、皮层下小梗死,很少大片皮层梗死。可通过头颅B超、MRI、磁共振血管造影确诊。

二、治疗方案

（一）抗生素治疗

1. 治疗原则　早期、联合、足量、足疗程、个体化治疗,脑脊液抗生素浓度应达有效杀菌浓度,因此应选择易于透过血脑屏障的抗生素。

2. 经验性治疗　早发性新生儿细菌性脑膜炎经验性抗生素治疗可选氨苄青霉素联合三代头孢菌素,可覆盖大肠埃希菌、GBS和李斯特菌等。抗生素治疗2~3天后,根据药敏试验结果调整抗生素治疗；若培养结果非阳性，则继续经验性抗生素治疗。

3. 不同病原体的抗生素治疗

（1）GBS：均对青霉素 G 和氨苄西林敏感，疗程 14~21 天。

（2）革兰阴性肠道菌：氨苄西林敏感性大肠埃希菌，氨苄西林首选；对于耐氨苄西林大肠埃希菌和其他革兰阴性菌，采用三代头孢菌素；若存在铜绿假单胞菌感染则用头孢他啶，疗程至少 21 天或在脑脊液无菌后 14 天，以两者中时间较长者为准。

（3）肺炎克雷伯杆菌：对于多重耐药的肺炎克雷伯杆菌，推荐使用美罗培南治疗，疗程至少 21 天。

（4）李斯特菌：大部分对氨苄西林敏感，对头孢耐药，疗程 14~21 天。

（5）肺炎链球菌：对于耐青霉素的肺炎链球菌应选择头孢噻肟或头孢曲松，疗程 10~14 天。

（6）葡萄球菌：甲氧西林敏感者选择氟氯西林或苯唑西林，甲氧西林耐药者选择万古霉素，万古霉素耐药者选择利奈唑胺，感染疗程至少 14 天。

（二）对症支持治疗

维持稳定的血流动力学和正常氧合，防止脑血流波动过大；预防低血糖；有效的抗惊厥治疗。

（三）降低颅内压

当颅内高压、抗利尿激素分泌增多可限制液体入量，酌情使用降颅内压药物。

（四）激素治疗

地塞米松可抑制炎症因子的合成及降低其活性，从而减轻脑水肿，降低颅内压，增加脑血流和改善脑代谢，但研究表明其并不能降低整体病死率，并有可能影响神经元发育，导致海马损伤，故目前不推荐常规使用。

三、预后

新生儿细菌性脑膜炎部分患者预后欠佳，可存在重度残疾，包括精神发育迟缓、脑瘫、中度或重度感音神经性聋、视力障碍、癫痫等。有研究指出，有惊厥发作和脑脊液中蛋白水平明显升高者预示着预后不佳。脑实质病变（脑梗死、脑软化）的范围亦影响着预后，特别是脑脓肿与神经系统后遗症相关。对新生儿脑膜炎患儿应进行长期随访，包括听力、视力和发育状况的评估。

四、临床经验与注意事项

（一）诊断方面

1. 新生儿细菌性脑膜炎的临床表现为非特异性的，约 60% 的细菌性脑膜炎新生儿出现体温不稳定，囟门隆起见于约 25% 的患儿，颈强直见于约 15% 的患儿。

2. 新生儿脑膜炎的临床表现常不能与无脑膜炎的新生儿败血症相区别，因此存在败血症征象时，应进行腰椎穿刺，理想情况是在开始抗生素治疗前进行。

3. 对于初次脑脊液检查在病程中过早进行，以至于脑脊液结果不确定的婴儿，24~48 小时后可重复进行腰椎穿刺。

（二）治疗方面

1. 如果脑脊液评估结果提示细菌性脑膜炎，则需要尽快采用能渗入脑脊液的抗生素进行的治疗，治疗时间取决于致病菌和临床病程。

2. 当临床不稳定性使得不能在初始诊断性评估时行腰椎穿刺时，应予以足够剂量的抗生素以治疗脑膜炎，直到婴儿的病情允许再进行脑脊液评估。

3. 新生儿脑膜炎在病程中可能出现并发症，包括硬膜下积液或积脓、脑室炎、脑积水、脑脓肿、脑梗死和脑软化等，注意根据具体情况及时诊断，及时给予相应治疗。

4. 对于所有确诊细菌性脑膜炎的新生儿，即使是临床上无并发症的患儿，在预计结束治疗前 48~72 小时需进行头颅 MRI 检查。

（三）医患沟通

1. 新生儿细菌性脑膜炎部分患儿预后欠佳，可存在重度残疾。首先要给患儿家属详细介绍患儿的诊断，告知病情严重程度，以及可能出现的并发症风险。

2. 新生儿细菌性脑膜炎治疗时间相对较长，医疗费用高。应及时与患儿家属沟通，告知治疗疗程。

3. 患儿在病程中如果出现并发症，则可能需要进行额外的评估、延长抗生素治疗的时间等，注意根据具体情况及时诊断，与家长及时沟通，取得家长其理解并及时治疗。

4. 新生儿脑膜炎幸存者的长期随访，包括监测听力、视力和神经发育情况，患儿出院时告家属需要定期门诊随访。

（四）病历记录

1. 病历记录的重点是围产期病史（尤其要注意母亲疾病和动物接触史等）、出生史、临床表现及辅助检查结果的记录与分析。

2. 及时填写医患沟通记录和腰椎穿刺、各种特殊用药、特殊治疗的知情同意书，不能遗漏患儿监护人签名。

3. 认真记录患儿病情变化与治疗过程，实时书写和分析应用各种辅助检查、用药及治疗的结果，以及疗效观察记录。

（夏红萍）

参 考 文 献

1. Wirrell EC, Nabbout R, Scheffer IE, et al. Methodology for classification and definition of epilepsy syndromes with list of syndromes: Report of the ILAE Task Force on Nosology and Definitions. Epilepsia, 2022, 63（6）: 1333-1348.

2. 中华医学会儿科学分会新生儿学组. 亚低温治疗新生儿缺氧缺血性脑病专家共识（2022）. 中华儿科杂志, 2022, 60（10）: 983-989.

3. Inder TE, Perlman JM, Volpe JJ. Volpe's Neurology of the Newborn. 6th edition, Philadelphia: Elsevier, 2018.

4. 张鹏, 许艳, 程国强, 等. 国际抗癫痫联盟新生儿癫痫发作分类特别工作组专家建议解读（2021年）. 中华实用儿科临床杂志, 2021, 36（20）: 1534-1537.

第六节　新生儿病毒性脑炎

新生儿病毒性脑炎是指在新生儿期间发生的病毒感染引起的颅内脑实质炎症，临床主要表现为体温不稳、吃奶差、前囟饱满、意识改变、惊厥等。病情轻重不等，轻者可自行缓解，重者呈急进性过程，遗留不同程度神经系统后遗症，甚至死亡。常见的病毒包括肠道病毒、单纯疱疹病毒（herpes simplex virus, HSV）、巨细胞病毒（cytomegalovirus, CMV）、风疹病毒（rubella virus, RV）及人细小病毒B19等。新生儿病毒性脑炎的发病率较低，而且因地区、季节、病毒类型和疫苗接种情况等因素而不同。研究显示，活产新生儿HSV感染发生率为1/3 000~1/20 000，其中约35%表现为单纯脑炎。新生儿肠道病毒感染患儿中，50%发生脑膜炎或脑膜脑炎。

一、诊断步骤

（一）病史采集

本病可发生于宫内、分娩时和出生后。感染途径不同、母亲的免疫状态与疾病发生的早晚及严重程度有关，注意询问母亲疾病史及孕期感染史。了解本地区的流行性疾病史等。

（二）临床表现与体格检查

新生儿临床表现多缺乏特异性，常常表现为发热、前囟饱满、喂养困难、惊厥、易激惹、嗜睡、肌张力异常或阵发性痉挛等。症状出现早晚不一，部分病例存在宫内生长受限，出生时可见黄疸、小头畸形，严重感染的病例可发生颅内软化灶、癫痫持续状态、多器官系统受累等。全身伴随症状可为病原学诊断提供线索。

（三）辅助检查

1. 脑脊液检查　初期脑脊液多正常。后期脑脊液压力可升高，白细胞计数增多（50~100/mm³），以淋巴细胞为主，蛋白轻度增高，葡萄糖正常或轻度下降，氯化物正常。

2. 病原学检查　病毒培养是诊断的金标准，但阳性率低。

（1）特异性IgM抗体检查：血清特异性IgM抗体多于感染后4日出现，持续3~4周。脑脊液特异性IgM抗体优先于血清中出现。

（2）病毒分离：有条件单位可进行血液和脑脊液病毒分离。

（3）病毒抗原和基因检测：采集患儿血液、脑脊液、分泌物及排泄物，应用免疫荧光法和核酸检测法检测特异性病毒抗原和核酸片段。

3. 影像学检查　首选颅脑MRI，可表现为呈多灶性分布，伴弥漫性脑水肿征象。颅脑CT可见脑水肿、局灶性或弥漫性病变。

4. 脑电图检查　有助于鉴别脑炎和非惊厥性癫痫发作，脑电图背景常为弥漫性中高幅慢波活动，或局灶性慢波活动增多，部分患儿可见痫性放电波。

（四）诊断要点

1. 母亲围产期感染与本病的发生密切相关。

2. 临床表现非特异性，多有发热、嗜睡、激惹、体温不稳、前囟饱满及肌张力改变。

3. 脑脊液检查符合病毒性脑炎的特点，病原学检查可确定病毒类型。

4. 神经影像学检查和脑电图异常有助于诊断。

（五）鉴别诊断

新生儿病毒性脑炎的临床表现多缺乏特异性,需要多种疾病相鉴别,如化脓性脑膜炎、隐球菌性脑膜炎、真菌性脑膜脑炎、颅内出血、缺氧缺血性脑病、代谢性疾病等。

二、预防

1. 孕期保健　孕妇在妊娠期间应定期进行产前检查,加强孕期保健,降低病毒感染的风险。

2. 接触控制　规范化产房管理和医疗护理,严格控制母婴同室环境,避免新生儿接触可能携带病毒的人群或物品。

3. 喂养和护理　母乳喂养是最佳的婴儿营养方式,可减少感染风险,建立良好的个人卫生习惯可预防病毒传播。

三、治疗方案

（一）支持治疗

监测生命体征,维持水电解质平衡,保证液体和营养供给。

（二）控制惊厥发作

可予以止惊剂,如地西泮、咪达唑仑、苯巴比妥、左乙拉西坦等,注意药物剂量,以防呼吸抑制。

（三）丙种球蛋白

可阻止病毒在体内的复制,中和有害物质,减弱对机体的损伤。常用推荐剂量为每天 400mg/kg,连用 3~5 天,但目前缺乏高质量的临床对照试验,尚需进一步的研究。

（四）糖皮质激素

目前尚存争议,缺乏统一的结论。研究显示糖皮质激素虽然可减轻炎性反应,但对预后并无明显改善。

（五）抗感染治疗

疑似脑炎患儿,在等待检查结果期间多需要给予经验性抗生素治疗,明确病原体后应给予针对性抗感染治疗。依据病毒感染类型,选择抗病毒药物:

1. CMV 感染累及神经系统时,给予静脉注射更昔洛韦,每次 6mg/kg,每 12 小时 1 次,静脉疗程不超过 6 周,可过渡到口服缬更昔洛韦,每次 16mg/kg,12 小时给药 1 次,疗程可持续 6 个月,需要监测病毒负荷量并根据病毒负荷量决定疗程。

2. 人类疱疹病毒 6 型感染也使用更昔洛韦治疗。

3. HSV 感染累及神经系统,静脉用阿昔洛韦,20mg/kg,每 8 小时 1 次,疗程为 21 天,完成静脉阿昔洛韦治疗后,继续使用口服阿昔洛韦,疗程 6 个月。

4. 水痘带状疱疹病毒感染也推荐使用阿昔洛韦。

5. 麻疹病毒使用利巴韦林,亚急性硬化性全脑炎时可鞘内注射利巴韦林。

6. 流感病毒使用奥司他韦。

RV 和肠道病毒感染累及神经系统目前尚无特殊治疗方法,主要是对症处理,重在预防。

四、临床经验与注意事项

（一）诊断方面

新生儿病毒性脑炎可由不同类型的病毒引起,临床表现缺乏特异性,早期诊断困难。因此,尽早进行病原体检测和相关检查,以明确诊断。新生儿进行腰椎穿刺可能较为困难,需要有经验的医生进行,以避免并发症。对于疑难危重症患儿需要多学科医生的合作共同制定最合适的诊断和治疗方案。

（二）治疗方面

1. 单纯疱疹病毒感染发生时,延迟开始治疗与不良预后相关,尤其在生后 14 天内的新生儿。若患儿起病时不能排除单纯疱疹病毒感染,可经验性静脉使用阿昔洛韦,待检查排除单纯疱疹病毒感染后停用。

2. 应用更昔洛韦抗病毒治疗时,应定期监测药物不良反应;当 CMV 感染应用更昔洛韦效果不佳时,应考虑进行病毒 UL97 基因和 / 或 UL54 基因测序,排查 CMV 的耐药基因型。

3. 新生儿病毒性脑炎需要个体化和综合性的治疗策略,早期诊断、对症治疗、防治并发症、长期随访是保障治疗效果的重要环节。

（三）医患沟通

1. 新生儿免疫系统发育不完全,病毒性脑炎新生儿期并不少见。向家属详细解释患儿的诊断,告知病情严重程度,以及可能出现的并发症和死亡风险。

2. 诊治过程可能需要多次脑脊液检查,缺乏有效抗病毒药物。与患儿家属沟通,告知检查的必要性,交待治疗方案的选择,取得家属的理解和配合。

3. 急性进展期有一定的病死率,重症患儿可遗留智力低下、癫痫等神经系统后遗症,需要长期的神经康复治疗干预。

（四）病历记录

1. 病历应详细记录母亲孕产史、孕期疾病史、出生史,记录患儿的症状、体征及影像学检查、脑脊液检查结果,并进行认真的分析。

2. 记录患儿病情演变、诊治方案及多学科协作诊疗,以确保患儿能够得到及时精准化的医疗护理。

3. 落实书面病情告知,完善各种特殊用药、特殊检查的知情同意书,做好医患沟通的书面记录。依病情需要,完成疑难危重病例讨论、危重症抢救记录,甚至死亡讨论记录等。

（朱晓波）

第七节 新生儿结核性脑膜炎

新生儿结核病是由是结核分枝杆菌感染引起的,可以是先天性的,也可以是后天获得性的。新生儿结核性脑膜炎（tuberculous meningitis,TBM）是一种少见的严重肺外结核病,起病多隐匿,但进展快,表现为发热、嗜睡或烦躁不安、呕吐、惊厥等脑膜刺激症状,严重者可出现脑神经障碍,甚至死亡。新生儿结核病的确切发病率尚不明确,TBM更是鲜见报道,早期容易被误诊或漏诊,需要临床警惕。

一、诊断步骤

（一）病史采集

询问母亲既往有无结核病史、人类免疫缺陷病毒（human immunodeficiency virus,HIV）感染、生活在结核病流行地区等。母亲结核病会增加妊娠和围产期并发症。

（二）临床表现与体格检查

先天性或出生后获得性结核感染的临床症状通常是隐性的。先天性肺结核可呈现败血症样表现、肺炎或肝脾大。症状通常在生后第2~3周出现。新生儿TBM临床表现多不典型,不易早期识别,但多急性起病,以惊厥为首发症状,可伴有发热、恶心、呕吐、意识障碍、呼吸暂停、肌张力增高和癫痫样发作等,也可导致生长迟滞、体质量下降等。

（三）辅助检查

1. 脑脊液检查　呈现无色透明、浑浊、浅黄或橙黄色;白细胞轻中度增高,淋巴细胞比例>0.5;蛋白增高,糖正常或减低,氯化物下降,腺苷脱氨酶活性升高。

2. 结核菌素皮肤试验（tuberculin skin test,TST）　3月龄内的小婴儿TST阴性不能排除结核杆菌感染。

3. 抗酸杆菌检测　结核分枝杆菌可从胃分泌物、痰液、支气管肺泡灌洗液、脑脊液、尿液或其他体液中分离。脑脊液中结核分枝杆菌载量低,抗酸染色涂片和培养的敏感度较低,宏基因组学二代测序技术具有较好临床应用价值。

4. 影像学检查　胸部影像学检查可发现活动性肺结核病灶。头颅CT、MRI可显示脑积水、脑梗死、脑膜增厚、脑出血等改变。

5. 病理学检查　围产期结核感染孕母的胎盘组织可有肉芽肿的迹象,胎盘标本抗酸杆菌涂片和培养可有助于诊断。

（四）诊断要点

1. 母亲有结核病史,尤其围产期活动性结核病史。

2. 临床表现多不典型,可急性起病,以惊厥为首发症状。

3. 脑脊液涂片抗酸染色、分枝杆菌培养或核酸检测阳性可明确诊断。

4. 头颅影像学检查可协助诊断和判断病情。

（五）鉴别诊断

需要与化脓性脑膜炎、病毒性脑膜炎、隐球菌性脑膜炎、脑肿瘤进行鉴别。

二、预防

1. 母亲感染情况　母亲潜伏感染,不必限制母乳喂养。疑似或已证实母亲有活动性结核,在进行评估和治疗前,应实施母婴分离。在耐多药结核病或母亲不规范治疗时,应实施母婴分离,并虑接种卡介苗（bacille calmette-guérin vaccine,BCG）。

2. 医院控制措施　空气传播隔离室适用于以下情况:患有先天性或获得性肺结核的新生儿接受口咽气道操作;空洞性结核病变者;痰液抗酸染色涂片阳性者;喉部或广泛肺部受累的小婴儿。

3. 接种卡介苗　世界卫生组织建议结核病高发国家或地区,所有婴儿出生后应尽快接种一剂卡介苗。出生后接触活动性结核病患者的新生儿,应推迟接种BCG。

三、治疗方案

（一）产前治疗

对于潜伏性结核感染的孕妇（TST 阳性，胸部影像检查正常），多建议推迟至产后治疗。对于活动性结核感染的孕妇，建议首先给予异烟肼、利福平和乙胺丁醇，持续 2 个月，然后再进行异烟肼和利福平，总共持续 9 个月。

（二）新生儿期治疗

1. 母亲活动性结核感染，但新生儿未获得感染时，应给予异烟肼和利福平治疗 3~4 个月，若在治疗结束时 TST 呈阴性，且母亲对抗结核治疗有效，则婴儿可停止治疗，若 3~4 月龄时 TST 呈阳性，需再次评估结核感染，并持续异烟肼治疗 9 个月，每月进行评估。

2. 新生儿出生后获得性结核感染，建议给予异烟肼、利福平、吡嗪酰胺和乙胺丁醇治疗 2 个月，然后异烟肼和利福平治疗 4 个月，总疗程 6 个月。如果治疗 2 个月后结核杆菌培养仍呈阳性或伴有肺部结核空洞，则治疗时间延长至 9 个月。

3. 新生儿 TBM，首先用异烟肼、利福平、吡嗪酰胺和乙胺丁醇或氨基糖苷进行治疗，吡嗪酰胺共治疗 2 个月，异烟肼和利福平共治疗 9~12 个月。在确定药物敏感性后，可停用乙胺丁醇或氨基糖苷类药物。此外，推荐在抗结核药使用后 48 小时加用泼尼松治疗，以降低死亡率和神经系统后遗症。

4. 多重耐药结核菌株和广泛耐药结核菌株的治疗，世卫组织建议参考儿童抗结核治疗方案，根据药物敏感性试验选择二线抗结核药物。

四、临床经验与注意事项

（一）诊断方面

新生儿结核感染的临床表现非常隐匿，早期不易识别。对存在结核感染高危因素的母亲，应详细询问既往有无结核病史。与先天性肺结核相比，未经治疗的结核病母亲通过呼吸道传播给患儿的风险更高。

（二）治疗方面

1. 先天性或生后获得性结核感染，需遵循早期、联合、适量、规则、合理的治疗原则，尽早静脉使用抗结核药，TBM 治疗难度更大。

2. 对于临床表现和辅助检查提示 TBM 的婴儿，即使抗酸染色阴性亦应立即开始试验性抗结核治疗。

3. 孕妇服用链霉素会对胎儿产生耳毒性，在孕期应避免应用；吡嗪酰胺对胎儿的安全性亦不明确。

4. 纯母乳喂养、营养不良或 HIV 感染的婴儿，在接受异烟肼治疗时，应注意补充维生素 B_6。

（三）医患沟通

1. 新生儿 TBM 往往会造成严重的不良后果，存活者虽经积极救治，仍多有严重的神经系统后遗症。临床医生要向患儿家属详细介绍诊疗方案，告知病情严重程度，以及可能的并发症和风险。

2. 抗结核治疗需要多种药物，周期较长，需要定期评估，适时调整方案。应加强健康宣教，取得家属的理解和配合，提高依从性。

（四）病历记录

1. 病历记录的重点是家族史、孕期感染史，详细记录患儿的出生史、临床症状、脑脊液检查结果，做好分析判断。

2. 做好医患沟通，填写各种有创检查操作知情同意书、特殊用药知情同意书或特殊治疗的知情同意书，及时完善书面病情诊治告知书，认真落实签名。

（朱晓波）

第八节　新生儿脑积水

新生儿脑积水是指不同病因引起的新生儿脑脊液的产生和吸收失去平衡，进而引起脑室系统和 / 或蛛网膜下腔扩大而积聚大量脑脊液，临床表现为头围进行性增大、颅缝开裂，严重者可伴有大脑功能障碍，治疗不及时可造成中枢性瘫痪、智力低下和发育障碍，甚至死亡。新生儿脑积水中50% 以上为先天性的，不同研究显示先天性脑积水的发生率差别较大，2.22/10 000~1.6/1 000，其亦表明存在种族和地域的差别。

一、诊断步骤

（一）病史采集

新生儿脑积水可发生于出生前或出生后；颅内出血后脑积水（post hemorrhagic hydrocephalus，PHH）最常见，其他常见原因有颅内感染、神经管发育缺陷、先天性中脑导水管堵塞等。应详细询问生产史、家族史及既往史等。

（二）临床表现与体格检查

临床主要表现为头围进行性增大、前囟扩大

隆起、颅缝开裂、头面部静脉扩张、双眼"落日征"，可伴有大脑功能障碍，如癫痫、呕吐、抽搐、斜视、眼球震颤。后期可导致神经发育迟缓，甚至死亡。体格检查需要监测头围变化，观察头皮静脉充盈、头部有无畸形，评估神经反射、肌张力等。先天性脑积水常伴有其他脑部畸形，如脑膨出、前脑无裂畸形等。

（三）辅助检查

1. 颅脑超声检查　为首选的影像学检查方法，通过超声波探头可以显示脑室的大小、形态和位置。目前常用的脑室扩大的定义：①前角宽 >4mm（或超过胎龄对应的第 97 百分位数的数值 1mm）；②丘脑 - 枕部距离 >26mm（或超过胎龄对应的第 97 百分位数的数值 1mm）；③第三脑室宽度 >3mm（或超过胎龄对应的第 97 百分位数的数值 1mm）；满足上述的两项即可诊断。生后 2 周内常规颅脑超声检查可发现 98% 的 PHH，进行性脑室扩大时应每周检查 1~2 次。

2. 颅脑 CT 检查　作为颅脑超声的补充，评估脑结构情况。如梗阻性脑积水的脑室系统扩大，脑实质显著变薄；交通性脑积水时，额和额顶区蛛网膜下腔增宽，脑室不大或轻度扩大等。

3. 颅脑 MRI 检查　提供更高分辨率的脑部图像，为明确脑积水病变部位与性质提供直接的影像证据。超速 MRI 是诊断先天脑发育畸形和脑积水宫内诊断的重要手段。

4. 穿刺检查　脑室和腰椎双重穿刺，脑脊液酚红试验可用于鉴别阻塞性脑积水或交通性脑积水，但较少用。脑脊液常规、生化、培养及 mNGS 等检查可以帮助判断脑积水的原因。

（四）诊断要点

1. 产前胎儿超声检查可发现先天性脑积水。

2. 生后头围进行性增大、颅缝开裂、前囟膨隆及颅内压增高的症状可不典型。

3. 头围增长过快的诊断标准是每天增加超过 2mm，或 7 天内增长超过 14mm。

4. 颅脑影像学检查是新生儿脑积水的常用辅助检查，颅脑超声是首选。

（五）鉴别诊断

新生儿脑积水的症状可能与其他神经系统疾病相似，因此需要与以下疾病相鉴别，如颅内出血、脑膜炎、脑脓肿、脑肿瘤、脊髓脑膜膨出症及代谢性疾病等。

二、预防

1. 加强孕期保健，规律的产前检查，早期诊断、早期治疗。

2. 预防早产，降低颅内出血的发生，积极开展高危孕妇的产前转运。

3. 加强产时管理，规范复苏和抢救，对可疑病例及早筛查，及时治疗。

三、治疗方案

（一）药物治疗

1. 抑制脑脊液分泌药物　乙酰唑胺通过抑制脉络丛上皮细胞 Na^+-K^+-ATP 酶，减少脑脊液的分泌，也可联合应用呋塞米。

2. 渗透利尿剂　山梨醇和甘露醇多用于中度脑积水，作为延期手术的短期治疗。

（二）连续脑脊液穿刺放液法

对于脑室出血或颅内感染产生的急性脑积水，给予连续腰椎穿刺引流脑脊液，每次 10~15ml/kg，每天一次，疗程至少 7 天。大约 2/3 的患儿经上述处理后脑积水会部分或完全缓解。

（三）非分流手术

侧脑室脉络丛切除术目前应用较少。第三脑室造瘘术对中脑导水管阻塞有效果。

（四）脑室外引流术

建议作为脑室出血后最初数周替代连续腰穿或侧脑室穿刺放液的一种方法，引流时间一般不超过 1~2 周。

（五）头皮下埋置储液囊

为暂时性处理 PHH 的方法，临床已广泛应用。每次放液操作时间应在 10 分钟以上，一次放液总量 10ml/kg，多用于连续脑脊液穿刺放液法和脑室外引流无效者。

（六）脑室帽状腱膜下分流术

该方法需要在帽状腱膜下造比较大的口才能利于脑脊液引流，小早产儿皮肤菲薄，感染发生率较高。

（七）脑室内纤溶治疗

脑室内注射链激酶、尿激酶、组织纤溶酶原激活物等，有增加继发性颅内出血的风险，慎用。

（八）脑室 - 腹腔分流术

通过引流脑脊液至腹腔，降低颅内压，为目前脑积水的最后治疗措施。脑室 - 腹腔分流（ventriculo-peritoneal shunt，V-P 分流）术时机应选择在近足月时，脑脊液蛋白低于 1.5g/L，无感染征象,体重达 2.5kg。

四、临床经验与注意事项

（一）诊断方面

颅内出血、感染、先天畸形是新生儿脑积水发生的常见危险因素。胎儿超声检查有助于发现先天性脑积水,胎儿染色体核型分析、宫内感染性疾病排查可有助于明确病因。需要注意,父母头围偏大会影响子代的头围,脑积水患儿出生时头围可以正常。

（二）治疗方面

1. 胎儿脑积水的治疗应通过产科、新生儿科、神经外科及超声科等多学科团队和患者家庭共同商议决策。

2. 连续脑脊液穿刺放液的早期干预比晚期干预更有效,但放液量过多或过快时可引起呼吸暂停、心动过速和血氧饱和度下降等症状,而且每天腰穿操作有一定难度,感染风险与放液次数有关,建议经验丰富的医生进行,并严格执行无菌操作。

3. 虽然脑室帽状腱膜下分流术更接近生理学,但对于严重脑积水患儿效果欠佳,更推荐首选头皮下埋置储液囊的方法。

4. PHH 早期呈现进行性加重时,脑脊液中大量的血液和蛋白质会导致引流系统堵塞,建议首选续脑脊液穿刺放液或脑室外引流术。

（三）医患沟通

1. 新生儿脑积水的病因不同,其病情进展缓急迥异,早期诊断、及时干预多数有良好的愈后。向家属详细介绍患儿的诊断、治疗措施及预后,取得理解和配合,降低神经不良结局的发生。

2. 颅内出血合并颅内感染后脑积水患儿治疗效果差。医护人员应给予家属详细的专业知识宣讲和长期的护理指导,增强家属战胜疾病的信心。

3. 脑积水治疗不及时,可导致大脑功能障碍。加强医患沟通,客观判断患儿的生长发育状况。对已发生严重并发症者,做好人文关怀。

（四）病历记录

1. 病历记录的重点是围产期病史、出生史、临床表现、神经系统检查及辅助检查的记录与分析。

2. 及时填写医患沟通记录和各种有创操作、特殊治疗的知情同意书,全面落实医疗质量的核心制度,不能遗漏空项和患儿监护人签名。

3. 认真记录患儿病情变化,依据相关辅助检查,详细记录诊断思路,制订全面的治疗计划,严

格记录脑脊液的引流量、头围的变化、头皮及引流穿刺部位有无红肿等。

4. 多数患儿需要长期治疗或随访,做好后续的随访、治疗效果评价和病情评估;若患儿死亡,应书写抢救记录,按时进行死亡讨论,并完成死亡讨论记录。

（朱晓波）

第九节　新生儿遗传代谢性脑病

新生儿遗传代谢性脑病是由遗传代谢性疾病（inherited metabolic disorders, IMD）引起全脑功能紊乱的一种临床综合征,通常在出生后不久或婴儿期初表现出来,表现为行为障碍、精神异常,可伴惊厥、偏瘫等局灶性脑损害,重者昏迷、去大脑或去皮质强直。目前已报道 IMD 有 500 多种,平均发病率为 1/2 000,新生儿期出现症状的疾病约有 100 多种,多数起病急、进展快、病死率高,是不明原因新生儿死亡的重要因素之一。由于临床表现缺乏特异性,常被误诊或漏诊,致残率和病死率较高。

一、诊断步骤

（一）病史采集

早产儿或足月儿均可发生本病,发病时间为生后数小时至数月不等。出生时正常,病情突然恶化的新生儿更应警惕本病的可能。家族史对诊断有帮助,如不明原因同胞新生儿死亡或新生儿期死亡,不能解释的发育落后、惊厥等。

（二）临床表现与体格检查

代谢性脑病常常急性或亚急性起病,而且不同疾病或同一疾病的不同类型,发病时间亦不同,多数出生时正常,随后逐渐出现临床表现:嗜睡、昏睡、昏迷,惊厥,肌张力异常,去皮层、去大脑强直,可有震颤或多灶性肌阵挛。部分患儿有容貌异常,毛发、皮肤色素改变,部分有特殊气味,如枫糖尿病的焦糖味,异戊酸血症和戊二酸血症的汗脚味等。

（三）辅助检查

1. 实验室检查　血常规、血糖、电解质、血气分析、肝功能、血氨、乳酸、丙酮酸,尿常规、尿葡萄糖、尿还原糖、尿三氯化铁、尿酮体及尿 2,4- 二硝基苯肼等检查,并根据基本化验结果初步分析可能的代谢病。氨基酸、肉碱、酰基肉碱、极长链

脂肪酸、过氧化物酶体功能等检测有助于明确的诊断。

2. 血串联质谱技术（MS/MS）和尿气相色谱-质谱技术（GS/MS）　目前最常用的诊断方法,用于检测氨基酸、有机酸、糖、嘧啶、乳清酸和中链脂肪酸等。

3. 基因检测　通过检测目的基因,对先证者及其家系进行分析,确定与疾病相关的基因、突变类型或与致病基因相连锁的多态性标记。

4. 影像学检查　头颅 MRI 在早期诊断中具有重要优势,有助于缩小鉴别诊断范围。弥散加权成像技术可以明确损伤的性质,磁共振波谱对于脑内不同区域堆积代谢产物的分析,可辅助临床作出遗传代谢性脑病快速诊断。

5. 其他检查方法　酶活性检测、组织活检等可协助诊断。

（四）诊断要点

1. 早产儿或足月儿均可发病,出生时正常,病情突然恶化的新生儿应警惕本病。

2. 易误诊为窒息、感染等新生儿常见疾病。

3. 临床表现为脑病症状,并呈进行性加重。

4. 可合并严重代谢性酸中毒、高氨血症,但非必然。

5. 血液、尿液 GS/MS 和基因检测多可明确诊断。

（五）鉴别诊断

由于代谢性脑病的临床症状不具特异性,需要与其他病因所致的急性脑功能障碍相鉴别,如缺氧缺血性脑病、低血糖脑病、中毒性脑病、高血压脑病、外伤或出血性休克等。

二、预防

多数为常染色体隐性遗传病,母亲再次妊娠时应进行遗传咨询和基因检测。产前诊断、新生儿代谢性疾病筛查计划,可以做到早发现、诊断。了解患儿既往病史和家族病史,避免潜在的诱因是重要的预防措施。

三、治疗方案

（一）支持治疗

1. 监测生命体征,维持水电解质平衡,纠正脱水及酸中毒,纠正低血糖,维持血压,防治休克;发生呼吸衰竭时给予呼吸机辅助通气;代谢性脑病常合并脑水肿,适量限液,降颅压治疗;部分患儿

合并细菌感染,需抗感染治疗。

2. 减少底物摄入及蓄积,由氨基酸、有机酸代谢异常导致的脑病,给予非蛋白物质提供足够的热卡,减少蛋白分解代谢。

（二）清除有毒代谢产物

急性代谢紊乱时,根据初步诊断,采取措施促使代谢产物排出。

1. 药物治疗　当血氨 $>200\mu mol/L$,静脉给予 L-精氨酸、苯甲酸钠、苯丁酸钠;如尿素循环途径中 N-乙酰谷氨酸合成酶缺乏,则应用 N-氨甲酰谷氨酸;如有机酸、脂肪酸代谢异常,给予补充 L-肉毒碱。

2. 透析或血滤　指征目前并不统一,当血氨 $>400\sim500\mu mol/L$ 时开始血透;或在尿素循环障碍的患者,药物治疗 $4\sim6$ 小时后,血氨持续 $>300\mu mol/L$;或甲基丙二酸血症存在难治性酸中毒、枫糖尿症存在意识障碍等。当血氨稳定在 $100\mu mol/L$ 以下时停止透析。

（三）提供相应的维生素和辅助因子

多种维生素与辅助因子是遗传代谢病中缺陷酶的催化剂,可以提高残余酶的活性。如维生素 B_1、B_2、B_6、B_{12}、生物素等。

（四）特异性药物

某些代谢性疾病已有特异性的药物治疗,如 L-肉毒碱治疗肉碱转运缺陷、有机酸血症、线粒体病等;苯甲酸钠、苯丁酸钠、精氨酸等治疗高氨血症;胰高血糖素、奥曲肽、二氮嗪治疗高胰岛素血症等。

（五）特殊饮食

具有氨基酸、有机酸、脂肪酸代谢异常的患儿,需提供去除相应氨基酸、有机酸、脂肪酸的特殊配方饮食,应由专业医师、营养师对其进行长期的饮食指导。

四、临床经验与注意事项

（一）诊断方面

对本病缺乏认识或警惕,容易导致错误诊断或延误诊断,故应加强对本病的知识积累,尤其关注新生儿期病情突然恶化者,如不明原因的惊厥。有些 IMD 的症状间歇发作,有些易并发感染而被混淆。伴有多发畸形的 IMD 与畸形综合征不易区分。生化检查受疾病状态、饮食、药物及围产因素等方面的影响,需要认真判读,甚至多次验证。监测血气、血氨,并尽快完善血、尿 GS/MS,对诊

断有重要意义,酶活性测定和基因检测更为可靠。如死亡不可避免,则应争取在死亡前留血标本,以备后期检查,并争取尸检。

（二）治疗方面

1. 治疗与诊断同时进行,尽快完善实验室检测并做出初步诊断,给予禁食,补充葡萄糖溶液;对于严重休克、神志异常等疑似 IMD 的患儿,应停止或谨慎应用氨基酸。

2. 维持体内酸碱平衡,当血 pH<7.22 时,给予碳酸氢钠 1mmol/kg,缓慢纠正酸中毒。

3. 对于顽固性惊厥,而无代谢性酸中毒和高氨血症者,尽快静脉注射维生素 B_6。

4. 尽快促进有害物质的排出,给予充足的液体,依据条件选用血液透析、血浆置换或持续腹膜透析。

5. 依据疾病的诊断给予特殊饮食,并长期使用。

（三）医患沟通

1. 新生儿 IMD 起病急、病情重、进展迅速、病死率高,是不明原因新生儿死亡的重要原因之一。在完成初步判断的基础上,详细告知家属病情及可能的预后。

2. IMD 诊断多需要 GS/MS、MS/MS、基因诊断,或脏器组织标本分析等检测手段,医疗费用很高,应与患儿家属充分沟通,取得理解。

3. 患儿多需要长期或终身治疗,给家庭带来沉重的负担。医患双方共同参与治疗方案的制订,讨论不同治疗方案的利与弊。

（四）病历记录

1. 病历应详细记录家族史、出生史、临床表现、检查结果和分析,做好诊断和鉴别诊断。记录治疗措施,评估治疗效果。

2. 加强与患儿家属的沟通,完善各种检查、特殊用药、特殊治疗的知情同意书。加强多学科团队协作,提供更全面、综合的治疗和解决方案。

3. 及时完成疑难、危重病例讨论、会诊记录等,甚至死亡讨论,并做好抢救记录。

（朱晓波）

第十节　新生儿神经肌肉疾病

神经肌肉疾病（neonatal neuromuscular diseases,NMDs）是以运动功能障碍为主要临床特征的一组疾病,临床上称为松软儿（floppy baby）、婴儿肌张力低下症（infantile hypotonia）或先天性肌弛缓综合征（congenital hypotonic syndrome）。涉及运动神经元、周围神经、神经肌肉接头或骨骼肌,可累及中枢神经系统和其他脏器。各年龄段均可发病,部分疾病呈渐进性过程。按病变部位可分为运动神经元病、周围神经病、神经肌肉接头病和肌肉病。新生儿 NMDs 确切发病率缺乏尚不明晰,有研究显示先天性肌病的发病率在1/20 000~1/130 000 之间。新生儿期 NMDs 呈现非特异性临床表现,容易误诊或漏诊,给患儿家庭和公共卫生带来较大负担。

一、诊断步骤

（一）病史采集

询问患儿首发症状,起病缓急,病程进展快慢及伴随症状。详细询问家族疾病史,孕期胎儿发育史、出生史及生后运动发育史。

（二）临床表现与体格检查

临床表现多缺乏特异性。胎儿期主要表现为胎动减少或消失,羊水过多。新生儿期主要表现为肌张力低下、肌无力、哭声微弱和呼吸衰竭,导致呼吸机撤离失败和 / 或喂养困难,常需长期呼吸支持及管饲喂养,部分病例有"肌病面容"。运动单元疾病患儿的面部表情活泼,有反应;脑部受损患儿的表情淡漠,无反应,腱反射存在,刺激四肢有回避动作。

（三）辅助检查

1. 血清酶学检查　最广泛应用于肌病的酶学检查是血清肌酸磷酸激酶（creatine phosphokinase,CPK）,先天性肌营养不良时 CPK 明显增加。骨骼肌纤维中也含有高浓度的谷丙转氨酶、谷草转氨酶、乳酸脱氢酶。这些肌酶升高的时间、程度以及酶活性之间的相关性分析,对判断神经源性骨骼肌损害提供重要依据。

2. 脑脊液检查　脑脊液蛋白增加见于多种中枢神经系统感染性疾病,血性脑脊液表示蛛网膜下腔出血或脑室内出血或穿刺损伤。

3. 心电图检查　糖原贮积病 Ⅱ 型 P-R 间期缩短,QRS 波幅异常增高,心肌受损。部分肌营养不良者亦有心电图改变,但脊髓肌萎缩症则正常。

4. 肌电图检查　记录神经、肌肉的生物电活动,判断神经、肌肉的功能状态。

5. 肌肉活检　诊断神经肌肉病的重要手段,为创伤性检查,难以实施多次或多个部位的肌活检。不同类型神经肌肉病的骨骼肌受损部位、受损程度不尽相同,结果解读需结合临床表现。

6. 影像学检查 肌肉影像学检查可以快速检测不同层面肌肉组织的水肿、萎缩、脂肪结缔组织增生等组织学改变。颅脑 CT、MRI 和超声检查有助于肌张力减低的病因诊断。

7. 分子遗传学检查 多聚酶链反应、原位杂交技术、免疫印记技术、高通量基因测序等分子生物学技术为疾病的诊断提供巨大帮助。基因检测的结果解释必须结合临床表现。

（四）诊断要点

1. NMDs 通常是遗传性疾病,需详细询问家族史。

2. 可有肌无力、肌肉松弛、反复撤机失败和喂养困难等临床表现。

3. CPK 明显增高、肌肉活检、影像学检查等有助于判断病变范围和严重程度。

4. 实施多学科团队的综合评估和精准化诊断。

（五）鉴别诊断

新生儿期引起肌张力减退疾病种类繁多,需要区分脑性、脊髓、神经和肌肉疾病。同时需要鉴别其他引起肌张力低下的疾病:如低钠血症、低钾血症、低血糖症、甲状腺功能减退症、严重营养不良、颅内出血、脑梗死、颅脑肿瘤、休克等。

二、预防

1. 产前监测 多为遗传性疾病,母亲再次妊娠应进行遗传咨询和产前基因突变分析。绒毛、胎儿脐血、羊水脱落细胞或植入受精卵检查可提供产前诊断。定时产前检查,注意评估胎动、羊水及胎儿脉搏血氧饱和度等。

2. 产时预防 胎儿宫内缺氧发生时,应做好充分的评估,确定分娩时机。存在脊髓损伤高危因素的应及时采取剖宫产,避免继发性损伤。

三、治疗方案

目前 NMDs 缺乏特异的治疗方法,主要目标是缓解症状、提高生活质量,减轻并发症的发生,减缓疾病进展。早期诊断和综合治疗有助于提高患儿的生活质量和预后。

1. 支持治疗 针对患儿出现的症状进行治疗。对于肌无力和呼吸困难者,可能需要辅助呼吸支持或气管切开等措施。对于吞咽困难者,可

能需要通过胃管或其他途径提供营养支持。

2. 药物治疗 有些特定类型的神经肌肉病可以通过药物治疗来减缓病情进展或缓解症状。这些药物包括抗氧化剂、免疫调节剂等。

3. 物理治疗 物理治疗、康复训练和运动疗法可帮助维持肌肉功能,防止肌肉挛缩。较大儿童应用辅助设备,如轮椅、矫形器等,可提高其独立性和日常生活能力。

4. 心理疏导 对于患儿及其家庭,提供心理支持和心理辅导,帮助他们应对疾病带来的身心挑战。

四、临床经验与注意事项

（一）诊断方面

对于怀疑患有 NMDs 的新生儿,应密切关注其运动和行为,特别注意是否有肌无力、肌肉松弛、反射异常、呼吸困难等表现。家族史对诊断非常重要,应详细询问家庭成员是否有类似症状或已知的遗传疾病。对小婴儿进行全面的体格检查,注意观察是否有肌肉萎缩、肌力减退、肌张力异常等体征。建议由多学科医疗团队合作进行评估。NMDs 的早期发现和早期诊断非常重要,对于临床高度怀疑的病例,通过电生理检查、影像学检查及分子遗传学检查多可明确诊断。

（二）治疗方面

1. NMDs 的多个类型尚无根治方法,但早期治疗非常重要。一旦怀疑患有该病,应尽早就医并进行全面评估,以制定最适合患儿的治疗方案。

2. 治疗需要多学科医疗团队的协作,包括儿科医生、神经学家、康复治疗师、营养师等专业人员,共同制订个性化的治疗计划。

3. 在对症支持、物理康复等治疗的基础上,NMDs 患儿需要定期随访和评估,及时调整治疗计划。

4. 应根据患儿的具体情况进行个体化治疗。家长和医务人员应密切合作,共同制定最佳的治疗方案,以最大程度地支持患儿的健康和发展。

（三）医患沟通

1. 主管医生应倾听患者家属的意见和关切,给予情感支持。尽量使用简单易懂的语言,确保患儿家属充分理解诊治疗方案。

2. 向患者家属提供 NMDs 的详细信息,包括疾病的特点、治疗方法、预后等,以便他们能做出明智的决策。

3. 医患双方共同决策治疗方案,尊重患儿家属的意愿和价值观。

4. 在沟通过程中,医生应尊重患者和家属的隐私,确保他们的个人信息得到妥善保护。

（四）病历记录

1. 详细记录围产期疾病史、出生史、家族史等,特别是否有类似症状或已知的遗传疾病的家族成员。

2. 详细记录患儿的临床表现、全面的体格检查、实验室检查及分子遗传学检查的结果,并进行全面的分析。

3. 记录患儿病情变化、随访情况,根据需要做出调整和改进。

（朱晓波）

参考文献

1. 邵肖梅,叶鸿瑁,丘小汕. 实用新生儿学. 5版. 北京:人民卫生出版社, 2019.
2. McMichael G, MacLennan A, Gibson C, et al. Cytomegalovirus and Epstein-Barr virus may be associated with some cases of cerebral palsy. J Matern Fetal Neonatal Med, 2012, 25（10）: 2078-2081.
3. Kimberlin DW, Jester PM, Sánchez PJ, et al. Valganciclovir for symptomatic congenital cytomegalovirus disease. N Engl J Med, 2015, 372（10）: 933-943.
4. Curfman AL, Glissmeyer EW, Ahmad FA, et al. Initial Presentation of Neonatal Herpes Simplex Virus Infection. J Pediatr, 2016, 172: 121-126.
5. 中华医学会儿科学分会神经学组. 儿童中枢神经系统感染治疗疗程与腰椎穿刺检查系列建议之一——病毒性脑（膜）炎治疗疗程与腰椎穿刺检查建议. 中国实用儿科杂志, 2020, 35（1）: 1-4.
6. Ramos-Estebanez C, Lizarraga KJ, Merenda A. A systematic review on the role of adjunctive corticosteroids in herpes simplex virus encephalitis: is timing critical for safety and efficacy? Antivir Ther, 2014, 19: 133-139.
7. Bache M, Andrei G, Bindl L, et al. Antiviral Drug-Resistance Typing Reveals Compartmentalization and Dynamics of Acyclovir-Resistant Herpes Simplex Virus Type-2（HSV-2）in a Case of Neonatal Herpes. J Pediatric Infect Dis Soc, 2014, 3（2）: 24-27.
8. March B, Eastwood K, Wright IM, et al. Epidemiology of enteroviral meningoencephalitis in neonates and young infants. J Paediatr Child H, 2014, 50（3）: 216-220.
9. Chiang SS, Khan FA, Milstein MB, et al. Treatment outcomes of childhood tuberculous meningitis: a systematic review and meta-analysis. Lancet Infect Dis, 2014, 14: 947-957.
10. Cruz AT, Starke JR. Clinical manifestations of tuberculosis in children. Paediatr Respir Rev, 2007, 8: 107-117.
11. du Preez K, Seddon JA, Schaaf HS, et al. Global shortages of BCG vaccine and tuberculous meningitis in children. Lancet Glob Heal, 2019, 7: 28-29.
12. Cantwell MF, Shehab ZM, Costello AM, et al. Brief report: congenital tuberculosis. New Engl J Med, 1994, 330（15）: 1051-1054.
13. Crockett M, King SM, Kitai I, et al. Nosocomial transmission of congenital tuberculosis in a neonatal intensive care unit. Clin Infect Dis. 2004, 39（11）: 1719-1723.
14. Huynh J, Donovan J, Phu NH, et al. Tuberculous meningitis: progress and remaining questions. Lancet Neurol, 2022, 21: 450-464.
15. Skevaki CL, Kafetzis DA. Tuberculosis in neonates and infants: epidemiology, pathogenesis, clinical manifestations, diagnosis, and management issues. Paediatr Drugs, 2005, 7（4）: 219-234.
16. Cherian S, Whitelaw A, Thoresen M, et al. The pathogenesis of neonatal post-hemorrhagic hydrocephalus. Brain Pathol, 2004, 14: 305-311.
17. 林振浪,俞丽君. 胎儿脑积水的诊断、治疗和预后. 中华实用临床儿科杂志, 2016, 32（2）: 9-12.
18. Gaglioti P, Oberto M, Todros T. The significance of fetal ventriculomegaly: etiology, short-and long-term outcomes. Prenatal Diag, 2009, 29（4）: 381-388.
19. Ellenbogen JR, Waqar M, Pettorini B. Management of post-hemorrhagic hydrocephalus in premature infants. J Clin Neurosci, 2016, 31: 30-34.
20. Whitelaw A, Jary S, Kmita G, et al. Randomized trial of drainage, irrigation and fibrinolytic therapy for premature infants with posthemorrhagic ventricular dilatation: developmental outcome at 2 years. Pediatrics, 2010, 125（4）: 852-858.
21. Volpe JJ. Neurology of the Newborn. 5th ed. Philadelphia, PA: Elsevier Saunders, 2008.
22. Mankad K, Talenti G, Tan AP. Neurometabolic Disorders of the Newborn. Top Magn Reson Imaging, 2018, 27: 179-196.
23. Leonard JV, Morris AA. Diagnosis and early management of inborn errors of metabolism presenting around the time of birth. Acta Paediatr, 2006, 95（1）: 6-14.
24. Liang JS, Lu JF. Peroxisomal disorders with infantile seizures. Brain Dev-Jpn, 2011, 33（9）: 777-782.
25. Levy PA. Inborn errors of metabolism: part 1: overview.

Pediatr Rev, 2009, 30（4）: 131-137.

26. Jacob M, Malkawi A, Albast N, et al. A targeted metabolomics approach for clinical diagnosis of inborn errors of metabolism. Anal Chim Acta, 2018, 1025: 141-153.

27. Patay Z. MR imaging workup of inborn errors of metabolism of early postnatal onset. Magn Reson Imaging C, 2011, 19（4）: 733-759.

28. Dangouloff T, Boemer F, Servais L. Newborn screening of neuromuscular diseases. Neuromuscul Disord, 2021, 31: 1070-1080.

29. Fay AJ. Neuromuscular Diseases of the Newborn. Semin Pediatr Neurol, 2019, 32: 100771.

30. 陆炜. 中国 Prader-Willi 综合征诊治专家共识. 中华儿科杂志, 2015, 53（6）: 419-424.

31. Weissbach T, Hausman-Kedem M, Yanay Z, et al. Congenital hypotonia: systematic approach for prenatal detection. Ultrasound Obstet Gynecol, 2023, 62（1）: 94-105.

32. Mercuri E, Pera MC, Brogna C. Neonatal hypotonia and neuromuscular conditions. Handb Clin Neurol, 2019, 162: 435-448.

33. Tein I. Neonatal metabolic myopathies. Semin Perinatol, 1999, 23（2）: 125-151.

34. Haliloglu G. Neonatal presentations of neuromuscular disorders. Eur J Paediatr Neurol, 2022, 38: 6-11.

第十四章

消化系统疾病

第一节　新生儿胃食管反流

新生儿胃食管反流（gastroesophageal reflux，GER）是指胃内容物反流入食管，包括生理性和病理性。生理性 GER 主要由于新生儿胃呈横位，且贲门较松及幽门较紧，腹压大的情况下容易发生胃食管反流，多见于早产儿，随着年龄增加逐渐下降。病理性胃食管反流是因为胃的贲门括约肌相对较松、食管下括约肌（low esophageal sphincter，LES）功能障碍和／或与其功能有关的组织结构异常，以至 LES 压力低下而出现的反流，可引起一系列临床症状，病理性胃食管反流持续时间较长，常需要综合治疗改善症状。GER 常发生于新生儿期，特别是早产儿，发病率在 80%~85%，严重时甚至危及生命，而早期诊断、适当治疗及有效护理可显著降低患儿的病死率和并发症的发生率。

一、病因和发病机制

（一）食管下括约肌抗反流屏障功能低下

1. 食管下括约肌压力低下　LES 正常压力主要由食管壁内平滑肌、神经支配、神经递质等调节，多种原因均可使 LES 压力降低。

2. LES 周围组织作用减弱　新生儿胃食管角较大、横膈肌脚钳夹作用减弱等可破坏 LES 正常的抗反流功能。

3. LES 短暂性松弛　胃内压增高超过 LES 压力、诱发 LES 开放；胃容量增加致使贲门食管段缩短，使抗反流屏障功能降低。

（二）食管廓清能力降低

当食管通过蠕动清除反流物的能力下降时，胃内容物可由逆蠕动波向上反流溢出。

（三）食管黏膜屏障功能破坏

反流物中的胃酸、胃蛋白酶、十二指肠反流入胃的胆盐和胰酶等物质使食管黏膜屏障功能受损。

（四）胃十二指肠功能失常

包括胃排空功能低下、胃容量增加食管下括约肌关闭不全等。新生儿 LES 压力较低，高压区长度短，至少到生后 6 周才达成人水平，早产儿需 2~3 个月胃食管功能才能较成熟。

二、诊断步骤

（一）病史采集

GER 多见于早产儿，常发生于新生儿期，随着年龄增长逐渐下降。了解有无早产、低出生体重、胃肠道疾病、呼吸机治疗等高危因素。重点询问呕吐频次、呕吐物的性质、呕吐与进食的关系和生长发育情况等。

（二）临床表现与体格检查

生理性 GER 多发生在哭闹、吸吮、胃胀气、喂奶时或喂奶后短时间内，如频发或持续时间长，且伴有一系列症状，应考虑为病理性 GER。

1. 呕吐　最常见，可见于 90% 以上的患儿，生后第一周即可出现，表现为溢乳、轻度呕吐或喷射性呕吐，呕吐较顽固。

2. 体重不增　80% 患儿出现体重不增，甚至营养不良。

3. 食管炎　频繁胃酸反流所致，不安、易激惹或拒食。

4. 误吸　发生率 16%~75%，反流物被吸入，表现为窒息、呼吸暂停、发绀、气管炎、吸入性肺炎、肺不张、严重者可导致死亡，有的患儿仅有夜咳症状。

5. 常伴发其他先天性疾病　如先天性食管闭锁、食管裂孔疝、食管蹼、气管食管瘘等。神经系统缺陷者易发生 GER，如先天性中枢性低通气综合征、囊性纤维性变等，GER 较为突出，原因与长期仰卧位、吞咽功能不协调或缺失、食管运动功能受损有关。

（三）辅助检查

1. 食管造影　虽简便易行，诊断阳性率在 5%，但因存在放射性，新生儿为非首选。可以观察食管形态、食管动力改变和胃食管区解剖形态以及判断有无合并症存在。对食管裂孔疝、食管狭窄等疾病作出明确诊断,应观察 5 分钟,有 3 次以上反流才能确定诊断。

2. 食管 24 小时 pH 值监测 食管 pH 值监测 24 小时食管下端 pH 监测诊断胃食管反流的敏感性和特异性较高,为首选诊断方法,是目前最可靠的诊断法。可反映 GER 发生频率、时间、反流物在食管内停留的状况和反流与临床症状、体位、进食之间的关系,有助于区分生理性和病理性 GER。

3. 胃食管同位素闪烁扫描 检出阳性率为 59%~90%,可测出食管反流、观察食管廓清能力和胃排空功能,同时判断有无肺吸入。

4. 超声检查 无创且实用性强,可检测食管下端充盈、胃与食管间有液体来回流动,可探查有无食管裂孔疝。检查阳性率与操作医生经验有关。

5. 其他 食管阻抗检测等。

(四)诊断要点

临床表现复杂且缺乏特异性,仅凭临床症状难以区分生理性或病理性 GER。目前依靠任何一项辅助检查均很难确诊,必须采用综合诊断技术。诊断依据:

1. 临床表现 喂养后反复呕吐、反复发作的呼吸道吸入性疾病,有时并发反复出现青紫发作、呼吸暂停,生长发育迟缓。

2. 辅助检查 针对不同情况,选择必要辅助检查,常选食管 24 小时 pH 监测区分生理性和病理性 GER。对疑难病例可进一步选择超声食管阻抗检测等检查。

(五)鉴别诊断

1. 先天性肥厚性幽门狭窄 有典型的反复呕吐病史,查体可见胃蠕动波及右上腹肿物,该病幽门 B 超多可诊断,如做上消化道造影可见典型的线样征、肩征、鸟嘴征。

2. 胃扭转 发病可早可晚,多以喂奶后喷射性大口呕吐为主,呕吐物不含胆汁,腹部无阳性体征。该病造影可见双胃泡、双液平面、胃大弯位于胃小弯上。

3. 喂养不当 常呕吐,腹部无阳性体征,改善喂养方法,呕吐可好转。

三、预防

新生儿尤其是胃食管反流病与本身胃食管结构功能发育不完善有关。首先考虑体位治疗,喂奶后不要立刻平卧,可头高位 30°,必要时拍嗝,也可调整喂养方式为少量多餐,减少反流机会。新生儿一般不使用药物,如果使用药物需严格在专科医师医嘱指导下进行。

四、治疗方案

(一)体位治疗

患儿体位以前倾俯卧 30° 位最佳(包括睡眠时间)。轻症患儿进食后 1 小时保持头高脚底位;重症患儿需 24 小时持续体位治疗,取床头抬高 15°~30° 仰卧位,餐后 1 小时左侧卧位。

(二)饮食疗法

母乳喂养者采用坐位、少量多次哺乳;对于高度怀疑牛奶蛋白过敏的中重度 GER 患者,需行进一步检查,明确诊断。可采用食物回避试验。

(三)药物治疗

药物治疗在新生儿期依据不够充分,应用时要慎重。主要包括抑酸药和促动力药,抑酸药较安全,用于治疗病理性 GER。

1. 抑酸药 包括组胺 H2 受体阻滞、质子泵抑制及黏膜保护剂。

2. 促动力药 疗效不确定。红霉素口服,剂量 1~3mg/(kg·d),每 6 小时一次。

(四)手术治疗

对内科系统治疗无效,有严重的并发症如食管狭窄等及有神经系统障碍的患者可考虑手术治疗,新生儿期手术病例报道较少。

五、临床经验与注意事项

(一)并发症预防

新生儿尤其是早产儿易发生返流后误吸,严重者会导致窒息,甚至死亡,护理人员或家长需要高度重视,对于症状严重的新生儿或合并症多的早产儿,必要时使用家庭脉氧饱和度监护,减少夜间等特殊时期反流窒息等不良事件发生。

(二)鉴别诊断

症状严重或持续的患儿,必要时进一步和牛奶蛋白过敏、早产儿喂养不耐受、消化道发育异常等疾病鉴别。

(三)医患沟通

初为人父母,因为缺乏养育经验,新生儿家长往往存在焦虑、紧张、不安,医患沟通时要注意耐心、详细地询问病史;问诊、查体结束后,需进行的护理措施、注意事项、喂养指导进行详细沟通。

（四）病历记录

应该注意胎龄、出生体重及体重增长情况、喂养的奶品、喂奶的频次、间隔时间、喂养方式；患儿症状出现的时间、诱因、缓解因素、伴随症状；症状对于患儿生长发育的影响等细节。

（张莉）

第二节 新生儿坏死性小肠结肠炎

新生儿坏死性小肠结肠炎（necrotizing enterocolitis, NEC）是新生儿胃肠道常见的一种起病急、进展快、致命性高的疾病，是多种原因所致的小肠、结肠局限性或广泛性坏死性炎症。临床表现为呕吐、腹胀、腹泻、便血，严重者发生休克及多系统器官功能衰竭为主要临床表现。腹部 X 线检查以肠壁积气为特征。

NEC 多发生在早产儿，其发病率及死亡率与患儿胎龄呈负相关，随着医疗资源及技术的发展越来越多的早产儿存活，NEC 的发病率、死亡率有所升高。NEC 症状和体征多不典型，可与其他新生儿期疾病混淆。临床上诊断多依靠辅助检查，如腹部 X 线（可显示肠壁积气、门静脉积气、气腹、肠穿孔）、腹部 B 超等。NEC 治疗上分为内科治疗与外科治疗。并发症包括喂养不耐受、肠梗阻、肠狭窄、短肠综合征、生长发育迟缓、神经系统发育迟等。

一、病因与发病机制

在现有的研究中 NEC 的发病机制仍未被阐明，目前有以下影响因素：

（一）胃肠道发育不成熟

早产儿的肠上皮细胞多不成熟，对细菌的防御能力下降，引起炎症反应，导致肠黏膜破坏和肠系膜微循环灌注受损。

（二）细菌定植与胃肠道菌群失调

新生儿出生后，肠道 24 小时大肠埃希菌占优势，双歧杆菌于生后第 2 天出现且增长迅速至生后 4~5 天时占优势，1 周后其数量可达细菌总数的98%。NEC 可能由于多种微生物定植和感染，引起肠微生物失调引起黏膜损伤并同时启动炎症反应。

（三）人工喂养

配方奶粉相比母乳中缺少有助于增强免疫功能和维持胃肠道黏膜完整性和功能等有益成分。人乳 pH 值为 3.6，多不影肠道液 pH 值，配方奶粉的肠道 pH 值更高，不利于肠道定植菌的生长。小肠的黏液层同样受配方奶喂养的影响，当人工喂养时，肠道内肠细胞更易破坏，渗透性增加，同时增加对肠黏膜防御系统的刺激，导致免疫系统激活，对外来抗原释放促炎细胞因子。

二、诊断步骤

（一）病史采集

NEC 发生与多种高危因素有关，多发生在早产儿。与母亲的危险因素：孕母吸毒（鸦片、大麻、可卡因）、孕母高血压（包括妊娠期高血压）、孕期感染、产妇心搏骤停、脐索脱垂、胎盘破裂和绒毛膜羊膜炎。与婴儿有关的病因：早产（immaturity）、极低出生体重（very low birth weight）、低 Apgar 评分、感染（infection）、配方奶粉喂养、贫血（ischemia）、氧合不足（insufficient oxygenation）、损伤（injury）、血管内置管（intravascular catheter）、免疫因素（immunological factor）、先天性缺陷等。病史采集时要注意询问。

（二）临床表现与体格检查

NEC 的临床表现轻重差异较大，既可表现为全身非特异性败血症症状，也可表现为典型胃肠道症状：腹胀、呕吐、腹泻或便血三联征。临床表现多无特异性，症状多隐匿或突然出现。部分患儿病情进展迅速，甚至死亡。

1. 全身症状 精神反应差、体温不稳定、心动过缓、呼吸暂停、低血压、低血糖或高血糖、嗜睡、休克及败血症等感染中毒症状。

2. 消化系统症状 食欲减退、胆汁性呕吐、腹胀（腹围增加）、腹部拒按、胃潴留及血便等；病情严重者可有肠鸣音消失、触及腹部肿块、腹壁红肿等。腹胀一般最早出现且持续存在，一般先出现胃潴留，最后全腹膨胀，肠鸣音减弱。呕吐先为奶汁，渐出现胆汁样或咖啡样物。腹泻或血便可为黑便或鲜血。

（三）辅助检查

1. 粪便检查 大便潜血多阳性，镜检有红细胞及白细胞，便培养可发现病原菌。

2. 血常规和血涂片 白细胞增多，有核左移现象，有血小板减少。

3. 血培养 可阳性，多为 G⁻ 杆菌，与粪便培养可得一致细菌。

4. 腹腔穿刺 疑有穿孔时可做腹腔穿刺液涂

片与培养找病原菌。

5. X 线检查　腹部平片有极大诊断价值,需连续摄片动态观察。早期可见小肠轻至中度胀气,结肠少气或无气。部分肠管外形僵硬,肠黏膜及肠间隙增厚模糊,胃泡胀气有潴留液。典型改变为肠管弥漫性扩张,肠腔内有阶梯状液平面、肠壁囊样积气,门静脉积气(自肝门向肝内,呈树枝样)如出现游离气体,表示有肠穿孔或气腹。

6. 腹部 B 超检查　可见肝实质及门脉内间歇出现微小气泡。

（四）诊断要点

临床上结合患儿临床表现、查体、实验室检查及腹部影像学检查一般就可进行诊断。可对 NEC 进行分期（表 14-1）。

表 14-1　坏死性小肠结肠炎分级标准改良 Bell 分期

分期	分类	腹部体征	全身症状	X 线片	治疗
ⅠA	可疑 NEC	腹胀,呕吐,大便	体温不稳定,心动过缓,嗜睡	正常或轻度肠管扩张	绝对禁食,胃肠减压,抗生素治疗 3 天
ⅠB	可疑 NEC	同ⅠA,肉眼血便	同ⅠA	同ⅠA	同ⅠA
ⅡA	确诊 NEC,轻度	同ⅠA 和ⅠB,肠鸣音消失伴或不伴腹部压痛	同ⅠA	同ⅠA 和ⅠB,肠壁积气	同ⅠA,绝对禁食,应用抗生素7~10天
ⅡB	确诊 NEC,中度	同ⅡA,有明显压痛,伴或不伴腹蜂窝织炎,或腹部包块	同ⅡA,代谢性酸中毒和血小板减少症	同ⅡA,门静脉积气和/或腹腔积液	同ⅡA,绝对禁食,补充血容量,治疗酸中毒,应用抗生素 14 天
ⅢA	NEC 进展	同ⅡB,伴有腹膜炎,明显腹胀和压痛	同ⅡB,低血压,严重呼吸暂停,呼吸性/代谢性酸中毒,弥散性血管内凝血功能障碍,中性粒细胞减少	同ⅡB,腹腔积液	同ⅡB,液体复苏,应用血管活性药物,机械通气,腹腔穿刺
ⅢB	NEC 进展	同ⅢA	同ⅢA	同ⅡB,气腹、肠穿孔	同ⅢA,手术

（五）鉴别诊断

1. 喂养不耐受　在肠内喂养后出现消化障碍,导致腹胀、呕吐、胃潴留等与Ⅰ期 NEC 患儿鉴别困难,可持续通过禁食、腹部影像学监测进行鉴别。

2. 中毒性肠麻痹　主要是由细菌或病毒感染导致的胃肠功能紊乱,肠蠕动减弱或消失,导致肠道积气,造成肠道血液循环障碍,比如严重的呕吐、腹泻等都可能引起中毒性肠麻痹。临床表现为腹胀、停止排气、排便,可伴发热等症状。腹部查体可叩诊为鼓音,可出现移动性浊音,听诊肠鸣音减弱或消失。结合腹部查体与辅助检查可与之鉴别。

3. 自发性胃穿孔　常发生于早产儿中,临床症状出现急,可突然出现腹胀、腹部发蓝、低血压和代谢性酸中毒。通常累及回肠远端,发生在出生 1~2 周的超早产儿中,较超早产儿 NEC 发病日龄小。

4. 先天性巨结肠　出生后首次胎便排出延迟,常见的症状为肠梗阻,包括胎便排出延迟、胆汁性呕吐、喂养困难等,顽固性便秘及反复发作的小肠结肠炎,反复发作的小肠结肠炎最常见的症状包括腹胀、发热和腹泻等。多依靠腹部 B 超可诊断。

5. 先天性消化道畸形　发病早,多表现为呕吐、腹泻、便血等。X 线常表现肠梗阻,很少有肠壁积气。

6. 胎粪性肠梗阻　由于体内黏液腺分泌不正常,黏液稠厚,肠腔内容物积聚在远端回肠,阻塞肠腔,多表现为低位肠梗阻症状。生后即可呕吐,呕吐物暗绿色,腹胀明显,仍可有少量胎粪排出,胎粪中能看到角化上皮,腹部 X 线平片能看到颗粒状影,可进行鉴别。

三、预防

病因预防,首先做好产前检查,进行产前干预减少早产、窒息等的发生,减少产前、产时感染,合理使用抗生素及规范输血方案。母乳对 NEC 的发生是保护性因素,推广母乳喂养,可以建立母乳库,对于早产儿的喂养制订合理喂养标准;对于易诱发或引起 NEC 发生的药物(如吲哚美辛、布洛芬)应合理使用。可以使用益生菌,但目前没有明确使用标准。

四、预后

NEC I 期和 II 期患儿长期预后良好,受不同地区的医疗水平和经济的影响,NEC 的发病率、死亡率是有差别的。经过内科保守治疗治愈存活率达 80%,部分发生 NEC 经过治疗后可能会存留喂养不耐受、电解质紊乱、肠梗阻、肠狭窄、短肠综合征、神经系统发育迟缓、生长发育迟缓及 NEC 复发等。

五、治疗方案

(一)一般治疗

禁食、胃肠减压、抗感染及纠正水电解质紊乱、酸中毒和改善循环等对症治疗。

1. 禁食、胃肠减压 在发现可疑 NEC 时,首先禁食 5~10 天;患儿 NEC 分期 > II 期,禁食时间直至腹部超声检查门脉积气消失 3 天以上,且腹胀消失、肠鸣音恢复、大便潜血转阴,一般症状好转。

2. 抗感染 通常选用广谱抗生素,疗程 7~10 天。若血培养阳性,尽快参考药敏结果选用抗生素。

3. 对症治疗

(1)补充血容量改善脏器灌注:可给予血管活性药物多巴胺或多巴酚丁胺 $5\mu g/(kg \cdot min)$;晶体液(生理盐水)或胶体液(白蛋白)进行液体复苏。

(2)纠正酸中毒。

(3)机械通气:可用于循环功能不稳定、呼吸暂停或氧合不足的患儿。

4. 动态观察 起病的 48~72 小时内要严密观察患儿 NEC 的进展情况,有无加重甚至肠穿孔,通常选用腹部 X 线检查,两次检查间隔 6 小时,也可选用腹部 B 超协助监测。

(二)外科治疗

1. 绝对指征 气腹(NEC III 期)、出现肠坏死。

2. 相对指征 持续关注监测结果:腹膜炎、固

定肠袢、内科干预后不能改善的严重和持续性代谢性酸中毒和 / 或血小板减少症。

六、临床经验与注意事项

(一)诊断方面

1. 早期诊断 该疾病的早期症状和体征不典型,通常表现为腹胀、呼吸暂停、心动过缓、嗜睡、体温不稳定、腹泻、黄疸、大便减少等。

2. 综合分析 如出现上述情况,需要综合分析患儿的临床表现,并结合实验室检查、影像学检查和细菌培养等多方面的信息,以便及早做出准确的诊断。

(二)治疗方面

针对不同的患儿,需要制订个体化的治疗方案,以便达到最佳的治疗效果。治疗上以禁食、防治感染,维持水、电解质和酸碱平衡、供给营养及对症为主。近年来由于广泛应用全静脉营养,早期处理,合理把握手术时机,使得本病的预后有所改善。

(三)医患沟通

NEC 多见于早产儿,对于早产儿经历过早期的呼吸急救等措施,稳定开奶加奶时,出现 NEC,患儿需要重新禁食、静脉营养,新生儿家长往往非常焦虑不安,有时候会产生"医疗治疗护理不够好,存在不足"等应激情绪。对于部分需要手术治疗的患儿,家长接受疾病和治疗方式上,都会有一定的困难。建议对于有高危因素的新生儿,早期医患沟通时要说明可能的并发症,一旦发病后要详细地询问病史和认真查体,耐心解释发病的机制和过程,并对于需进行的护理措施、注意事项进行详细沟通,如果时母婴分离状态下,建议安排家长的床头探视,增加安慰和人文关怀。如果需要外科会诊和处理,建议新生儿内外科一起沟通病情,保持重要沟通信息的一致(例如手术适应证以及利弊等)。

(四)病历记录

NEC 病历记录要点建议加强对于高危因素的记录,并应该注意胎龄、出生体重及体重增长情况、喂养的奶品、喂奶的频次、间隔时间、喂养方式;患儿症状出现的时间、诱因、缓解因素、伴随症状;建议使用修正 Bell 分期来记录病情变化的过程。对于需要新生儿内外科合作完成的病历,注意会诊记录、手术记录、查房记录的规范书写。

(张莉)

第三节　新生儿腹泻病

新生儿腹泻（diarrhea）是一组由多种病原体、多因素引起的大便次数增多和大便性状改变为特点的消化道疾病。分为感染性和非感染性腹泻，夏、秋季多见。易感因素包括新生儿消化系统发育和功能不完善、防御感染功能低下、胃肠道缺乏分泌型 IgA、肠道菌群失调等。重者导致脱水和营养不良，甚至危及生命。

一、病因和发病机制

（一）感染性因素

肠道内感染主要由病毒、细菌、真菌、寄生虫等引起。

1. 细菌　常见有大肠埃希杆菌、空肠弯曲菌、鼠伤寒沙门菌、金黄色葡萄球菌、铜绿假单胞菌、变形杆菌、产气单胞菌。

2. 病毒　80% 腹泻由病毒引起，如在寒冷季节发病，常伴有呼吸系统感染，常可继发乳糖酶缺陷。最常见为轮状病毒，其他有柯萨奇病毒、埃可病毒、肠腺病毒、星形病毒等，可通过母婴垂直传播。

3. 真菌　白色念珠菌较常见，其他有曲霉菌、毛霉菌，多继发于使用抗生素后，也可通过母婴垂直传播。

4. 寄生虫　可由滴虫及梨形鞭毛虫引起，隐形孢子虫可引起难治性腹泻。

5. 肠外感染　其他系统感染伴发消化道症状，或直肠局部激惹引发。

6. 抗生素相关性腹泻　长时间使用广谱抗生素后肠道生理菌群紊乱而减少引起肠功能紊乱。

（二）非感染性因素

1. 喂养不当　喂养时间、量、奶的性质、过早添加辅食。

2. 过敏　因免疫反应等原因引起对牛奶蛋白、豆奶粉等过敏。

3. 其他　原发性或继发性双糖酶缺乏或活性降低，气候因素诱发消化功能紊乱。

（三）遗传因素

微绒毛包涵体病、先天性离子转运缺陷等。

新生儿腹泻很少由单一机制引发，多数由多种机制共同作用发生，发病机制包括4种：①肠腔内存在大量不能吸收的具有渗透性物质引起渗透性腹泻；②肠腔内电解质分泌过多引起分泌性腹泻；③炎症所致的液体大量渗出引起渗出性腹泻；④肠蠕动功能异常引起肠道功能异常性腹泻。

二、诊断步骤

（一）病史采集

注意了解询问大便性状、次数及病程；有无脱水、电解质和酸碱平衡紊乱表现；有无中毒症状；有无明显病因及诱因。

（二）临床表现与体格检查

1. 分型　不同病因腹泻临床表现不同，临床分为急性腹泻（2周内）和迁延性腹泻（2周至2个月）。新生儿多为急性腹泻，迁延性腹泻较少见。按轻重程度可分为轻型和重型腹泻。特点如下：

（1）轻型腹泻：常因饮食及肠外感染引起，以胃肠道症状为主，大便次数轻度增加，每日 10 次以下，量少，便中有奶瓣和泡沫、酸味，吃奶差，少有呕吐、发热，轻度脱水及酸中毒，无全身中毒症状。

（2）重型腹泻：多由肠内感染引起，大便次数显著增加，每日常超过 10 次，量多，黄色水样或蛋花样，含黏液，甚至血便，食欲差，可伴频繁呕吐、腹胀等，肠鸣音活跃或减弱或消失。出现不同程度的水、电解质紊乱。

（3）迁延性腹泻：病因复杂，多由感染、过敏、酶缺乏、免疫缺陷、药物因素、先天性畸形、遗传因素等引起，除消化道症状外，将会引起营养不良，形成恶性循环，最终多脏器受损。

2. 常见不同病原引起腹泻的特点

（1）轮状病毒：秋季多见，大便量多、黄色、稀薄或米汤样、水样便，有酸臭味，常有水、电解质及酸碱紊乱，对蛋白质和碳水化合物的消化不耐受。

（2）大肠埃希菌：致病型大肠埃希菌（EPEC）腹泻起病缓，进行性加重，发热者较少，大便多为黄色蛋花汤样或有较多的黏液，偶见血丝，有腥臭味，且易迁延。侵袭性大肠埃希菌（EIEC）腹泻大便呈痢疾样，可有黏液脓血大便，每次量少，有腥臭味。出血性大肠埃希菌（EHEC）腹泻血便为主，还可出现肝肿大、黄疸，可发生溶血尿毒综合征。

（3）空肠弯曲菌：胃肠道症状为主，稀水样大便，粪便检测多见白细胞或脓球，甚至血便。易继发乳糖吸收不良。

（4）真菌：继发于久治不愈的细菌感染性腹泻或长期应用大量抗生素后，大便呈黄色或绿色稀水便,有时呈豆腐渣样,有较多泡沫和黏液,大便镜检可见真菌孢子及菌丝。

（5）金黄色葡萄球菌:长期应用广谱抗生素后的菌群失调、二重感染,症状表现与原发病有关。典型大便为暗绿色水样便,有腥臭味,严重者有时可排出灰白色片状或条状伪膜。全身症状和水电解质紊乱现象常较严重。

（6）志贺氏痢疾杆菌:有流行病史,引起细菌性痢疾,急性起病,全身中毒症状重,大便次数多、量少,排黏液脓血便。

3. 并发症　常见的并发症有尿布皮炎、鹅口疮、泌尿道感染、中耳炎、营养不良、吸收不良、维生素缺乏、贫血等。酸中毒严重者表现为面色暗,唇周发绀,可有鼻翼扇动和 / 或唇色樱红(新生儿少见),呼吸深快。

（三）辅助检查

1. 常规检查　大便常规、大便培养、大便病毒检查,血常规;血气分析及血生化了解电解质及酸碱平衡。

2. 选择性检查　细菌血清型和毒性、肠毒素;病毒及其双份血清抗体;食物过敏原及回避 - 激发试验、乳糖或其他双糖;大便 pH 值。

（四）诊断要点

根据临床表现、体格检查和实验室检查可作出腹泻的诊断,并综合分析为感染性和非感染性腹泻,急性和迁延性腹泻,病因诊断,脱水分度、酸碱紊乱、电解质紊乱等并发症诊断。

（五）鉴别诊断

1. 肠套叠　阵发性哭闹不安,呕吐,腹部可扪及腊肠样包块,解果酱样黏液血便,腹部超声见"同心圆"或"靶环状"肿块确诊。

2. 坏死性小肠结肠炎　腹胀、呕吐、腹泻或便血为三大主状,腹部 X 线平片有肠壁间积气等表现可确诊。

三、预防

1. 鼓励母乳喂养,乳母注意膳食不要过于油腻,人工喂养做好奶具消毒。

2. 做好胃肠道隔离,防治感染播散。

3. 保持口腔及皮肤卫生,尤其是臀部护理,防止尿布疹及感染。

4. 尽量不带新生儿去人多的公共场所,尤其是秋季,秋季温差大,忽冷忽热,是轮状病毒性腹泻的高发季。

四、治疗方案

治疗原则:坚持对因和对症治疗并举,调整喂养策略,预防和治疗脱水,预防并发症,合理用药,加强护理。

（一）一般治疗

1. 饮食及营养维持　轻症患儿仅减少喂奶次数及奶量即可,如有明显腹胀、呕吐的患儿可禁食 4~6 小时,禁食时间不宜太长,以免影响营养,鼓励继续母乳喂养。

2. 纠正水和电解质紊乱　液体补充的总量包括三方面,累积损失量、生理需要量和继续损失量。

（1）累积损失量:按脱水程度而定。轻度脱水丢失体重的 5% 以下,中度脱水 5%~9%,重度脱水 10% 以上。补充累积损失液的钠、水比例随脱水性质而定。等渗性脱水给 1/2 张含钠液,低渗性和高渗性脱水分别给 2/3 张和 1/3 张含钠液。若判定脱水性质有困难,可先按等渗性脱水处理。再根据治疗后的反应,随时进行调整。

（2）生理需要量:新生儿生理需要量水约 100~120ml/（kg·d）,足月儿补钠量 2~3mmol/（kg·d）,早产儿 3~4mmol/（kg·d）。一般用 1/5 或 1/6 张含钠液补充。

（3）继续损失量:按每天实际从粪、尿和呕吐物排出的量计算,用组成成分相似的液体补充,一般用 1/2 或 1/3 张含钠液补充。

（4）静脉液体疗法

1）第一天补液总量:包括上述三项需要。新生儿体表面积大,生理需水量相对较多。新生儿间质液较多,早产儿皮下脂肪少,按体征判定脱水程度不甚准确。观察前后体重变化更为准确。

2）溶液种类:一般可用 3：2：1 溶液（5% 或 10% 葡萄糖：0.9% 氯化钠：1.4% 碳酸氢钠）,为 1/2 张溶液。随经口摄入的水量增加相应减少静脉补液总量。输液速度,主要决定于脱水程度和大便量。

3）扩容阶段:对中、重度脱水用 2：1 等张液（0.9% 氯化钠：1.4% 碳酸氢钠）20ml/kg,于 30~60 分钟内静脉快速滴注。以迅速增加血容量,改善循环和肾功能。有条件者可输血浆 10ml/kg。扩容液量从补液量中扣除。

4）补充累积损失为主的阶段:对不需要扩容者,可直接从本阶段开始,本阶段滴速宜稍快,于 8 小时输入总液量的 1/2,一般为速度为 8~10ml/（kg·h）。

维持补液阶段：到本阶段，脱水已基本纠正，只需补充生理的和异常的继续损失量，将输液速度稍放慢把余量在 16 小时滴完。一般约 5ml/（kg·h）。若吐泻缓解，可酌情减少液量，或改为口服补液。

5）纠正酸中毒：轻度酸中毒不需另加碱性药物，中、重度酸中毒可酌情以 1.4% 碳酸氢钠液代替 2：1 等渗液 20ml/kg 进行扩容，兼有扩容和加快纠正酸中毒的作用。可采用下式计算。所需补充的碳酸氢钠量（mmol）/d=（22− 测得 HCO_3^-）× 0.5 × 体重（kg），每千克体重给予 5% 碳酸氢钠（0.6mmol/ml）1ml，或 1.4% 碳酸氢钠（0.17mmol/ml）3ml，均可提高 HCO_3^- 约 1mmol/L。5% 碳酸氢钠 1ml 加水 2.5ml 稀释等于 1.4% 碳酸氢钠等张液 3.5ml。一般先给计算量的 1/2，用 1.4% 碳酸氢钠快速静脉滴注。将其输入量从总液量中扣除。以后根据临床及血气分析酌定是否继续补充及剂量。

6）补钾：有尿后补钾。按 0.15% 氯化钾加入输注液内（每 100ml 液体中加 10% 氯化钾 1.5~2.0ml）。停止输液后给予口服补钾 3~4mmol/（kg·d），连续 4~5 天。有明显缺钾表现者应按低血钾处理。钾系细胞内电解质，滴入开始后约需 15 小时才与细胞内液平衡，因此，静滴时间不应少于 6~8 小时，切不可直接从静脉推入，可致心搏骤停死亡。治疗期间需监测血钾和心电图，随时调整剂量。

7）补钙：重度脱水酸中毒纠正后，可给 10% 葡萄糖酸钙 2ml/kg 加等量 5% 或 10% 葡萄糖液静脉滴注（不少于 10 分钟），每天一次，连续 2 天。

8）第二天以后的补液：脱水已基本纠正，只需要补充继续损失量（宜用 1/2 张含钠液）及生理维持量（宜用 1/5 张含钠液）。可混合配成 1/3~1/4 张含钠液（所含的 1/3~1/4 张含钠液中 0.9% 氯化钠占 2/3，1.4% $NaHCO_3$ 占 1/3），一般按 100~120ml/（kg·d）（包括口服入量）补给。氯化钾为 0.15%~0.2%。

（5）口服补液：口服低渗补液盐（ORSI）为 1/2 张液。适用于预防脱水、轻度脱水患儿，50~75ml/kg，4 小时内少量频服。根据大便量适当增减。凡腹胀、频紧呕吐或出现重度脱水症状者均应静脉补液。

（6）监护：液体疗法的计算都是估算性质的，受许多因素的影响，难以完全符合实际情况。新生儿病情变化快，在液体疗法过程中要密切观察病情变化和治疗后的反应。监测体重、血细胞比容、血清电解质、血气、大便量、尿量、尿渗透压（比重）等指标，随时调整液体疗法方案。

（二）控制感染

70% 左右水样便腹泻多为病毒引起，不需要用抗生素。需要抗菌药物治疗的腹泻包括：①细菌性痢疾；②沙门菌肠炎；③其他侵袭性细菌所致腹泻；④非侵袭性细菌所致重症腹泻。最好根据粪便细菌培养和药敏试验，选择敏感抗菌药物治疗。避免长期用药，以免发生肠道菌群失调或二重感染。真菌性肠炎应停用抗生素，给予抗真菌药物。

（三）微生态调节制剂

目的在于补充肠道正常益生菌群，恢复微生态平衡，重建肠道天然生物屏障保护作用。

（四）肠黏膜保护剂

作用为吸附病原体和毒素，增强肠道屏障作用。常用药物如蒙脱石粉。

（五）护理要点

做好胃肠道隔离，保持口腔卫生及皮肤清洁，做好出入量记录等。

五、临床经验与注意事项

（一）诊断方面

根据大便性状、次数即可诊断，病因未明确之前，统称腹泻病。尽可能找出腹泻的病因以鉴别诊断。

（二）治疗方面

1. 观察脱水、代谢性酸中毒纠正情况，并随时调节输液方案。在液体治疗过程中，必须防治低钾血症。

2. 动态复查血电解质、肾功能、血气分析。

3. 密切观察腹泻和呕吐的次数、量及形状，以准确评估体液丢失量，同时掌握进食情况及液体总摄入量，以正确估计每日水和电解质的继续损失量、判断治疗效果，制订进一步液体治疗方案。

4. 注意发热等全身症状、呼吸道表现、心脏体征、肛周皮炎等。

（三）医患沟通

初为人父母，因为缺乏养育经验，新生儿家长往往存在焦虑、紧张、不安，医患沟通时要注意耐心、详细地询问病史；问诊、查体结束后，需对护理措施、注意事项、喂养指导进行详细沟通。

（四）病历记录

病历记录要点应该注意胎龄、出生体重及体

重增长情况、喂养的奶品、喂奶的频次、间隔时间、喂养方式;患儿腹泻症状出现的时间、诱因、缓解因素、伴随症状;大便的次数、性状、味道、颜色和变化,以及腹泻症状对于患儿精神反应和生长发育的影响等。

（张莉）

第四节　新生儿急性胃肠炎

新生儿急性胃肠炎是指由各种物理性、化学性或生物性有害因子引起的新生儿胃肠黏膜炎性病变,病理表现为上皮细胞变性、坏死,固有膜大量中性粒细胞浸润,无或极少有淋巴细胞、浆细胞,腺体细胞呈不同程度变性坏死。临床多表现为急性起病的呕吐、腹泻等消化道症状。发病急,经过积极治疗恢复也较快,常表现为恶心、呕吐、腹痛、腹泻等。

一、病因和发病机制

（一）感染

包括细菌、病毒、寄生虫等引起的各种感染性胃肠炎。新生儿患者常见的细菌包括大肠埃希菌属、弯曲菌属、沙门菌属及志贺菌属等。寒冷季节易由病毒感染引起。大部分胃肠炎多见于轮状病毒、诺如病毒、腺病毒、星状病毒等感染。

（二）食物中毒

因摄入由细菌及其毒素污染的食物,感染导致病变。

（三）继发于其他严重疾病

包括严重感染、休克、呼吸衰竭和具他危重疾病所致的应激反应（又称急性胃黏膜损伤、急性应激性黏膜病变）。

（四）药物

服用对胃黏膜有损害的药物,如乙酰水杨酸等药物。

（五）食物过敏

所致的变态反应能引起胃肠黏膜的急性炎症。

二、诊断步骤

（一）病史采集

病史中需注意上腹痛、恶心、呕吐、食欲减退是最常见的临床症状。

（二）临床表现与体格检查

急性胃肠炎发病急骤,轻者仅有食欲缺乏、腹痛、恶心、呕吐,严重者可出现呕血、黑便、脱水、电解质及酸碱平衡紊乱。有感染者常伴有发热等全身中毒症状。

（三）辅助检查

1. 微生物检查　一般不需要进行常规的微生物病因学检查。但是在某些特定情况下,为了进行诊治需要进行微生物检查,例如患慢性疾病（有合并症的早产儿）、病情严重、症状持久等。

2. 血液标记物　可进行血常规、CRP 检查,不推荐常规做降钙素原检查。

3. 生化检测　症状严重者需要做血气分析、电解质分析和生化检查。

（四）诊断要点

急性胃肠炎一般不需要特定的诊断工作,根据病史、体检、临床表现检查,基本可以确诊。

（五）鉴别诊断

1. 乳糖不耐受症　引起的腹泻起病缓慢、不发热、大便糊状,镜检阴性,而还原糖阳性。但在乳糖不耐受症的基础上发生上呼吸道感染可加重腹泻症状,似肠炎,而大便镜检仍阴性,如从整个病程上考虑不难鉴别。

2. 生乳蛋白过敏　特别是轻型牛乳蛋白过敏,临床单凭症状难以鉴别,大便还原糖试验和pH 值检测可帮助鉴别,或者尝试无乳糖的整蛋白配方乳,如果好转,则提示乳糖不耐受症,症状不好转,则提示牛奶蛋白过敏或其他疾病。

3. 肠绞痛　发生在 3 个月以下婴儿,原因不明,绞痛时间长,在 3 个月内反复发作。大便还原糖试验阴性可帮助鉴别。

三、预防

新生儿期急性胃肠炎的发病原因可能多和喂养不当、奶具污染等细菌、病毒感染有关,应做好健康宣教,鼓励母乳喂养。

四、治疗方案

（一）治疗原则

去除病因,积极治疗原发病,避免服用刺激性食品和对胃黏膜有损害的药物,及时纠正水电解质紊乱。

（二）饮食治疗

酌情禁食使胃肠道有适当的休息以利于恢复消化功能,病情较重时可以暂时禁食（奶）8~12小时,严重者禁奶时间更长,期间由静脉补充液体及营养,待症状缓解才逐渐开奶,过渡至全胃肠道喂养。母乳喂养应该贯穿整个补液治疗中,一般来说不需要使用稀释的配方或者改良配方奶。推荐在补液治疗之后尽早恢复喂养,在门诊患儿中并不推荐常规使用无乳糖配方,并没有充足的证据推荐或者反对使用稀释的乳糖配方奶。

（三）药物治疗

1. 黏膜保护剂 如蒙脱石粉剂可使用,药物治疗时间视病情而定。

2. 抗感染治疗 绝大多数急性胃肠炎患儿不能应用抗感染方法治疗,抗生素并不是常规用药,只有在特定病原微生物感染或临床确诊的情况下才应用。

3. 益生菌治疗 能够有效减少腹泻持续时间和胃肠道症状的严重程度,必要时可使用益生菌。

4. 补液疗法 详见第十四章第三节。

五、临床经验与注意事项

（一）诊断方面

胃肠炎引起的恶心、呕吐通常发病较急,开始多腹部不适,继而恶心、呕吐。腹部阵发性绞痛并有腹泻,每日数至数十次水样便,黄色或黄绿色,含少量黏液。伴有不同程度的发热、恶寒、头痛等。少数病例可因频繁吐泻,导致脱水及电解质紊乱、酸中毒。

（二）治疗方面

新生儿胃肠炎的治疗主要是病因治疗和对症治疗。如是由于细菌感染引起,则应选择敏感抗生素治疗。如果呕吐、腹泻失水过多,要及时补充水和电解质。

（三）医患沟通

初为人父母,因为缺乏养育经验,新生儿家长往往存在焦虑、紧张、不安,医患沟通时要注意耐心、详细地询问病史;问诊、查体结束后,需对护理措施、注意事项、喂养指导进行详细沟通。

（四）病历记录

病历记录要点应该注意胎龄、出生体重及体重增长情况、喂养的奶品、喂奶的频次、间隔时间、喂养方式;患儿呕吐、腹泻症状出现的时间、诱因、缓解因素、伴随症状;大便的次数、性状、味道、颜色和变化,尿量的多少,疾病对于患儿精神反应和生长发育的影响等。

（张莉）

第五节 咽下综合征

新生儿咽下综合征指在分娩过程中咽下是吞入羊水过多,其中有的为含有母血或被胎粪污染的羊水,刺激胃黏膜而引起呕吐,在新生儿中并不少见。

一、病因与发病机制

一般正常情况下,胎儿在宫内可吞入少量羊水,对胎儿的胃黏膜并无刺激,但在分娩过程中,胎儿如吞入羊水量过多,或吞入被胎粪污染的羊水,或含较多母血的羊水,即可发生新生儿咽下综合征。

多见于有难产史、窒息史或过期产儿。常于生后尚未开奶即开始呕吐,但新生儿一般状况良好,胎粪排出正常,腹部无异体征。通常在1~2天内将咽下的异物吐净后,呕吐即停止。可用1%碳酸氢钠溶液或生理盐水进行洗胃,一般1~2次呕吐即可停止,呕吐频繁影响喂养者需要转入新生儿科进行静脉补液。

二、诊断步骤

（一）病史采集

一般情况:询问患儿出生时有无窒息,有无过期产,母亲的羊水情况。了解胎粪排出情况,伴随症状,患儿哭闹程度,有无外科情况。

（二）临床表现与体格检查

往往有难产、窒息、过期产史、血性羊水或羊水污染史。胎粪排出正常,有时可排黑便。体检无腹胀,无胃型或肠型,通常在1~2天内,将咽下的羊水及产道内容物以及血液吐净后呕吐即停止。

1. 呕吐症状 常于生后尚未开奶即开始呕吐,吐出物呈泡沫样黏液,当羊水有胎粪污染时可为绿色,如羊水为血性,呕吐物为含咖啡色血样物。开始喂奶后呕吐常加重,进奶后即吐出。但一般情况正常,无呛咳,也无发绀等症状。

2. 胎粪状况 排出正常,有时可排黑便,大便潜血阳性。体检一般情况好,腹不胀,无胃型或肠型,肠鸣音正常。

3. 并发症 呕吐频繁者影响喂养者可导致内环境紊乱、低血糖等代谢紊乱,部分患儿因为呕吐误吸可导致吸入性肺炎甚至窒息。

（三）辅助检查

1. 实验室检查　大便潜血可为阳性,呕吐严重时可有水、电解质平衡紊乱,应作血钠、钾、氯、钙和血 pH 值检查。也可因呕吐导致摄入不足发生低血糖,需严密监测血糖。

2. 影像学检查　一般根据临床表现,不必行影像学检查。当经一般处理呕吐不缓解时,应行影像学检查。可行胸片检查,注意有无吸入性肺炎;行消化道造影、腹部超声等检查,除外消化道畸形。

（四）诊断要点

多见于<7 天的新生儿,生后未进食已开始呕吐,呕吐内容为绿色黏液,或带血液,有难产、窒息或过期产史,无腹胀,肠鸣音正常,胎便排出正常,即应考虑此病可能。

1. 吐血量多时需与新生儿自身消化道出血相鉴别如新生儿应激性溃疡、新生儿出血症,吐血明显时可做 APT 试验,取患儿呕吐物血性标本,加水搅匀,使之溶血沉淀后取上清液 5 份加 1% 氢氧化钠 1 份。1~2 分钟后观察若呈棕黄色,表示血液来自母体,因成人血红蛋白遇碱则变性,若呈红色表示血液来自新生儿本身因新生儿血以胎儿血红蛋白为主,具有抗碱性,不变色。经上述试验,如证明为母血,可确诊为本病。

2. 需排除先天性消化道畸形。

（五）鉴别诊断

需与先天性消化道畸形（如食管、肠管闭锁、幽门肥厚）、胃扭转、肠旋转不良等鉴别。呕吐物为血性时,需与肺出血鉴别。

三、预后和预防

新生儿咽下综合征是一种常见病,没有并发症的时候并不严重,一般是可以自行痊愈的,预后较好。需要做好围生期保健工作预防,加强分娩时新生儿护理,及时清理呼吸道的分泌物,防止吞入羊水过多,保持呼吸道的通畅,防止误吸等并发症的产生。

四、治疗方案

轻者予以洗胃可好转,选用 1% 碳酸氢钠注射液或温盐水 30ml 洗胃,洗出被吞咽的羊水或母血,然后少量多次开奶,必要时头高 30° 侧卧位。重者需暂禁食,给予支持治疗,待 1~2 天呕吐干净后可自愈,再及时进行母乳喂养,但若频繁呕吐,

吐出物中带有胎粪或呈咖啡色时,必须禁食,支持治疗及对症治疗。呕吐重者需转入新生儿科进行补液,必要时查血电解质、血糖、血气等,对症治疗以维持内环境的稳定,避免低血糖等并发症发生。

五、临床经验与注意事项

（一）诊断方面

注意要和应激性溃疡和消化道出血鉴别,可通过监测血红蛋白的变化帮助判断。

（二）治疗方面

症状轻者一般不需特殊治疗,症状明显者建议新生儿科住院诊疗。

（三）医患沟通

新生儿家长往往存在焦虑、紧张、不安,医患沟通时要注意耐心、详细地询问病史;问诊、查体结束后,需对护理措施、注意事项、喂养指导进行详细沟通。

（四）病历记录

病历记录要点应该注意胎龄、出生体重、围产期高危因素;患儿呕吐等症状出现的时间、诱因、缓解因素、伴随症状;大小便情况,以及疾病对于患儿精神反应影响等。

（张莉）

第六节　应激性溃疡

新生儿应激性溃疡多并发于窒息、休克、手术后和严重全身性感染时发生的急性胃炎,多伴有出血症状,是一种急性胃黏膜病变,多见于危重患儿。应激性溃疡的发生是多种因素综合作用的结果,涉及胃的运动、胃酸分泌、胃黏膜血液供应、胃肠激素、氧自由基等多方面,与消化性溃疡的发病机制有关,但又不完全相同。

一、病因与发病机制

应激状态下胃黏膜防御功能削弱,与胃黏膜损伤因子作用相对增强,是应激性溃疡发病的主要机制。主要病因:

（一）胃黏膜防御功能减低

在应激状态下黏膜局部发生的微循环障碍、缺血、黏膜屏障及上皮屏障功能降低。

（二）胃酸分泌增加

在各种损伤因素中,胃酸在发病早期起到了重要作用,高胃酸分泌并不是应激性溃疡的主要

因素。一般应激状况下胃酸分泌受抑制,但由于胃黏膜屏障功能减弱,实际反流于黏膜内的氢离子增多导致了溃疡的发生。

(三)神经内分泌失调

下丘脑室旁核和边缘系统是对应激的整合中枢,甲状腺素释放激素、5-羟色胺、儿茶酚胺等中枢介质可能参与并介导了应激性溃疡的发生。

二、诊断步骤

(一)病史采集

需询问有无引起新生儿应激性溃疡的常见原发疾病,如严重围产期缺氧窒息、严重呼吸衰竭、新生儿围手术期、脓毒症、多脏器功能障碍综合征、新生儿休克等。

(二)临床表现与体格检查

临床上本病不严重时无上腹痛和其他胃部症状,常被忽视,明显的症状是呕血和排柏油样便;大出血可导致休克;反复出血可导致贫血。胃十二指肠发生穿孔时即有腹部压痛、肌紧张等腹膜炎表现。

(三)辅助检查

1. 实验室检查　血常规检查血红蛋白下降,血细胞比容下降。大便隐血试验阳性。

2. 胃镜检查　有特殊重要性,但在新生儿期因其为有创操作,不作为常规检查。早期在胃的近段黏膜上可见多数散在的苍白斑点,24~36小时后即可见多发性浅表红色的糜烂点,以后即可出现溃疡,甚至呈黑色,有的表现为活动性出血。

(四)诊断要点

在原发病过程中发生的上消化道出血,或胃管内可见咖啡色液体时应考虑本病。

(五)鉴别诊断

新生儿应激性溃疡多为临床诊断,应与急性糜烂性胃炎、新生儿自然出血症、NEC等疾病鉴别。

三、预后及预防

应激性溃疡预后与其原发疾病的性质及严重程度、有无合并重要脏器功能衰竭、有无合并大出血或穿孔、有无合并休克和败血症有关。做好围产期保健、积极治疗原发病可明显减少新生儿应激性溃疡的发生率。此外,据目前研究报道,预防性使用胃黏膜保护剂(如蒙脱石散、西咪替丁、奥美拉唑等)、1%碳酸氢钠洗胃等方法可能减少新生儿应激性溃疡发生率,但尚未作为临床常规,仍需大样本研究证实。

四、治疗方案

治疗原则:首先是处理原发病,补充血容量,纠正循环障碍,改善组织灌注,保证通气,给氧,用抗生素防止感染。其次是综合治疗。

(一)全身治疗

去除应激因素,纠正供氧不足,维持水、电解质、酸碱平衡,及早给予营养支持等措施。营养支持主要是及早给予肠内营养。

(二)药物治疗

必要时给与止血药,救治凝血功能障碍,另外还可静脉给予兰索拉唑等抑制胃酸分泌药物,必要时防治感染给予抗生素。

(三)局部处理

胃肠减压,放置胃管引流及冲洗,可行冰生理盐水或1%的碳酸氢钠洗胃至胃液清亮后为止。

(四)内镜治疗

严重者胃镜下止血,可采用电凝、激光凝固止血以及胃镜下的局部用药等。

五、临床经验与注意事项

(一)诊断方面

注意病史中高危因素的排查,了解应激源并祛除。

(二)治疗方面

保护胃黏膜的同时,注意凝血功能的检测及纠正。

(三)医患沟通

新生儿家长往往存在焦虑、紧张、不安,医患沟通时要注意耐心、详细地询问病史;问诊、查体结束后,需对护理措施、注意事项、喂养指导进行详细沟通。

(四)病历记录

病历记录要点应该注意胎龄、出生体重、围产期高危因素;患儿症状出现的时间、诱因、缓解因素、大小便情况,以及疾病伴随症状等。

(张莉)

参　考　文　献

1. 张莉.新生儿疾病案例实践.北京:科学技术文献出版社,2021.

2. 邵肖梅,叶鸿瑁,丘小汕.实用新生儿学.5 版.北京:人民卫生出版社,2019.

3. 曹云,周文浩.新生儿医师手册.上海:上海科学技术出版社,2020.

4. 陈超.杜立中,封志纯.新生儿学.5 版.北京:人民卫生出版社,2020.

5. 崔焱.张玉侠.儿科护理学.7 版.北京:人民卫生出版社,2021.

6. 石永言.新生儿病房对胃食管反流的检测.国际儿科学杂志,2018,45(9):733-733.

7. 李玉品,曾令超,虎崇康,等.24h 食管动态 pH 监测对新生儿胃食管反流病的诊断价值.安徽医学,2019,40(7):756-758.

8. Barnhart DC. Gastroesophageal reflux disease in children. Semin Pediatr Surg, 2016, 25(4):212-218.

9. Berg EA, Khlevner J. Treatment of Gastroesophageal Reflux Disease in Children. Pediatr Rev, 2021, 42(1):51-53.

10. Dekonenko C, Holcomb GW. Laparoscopic Fundoplication for the Surgical Management of Gastroesophageal Reflux Disease in Children. Eur J Pediatr Surg, 2020, 30(2):150-155.

11. 吴思媛,石永言.腹部超声在新生儿坏死性小肠结肠炎中的应用进展.国际儿科学杂志,2022,49(11):739-743.

12. 中国医师协会新生儿科医师分会循证专业委员会.新生儿坏死性小肠结肠炎临床诊疗指南(2020).中国当代儿科杂志,2021,23(1):1-11.

13. 朱海涛.新生儿坏死性小肠结肠炎外科手术治疗专家共识.中华小儿外科杂志,2016,37(10):724-728.

14. Bazacliu C, Neu J. Necrotizing Enterocolitis: Long Term Complications. Curr Pediatr Rev, 2019, 15(2):115-124.

15. Chan B, Gordon S, Yang M, et al. Abdominal Ultrasound Assists the Diagnosis and Management of Necrotizing Enterocolitis. Adv Neonatal Care, 2021, 21(5):365-370.

16. 张扬,全淑燕,曾力楠,等.全球现有儿童腹泻临床实践指南的循证评价.中国药房,2018,29(08):1109-1116.

17. Cakir M, Sag E, Guven B, et al. Early onset congenital diarrheas: single center experience. Pediatr Neonatol, 2021, 62(6):612-619.

18. Bandsma RHJ, Sadiq K, Bhutta ZA. Persistent diarrhoea: current knowledge and novel concepts. Paediatr Int Child Health, 2019, 39(1):41-47.

19. Younis M, Rastogi R, Chugh A, et al. Congenital Diarrheal Diseases. Clin Perinatol, 2020, 47(2):301-321.

20. Guarino A, Aguilar J, Berkley J, et al. Acute Gastroenteritis in Children of the World: What Needs to Be Done? J Pediatr Gastroenterol Nutr, 2020, 70(5):694-701.

21. Samuels N, van de Graaf RA, de Jonge RCJ, et al. Risk factors for necrotizing enterocolitis in neonates: a systematic review of prognostic studies. BMC Pediatr, 2017, 17(1):105.

22. Zhang H, Morrison S, Tang YW. Multiplex polymerase chain reaction tests for detection of pathogens associated with gastroenteritis. Clin Lab Med, 2015, 35(2):461-486.

23. Hassan F, Kanwar N, Harrison CJ, et al. Viral Etiology of Acute Gastroenteritis in <2-Year-Old US Children in the Post-Rotavirus Vaccine Era. J Pediatric Infect Dis Soc, 2019, 8(5):414-421.

24. Yelak A, Marom R, Mandel D, et al. Retrospective study showed that bacterial gastroenteritis was an important cause of bloody stools in newborn infants. Acta Paediatr, 2019, 108(10):1781-1785.

25. 汪微.新生儿咽下综合征的原因分析.中国医药指南,2019,17(15):82-83.

26. Vain NE, Batton DG. Meconium "aspiration" (or respiratory distress associated with meconium-stained amniotic fluid?). Semin Fetal Neonatal Med, 2017, 22(4):214-219.

27. Travers CP, Carlo WA, Nakhmani A, et al. Environmental or Nasal Cannula Supplemental Oxygen for Preterm Infants: A Randomized Cross-Over Trial. J Pediatr, 2018, 200:98-103.

28. 梁伟珍,应莉,李卫琴,等.两步法联合无保护会阴助产技术对新生儿咽下综合征发生率的影响研究.中华护理杂志,2018,53(02):154-157.

29. Sinha B, Castro-Aragon I, Wachman EM, et al. Hypo-pharyngeal distension in an extremely low birth weight preterm infant. Arch Dis Child Fetal Neonatal Ed, 2015, 100(6):F500.

30. 李伟,戈海延,曲东.PICU 应激性溃疡抑酸剂的规范应用.中国小儿急救医学,2023,30(4):241-246.

31. Roberts AR, Roddy M, Wilsey MJ, et. al. Stress Ulcer Prophylaxis for Critical Asthma. Pediatrics, 2022, 149(4):e2021054527.

32. Clarke K, Adler N, Agrawal D, et al. Indications for the Use of Proton Pump Inhibitors for Stress Ulcer Prophylaxis and Peptic Ulcer Bleeding in Hospitalized Patients. Am J Med, 2022, 135(3):313-317.

第七节　新生儿黄疸与高胆红素血症

一、新生儿胆红素代谢特点

（一）新生儿胆红素的来源、转运与处理

1. 胆红素的来源　在新生儿期80%胆红素来源于衰老红细胞经网状内皮系统破坏后所产生；其他来源的血红素包括骨髓中红细胞前体被分解，肝和其他组织内含血红素的血色蛋白，如肌红蛋白、过氧化物酶、细胞色素经血红素加氧酶转化，这部分来源的胆红素，约占总胆红素的20%。血红素在血红素加氧酶（heme oxygenase，HO）、还原型辅酶Ⅱ（reduced form of nicotinamide-adenine dinucleotide phosphate，NADPH）、细胞色素P450还原酶的作用下转变为胆绿素，后者在胆绿素还原酶（biliverdin reductase）和NADPH的作用下转变成胆红素，在血红素转变至胆绿素的过程中可产生内源性一氧化碳（CO），故临床上可通过呼出CO的量来评估胆红素的产生速率，1g血红蛋白可产生34mg（600μmol）未结合胆红素。

2. 胆红素的转运、肝脏摄取和处理　血中未结合胆红素（unconjugated bilirubin）多数与白蛋白结合，以复合物形式转运至肝脏。未结合胆红素与白蛋白结合后一般是"无毒的"，即不易进入中枢神经系统。少数未与白蛋白结合的胆红素即游离胆红素（free bilirubin）呈脂溶性，能够通过血脑屏障，进入中枢神经系统，引起胆红素脑病。但有研究显示，适度的胆红素作为生理性的抗氧化剂可能对机体有利。胆红素进入肝脏后被肝细胞的受体X和Y蛋白结合后转运至光面内质网，通过尿苷二磷酸葡萄糖醛酸基转移酶（uridine diphosphate glucuronosyl transferase，UDPGT）的催化，形成水溶性的结合胆红素（conjugated bilirubin），后者经胆汁排泄至肠道。肠道内的结合胆红素经过β-葡萄糖醛酸苷酶（β-glucuronidase）转化为未结合胆红素，经肠黏膜吸收重回肝脏。部分结合胆红素在肠道细菌作用下还原为粪胆红素原（stercobilinogen）、尿胆红素原（urobilinogen）等，其中绝大部分（约80%）随粪便排出；小部分（10%~20%）在结肠被吸收，经门静脉重回肝脏。上述重吸收进入肝脏的胆红素又在肝内重新转化形成结合胆红素，再经胆道排泄，形成肠肝循环（enterohepatic circulation）。在某些情况下，如早产儿、肠梗阻等，肠肝循环可显著增加血胆红素水平。

（二）新生儿胆红素代谢特点

1. 胆红素生成过多　新生儿每日生成胆红素高于成人［新生儿（8.5±2.3）mg/kg，成人（3.8±0.6）mg/kg］，其原因是新生儿红细胞寿命相对短（早产儿低于70天，足月儿约80天，成人为120天），且血红蛋白的分解速度是成人的2倍；宫内胎儿血氧分压低，红细胞数量代偿性增加，生后血氧分压升高，过多的红细胞破坏。

2. 血清白蛋白结合胆红素的能力不足　刚娩出的新生儿常有不同程度的酸中毒，可减少胆红素与白蛋白联结；早产儿胎龄越小，白蛋白含量越低，其结合胆红素的量也越少。

3. 肝脏胆红素代谢障碍　新生儿肝细胞摄取、结合、排泄胆红素能力不足。新生儿出生时肝细胞内Y蛋白含量仅有成人的5%~20%（生后5~10天达正常），UDPGT含量仅有成人的1%~2%（生后6~12周接近正常）且活性差（仅为正常的0~30%），当胆红素生成过多或其他阴离子增加都会引起胆红素代谢障碍。此外，病理因素也会导致肝细胞摄取和结合胆红素的能力下降，常见于新生儿窒息、缺氧、酸中毒、感染、先天性非溶血性高胆红素血症（Criger-Najjar综合征Ⅰ型、Ⅱ型和Gilbert综合征）、甲状腺功能减退等疾病。

4. 肠肝循环增加　新生儿肠道环境偏碱性、肠蠕动性差、肠道菌群尚未完全建立，而肠腔内β-葡糖醛酸酐酶浓度相对较高，可将结合胆红素迅速转变成未结合胆红素，再通过肠道重吸收，导致肠肝循环增加，血胆红素水平增高。此外，胎粪排出延迟也可使胆红素重吸收增加，常见于先天性肠道闭锁、先天性幽门肥厚、巨结肠、胎粪性肠梗阻、延迟喂养等。

5. 胆红素排泄障碍　因为胆管受阻或肝细胞排泄障碍，导致胆汁淤积，造成结合胆红素增高，若患者同时存在肝细胞功能受损，可伴有未结合胆红素增高的情况，这种情况常见于新生儿肝炎、先天性代谢缺陷病、先天性胆管闭锁、先天性胆总管囊肿等疾病。

6. 其他　感染、早产、男婴、头颅血肿、颅内出血等也是新生儿高胆红素血症新发或加重的危险因素。

二、新生儿黄疸监测

（一）血清或血浆总胆红素

血清或血浆总胆红素（total serum bilirubin, TSB）是诊断高胆红素血症的"金标准"，在高胆红素血症的风险评估、指导光疗或换血干预决策中起着重要作用。

（二）经皮胆红素

经皮胆红素（transcutaneous bilirubin, TcB）是无创检测胆红素的重要手段，实现了临床胆红素变化的无创动态监测，但容易受肤色的影响。研究显示当 TSB<15mg/dl 时，两者差值通常在 3mg/dl 以内。使用 TcB 筛查可以筛选出需进一步完善 TSB 检测的新生儿，以减少临床不必要的采血。

（三）其他方法

1. 胆红素的视觉评估　是通过临床体格检查观察黄疸范围来估计胆红素的水平（表 14-2）。肉眼评估是 TSB 或 TcB 测量的补充。2004 年美国儿科学会（American Academy of Pediatrics, AAP）制定了胎龄≥35 周新生儿黄疸诊疗指南指出，日龄≥3 天的足月新生儿黄疸干预阈值较高，视觉评估容易将需要治疗的黄疸与轻度黄疸相鉴别。建议国内有条件的医疗机构需对每位新生儿在 7 日龄前至少进行每日一次的 TcB 筛查，必要时完善 TSB 检测。

表 14-2　胆红素的视觉评估与血清胆红素水平 [μmol/L (mg/dl)]

黄疸部位	$\overline{X} \pm SD$	范围
头颈部	100 ± 5.1（5.9 ± 0.3）	73.5~135.1（4.3~7.9）
躯干上半部	152 ± 29.1（8.9 ± 1.7）	92.3~208.6（5.4~12.2）
躯干下半部及大腿	201.8 ± 30.8（11.8 ± 1.8）	138.5~282.2（8.1~16.5）
上肢及膝盖以下	256.5 ± 29.1（15 ± 1.7）	189.8~312.9（11.1~18.3）
手足心	>256.6（15）	

2. 呼气末一氧化碳（end tidal carbon monoxide, ETCO）含量的测定　血红素在形成胆红素的过程中会释放出 CO。测定 ETCO 含量可以反映胆红素生成的速度。因此，在溶血症患儿中可用以预测发生重度高胆红素血症的可能。

3. 脐血甲胎蛋白（AFP）　AFP 是一种糖蛋白，主要在胎儿肝脏及卵黄囊中合成，通常用来作为肿瘤标志物，还可以反映肝脏的成熟度，可用来预测新生儿高胆红素血症的严重性。

4. 脐血过氧化氢　婴儿出生后最大的变化是从胎儿期的低氧环境进入到新生儿时期的高氧环境，在环境转变中，氧气浓度增加 3 倍以上，从而发生一系列氧化作用。过氧化氢可破坏红细胞的细胞膜，进而促进胆红素的产生。出生后过氧化氢的水平越高，生成的胆红素的水平也越高。因此，可以把脐血过氧化氢水平作为预测重度高胆红素血症的一个指标。

所有新生儿在产科出院前建议每 12 小时进行一次胆红素视觉评估，生后 <24 小时出现肉眼可见黄疸的新生儿，应尽快完善 TSB 或 TcB。其他新生儿在出生后 24~48 小时或产科出院前应进行至少一次 TSB 或 TcB 检测。当 TcB 超过光疗阈值或在阈值 3mg/dl 范围内，或≥15mg/dl 时，则建议完善 TSB 检测。若有两次及以上的 TcB 或 TSB 连续监测，可通过胆红素的升高速度来评估后续发生高胆红素血症的风险。如生后 24 小时内，胆红素升高≥0.3mg/（dl·h），或 24 小时内升高≥0.2mg/（dl·h），则尽快完善直接抗球蛋白试验（direct antiglobulin test, DAT）检测。

三、新生儿生理性黄疸与病理性黄疸

（一）生理性黄疸的特点

1. 一般情况良好。

2. 足月儿生后 2~3 天出现，4~5 天达高峰，5~7 天开始消退，最迟不超过 2 周，早产儿黄疸多于生后 3~5 天出现，5~7 天达高峰，可延迟到 2~4 周消退。

3. 血清胆红素主要是未结合胆红素增高，其增高的生理范围随日龄而异，每日血清胆红素升高 <85μmol/L（5mg/dl），或每小时 <5mg/dl。

4. 血清总胆红素值尚未达到光疗干预标准，或尚未超出小时胆红素列线图的第 95 百分位数（图 14-1）。

（二）病理性黄疸的特点（符合下列条件之一）

1. 生后 24 小时内出现黄疸。

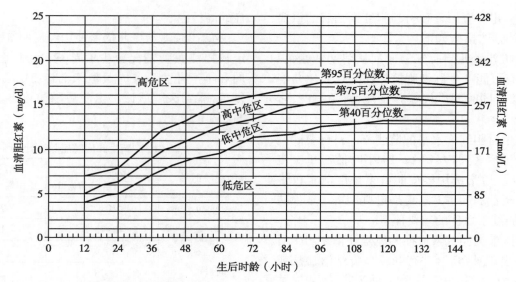

图 14-1 新生儿小时胆红素列线图

2. 血清总胆红素值达到光疗干预标准,或超出小时胆红素列线图的第 95 百分位数。

3. TSB 每天上升 >85μmol/L(5mg/dl),或每小时 >0.5mg/dl。

4. 血清结合胆红素 >34μmol/L(2mg/dl)。

5. 黄疸持续时间较长,超过 2~4 周,或进行性加重,退而复现。

新生儿生理性黄疸不需要治疗;病理性黄疸应在明确病因诊断的同时,给予光疗、药物治疗,严重者可进行换血治疗。

四、新生儿高胆红素血症

新生儿高胆红素血症(neonatal hyperbilirubinemia)也称为新生儿黄疸,(neonatal jaundice)是新生儿时期常见病之一,系因新生儿时期血清胆红素浓度过高引起的皮肤或其他器官黄染,超过 80% 的正常新生儿在生后早期可出现皮肤黄染;新生儿血清胆红素超过 5~7mg/dl(成人超过 2mg/dl)可出现肉眼可见的黄疸。严重者可导致胆红素脑病,以及对免疫系统、肝肾功能均有不良影响,对新生儿的生命健康有较大危害,了解和掌握新生儿高胆红素血症,对早期预防、早期诊断、早期治疗具有重要意义。

（一）诊断步骤

1. 病史采集 该病以全身皮肤黏膜黄染为主要表现,病史需重点采集患儿胎龄、日龄、黄疸出现及持续时间、喂养情况、大小便颜色、父母血型、母亲分娩史、感染史、家族史(如先天性消化道疾病、遗传与代谢缺陷病、甲状腺功能减退)等,有无

生后 24 小时内黄疸呈进行性加重的情况等。

2. 临床表现与体格检查 以皮肤和巩膜黄染为主要表现,严重者可伴有神经损伤表现。注意观察黄疸有无进行性加重,也需警惕胆红素脑病,早期表现可有肌张力减低、嗜睡、尖声哭、吸吮差,而后出现肌张力增高、角弓反张、激惹、发热、惊厥,严重者可致死亡。

3. 辅助检查

（1）胆红素检测:血清或血浆 TSB 是诊断高胆红素血症的"金标准",在高胆红素血症的风险评估、指导光疗或换血干预决策中起着重要作用。使用 TcB 可以筛选出需进一步完善 TSB 检测的新生儿,以减少临床不必要的采血。

（2）病因检查:血常规及网红细胞、血型、肝功能、间接 / 直接抗人球蛋白试验、葡萄糖 -6- 磷酸酶检测、感染相关检查、UGT 基因检测、腹部 B 超等,应结合病史,个体化选择检查项目。

4. 诊断要点

（1）高危因素 / 病史:具有发生高胆红素血症的高危因素,如较低胎龄、糖尿病母亲分娩的巨大儿、生后 24 小时内出现黄疸、产科出院前胆红素测值接近光疗阈值、明确各种原因引起的新生儿溶血等。

（2）临床表现与查体:巩膜与皮肤不同程度黄染。

（3）辅助检查:TcB/TSB 达到光疗阈值或大于相应小时龄的第 95 百分位数。

（二）预防

对新生儿进行动态黄疸监测,早期干预治疗

是防止新生儿黄疸加重和引起胆红素脑病的重要方法。具体预防措施如下：

1. 预防新生儿高胆红素血症从孕期开始，识别及治疗有可能产生红细胞抗体而导致新生儿溶血病的孕妇；同时减少妊娠并发症，避免早产、宫内缺氧。

2. 出生后胆红素水平的监测　产科母婴同室新生儿出生后 3 天内，每 12~24 小时监测 1 次皮肤黄染情况，通常选用经皮胆红素浓度测定仪进行监测。充足的喂养（尤其是母乳喂养）是预防新生儿高胆红素血症的重要环节。

3. 出院前高胆红素血症的风险评估　出生后 24 小时内出现黄疸，合并有同族免疫性溶血病或其他溶血病（如 G-6-PD 缺陷），早产儿，头颅血肿或皮肤明显瘀斑，单纯母乳喂养且因母乳喂养不当导致体重丢失过多等，均为新生儿高胆红素血症的高危因素。

4. 出院后新生儿仍需使用经皮胆红素浓度测定仪监测黄疸情况至少 1 周；若足月儿生后 3~4 周和早产儿生后 4 周黄疸未消退，或黄疸消退后复现，需到医院就诊。出院后随访可参考表 14-3 与图 14-2。

表 14-3　新生儿出院后随访计划

出院时龄	出院时胆红素水平（百分位数）	随访计划（出院后天数）
48~72 小时	<40	2~3
	40~75	1~2
72~96 小时	<40	3~5
	40~75	2~3
96~120 小时	<40	3~5
	40~75	2~3

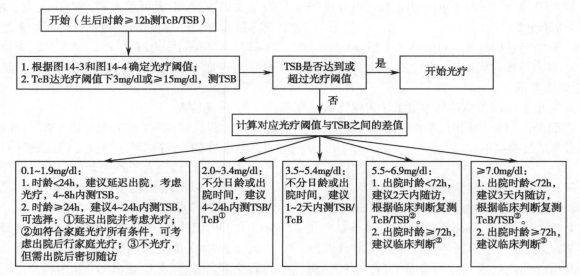

图 14-2　产后住院期间未接受光疗的新生儿出院后随访流程图
注：①通过临床判断及综合决策确定 4~24 小时时间段内何时复查胆红素；②临床判断应结合体格检查、是否存在高胆红素血症高危因素及高胆红血症神经毒性高危因素、喂养是否充足、体重变化及家庭支持情况而定。

（三）治疗方案

治疗目的：防止血胆红素浓度进一步升高，减少胆红素脑病的危险性。

1. 光照疗法

（1）光疗标准：应根据血清总胆红素值、新生儿出生时胎龄、生后小时龄，以及是否有胆红素脑病高危因素来综合判断。目前国内主要参照 2014 年"新生儿高胆红素血症诊断和治疗专家共识"中指出对胎龄≥35 周的早产儿和足月儿，根据 Bhutani 小时胆红素列线图（图 14-1），TSB 超过第 95 百分位数作为光疗标准，也可参考 2022 版 AAP 推荐的 TSB 值（图 14-3，图 14-4）。

2014 年国内共识胆红素脑病高危因素：同族免疫性溶血、G-6-PD 酶缺乏症、窒息、显著的嗜睡、体温不稳定、代谢性酸中毒、低白蛋白血症、新生儿败血症。2022 版 AAP 高胆红素血症神经毒性高危因素：①出生胎龄 <38 周；②血清白蛋白 <3.0g/dl；③任何原因引起的溶血性疾病；④新生儿败血症；⑤生后 24 小时内临床状况不稳定。

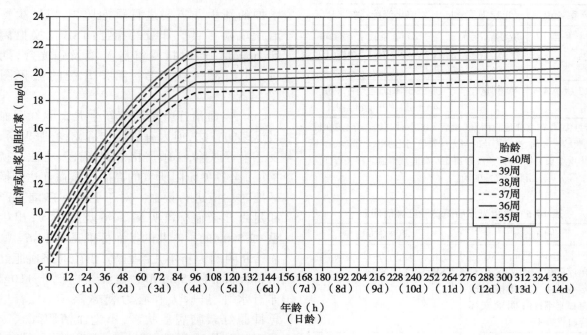

图 14-3　无高胆红素血症神经毒性高危因素新生儿的光疗阈值

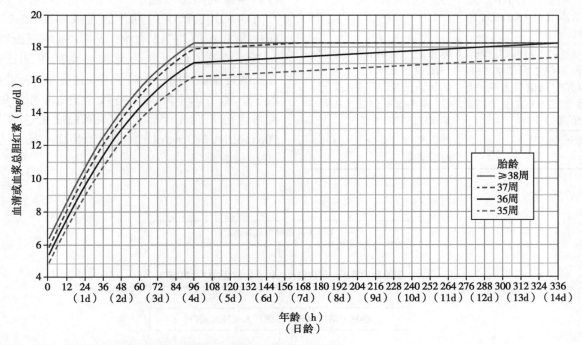

图 14-4　有高胆红素血症神经毒性高危因素新生儿的光疗阈值

放宽光疗标准的情况：①尚未具备密切监测胆红素水平的医疗机构；②出生体重 <2 500g 的早产儿的光疗和换血标准亦应放宽（见第八章第十节，表 8-6）；③在极低出生体重儿或皮肤存在瘀斑、血肿的新生儿，可给予预防性光疗。

（2）停止光疗指征：可参照 2014 年"新生儿高胆红素血症诊断和治疗专家共识"中明确的停止光疗标准，也可参照 2022 版 AAP 指南推荐当 TSB 降低至光疗阈值 2mg/dl 以下可停止光疗（表 14-4）。

（3）光疗的监测与随访（表 14-5）。

表 14-4　停止光疗指征

参考文献	光疗强度	停止光疗指征
2014 年国内共识	应用标准光疗时	当 TSB 降至低于光疗阈值 50μmol/L（3mg/dl）以下
2022 版 AAP 指南	窄谱强光疗	当 TSB 降低至光疗阈值 34μmol/L（2mg/dl）以下

注：如存在反弹危险因素（生后 <48 小时开始光疗、溶血性疾病、胎龄 <38 周、光疗停止时与光疗阈值相比 TSB 较高、喂养不足及体重增长欠佳、有高胆红素血症及高胆红素血症神经毒性高危因素等），可适当延长光疗时间。

表 14-5　停止光疗后随访胆红素时间表

临床情况	随访时间
①产科住院期间 TSB 超过光疗阈值：生后 48 小时内接受光疗；直接抗人球蛋白试验阳性；明确或怀疑溶血性疾病	停止光疗后 6~12 小时测 TSB，第 2 天复测
②除上述情况外，产后住院期间 TSB 超过光疗阈值	停止光疗后第 2 天复测
③产后住院期间接受光疗，后因复测 TSB 超过光疗阈值再入院	停止光疗后第 2 天复测
④产后住院期间未接受光疗，但出院后因复测 TSB 超过光疗阈值再入院；或是超过光疗阈值且行家庭光疗的新生儿	停止光疗后第 1~2 天复测 TSB，或在光疗后 1~2 天临床随访是否进行胆红素测量（需考虑反弹性高胆红素血症的危险因素）
⑤除上述情况外	停止光疗后至少 12~24 小时后复测

2. 照护升级　是指对胆红素升高或迅速增加的新生儿需要进行重症监护，以减少换血治疗风险。照护升级的指征：TSB 比换血阈值低 2mg/dl。同时接受静脉补液及强光疗，期间每 2 小时测一次 TSB。照护升级的流程图见图 14-5。

3. 换血治疗　是治疗新生儿高胆红素血症最迅速的方法，但为有创操作，偶有心脏停搏、继发感染等风险，必须严格掌握指征及方法。换血指征：①各种原因所致的高胆红素血症达到换血标准时均应进行换血。对于胎龄 ≥35 周早产儿和足月儿换血标准见图 14-6 及图 14-7；出生体重 <2 500g 的早产儿的换血标准见表 14-6。②产前诊断明确为新生儿溶血病，出生时脐血胆红素 >76μmol/L（4.5mg/dl），血红蛋白低于 110g/L，伴有水肿、肝脾大和心力衰竭者。③凡有早期急性胆红素脑病症状者，不论血清胆红素浓度是否达到换血标准，或 TSB 在准备换血期间已明显下降，都应换血。④胆红素 / 白蛋白可作为考虑换血的附加依据。如胎龄 ≥38 周新生儿 B/A 值达 8.0，胎龄 ≥38 周伴溶血或胎龄 35~37 周新生儿 B/A 值达 7.2，胎龄 35~38 周伴溶血新生儿 B/A 值达 6.8，可作为考虑换血的附加依据；⑤在准备换血的同时先给予患儿强光疗 4~6 小时，若 TSB 水平未下降甚至持续上升，或对于免疫性溶血患儿在光疗后 TSB 下降幅度未达到 34~50μmol/L（2~3mg/dl）立即给予换血。换血方法见表 14-6。

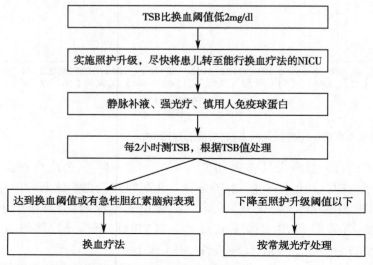

图 14-5　高胆红素血症照护升级简易流程图

表 14-6　新生儿高胆红素血症换血方法

血源选择	①Rh 血型不合	Rh 血型：同母亲	ABO 血型：同患儿
	②ABO 血型不合	O 型红细胞	AB 型血浆
换血量	新生儿血容量的 2 倍（150~160ml/kg）；推荐红细胞与血浆比例为（2~3）∶1。		
换血途径	可选脐静脉或其他较粗的外周静脉，也可选外周动脉和外周静脉同步换血。		
注意事项	严格无菌操作，务必等容量匀速地抽出和输入血液，一般控制全程在 90~120 分钟内，密切监测生命体征，监测血气、血糖、电解质、血钙、血常规、血清胆红素，应继续光疗，并每 4 小时监测 TSB，若 TSB 超过换血前水平应再次换血。		

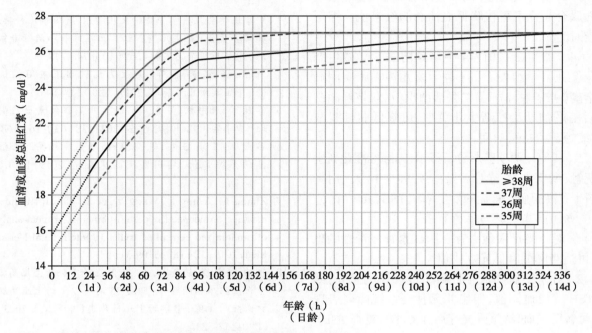

图 14-6　无高胆红素血症神经毒性高危因素新生儿的换血阈值

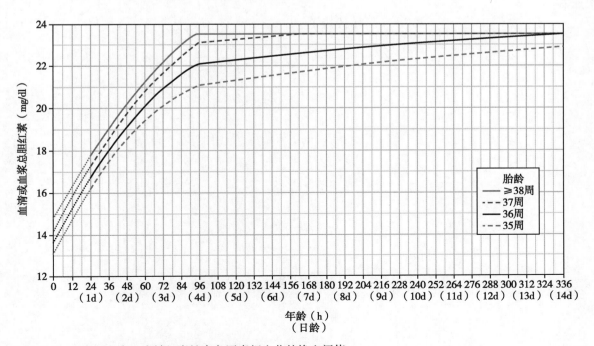

图 14-7　有高胆红素血症神经毒性高危因素新生儿的换血阈值

4. 药物治疗

（1）静脉注射免疫球蛋白（IVIG）：有报道用大剂量 IVIG 治疗新生儿溶血病。用法：一次大剂量疗法，1g/kg，于 6~8 小时内持续静脉滴注。

（2）人血白蛋白：1g/kg 加 5% 葡萄糖 10~20ml 滴注，心力衰竭者禁用。如无白蛋白可用血浆，每次 10ml/kg 静脉滴注。白蛋白或血浆一般每日用 1 次，可根据胆红素高低，用 1~2 次。

（3）熊去氧胆酸：两项荟萃分析显示，熊去氧胆酸联合光疗可更快降低血清总胆红素值与缩短光疗时间。

（4）益生菌：2017 年中华预防医学会微生态学分会儿科学组发布的《益生菌儿科临床应用循证指南》推荐枯草杆菌二联活菌颗粒、双歧杆菌三联活菌散辅助治疗新生儿黄疸，可降低胆红素浓度，缩短黄疸持续时间。

5. 其他　两项荟萃分析显示，国际标准化新生儿抚触（每天 2 次，光疗后操作，疗程 3~14 天）对降低新生儿高胆血红素症的发生率和 TSB、TcB 有效。

（四）临床经验与注意事项

1. 对于光疗阈值　存在胆红素神经毒性的患儿，可适当降低降低光疗阈值。

2. 对于换血阈值　日龄超过一周的患儿，即使 TSB 达换血阈值，但患儿无神经系统障碍表现时，可暂缓换血，继续强光疗后 4~6 小时复查 TSB。

3. 注意对高危因素的询问，尤其是同族免疫性溶血病。

（段淼）

参 考 文 献

1. Kemper AR, Newman TB, Slaughter JL, et al. Clinical Practice Guideline Revision: Management of Hyperbilirubinemia in the Newborn Infant 35 or More Weeks of Gestation. Pediatrics, 2022, 150 (3): e2022058859.

2. 杨静丽, 王建辉. 2022 版美国儿科学会新生儿高胆红素血症管理指南解读. 中国当代儿科杂志, 2023, 25 (01): 11-17.

3. 中华医学会儿科学分会新生儿学组,《中华儿科杂志》编辑委员会. 新生儿高胆红素血症诊断和治疗专家共识. 中华儿科杂志, 2014, 52 (10): 745-748.

4. 陈洁, 程茜, 黄瑛, 等. 益生菌儿科临床应用循证指南. 中国实用儿科杂志, 2017, 32 (02): 81-90.

5. 李茂军, 唐彬秩, 吴青, 等. 新生儿高胆红素血症的管理. 中华实用儿科临床杂志, 2023, 38 (03): 161-168.

6. 吕成琼, 王芳, 王宇, 等. 抚触防治新生儿高胆血红素症的系统评价. 实用医院临床杂志, 2019, 16 (04): 190-194.

7. Zhang M, Wang L, Wang Y, et al. The influence of massage on neonatal hyperbilirubinemia: a meta-analysis of randomized controlled trials. J Matern Fetal Neonatal Med, 2019; 32 (18): 3109-3114.

8. 霍怡萱, 彭程, 侯新琳, 等. 美国儿科学会新生儿高胆红素血症临床指南修订: 胎龄 35 周及以上新生儿高胆红素血症的管理. 中华新生儿科杂志（中英文）, 2023, 38 (09): 513-524.

第十五章

血液系统疾病

第一节　新生儿红细胞增多症

新生儿红细胞增多症定义为红细胞比容（hematocrit, Hct）或血红蛋白（hemoglobin, Hb）水平高于同胎龄及出生后日龄的正常上限（>2个标准差）。目前大多数学者认为静脉血 Hct>0.65 或 Hb>220g/L、毛细血管血样 Hct>0.75 或 Hb>237g/L 可诊断红细胞增多症，由于毛细管血样的测定结果可靠性较差，因此，红细胞增多症的诊断应基于外周静脉血样。另外，Hct 生后增加，2小时达高峰，24小时后下降至正常，因此，生后24小时样本较为理想。红细胞增多症和高黏滞血症是不同的概念，后者定义为血液黏度 >18cps（切变率为 $11.5sec^{-1}$），但少数红细胞增多症婴儿可伴随高黏滞血症。

红细胞增多症是早期新生儿常见的临床问题，可由多种病因引起，严重者可导致全身各器官、系统损伤，需要引起临床医生的重视。红细胞增多症在不同地区的发病率不同。海平面水平出生的健康新生儿有 1%~2% 发生红细胞增多症；高海拔地区的发生率可达 5%。美国为 1%~5%；我国为 1.46%~5%，有症状患儿占其中的 20%~70%。

一、病因及病理生理

（一）病因

红细胞增多症由多种因素引起，但主要包括以下两类：

1. 被动机制（红细胞输注）　以延迟结扎脐带为最常见的原因，尤其多见于无其他健康问题的足月儿；其他相关因素包括双胎输血（受血者）、母胎输血等。

2. 主动机制（宫内红细胞生成增加）　通常是由于各种高危因素引起的由胎盘功能不全和慢性宫内缺氧导致体内红细胞总数增多。可见于小于胎龄儿、过期产儿、大于胎龄儿；母亲罹患糖尿病妊娠期高血压、心肺疾病、甲减或甲亢、内分泌异常如先天性肾上腺皮质增生症，以及吸烟、高海拔、药物使用；新生儿染色体异常，如 21-三体综合征、18-三体综合征和 13-三体综合征等。

（二）病理生理

红细胞量增多可显著增加血液黏度，从而引起器官血流量减少、甚至微血栓形成，导致组织缺氧、酸中毒，使多脏器受累。脑血流平均流速降低，脑组织缺氧缺血，患儿出现精神反应差、肌张力低下、惊厥等症状。也有研究显示，红细胞增多症患者脑血流减少的部分原因可能是血红蛋白浓度升高使动脉氧含量增加，引起了相应的血管反应，而不是由于高黏滞血症。心肌缺血缺氧导致心肌细胞损害、心肌收缩功能下降等；肺动脉高压时，可发生右向左的分流；胃肠道缺血可有呕吐、腹胀、血便等；肾脏缺血缺氧、滤过功能下降、肌酐及尿素氮上升；无氧酵解增加，糖原消耗增多造成低血糖；红细胞破坏增加、肝脏缺血致胆红素代谢能力下降、胃肠道蠕动弱致肠肝循环增加，导致高胆红素血症；血流速度减慢，血黏度增加还可能造成肾静脉血栓、指/趾端坏疽等。

二、诊断步骤

（一）病史采集

重点询问有无引起红细胞增多的高危因素，如脐带延迟结扎时间过长、慢性缺氧、出生窒息、双胎输血综合征受血者、小于胎龄儿、大于胎龄儿、过期产儿、妊娠期高血压、妊娠糖尿病；新生儿出生后是否合并内分泌异常、染色体异常等。

（二）临床表现和体格检查

大多数患儿除多血质表现（如全身肤色紫红）外无明显临床症状，临床多因其他原因进行全血细胞计数时偶然发现。有症状新生儿临床表现无特异性，与受累脏器有关，严重程度也存在个体差异。

1. 神经系统　哭声异常、易激惹、嗜睡、颤动、肌张力过低、惊厥等。

2. 呼吸系统 发绀、呼吸暂停较常见，也可表现为呼吸窘迫、气促而误诊为其他肺部疾病。

3. 消化系统 较最常见，主要表现为喂养困难、呕吐、腹胀、便血、黄疸等，极少数发生坏死性小肠结肠炎。

4. 循环系统 心动过速、充血性心力衰竭、持续性肺高压等。

5. 泌尿系统 少尿、血尿、蛋白尿、肾静脉血栓形成、急性肾衰竭、阴茎勃起。

6. 血液系统 弥散性血管内凝血（DIC）、血栓形成、血小板减少等。

7. 内分泌系统 低血糖是红细胞增多症新生儿的常见代谢障碍，发生率为12%~40%。

（三）辅助检查

1. 实验室检查

（1）血常规：可测定 Hct 值，如需确诊和确定是否需要干预，建议采集外周静脉血样检测。

（2）凝血功能：对于有血栓形成的患儿需评估凝血功能指导治疗。

（3）血液黏度测定：尚未普及。

（4）其他：红细胞增多症的婴儿常并发低血糖和高胆红素血症，因此应检测血糖和胆红素水平。

2. 影像学检查 红细胞增多症的患儿可能并发重要脏器（如颅脑、肾脏等）血栓形成，对有相应临床表现者，应及时行超声、MRI 或血管造影检查。

3. EEG 检查 对有神经系统表现如惊厥的患儿，需警惕颅内静脉窦血栓形成，应及时完善动态视频脑电图监测。

（四）诊断要点

若存在可能由红细胞增多引起的症状或体征，包括发绀、呼吸急促、喂养困难及呕吐等，则应测定 Hct 值。如果静脉血样 Hct 值 >0.65，则确诊为红细胞增多症。少数红细胞增多症婴儿存在高黏滞血症。大多数红细胞增多症婴儿的基础病因通过病史采集和体格检查易于发现，如果病因不明，可评估是否有先天性肾上腺皮质增生症、甲状腺功能异常等内分泌疾病。

（五）鉴别诊断

若合并特殊面容需与染色体疾病鉴别；存在色素沉着、电解质紊乱、代谢异常等情况，需与先天性内分泌及遗传代谢性疾病鉴别；存在神经系统症状者需与新生儿缺氧缺血性脑病、中枢神经系统感染、癫痫综合征等相鉴别。

三、预后及预防

部分换血治疗在短期内可改善灌注，但对红细胞增多症婴儿的远期益处尚未经证实。临床结局可能更多取决于患儿相关疾病（如，低血糖）或基础疾病（如，胎盘功能不全），而不是红细胞增多症本身。红细胞增多症的患儿。避免延迟脐带结扎时间过长，定期产检早期诊断双胎输血及胎母输血，早期干预以改善慢性宫内缺氧，避免孕期吸烟及药物使用等，在一定程度上可能预防红细胞增多症。

四、治疗方案

（一）对症治疗

红细胞增多症时应密切监测血糖，维持血糖稳定；监测血清胆红素水平，并治疗高胆红素血症；呼吸窘迫患儿给予相应氧疗；入量不足者，相应补充液体和热卡。

（二）部分换血治疗

应注意评估静脉血 Hct 及患儿的临床症状，根据个体情况决定是否行部分换血。

1. 适应证 无症状者，治疗通常取决于 Hct 值，Hct≤0.70，应进行观察是否出现症状，确保充分补充液体及葡萄糖，每6小时重新测定 Hct；Hct 值 >0.70 时，多数医疗单位主张持续观察；Hct 值 >0.75 时，大多数学者认为应该进行部分换血治疗。外周静脉血样 Hct>0.65，伴有严重症状和体征时，如果症状考虑由红细胞增多引起应给予部分换血；对于症状不严重的婴儿，可首选进行静脉补液及持续观察。

2. 换血方法 优先使用生理盐水或5%白蛋白进行置换，其中生理盐水作为首选。抽血和输入通道血管无特殊要求。部分换血的换血量计算方法如下：换血量 =［血容量 ×（实测 Hct– 预期 Hct）× 体重（kg）］/ 实测 Hct。足月儿血容量为80~90ml/kg，极低出生体重儿血容量为100ml/kg；预期 Hct 通常设定为 0.55~0.60。

3. 换血监测 换血时应严密监测患儿体温、呼吸、心率等一般情况，注意皮肤颜色变化；换血后禁食2~4小时，谨防坏死性小肠结肠炎发生；注意有无低血糖、腹胀、消化道出血等症状；避免出现低血容量。

五、临床经验与注意事项

（一）诊断方面

血常规检查应以静脉血标本为准，末梢血采集时存在挤压可能导致 HCT 偏高。需要鉴别导致红细胞增多的病因，明确诊断后应注意重要脏器（如肾脏、肝脏、脑部等）血栓的排查。

（二）治疗方面

应密切观察所有红细胞增多症婴儿有无神经系统和心血管系统症状，监测常见的并发症，如低血糖和高胆红素血症。降低 Hct 值的干预措施包括静脉补液和部分换血疗法，一般仅用于有症状或严重红细胞增多的新生儿。继发于双胎贫血-红细胞增多序列综合征和患儿，应注意脑损伤评估和神经发育随访，详见第十五章第二节。

（三）医患沟通

入院时应详细询问有无引起红细胞增多的高危因素，有助于尽快明确病因诊断。合并脑损伤时应及时与家属沟通诊疗情况和临床预后。

（四）病历记录

需要应用部分换血治疗、呼吸支持等特殊诊疗操作时，需及时完善知情同意和操作记录。

（陈燕）

第二节　双胎输血综合征

双胎输血综合征又称胎-胎输血（twin to twin transfusion syndrome，TTTS）是最常见的单绒毛膜性双胎并发症，在单绒毛膜性双胎中发生率为 8%~15%，在全部妊娠中的发生率为 1/10 000~3/10 000。TTTS 是由胎儿间血管吻合支数目及分布异常，进而造成两胎儿间血流灌注失衡所引起的一系列综合征，多数 TTTS 会导致早产，并面临神经系统损伤、心血管疾病、肾衰竭、血液系统疾病和生长发育障碍等并发症风险，死亡率高。

一、诊断步骤

（一）病史采集

重点询问母亲孕期胎儿超声检查结果，包括绒毛膜羊膜性质、羊水量、系统超声检查有无胎儿畸形、诊断 TTTS 的孕周及分期等情况，还需了解有无影响预后的因素，如宫内感染、胎膜早破、出生窒息、胎盘及脐带异常、双胎的出生体重差异等。

（二）临床表现与体格检查

供血儿可有血容量减少，少尿、羊水过少、宫内生长受限，出生后可有发育畸形、贫血、低血容量性休克、肾功能不全等表现；受血儿血容量逐渐增加，可有多尿、羊水过多、胎儿水肿，出生后可有红细胞增多、血栓形成、心力衰竭、呼吸衰竭等表现。体格检查重点在于呼吸、循环和心功能评估。

（三）辅助检查

1. 实验室检查　血常规、血生化、凝血功能、感染指标、BNP、血型等。合并严重代谢紊乱的患儿需完善遗传代谢病筛查，合并多发畸形的患儿应完善基因和染色体检查。

2. 影像学检查　入院患儿需完善颅脑、心脏、肝脏、肾脏、胃肠道等重要脏器超声检查，排除有无先天性发育畸形或血栓形成。若存在畸形，必要时可行 MRI 检查明确诊断。合并呼吸窘迫的患儿应完善胸部 X 线或肺部超声检查，指导呼吸支持和 PS 应用。早产儿在病情允许时应完善颅脑 MRI 检查排除有无颅内出血、脑白质损伤等。血流动力学不稳定的患儿应动态监测心脏超声、无创心排等评估心功能，指导扩容或血管活性药物的使用。

（四）诊断要点

1. 产前诊断 TTTS 标准　①单绒毛膜性双胎；②双胎出现羊水量改变，超声检查提示受血儿羊水池最大深度（deepest vertical pocket，DVP）≥8cm（孕 20 周前）或≥10cm（孕 20 周后），同时供血儿 DVP≤2cm；③单绒毛膜单羊膜双胎，超声下可见羊膜囊内羊水过多，并伴有胎儿膀胱充盈差异。根据 Quintero 分期，TTTS 可分为 5 期：Ⅰ期，仅羊水量异常；Ⅱ期，供血儿膀胱不充盈；Ⅲ期，供血儿脐动脉舒张末期血流消失或反向，或受血儿脐静脉导管血流 a 波反向或出现搏动性脐静脉血流；Ⅳ期，任何一胎水肿；Ⅴ期，任何一胎宫内死亡。

2. 出生后评估　双胎体重差异可用于评估输血时间，若二者差异 >20% 考虑输血是慢性的，急性输血者差异小，此外孕周较小时体重差异小。

（五）鉴别诊断

1. 选择性胎儿生长受限　两者的共同特征是都可发生胎儿的体重差异，并伴或不伴脐动脉血流多普勒异常，但 sIUGR 通常缺少 TTTS 特有的羊水量差异，即一胎 DVP≥8cm，另一胎 DVP≤2cm。需行动态的超声检以明确诊断。

2. 双胎贫血-红细胞增多序列征（twin anemia-

polycythemia sequence, TAPS） 两者均为胎儿间输血性疾病，区别为 TTTS 为急性输血，造成胎儿血容量的不同，也可同时伴有血红蛋白浓度的差异，在超声上可表现出经典的羊水过多 - 羊水过少序列（twin oligohydramnios-polyhydramnios sequence, TOPS）影像；TAPS 为慢性输血，仅造成胎儿间血红蛋白浓度的差异，在超声上表现为大脑中动脉血流峰值速度的差异，缺少 TOPS 影像。

3. 双胎妊娠中一胎发育异常　当一胎儿伴发泌尿系统畸形时，也可引起羊水量差异，但通常不会发生羊水过多与羊水过少同时存在，并且在单绒毛膜性双胎和双绒毛膜性双胎中均可发生。妊娠早期的绒毛膜性鉴定及妊娠中期的系统超声检查可明确诊断。

4. 双胎之一胎膜早破　双胎早产、流产、胎膜早破发生率高于单胎。一胎胎膜早破后可出现破水侧胎儿羊水过少，主要鉴别点为阴道流液病史，且不伴随对侧胎儿羊水过多，同时可结合子宫颈阴道液生化检查进行鉴别。

二、预防

目前针对 TTTS 尚无有效的预防方法，胎儿镜激光手术（FLS）、序列羊水减量术和选择性减胎术等有创干预手段，可能导致医源性胎膜早破、继发性流产和早产等风险增加，产前密切监测并及时处理可能降低 TTTS 患儿严重并发症的发生率，改善新生儿预后。

三、治疗方案

（一）出生前处理

胎儿镜激光手术（FLS）是 TTTS Ⅱ~Ⅴ期的首选治疗方案，建议在孕 16~26 周进行，其他治疗手段还包括期待治疗、序列羊水减量术和选择性减胎术等。不具备产前诊断和宫内治疗的机构，在筛查出 TTTS 病例之后，应当尽快转诊至胎儿治疗中心（母胎医学中心）进一步诊断和评估，以免延误诊治。

（二）出生后的处理

包括出生时的复苏、呼吸和循环的支持，预防多脏器损伤。急性型，供血儿如有循环不良、心动过速、低血压时，可予机械通气供氧，快速建立血管通道予以浓缩红细胞或扩容维持循环。慢性型：根据供血儿贫血程度决定输血。受血儿如有严重的红细胞增多症，应部分换血。如合并低血糖症、低血钙症及高胆红素血症，予对症处理。受血儿合并心功能不全或心力衰竭时，应注意动态评估心功能和循环灌注情况，酌情使用血管活性药物并动态调整剂量。合并肾衰竭、毛细血管渗漏综合征时考虑使用连续性血液净化（CRRT）治疗。需完善头颅超声、MRI 等评估神经系统受损情况，并随访生长发育情况。

四、临床经验与注意事项

（一）诊断方面

应注意产前诊断 TTTS 的胎龄，对于判断预后十分重要。此外，应注意与选择性胎儿生长受限、双胎贫血 - 红细胞增多序列征、双胎妊娠中一胎发育异常和双胎之一胎膜早破等情况相鉴别。新生儿出生后应注意重要脏器结构和功能的检查，避免漏诊先天性发育异常及其他合并症。

（二）治疗方面

受血儿容量负荷过重，易并发心功能不全甚至循环衰竭，有条件时建议早期行中心静脉置管监测中心静脉压，结合心脏超声动态评估心功能，酌情使用血管活性药物治疗，需尽快完善 CTA 检查排除是否合并先天性心脏畸形。

（三）医患沟通

双胎输血出现愈早，预后愈差。宫内严重的 TTTS 若未经治疗，据报道围生期死亡率可达 70%~100%。生存者可发生神经系统、心脏和肾脏损害等严重并发症。双胎之一如在妊娠 20 周后死亡，而另一存活胎儿常有脑梗死及其他脏器如肝肾损害，神经系统后遗症为 27%。TTTS 中还有很高的先天性心脏病的发生率，根据 2014 年的报道，随访至 10 岁的 TTTS 双胎中，有 9.7% 存在结构性的心脏缺陷，主要为肺动脉狭窄。

（四）病历记录

详细记录母亲产前检查（产检超声、TTTS 分期、染色体筛查等）结果，以及产前治疗情况。

（陈燕）

第三节　新生儿失血性贫血

各种原因引起的新生儿失血超过机体代偿能力导致贫血，称为新生儿失血性贫血。失血可发生在出生前、出生时、出生后 3 个不同时期。临床表现与其失血的程度和速度有关，急性失血可致低血容量性休克，而慢性小量失血可无或仅有轻度贫血的症状。严重新生儿贫血中失血性贫血的发生率占 5%~10%。

一、诊断步骤

（一）病史采集

重点询问有无引起新生儿出生前、出生时和出生后失血的病因：

1. 出生前失血性贫血

（1）胎儿-胎盘间输血：是指胎儿出血至胎盘而引起新生儿贫血，可以是胎盘实质出血，也可以是胎盘后血肿。另外，脐带绕颈、脐带结扎前胎儿位置高于胎盘，胎儿血自脐动脉流回胎盘，造成胎儿失血。

（2）胎儿-母体输血：多数情况下有少量胎儿血经胎盘进入母体血液循环。在病理情况下，如孕妇腹部外伤、羊膜穿刺、外倒转术、静脉注射催产素、胎盘绒毛膜血管瘤、绒癌及母亲妊娠期高血压疾病等均可造成胎盘损伤，胎儿大量失血经胎盘进入母体血液循环导致失血性贫血。

（3）双胞胎间输血：单绒毛膜双胎胎盘间有共同的血管床，供血儿的动脉血经胎盘绒毛叶、脐静脉流入受血儿导致失血性贫血。

2. 出生时失血性贫血 多由于分娩时产科意外、胎盘及脐带异常引起。包括前置胎盘、胎盘早期剥离或其他原因导致胎盘损伤而失血；胎盘畸形、多叶胎盘，血管易破裂出血；脐带或胎盘血肿；过度牵拉脐带使血管破裂出血，或脐带血管畸形如脐带血管瘤、迷走血管等易破裂出血。

3. 出生后失血性贫血 包括因结扎不紧等因素经脐带失血；维生素 K 缺乏、坏死性小肠结肠炎、应激性溃疡、贲门撕裂、弥散性血管内凝血（DIC）、牛奶蛋白过敏等原因所致胃肠道出血；颅内出血、头颅血肿或帽状腱膜下血肿、肝脾破裂、肺出血、腹膜后血肿、肾上腺出血等内脏出血。另外，反复静脉采血等所致的医源性失血也是产后失血的重要原因，尤其是早产儿，疾病越严重、胎龄越小，失血量越大。

（二）临床表现和体格检查

临床表现因其失血过程的急缓、失血量多少及患儿机体代偿能力而异。急性失血可致休克循环衰竭，须及时诊断及抢救，而慢性小量失血可无或仅有轻度贫血的症状。产前胎儿出血可导致胎儿死亡、胎儿水肿、发育迟缓及生后严重贫血等。出生时失血多为急性大量出血，可致死产或新生儿生后不能用苍白窒息解释的皮肤苍白，可呈低血容量休克。出生后脏器出血患儿，出生时一般情况良好，发病后除贫血及失血导致的循环改变外，还出现相应脏器的功能异常，如颅内出血可表现为反应低下、惊厥等。体格检查重点在于对贫血、循环和神经功能的评估。

（三）辅助检查

1. 实验室检查 急性失血出血即刻由于红细胞和血浆呈比例下降，血红蛋白和红细胞压积可无显著下降，随后呈现与失血程度和速度相应的下降，贫血是正细胞性的，网织红细胞出生时正常、2~3 天后逐渐升高，血清铁正常；慢性失血，贫血是小细胞低色素性的，红细胞大小不一、可见异形红细胞，网织红细胞代偿性升高，血清铁降低。可能发生嗜中性粒细胞增多和血小板增多。出血时，患儿因红细胞破坏后释放胆红素进入血液，可产生明显的黄疸，甚至发生核黄疸。抗人球蛋白实验阴性。

2. 影像学检查 怀疑脏器出血时，应完善颅脑及腹部超声筛查，必要时行 MRI 或 CT 检查。

（四）诊断要点

新生儿外出血因肉眼可见而容易诊断，但少量隐匿出血则不易发现。进展迅速的贫血，伴有胆红素和网织红细胞水平升高，同时缺乏各种溶血性贫血的证据，往往提示内脏出血的可能。孕妇在妊娠或分娩过程中，未经输血而出现输血反应者，提示胎儿-母体间失血可能。孕妇血液红细胞酸洗脱试验，有助于确诊胎儿母体输血。产前和产时出血，如前置胎盘、胎盘早期剥离、剖宫产时是否损伤胎盘及脐带等病史均有助于诊断。可疑患儿出生后即查红细胞及血红蛋白，生后 12~24 小时再复查。

（五）鉴别诊断

需与再生障碍性贫血、免疫性贫血、先天性红细胞缺陷等疾病鉴别。病因不明时可考虑行骨髓穿刺检查、自身免疫性抗体、基因检测等。

二、预防

预防新生儿失血性贫血的措施包括：孕期规范产检，早期发现胎盘病变，必要时产前干预；出生时延迟结扎脐带，通过胎盘输血增加新生儿血容量；诊断采血最小化、实验室检测微量化，尽量减少医源性失血；对于贫血高危因素的新生儿，早期进行预防性补铁和营养支持治疗等。

三、治疗方案

1. 对于出生前失血根据病因可给予宫内干预,如宫内输血、胎儿镜激光手术等治疗措施,对于已成熟的胎儿提前终止妊娠。

2. 出生时的复苏、呼吸和循环的支持;需要输血患儿尽快配血输注。

3. 输血　除失血性休克外,目前尚无单一确定的临床或实验室指标作为输血标准。许多国家都有关于新生儿输血的共识和指南,通常参数包括血红蛋白浓度、胎龄和生后日龄及呼吸支持的需求等。国内较为公认的红细胞输注指征为:

(1)严重心肺疾病,Hb<130g/L(Hct<0.40);

(2)中度心肺疾病,Hb<130g/L(Hct<0.30);

(3)大手术,Hb<100g/L(Hct<0.30);

(4)急性失血,失血量>血容量10%。

目前国际上对于红细胞最佳输注剂量尚未达成共识,各医疗中心红细胞应用剂量范围波动于每次5~20ml/kg;国内推荐的单次红细胞输注剂量为10~20ml/kg,早产儿,尤其vlbw为5~15ml/kg。急性大量失血所致重度贫血,当失血量超过20%时可引起失血性休克,此时可用生理盐水或者成分血以20ml/kg扩容纠正休克,随后以不超过20ml/kg输注浓缩红细胞使Hct维持在0.35左右,预估输血量计算公式:[(预期Hct−实际Hct)/浓缩红细胞Hct]×血容量。

4. 铁剂的补充　无论输血与否,对于缺铁性贫血应补充铁剂,元素铁2~3mg/(kg·d),口服3个月。

四、临床经验与注意事项

(一)诊断方面

应注意急性失血的婴儿早期Hb浓度正常,6~12小时后由于体液重新分布,血容量代偿性增加,Hb浓度才会降低,在此之前Hb浓度不是判断是否出血或出血严重程度的指标。因此,当怀疑出生时急性失血时,应在6~12小时再次检测Hb浓度。

(二)治疗方面

急性失血性贫血的患儿输血时可纠正到正常Hb目标值,但慢性贫血的患儿(例如双胎输血综合征供血者),因缺氧和心肌供血不足,可能出现心功能不全甚至心力衰竭,输血前应仔细评估心功能,输注速度不宜过快,可采取分次输血或部分

换血疗法纠正贫血,输血过程中严密监测心功能,避免出现或加重心力衰竭。

(陈燕)

第四节　新生儿溶血性贫血

溶血是指各种原因导致红细胞过早破坏,为代偿红细胞寿命缩短,骨髓会增加红细胞生成,超过骨髓代偿能力便会导致贫血称为溶血性贫血。

一、诊断步骤

(一)病史采集

了解有无导致新生儿溶血的病因:

1. 内源性溶血性贫血　由红细胞先天缺陷导致,可因感染与药物诱发。

(1)红细胞酶缺陷:参与红细胞代谢的酶基因缺陷,导致酶活性或酶性质的改变,细胞能量代谢紊乱,寿命缩短,红细胞提前破坏。包括参与一磷酸己糖旁路和谷胱甘肽通路的酶,如葡萄糖-6-磷酸脱氢酶(G6PD)、谷胱甘肽合成酶;参与糖酵解通路的酶,如丙酮酸激酶、己糖激酶、葡萄糖磷酸异构酶等。多数为常染色体隐性遗传病。其中最常见为红细胞G6PD缺乏症,其次为丙酮酸激酶缺乏症。

(2)红细胞膜结构缺陷:红细胞形态改变,变形性能差、脆性增加,经过脾脏时易被破坏发生血管外溶血。有遗传性球形红细胞增多症、遗传性椭圆形细胞增多症、遗传性口形细胞增多症、遗传性棘细胞增生症等,其中以遗传性球形红细胞增多症为临床多见。

(3)血红蛋白异常:是由于血红蛋白合成或结构异常导致,包括镰状细胞贫血、地中海贫血和不稳定血红蛋白病。其中围产期发病的以α-地中海贫血为最常见。

2. 外源性溶血性贫血　由损伤红细胞导致红细胞过早破坏的因素引起。

(1)自身免疫性溶血性贫血:是由于机体免疫功能紊乱而产生针对自身红细胞抗原的免疫抗体,与红细胞表面抗原结合和/或激活补体导致红细胞破坏,而产生溶血,新生儿多呈急性发作,并以继发性多见。常见病因:①感染:特别是病毒和支原体感染;②自身免疫性疾病:如新生儿狼疮综合征等;③遗传代谢性疾病:如半乳糖血症、骨质石化病等。

（2）同族免疫性溶血性贫血：指由于母婴血型不合引起的免疫性溶血，又称为新生儿溶血病。母体免疫球蛋白（immunoglobulin, Ig）G 抗体通过胎盘进入导致胎儿或新生儿循环发生抗原抗体反应致红细胞破坏。以 Rh 和 ABO 血型系统不合导致的溶血最常见；Kell、Duffy、MNS、P 和 Diego 血型系统等稀有血型不合也可导致显著溶血，但发病率较低。

（3）非免疫性获得性溶血性贫血：如感染（巨细胞病毒、梅毒、败血症），血管病性溶血（血管瘤、DIC），中毒（化学品、磺胺类、抗疟药等），营养性（维生素 K 缺乏），代谢性疾病（半乳糖血症、骨石化病）等。

（二）临床表现和体格检查

新生儿溶血性贫血的临床表现与溶血发生的时间、红细胞破坏程度和速度以及机体的代偿能力有关。

1. 贫血 轻度溶血时可无明显贫血，中度贫血可有面色苍黄，重度溶血时可在宫内即出现严重贫血。急性溶血性贫血可出现心动过速、心力衰竭、呼吸窘迫等；慢性溶血导致的贫血则表现为苍白、体重增长缓慢等。有的患儿生后3~4周可发生明显的"晚期贫血"，以 ABO 溶血较常见。

2. 黄疸 新生儿期溶血几乎均伴有血清未结合胆红素的升高，黄疸常常是新生儿溶血性疾病的首要表现。溶血越重，黄疸出现越早、程度越重、进展越快。少数重症者可引起胆汁淤积，伴有直接胆红素升高。

3. 胎儿水肿或死胎。

（三）辅助检查

1. 实验室检查

（1）贫血和红细胞生成代偿性增加：血红蛋白或红细胞压积低于相应日龄正常范围的2个标准差，网织红细胞增高，外周血有核红细胞增多。

（2）红细胞破坏的证据：胆红素增高以间接胆红素增高为主。其他可有血清乳酸脱氢酶上升、血红蛋白尿、尿中尿胆原增高等。免疫性溶血 Coombs 试验阳性。

（3）病因检查：根据病史、临床特点和家族史等，进行母子血型、外周血涂片、直接抗人球蛋白试验、母子交叉免疫试验、G6PD 活性测定、血红蛋白电泳及红细胞抗体等检测。对考虑遗传性溶血性贫血进行基因诊断。

2. 影像学检查 合并严重高胆红素血症时，需完善颅脑 MRI 检查评估有无胆红素脑病。

（四）诊断要点

详细了解病史，包含家族遗传性贫血病史、母亲自身免疫性疾病病史、胎儿生长及宫内感染病史、母亲血型和血型的检测等。体格检查见贫血貌、黄疸、肝脾肿大等可初步诊断，结合实验室检查可明确诊断。病因不明时可考虑基因诊断。

二、预防

对孕母前一胎有重症黄疸病史者应寻找原因，产前密切监测胎儿宫内情况及大脑中动脉收缩期峰值流速，及时进行必要的产前治疗。对已知可能导致新生儿溶血的病因或有高危因素的孕妇，因进行遗传咨询和产前诊断，必要时予产前干预。避免围产期窒息及产伤，慎用或不用易导致溶血的药物。预防宫内感染，对于有败血症高危因素的新生儿，如母亲产前发热、绒毛膜羊膜炎、胎膜早破≥18小时、进行有创医疗操作等，给予早期抗感染治疗。

三、治疗方案

（一）病因治疗

对于同族免疫性溶血可在宫内或生后给予静脉丙种球蛋白（intravenous immunoglobulin, IVIG）阻断溶血进展；合并感染时给予抗感染治疗等。

（二）贫血治疗

急性溶血性贫血伴有黄疸患儿常需要换血治疗；急性溶血期后骨髓处于抑制期，可少量多次输血。

（三）高胆红素血症治疗

降低血清未结合胆红素浓度至危险阈值以下，常用方法有换血疗法、光照疗法及药物治疗等，避免胆红素脑病。

（四）支持治疗

评估患儿呼吸系统和心血管系统，给予相应呼吸和循环支持。光疗等增加了皮肤不显性失水，给予适当液体。

（五）迟发型贫血

发生于出生后1~3周，多见于同族免疫性溶血。重组人促红细胞生成素（rhEPO）和铁剂有一定的预防作用。

四、临床经验与注意事项

（一）诊断方面

同族免疫性溶血性贫血是最常见的病因，诊断时应采集新生儿血样或脐带血，进行直接 Coombs 试验、游离抗体试验、红细胞抗体释放试验、Hb 和胆红素测定。直接 Coombs 试验阳性不能完全诊断新生儿溶血病，抗体释放试验阳性是重要的诊断依据。除了实验室检测，应综合临床表现最终确诊。

（二）治疗方面

治疗重点是治疗溶血引起的贫血和高胆红素血症，避免胆红素脑病。同族免疫性溶血性贫血的患儿使用 IVIG 治疗时，应密切监测不良反应，关注腹部体征，警惕发生坏死性小肠结肠炎。

（三）医患沟通

详细询问导致新生儿溶血的病因，如家族性血液遗传病、母亲免疫性疾病、用药史等，如果存在遗传因素应尽快完善基因检测。对于特殊医疗操作如换血治疗、IVIG 等，注意及时完善知情同意书。明确诊断后告知家属预后情况，必要时告知进行遗传咨询。

（四）病历记录

在病程记录中规范进行病因分析和鉴别诊断，详细记录光疗、输血制品、换血治疗等过程中的胆红素水平和生命体征变化情况，注意记录有无不良反应。

（陈燕）

参考文献

1. 邵肖梅，叶鸿瑁，丘小汕. 实用新生儿学. 5 版. 北京：人民卫生出版社，2019.
2. 黄绍良，陈纯，周敦华，等. 实用小儿血液病学. 北京：人民卫生出版社，2014.
3. 北京儿童医院. 新生儿诊疗常规. 北京：人民卫生出版社，2016.
4. 尹少尉，刘彩霞，张志涛等. 双胎输血综合征诊治及保健指南（2020）. 中国实用妇科与产科杂志，2020，36（8）：714-721.
5. 黄帅，漆洪波. 双胎输血综合征的诊治. 实用妇产科杂志，2020，36（3）：173-176.
6. 庄静文，刘思征，马廉. 新生儿贫血及输血. 中华实用儿科临床杂志，2018，33（3）：176-180.
7. 李茂军，唐彬秩，吴青，等. 新生儿贫血和输血的评估与管理. 中国小儿急救医学，2023，30（2）：140-147.
8. 中国输血协会免疫血液学专业委员会. 胎儿新生儿溶血病实验室检测专家共识. 临床输血与检验，2021，23（1）：20-23，28.
9. 黄方俊，何洋，唐军，等.《国际指南：静脉注射免疫球蛋白在治疗 Rh 和 ABO 新生儿溶血病中的作用》解读. 中国当代儿科杂志，2022，24（11）：1183-1188.

第五节　新生儿类白血病反应

类白血病反应是指外周血白细胞总数反应性增多，超过 $50 \times 10^9/L$，或中性粒细胞绝对计数大于 $30 \times 10^9/L$（生后 1 周内），或中性粒细胞绝对计数超过相应胎龄平均值的两个标准差，并有幼稚细胞出现，但非白血病的一种血液学现象。新生儿骨髓反应活跃，对溶血、低氧和感染等应激反应较为敏感。新生儿重症监护病房患儿类白血病反应发生率为 1.3%~17%，早产儿发生率较高。

一、发病机制和病因

（一）发病机制

类白血病样反应是由非白血病原因诱导某些骨髓细胞释放细胞因子，引起的正常骨髓的极度增生反应。不同类型血细胞增多的类白血病样反应发生机制不同，临床以中性粒细胞增多最常见，其发病机制为：在急性炎性反应时，骨髓中分泌细胞因子增多，促进髓系祖细胞向中性粒细胞前体细胞分化和增殖，导致中性粒细胞显著增多，核左移和幼稚粒细胞被释放到外周血液。

（二）病因

1. 感染　为最常见的病因。原虫、螺旋体、细菌、真菌和立克次体等感染可引起新生儿类白血病样反应。尤其是新生儿早发败血症，血液白细胞分类计数示中性粒细胞明显升高，可出现幼稚细胞。其机制为机体在感染状态下白细胞功能较差，白细胞数目代偿性增高，若白细胞表面缺乏 β-2 整合素（白细胞黏合内皮细胞并移居到组织中所必需的一种糖蛋白），可能会干扰白细胞正常的聚集、趋化和吞噬功能，导致持续非化脓性感染，进而导致中性粒细胞进行性增高。

2. 激素　产前母体应用倍他米松等糖皮质激素，可通过胎盘进入胎儿体内，促进胎儿肺脏成熟，同时皮质类固醇激素可促进中性粒细胞从骨髓中释放入血，进而造成中性粒细胞增多。

3. 支气管肺发育不良（bronchopulmonary

dysplasia，BPD）相关 美国 Hgiao 等进行的系统性研究表明，诊断为新生儿类白血病样反应的患儿，需要通气支持的时间明显延长，对氧需求的时间延长，与 BPD 的发生率成正相关。BPD 气管标本中可见中性粒细胞显著升高，可能阻塞微循环出现低灌注，导致局部组织损伤，从而加重 BPD。

4. 染色体异常 患有唐氏综合征的患儿，类白血病样反应常表现为一过性骨髓增生症，其基因位于 21pll 区域，该类型更易在几年之后发展成为真正的白血病，这可能与 GATA-1 基因 N- 端激活结构突变有关。故对病因不明确的新生儿类白血病样反应，染色体核型分析是一种必要的检查手段。

5. 羊水污染 羊水污染时，胎儿暴露于被细菌、微生物或炎症细胞污染的羊水中，胎儿会对炎症作出反应，导致血清粒细胞集落刺激因子和白细胞介素 -6 升高，而粒细胞集落刺激因子是一种生理性造血生长因子，可选择性促进中性粒细胞的增殖、分化和成熟。进而导致中性粒细胞增多。故组织学绒毛膜羊膜炎增加类白血病反应的风险。

6. 其他 近年来造血干细胞生长因子（G-CSF）的应用也成为类白血病反应的一个原因。此外新生儿类白血病样反应也见于自身免疫性疾病、组织坏死与过敏反应、血液病、接触毒物、代谢性疾病等。

二、诊断步骤

（一）病史采集

本病多见于早产、感染、窒息、长期呼吸机支持、染色体异常、产前应用糖皮质激素和 BPD 等，应注意询问有无上述高危因素。

（二）临床表现与体格检查

临床上由于病因的不同表现可不一，临床表现及查体体征无特异性。

（三）辅助检查

1. 血常规检查 外周血白细胞总数反应性增多，超过 $50 \times 10^9/L$，红细胞与血红蛋白测定值一般正常，血小板计数正常，但中性粒细胞计数可多达 $30 \times 10^9/L$ 以上，或外周血出现幼稚粒细胞；血象中成熟中性粒细胞胞浆中往往出现中毒性颗粒和空泡。

2. 骨髓检查 骨髓增生活跃或明显活跃，原始和 / 或幼稚细胞正常。骨髓检查的主要意义在于鉴别排除如白血病等异常病态骨髓造血的血液肿瘤类疾病。

（四）诊断要点

1. 有明确的诱因 如早产、染色体异常、产前应用糖皮质激素、母亲羊水污染、溶血、脏器出血、严重贫血、感染等。

2. 实验室检查 主要表现在血象上红细胞与血红蛋白测定值一般正常，血小板计数正常，但中性粒细胞计数可多达 $30 \times 10^9/L$ 以上，或外周血出现幼稚粒细胞；血象中成熟中性粒细胞胞浆中往往出现中毒性颗粒和空泡，消除诱因后血象即可逐渐恢复正常。骨髓象改变不明显，骨髓象除了有增生、左移及中毒性改变外，无白血病细胞的形态畸形，骨髓原始和 / 或幼稚细胞正常。

（五）鉴别诊断

1. 急性白血病 外周血白细胞明显增高，伴有幼稚细胞的出现，需警惕急性白血病。但白血病有脏器浸润表现，骨髓检查提示病态造血现象；而类白血病反应者脏器浸润轻，骨髓增生活跃或明显活跃，骨髓原始和 / 或幼稚细胞正常，周围血幼稚细胞较骨髓中的百分比高，无明显贫血和血小板减少，中性粒细胞胞质内常出现毒性颗粒和空泡等。

2. 骨髓增殖性肿瘤（MPN） 可引起外周血白细胞总数明显增高，骨髓检查无病态造血现象。

3. 骨髓增生异常综合征（MDS） 可有外周血白细胞明显增高，但骨髓像具有病态造血现象。

4. 幼年型粒单核细胞白血病（JMML） 是一种克隆性骨髓多能干细胞疾病。主要发生于婴幼儿和儿童。其特点是粒系和单核系异常增殖，外周血和骨髓中原始细胞 + 幼单核 <20%，并伴有红系和巨核系发育异常。无 BCR/ABL 融合基因，有特征性累及 RAS/MAPK 通路基因的突变。

三、预防

新生儿类白血病反应是一种非白血病的血液学现象，因诱因的复杂多元性，无特异性的预防措施，某种角度上说，积极防治宫内感染有一定的意义。

四、治疗方案

新生儿类白血病样反应为自限性骨髓增生异常综合征，其本身不需要治疗，去除原发病因后，可迅速恢复。故应仔细寻找原发病,积极治疗原发病。尤其考虑感染因素导致者,需尽早控制感染,避免感染加重导致全身炎症反应综合征而引起多脏器功能损害。

五、临床经验与注意事项

类白血病反应是一种急性骨髓增生性疾病,是正常骨髓对疾病等诱因作出的一种反应,不带有肿瘤特性。在急性炎性反应时,骨髓中分泌细胞因子增多,促进髓系祖细胞向中性粒细胞前体细胞分化和增殖,导致中性粒细胞显著增多,核左移和幼稚粒细胞被释放到外周血液。新生儿类白血病反应临床上以中性粒细胞型类白血病反应最常见。表现为外周血白细胞计数异常增高,出现幼稚细胞。类白细胞反应常存在诱因刺激,主要表现在血象上,骨髓象改变不明显,骨髓原始和/或幼稚细胞正常,消除诱因后血象即可逐渐恢复正常。

(鲁瑞丰   唐军)

第六节   新生儿维生素K缺乏性出血症

维生素K缺乏性出血症是由于维生素K缺乏,体内维生素K依赖因子凝血活性低下导致的出血性疾病。出血可发生在任何部位,其中消化道出血最常见,颅内出血最严重。及时补充维生素K是防治维生素K缺乏性出血症的根本措施。

一、病因与发病机制

(一)摄入不足

母乳含维生素K较少,长期纯母乳喂养未添加辅食的婴儿易患本病。

(二)吸收障碍

先天性胆道闭锁、胆汁淤积症、肝炎综合征、迁延性及慢性腹泻,可影响肠黏膜对维生素K的吸收或合成。

(三)合成减少

肠道菌群合成维生素K是人体维生素K的重要来源,长期抗菌药物治疗可能会抑制肠道菌群产生维生素K从而导致维生素K的缺乏。

(四)母源性疾病

母亲产前应用的抗癫痫药物,主要是酶诱导剂类抗癫痫药已被证明会增加新生儿维生素K缺乏的风险。已知的酶诱导剂如苯巴比妥、苯妥英和卡马西平等能诱导母体和胎儿肝脏的微粒体酶,从而促进体内维生素K的降解,导致母体和胎儿的维生素K缺乏。母亲产前应用香豆素类抗凝血药物可能导致胎儿及婴儿发生危及生命的出血。香豆素类抗凝血药物很容易通过胎盘,可以抑制维生素K的循环,从而导致胎儿及新生儿维生素K缺乏。维生素K很难通过胎盘屏障,即使应用香豆素类抗凝血药物的母亲产前补充了维生素K,也不能取代新生儿出生后维生素K的给予。母亲产前应用的抗结核药物主要是利福平,其作为酶诱导剂已被证实可能导致新生儿维生素K缺乏。

二、诊断步骤

(一)病史采集

本病多见于生后未给予维生素K预防、纯母乳喂养的新生儿,所以对于这类新生儿要提高警惕,生后是否注射维生素K、喂养方式是询问的重点。

(二)临床表现与体格检查

突发性出血倾向(皮肤黏膜、消化道出血、严重者颅内出血或肺出血),不伴其他合并症。分型及特点如下:

1. 早发型   指发生于出生24小时内(包括分娩时)的维生素K缺乏性出血症,可见于早产儿及低出生体重儿。出血程度轻重不一,从轻微的皮肤出血、脐残端渗血、头颅血肿至大量胃肠道出血、致命性颅内出血、胸腔或腹腔内出血。早发型罕见,多与母亲产前应用某些影响维生素K代谢的药物有关。由产伤、窒息、感染等原因引起的出血不属于维生素K缺乏性出血症。

2. 经典型   指发生在生后2~7天的维生素K缺乏性出血症。较常见。病情轻者具有自限性,预后良好。多数新生儿于生后2~3天发病,最迟可于生后1周发病(早产儿可延迟至2周)。出血部位以脐残端、胃肠道(呕血或便血)、皮肤受压处(足跟、枕、骶骨部等)及穿刺处最常见;此外,还可见到鼻出血、肺出血、尿血和阴道出血等。一般为少量或中量出血,可自行停止;严重者可有皮肤大片瘀斑或血肿,个别发生胃肠道或脐残端大量出血、肾上腺皮质出血而致休克。颅内出血多见于早产儿、严重者可致死亡,或成活者可有脑积水后遗症。

本型发生与单纯母乳喂养、肠道菌群紊乱以及肝脏发育不完善等导致维生素 K 合成不足有关。

3. 迟发型（晚发型）　指发生在出生 8 天后的维生素 K 缺乏性出血。晚发型新生儿维生素 K 缺乏性出血症常见，多发生在生后 2 周至 2 个月，死亡率和致残率高，应高度关注。此型发生隐蔽，出血之前常无任何先兆，多以突发性颅内出血为首发临床表现。颅内出血（硬膜下出血、蛛网膜下腔出血、硬膜外出血）发生率高达 65% 以上，临床上出现惊厥和急性颅内压增高表现。颅内出血可单独出现，也可与广泛的皮肤、注射部位、胃肠和黏膜下出血等同时存在。治疗后部分患儿可存活，但大多留有神经系统后遗症（如发育迟缓、运动功能障碍、脑瘫或癫痫等）。主要发生在母乳喂养儿，也可继发于肝胆疾患、慢性腹泻和长期应用抗生素；此外，长时间饥饿或长期接受胃肠外高营养的婴儿亦可发生。

此外，还存在一种维生素 K 缺乏的亚临床表现：血维生素 K 水平下降、PIVKA-2 阳性、凝血酶原时间延长，但临床上未发现出血。存在亚临床维生素 K 缺乏的婴儿，在某些因素影响下（如感染、腹泻、肝胆疾患等）可诱发出血（甚至颅内出血），应予以关注。

（三）辅助检查

血小板、BT、CT 正常，而 PT 延长或 APTT 延长。

（四）诊断要点

1. 存在维生素 K 缺乏的高危因素。

2. 出现黏膜、皮下和 / 或重要脏器出血倾向。

3. PT 延长或 APTT 延长。血小板计数正常或升高，纤维蛋白原水平正常。

4. 维生素 K 治疗后凝血酶原时间及 PIVKA-I 恢复正常。

（五）鉴别诊断

1. 新生儿咽下综合征　新生儿娩出时吞下母血，于生后不久发生呕血或便血，但程度不重，无其他出血倾向及伴随症状，血小板及凝血功能无明显异常，Apt 碱变性试验阳性。

2. 新生儿消化道出血　围产期窒息、感染或喂养不当等诱发的应激性溃疡、胃穿孔或坏死性小肠结肠炎等，除伴有呕血或便血外，还伴有腹胀、腹腔内游离气体和休克等表现。

3. 其他出血性疾病　血小板减少症、DIC、先天性凝血因子缺乏等。

三、预防

建议所有的新生儿生后接受维生素 K₁ 的预防。

四、治疗方案

对于已发生出血者，应立即肌内注射维生素 K₁ 1~2mg，一般用药数小时后出血减轻，24 小时内出血完全停止；出血严重者或紧急情况下，可用维生素 K₁ 1~5mg 静脉推注。静脉推注维生素 K₁ 有一定的危险性，偶可出现过敏性休克、心搏骤停等反应，故应缓慢给药（每分钟不超过 1mg）。根据出血严重程度及速度，必要时使用血浆及红细胞输注治疗，以及脏器止血治疗。

五、临床经验与注意事项

1. 出生体重 ≥1 500g 的新生儿维生素 K₁ 的给予方式为肌内注射或口服，不适宜肌内注射或家长拒绝者可选择口服；推荐剂量肌内注射维生素 K₁ 1.0mg 1 次，口服 2.0mg 3 次；出生后尽早给予第 1 次（<6 小时），生后 2、4 周再次口服。

2. 出生体重 <1 500g 的新生儿维生素 K₁ 的给予方式为肌内注射，给予剂量 0.5mg 1 次，给药时间为出生 6 小时内。

3. 有母源性疾病（母亲产前应用抗癫痫、抗凝血、抗结核等药物）新生儿出生后尽早（出生后 <6 小时）单次肌内注射 1.0mg 维生素 K₁。

4. 特殊情况（先天性胆道闭锁、胆汁淤积症、肝炎综合征、迁延性及慢性腹泻、抗菌药物应用 ≥7 天）新生儿治疗期间每周单次肌内注射维生素 K₁ 0.5~1.0mg（体重 ≥1 500g 者 1.0mg，体重 <1 500g 者 0.5mg）。

5. 纯母乳喂养新生儿出生后尽早（<6 小时）、4 周龄分别单次肌内注射维生素 K₁ 0.5~1.0mg（体重 ≥1 500g 者 1.0mg，体重 <1 500g 者 0.5mg）或出生后应早尽早（<6 小时），以及 2 周龄、4 周龄分别口服维生素 K₁ 2.0mg。

（鲁瑞丰　唐军）

第七节　新生儿血小板减少症

胎儿血小板在胎龄 30 周时即可达到正常水平，其参考范围为（150~350）×10⁹/L。不论胎龄大小，血小板计数（PLT）>150×10⁹/L 属于正常；（100~150）×10⁹/L 属于可疑异常，需动态观察随访;$<100×10^9/L$ 可诊断血小板减少症,应当及时查明原因;$<50×10^9/L$ 归于重症血小板减少。新生儿血小板减少症是新生儿常见的出血性疾病,其发病率占所有新生儿的 1%~5%,但在早产儿中发病率可高达 20%~35%。血小板减少会导致出血风险增加,甚至出现严重危及生命的并发症。

一、病因及发病机制

(一)破坏增加

1. 新生儿同种免疫性血小板减少症(neonatal alloimmune thrombocytopenia,NAIT) 是由于母体产生的抗体破坏胎儿血小板引起的一种免疫性疾病,是由于胎儿血小板含有从父亲继承的母亲所缺乏的抗原,母体体内针对外来抗原产生的免疫球蛋白 G(IgG)类抗血小板抗体通过胎盘传给胎儿并破坏表达父体抗原的血小板而导致血小板破坏增加。

2. 免疫性血小板减少症(immune thrombocytopenia,ITP) 常发生在母亲有自身免疫性疾病的新生儿中,是由母体抗体(通过胎盘后)与胎儿血小板结合,加速血小板破坏所致,其中母亲患 ITP 最多见。

3. 药物因素 如抗癫痫药、肝素、万古霉素、喹诺酮类药物、利奈唑胺等都可能导致血小板破坏增加。

(二)外周消耗

脾功能亢进,弥散性血管内凝血(disseminated intravascular coagulation,DIC),血栓形成,血管性血友病(vWD),Kasabach-Merritt 现象(KMP),感染(如弓形虫、风疹病毒、单纯疱疹病毒、人类免疫缺陷病毒和巨细胞病毒)等。

(三)生成减少

1. 遗传性疾病 新生儿血小板减少症(NTP)的遗传性疾病包括:血小板减少-桡骨缺失综合征(thrombocytopenia-absent radius syndrome,TAR),范科尼贫血(Fanconi anemia,FA),先天性巨核细胞减少性血小板减少症。

2. 骨髓浸润性疾病 如先天性白血病等。

3. 母亲妊娠期高血压 急性或慢性胎盘功能不全相关的母亲高血压或子痫前期,所致巨核细胞成熟障碍。

(四)血小板分布异常

各种病因造成的脾功能亢进。

二、诊断步骤

(一)病史采集

重点询问母亲有无血小板减少,有无合并自身免疫性疾病,有无反复输注血小板,有无宫内 TORCH 感染,有无胎盘功能不全等。

(二)临床表现与体格检查

出生后一至数小时全身皮肤可迅速出现广泛性出血点、瘀斑、血肿,尤以骨骼突出部或受压部位明显。严重病例同时出现内脏出血,消化道出血可出现便血,其他出血有尿血、脐残端出血、针刺孔渗血或较大的头颅血肿、颅内出血等,颅内出血患儿可出现抽搐、呼吸困难、发绀等。

(三)辅助检查

1. 外周血象 血小板减少,常少于 $100×10^9/L$;有出血症状者血小板常在 $30×10^9/L$ 以下,网织血小板(RP)明显增加,MPV 增大。

2. 凝血功能 出血时间延长,血块收缩时间延长且不完全,而凝血时间正常。

3. 骨髓象 对单纯血小板减少的患儿不作为常规检查。骨髓巨核细胞数增加或正常,出血严重者红细胞系统增生活跃。粒细胞系统一般无改变。

4. 血小板抗原与抗体 父母、患儿需血小板特异性抗原(HPA)和/或 HPAIgG 测定。

5. 其他 病原学检测,血清 Coomb 试验一般阴性。

(四)诊断要点

新生儿血小板减少症的临床诊断主要依赖于血常规中的血小板计数。血小板计数 $<150×10^9/L$ 即可诊断。毛细血管血的血小板计数稍低于外周静脉血。同时还需注意出血征象的查体。轻微出血表现为口腔、鼻腔或气管内分泌物,或者粪便带血,以及血尿、瘀点或穿刺部位渗血。大出血包括肺出血或颅内出血(IVH)等。

(五)鉴别诊断

需与免疫性、感染性、先天性或遗传性及其他引起新生儿血小板减少症的疾病,如巨大血管瘤、骨髓浸润性疾病、血栓性血小板减少症等相鉴别。

三、预防

血小板减少症是一类临床症候群,病因各异,因此无特异性预防措施,只能针对相对高危人群(如严重感染、小于胎龄儿、母亲合并血小板减少等）加强血小板的动态监测以及密切观察有无出血倾向，以利于早发现、早诊断、早干预。

四、治疗方案

（一）对症支持治疗

不同原因所致的血小板减少症，治疗方法不同，临床上护理及进行操作时应注意动作轻柔，尽量减少过多的有创操作；针对病因，积极治疗原发病。大多数患儿仅需要一般对症支持治疗。新生儿血小板减少症唯一的特异性治疗方法是血小板输注。

（二）血小板输注

临床上血小板输注的界值由临床情况决定：对于病情稳定的足月儿，在血小板计数小于 $20 \times 10^9/L$ 时输注血小板；对于出生后 1 周内的早产儿，或临床情况不稳定，如血压波动和有出血证据（如瘀点、脐带渗血）的新生儿，如果血小板计数 $<30 \times 10^9/L$ 则考虑输注血小板；任何有活动性出血且血小板计数 $<（30~50）\times 10^9/L$ 的新生儿都应输注血小板；新生儿接受大手术前若血小板计数 $<100 \times 10^9/L$ 应输注血小板。一般认为，接受 10~15ml/kg 标准血小板悬液，根据患儿可耐受的输注量尽快输注，输注时间通常为至少不低于 30 分钟，最长不超过 2 小时。

（三）肾上腺皮质激素

如血小板数 $<30 \times 10^9/L$，为预防发生颅内出血，可考虑使用肾上腺皮质激素，使血小板较快恢复，降低血管通透性，减轻出血倾向。可以考虑短疗程的泼尼松 2mg/（kg·d）或甲泼尼龙（1mg/kg，一日 2 次，口服，持续 5 日）。

（四）静脉注射免疫球蛋白

提高血小板的速度快、达到峰值高，止血作用快，但作用时间短。除适用于激素治疗无效或用药后有明显副作用者外，也是防止危及生命大出血的有效措施。采用免疫球蛋白 400mg/（kg·d），静脉滴注，持续 3~4 日，或 1g/（kg·d），静脉滴注，持续 1~3 日治疗。

五、临床经验与注意事项

预防性血小板输注不能降低早产儿出血的风险。因此，输血的必要性必须与可能的不良反应作权衡。血小板输注在自身免疫性血小板减少症新生儿中可能没有在其他原因引起的血小板减少那么有效，因为自身血小板抗体将会与所有供者血小板发生反应进而被破坏。

早发型血小板减少的发生多与母胎相互作用因素有关，如妊娠期高血压等，晚发型血小板减少以感染为最常见的病因。大多数新生儿血小板减少是轻度或中度的，具有自限性，一般在 1~4 周内可自行缓解，不伴临床后遗症。

（鲁瑞丰　唐军）

第八节　新生儿弥散性血管内凝血

弥散性血管内凝血（disseminated intravascular coagulation, DIC）是一种由不同原因引起的，以血小板和凝血因子消耗、大量微血栓形成、继发性广泛出血为特征的一种获得性综合征。

新生儿凝血系统是由脉管系统、细胞组分及血浆蛋白等多种物质共同作用形成的一种动态平衡系统，其发展具有时间依赖性。由于新生儿凝血系统常处于发展阶段，是一个逐渐趋于成熟的过程，与成人明显不同，整个新生儿期处于一个低水平上维持着平衡。所以对于新生儿，尤其是早产儿，体内的促凝和抗凝因子非常有限，因此，凝血功能障碍 /DIC 发病率明显高于儿童或成人，大大增加了新生儿的围生期病死率。

一、病因及发病机制

（一）病因

1. **严重感染**　新生儿脓毒症时血液呈高凝状态，凝血因子和血小板被大量消耗，微循环血栓形成，严重者可进一步导致多脏器功能衰竭，甚至死亡。

2. **缺氧缺血**　使内皮细胞受损，释放组织因子，导致 DIC 的发生。D- 二聚体、纤维蛋白原降解产物（FDP）水平明显升高，同时伴有抗凝因子的消耗，血小板减少，凝血酶原、部分凝血酶原时间延长。

3. **其他**　低体温、代谢性酸中毒、产科并发症（胎盘早剥、重度子痫前期、死胎）、呼吸系统疾病（呼吸窘迫综合征、羊水吸入综合征等）、消化系统疾病（坏死性小肠结肠炎、肝功能异常）、血液系统疾病（蛋白 C/S 缺陷、红细胞增多症）、代谢性疾病（血色病、半乳糖血症）、血管畸形、恶性肿瘤等。

（二）发病机制

首先是各种因子激活了凝血系统，凝血酶生成，血液中血小板和凝血因子功能亢进，呈短暂的高凝状态,即高凝血期。在许多器官的小血管内有纤维蛋白沉着,形成血栓,引起栓塞和微循环障碍,红细胞受机械性损伤而溶血。随着血小板和凝血因子,尤其是纤维蛋白原,凝血酶原、V、Ⅷ、X和Ⅻ等因子的大量消耗,血小板明显降低,引起消耗性低凝状态和出血即消耗性低凝血期。而后发生继发性纤溶,纤溶酶生成,纤维蛋白原和纤维蛋白降解,血中出现纤维蛋白(原)降解产物及低纤维蛋白原血症即继发性纤溶期,进一步加重出血症状(表15-1)。

表 15-1　DIC 的分期

	高凝期	消耗性低凝期	继发性纤溶期
凝血、纤溶系统	激活 凝血酶↑ 微血栓形成	凝血系统激活 纤溶系统也被激活 凝血因子和血小板消耗	纤溶系统继发性激活 纤溶酶大量生成 FDP 产生
血液凝固性	升高	降低	降低
实验室检查	凝血时间↓ 血小板黏附性↑	血小板↓ Fg↓ 凝血时间延长 3P 试验阳性	血小板↓↓ Fg↓ FDP↑ 3P 试验阳性 凝血时间延长

二、诊断步骤

(一)病史采集

重点询问有无合并严重感染、产时窒息缺氧、休克、寒冷损伤、硬肿症、母亲合并羊水栓塞等导致 DIC 的原发病。

(二)临床表现与体格检查

早期可无明显出血倾向,后期可出现自发性出血如胃肠出血、血尿、穿刺部位持续渗血或血止后又重新出血,伴有组织器官发生栓塞的表现(如呼吸窘迫、意识障碍、少尿等)。

(三)辅助检查

详见表15-2及表15-3。

(四)诊断要点

患有严重疾病的新生儿出现自发性出血如胃肠出血、血尿、穿刺部位持续渗血或血止后又重新出血;组织器官发生栓塞的表现;出现溶血性黄疸、血红蛋白尿或休克等的基础上,加上实验室检查(表15-2,表15-3)评分≤3分,可疑 DIC;>3分,明确诊断 DIC。

表 15-2　新生儿 DIC 诊断标准

①存在与 DIC 有关的基础疾病		
②出血		
③实验室检查		
血小板计数(×10⁹/L)	≤150,且>100	1分
	≤100	2分
FIB(g/L)	≤1.5,且>1.0	1分

续表

	≤1.0	2分
FDP(mg/L)	<40,且≥10	1分
	≥40	2分
D-二聚体(μg/L)	<2 000,且≥500	1分
	≥2 000	2分

④其他条件:pH 值≤7.2,Pa(O₂)≤40mmHg,直肠温度≤34℃,收缩压≤40mmHg

注:①为必要条件,同时满足②和/或④,如实验室评分≤3分,可疑 DIC;>3分,明确诊断 DIC。

表 15-3　极低出生体重儿 DIC 诊断标准

①存在与 DIC 有关的基础疾病		
②出血		
③实验室检查		
血小板计数(×10⁹/L)	≤150,且>100	1分
	≤100	2分
FIB(g/L)	≤0.5	1分
D-二聚体(μg/L)	≥200且<500	1分
	≥500且<2 000	2分
	≥2 000	3分

④其他条件:pH 值≤7.2,Pa(O₂)≤30mmHg,直肠温度≤34℃,收缩压≤30mmHg

注:①为必要条件,同时满足②和/或④,如实验室评分≤3分,可疑 DIC;>3分,明确诊断 DIC。

（五）鉴别诊断

1. 维生素 K 缺乏症　PT 延长,APTT 正常或者轻微延长,血小板计数正常。

2. 血栓性微血管病　血涂片中可见红细胞裂片,Coomb 阴性溶血,发热,神经系统表现,肾功能不全,凝血时间通常正常。

3. 肝功能不全　PT 和 APTT 延长,血小板中度减少,肝功能异常,脾功能亢进,黄疸。

三、预防

积极识别发生 DIC 的高危因素(如严重感染、产时窒息缺氧、休克、寒冷损伤、硬肿症等),密切观察临床变化及动态监测血小板和凝血功能,做到早发现、早干预。

四、治疗方案

（一）基础疾病的治疗

对 DIC 是否能治疗成功至关重要。及早使用抗生素、识别并治疗发生 DIC 的高危因素经常可逆转疾病的发展。任何导致循环障碍与休克的因素都必须得到及时处理。一旦发生 DIC 则需要特异性的治疗。

（二）纠正 DIC 策略

先补充凝血因子和血小板,后抗凝。

1. 补充新鲜冰冻血浆　用法:同型新鲜冰冻血浆 20ml/(kg·次),输血速度:在患儿能耐受的情况下应 1 小时内完成。

2. 补充纤维蛋白原　用法:①同型冷沉淀 1U,在患儿能耐受的情况下应 15 分钟内完成。②纤维蛋白原:所需纤维蛋白原量(mg)=(目标量 - 实测值)(mg/dl)× 新生儿血容量(ml)× 0.01。

3. 补充血小板　血小板 <50×10^9/L,即可输注 10~20ml/kg 的机采血小板。输注参考速度 5~10ml/(kg·h)。

4. 抗凝　在积极补充凝血因子后早期给予抗凝治疗。低分子肝素钠:0.75mg/kg,12 小时一次,皮下注射,Xa 目标:0.1~0.4U/ml。

五、临床经验与注意事项

DIC 不是一个独立的疾病,而是众多疾病复杂病理过程中的中间环节,除原发疾病临床表现外,还有 DIC 各期的临床特点,故临床表现复杂且差异很大。可表现为出血、休克、微循环衰竭、微血管栓塞、微血管病性溶血等。但在临床实验室

检查方面,如果面面俱到,则采血量大,对于新生儿来说,大量的血液采样或重复的血液取样会导致医源性贫血、花费较多,而且多种检查结果的综合解读困难,甚至部分类似试验所得结论并不一致。所以在临床实践中,实验室检查建议行 PT、APTT、FIB、抗凝血酶Ⅲ(AT-Ⅲ)、D 二聚体、纤维蛋白(原)降解产物(FDP)来评价患者的总体凝血状态。

（鲁瑞丰　唐军）

参 考 文 献

1. 邵肖梅,叶鸿瑁,丘小汕.实用新生儿学.5 版.北京:人民卫生出版社,2019.

2. 周珍慧,李秋平,董丽,等.新生儿类白血病反应 36 例临床分析.中华新生儿科杂志(中英文),2023,38(4):230-233.

3. Terry C, Kane D, Eogan M, et al. Retrospective analysis of leukemoid reactions in extremely preterm infants in a tertiary NICU from 2018-2021. J Matern Fetal Neonatal Med, 2023, 36(2):2225115.

4. Karakonstantis S, Koulouridi M, Pitsillos K, et al. A prospective study of hospitalized patients with leukemoid reaction; causes, prognosis and value of manual peripheral smear review. Rom J Intern Med, 2019, 57(3):241-247.

5. 任之鹤,冀红.超早产儿类白血病反应 1 例.大连医科大学学报,2022,44(3):286-288.

6. 陈灏珠,林果为.实用内科学.13 版.北京:人民卫生出版社,2009.

7. 邓坤仪,黄道连,谭南,等.儿童类白血病反应 63 例实验室结果分析.实验与检验医学,2017,35(4):547-549.

8. 浦权.类白血病反应的诊断与鉴别诊断.新医学,2006,37(2):122-124.

9. Alatassi EU, Sukkar M, Garrada FN. Sepsis-induced Hyperleukocytosis in a Preterm. Cureus, 2019, 11(9):e5594.

10. 中华医学会儿科学分会新生儿学组,甘肃省医师协会新生儿专科医师分会,甘肃省医学会临床流行病学和循证医学分会.新生儿维生素 K 临床应用指南.中华儿科杂志,2022,60(9):877-882.

11. 睢珍利,闫海霞,张新华.新生儿维生素 K 水平动态变化及影响因素.中华新生儿科杂志(中英文),2023,38(9):525-529.

12. Hand I, Noble L, Abrams SA. Vitamin K and the Newborn Infant. Pediatrics, 2022, 149(3):e2021056036.

13. 陈妍如,史源.新生儿血小板减少症研究进展.检验医

学与临床, 2021, 18(08): 1167-1171.

14. Peng T, Shan Y, Zhang P, et al. Bleeding in neonates with severe thrombocytopenia: a retrospective cohort study. BMC Pediatr, 2022, 22(1): 730.

15. Bussel JB, Vander Haar EL, Berkowitz RL. New developments in fetal and neonatal alloimmune thrombocytopenia. Am J Obstet Gynecol, 2021, 225(2): 120-127.

16. 肖秀漫, 江程程, 姜娜, 等. 新生儿血小板减少症259例临床分析. 医学研究杂志, 2016, 45(11): 124-128.

17. Karakurt N, Uslu İ, Albayrak C, et al. Neonates born to mothers with immune thrombocytopenia: 11 years experience of a single academic center. Blood Coagul Fibrinolysis, 2018, 29(6): 546-550.

18. Rajagopal R, Thachil J, Monagle P. Disseminated intravascular coagulation in paediatrics. Arch Dis Child, 2017, 102(2): 187-193.

19. 刘燕, 卢宪梅. 新生儿弥散性血管内凝血的诊断与治疗. 中华实用儿科临床杂志, 2013, 28(2): 156-157.

20. 中华医学会血液学分会血栓与止血学组. 弥散性血管内凝血诊断中国专家共识(2017年版). 中华血液学杂志, 2017, 38(5): 361-363.

21. Go H, Ogasawara K, Maeda H, et al. Predicting neonatal mortality with a disseminated intravascular coagulation scoring system. Int J Hematol, 2023, 117(2): 278-282.

22. Go H, Ohto H, Nollet KE, et al. Risk factors and treatments for disseminated intravascular coagulation in neonates. Ital J Pediatr, 2020, 46(1): 54.

23. Wada H, Asakura H, Okamoto K. Expert consensus for the treatment of disseminated intravascular coagulation in Japan. Thromb Res, 2010, (01): 6-11.

24. Venkataseshan S, Dutta S, Ahluwalia J. Low plasma protein C values predict mortality in low birth weight neonates with septicemia. Pediatr Infect Dis J, 2007, (08): 684-688.

第九节　新生儿血栓栓塞

新生儿血栓栓塞(neonatal thromboembolism, NTB)往往发生于病情危重或留置中心静脉导管的新生儿,新生儿血栓分为静脉性和动脉性血栓。常见静脉血栓包括深静脉血栓、肾静脉血栓及右心房血栓等;常见动脉血栓包括肢体动脉血栓、肾动脉血栓、肠系膜上动脉血栓等。另外还有一种特殊血栓,即暴发性紫癜,常发生于蛋白C缺乏、蛋白S或抗凝血酶缺乏患儿,表现为四肢皮肤淤斑,可出现弥散性血管内凝血(DIC),甚至大血管栓塞。

一、诊断步骤

(一)病史采集

新生儿血栓形成的危险因素包括中心静脉导管或动脉导管、红细胞增多症、感染、大型手术及其他基础疾病如代谢障碍、先天性心脏病、先天性肾病综合征、遗传性易栓症疾病如:抗凝血酶缺陷、蛋白C缺陷、蛋白S缺陷、因子V Leiden突变及凝血酶原G20210A等。因此,在病史采集过程中要了解有无相关危险因素,包括导管位置以及导管留置的时间,以及家族史等。

(二)临床表现与体格检查

临床表现和体征取决于血栓的部位和大小。血栓形成最常见的诱因为留置导管,而与导管无关的血栓以肾静脉血栓形成(renal vein thrombosis, RVT)最常见。

1. 导管相关血栓形成　中心静脉导管(central venous catheter, CVC)多数静脉血栓形成病例无症状,首发征象可能是导管不通畅。其他体征包括受累肢体肿胀和/或颜色改变等。下腔静脉血栓形成表现为下肢和身体下部肿胀;上腔静脉血栓形成表现为手臂、颈部和头部肿胀,甚至乳糜胸;右心房血栓形成可表现为新发杂音或心力衰竭;此外,新生儿脐静脉导管(umbilical venous catheter, UVC)可导致门静脉血栓形成,大多数病例无症状且自行消退,但少数可出现肝叶萎缩和/或门静脉高压等远期并发症。动脉血栓形成往往与脐动脉导管(umbilical Arterial catheter, UAC)或外周动脉置管相关,大多数UAC血栓形成没有症状,但也可出现严重缺血或器官功能障碍。外周动脉血栓可表现外周脉搏减弱或消失,肢体发凉、苍白等,肢体严重血栓可导致长期动脉供血不足,影响受累肢体生长。此外动脉血栓形成还可能出现高血压,甚至肾衰竭、坏死性小肠结肠炎及脊髓梗死等罕见并发症。

2. 肾静脉血栓形成　导致RVT的机制包括肾血流减少、高渗透压、高凝状态和血液黏度增加等。新生儿RVT可发生于宫内及生后,表现为肉眼血尿、血小板减少和/或腹部肿块,多数为单侧,也可见血栓扩展至下腔静脉,甚至肾上腺出血。

3. 暴发性紫癜　通常在出生第1日发生,可见瘀斑以及广泛性动静脉血栓形成;实验室检查示 DIC 证据，如血小板减少、低纤维蛋白原血症以及凝血酶原时间和活化部分凝血活酶时间增加；蛋白 C 或蛋白 S 抗原水平非常低，往往低于正常值的 1%。

（三）辅助检查

1. **实验室检查**　怀疑暴发性紫癜者需评估 DIC 相关指标包括活化部分凝血活酶时间（activated partial thromboplastin time，aPTT）、凝血酶原时间（prothrombin time，PT）和国际标准化比值（international normalized ratio，INR）、纤维蛋白原水平等，以及蛋白 C 或蛋白 S 抗原水平。对于存在与导管无关的血栓形成或复发性血栓形成，应检测评估易栓症。

2. **影像学检查**　对于大多数病例，多普勒超声检查是确诊血栓形成的首选影像学方法，但准确性可能低于血管造影术这一诊断金标准。在 RVT 病程早期，超声检查表现为肾内静脉和肾静脉血流缺失、肾脏肿胀和回声增强，后期肾脏可能萎缩，伴局灶性瘢痕形成等。此外，抗凝治疗前应行颅脑超声检查以排除颅内出血。

（四）诊断要点

1. 多见于患儿有中心静脉导管或动脉导管如脐动脉导管、红细胞增多症、感染、大型手术及其他如代谢障碍、先天性心脏病、先天性肾病综合征等疾病。

2. 血栓形成体征和症状取决于血栓的部位和大小。导管相关血栓形成往往受累肢体肿胀和/或颜色改变等；肾静脉血栓往往可发生肉眼血尿、血小板减少和/或腹部肿块等。

3. 多普勒超声检查是确诊血栓形成的首选影像学方法，也可以进一步评估肾脏大小以及肾静脉血流等。

（五）鉴别诊断

新生儿血栓栓塞诊断的重点在于明确病因和早期诊断，需与易引起血栓形成的其他疾病，如红细胞增多症、感染、代谢障碍、先天性心脏病、先天性肾病综合征、遗传性易栓症疾病等进行鉴别。

二、预防

对于动脉导管置管可以输注低剂量肝素，肝素浓度为 0.25~1.0U/ml，速率为 0.5~1ml/h，降低脐动脉导管阻塞风险。CVC 常用肝素冲管，持续低剂量肝素输注或间断冲管，降低导管阻塞的风险。

三、治疗方案

新生儿血栓形成的主要治疗目标为预防或尽量减少终末器官损伤，根据血栓部位和有无相关症状，决定是保守治疗（即支持治疗和密切监测）还是启动抗凝。

（一）治疗原则

1. **导管相关血栓形成**　若无症状，建议密切监测血栓大小；若血栓与 CVC 或 UVC 有关，应尽量拔管；如果监测发现血栓蔓延或出现血栓相关症状，需抗凝治疗。血栓局限于左门静脉可连续监测；若血栓蔓延至主门静脉和/或下腔静脉，应开始抗凝治疗。对于低危特征的心内血栓，即较小（<2cm）、无蒂、不可移动且非长条型的血栓，可保守治疗，但应密切监测血栓，一旦增大，则应开始抗凝治疗。对造成肢体或器官血流严重受损的动脉血栓形成，应抗凝治疗；如果动脉血栓形成危及生命或危害肢体活力或重要器官，需溶栓治疗甚至手术取栓。抗凝治疗首选低分子量肝素（low molecular weight heparin，LMWH），一般 6 周，治疗至血栓消失且患者完全无症状；若 6 周后血栓仍未消失，可以持续最长 3 个月。

2. **RVT**　首先应移除 CVC 或 UVC；若单侧 RVT、肾功能正常且血栓未蔓延至下腔静脉，可密切监测；若双侧 RVT、有肾功能不全或蔓延至下腔静脉，建议抗凝治疗 3 个月；对于血栓蔓延损伤肾功能者可考虑同时溶栓治疗，以降低慢性肾衰竭风险。

（二）抗凝治疗药物

1. **LMWH**　治疗新生儿血栓形成的最常用药物是依诺肝素，用法用量如下：足月儿起始剂量为 1.5~1.7mg/kg，一日 2 次，皮下注射，而早产儿则为 2mg/kg，一日 2 次，皮下注射。另外根据肾功能不全程度相应调整依诺肝素（或其他 LMWH）的剂量，轻至中度肾功能不全的患儿，肾功能估计下降 50% 者依诺肝素日剂量减少 50%，之后用药应依据抗因子Ⅹa 水平调整。严重肾衰竭患儿不应使用依诺肝素和其他 LMWH，若需持续抗凝，则使用普通肝素。

2. **普通肝素（UFH）**　若存在严重血栓 UFH 负荷剂量为 75~100U/kg，静脉注射。对于大部分患儿，不需使用负荷剂量，维持剂量为 28U/（kg·h），静脉注射。新生儿 UFH 的用法用量应根据抗因子Ⅹa 水平和 aPTT 调整：抗因子Ⅹa 目标水平为 0.35~0.7U/ml；aPTT 目标范围为正常上限的 1.5~2 倍,同时治疗期间应维持血小板计数 >50 000/μl。如果治疗时间超过 2 周,应改用 LMWH,与 LMWH 相比,UFH 的出血风险更高。UFH 主要副作用是出血、肝素诱导的血小板减少症(heparin-induced thrombocytopenia,HIT)和骨质疏松。

3. 华法林　是一种出血风险过高的口服抗凝药,因此不得用于新生儿。

4. 直接口服抗凝药物(DOAC)　包括直接凝血酶抑制剂达比加群(Pradaxa)和因子Xa抑制剂(利伐沙班、阿哌沙班、艾多沙班),加拿大、英国和欧洲批准利伐沙班用于治疗儿童(含足月新生儿)静脉血栓栓塞。但这些药物在新生儿应用的数据极少,不建议常规使用这些药物治疗新生儿血栓形成。

5. 其他药物　包括磺达肝癸、阿加曲班和比伐芦定,通常仅限于需要停用肝素并使用非肝素药物继续抗凝的 HIT 患儿。

(三)溶栓治疗

仅限用于血栓阻塞重要血管而严重危及器官或肢体的患儿。溶栓药物首选重组组织型纤溶酶原激活剂(tissue-type plasminogen activator,tPA),相比其他药物,tPA 的体外血凝块溶解作用更好,发生过敏反应的风险更低。链激酶和尿激酶也有用于新生儿,但在美国尿激酶未被批准用于儿童。新生儿 tPA 的给药方式是经 CVC 或外周静脉导管持续输注,tPA 全身性治疗剂量为 <0.1~0.6mg/(kg·h),起始给药通常为 0.1~0.2mg/(kg·h),输注 6 小时,不给予负荷剂量,如果初始输注效果不好,可以增加剂量重复给药。也可以输注 24 小时,初始剂量为 0.03mg/(kg·h),之后根据效果调整剂量。另外开始治疗前和开始后 2 小时应检测纤维蛋白原水平,应给予新鲜冰冻血浆(fresh frozen plasma,FFP)和 / 或冷沉淀维持纤维蛋白原水平 >100mg/dl(>1g/L),血小板计数应维持 >50 000/μl;并连续监测血栓是否消失,以评估疗效。

(四)新生儿暴发性紫癜的治疗

在明确蛋白 C 和 S 结果前,经验性治疗给予 FFP 10~20ml/kg,每 12 小时 1 次。明确蛋白 C 缺陷者,给予高度纯化的蛋白 C 浓缩制剂(Ceprotin,Baxter),起始剂量为 100U/kg,静脉注射,随后每 6 小时给予 50U/kg,静脉注射,并逐步调整剂量以使蛋白 C 活性达到谷水平 50U/dl;持续治疗直至病灶消退(通常在 6~8 周内)。蛋白 S 缺陷者应

使用 FFP,初始剂量为 10~20ml/kg,每 12 小时 1 次,逐步调整 FFP 的剂量使游离蛋白 S 达到谷水平 30U/dl。此外该病须长期治疗,以预防血栓形成。长期管理包括:全身性抗凝药物,如 LMWH、华法林或 DOAC;和 / 或皮下注射蛋白 C 补充剂等。此外,无法获得蛋白 C 治疗的患者,肝移植可纠正纯合性蛋白 C 缺陷。

四、临床经验与注意事项

(一)诊断方面

很多静脉血栓形成病例无明显临床表现,早期可能是导管不通畅,因此需通过超声进行血栓诊断。密切注意其他体征,如受累肢体肿胀和 / 或颜色改变等。

(二)治疗方面

1. 拔除导管　若发生导管相关血栓,应尽量拔管,并密切检测血栓变化。

2. 抗凝治疗的管理　开始治疗性抗凝前,应评估 aPTT、PT 和 INR、血浆纤维蛋白原浓度、全血细胞计数,包括血小板计数及颅脑超声等。LMWH 治疗期间应进行监测,根据用药后 4~6 小时的抗因子Xa水平调整 LMWH 剂量,治疗性抗凝时,抗因子Xa水平的目标值为 0.5~1U/ml;LMWH 预防性治疗时,抗因子Xa水平的目标值为 0.1~0.3U/ml。

3. 溶栓治疗的管理　开始溶栓治疗前,应对所有新生儿输注 FFP 10ml/kg,以弥补新生儿纤溶酶原水平低这一生理缺陷,有助于促进纤维蛋白溶解。此外,溶栓治疗前应纠正血小板减少(<100 000/μl)、低纤维蛋白原浓度(<100mg/dl,即 <1g/L)和严重凝血功能障碍。

(三)医患沟通

血栓形成是新生儿临床的危急重症,容易出现严重并发症,病死率较高。要告知患儿家属病情严重程度,以及可能出现的并发症和死亡风险。治疗过程中往往需要抗凝甚至溶栓治疗等,存在一定的风险。在应用这些治疗前应及时与患儿家属沟通,告知治疗目的和可能出现的不良反应,争取取得其理解,并同意治疗。

(袁天明)

第十节　新生儿噬血细胞综合征

新生儿噬血细胞综合征又称新生儿噬血

细胞性淋巴组织细胞增生症（hemophagocytic lymphohistiocytosis，HLH），是一种遗传性或获得性免疫调节功能异常导致的淋巴细胞、单核细胞和巨噬细胞异常激活、增殖和分泌大量炎性细胞因子引起的过度炎症反应综合征。以发热、血细胞减少、肝脾肿大及肝、脾、淋巴结和骨髓组织发现噬血现象为主要临床特征。据统计，发病率约为1/150 000~1/50 000活产儿，死亡率高达60%。按照是否存在明确的HLH相关的基因异常，HLH可分为原发性和继发性两类。

1. 原发性HLH 是由相关基因缺陷导致，分为：

（1）家族性HLH（familial hemophagocytic lymphohistiocytosis，FHL）；

（2）免疫缺陷综合征相关HLH；

（3）X连锁淋巴增生性疾病（X-linked lymphoproliferative disease，XLP）；

（4）EB病毒驱动型HLH。

2. 继发性HLH 是由肿瘤、风湿免疫性疾病、感染等多种诱因所致的严重炎症反应综合征，包括

（1）恶性肿瘤相关HLH；

（2）风湿免疫性疾病相关HLH，又称巨噬细胞活化综合征（macrophage activation syndrome，MAS）；

（3）感染相关HLH：包括细菌、真菌、病毒及原虫感染等，尤以EB病毒（epstein-barr virus，EBV）感染最常见；

（4）其他：如器官和造血干细胞移植、嵌合抗原受体T细胞（chimeric antigen receptor T-cell，CAR-T）免疫治疗、妊娠和药物等也可诱发HLH，遗传代谢性疾病在诱发因素的作用下偶可发生HLH。

值得注意的是，新生儿继发性HLH可能有多重诱发因素，在诊疗过程中应根据患儿临床表现，积极完善相关辅助检查以明确病因。

一、诊断步骤

（一）病史采集

应仔细询问婚育史（是否有近亲婚配）；家族史（家族成员是否有先证者或类似疾病史）；过敏史；有无发热、盗汗和体重下降；有无皮疹；或有无淋巴结肿大等。详细了解特殊用药史和起病前感染情况等。

（二）临床表现与体格检查

当患者出现临床上无法解释的持续发热，血细胞减少，伴脾肿大或肝功能异常时应当怀疑HLH的可能。新生儿HLH临床表现多样，发病早期多表现为发热（早产儿常出现低体温）、肝脾增大，可合并易激惹、喂养困难、呼吸暂停、呕吐、腹泻，也可合并皮疹或难治性黄疸、胆汁淤积、淋巴结肿大等；若未积极治疗，病情进展迅速，很快出现多脏器功能障碍，如呼吸衰竭、肝肾衰竭、中枢神经系统功能障碍、弥散性血管内凝血或感染性休克等。家族性HLH可于胎儿期发病，主要表现为胎儿水肿、多浆膜腔积液、肝脾增大和羊水过多等，生后逐渐出现典型HLH临床表现。炎症因子激活HLH生后早期即出现HLH相关表现，NLRC4变异者可合并小肠结肠炎，CDC42变异者可合并绒毛膜羊膜炎、荨麻疹样皮疹、生长发育迟缓及面部畸形等。

（三）辅助检查

1. 血清铁蛋白检查 对疑似HLH病例首先检测血清铁蛋白水平，血清铁蛋白≥500μg/L是HLH的诊断标准之一，诊断HLH的灵敏度是84%；血清铁蛋白>10 000μg/L诊断敏感性达90%，特异性达96%。

2. 可溶性CD25升高和NK细胞活性 可溶性CD25≥2 400 U/ml时诊断HLH的敏感度为97%；NK细胞活性<5%时，诊断HLH的敏感度为96%，特异度为88%。

3. 噬血现象 噬血现象是新生儿HLH的非特异性诊断指标，阳性检出率约为75%，常见于疾病进展期，发病早期噬血现象阴性并不能排除HLH，可根据病情再次完善骨髓细胞或其他组织噬血现象检查。

4. 外周血细胞减少 可作为新生儿HLH早期诊断的线索之一，外周血两系或三系血细胞减少时，诊断HLH的敏感度为90%，特异度仅70%。

5. 低纤维蛋白原和高甘油三酯血症 诊断敏感度及特异度不高，对新生儿HLH早期诊断意义有限。

6. 基因检测 是诊断原发性HLH的金标准，对原发性HLH的治疗及预后有指导意义。新生儿原发性HLH最常见的致病基因为PRF1和UNC13D，近年来有NLRC4、CDC42和STXBP2变异致新生儿HLH报道。

7. 原发性HLH快速筛查 流式细胞技术检

测细胞毒性淋巴细胞穿孔素表达及 CD107a 脱颗粒试验，穿孔素检测诊断原发性 HLH 敏感度达 96.6%，特异度为 99.5%；CD107a 脱颗粒试验敏感度为 93.8%，特异度为 73.0%。

8. 细胞因子　HLH 患者可出现干扰素 -γ 和白细胞介素（interleukin, IL）10 升高，干扰素 -γ>100pg/ml 时诊断 HLH 敏感度为 94%，特异度为 97%，但细胞因子在新生儿 HLH 中的诊断价值有待进一步探讨。

9. 病原学筛查　完善细菌、真菌、病毒以及原虫感染等病原学检测，尤其是 EBV-DNA 检测，此外，病原学 NGS 检查可协助诊断。

10. 其他　实验室检查常见转氨酶升高和凝血功能异常。中枢神经系统受累时，可出现头颅影像学异常，脑脊液检查可见白细胞计数和蛋白升高。

（四）诊断要点

1. 诊断标准　新生儿 HLH 诊断目前采用 HLH-2004 标准：符合以下 2 条标准中任何一条时可以诊断新生儿 HLH。

（1）分子生物学符合 HLH，在目前已知的 HLH 相关致病基因，如 PRF1、UNC13D、STX11、STXBP2、Rab27a、LYST、SH2D1A、BIRC4、ITK、AP381、MAGTl、CD27 等发现致病性变异。

（2）符合以下 8 项中 5 项：①发热，体温 >38.3℃，持续 >7 天；②脾大；③外周血两系及以上血细胞减少（已除外骨髓增生异常）：中性粒细胞 <1.0×10^9/L，血红蛋白 <100g/L，血小板 <100×10^9/L；④高甘油三酯血症和 / 或低纤维蛋白原血症，空腹甘油三酯 >3mmol/L 或高于同龄儿 3 个标准差，纤维蛋白原 <1.5g/L 或低于同龄儿 3 个标准差；⑤骨髓、脾、淋巴结活检可见噬血细胞，同时无恶性肿瘤证据；⑥NK 细胞活性降低或缺乏；⑦高铁蛋白血症：铁蛋白≥500μg/L；⑧可溶性 CD25≥2 400U/ml。

2. 符合 HLH-2004 诊断标准 8 项指标中 5 项及以上时即可诊断 HLH，并进一步完善 HLH 病因的相关检查。当患者符合 4 项及以下标准时，应密切监测并重复评估 HLH 相关指标。

3. HLH 中枢神经系统受累（central nervous system-HLH, CNS-HLH）　可为 HLH 首发临床表现，也可在 HLH 病程中发生。诊断标准：

（1）症状 / 体征：表现为精神和 / 或神经系统症状（如易激惹、意识改变、癫痫、惊厥、脑膜刺激征、共济失调、偏瘫等）。

（2）中枢神经系统影像学异常：头颅 MRI 提示脑实质或脑膜异常。

（3）脑脊液（cerebrospinal fluid, CSF）异常：脑脊液细胞增多和 / 或蛋白质升高。HLH 患者出现上述一项或多项异常时，需考虑诊断 CNS-HLH。所有疑似 CNS-HLH 的患者都建议进行头颅影像学检查和腰椎穿刺脑脊液检测。

（五）鉴别诊断

HLH 的诊断并不困难，但鉴别引起 HLH 的原因非常重要，主要包括：

（1）恶性肿瘤相关 HLH；

（2）风湿免疫性疾病相关 HLH；

（3）感染相关 HLH：包括细菌、真菌、病毒及原虫感染等进行鉴别。

二、预防

目前新生儿 HLH 治疗研究有限，对国内外新生儿 HLH 相关研究进行总结发现，新生儿 HLH 治疗方案不同，结局差异显著。针对 HLH 的治疗常常在潜在疾病明确之前就开始，全面的病因筛查将为 HLH 提供附加的治疗方案。根据 HLH 临床严重程度和原发病特点制定个体化的治疗策略以提高临床疗效，改善转归结局。

三、治疗方案

（一）一线治疗

1. HLH-1994 方案　适用于各种类型 HLH 的一线诱导治疗。8 周诱导治疗包括依托泊苷（etoposide, VP-16）和地塞米松，以及鞘内注射甲氨蝶呤和地塞米松。HLH-1994 方案：VP-16：第 1~2 周 150mg/m^2，1 周 2 次；第 3~8 周 150mg/m^2，1 周 1 次。地塞米松：第 1~2 周 10mg/（m^2·d）；第 3~4 周 5mg/（m^2·d）；第 5~6 周 2.5mg/（m^2·d）；第 7~8 周 1.25mg/（m^2·d）。HLH-2004 方案推荐从治疗初始就同时加用环孢霉素 A（cyclosporine, CsA），HLH-1994 方案中则是在 8 周诱导治疗后才加入 CsA。根据国际组织细胞协会推荐意见，HLH-1994 方案为首选诱导方案。部分轻型 HLH 和风湿免疫性疾病相关 HLH 可以单用糖皮质激素冲击治疗。一些特殊病原体（如杜氏利什曼原虫、布鲁氏菌病等）感染相关 HLH 患者可以通过针对病原体的治疗后获得缓解，而无须加用免疫调节药物及细胞毒药物。

2. 治疗疗程 诱导治疗并不意味着必须给予8周的治疗。大部分继发性HLH患者应根据患者的具体情况评估病情，在达到完全的临床应答后做出是否停止HLH治疗的决策，及原发病明确后及时转入原发病治疗。

（二）挽救治疗

初始诱导治疗后2周应进行疗效评估，未能达到部分应答（partial response，PR）及以上疗效的难治性HLH患者建议尽早接受挽救治疗。复发性HLH指治疗后达到PR及以上疗效的患者再次出现HLH活动，可以采用原方案重复或采用与初始诱导治疗不同的挽救治疗方案。

1. DEP方案 一种由脂质体多柔比星、依托泊苷和甲泼尼龙组成的联合治疗方案，起始剂量为脂质体多柔比星第1天25mg/（m²·d）。依托泊苷第1天100mg/（m²·d），甲泼尼龙第1~3天2mg/（m²·d）；第4~14天0.2mg/（m²·d）。该方案每2周重复一次。针对难治性EBV-HLH，可在DEP方案基础上联合培门冬酶或左旋门冬酰胺酶（L-DEP方案）：培门冬酶的推荐剂量为第3天1 800U/（m²·d），也可使用等效的左旋门冬酰胺酶。培门冬酶的使用时间间隔为28天，即可交替采用DEP和L-DEP方案。

2. 芦可替尼（ruxolitinib） 一种JAK1/2抑制剂。推荐用量为2.5mg，每天2次。芦可替尼联合糖皮质激素、芦可替尼联合HLH-1994方案或芦可替尼联合DEP方案可能进一步提高疗效。

3. 依帕伐单抗（emapalumab） 一种干扰素（IFN）-γ的单克隆抗体，能有效中和IFN-γ且控制过度炎症反应，原发性HLH患者有效率63%。依帕伐单抗起始剂量为1mg/（m²·3d），根据临床和药代动力学评估调整剂量，随后剂量可递增至3mg/kg，6mg/kg，最大10mg/kg。治疗时间初步设计为8周，可根据实际情况延长（等待接受造血干细胞移植）或缩短（不短于4周）。可与地塞米松联用，地塞米松剂量为5~10mg/（m²·d），依帕伐单抗给药前1天开始，可根据患者情况评估减量。

4. 其他 主要为细胞因子靶向治疗及免疫治疗，例如CD52单抗（阿伦单抗）、IL-1受体拮抗剂（阿那白滞素）等。可根据医师经验及患者状况进行个体化选择。

（三）维持治疗

针对HLH的维持治疗目前仅推荐于暂时不能进行异基因造血干细胞移植（allogeneic hematopoietic stem cell transplantation，allo-HSCT）的原发性HLH患者。根据HLH-1994方案，维持治疗方案为依托泊苷联合地塞米松［依托泊苷150mg/（m²·d），2周1次；地塞米松10mg/（m²·d），连续3天，2周1次］，维持治疗方案可以酌情调整，以最小的治疗强度防止HLH复发。继发性HLH患者在HLH缓解后及时转入原发病治疗。

（四）allo-HSCT

使用指征包括：

（1）已证实为原发性HLH的患者；

（2）难治性/复发性HLH；

（3）严重中枢神经系统受累的HLH患者。

移植应尽可能在药物治疗达到临床缓解后及时进行。一般情况下，风湿免疫性疾病相关HLH的患者并不推荐allo-HSCT，而难治性/复发性高侵袭性淋巴瘤相关HLH和EBV-HLH患者则可能从allo-HSCT中获益。即使病因并未明确，患者一旦确诊HLH就应开始积极寻找供者，因为发病至移植的时间间隔是影响预后的因素。

（五）CNS-HLH的治疗

确诊CNS-HLH的患者，病情允许时应尽早给予鞘内注射甲氨蝶呤（methotrexate，MTX）和地塞米松（dexamethasone，Dex）。剂量如下：MTX 6mg/Dex 2mg；每周鞘内注射治疗持续到中枢神经系统（临床和CSF指标）恢复正常至少1周后。

（六）支持治疗

1. 感染 包括真菌感染及卡氏肺孢子虫肺炎的预防、中性粒细胞减少的预防和补充免疫球蛋白等。新出现的发热症状，需鉴别HLH进展及感染，开始经验性广谱抗生素治疗。

2. 出血 HLH患者存在自发性出血风险。支持治疗目标是维持血小板计数>50×10⁹/L以及凝血检查相对正常。对于出血患者应输注血小板、凝血酶原复合物和新鲜冰冻血浆，必要时补充活化Ⅶ因子。促血小板生成药物，包括重组人血小板生成素（recombinant human thrombopoietin，rhTPO）和艾曲泊帕等也可用于提高血小板计数水平。

3. 脏器功能 HLH患者可能出现肝脏、肾脏和心脏等多脏器功能不全。治疗期间严密监测脏器功能，对症支持治疗。血浆置换及持续肾替代疗法可改善器官功能，提高重症HLH的总体生存率。

（七）HLH 疗效评估

诱导治疗期间，建议每 2 周评估一次疗效。疗效评价指标包括血清 sCD25、铁蛋白、血细胞计数、甘油三酯、噬血现象和意识水平（有 CNS-HLH 者）：

（1）完全缓解（complete response，CR）：上述指标均恢复正常范围。

（2）PR：≥2 项症状/实验室指标改善 25% 以上，个别指标需达到以下标准：①sCD25 水平下降 1/3 以上；②铁蛋白和甘油三酯下降 25% 以上；③不输血情况下：中性粒细胞 $<0.5 \times 10^9/L$ 者需上升 100% 并 $>0.5 \times 10^9/L$，中性粒细胞（0.5~2.0）$\times 10^9/L$ 者需上升 100% 并恢复正常；④丙氨酸转氨酶 >400U/L 者，需下降 50% 以上。

（3）无效（no response，NR）：未达到上述标准。

四、临床经验与注意事项

（一）诊断方面

临床上一旦患儿出现疑似 HLH 的症状、体征，应立即完善 HLH 相关实验室检查，并评估各器官系统受累情况，同时根据临床表现明确 HLH 病因。

（二）治疗方面

HLH 的治疗主要分为两个阶段：首先，诱导缓解治疗主要针对过度的炎症状态以控制 HLH 活化进展；然后，病因治疗主要纠正潜在的免疫缺陷和控制原发病以防止 HLH 复发。由于 HLH 是一种进展迅速的高致死性疾病，及时启动恰当的治疗方案是改善预后的关键。

（三）医患沟通

1. 新生儿 HIH 是新生儿临床的危急重症，患儿病情变化快，容易出现等严重并发症，病死率较高。首先要给患儿家属详细介绍患儿的诊断，告知病情严重程度，以及可能出现的并发症和死亡风险。

2. 治疗过程中往往需要长期治疗，医疗费用很高。在应用这些治疗前应及时与患儿家属沟通，告知治疗目的和可能出现的并发症，争取取得其理解，并同意治疗。

3. 患儿在病程中若出现等严重并发症，医生会根据具体情况及时诊断，及时给予相应治疗。

（袁天明）

第十一节　新生儿高铁血红蛋白血症

新生儿高铁血红蛋白血症是指当高铁血红蛋白生成过多或还原出现障碍时，血液中高铁血红蛋白含量超过 1% 血红蛋白总量，从而造成发绀、呼吸困难等症状。高铁血红蛋白（methemoglobin，MetHb）是去氧或氧合血红蛋白血红素基团中的铁离子完全或部分从两价铁（Fe^{2+}）被氧化为三价铁（Fe^{3+}）而形成的血红蛋白衍生物，高铁血红蛋白的高铁血红素不结合氧，导致血红蛋白四聚体中其余正常亚铁血红素的氧亲和力增加，氧解离曲线左移，减少了组织氧输送。新生儿高铁血红蛋白血症包括先天性和获得性高铁血红蛋白血症，先天性细胞色素 b5 还原酶（cytochrome b5 reductase，Cyb5R）缺陷是先天性高铁血红蛋白血症的主要类型，此外，一些急性/毒性暴露可损害 Cyb5R 还原高铁血红蛋白的能力；获得性高铁血红蛋白血症比先天性更常见，比如暴露于氧化性化学品及药品等。

一、诊断步骤

（一）病史采集

先天性高铁血红蛋白血症往往与遗传缺陷有关，因此病史采集时要了解家族史，有无类似疾病史等；此外需采集患儿有无氧化性化学品及药品接触史，如亚硝酸盐、苯胺、百草枯、氨苯砜、苯佐卡因、硝酸甘油、硝普钠、磺胺、伯氨喹、丙戊酸钠、非那西汀等。

（二）临床表现与体格检查

高铁血红蛋白占 10%~15% 血红蛋白总量时，皮肤、黏膜开始出现发绀；含量达 20%~30%，可出现乏力、头昏、头痛、心动过速等症状；含量达 30%~40% 则出现缺氧表现；超过 60% 时可出现抽搐、嗜睡、昏迷、呼吸衰竭等中枢神经症状，甚至呼吸循环衰竭及死亡。另一个重要特征是低脉搏血氧饱和度（SpO_2）与高动脉血氧饱和度（SaO_2），5% 以上的氧饱和度差异应高度怀疑高铁血红蛋白血症。但发绀与高铁血红蛋白总量有关（总血红蛋白 × 高铁血红蛋白百分比 = 总高铁血红蛋白），而与百分比无关；总高铁血红蛋白 >1.5g/dl 可导致发绀。因此，红细胞增多患者在高铁血红蛋白占比较低时就会出现发绀,而贫血患者在高铁血红蛋白占比较高时才会出现发绀。

（三）辅助检查

主要包括高铁血红蛋白测定,大多数血气分析仪使用连续波谱法可以直接测定高铁血红蛋白含量。

（四）诊断要点

1. 初始评估 若新生儿出现不明原因的发绀或缺氧,且辅助供氧后未缓解,则应考虑到高铁血红蛋白血症。有以下任何情况时更应考虑高铁血红蛋白血症的诊断：

（1）高铁血红蛋白血症既往史。

（2）高铁血红蛋白血症家族史阳性。

（3）基因检测发现某个高铁血红蛋白血症基因致病变异。

（4）明确暴露于引起高铁血红蛋白血症的物质。

（5）排除其他通过供氧不能缓解的疾病,包括心脏病所致右向左分流和硫化血红蛋白血症等。

2. 一旦怀疑为高铁血红蛋白血症,可进行血气分析检测高铁血红蛋白水平。

3. 直接测定高铁血红蛋白 通过与氰化物的反应（Evelyn-Malloy法）可定量检测高铁血红蛋白。如果在给予亚甲蓝后需要重新测量高铁血红蛋白水平,需这种方法,因为血气分析常将亚甲蓝误认为高铁血红蛋白。

（五）鉴别诊断

新生儿高铁血红蛋白血症需与导致发绀或者缺氧的其他疾病,如新生儿呼吸窘迫综合征等肺部疾病、新生儿持续肺动脉高压、右向左分流的先天性心脏病、硫化血红蛋白血症等其他血红蛋白病进行鉴别。

二、预防

早期识别高铁血红蛋白血症并及时去除致病因素是关键。基因检测有助于早期诊断及指导下一胎的生育；此外,预防的关键是避免接触可诱发高铁血红蛋白血症的氧化物质。

三、治疗方案

症状轻微者一般不需特殊治疗,高铁血红蛋白水平超过30%（若有缺氧症状则更低）的急性

中毒性高铁血红蛋白血症有可能危及生命,应迅速使用亚甲蓝；另外合并贫血、脓毒症、心肺基础疾病的重症患者,即使较低的高铁血红蛋白水平也能引起临床症状,应引起重视。对亚甲蓝有禁忌的患者,可使用维生素C或输血等治疗。

（一）停用诱发物质

应停用致病的物质或药物。

（二）支持治疗

包括补液纠正低血压、呼吸支持或抗惊厥治疗等。

（三）药物治疗

若患者的高铁血红蛋白水平>30%或高铁血红蛋白水平为20%~30%且存在症状,则首选亚甲蓝治疗。但G6PD缺乏患者（亚甲蓝可导致溶血）和服用5-羟色胺能药物患者（亚甲蓝可导致5-羟色胺综合征）应避免使用亚甲蓝,改用抗坏血酸。无症状（或只有轻微症状）且高铁血红蛋白水平<20%的患者通常不需要使用亚甲蓝或抗坏血酸。

1. 亚甲蓝 剂量为静脉给予1~2mg/kg或口服100~300mg/d；若高铁血红蛋白水平仍较高（如>20%）和/或正在上升,可在1小时内重复给药。但由于亚甲蓝可能引起溶血,通常不应给药超过2~3次（>7mg/kg）。

2. 抗坏血酸 适应证是没有或禁用亚甲蓝时的重度或症状性高铁血红蛋白血症,剂量通常为一次1 000mg,一日3次。对于急性/中毒性伴症状和/或高铁血红蛋白水平>30%的患者,可静脉单次或分次给予最多10g抗坏血酸,重度患者使病情需要1~3日。

（四）其他治疗

对于亚甲蓝治疗无效的重度高铁血红蛋白血症患者,可采用输血和/或换血疗法；高压氧疗对重症病例可能有益；美国CDC建议,使用亚甲蓝后未获得改善的苯胺染料暴露患者可考虑采用高压氧疗。

四、临床经验与注意事项

（一）诊断方面

该病典型的临床表现是皮肤、黏膜出现灰蓝色发绀,而不伴有心肺疾患和其他症状,临床上易误诊为心肺疾病或神经系统的疾病。高铁血红蛋白的测定和基因检测可以确诊。

（二）治疗方面

1. 不要通过静脉放血来使血红蛋白水平"恢

复正常";红细胞量增加能让这些患者获得正常的组织氧合。

2. Cyb5R 缺陷者,可在排除 G6PD 缺乏后使用口服亚甲蓝治疗发绀,或在有 G6PD 缺乏的情况下用抗坏血酸(维生素 C)治疗发绀。

3. 大多数患者使用亚甲蓝后可迅速获得临床改善,并在 10~60 分钟内将高铁血红蛋白水平降至 <10%。大多数病情迅速改善且发绀消退的患者无须复查高铁血红蛋白水平;对于发绀复发及缺氧症状复发的患者(可能由于持续使用致病物质),需要重复给予亚甲蓝。若患者没有迅速改善,应确认诊断是否正确,并考虑其他干预措施,如输血、换血疗法或高压氧疗。

(三)医患沟通

1. 高铁血红蛋白对机体的影响取决于其是缓慢增加还是快速增加,急性中毒性高铁血红蛋白血症患者病情严重,是新生儿临床的危急重症,病死率较高。首先要给患儿家属详细介绍患儿的诊断,告知病情严重程度,以及可能出现的并发症和死亡风险。

2. 在应用亚甲蓝治疗前应及时与患儿家属沟通,告知治疗目的和可能出现的并发症,争取取得其理解,并同意治疗。

3. 患儿在病程中若出现等严重并发症,医生会根据具体情况及时诊断,及时给予相应治疗。

(袁天明)

参 考 文 献

1. Whitworth H, Amankwah EK, Betensky M, et al. Updated guidance for efficacy and safety outcomes for clinical trials in venous thromboembolism in children: communication from the ISTH SSC Subcommittee on Pediatric and Neonatal Thrombosis and Hemostasis. J Thromb Haemost, 2023, 21(6): 1666-1673.

2. Guzman RE, Hughes A, Kiskaddon A, et al. Thrombosis in the Neonatal Intensive Care Unit. Neoreviews, 2023, 24(6): 356-369.

3. McLean J, Katebian R, Suh E, et al. Neonatal Hemophagocytic Lymphohistiocytosis. Neoreviews, 2019, 20(6): 316-325.

4. 魏家凯,赵玉娟. 新生儿噬血细胞性淋巴组织细胞增生症研究进展. 中华新生儿科杂志(中英文), 2023, 38(4): 250-254.

5. Cortazzo JA, Lichtman AD. Methemoglobinemia: a review and recommendations for management. J Cardiothorac Vasc Anesth, 2014, 28(4): 1043-1047.

6. Iolascon A, Bianchi P, Andolfo I, et al. SWG of red cell and iron of EHA and EuroBloodNet. Recommendations for diagnosis and treatment of methemoglobinemia. Am J Hematol, 2021, 96(12): 1666-1678.

第十六章

泌尿系统疾病

第一节　新生儿泌尿系统感染

泌尿系统感染（urinary tract infections，UTIs）是指细菌侵入尿路引起的菌尿或尿中白细胞或脓细胞增多，包括肾盂肾炎、膀胱及尿道炎。由于感染难以局限在尿路某一部位，统称为UTIs。新生儿由于免疫系统发育不成熟，UTIs风险较高。发达国家新生儿生后前3天UTIs发生率为0~1%，发展中国家比例高达1.8%。2月龄以下不明原因发热儿童UTIs患病率达5%~20%。新生儿期UTIs以男性为主，占总患病比例的70%~90%，性别差异不受早产程度的影响。

新生儿泌尿系统感染可由多种细菌引起，其中以大肠埃希菌最常见，占60%~80%，其次为克雷伯杆菌，约占10%。感染途径包括血行感染（最常见）、上行感染、淋巴感染和直接感染。

一、诊断步骤

（一）病史采集

新生儿UTIs症状不典型，易漏诊、误诊。发热原因不明时应排除UTIs。初步评估包括详细的病史，包括出生和家族病史，以及产前影像学检查结果。新生儿UTIs的危险因素包括是否有置导尿管及放置时间、男性的包皮状态、母亲UTIs史，以及新生儿泌尿系统解剖异常等。膀胱输尿管反流（vesicoureteral reflux，VUR）更易患UTIs。其他泌尿系统解剖学异常也会增加UTIs风险，但相对VUR少见。

（二）临床表现与体格检查

新生儿UTIs临床表现缺乏特异性，以全身症状为主。可有不规则发热或体温不升，体温超过38.5℃是足月儿最常见的表现，其次为吃奶差、气促和嗜睡。早产儿常表现为呼吸暂停或气促，体温可以超过39℃。其他症状包括腹胀、腹泻、呕吐、面色苍白、惊厥和生长发育迟缓等。新生儿黄疸，尤其是出生8天后发生的黄疸与新生儿UTIs相关。体格检查重点应包括生命体征、一般外貌，以及腹部和外生殖器检查。女性应注意是否存在阴唇粘连或阴道内异物；男性应注意是否存在包茎或尿道口狭窄，睾丸检查以发现附睾睾丸炎。尿道梗阻可于腹部触到胀大的膀胱、肾盂积水或输尿管积水的包块。新生儿UTIs也可伴有暂时性假醛固酮减少症，有重度低钠血症和高钾血症的临床表现。

（三）辅助检查

新生儿UTIs诊断主要依靠尿液实验室检查。对原因不明的发热或体温不升、精神反应异常、呕吐、腹泻等症状者，应及时做尿液检查。在给予抗菌药物之前留取血液和尿液样本。

1. 尿常规检查　尿沉渣镜检白细胞≥10个/高倍视野（HPF），或非离心尿中白细胞≥5个/HPF，或有成堆白细胞，应考虑为UTIs。尿液中的亚硝酸盐还原试验阳性提示存在硝酸还原酶，是多数革兰氏阴性尿路病原菌的共有特征。白细胞酯酶阳性是白细胞在尿液中释放的标志，用于间接检测脓尿。其他项目如尿溶菌酶和氯化三苯基四氮唑（tetrazolium chloride，TTC）试验可作为辅助诊断。

2. 尿培养　试纸检测、显微镜或自动化尿液分析等结果阴性，不需尿培养即可排除UTIs。如果尿液分析结果阳性，必须通过尿培养证实UTIs。采集中段尿或导尿做细菌培养必须做菌落计数：菌落计数>10^5/ml可确诊，10^4~10^5/ml为可疑，<10^4/ml多为污染。新生儿获取尿液样本常用方法是将尿袋紧贴会阴区收集尿液，但假阳性率达75%。导尿管取尿培养敏感性为95%，特异性为99%；为降低污染率，前3ml尿液应丢弃。耻骨上膀胱穿刺术取尿污染率仅为1%，特别适用于有包茎的男性和阴唇粘连的女性患儿。

3. 尿液直接涂片查找细菌　新鲜尿液亚甲蓝或革兰染色涂片，油镜下查找细菌，每个视野均能找到 1 个细菌,提示尿内细菌在 $10^5/ml$ 以上,对诊断有一定意义。

4. **影像学检查**　在有发热的新生儿 UTIs 中,应常规进行超声检查排除尿路梗阻、肾周脓肿和其他先天性异常。对于久治不愈或反复发作的 UTIs,可选择进行膀胱-尿路造影(voiding cystourethrogram, VCUG)和肾核素扫描(dimercaptosuccinic, DMSA)。如需对除大肠杆菌外细菌引起的 UTIs、膀胱超声检查异常,以及未割包皮的男婴进行 VCUG 检查,应在感染后 2~4 周内进行。新生儿 DMSA 检查目前存在争议,有助于决定是否采取如长期预防性抗生素使用或外科干预等更积极的治疗方案,应结合超声检查结果和 VUR 分级(即异常肾实质或 VUR 分级≥Ⅲ级)对肾脏瘢痕发生风险进行评估。

5. **血液检查**　应在抗生素使用前常规进行血培养;进行血清电解质和血细胞计数检查。C-反应蛋白在鉴别肾皮质受损的患儿特异性较差,降钙素原 >0.5ng/ml 可靠性较高。

（四）诊断要点

1. 新生儿 UTIs 的危险因素包括是否有置导尿管及放置时间、男性包皮状态、母亲的尿路感染史及泌尿系统解剖异常。

2. 新生儿 UTIs 临床表现缺乏特异性,以全身症状为主。

3. 原因不明的发热或体温不升、精神反应异常,以及有呕吐、腹泻等症状者,应及时做尿液检查。

4. 试纸检测白细胞醋酶和亚硝酸盐均阴性,或镜下分析脓尿和菌尿均为阴性,不需尿培养可排除 UTIs。如果试纸和/或尿液分析阳性,必须通过尿培养证实 UTIs。

5. 应常规进行泌尿系统超声检查,对于久治不愈或反复发作的 UTIs,可选择 VCUG 和 DMSA。

（五）鉴别诊断

需与新生儿败血症、先天性泌尿系统畸形、先天性肾病综合征等相鉴别。

二、预防

（一）产前监测

泌尿系统解剖异常是新生儿 UTIs 的主要危险因素之一。产前超声检查可直观显示胎儿泌尿系统解剖结构。

（二）妊娠期尿路感染的早期发现与治疗

妊娠期 UTIs 是新生儿 UTIs 的主要危险因素之一。妊娠期妇女应在妊娠后的前 3 个月行尿常规检查,并于首次就诊时常规行中段尿培养;对于标本污染、既往有反复感染病史及尿路结构异常的患者需再次筛查。孕妇抗生素选择和疗程并无统一意见,根据尿液细菌培养和药敏结果选用抗生素,同时需要考虑母体和胎儿的用药安全及有效性。

（三）包皮环切

研究表明未割包皮的男婴尿道周围区域存在更高浓度的尿路致病菌。美国儿科学会和美国妇产科医师学会认为男性新生儿包皮环切术对健康的益处超过其风险。我国男性新生儿包皮环切术尚未有相关共识或指南。

（四）持续抗生素预防治疗

VUR 是新生儿 UTIs 的主要原因之一。VUR 是否进行持续抗生素预防治疗(continuous antibiotic prophylaxis, CAP)防治 UTIs 存在争议。美国儿科学会研究显示 CAP 对于 VUR 没有显著的益处。也有部分学者认为对于 VUR 高级别(Ⅲ~Ⅴ级)的儿童,尤其是未割包皮的男婴,应该启动 CAP。因此,启动 CAP 应结合患者 UTIs 的复发风险进行判断。

三、治疗方案

（一）一般治疗

加强护理,保证足够的入量及营养。注意外阴部清洁,女婴换尿布时应从前向后擦拭粪便,以免污染尿道口;保持电解质和酸碱平衡。

（二）抗生素治疗

新生儿 UTIs 与较高的菌血症发病率有关(16%~31%)。因此,在完善血液、尿液和脑脊液(CSF)培养后,应立即启动广谱抗生素经验性治疗预防尿路脓毒症和肾脏瘢痕等后遗症。抗菌药物选择应根据当地抗生素耐药情况和母亲用药史使用抗生素,随后根据细菌培养药敏结果选择窄谱抗生素。如血液和 CSF 培养阴性,早产儿静脉治疗 7~14 天后可改为口服,总疗程 14~21 天,足月儿静脉治疗 3~4 天后改为口服治疗,总疗程 7~14 天。血和 CSF 培养阳性,按败血症和化脓性脑膜炎治疗。

（三）VUR 的治疗

VUR 是新生儿 UTIs 的主要原因之一。新生儿很少需要手术干预,如果为反复发作的 UTIs 和高度 VUR,存在肾脏瘢痕风险,则需手术。

四、临床经验与注意事项

（一）诊断方面

新生儿 UTIs 症状不典型,缺乏特异性。诊断主要依靠尿液检查。对新生儿不明原因发热或体温不升、精神反应异常,应及时做尿液检查。在给予抗菌药物之前,应先留取血液和尿液样本。尿液分析结果阴性的患儿,如果发热或炎症的原因明确,不需做尿培养;如果尿液分析阳性,必须通过尿培养证实 UTIs。应常规行泌尿系统超声检查排除梗阻、肾周脓肿和其他先天性异常,而对于久治不愈或反复发作的 UTIs,可选择 VCUG 和 DMSA。

（二）治疗方面

完善血液、尿液和 CSF 培养后,立即启动广谱抗生素经验性治疗,预防尿路脓毒症和肾脏瘢痕等后遗症。根据当地抗生素耐药情况和母亲抗生素使用史,经验性选择抗生素,然后根据细菌培养药敏结果选择窄谱抗生素。

（三）医患沟通

1. 新生儿 UTIs 临床症状缺少特异性,易漏诊、误诊。即使伴有高热,感染性休克也不常见。首先要向患儿家属详细介绍患儿的诊断,告知病情严重程度,治疗疗程,以及可能出现的并发症和预后。

2. 需进行导尿管或膀胱穿刺留取尿液进行培养时,应详细告知操作的必要性和可能存在的损伤。

3. 细菌培养药敏结果为多重耐药菌或少见病原菌,需选用限制级或超说明书范围使用的抗生素,应告知相应抗菌药物的危害和必要性。

4. 反复发作的 UTIs,选择 VCUG 和 DMSA 检查,应与父母进行深入讨论,告知检查的风险、益处和替代方案。

5. 如存在泌尿系统畸形或严重膀胱输尿管反流,应进行泌尿外科会诊介入诊疗。

（四）病历记录

1. 病历记录的重点是围产期病史、出生史、产前影像学检查结果、临床表现、泌尿外生殖器体格检查及辅助检查结果的记录与分析。

2. 及时填写医患沟通记录和各种特殊用药、特殊操作和检查的知情同意书,不能遗漏患儿监护人签名。

3. 认真记录患儿病情变化与治疗过程,实时书写和分析应用各种辅助检查、用药及治疗的结果,以及疗效观察记录。

4. 如有临床药师和泌尿外科医师参与诊疗,及时完成多学科会诊记录。

（王铭杰）

第二节　新生儿急性肾损伤

急性肾损伤（acute kidney injury, AKI）曾用名急性肾衰竭（acute renal failure, ARF）,指多种原因造成的肾生理功能急剧下降甚至丧失的临床危重综合征。临床表现为少尿或无尿、体液代谢紊乱、酸碱失衡及血浆中经肾排出的代谢产物（尿素、肌酐等）浓度升高。新生儿生后肾血流仅为心输出量的 2.5%~4.4%（成人为 20%~25%）。足月儿肾小球滤过率和肾小管功能相对成熟,但早产儿出生时肾小球滤过率极低,肾小管功能也不成熟,重吸收电解质及蛋白质能力低,尿浓缩功能差。说明新生儿特别是早产儿更易发生 AKI,应谨慎选择药物及合理剂量,并进行精细的液体及电解质管理。新生儿 AKI 的准确发病率很难确定,以旧的 AFR 标准,如 Scr>1.5mg/dl 或进行肾脏替代治疗（RRT）,其发病率为 8%~24%,相关死亡率为 10%~61%。

一、诊断步骤

（一）病史采集

新生儿 AKI 即可由肾小球滤过功能降低引起,也可伴有肾小管功能低下或肾小管坏死,或者是先天性肾发育异常的首发症状。应详细采集妊娠史、产前检查结果、生命体征、体重变化、体格检查、干预措施及使用药物等。

1. 肾前性 AKI 由肾血流量降低引起,原因包括有效循环容量不足（围生期失血、出血、严重窒息等）、液体不足（腹泻、经皮不显性丢失、摄入不足、胃液或胸腹水丢失）、毛细血管渗漏（水肿、感染、低蛋白血症）、腹压增加（坏死性小肠结肠炎、脐疝等）、先天性膈疝、心脏输出量减少（心脏手术、心力衰竭或使用 ECMO）,非甾体抗炎药（NSAID）等。

2. 肾性 AKI 最常见的原因是长期或严重的低灌注,是肾前性 AKI 的延续;其他原因包括肾毒性药物、败血症、肾动静脉血栓形成、尿酸性肾病、血红蛋白尿和肌红蛋白尿等。其中肾毒性药物包括：直接降低肾灌注（NSAID、利尿剂、ACE-I）、直接肾小管损伤（氨基糖苷类抗生素、头孢菌素、两性霉素 B、利福平、万古霉素、NSAID、造影剂、肌红蛋白等）、导致间质性肾炎和肾小管阻塞（如阿昔洛韦）。

3. 新生儿梗阻性 AKI 最常见原因是先天性畸形，包括闭锁性阴茎包皮、尿道狭窄、梅干腹综合征（Prune-Belly Syndrome）和后尿道瓣。其他急性梗阻的原因包括神经源性膀胱、外在压迫（如血肿、骶尾椎畸胎瘤），以及由肾结石或真菌球引起的梗阻。

（二）临床表现与体格检查

少尿型 ARI 可分为三期：少尿或无尿期、多尿期和恢复期。

1. 灌注不足　新生儿 AKI 早期缺乏典型临床表现，常因疾病检查时发现血生化异常。应早期发现肾脏的低灌注状态，临床可出现体重下降过快、心动过速、黏膜干燥、皮肤弹性差、前囟凹陷和血清钠水平升高等。

2. 少尿　新生儿 AKI 多数有少尿或无尿，非少尿性 AKI 提示轻度肾损伤。少尿或无尿的定义为新生儿尿量 <25ml/d 或 1ml/（kg·h）者为少尿，尿量 <15ml/d 或 0.5ml/（kg·h）为无尿。93% 的正常新生儿于生后 24 小时内，99.4% 于生后 48 小时内排尿，出生 48 小时后不排尿者应考虑 AKI。

3. 电解质紊乱和酸碱失衡　少尿可进一步导致代谢紊乱、酸碱失衡。少尿时钾排出减少，酸中毒使细胞内钾向细胞外转移导致高钾血症，出现典型的心电图异常：T 波高尖、QRS 增宽和心律失常。还可以出现低钠、高磷、低钙、高镁血症等相应的临床症状。肾小球滤过功能降低可导致酸性代谢产物排泄障碍，引起代谢性酸中毒。

4. 水潴留　由于尿量减少和 / 或发病初期未严格限制入量，大量水分滞留体内，表现为体重增加、全身水肿，甚至有胸水、腹水，严重者可发生心力衰竭、肺水肿、脑水肿，是 AKI 死亡的重要原因之一。非少尿性 AKI 很少出现水肿。

5. 其他　体内蛋白质代谢产物排泄障碍及蛋白分解旺盛可发生氮质血症。梗阻性肾功能障碍存在尿潴留，可在耻骨上触及巨大膀胱；同时注意排查闭锁性阴茎包皮、骶尾部肿瘤，以及腹腔巨大包块等。肾动静脉血栓可见相应临床表现（见本章第四节）。

（三）辅助检查

1. 血清肌酐（Scr）　是评价肾小球滤过率（GFR）最常用的指标，新生儿 Scr 参考值为 1.5mg/dl。但新生儿生后最初几天的 Scr 反映母亲 Scr 水平。正常值变化迅速，且取决于早产程度和日龄。由于早产儿 GFR 低和肾小管功能不成熟，Scr 不敏感也非特异，常在损伤数日后才升高，需要动态监测。根据疾病严重程度，新生儿 AKI 分为三期（见第九章第六节，表 9-1）。

2. 血清半胱氨酸蛋白酶抑制剂（Cystatin C）是一种低分子量蛋白，可以在肾小球自由过滤而不被重吸收。不能穿过胎盘，不受到母体的影响。已证实比血清肌酐可更准确地评估新生儿肾功能。

3. 其他

（1）肾脏超声：能精确描述肾脏大小、形状、积水、钙化及膀胱改变。用于疑有肾静脉血栓或不明原因的进行性氮质血症者。

（2）CT 及磁共振：有助判断肾后性梗阻。

（3）GFR 的计算：由于应用经典的内源肌酐清除率评估 GFR 较复杂，在临床上可应用 Schwartz 公式计算新生儿 GFR，评价新生儿 AKI 肾功能状态，其结果与应用内源肌酐清除率值呈显著正相关。Schwartz 公式：GFR $[ml/(min·1.73m^2)]$=0.55×L（身长，cm）/Pcr（血浆肌酐，mg/dl）。

（四）诊断要点

Scr 和尿量是新生儿 AKI 诊断及分期的依据，需要动态监测。应积极寻找导致 AKI 的病因，有助于针对原发病治疗。

（五）鉴别诊断

应区分肾前性和肾性 AKI，鉴别要点见表 16-1。

表 16-1　新生儿肾前性与肾性 AKI 的实验室鉴别要点

检查项目	肾前性	肾性
尿常规	多正常	异常
尿钠（mEq/L）	<20	>25
尿排钠分数（%）	<2.5	>3.0
尿渗透压 $[mOsm/(kg·H_2O)]$	>350	<300
尿 / 血浆渗透压	≥1.2	1.0 左右
尿 BUN/ 血 Cr（mg/mg）	≥10	同步升高
尿 Cr/ 血 Cr（mg/mg）	>20	<10
尿 BUN/ 血 BUN（mg/mg）	>20	<10

注：尿排钠分数（%）= 尿 Na（mmol/L）× 血 Cr（g/L）/ 血 Na（mmol/L）× 尿 Cr（g/L）×100。

二、预防

AKI 的防治应以预防为主,详细的病史采集妊娠史、产前检查结果、生命体征、体重变化、体格检查、干预措施及使用药物等,对存在 AKI 风险的患儿进行精细的液体管理,谨慎的药物和合理剂量的选择。

(一)预防早期灌注不足

新生儿 AKI 早期缺乏典型临床表现,应对会出现灌注不足高危因素的患儿进行精细的液体和电解质管理,及时发现体重下降、心动过速、黏膜干燥、皮肤弹性差、前囟凹陷等早期灌注不足表现。

(二)谨慎选择肾毒性药物

尽量避免使用肾毒性药物或选取可替代药物,如无替代性药物,应在使用过程中密切监测肾功能,条件允许应进行血药浓度的测定,避免肾毒性的发生。

三、治疗方案

AKI 治疗的重点是原发病治疗,避免进一步损伤,改善肾功能。肾前性 AKI 的治疗原则是增加血容量,肾后性 AKI 梗阻解除病情即可缓解;肾性 AKI 常用利尿药、限制液体、纠正电解质紊乱等。肾前及肾后性 AKI 如不及时处理,均可致肾实质性损害。

(一)早期治疗

重点为去除病因和对症治疗。密切监测血压、血电解质、出入液量,纠正低氧血症、休克、低体温及防治感染等。肾前性 AKI 应增加血容量及改善肾灌注,如无充血性心力衰竭,可给生理盐水 10~20ml/kg(或 10% 葡萄糖生理盐水 10~20ml/kg),30 分钟内静脉输入,如仍无尿可静脉内给呋塞米 1mg/kg。呋塞米与小剂量多巴胺 3~5μg/(kg·min)可增加 GFR,促进肾小管再吸收钠。但目前很少有数据支持低剂量多巴胺、非诺多泮(fenoldopam,选择性多巴胺-1 受体激动剂)或利尿剂在 AKI 的治疗或预防中的应用。

如低血压未改善,及早开始血压支持常能建立适当的肾灌注。正性肌力药物不起作用的低血压和休克,进行短期高剂量的氢化可的松治疗可以有效恢复全身血流和肾功能。其他治疗目标包括维持血氧含量、根据特定指标提供血液制品、限制严重酸中毒,并维持正常的血清白蛋白水平(>2.5mg/dl)。如果存在腹腔间隔室综合征(abdominal compartment syndrome,ACS),需要通过较高的血压或降低腹压以维持肾脏灌注。

(二)少尿期或无尿期治疗

1. 限制入液量 每日计算出入水量。液体入量=不显性失水+前日尿量+胃肠道失水量+引流量-内生水。足月儿不显性失水为 30ml/(kg·d),早产儿或 VLBWE 可高达 50~70ml/(kg·d),每 12 小时测量体重,以体重不增或减少 0.5%~1% 为宜。此期水负荷多可导致心力衰竭、肺水肿、肺出血等危重并发症。

2. 纠正电解质紊乱

(1)高钾血症:停用外源钾摄入。无心电图改变时,轻度血钾升高(6~7mmol/L)可以密切观察,或予以阳离子交换树脂(聚苯乙烯磺酸钠,kayexalate)口服或灌肠。有心电图改变或血钾 >7mmol/L 葡萄糖酸钙静注拮抗钾对心肌的毒性,同时应用 5% 碳酸氢钠 1~2ml/kg 碱化血液促进钾转移至细胞内,如并发高钠血症和心力衰竭,禁用碳酸氢钠;静脉输入胰岛素促进钾进入细胞内,常规胰岛素 0.05U/kg+10% 葡萄糖 2ml/kg,于 30 分钟内静滴,随后 10% 葡萄糖 2~4ml/(kg·h)静脉输液及胰岛素 10U+10% 葡萄糖 100ml,1ml/(kg·h)。治疗中监测血糖,防止发生医源性低血糖。

(2)低钠血症:以稀释性低钠血症多见,轻度(血钠 120~125mmol/L)限制入液量多可纠正。血钠 <120mmol/L 且有症状时可补充 3% NaCl,1.2ml/kg 可提高血钠 1mmol/L。必须注意不要使血清钠浓度的增加速度超过 0.5mmol/h。

(3)低钙血症:血清钙 <8mmol/L 时,静脉输入 10% 葡萄糖酸钙 1~2ml/(kg·d),可同时给予适量维生素 D_2、D_3 或 25-羟基骨化醇或 1,25-双羟胆骨化醇以促进钙的吸收。

(4)纠正代谢性酸中毒:pH<7.2 或血清碳酸氢盐 <15mmol/L 时,静脉注射 5% 碳酸氢钠 1ml/kg,可提高血清碳酸氢盐 1mmol/L,先按提高 2~3mmol/L 给予,或按实际碱缺失 ×0.3× 体重(kg)计算,于 3~12 小时内视病情分次输入。

(5)营养:提供合适的热量和必需氨基酸可减少组织蛋白质分解和酮体的生成,促进蛋白质合成和细胞生长,还可自细胞外液摄取钾、磷。AKI 时热量需要至少 40kcal/(kg·d),以糖和脂肪为主、适量蛋白质,脂肪乳剂 2g/(kg·d),氨基酸 1~1.5g/(kg·d)。经口喂养者给予低磷、低钾配方奶,少尿期不给钾、钠、氯。提供适量维生素 D、维生素 B 复合物,维生素 C 及叶酸。

3. 高血压治疗　新生儿 AKI 中高血压常见,可能是由于肾素释放增加或由于血管内容量增加所致。如果是由于液体过负荷引起,可通过利尿剂或透析诱导游离水的清除。钙通道阻滞剂通过选择性静脉扩张起作用。短效钙通道阻滞剂(硝苯地平、地尔硫䓬等)反应快,并且耐受性良好。长效钙通道阻滞剂需要更长的时间才能发挥作用,但作用更稳定。β 受体拮抗剂(普萘洛尔或拉贝洛尔)也常用于治疗新生儿的高血压。但 ACE-Is 可导致肾脏灌注进一步的不足,应避免在缺血性 AKI 的儿童中使用。

4. 肾脏替代治疗

(1)腹膜透析:原发病纠正后,以上措施治疗无效,可给予透析。腹膜透析是新生儿理想的透析模式,可缓慢清除液体和溶质,避免血流动力学不稳定,腹膜透析并发症为纠正代谢紊乱较慢及腹膜炎(适应和禁忌征见相关章节)。

(2)持续性血液滤过:适用于严重 AKI 特别是心肺功能不稳定、液体负荷过多和严重的电解质或酸碱平衡紊乱、严重凝血异常或由于外科手术或外伤而不能行腹膜透析者(适应和禁忌征见相关章节)。

5. 多尿期治疗　上述治疗有效经数日后进入多尿期,肾实质和肾小管上皮细胞逐渐修复,但肾功能尚未完全恢复。多尿期的前 3~4 天内液体仍需按少尿期处理,入液量以不出现脱水为原则,一般可按尿量的 2/3 补充。严密监测血生化改变,根据变化及时纠正,大量利尿者须注意防止脱水、低钠或低钾血症。

四、临床经验与注意事项

(一)诊断方面

新生儿 AKI 早期缺乏典型临床表现,常因疾病检查时发现血生化异常。应早期评估确定肾脏是否存在低灌注状态。由于早产儿肾小管功能不成熟,Scr 不敏感也非特异,常在损伤数日后才升高,需要动态监测。

(二)治疗方面

1. AKI 的重点是治疗原发病,避免进一步损伤,改善肾功能。在评估肾前性氮质血症的同时,

给予容量支持作为 AKI 的初始治疗。仔细评估任何可能具有肾毒性的药物,确定是否有必要使用,以及是否有其他可替代的选择。

2. 通过维持足够的肾脏灌注、缓解腹腔间隔室综合征、确保足够的渗透压,以及及时解除尿路梗阻可逆转或防止进一步损伤。

3. 如果给予足够的容量仍然出现低血压,尽早开始正性肌力药物支持,无效可进行短期高剂量的氢化可的松治疗。

4. 少尿期应在保证有效循环血容量的同时,避免液体容量过多,纠正酸解失衡和电解质紊乱,可以缓解 AKI 急性病程,减少并发症的发生。

5. 及时规范的肾脏替代治疗可以降低 AKI 病死率,减少并发症的发生。

(三)医患沟通

1. AKI 是新生儿临床危急重症,病情变化快,病死率高。首先要向家属详细介绍患儿的诊断和治疗方式,告知病情严重程度,以及可能出现的并发症和死亡风险。

2. 如选择肾毒性药物,要告知家属用药的必要性和可替代药物的选择,以及出现肾脏损伤的风险。

3. 选择或停止肾脏替代治疗,需要考虑远期生存质量、经济情况、法律问题及相关并发症的风险,最重要的是医院团队和家长的意见。

(四)病历记录

1. 病历记录的重点是每日入量、尿量、肾功能、电解质、动脉血气和相关检查的记录与分析。

2. 及时填写医患沟通记录和各种特殊治疗的知情同意书,不能遗漏患儿监护人签名。

3. 认真记录患儿病情变化与治疗过程,及时完成危重病例讨论、疑难病例讨论和危重症抢救记录。

(王铭杰)

第三节　先天性肾小管性酸中毒

肾小管酸中毒(renal tubular acidosis,RTA)是由于近端小管重吸收 HCO_3^- 和 / 或远端肾单位排泌 H^+ 功能障碍所致的一组临床综合征,肾小球滤过率基本正常。遗传因素是导致新生儿肾小管功能障碍的主要因素,药物和其他继发性因素也可发生肾小管功能障碍。主要表现血浆 HCO_3^- 降低,氯化物含量增加,血气分析为阴离子间隙正

常的高氯性酸中毒。分为远端肾小管型（Ⅰ型）、近端肾小管型（Ⅱ型）、混合型（Ⅲ型）和高血钾型（Ⅳ型），原发者见于先天性肾小管功能缺陷。远端 RTA 主要由于远端肾小管乃至集合管排泌 H$^+$ 障碍，尿 NH$_4^+$ 及可滴定酸排出减少，肾脏酸化尿液发生障碍；近端 RTA 主要由于近端肾小管重吸收 HCO$_3^-$ 功能障碍所致。本病预后较好，早期诊断，坚持长期完全纠正酸中毒，患儿可以正常生长。大多数近端 RTA 重吸收 HCO$_3^-$ 障碍是暂时的，经过数月或数年的维持治疗后可以自愈。但远端 RTA 需要终身治疗。远端 RTA 还可发生肾钙质沉积，进而发生肾功能衰竭。高血钾型是由于醛固酮缺乏或远端肾单位对其反应低下所致。本节主要介绍先天性远端肾小管型 RTA（Ⅰ型）和近端肾小管型酸中毒 RTA（Ⅱ型）。

一、诊断步骤

（一）病史采集

RTA 多与遗传因素相关，应详细询问家族史和遗传病史，以及宫内生长发育和羊水量等情况。多存在宫内外生长发育不良、羊水过多、呕吐和多尿等病史。在对 RTA 进行检查之前，需要评估是否存在其他导致碳酸氢盐（HCO$_3^-$）丢失的原因，比如腹泻等。

（二）临床表现与体格检查

1. 远端 RTA　多在生后不久即出现症状，以男性多见。表现为慢性代谢性酸中毒，反复发热、呕吐、哭闹不安、呼吸急促、多尿、脱水、腹泻、便秘、生长发育落后等。未经治疗的患儿症状逐渐加重，可出现低钾症状，重者可出现心律不齐，迟缓性瘫痪。肾钙化是远端 RTA 的合并症，早至生后 1 个月即可出现，但多见于 3 岁以上的患儿。晚发型多于 2 岁后起病，女性多见。患儿由于肾结石和肾钙化等，可有血尿、尿痛等表现。病程较久和酸中毒未完全控制者常发生佝偻病。可伴发神经性耳聋，从生后到儿童期均可出现。

2. 近端 RTA　多见于男性，常在生后 18 个月内发病，症状与远端 RAT 相似，但较轻。多数患儿无严重的骨骼畸形。虽然酸中毒比远端 RTA 更重，多数患儿可随年龄的增长而自然痊愈。

（三）辅助检查

1. 动脉血气分析　存在代谢性酸中毒，阴离子间隙正常。

2. 血清电解质检测　存在低钾血症和高氯血症。远端 RTA 血清钠、磷降低，钙正常。

3. 尿液检查　远端 RTA 即使严重酸中毒，尿 pH 值也不能降至 5.5 以下，伴有尿钙增多 >0.1mmol/（kg·d）[4mg/（kg·d）]；尿阴离子间隙为正值。近端 RTA 当血浆 HCO$_3^-$<16mmol/L 时，尿 pH 值可低于 5.5；而当 HCO$_3^-$ 高于该患儿肾阈值时，尿 pH 值高于 6.0；尿阴离子间隙为负值。

4. HCO$_3^-$ 排泄分数　必要时可测定 HCO$_3^-$ 排泄分数：静滴 NaHCO$_3$，待血浆 HCO$_3^-$ 达正常范围时，测血浆和尿的 HCO$_3^-$ 和肌酐，计算 HCO$_3^-$ 排泄分数 =（尿 HCO$_3^-$ × 血浆肌酐）（尿肌酐 × 血浆 HCO$_3^-$），远端 RTA<5%，混合型 5%~15%，近端 RTA>15%。

5. 氯化铵负荷试验　一般不需要进行，因为已存在酸中毒，而且在酸中毒情况下进行可能加重病情。远端 RAT 氯化铵负荷试验时尿 pH 不能 <6.0，近端 RTA 氯化铵负荷试验尿 pH<6.0。

6. 肾脏超声检查　远端 RTA 多存在肾钙质沉着和肾结石，近端 RTA 少见。

7. 基因检测　初步诊断后，可进行家系基因检测明确基因缺陷类型。

（1）远端 RTA 多为常染色体隐性遗传，涉及编码 V-ATP 酶的 α4 亚基的基因 *ATP6V0A4* 和 β1 亚基的基因 *ATP6V1B1* 突变，以及编码阴离子交换通道 1 的基因 *SCL4A1* 突变，婴儿期发病；或常染色体显性遗传仅涉及 *SCL4A1* 基因突变，多于 2 岁后发病；或为散发性，发病早晚不定。

（2）近端 RTA 多为常染色体隐性遗传，为编码近端肾小管上皮细胞 Na$^+$-HCO$_3^-$ 共转运离子通路基因（*SCL4A4*）突变；或为散发性。

（四）诊断要点

1. 远端 RTA　典型临床表现为生后不久出现的生长迟缓、多尿、多饮、便秘、呕吐、脱水、肌无力、肾钙质沉着和肾结石。诊断可基于：

（1）正常阴离子间隙、高氯性酸中毒；

（2）低钾血症；

（3）严重代谢性酸中毒时尿 pH 值大于 5.5；

（4）尿阴离子间隙为正值。

HCO$_3^-$ 排泄分数远端 RTA<5%，混合型 5%~15%。血清钠、钾、磷降低，钙正常，发生骨质软化时碱性磷酸酶升高。尿钙增多，与血浆 HCO$_3^-$ 呈负相关。不完全性远端 RTA 无酸中毒，早期症状不明显，常在对远端 RTA 家族进行筛查或因有肾

钙化、结石或泌尿道感染时被发现。氯化铵负荷试验时尿 pH 值不能 <6.0。评估还应包括肾超声检查肾钙沉着和肾结石。

2. 近端 RTA　发病较晚，通常不会单独出现，而是伴随着较为广泛的近端小管功能障碍，如 Fanconi 综合征。最显著的临床特征是发育不良。其他与未经治疗的低钾血症相关的症状包括多尿、多饮、脱水、呕吐、厌食、便秘和肌肉无力。高钙尿、肾钙沉着症和肾结石少见。代谢性骨病通常发生在范可尼综合征患者中。诊断可基于：

（1）正常阴离子间隙、高氯性酸中毒；

（2）低钾血症；

（3）酸中毒时尿 pH 值低；

（4）尿阴离子间隙为负值。

氯化铵负荷试验尿 pH<6.0。必要时通过测定 HCO_3^- 排泄分数，>15% 可以支持诊断。原发近端 RTA 尿糖和氨基酸正常。

（五）鉴别诊断

远端 RTA 需与甲状旁腺功能亢进、维生素 D 中毒、高丙种球蛋白血症、狼疮肾炎、髓质海绵肾、药物中毒（如两性霉素）等疾病鉴别。近端 RTA 需与严重感染、Fanconi 综合征、胱氨酸病、遗传性果糖不耐受、酪氨酸血症、Lowe 综合征、肾脏髓质囊性病、应用过期的四环素或庆大霉素、甲状旁腺功能亢进、维生素 D 缺乏性佝偻病、重金属（铅、汞、镉、铀）中毒等鉴别。

二、预防

存在家族遗传病史的育龄家庭，需在孕前进行基因检测。妊娠期应进行羊水穿刺行基因筛查。

三、治疗方案

本病预后较好，早期诊断，坚持长期完全纠正酸中毒，患儿可以正常生长，并可防止远端 RTA 患儿骨病以及肾钙质沉着和肾结石的发生或发展。

（一）纠正酸中毒

严重酸中毒应静脉注射碳酸氢钠，一般予以口服纠正，常用复方枸橼酸溶液。

1. 远端 RTA　所需碱剂量等于补充为缓冲内源性产生的固定酸所消耗的 HCO_3^- 2~3mmol/(kg·d)，加上尿排出的 HCO_3^-，婴儿患者经尿丢失 HCO_3^- 较多，开始剂量为 2~4mmol/(kg·d)，分 4 次口服，根据血气及电解质监测结果调整剂量，维持血浆 HCO_3^- 在正常范围和尿钙排出量 <0.1mmol/(kg·d)

[4mg/(kg·d)]。所需剂量可高达 5~14mmol/(kg·d)。随年龄增长，需要量减少。

2. 近端 RTA　HCO_3^- 丢失量大，纠酸过程中排出量更多，开始剂量为 5~10mmol/(kg·d)，同上调整剂量。某些患儿需 20~25mmol/(kg·d)，甚至更高，分多次口服，以减轻血浆 HCO_3^- 的波动，因为血浆 HCO_3^- 超过患儿肾阈时可很快从尿中排出。本型为自限性疾病，应定期随访监测，随着患儿年龄增长，病情缓解，逐渐减量或停药。

（二）补充钾剂

钾的需要量因人而异。常用枸橼酸钾，兼有纠酸作用。除静脉滴注外，避免用氯化钾，以防血氯增高加重酸中毒。开始剂量为 2mmol/(kg·d)，根据病情及血清钾适当调整剂量，维持血清钾在正常范围。

（三）静脉补液

严重酸中毒、脱水的患儿需立即静脉补液，纠正脱水，维持有效循环，待病情控制和稳定后改为维持治疗。

四、临床经验与注意事项

（一）诊断方面

要注意排除静脉注射液、肠外营养或电解质补充，以及早产儿不成熟的肾小管功能导致的生后前两周内自限性中度代谢性酸中毒对肾小管功能的影响。远端 RAT 多在新生儿期起病，如在生后不久出现的多尿、脱水等症状，伴有慢性代谢性酸中毒和低钾血症，应注意早期排查并及早治疗。近端 RTA 很少在新生儿期起病，通常不会单独出现，应排查 Fanconi 综合征等伴有广泛近端小管功能障碍相关疾病。

（二）治疗方面

纠正酸中毒是治疗远端和近端 RTA 的关键，要补充足量碱性药物使血浆 pH 值及 HCO_3^- 持续维持在正常范围，并纠正电解质紊乱如低钾血症等。坚持长期完全纠正酸中毒，患儿可以正常生长，并可防止远端 RTA 患儿骨病，以及肾钙质沉着和肾结石的发生或发展。大多数近端 RTA 重吸收 HCO_3^- 障碍是暂时的，经过数月或数年的维持治疗后可以自愈，远端 RTA 需要终身治疗。

（三）医患沟通

本病预后较好，早期诊断、坚持长期完全纠正酸中毒可正常生长，远端 RTA 需要终身治疗。应向家属告知疾病的诊断、治疗方式和预后，提高治疗的依从性。

（四）病历记录

病历记录的重点是每日入量、尿量、体重变化、尿常规酸碱度、电解质、动脉血气和相关检查的记录与分析。及时填写医患沟通记录和各种特殊用药、特殊治疗的知情同意书。认真记录患儿病情变化与治疗过程，实时书写和分析应用各种辅助检查、用药及治疗的结果，以及疗效观察记录。

（王铭杰）

第四节　新生儿肾血管血栓

新生儿肾血管血栓包括肾静脉血栓和肾动脉血栓。肾静脉血栓（renal vein thrombosis，RVT）是婴儿期最常见的血栓栓塞，主要发生在新生儿期，发病率为 2.2 例 /10 万活产儿。男性发病率约占 67%，超过 70% 的患者为单侧性，左侧约占 63%。约 43% 的病例涉及下腔静脉，约 15% 伴有肾上腺出血。新生儿肾动脉血栓（renal arierial thromhosis，RAT）比 RVT 少见。多普勒超声检查显示脐动脉置管相关血栓发病率为 14%~35%，而使用血管造影检查发病率可高达 64%。主动脉和肾动脉血栓总体死亡率约 9%~20%，其中重度主动脉和双侧肾动脉血栓形成的死亡率更高。肾静脉血栓死亡率约为 3%，大多数死亡是由于潜在疾病而不是 RVT 或继发性肾功能障碍所致，如肾上腺出血，动脉缺血性梗死、栓塞、中央静脉窦血栓和肺栓塞等。

一、诊断步骤

（一）病史采集

新生儿血栓性疾病与遗传、新生儿及母亲因素有关。任何原因导致新生儿血液高凝、肾血流减少及血管损伤均可诱发肾动静脉血栓形成。此外，遗传性血栓形成倾向如凝血因子基因突变也可能与肾脏血栓的发生有关。血液高凝状态的母亲因素包括不孕、羊水过少、血栓状态、先兆子痫、自身免疫性疾病（尤其是抗磷脂综合征）及糖尿病；新生儿因素为早产、真性红细胞增多症、休克、先天心脏病、充血性心力衰竭、RDS、围产期窒息、高渗性脱水、急性失血及双胎之一宫内死亡等。肾血流降低的高危因素包括限制入量或丢失过多、利尿剂、喂养量不足、环境温度过高或相对湿

度过低（尤其是辐射式保温台）等情况。血管损伤因素包括败血症和长期中心静脉置管、绒毛膜羊膜炎、围产期窒息、感染、循环障碍、低体温、酸中毒等。RAT 的主要原因是脐动脉置管，同一位置长期动脉插管、置入导管时血管损害、导管类型和位置、输入含钙物质和高渗液等，均与 RAT 形成密切相关。

（二）临床表现与体格检查

RVT 的主要症状是肉眼血尿、可触及的侧腹部肿块和进行性血小板减少；分别约占全部病例的 56%、45% 和 47%，但仅 13%~22% 出现典型三联症。双侧 RVT 可有肾功能不全、高血压，其他还包括发热、呕吐、呼吸困难、腹胀、休克、面色苍灰、代谢性酸中毒及黄疸。50%~74% 血栓可扩展至肾血管外，但很少出现临床表现。

RAT 的临床表现因血栓形成的范围和严重程度而异。腹主动脉或肾动脉血栓可以表现为充血性心力衰竭、高血压、少尿、肾衰竭、下肢缺血引起的股动脉脉搏减弱，或者肠道缺血和坏死性小肠结肠炎（NEC）。新生儿 RAT 的症状在足月儿常在出生后的前几天内出现；而在早产儿，中位发病年龄为 8 天。根据临床严重性，轻度血栓伴有轻度肢体灌注减少、高血压和血尿；中度血栓伴有肢体灌注减少、高血压、少尿和充血性心力衰竭；重度血栓伴有高血压和多器官衰竭。

（三）辅助检查

1. 血液检查　可出现血小板减少、纤维蛋白原降低、纤维蛋白分解产物升高、凝血酶原时间和部分凝血活酶时间延长、结合胆红素升高、血尿素氮和肌酐升高、高肾素血症以及血尿，还可出现溶血性贫血、代谢性酸中毒等，应进行相应的检验。还可筛查母亲狼疮样抗凝物及抗心磷脂抗体。

2. 多普勒超声检查　是检测新生儿肾血栓的首选方法。但无法检测到较小的动脉内血栓和一些较大的无症状静脉血栓。RVT 可以观察到肾脏单侧或双侧增大、回声增强，皮质髓质界限减弱或丧失，以及血流减少。还可以看到钙化和血栓延伸至下腔静脉。即使在主要肾静脉及其分支血流正常情况下，肾小静脉的血栓也可导致肾动脉阻力增加。超声检查还可以用作预后评估的工具，肾脏长度与肾功能结果呈负相关。

3. 其他影像学检查　血管造影是诊断的金标准，但造影存在侵入性和放射性损伤的风险，只能

在稳定的新生儿中进行。如果考虑进行手术或溶栓治疗，可通过脐动脉导管进行血管造影。腹部 X 线可估计肾脏大小及有无钙化。多普勒超声检查结果不明确时，MRI 也可用于肾静脉血栓的诊断。

（四）诊断要点

1. 多普勒超声检查是检测新生儿肾血栓的首选方法。

2. 多普勒超声检查结果不明确时，MRI 也可用于肾静脉血栓的诊断。

3. 血管造影仅在考虑进行手术或溶栓治疗时进行。

（五）鉴别诊断

需与感染性休克、肾上腺出血、新生儿溶血病、遗传性血栓疾病等相鉴别。

二、预防

（一）产前监测

产前监测母体血液高凝状态，对于存在血液高凝状态母亲分娩的新生儿生后进行严密的监测。

（二）新生儿监测

尽量避免或减轻新生儿高凝状态的危险因素，对于存在血液高凝状态的新生儿进行严密的监测。

（三）减少血管损伤

促进肠内营养，缩短中心静脉留置时间，避免中心血管输注含钙和高渗液等造成血管损伤的高危因素。脐动脉置管尖端应在第 6~9 胸椎间的腹主动脉、肠系膜上动脉及肾动脉上方以降低缺血事件的发生，UAC 留置不应超过 5 天。

三、治疗方案

（一）一般治疗

维持液体、电解质、酸碱平衡及营养是治疗新生儿血栓疾病的关键。首先采取补液、扩容、供氧和抗休克以阻断血栓形成，其次是治疗原发病。

（二）抗凝和溶栓治疗

急性期治疗应根据病情及血栓范围决定是否需要抗凝或溶栓治疗。对于无症状或轻度症状的新生儿，只推荐支持性治疗，例如拔除脐动脉导管并进行密切的超声监测，血栓大多数会自行消退。对于有器官功能障碍和病情稳定的主动脉和肾动脉血栓新生儿，针对高血压、暂时性肾功能不全和充血性心力衰竭进行治疗。

严重动静脉血栓可给予全身性肝素抗凝治疗。在肝素治疗期间进行 APTT 监测，防止过度

肝素化，并通过多普勒超声检查监测治疗效果。目前多使用低分子肝素，首次剂量 75~100U/kg，静脉输注 10 分钟以上，维持量 28U/（kg·h），也可皮下注射。肝素的副作用是注射本身导致的疼痛、瘀斑和出血，可静脉输入硫酸鱼精蛋白防止出血。

RVT 或 RAT 导致危及生命的并发症如双侧肾血管血栓导致肾功能衰竭时，可使用纤溶疗法。关于新生儿纤溶剂的疗效、剂量和安全性的数据有限，目前的文献不足以比较支持性治疗与抗凝治疗、纤溶治疗三者之间的优劣。血栓内注入纤溶剂可以减少累积剂量和可能的全身不良反应。最常用的纤溶剂是重组组织纤溶酶原激活物（recombinant tissue plasminogen activator, rtPA），剂量 0.1~0.6mg/（kg·h），持续 6 小时以上，同时输入 10~15ml/kg 的新鲜冰冻血浆有助于改善纤溶活性。主要并发症是出血，在治疗前应先纠正血小板减少（血小板计数 $<100 \times 10^9/L$）、低纤维蛋白原（<1g/dl）、维生素 K 缺乏和凝血因子缺乏。密切监测是否发生脑室内出血或脑水肿。由纤溶疗法引起的轻度出血可通过局部压迫止血。如果出现大出血，应停止 rtPA 治疗，并给予静脉注射新鲜冷冻血浆或冷沉淀。

（三）并发症的治疗

1. 高血压 RVT 主要并发症是高血压，肾血管性高血压也是 RAT 最常见的长期并发症。可使用降压药物，保持正常血压。

2. 急慢性肾损伤 急性肾损伤的治疗见本章第二节。RVT 急性期以后，高血压、肾萎缩及慢性肾功不全可能会持续存在，重度主动脉和双侧肾动脉血栓也可导致慢性肾功能不全。极少数双侧肾血栓患者需要肾移植。应根据病情进行相应治疗，并常规超声监测肾形状及血流。蛋白尿提示预后不良，应及时用血管紧张素转换酶抑制剂或血管紧张素受体阻滞剂治疗。

3. 遗传性血栓性疾病 可能反复发生血栓，需长期抗凝治疗并定期随访。

四、临床经验与注意事项

（一）诊断方面

任何原因导致新生儿血液高凝状态（包括遗传性血栓性疾病）、肾血流减少及血管损伤的新生儿，出现肾动静脉血栓的临床表现时，应立即进行多普勒肾脏超声检查。血管造影仅在考

虑进行手术或溶栓治疗时进行。多普勒超声检查结果不明确时，MRI 也可用于肾血管血栓的诊断。

（二）治疗方面

预防血栓形成是防治肾动静脉血栓的关键。不是所有血栓均需抗凝或溶栓治疗。首先采取补液、扩容、供氧和抗休克以阻断形成，其次是治疗原发病。严重动静脉血栓可给予全身性肝素进行抗凝治疗，溶栓治疗目前尚存在争议。

（三）医患沟通

1. 首先要给患儿家属详细介绍患儿的诊断，告知病情严重程度，以及可能出现的并发症和死亡风险。

2. 选择抗凝或溶栓治疗时，要告知家属治疗的必要性和可替代药物的选择，以及出现出血倾向的风险。

3. 告知家属患儿预后，高血压、肾萎缩及慢性肾功不全可能会持续存在，极少数双侧肾血栓患者需要肾移植。应根据病情进行相应治疗，并长期超声监测肾形状及血流。

（四）病历记录

1. 病历记录的重点是入量、尿量、凝血功能、肾功能、电解质、动脉血气和相关检查的记录与分析。

2. 认真记录患儿病情变化与治疗过程，实时书写和分析应用各种辅助检查、用药及治疗的结果，以及疗效观察记录，必要时进行疑难危重病例讨论并及时记录。

（王铭杰）

第五节　新生儿溶血尿毒综合征

溶血尿毒综合征（hemolytic uremic syndrome，HUS）属于血栓性微血管病（thrombotic microangiopathy，TMA），是一种以微血管溶血性贫血、血小板减少和肾损伤为特征表现的临床综合征。产志贺毒素大肠杆菌 HUS（Shiga-toxin producing Escherichia coli HUS，STEC-HUS），占儿童 HUS 病例的 85%~95%；肺炎链球菌相关溶血性尿毒综合征（Streptococcus pneumoniae associated with HUS，SP-HUSSP-HUS），占 5%；补体介导溶血尿毒综合征（complement-mediated hemolytic uremic syndrome，CM-HUS），也称为非典型溶血性尿毒综合征（atypical hemolytic uremic syndrome，aHUS），占 5%~10%，由补体旁路途径调控蛋白异

常所致。在极少数情况下，也与遗传性钴胺素 C 缺失引起的代谢紊乱相关。HUS 的原因还包括药物，其他感染，以及全身性疾病，如恶性高血压、自身免疫性疾病、恶性肿瘤、实体器官和造血干细胞移植等。HUS 好发于婴幼儿和儿童，常引起肾损害，病死率极高。

6 月龄以下 STEC-HUS 发病率不到 5%，而 25% 的儿童 aHUS 在 6 月龄之前发病。因此，6 月龄以下儿童发生 HUS 强烈提示为 aHUS。aHUS 发病年龄跨度大，从胎儿期到成年都有发病报道，但新生儿期少见。是我国罕见病第一批目录收录疾病。其缺血性器官损伤范围大，除肾脏外，可广泛累及神经、心脏、肝脏、胰腺、消化道和眼部等多个部位。多数 aHUS 患儿病情呈进行性、破坏性进展，急性期病死率高达 20%~25%。病情容易反复，约 50% 的患儿病程迁延进展为终末期肾病（end-stage kidney disease，ESKD）。本节主要介绍新生儿 aHUS。

一、诊断步骤

（一）病史采集

新生儿 aHUS 大多没有明显前驱期症状及体征，但也有双胎输血、CMV、HIV、上呼吸道感染或腹泻等感染触发 aHUS 的病例报道。约 5%~10% 的溶血性贫血、血小板减少症和急性肾损伤患儿存在 aHUS，其中 50%~60% 与编码补体因子的基因突变有关。

（二）临床表现与体格检查

HUS 均具有 TMA 的微血管溶血性贫血、血栓性血小板减少及缺血性多器官损伤（尤以肾脏为主）三大特征。aHUS 一般急性起病，常表现为面色苍白、呕吐、乏力和嗜睡等，伴水肿、少尿、高血钾和高血压，部分患儿缓解后出现进行性高血压、蛋白尿和肌酐进行性升高等急性复发表现。常见的肾外表现是中枢神经系统受累（癫痫发作、视力丧失、偏瘫、意识改变和脑病等症状），心功能不全、心肌梗死、肺出血、胰腺炎和消化道出血也有报道。上呼吸道感染或胃肠炎等也可触发 aHUS，因此感染后发病并不能排除 aHUS。

（三）辅助检查

1. 常规检查　血常规检查：外周末梢血涂片查找破碎红细胞、血红蛋白、网织红细胞及血小板计数。尿常规：镜检红细胞、尿蛋白、血红蛋白尿。

大便常规镜检：大便聚合酶链反应（polymerase chain reaction, PCR）和培养。

2. 血生化检查　血乳酸脱氢酶、总胆红素、非结合胆红素、尿素氮、肌酐、转氨酶、脂肪酶及胰淀粉酶等。

3. 相关抗体检查　直接抗人球蛋白试验（Coomb 试验）、抗核抗体、抗双链 DNA 抗体、抗磷脂抗体及抗中性粒细胞胞质抗体（anti-neutrophil cytoplasmic antibodies, ANCA）等。

4. 补体及补体调控因子检查　需在患儿接受血浆治疗前留取样本，检查内容包括血浆总补体（total hemolytic complement, CH50）、C3、C4、C3 肾炎因子、C5a、C5b-9、H 因子（complement factor H, CFH）、B 因子、I 因子水平、抗 H 因子抗体。

5. 基因检测　需要检测以下基因：CFH、CFI、CFB、CFHR、MCP（膜辅蛋白）、C3、THBD 和 DGKE 基因，血管性血友病因子裂解酶（A disintegrin and metalloproteinase with thrombospondin motifs 13, ADAMTS13）相关基因，钴胺素 C（cobalamin, cblC）缺陷相关基因；建议进行全外显子基因检查，多重连接探针扩增技术（multiplex ligation-dependent probe amplification, MLPA）检测 CFHR 基因的拷贝数变异。

6. 其他　ADAMTS13 活性及抗体，血、尿有机酸代谢检测，血同型半胱氨酸测定，凝血功能检查及骨髓穿刺等。

7. 肾脏穿刺　由于急性期患儿血小板低下，出血风险增高，不推荐在急性期常规进行肾脏穿刺。

（四）诊断要点

1. 具有临床三联征的表现：微血管性溶血性贫血、消耗性血小板减少及血栓导致的器官受损。

2. 贫血，外周血涂片有破碎红细胞，网织红细胞升高，乳酸脱氢酶升高，血小板 $<150 \times 10^9/L$。

3. 同时存在以肾损伤为主的急性多器官损伤，血肌酐升高超过同年龄同性别健康儿童水平上限。

4. 除外产志贺毒素大肠杆菌、肺炎链球菌感染，钴胺素 C 缺陷（甲基丙二酸血症合并高同型半胱氨酸血症）相关 HUS，血栓性血小板减少性紫癜（thrombotic thrombocytopenic purpura, TTP），继发性 HUS 等，即可考虑诊断为 aHUS。

（五）鉴别诊断

需与重症感染（产志贺毒素大肠杆菌、肺炎链球菌、金黄色葡萄球菌、流感病毒、EB 病毒、巨细胞病毒等）、钴胺素 C 缺陷、TTP、自身免疫性疾病、药物性肾损伤（抗疟疾药、免疫抑制剂、抗血小板聚集药物和抗肿瘤药物等）、恶性高血压、肿瘤和肾小球疾病等鉴别。

二、预防

新生儿 aHUS 缺乏典型的前驱期症状，一旦起病，进展迅速，关键在于早期诊断。

三、治疗方案

针对 aHUS 的治疗策略是纠正补体系统的失调。在补体抑制剂应用以前，血浆治疗是一线选择，但血浆疗法对补体基因异常的患者效果不佳，且不能解决复发率高、肾损害进展等问题。目前，依库珠单抗（eculizumab）已成为 aHUS 的一线治疗药物，但对于体重 <5kg 患儿尚无安全有效的指导剂量。

（一）综合治疗

包括纠正水电解质紊乱、补充营养、利尿降压、输血纠正贫血等。输注血小板会加重微血栓形成，通常不建议血小板输注。在进行性少尿、无尿，尿素氮及肌酐迅速升高，血钾顽固升高，伴有严重水肿、心力衰竭和顽固性高血压时，给予降压及强心治疗，并联合血液透析或腹膜透析治疗。

（二）血浆疗法

血浆疗法包括血浆输注和血浆置换（plasma exchange, PE），可以补充补体的调控因子。而 PE 可相对快速地清除 CFH 自身抗体及有缺陷的突变补体蛋白，保证 CFH 调节功能和稳定补体的替代途径。在无法获得或使用依库珠单抗的情况下，PE 仍为 aHUS 的首选治疗，诊断 aHUS 后应尽早在 24 小时内应用新鲜冰冻血浆进行 PE。但是 aHUS 患者血浆治疗的临床远期结果较差。治疗死亡率可以达到 25%，50% 的患者不能恢复肾功能。

（三）糖皮质激素及免疫抑制剂

是抗 H 因子抗体相关 aHUS 治疗方案中重要的组成部分，可有效抑制抗体的产生，降低抗体滴度，抑制组织过度炎症反应，改善患儿预后。针对抗 H 因子抗体相关 aHUS 患儿，依库珠单抗并不能降低抗 H 因子抗体的滴度，需要加用糖皮质激素和免疫抑制剂治疗。

（四）依库珠单抗

目前指南关于依库珠单抗应用的最低体重为5kg，在新生儿 aHUS 中的应用数据较少。现有报道新生儿 aHUS 基本以最低剂量 300mg/剂起，1周后再次使用，然后每 3 周重复一次。aHUS 临床诊断确立后，患儿应在发病或入院后 24~48 小时内接受依库珠单抗治疗，如果无法获得依库珠单抗，可行 PE。开始依库珠单抗治疗不需要得到基因检测结果。

抗 H 因子抗体相关 aHUS，当抗 H 因子抗体滴度 <1 000 AU/ml 时复发风险较低，可以考虑停用依库珠单抗。MCP 致病性变异 aHUS 患儿，如果肾功能迅速恢复，治疗 3 个月时可以考虑停用。存在 CFH、C3、CFB、CFI 致病性基因变异的儿童，依库珠单抗至少连续应用 12 个月。病情稳定，血液学参数正常和肾功能稳定 3 个月，方可停药。而儿童季节性感染作为触发因素可能会造成 aHUS 反复发作，撤药可推迟到 3~5 岁以上。

四、临床经验与注意事项

（一）诊断方面

新生儿出现微血管溶血性贫血、血小板减少和肾损伤 aHUS 的特征表现，应立即进行相关检查，快速做出诊断。

（二）治疗方面

临床诊断确立后，尽快接受依库珠单抗治疗。无法获得或各种原因不能使用时，PE 仍为 aHUS 的首选治疗。开始依库珠单抗不需要得到基因检测结果。

（三）医患沟通

1. 首先要给患儿家属详细介绍患儿的诊断，告知病情严重程度，以及可能出现的并发症和死亡风险。

2. 选择特殊治疗，如透析、血浆置换，特别是依库珠单抗超说明书使用，要告知家属治疗的必要性和可替代药物的选择，充分考虑包括生存质量、经济情况、法律问题及相关并发症的风险，最重要的是医疗团队和家长的意见。

3. 告知家属患儿预后，存在长期用药以及复发的风险，需要长期随访。

（四）病历记录

1. 病历记录的重点是生命体征、血小板、血红蛋白，以及急性肾损伤相关指标和相关检查的记录与分析。

2. 及时填写医患沟通记录和各种特殊治疗知情同意书。

3. 认真记录患儿病情变化与治疗过程，实时书写和分析应用各种辅助检查、用药及治疗的结果，以及疗效观察记录、危重病例讨论和疑难病例讨论等记录。

（王铭杰）

参 考 文 献

1. 邵肖梅,叶鸿瑁,丘小汕.实用新生儿学.5 版.北京:人民卫生出版社,2019.

2. Gleason CA, Juul SE. Avery's diseases of the newborn. 10th ed. USA: Elsevier, 2018.

3. Roberts KB, Downs SM, Finnell SME, et al. Reaffirmation of AAP clinical practice guideline: the diagnosis and management of the initial urinary tract infection in febrile infants and young children 2-24 months of age. Pediatrics, 2016, 138(6): 20163026.

4. Hoberman A, Greenfield S, Mattoo T, et al. Antimicrobial prophylaxis for children with vesicoureteral reflux. N Engl J Med, 2014, 370(25): 2367-2376.

5. Eichenwald EC, Hansen AR, Maitin CR, et al. Cloheriy and Stark's Manual of neonatal care. 8th ed. Philadelphia: Woters Kluwer, 2017.

6. Selewski DT, Charlton JR, Jetton JG, et al. Neonatal Acute Kidney Injury. Pediatrics, 2015, 136(2): 463-473.

7. Jetton, Jennifer G. Neonatal Acute Kidney Injury. Pediatric Critical Care Medicine, 2016, 17(4): 376-378.

8. Santos F, Ordonez FA, Claramunt-Taberner D. Clinical and laboratory approaches in the diagnosis of tuhular acidosis. Pediatr Nephrol, 2015, 30(12): 2099-2107.

9. Gil-Peña H, Mejía N, Santos F. Renal tubular acidosis. J Pediatr, 2014, 164(4): 691-698.

10. Resontoc LP, YaP HK. Renal vascular thrombosis in the newborn. Pediatr Nephrol, 2016, 31(6): 907-915.

11. 中国罕见病联盟儿童非典型溶血尿毒综合征专业委员会,国家儿童医学中心,《中华实用儿科临床杂志》编辑委员会.中国儿童非典型溶血尿毒综合征诊治专家共识(2023 版).中华实用儿科临床杂志,2023,38(6): 401-412.

12. Boyer O, Niaudet P. Hemolytic-Uremic Syndrome in Children. Pediatr Clin North Am, 2022, 69(6): 1181-1197.

13. Gomes SM, Teixeira RP, Rocha G, et al. Neonatal Atypical Hemolytic Uremic Syndrome in the Eculizumab Era. AJP Rep, 2021, 11(2): 95-98.

14. Sharma S, Pradhan M, Meyers KE, et al. Neonatal

atypical hemolytic uremic syndrome from a factor H mutation treated with eculizumab. Clin Nephrol, 2015, 84（3）: 181-185.

15. Palma L MP, Vaisbich-Guimaraes MH, Sridharan M, et al. Thrombotic microangiopathy in children. Pediatr Nephrol, 2022, 37（9）: 1967-1980.

16. Wu D, Chen J, Ling C, et al. Clinical and Genetic Characteristics of Atypical Hemolytic Uremic Syndrome in Children: A Chinese Cohort Study. Nephron, 2021, 145（4）: 415-427.

17. de Souza RM, Correa BHM, Melo PHM, et al. The treatment of atypical hemolytic uremic syndrome with eculizumab in pediatric patients: a systematic review. Pediatr Nephrol, 2023, 38（1）: 61-75.

第十七章

感染性疾病

第一节 新生儿败血症

新生儿败血症(neoatal sepsis)是指病原菌侵入婴儿血液循环,在其中生长、繁殖、产生毒素,由此造成全身各系统的严重病变,并需排除引起这种异常病理生理状态的非感染因素。常见的病原菌以细菌和霉菌为主,但也可由病毒或少见的原虫引起。本节重点为新生儿细菌性败血症(neonatal bacterial sepsis)。胎龄越小、出生体重越轻,发病率和病死率越高。

根据发病时间分早发型和晚发型。早发型败血症(early-onset sepsis, EOS)为生后3天内起病,感染发生在出生前或出生时,与围生期因素有关,常由母亲垂直传播引起,病原菌以大肠杆菌等G^-杆菌为主,常呈暴发性多器官受累,尤以呼吸系统的症状最明显,病死率高。晚发型败血症(late-onset sepsis, LOS)为出生3天后起病。感染发生在出生时或出生后,由水平传播引起,病原菌以葡萄球菌、机会致病菌为主,常有脐炎、肺炎或脑膜炎等局灶性感染,病死率较EOS低。

一、诊断步骤

(一)病史采集

需询问有无感染的高危因素,例如早产、低出生体重、胎膜早破 >18 小时、孕母产时或产前发热、羊水浑浊或有臭味、绒毛膜羊膜炎、孕晚期GBS筛查异常等。需仔细询问新生儿有无败血症的早期症状,以及可能的感染来源。

(二)临床表现与体格检查

新生儿败血症早期症状不典型,可有反应低下、嗜睡、少哭或不哭、少动或不动、少吃或不吃、体温不稳、体重不增等,足月儿体温正常或升高,早产儿常体温不升。提示败血症的特殊表现包括:

1. **病理性黄疸** 可以是败血症的唯一表现,常伴有肝肿大。

2. **皮肤表现** 有时可见蜂窝织炎、脓肿、瘀点、红斑等,紫罗兰色皮损且中心有坏死者常为铜绿假单胞菌感染,严重时有出血倾向,如抽血后针孔渗血、呕血、便血及肺出血等。

3. **循环系统** 重症患儿有心动过速、心律失常、外周循环灌注不良、脉细速、皮肤呈大理石花纹状、尿少或无尿、低血压或毛细血管再充盈时间 >3 秒,如出现硬肿症为不良预兆。

4. **消化系统** 胃肠道功能紊乱,有厌食、呕吐、腹泻、腹胀,重症可出现中毒性肠麻痹。

5. **呼吸系统** 可表现为气急、青紫、呼吸不规则或暂停。EOS可以呼吸窘迫或呼吸暂停为首要表现,且持续超过6小时。

6. **其他** 泌尿系统可表现为少尿甚至肾衰竭。可合并脑膜炎、骨髓炎、坏死性小肠结肠炎、化脓性关节炎和深部脓肿等。

(三)辅助检查

1. **实验室检查**

(1)非特异性检查(≥2 项阳性可临床诊断)

1)白细胞计数和分类:白细胞总数升高(出生三天内≥30×10^9/L,3 天后≥20×10^9/L)或降低(<5×10^9/L),或杆状核细胞/总中性粒细胞(I/T)升高(出生 3 天内≥0.16,3 天后≥0.12)。

2)血小板计数 <100×10^9/L。

3)血清降钙素原(procalcitonin, PCT)≥0.5mg/L。

4)C-反应蛋白(C-reactive protein, CRP)出生 6 小时内≥3mg/L,6~14 小时≥5mg/L,24 小时以上≥10mg/L。

5)白细胞介素 6(IL-6):感染发生后上升比CRP早,感染控制后 24 小时内恢复正常,有较高的敏感性和特异性。

(2)病原菌检查

1)血培养:抽血时必须严格消毒,有条件者可在不同部位抽取两份血标本送培养或一份血注入 2 个培养瓶,疑为肠原性感染者同时作厌氧菌。

2)脑脊液、尿培养:脑脊液送常规、涂片及培养;尿培养可采取清洁导尿或耻骨上膀胱穿刺取尿液,以免污染。

3)其他:可酌情行胃液、外耳道分泌物、咽拭子、皮肤拭子、脐残端、肺泡灌洗液(气管插管患儿)等细菌培养,阳性仅证实有细菌定植但不能确立败血症的诊断。

4)抗原检测:采用对流免疫电泳、乳胶颗粒凝集试验等方法,用已知抗体可以检测体液中的相应抗原。常用于快速检出脑脊液、血、尿中 GBS 和大肠杆菌 K1 抗原。

5)分子生物学检测:细菌质粒 DNA 分析技术、DNA 探针、聚合酶链反应(PCR)及 16rRNA 分型技术的应用是在分子水平上鉴定细菌,大大增加可检出细菌的种类,避免了普通培养的漏诊可能性。

6)临床宏基因组二代测序技术(mNGS):是对患者样本中微生物和宿主的所有遗传物质(DNA和 RNA)直接进行测序,单次即可检出并半定量样品中所有微生物,在感染性疾病诊断中具有巨大的潜在实用价值。mNGS 具有快速、敏感性高的优点。缺点是不能进行药敏试验,也存在假阳性的情况等,所以要结合血培养和非特异性感染指标综合考虑。

2. 影像学检查 合并呼吸系统症状者,需完善胸片或肺部超声检查了解肺部病变;合并发绀、循环衰竭、休克等症状者,需完善心脏超声检查评估心功能,并排除有无先天性心脏病;合并化脓性关节炎和深部脓肿者,需完善超声检查了解局部病变情况,必要时完善磁共振检查;合并化脓性脑膜炎者,需完善颅脑磁共振检查评估神经发育情况。

(四)诊断要点

有高危因素、临床表现和≥2 项非特异性感染指标异常,可临床诊断本病;血培养的确诊的金标准但阳性率较低,临床上常应用细菌质粒 DNA 分析和 PCR 技术提高诊断阳性率。对于血培养阴性或正在使用抗生素病因不明的患儿可以考虑mNGS 提高病原学的检测效率。

二、预防
详见第九章第十三节。

三、治疗方案
(一)抗生素治疗

1. 用药原则

(1)早用药:对于临床上怀疑败血症的新生儿,不必等待血培养结果即应使用抗生素。

(2)静脉、联合给药:病原菌未明确前可结合当地菌种流行病学特点和耐药菌株情况选择两种抗生素联合使用;病原菌明确后可酌情根据药敏试验选择用药,药敏不敏感但临床有效者可暂不换药。

(3)疗程足:血培养阴性,经抗生素治疗后病情好转时应继续治疗 5~7 天;血培养阳性,疗程至少需 10~14 天;有并发症者应治疗 3 周以上。

(4)注意药物毒副作用:1 周以内的新生儿,尤其是早产儿肝肾功能不成熟,给药次数宜减少,每 12~24 小时给药 1 次,1 周后每 8~12 小时给药 1 次。氨基糖苷类抗生素因可能产生耳毒性不主张在新生儿期使用。

2. 具体实施 危及生命的严重感染、或疑为医院内革兰氏阴性菌感染者采取"重锤猛击"抗感染策略,病情稳定后予以降阶梯治疗。美罗培南为新型 β 内酰胺类抗生素,对绝大多数革兰氏阴性、革兰氏阳性需氧和厌氧菌有强大杀菌作用,剂量为每次20mg/kg(≤36 周),或每次 20~40mg/kg(>36 周),每日 2 次静脉滴注。万古霉素用于耐甲氧西林葡萄球菌感染,每次 10~15mg/kg,一日 2 次静脉注射。G⁻ 菌感染可用第三代头孢素,如头孢氨噻肟每次 50mg/kg,每日 2 次静脉滴注;或头孢三嗪,每次50~100mg/kg,一日 1 次静脉注射。铜绿假单胞菌则首选头孢他定每次 50mg/kg,一日 2 次静脉注射。

(二)处理严重并发症

1. 合并感染性休克时,可考虑液体复苏,或输新鲜血浆或全血,每次 10ml/kg;根据循环功能酌情应用血管活性药物,如肾上腺素、去甲肾上腺素、多巴胺、多巴酚丁胺、米力农等。

2. 合并 ARDS 时,酌情氧疗纠正低氧血症,必要时予碳酸氢钠纠正酸中毒。

3. 减轻脑水肿。

4. 清除感染灶。

(三)支持疗法

注意保温,供给足够热能和液体,维持血糖和血电解质在正常水平。早产儿或重症感染可静注免疫球蛋白,每日 300~500mg/kg,连用 3~5 日;重症患儿可行交换输血,换血量 100~150ml/kg。严重中性粒细胞明显减少可输粒细胞 1×10^9/kg,血小板减低者输血小板 1~2U/5kg。

四、临床经验与注意事项
(一)诊断方面

建议在抗生素使用前留取血标本进行血培

养。常规抗感染治疗效果欠佳时需考虑特殊病原体感染,如结核、病毒、真菌、支原体、衣原体等,难以明确诊断的重症感染可考虑进行 mNGS 检测。

（二）治疗方面

若感染源为血管通路装置,及时拔出原血管通路装置。难治性休克需要积极寻找感染以外的病因,如导管依赖的心脏疾病、症状性动脉导管未闭、遗传代谢性疾病、心包积液、气胸、失血、肾上腺皮质功能不全、甲状腺功能低下等。

（张兰）

第二节　新生儿巨细胞病毒感染

巨细胞病毒（cytomegalovirus, CMV）属于疱疹病毒族,感染特点是受感染细胞变大,核和胞浆内有包涵体,类似猫头鹰眼,即巨细胞包涵体（cytomegalic inclusion）。CMV 是引起新生儿神经系统后遗症最主要的先天性感染病原体。我国是 CMV 感染的高发地区,孕妇抗体阳性率高达95%,新生儿先天性 CMV 感染率约 0.7%,感染可发生于宫内、分娩时和出生后。

母孕期初次感染或再发感染时,病毒通过胎盘或经子宫内膜逆行传播感染胎儿称先天性感染（宫内感染）,再发感染包括母孕期潜伏感染重新激活（复燃）和不同抗原的 CMV 再感染,新生儿出生 2 周内有病毒排出。新生儿出生时经产道吸入含 CMV 的分泌物,或出生后不久接触母亲含有 CMV 的唾液、尿液、母乳、输血引起的感染称围生期感染,感染婴儿生后 2 周内无病毒排出。由于母乳中 CMV 排毒率约 20%~70%,因此,摄入带病毒的母乳是生后感染的重要途径。

一、诊断步骤

（一）病史采集

早产、低出生体重、免疫功能低下、母亲孕期 TORCH 筛查 CMV 抗体阳性、既往分娩的新生儿有 CMV 感染病史等,是新生儿 CMV 感染的高危因素。此外,需了解新生儿有无病理性黄疸、肝功能异常、母乳喂养史、母亲孕期产检异常等情况。

（二）临床表现与体格检查

1. 先天性 CMV 感染　黄疸、肝脾肿大、肝功能受损,皮肤瘀点、瘀斑、血小板减少、溶血性贫血,脑膜脑炎、小头畸形、脑室周围钙化,脑室扩大,呼吸窘迫、间质性肺炎等,极低出生体重儿 CMV 肺炎可引起慢性肺部疾病,流产、死胎、死产、宫内生长迟缓、视网膜脉络膜炎、男孩腹股沟疝。母为原发感染者,胎儿感染率高、发病率高、病情重,严重者有多器官损伤,出现严重肝功能不良、出血、DIC 及继发细菌感染,病死率可达 30%;存活者可有精神及运动落后、智力低下、听力障碍、视力异常、语言表达障碍、学习困难和瘫痪等。母为再发感染者,出生时无明显临床表现者,预后较好,其中约 10%~15% 在生后 2 年内出现上述后遗症,但程度较轻。

2. 围生期感染　婴儿在生后 3~12 周排病毒,大部分无症状,足月儿可表现为肝炎、间质性肺炎,后者临床症状和 X 线表现与衣原体肺炎、呼吸道合胞病毒肺炎无法区别,病死率较高。早产儿获得性围生期感染常出现肝脾肿大、淋巴细胞增多、血小板减少、溶血性贫血和呼吸功能不良,病程虽为自限性,但病死率也高达 20%。输血传播可引起致命的后果。

（三）辅助检查

1. 病毒分离检查　是诊断的金标准。此法最可靠、特异性最强,尿标本中病毒量高,且排病毒持续时间可达数月至数年,但排病毒为间歇性,多次尿培养分离可提高阳性率。除尿标本外,唾液、CSF、乳汁、羊水（阳性可确诊为先天性 CMV 感染）等均可进行病毒分离,标本应贮存在 4℃ 容器内,6 小时内运送至实验室。

2. 组织病理学检查　在各种组织或脱落细胞（新鲜晨尿或脑脊液沉渣涂片）,在光镜下找典型病变细胞或核内包涵体。此法特异性高,但阳性率低,有时需多次采样才获阳性结果。

3. 分子生物学检查　特异性高、敏感的方法是采用 DNA 杂交试验检测患儿样本中的 CMV;或采用 PCR 技术体外扩增特异性 CMV 基因片段检出微量病毒,能快速得到结果,重复性好,特异性及敏感性强。

4. 早期抗原检查　采用单克隆抗体免疫荧光法测成纤维细胞被 CMV 感染后产生的早期抗原,可在接种后 24 小时得出结果,敏感性和特异性较高。

5. 血清抗体检测　用 ELISA 或免疫荧光等方法检测血清 CMV-IgG、IgM 抗体方法简单,IgM 抗体不能通过胎盘,因此,脐血或新生儿生后 2 周内血清中检出 IgM 抗体是先天性感染的标志,但其水平低,故阳性率也低。IgG 可通过胎盘,从母体获得的 IgG 在生后逐渐下降,6~8 周降至最低点,若血清 IgG 滴度升高持续 6 个月以上,提示宫内感染或出生后不久感染所致。

6. **其他检查** 诊断 CMV 感染的新生儿还需完善颅脑磁共振检查、脑干听觉诱发电位及眼科检查,了解有无合并先天性脑发育异常、听力障碍及眼底病变。

（四）诊断要点

患儿出生 3 周内尿液、体液、血液或组织 CMV 病原检测阳性可诊断先天性 CMV 感染;出生 3 周内 CMV 检测阴性,生后 3 周后检测阳性,可诊断后天获得性 CMV 感染。诊断推荐通过 qPCR 法对新生儿出生后 2 周内的唾液或尿液样本以及干血片检测 CMV-DNA,其中以唾液和尿液为最佳。尿液 CMV-DNA 的含量与新生儿症状程度存在相关性,当病毒拷贝数 $>5 \times 10^4$ 时约 70% 新生儿会出现神经系统发育异常,应注意神经影像学、脑电生理和神经发育评估等检查,避免漏诊。

（五）鉴别诊断

注意根据病原学、临床和血清学与先天性风疹、弓形体病、先天性梅毒等鉴别。某些异常与特殊感染相伴,如先天性心脏病或中心性白内障支持先天性风疹病毒感染,而视网膜病、脑钙化和脑积水则常发生于弓形虫病。

二、预防

目前,尚缺乏有效的方法预防先天性 CMV 感染。接种 CMV 疫苗是预防妊娠期 HCMV 感染最理想的方法,但目前尚未用于临床。孕妇用更昔洛韦预防和治疗宫内垂直传播的有效性及安全性尚不确定,暂不推荐。国外研究提示,CMV 感染的一个特殊高危因素是与 2 岁以下儿童密切接触,据此提出应对参与照护 2 岁以下儿童的孕妇进行健康宣教。包括:不要与幼儿共用食物、餐具或牙刷;亲吻儿童时避免唾液接触;护理幼儿时避免皮肤接触幼儿粪便及分泌物,应注意手卫生。

三、治疗方案

抗病毒治疗选用更昔洛韦（ganciclovir）,剂量为每次 5~6mg/kg,每 12 小时静脉滴注一次,疗程 6 周,副作用包括白细胞减少、血小板减少、肝肾功能异常、脉络膜视网膜炎等。主要用于 CMV 感染所致的肺损伤、肝损伤及中枢神经受累等患儿。对有听力障碍者应及早干预。乳汁 CMV-DNA 阳性者建议巴氏消毒后喂养。

（一）抗病毒治疗指征

1. 重度先天 CMV 症状性感染。

2. 重度生后获得 CMV 感染的极低/超低出生体重儿。

3. 非重度感染者需监测病毒负荷量和脏器损伤进展情况,损伤进行性加重考虑抗病毒治疗。

4. 合并原发免疫缺陷病的患儿。

（二）剂量和疗程

静脉制剂更昔洛韦剂量 6mg/kg,12 小时一次,建议深静脉给药,经外周静脉给药时药物浓度不超过 1g/L,避免药物外渗。口服制剂缬更昔洛韦剂量 16mg/kg,12 小时一次。更昔洛韦静脉疗程不超过 6 周,可过渡到口服缬更昔洛韦,先天重症感染总疗程持续 6 个月,需监测病毒负荷量以决定疗程。非重症感染,耐受经口喂养、体重增长良好、症状轻的患儿,可居家口服缬更昔洛韦。

四、临床经验与注意事项

（一）诊断方面

唾液和尿液的敏感度为 97%~100%,特异度为 99%,是目前诊断先天性 CMV 感染的最佳方法。尿液 CMV-DNA 的含量与新生儿症状程度存在相关性,当病毒拷贝数 $>5 \times 10^4$ 时约 70% 新生儿会出现神经系统发育异常。CMV 病毒在尿液中的排出存在波动性,可能导致假阴性。对有临床症状但检测阴性的患儿,应连续留取 3 天晨尿检测。唾液采样时应与哺乳时间至少间隔 1 小时,以排除母乳的影响,若检测阳性需采集尿液标本验证。

（二）治疗方面

该疾病抗病毒疗程长,用药过程中需定期门诊随访,骨髓抑制和肾功能受损时需调整剂量或暂停用药,充分与家属沟通治疗的必要,提高治疗依从性。

（三）医患沟通

可遗留后遗症,包括感觉神经性耳聋、智力低下、运动发育障碍、癫痫、脑瘫、牙釉质钙化不全视力障碍、支气管肺发育不良,尤为突出的是感觉神经性耳聋,多在 1 岁左右出现,常为双侧性,并呈进行性加重,需注意定期随访。

（张兰）

第三节 新生儿单纯疱疹病毒感染

单纯疱疹病毒（HSV）感染是由单纯疱疹病毒（HSV）引起。单纯疱疹病毒为双股DNA病毒，可分为I型和II型这两型，新生儿HSV感染多由II型所致（75%~80%）。70%以上的患儿母亲无HSV感染表现和病史。

新生儿可在分娩的三个不同时期被感染：孕期宫内感染可致自然流产、发育障碍或先天畸形等；分娩时经感染的生殖道可致眼、皮肤、脐带和呼吸道直接接触被感染，此类型最为常见（约85%）；分娩后感染通常由于接触感染者所致。其中以围产期感染为主。母亲感染的时间对患儿影响显著，初次感染时新生儿感染发生率25%~60%，再次感染时发生率为2%左右。

一、诊断步骤

（一）病史采集

重点询问母亲有无生殖器疱疹、产检（如TORCH筛查、胎儿超声检查等）异常、既往分娩HSV感染的新生儿、胎膜早破等病史，了解新生儿出生后有无皮肤黏膜疱疹、先天性畸形、惊厥等异常情况。

（二）临床表现与体格检查

1. 先天性感染　宫内HSV感染可在出生时表现为皮肤疱疹、结痂、皮肤发育不良、色素沉着或减退；小眼球、角膜结膜炎、视网膜脉络膜炎；小头畸形、脑积水、颅内钙化及肝脾肿大等。当HSV感染母亲出现胎膜早破时间较长时，可因病毒上行感染致皮肤或眼病变，一般中枢神经系统不受累。

2. 分娩时或分娩后感染

（1）皮肤、眼、口腔感染（skin, eye and mouth, SEM）：占40%~50%，常在生后5~11天发病，80%有皮肤损害，20%有眼、口腔感染。此型如不及时治疗，75%可进展为全身型或神经系统感染；及时治疗，90%以上可无后遗症。此型预后最好。

（2）中枢神经系统感染：有35%患儿表现为单纯脑炎，其中40%~60%可无皮肤症状。生后10~14天出现症状，表现为嗜睡、激惹、惊厥、体温不升、少吃、前囟饱满、肌张力低下等。最常累及单侧颞叶，双侧颞叶，可发展成全脑炎。

（3）全身播散型：此型占25%，发病多在生后第1周末，由病毒血症全身播散所致，可累及皮肤、呼吸道、中枢神经、肾上腺、心脏、肾等。表现为发热、苍白、呼吸窘迫或暂停、惊厥、嗜睡、烦躁、高胆红素血症、休克及DIC等。皮肤多见成簇疱疹，发生在先露部位，疱疹基底部红色，直径多为1~3mm，少数>1cm。此型病例预后差，病死率高，存活者存在不同程度中枢神经系统后遗症。

（三）辅助检查

1. 实验室检查

（1）病毒培养：诊断金标准，取肛周、口腔、结膜、鼻咽部、血液、脑脊液或皮肤损害部位标本进行培养的敏感性高。

（2）PCR检测：可快速诊断，尤其对中枢神经系统感染的患儿，脑脊液PCR检测的敏感性高于病毒培养。

（3）脑脊液检查：细胞数增多（50~100/mm^3），以淋巴细胞为主，蛋白质升高，糖可正常或轻度降低。随访时可发现蛋白质最高可达1g/dl。PCR方法检查脑脊液病毒可帮助诊断HSV脑炎，敏感度75%~100%，特异度70%~100%。但是PCR阴性不能完全排除中枢神经系统感染。25%~40%患儿脑脊液HSV培养呈阳性。

2. 影像学检查　头颅CT呈正常或弥漫性低密度改变，早期MRI可发现多个部位轻度受累，后期可发展为全脑炎。影像学异常提示神经系统预后不佳。

（四）诊断要点

临床表现无特异性，当出现皮肤损害、肝炎、DIC、惊厥、严重肺炎时，取损害部位组织、咽试子、结膜拭子、肛周拭子、尿液等进行病毒培养，脑脊液标本进行PCR检测，明确诊断。

（五）鉴别诊断

需与其他宫内感染病原体如弓形虫、巨细胞病毒、梅毒、GBS等感染相鉴别，全身播散型HSV感染需与新生儿细菌性败血症、肠道病毒感染等相鉴别。

二、预防

存在HSV感染病灶或前驱症状的孕妇，剖宫产可降低新生儿HSV感染风险，最好在胎膜破裂4小时内行剖宫产。胎膜破裂后如果短时间内能够分娩，则不需要剖宫产；如果存在活动性疱疹，胎膜破裂时间太长时,剖宫产也不能发挥保护作用。根据加拿大预防保健工作组制定的指南,建议妊娠早期对孕妇的生殖器疱疹病史进行评估。孕前 HSV 筛查可为孕期检查结果提供对比基础值,帮助判断孕期是初次感染还是复发感染,有助于预防新生儿感染。

三、治疗方案

由于开始治疗时间与预后相关,为减少病毒大量复制,如母亲怀疑生殖道 HSV 感染,即使新生儿无症状,也应在生后 24 小时内进行实验室检查,根据结果进行治疗;如为早产儿或胎膜早破时间 >4~6 小时,出生后立即予完善实验室检查,开始静脉药物治疗。母亲如初次感染,或初次感染 II 型 HSV,经阴道分娩或破膜后剖宫产,新生儿需要接收静脉药物治疗。

阿昔洛韦静脉使用,剂量为 20mg/kg,频次根据胎龄有不同:<30 周,每 12 小时一次;30~35 周,每 8 小时一次;36~41 周,每 6 小时一次。SEM 疗程 14 天;中枢神经系统感染疗程 21 天,结束时复查脑脊液,如 PCR 仍阳性,继续治疗 1 周,并在疗程结束时再次复查,直到转阴;全身感染疗程 21 天,结束时口服阿昔洛韦每次 $300mg/m^2$,每日 3 次,疗程 6 个月。

如母亲既往感染,新生儿生后 24 小时内进行实验室检查,结果阴性者无需治疗,但仍需密切随访;阳性者进行脑脊液检查,并开始静脉药物治疗。新生儿无临床表现者疗程 10 天,出现症状者根据症状分型不同给与不同疗程的治疗。

如母亲活动性感染,既往无感染史,新生儿生后立即静脉治疗,并进行实验室病原学检查和肝功能检查、脑脊液常规、生化和病原学检查。如母亲初次感染,新生儿无症状者 10 天,有症状者根据症状分型不同给予不同疗程的治疗。如母亲再次感染,新生儿病原学检查阴性,停用阿昔洛韦,如果阳性,则按上述方案治疗。

四、临床经验与注意事项

（一）治疗方面

新生儿使用阿昔洛韦最常见的副作用是粒细胞减少,需要密切监测白细胞,治疗前两周,每周检查两次,治疗后两周,每 4 周检查一次,随后每月检查一次。当中性粒细胞绝对值计数 < $5.0 \times 10^9/L$,应减少阿昔洛韦剂量。所有 HSV 感染的患儿均要随访到儿童期,随访内容包括神经发育,视觉和听觉。

（二）医患沟通

全身感染未经治疗者死亡率高达 90%,如规范化治疗,可提高存活率,但仍有约 15% 存在神经系统后遗症。中枢神经系统感染者,未经治疗者死亡率高达 50%,经规范化治疗可降低至 15% 左右,但 75% 左右存在神经系统后遗症。I 型 HSV 感染的预后比 II 型好。三种临床类型中,SEM 比另外两种预后好。

（张兰）

第四节　新生儿 EB 病毒感染

EB 病毒（Epstein-Barr virus, EBV）属于人类疱疹病毒属 γ 亚科,为 DNA 病毒,有四种抗原:EBV 核抗原（NA）,膜抗原（MA）,早期抗原（EA）和衣壳抗原（VCA）,常引起人类急性或亚急性感染。人类感染后终生潜伏,可再次激活,复制并再次感染。多引起儿童和成人感染,新生儿感染不常见。宫内感染可导致先天性畸形和宫内生长受限等,新生儿期 EBV 感染可无特异性表现。

我国妊娠期妇女 EBV 血清学阳性率高达 90%~100%,而且多因孕期细胞免疫受抑制,导致病毒激活再次感染。EBV 感染通常经口腔唾液传播,新生儿可通过宫内或者产道而感染,母乳一般不被认为是感染的传播途径。

一、诊断步骤

（一）病史采集

母亲有明确的 EBV 感染病史可帮助诊断。

（二）临床表现与体格检查

EBV 感染可发生在妊娠各个时期,60% 以上的可能发生异常妊娠,包括流产、死产、器官缺陷、一种或多种先天性畸形、宫内生长发育受限,少数引起先天性心脏病、白内障、小头畸形、脑发育异常等。大部分的感染新生儿并无典型的发热、咽峡炎及淋巴结肿大的特异性临床表现,而表现为发热、反应差、体重不增、发绀、气促、皮肤黄染、呕吐、腹胀、暂时的肝肿大或单核细胞增多等。

（三）辅助检查

1. 血常规检查　白细胞总数升高,分类以淋巴细胞为主,淋巴及单核比例 >3∶5,其中异型淋巴细胞占比 >10%,部分患儿可有血小板减少。

2. 病毒分离　诊断的金标准,但由于耗时久。常用脐带血淋巴细胞作为培养细胞,可从唾液、血及淋巴组织中分离出 EBV。

3. EBV-DNA 检测　PCR 方法检测血清及组织中的 EBV-DNA 可准确反映病毒感染和复制情况。

4. 血清学检查　早期血清抗 EBV-VCA-IgM 阳性是确诊的可靠指标。VCA 抗体在感染急性期时抗 VCA-IgM 及 VCA-IgG 迅速升高,VCA-IgM 随后下降至感染 4 周末时消失,VCA-IgG 可在感染急性期的晚期达到高峰,持续时间长,可终生阳性,可以通过胎盘进入胎儿体内。NA 抗体在 EBV 感染中最晚出现,一般在 3 个月以后,一直维持低水平,新生儿阳性率很低。EA 抗体在感染早期出现,但滴度较低。

5. 嗜异性抗体检测　又称嗜异性凝集素,属 IgM 抗体,感染 1~2 周出现在血清中,2~4 周达到高峰,持续存在 3~6 个月。豚鼠肾细胞吸附后抗体滴度 >1∶28 或 1∶40 为阳性。

（四）诊断要点

新生儿有感染表现,合并先天性畸形、宫内生长发育受限、肝肿大,血常规异型淋巴细胞占比 >10%,需考虑该病,血清学检查和 PCR 法检测血清 EBV-DNA 有助于明确诊断。

（五）鉴别诊断

需与其他病毒感染性疾病和血液系统疾病相鉴别,合并先天性畸形的患儿,还需与染色体疾病和基因缺陷等相鉴别。

二、预防

需要重视 EBV 感染的预防,在育龄期妇女应注意产前保健和监测。目前尚无 EBV 疫苗可应用于临床。

三、治疗方案

新生儿 EBV 感染以对症支持治疗为主,尚无特效治疗方法,如有临床症状,可以使用阿昔洛韦或更昔洛韦治疗。

四、临床经验与注意事项

（一）诊断方面

新生儿 EBV 感染多数缺乏典型的临床症状,有感染表现且常规抗感染治疗效果欠佳时,应注意完善病原学检查。宫内 EBV 感染危害较大,有致畸风险,生后应完善重要脏器结构及功能检查,避免漏诊。

（二）治疗方面

阿昔洛韦或更昔洛韦可抑制疱疹病毒 DNA 复制,用药过程中应注意监测药物副作用,详见第十七章第三节。

（张兰）

参 考 文 献

1. 中华医学会儿科学分会新生儿学组,中国医师协会新生儿科医师分会感染专业委员会.新生儿败血症诊断及治疗专家共识（2019 年版）.中华儿科杂志,2019,4:252-257.
2. 邵肖梅,叶鸿瑁,丘小汕.实用新生儿学.5 版.北京:人民卫生出版社,2019.
3. 中国医师协会新生儿科医师分会,中国医师协会新生儿科医师分会感染专业委员会,《中华新生儿科杂志》编辑委员会.新生儿巨细胞病毒感染管理专家共识.中华新生儿科杂志,2021,36（6）:1-7.
4. 中华医学会围产医学分会,中华医学会儿科学分会,中华医学会医学病毒学分会,等.先天性巨细胞病毒感染筛查与临床干预指南.中国实用妇科与产科杂志,2019,35（4）:417-423.
5. 张小娇,姜毅,Rawlinson WD,等.2017 国际孕妇及新生儿先天性巨细胞病毒感染预防、诊断与治疗专家共识.中华新生儿科杂志,2018,33（02）:159-160.
6. 桂顺平,漆洪波.加拿大妇产科医师学会《妊娠期单纯疱疹病毒的管理指南》2017 版解读.中国实用妇科与产科杂志,2017,33（12）:1246-1249.
7. 朱宇宁,尚世强,陈英虎,等.TORCH 实验室规范化检测与临床应用专家共识.中华检验医学杂志,2020,43（5）:553-561.
8. 张宁,于月新,封志纯,等.孕前 TORCH 筛查专家共识.发育医学电子杂志,2019,7（2）:81-85.
9. 章锦曼,阮强,张宁,等.TORCH 感染筛查、诊断与干预原则和工作流程专家共识.中国实用妇科与产科杂志,2016,32（6）:535-540.
10. 张蓉,樊念,黄砚屏,等.5 所医院新生儿柯萨奇病毒和埃可病毒与 EB 病毒抗体检测.中华医院感染学杂志,2020,30（18）:2731-2734.
11. 代莉,桂丹妮,李珍,等.母亲与新生儿人疱疹病毒感染研究.中华医院感染学杂志,2020,30（17）:2683-2686.
12. 王丛文,宋钰,丁磊,等.孕妇及其新生儿 HSV、EBV 和 HCMV 感染状况的 PCR 分析.现代妇产科进展,2018,27（4）:281-283.
13. 杨燕,金晓希,曾真.EB 病毒感染对住院新生儿血小板减少的影响.血栓与止血学,2014,3:126-128.
14. 秦丽,黄琦薇.宫内感染新生儿 26 例 EB 病毒抗体测定及治疗分析.中国儿童保健杂志,2004,12（1）:77-78.

第五节　新生儿流行性感冒

流行性感冒（influenza）简称流感，是由流感病毒引起的一种急性呼吸道传染病，甲型和乙型流感每年有季节流行的趋势，每年冬春季较为常见。流感起病急，大多为自限性，婴幼儿、老年人和慢性病患者是流感高危人群，新生儿流感以甲型流感为主，无特异症状，危重患儿常有脓毒症表现，如嗜睡、拒奶、呼吸暂停，严重者可致死。

一、诊断步骤

（一）病史采集

与患有流感的家庭成员接触史为新生儿流感的高危因素，流感患者和隐性感染者是流感的主要传染源，主要通过其呼吸道分泌物的飞沫传播，也可以通过口腔、鼻腔、眼睛等黏膜直接或间接接触传播。常见潜伏期为 1~4 天（平均 2 天），从潜伏期末到发病的急性期都有传染性。一般感染者在临床症状出现前 24~48 小时即可排出病毒，排毒量在感染后 0.5~1 天显著增加，在发病后 24 小时内达到高峰，低龄儿童排毒时间更长，婴幼儿病例中，长期排毒很常见（1~3 周）。

（二）临床表现与体格检查

新生儿流感无特异症状，以发热为主，部分患儿发热为唯一表现，部分患儿伴有吐沫、咳嗽、鼻塞等呼吸道症状，腹泻、呕吐、纳差等消化道症状少见。肺炎是流感最常见的并发症，可出现气促、口周青紫、三凹征阳性，双肺呼吸音粗，伴肺内湿啰音、痰鸣音，甚至喘鸣音。危重患儿常有脓毒症表现，如嗜睡、拒奶、呼吸暂停，常见的并发症包括心肌炎或心肌损害、肝损害、脑炎或脑膜炎等，严重者可致死。

（三）辅助检查

1. 血常规检查　一般白细胞总数正常或减少、淋巴细胞计数及比例增高，C- 反应蛋白（CRP）可正常或轻度增高。合并细菌感染时，白细胞和中性粒细胞总数增多。

2. 血生化检查　部分病例出现低钾血症，少数病例肌酸激酶、天门冬氨酸氨基转移酶、丙氨酸氨基转移酶、乳酸脱氢酶、肌酐等升高。

3. 脑脊液检查　中枢神经系统受累时脑脊液细胞数和蛋白可正常或升高。

4. 病原学检查

（1）病毒核酸检测：以 RT-PCR（最好采用 real-time RT-PCR）法检测呼吸道标本（咽拭子、鼻拭子、鼻咽或气管抽取物、痰）中的流感病毒核酸。病毒核酸检测的特异性和敏感性最好，且能区分病毒类型和亚型。

（2）病毒抗原检测（快速诊断试剂检测）：快速抗原检测方法可采用胶体金和免疫荧光法。由于快速抗原检测的敏感性低于核酸检测，因此对快速抗原检测结果的解释应结合患者流行病史和临床症状综合考虑。

（3）血清学检测：检测流感病毒特异性 IgM 和 IgG 抗体水平。动态检测的 IgG 抗体水平恢复期比急性期有 4 倍或以上升高有回顾性诊断意义。

（4）病毒分离培养：从呼吸道标本中分离出流感病毒。在流感流行季节，流感样病例快速抗原诊断和免疫荧光法检测阴性的患者建议也作病毒分离。

5. 影像学检查　早期 X 线表现不典型，仅表现为肺纹理模糊或增粗，并发肺炎者出现肺内片状影，多发或散在分布多见，易出现过度充气。病情进展时病灶扩大融合，可发展为双肺弥漫的渗出性病变或实变，可出现气胸、纵隔气肿等征象。个别病例可见胸腔积液。

（四）诊断要点

1. 流感诊断标准　有流感临床表现，同时以下 1 种或以上病原学检测结果为阳性：

（1）流感病毒核酸检测阳性；

（2）流感病毒抗原检测阳性；

（3）流感病毒分离培养阳性；

（4）急性期和恢复期双份血清流感病毒特异性 IgG 抗体水平≥4 倍升高。

2. 重症与危重病例诊断标准　新生儿少见。

（1）出现以下情况之一为重症病例：①持续高热 >3 天，伴有剧烈咳嗽；②呼吸频率快，呼吸困难，口唇发绀；③神志改变：反应迟钝、嗜睡、躁动、惊厥等；④严重呕吐、腹泻，出现脱水表现；⑤合并肺炎；胸部 X 线片显示双侧或多肺叶浸润影或入院 48 小时内肺部浸润影扩大≥50%；⑥原有基础疾病明显加重。

（2）出现以下情况之一为危重病例：①呼吸衰竭；②急性坏死性脑病；③脓毒性休克；④多脏器功能不全；⑤出现其他需进行监护治疗的严重临床情况。

二、治疗方案

（一）基本原则

对临床诊断病例和确诊病例应尽早隔离治疗。

（二）对症治疗

高热者可进行物理降温，新生儿慎用解热药物，可选择对乙酰氨基酚。咳嗽咳痰严重者给予止咳祛痰药物。根据缺氧程度可采用鼻导管、开放面罩及储氧面罩进行氧疗。

（三）抗病毒治疗

疗效不确切。

三、临床经验与注意事项

（一）诊断方面

对于新生儿流行性感冒诊断并不困难，但一定要详细询问流感接触史，询问家庭成员中尤其母亲是否为疑似或确诊流感病例，临床表现为发热、吐沫、咳嗽、鼻塞、腹泻、呕吐、纳差等非特异性症状，结合有流感接触史，流感病毒核酸检测阳性或流感病毒抗原检测阳性，即可诊断。

（二）治疗方面

重视对症治疗、退热处理、止咳化痰、纠正缺氧状态等。

（三）医患沟通

新生儿流行性感冒易合并肺炎，常有脓毒症表现，如嗜睡、拒奶、呼吸暂停等，一旦出现应及时就医，积极治疗，防治严重并发症发生；建议健康的成年人照顾新生儿，一般情况下，不需要中断母乳喂养，可以把母乳吸出，由未感染的健康人员对新生儿进行奶瓶喂养；保持良好的个人卫生习惯是预防流感等呼吸道传染病的重要手段。包括：

1. 家长勤洗手，保持室内环境卫生，房间定时通风。

2. 流行季节建议佩戴口罩，尽量避免带新生儿去人群聚集的地方，避免接触呼吸道感染患者，引起交叉感染。

3. 家庭成员出现流感样症状后，注意隔离，避免接触新生儿。

4. 家长要保持良好的呼吸道卫生习惯，咳嗽或打喷嚏时，用纸巾、毛巾等遮住口鼻，咳嗽或打喷嚏后洗手，尽量避免触摸眼睛、鼻或口。

5. 孕妇接种流感疫苗可通过胎传抗体保护6月龄以内婴儿，新生儿不建议接种流感疫苗。

（四）病历记录

门诊病历一定要写清楚有无流感接触史，详细记录患儿临床症状及体征，疑似流感病例一定要做流感病毒病原学检查；有合并肺炎或重症病例需收入院，及时填写医患沟通记录和各种特殊用药、特殊治疗的知情同意书；认真记录患儿病情变化与治疗过程，实时书写和分析应用各种辅助检查、用药及治疗的结果，以及疗效观察记录。

（陈晓）

第六节　新生儿风疹病毒感染

风疹病毒是单链RNA病毒，只对人和猴有致病力，感染人体后能够在敏感细胞的胞浆中复制，体外生存力弱，易被紫外线和脂溶剂灭活。胎盘垂直传播是妊娠期风疹病毒感染最主要的传播方式，胎儿感染后3个胚层都受到病毒侵袭，细胞分化受抑制，以外胚层、中胚层尤为显著，导致心、眼、耳及其他器官异常，风疹病毒还可以引起血管炎，导致血管损伤、组织供养减少，组织细胞代谢及相应的组织和脏器发育不良，从而引起死产、流产和先天性风疹综合征（小头畸形、白内障、先天性心脏病、耳聋、发育障碍等）。新生儿风疹病毒感染是新生儿感染风疹病毒引起的，是一种经呼吸道传播的急性出疹性传染病。

一、诊断步骤

（一）病史采集

本病新生儿有风疹病毒感染患者接触史，传染源为风疹患者，其上呼吸道分泌物在出疹前一周至出疹后五天均有传染性，以出疹当日和出疹前一天传染性最强。主要是通过飞沫传播、密切接触传播及孕妇感染后经胎盘垂直传播。

（二）临床表现与体格检查

低到中度的发热，发热1~2天后全身出现细点状淡红色丘疹，皮疹特点为躯干较多，面部有皮疹，而手掌、足底无皮疹，皮疹约3天后消退。可伴随头痛、食欲减退、乏力、咳嗽、喷嚏、流涕、咽痛等轻微上呼吸道炎症，偶有呕吐、腹泻、鼻出血、齿龈肿胀等，全身浅表淋巴结肿大，以耳后及枕部，部分患者在咽部和软腭可见玫瑰色或出血性斑疹。先天性风疹综合征临床表现：主要表现为出生时低体重、肝脾肿大、黄疸、贫血、脑膜脑炎、血小板减少性紫癜、间质性肺炎以及骨损害等，这些临床表现通常继发于全身广泛的病毒感染,常在数天或数周内自行好转;而全身永久性损害包括先天性心脏病、白内障、耳聋、小头畸形,以及中枢神经系统病变(运动、语言发育落后)等,先天性心脏病、白内障及耳聋是先天性风疹三联综合征;有些晚发性损害可在生后第二年或更晚出现,包括听力损害、发育落后、眼部疾病、甲状腺疾病、行为及学习障碍、糖尿病等。

（三）辅助检查

1. 血常规检查　风疹病毒感染一般白细胞不升高,如果升高提示可能是其他细菌感染引起的。

2. 病原学检查

（1）病毒分离培养:抗体出现后1年时间均可分离到病毒。阳性检出率:鼻咽拭子＞结膜刮片＞尿液＞脑脊液。

（2）RT-PCR检测风疹病毒RNA:可选取鼻咽分泌物、血液(EDTA保存)、尿液、口腔分泌物、脑脊液等标本检测,阳性可以确诊,阴性不能排外。

（3）血清学:小于3月龄的婴儿,血清或口腔分泌物风疹特异性IgM抗体阳性可确诊先天性风疹综合征,阴性可除外先天性感染。急性期血清标本中IgM抗体阳性,或者恢复期血清标本中IgG抗体滴度较急性期升高4倍以上可确诊。如已接种风疹疫苗,则无法再根据血清学结果诊断。

3. 脑脊液检查　蛋白和细胞数升高提示合并脑炎。

4. 影像学检查　长骨摄片可见干骺端透亮,提示骨质疏松。部分患儿合并先天性心脏畸形,需完善心脏彩超或CTA检查明确诊断。

5. 眼科检查　晶状体裂隙灯检查可发现白内障。

（四）诊断要点

1. 新生儿有风疹病毒感染患者接触史。

2. 临床上出现皮肤红疹、发热并伴有淋巴结肿大、呕吐、腹泻等症状。

3. 病原学检查通过RT-PCR检测血液和鼻咽分泌物中有风疹病毒,急性期血清标本中IgM抗体阳性。

4. 先天性风疹综合征疑似病例　发生在婴儿期,由宫内风疹病毒感染引起并有以下症状和体征:白内障和先天性青光眼,先天性心脏病(以动脉导管未闭和周围肺动脉狭窄最常见),听力损害,色素性视网膜病病变;紫癜,肝脾大,黄疸,小

头畸形,发育迟缓,脑膜脑炎,放射性骨病,软骨毛细血管不生长,X线上见股骨远端及胫骨近端的骨骺端密度减低。

5. 先天性风疹综合征临床诊断病例　尚未经实验室确诊,具有白内障和先天性青光眼,先天性心脏病(以动脉导管未闭和周围肺动脉狭窄最常见),听力损害、色素性视网膜病病变中两种症状和体征;或具有上述症状中一种及紫癜,肝脾大,黄疸,小头畸形,发育迟缓,脑膜脑炎,放射性骨病中一种症状和体征的病例。

6. 先天性风疹综合征确诊病例　临床症状和体征符合,且有实验室证据的病例:分离到风疹病毒;风疹特异性IgM阳性;婴儿抗体水平持续保持在较高水平,超过母传抗体消减的预期时间(例如抗体滴度的下降未达到每月下降一半的速度);RT-PCR检测到风疹病毒核算。

7. 先天性风疹感染病例　有证实感染的实验室证据,但无任何临床症状和体征。

二、治疗方案

对新生儿风疹病毒感染尚无特异性治疗。

三、临床经验与注意事项

（一）诊断方面

先天性风疹综合征需要与其他可能造成新生儿多系统受累的宫内感染相鉴别,如巨细胞病毒感染、单纯疱疹病毒、弓形虫感染等。它们共同的特点为小头畸形、小眼畸形和视网膜病变,出生时多为低体重儿。由于病变广泛,新生儿期常有肝脾肿大和黄疸,晚期以耳聋、智力低下、中枢神经系统的器质性改变等多见,鉴别主要依赖实验室检查。

（二）治疗方面

先天性风疹综合征新生儿和婴儿应予以隔离,防治并发症。抗病毒药物和a-干扰素收效甚微。低丙种球蛋白血症考虑使用静脉注射免疫球蛋白。观察生长发育情况,矫治心、眼等畸形,佩戴助听器。接受良好的护理和教养、康复训练及特殊学校学习等。

（三）医患沟通

该病的预防至关重要,预防的关键在于防止妊娠期内,尤其是在妊娠早期发生风疹病毒感染。妊娠期妇女尽量避免和风疹患者接触;妊娠早期妇女未患过风疹,血清抗体阴性,近期有风疹接触

史者,可考虑人工流产,如不能进行人工流产,则静脉滴注正常人免疫球蛋白或高滴度风疹免疫球蛋白,有可能防止发生先天性风疹;鉴于风疹的发病率和危害性,应提倡孕前进行风疹免疫力检测,对于缺乏免疫力者进行疫苗接种,WHO 建议风疹疫苗集中采取儿童普遍接种和青少年和 / 或未免疫接种的育龄期妇女进行免疫接种。患者隔离至皮疹出现后 5 天,如病房内出现风疹病例,则应隔离。

（四）病历记录

门诊病历一定要记录有无风疹接触史,详细记录患儿临床症状及体征,做好临床评估及诊断,判断预后。

（陈晓）

第七节　新生儿手足口病

手足口病（hand, foot, and mouth disease）是由肠道病毒所致的儿童急性传染病,常见于 5 岁以下儿童。新生儿由于免疫反应应答系统不成熟,发生肠道病毒感染引起重症疾病的危险性更大。新生儿手足口病是由肠道病毒引起的急性传染病,其中以柯萨奇病毒 A 组 16 型和肠道病毒 71 型感染最常见,主要通过消化道、呼吸道和密切接触传播,临床表现多种多样,轻症可以仅表现为发热、皮疹、无菌性脑膜炎;重症表现为心肌炎、脑炎、肝炎、肺炎,甚至致死性脓毒症和多脏器功能衰竭。

一、诊断步骤

（一）病史采集

仔细询问接触史,病毒感染可由母亲、亲属、医护人员等,经口、呼吸道传播引起,也可由胎盘、羊水经产道感染,病毒在局部黏膜上皮细胞或淋巴组织中复制,并由此从口咽部分泌物或粪便中排出,诱发新生儿手足口病。

（二）临床表现与体格检查

潜伏期多为 2~10 天,平均为 3~5 天。新生儿手足口病表现为发热,体温 38~39℃,伴咽痛及口腔疼痛,新生儿常拒食。尤以手、足、口腔、臀部出现疱疹为特征。口腔黏膜初为小疱疹,溃破后形成溃疡,多位于舌、颊黏膜及硬腭处。同时四肢,尤以手、足、手心、指间部可见斑丘疹或小疱疹,直径 3~7mm,质稍硬,偶见腿、臂和躯干,离心性分布。重症表现为心肌炎、脑炎、肝炎、肺炎,甚至致死性脓毒症和多脏器功能衰竭。

（三）辅助检查

1. 实验室检查

（1）血常规及 C 反应蛋白（CRP）:多数病例白细胞计数正常,部分病例白细胞计数、中性粒细胞比例及 CRP 可升高。

（2）血生化:部分病例丙氨酸氨基转移酶（ALT）、天门冬氨酸氨基转移酶（AST）、肌酸激酶同工酶（CK-MB）轻度升高,病情危重者肌钙蛋白、血糖、乳酸升高。

（3）脑脊液:神经系统受累时,脑脊液符合病毒性脑膜炎和 / 或脑炎改变,表现为外观清亮,压力增高,白细胞计数增多,以单核细胞为主（早期以多核细胞升高为主）,蛋白正常或轻度增多,糖和氯化物正常。

（4）血气分析:呼吸系统受累时或重症病例可有动脉血氧分压降低,血氧饱和度下降,二氧化碳分压升高,酸中毒等。

（5）病原学:临床样本（咽拭子、粪便或肛拭子、血液等标本）肠道病毒特异性核酸检测阳性或分离到肠道病毒。急性期血清相关病毒 IgM 抗体阳性。恢复期血清 CV-A16、EV-A71 或其他可引起手足口病的肠道病毒中和抗体比急性期有 4 倍及以上升高。

2. 影像学检查

（1）胸片:轻症患儿肺部无明显异常。重症及危重症患儿并发神经源性肺水肿时,两肺野透亮度减低,磨玻璃样改变,局限或广泛分布的斑片状、大片状阴影,进展迅速。

（2）颅脑 CT 和 / 或 MRI:颅脑 CT 检查可用于鉴别颅内出血、脑疝、颅内占位等病变。神经系统受累者 MRI 检查可出现异常改变,合并脑干脑炎者可表现为脑桥、延髓及中脑的斑点状或斑片状长 T_1 长 T_2 信号。并发急性弛缓性麻痹者可显示受累节段脊髓前角区的斑点状对称或不对称的长 T_1 长 T_2 信号。

3. 心电图检查　可见窦性心动过速或过缓,Q-T 间期延长,ST-T 改变。

4. 脑电图检查　神经系统受累者可表现为弥漫性慢波,少数可出现棘（尖）慢波。

5. 超声心动图检查　重症患儿可出现心肌收缩和 / 或舒张功能减低,节段性室壁运动异常,射血分数降低等。

（四）诊断要点

1. 临床诊断病例　①在流行季节发病；②发热伴手、足、口、臀部皮疹，亦可无发热。皮疹不典型病例需结合病原学或血清学检查做出诊断。无皮疹病例不宜诊断为手足口病。

2. 确诊病例　临床诊断病例具有下列之一：①肠道病毒（CoxA16、EV71等）特异性核酸检测阳性；②分离出肠道病毒，并鉴定为CoxA16、EV71或其他可引起手足口病的肠道病毒；③急性期与恢复期血清CoxA16、EV71或其他可引起手足口病的肠道病毒中和抗体升高4倍以上。普通病例（轻症）：手、足、口、臀部皮疹，伴或不伴发热。

3. 重症病例

（1）重型：出现神经系统受累表现，如精神差、嗜睡、易惊、谵妄、头痛、呕吐、肢体抖动、肌阵挛、眼球震颤、共济失调、眼球运动障碍、无力或急性弛缓性麻痹、惊厥；体征可见脑膜刺激征，腱反射减弱或消失。

（2）危重型：出现下列情况之一者：①频繁抽搐、昏迷、脑疝；②呼吸困难、发绀、血性泡沫痰、肺部啰音等；③休克等循环功能不全表现。

（五）鉴别诊断

需与发热出疹性疾病、其他病毒所致脑炎或脑膜炎、肺炎、爆发性心肌炎鉴别。

二、治疗方案

目前尚无特效抗肠道病毒药物，以对症支持治疗为主。

（一）一般治疗

注意隔离，避免交叉感染；做好口腔和皮肤护理。积极控制高热，体温超过38.5℃者，采用物理降温（温水擦浴、使用退热贴等），慎用退热药物治疗。保持患儿安静，严密监测生命体征，保持呼吸道通畅，必要时吸氧；注意营养支持，维持水、电解质平衡。

（二）控制惊厥

常用药物：如无静脉通路可首选咪达唑仑肌内注射，每次0.1~0.3mg/kg；地西泮缓慢静脉注射，每次0.3~0.5mg/kg，注射速度1~2mg/min。

（三）静脉用丙种球蛋白

不建议常规使用。有脑脊髓炎、持续高热或危重病例可酌情使用，剂量1.0g/（kg·d），连用2天。

（四）糖皮质激素

有脑脊髓炎、持续高热或危重病例可酌情使用。可选用甲基泼尼松龙1~2mg/（kg·d），或氢化可的松3~5mg/（kg·d），或地塞米松0.2~0.5mg/（kg·d），疗程3~5天。

三、临床经验与注意事项

（一）诊断方面

具有以下表现者有可能在短期内发展为危重症病例，需密切监测和积极救治：持续高热不退；出现精神萎靡、眼球震颤、呕吐、易惊、肢体抖动、吸吮无力等；呼吸增快、减慢或节律不整；心率增快、循环不良、毛细血管再充盈时间延长以及血压升高；外周血白细胞计数增高，除外其他感染；高血糖；高乳酸。

（二）治疗方面

目前尚无特异性治疗和特效抗肠道病毒药物，主要是对症治疗。住院患儿应予隔离，避免交叉感染，密切观察病情变化，早期识别和处理危重患儿。

（三）医患沟通

患儿、隐性感染者和无症状带毒者为该病主要传染源，发病前数天，感染者咽部与粪便就可检出病毒，通常以发病后1周内传染性最强，在急性期患者粪便排毒3~5天，咽部排毒1~2周。接诊过程中要仔细询问病史，着重询问周边有无类似病例以及接触史、治疗经过，体检时注意皮疹、生命体征、神经系统及肺部体征，普通病例可门诊治疗，并告知家长在病情变化时就诊，重症病例应住院治疗，危重病例及时收入新生儿重症监护病房救治，与家长交代病情，预后及诊疗计划，告知病危。

（陈晓）

第八节　新生儿肠道病毒感染

肠道病毒属于小RNA病毒科肠道病毒属，包括柯萨奇病毒A组B组、埃可病毒、EV71及脊髓灰质炎病毒等，一般经粪-口途径、飞沫传播及接触传播。新生儿可由母亲通过胎盘、产道感染新生儿，亦可能通过母亲、医护人员或其他新生儿间交叉感染，散发或暴发流行，潜伏期一般2~7天。

肠道病毒是引起新生儿病毒感染的常见原因，多由柯萨奇病毒B组和埃可病毒引起，在流行期间感染率可达13%。宫内感染和产时感染发病较早（生后 3~4 天），发生母婴传播的病例中约 60%~70% 孕妇有发热；新生儿分娩时吸入含有病毒的产道分泌物，感染率可达 59%。生后感染发病较晚（出生 4~5 天），主要通过粪 - 口或呼吸道感染，感染后上呼吸道可持续排毒 1~3 周，粪便排毒时间长达 8 周，可引起婴儿室或新生儿病房内的暴发流行。

大部分患儿无症状或症状轻微，少数患儿病情严重，可并发脑炎、心肌炎、出血 - 坏死性肝炎等，病死率高。其中，埃可病毒感染以神经系统症状、消化道和呼吸道症状多见，比其他肠道病毒更常引起病情危重甚至猝死，类似败血症样表现，出现多系统损害。柯萨奇 B 组病毒感染以心血管系统、神经系统症状和肝损害为多见；柯萨奇 A 组病毒感染罕见引起流行。肠道病毒 70 型可引起出血性结膜炎，肠道病毒 71 型可伴有脑炎和麻痹，曾有半侧面瘫和腹壁反射消失的病例报道。尽早识别、尽早隔离是防止肠道病毒院内暴发感染的重要措施。

一、诊断步骤

（一）病史采集

重点询问母亲围产期有无腹泻、发热等肠道病毒感染证据，新生儿密切接触者有无肠道病毒感染史，了解新生儿发病时间、症状特点。

（二）临床表现与体格检查

多数患儿无临床表现或症状轻微，主要表现为发热、精神差、拒奶等，体温可达 39℃，持续 3~8 天；在发病后 3~5 天内出现皮疹，为斑丘疹或斑疹；黄疸、呕吐、腹胀、腹泻等消化道症状；咳嗽、鼻塞、流涕、喘息或呼吸困难等呼吸道症状；心律不齐、心音低钝、奔马律、心脏杂音、心脏扩大、心电图异常或末梢循环障碍，以及休克等危重表现；约半数肠道病毒感染患儿有脑膜炎或脑膜脑炎的临床表现。少数患儿出现重症感染，病情迅速恶化，很快出现败血症样表现、多脏器功能损害、休克，甚至死亡。报道最多的引起重症感染的病原为埃可病毒 11 型、柯萨奇病毒 B2~B5 型。重症患儿的临床表现主要包括 3 大症候群：

1. **脑炎 / 脑膜脑炎** 约占 50%，临床可无任何表现，或仅有非特异性发热，脑脊液检查可见白细胞数、蛋白正常或轻度升高，糖正常，培养阴性。少数重症患儿表现嗜睡、抽搐、肌张力改变和昏迷，病死率约为 10%。存活患儿远期可出现惊厥、

脑性瘫痪等后遗症，头颅 MRI 显示脑白质损伤。

2. **心肌炎** 约占 25%，以柯萨奇病毒 B2-5 型感染最常见，起病急，伴呼吸窘迫、心动过速、心律失常、心功能衰竭等症状，心电图可表现室上性心动过速、ST 段低平、低电压等。单纯心肌炎患儿病死率为 30%~50%，当合并其他脏器受累时病死率更高。

3. **败血症样综合征** 约占 25%，初期表现与细菌性脓毒症难以鉴别，随后迅速进展，2~3 天出现肝脏坏死、黄疸、皮肤瘀斑、穿刺部位出血不止等凝血功能障碍。实验室检查可见血清总胆红素水平明显升高、凝血酶原时间明显延长、血清转氨酶水平显著升高、血小板减少，最终造成脏器广泛出血，称之为出血 - 肝炎综合征，病死率高达 70%~80%。

（三）辅助检查

1. **常规实验室检查** 多无特异性，C 反应蛋白（CRP）正常或略升高；白细胞可增高，但不成熟中性粒细胞占中性粒细胞的比值（I/T）多 ≤0.16。此外，患儿可出现心肌酶增高、胆红素水平升高、肝功能异常、出凝血时间延长等。脑脊液白细胞可正常或轻度升高，蛋白及糖浓度正常或轻度异常。

2. **病原学检查**

（1）逆转录聚合酶链反应（RT-PCR）：最常用的快速诊断方法，可用于血液、脑脊液、呼吸道分泌物、尿液及肠道分泌物检测。起病初期可进行咽拭子和大便 / 血液双份标本检查，因为早期粪便或血液 RT-PCR 可能呈假阴性，这与新生儿吞咽羊水或阴道分泌物，或手 - 口传播时病毒首先定植在咽部有关。

（2）病毒分离：可通过肠道病毒在培养的细胞中产生特征性致细胞病变效应（cytopathic effect，CPE）来检测肠道病毒，但细胞培养因需要大量的人力且价格昂贵，目前在临床上应用少，大部分在实验研究中运用。

（3）血清学检测：在起病 3~4 周后血液中出现抗体或抗体效价上升 4 倍以上，此时可运用血清学检测方法。其中以微量中和试验最可靠，能够确定和区分肠道病毒血清型，但相对不敏感、标准化程度低、耗费人力且不适合疾病早期及急性疾病的诊断。

（4）RNA 测序：可识别病毒的血清型，一般是通过基因组 VP 1 编码区进行测序。

二、治疗方案

（一）轻症 EI 治疗

多数新生儿 EI 为自限性疾病，无须特殊治疗，临床管理以保护重要脏器功能，维持生命体征稳定为主；注意隔离，避免交叉感染。

1. 静脉用免疫球蛋白（IVIG） 一般用量为 400~500mg/（kg·d），疗程 4~5 天。一项针对 67 例 EI 导致严重肝炎与凝血障碍的回顾性研究结果显示，IVIG 的早期使用可以提高重症病例的存活率。

2. 抗病毒药物治疗 目前尚无特效抗病毒药物的文献报道，Pleconaril 为近年来研制的抗 RNA 病毒制剂，有防止病毒脱壳和 RNA 复制作用，早期应用效果好，但不能逆转已形成的器官损伤，国内目前尚未使用。

（二）重症 EI 治疗

在对症治疗基础上，防治并发症，并进行有效的器官功能支持。特别危重病例必要时需要实施持续肾替代治疗与体外膜氧合（eECMO）治疗。合理的液体管理及营养支持对患儿的康复至关重要。

1. 呼吸支持 首选无创机械通气，病情无改善或血流动力学不稳定时应及时改为有创机械通气。

2. 循环支持 在充分液体复苏的基础上，改善微循环和使用血管活性药物，必要时进行血流动力学监测。

3. 抗菌药物 确诊 EI 且无同时合并细菌感染有效证据的患儿应及时停用抗生素，特别需要避免长时间使用广谱抗菌药物。

4. 糖皮质激素 根据新生儿全身炎症反应程度、呼吸困难程度、是否合并急性呼吸窘迫综合征等情况，重症病例可短期 3~5 天使用糖皮质激素，建议地塞米松剂量不超过 0.5~1.0mg/（kg·d）。

5. 抗凝治疗 肝功能受损出现凝血障碍时积极给予血小板、新鲜冰冻血浆、纤维蛋白原等，同时可辅以维生素 K。

6. 血液净化治疗 血浆置换及持续性肾脏替代治疗在危重患儿救治中都有使用，能清除炎症因子，阻断细胞因子风暴，从而减轻炎症反应对机体的损伤，可用于重型 EI 新生儿细胞因子风暴早中期的救治。

7. ECMO 新生儿严重 EI 导致心肌炎可迅速发展为心力衰竭，传统支持治疗效果差，病死率高，有必要采用 ECMO 支持治疗。有报道 ECMO 支持后存活率为 30%~35%。ECMO 的应用指征和治疗方法见新生儿呼吸衰竭体外膜氧合支持专家共识。

上述治疗在新生儿 EI 救治中的有效性资料尚不完善，临床医师应在使用前仔细评估治疗的风险与益处。

三、临床经验与注意事项

（一）诊断方面

一般医院感染监测只做细菌培养，易延缓对肠道病毒感染的诊断，必须引起高度重视；肠道感染多数暴发在夏秋季；先是孕妇在分娩前有不明原因发热或胃肠道症状、血白细胞计数升高，通过垂直传播方式感染新生儿，一般在生后 5 天内发病；迅速在住院新生儿中暴发流行，临床表现酷似新生儿败血症，易并发脑膜脑炎、心肌炎、肝炎、全身炎症反应综合征和多脏器功能衰竭，病死率高，但血或脑脊液培养阴性，C 反应蛋白正常或略升高；排除细菌或真菌感染后，尽可能留取粪便、咽拭子、脑脊液、血液或组织细胞等标本，送细胞培养和血清学等检查。对新生儿有不明原因发热、肝功能损伤、凝血障碍、脑脊液细胞数增高等，应积极寻找病毒病原，更重要的是当多个患者出现相似临床表现时要排除肠道病毒所致的院感暴发，此时除做好常规手卫生工作外，隔离患者，避免院感发生十分重要。

（二）治疗方面

新生儿肠道病毒感染尚无特异性的药物治疗，主要以支持疗法为主。常以静脉应用丙球蛋白，该治疗对缓解病情、改善肝功能等有一定的辅助疗效。国外已报道使用抗病毒药 Pleconaril 治疗该病，显示能缩短病毒血症；对于急重症患儿伴有肝、肾衰竭者，国内有采用 CRRT 及其他生命支持技术。

（三）医患沟通

肠道病毒感染是临床上常见的新生儿疾病，具有传染性，诱发原因为致病微生物，多发生于夏秋季节，以柯萨奇病毒感染的发病率最高；新生儿肠道病毒感染临床表现多样，轻者无典型症状，故可能失去最佳治疗时机，随着病情进展，逐渐发生为新生儿败血症、脑膜炎、心肌炎等严重疾病，最终导致多器官功能衰竭，甚至死亡；防止新生儿肠道病毒感染的重点在于预防，严格执行消毒隔离制度,做好手卫生,加强早期发现、早期治疗;有效切断传播途径,增强免疫力,保护易感人群。

（四）病历记录

1. 病历记录的重点是围产期母亲感染相关病史、出生史、临床表现及辅助检查结果的记录与分析。

2. 及时填写医患沟通记录和各种特殊用药、特殊治疗的知情同意书,认真记录患儿病情变化与治疗过程,危重患儿及时完成危重病例讨论等记录。

（陈晓）

参考文献

1. 邵肖梅,叶鸿瑁,丘小汕.实用新生儿学.5版.北京:人民卫生出版社,2019.
2. 王天有,申昆玲,沈颖.诸福棠实用儿科学.9版.北京:人民卫生出版社,2022.
3. Tricia LG. Neonatology. 7th ed. America: McGraw-Hill Medical Publishing, 2013.
4. 邓继岿,张锐沐.儿童流感流行病学及防治策略.中国实用儿科杂志,2018,33（06）:409-413.
5. 中华人民共和国国家卫生健康委员会,国家中医药管理局.流行性感冒诊疗方案（2020年版）.中华临床感染病杂志,2020,13（06）:401-405,411.
6. 中华预防医学会.预防接种知情告知专家共识（上）.中华流行病学杂志,2021,42（02）:181-210.
7. Liang Y. Pathogenicity and virulence of influenza. Virulence, 2023, 14（1）: 2223057.
8. 吴承刚.风疹与先天性风疹综合征的免疫预防.华南预防医学,2011,37（05）:77-79.
9. 高冬梅,李秀义,蔡瑜,等.风疹病毒先天性感染与新生儿临床表现及T淋巴细胞亚群变化的相关性.中华实验和临床感染病杂志（电子版）,2013,7（06）:838-842.
10. 崔长弘,董燕.先天性风疹综合征的流行病学研究进展.疾病监测,2012,11:918-922.
11. Su Q, Ma C, Wen N, et al. Epidemiological profile and progress toward rubella elimination in China. 10 years after nationwide introduction of rubella vaccine. Vaccine, 2018, 36（16）: 2079-2085.
12. 康乐,王艺,王新华.新生儿手足口病发生现状及影响因素研究.实用预防医学,2019,26（05）:605-607.
13. 中华人民共和国国家卫生健康委员会.手足口病诊疗指南（2018年版）.中华临床感染病杂志,2018,11（3）:161-166.
14. 康乐,王艺,王新华.新生儿手足口病发生现状及影响因素研究.实用预防医学,2019,26（5）:605-607.
15. Fang Y, Lian C, Huang D, et al. Analysis of Clinical Related Factors of Neonatal Hand-Foot-Mouth Disease Complicated With Encephalitis. Front Neurol, 2020, 11: 543013.
16. 中华人民共和国卫生部.肠道病毒（EV71）感染诊疗指南（2008年版）.中国危重病急救医学,2008,20（05）.
17. 于哲群,杜琨.新生儿肠道病毒感染诊疗现状.中国妇幼健康研究,2020,31（12）:1735-1738.
18. Harik N, Debiasi RL. Neonatal nonpolio enterovirus and pare chovirus infections. Semin Perinatol, 2018, 42（3）: 191-197.
19. Wu T, Fan XP, Wang WY, et al. Enterovirus infections are associated with white matter damage in neonates. J Paediatr Child Health, 2014, 50（10）: 817-822.
20. Balasubramanian H, Wagh D, Rao S, et al. Developmental outcomes in cerebrospinal fluid proven enteroviral meningitis in neonates>32 weeks of gestation. J Paediatr Child Health, 2016, 52（3）: 327-332.

第九节　先天性人类免疫缺陷病毒感染

获得性免疫缺陷综合征（acquired immunodeficiency syndrome, AIDS）,简称为艾滋病,其病原体为人类免疫缺陷病毒（human immunodeficiency virus, HIV）,亦称艾滋病病毒。该病的传染源为HIV携带者和AIDS患者。HIV主要存在于传染源的血液、精液、阴道分泌物、胸腹水、脑脊液、羊水和乳汁等体液中。新生儿HIV感染传播途径主要是经母婴传播（包括宫内感染、分娩时和哺乳传播）。

一、诊断步骤

（一）病史采集

需重点询问新生儿的母亲是否存在HIV感染的高危因素:是HIV/AIDS患者的配偶和性伴,与HIV/AIDS患者共用注射器的静脉药物依赖者,以及有HIV/AIDS病史,进行HIV相关检测确诊HIV感染者,职业暴露史。了解是否有吸烟、饮酒、药物滥用等不良生活习惯,以及孕期药物使用情况。

（二）临床表现与体格检查

根据感染后的临床表现,HIV感染的全过程可分三期,即急性期、无症状期和艾滋病期。

1. 急性期　通常发生在感染HIV后的6个

月内。临床表现以发热最为常见,可伴有咽痛、盗汗、恶心、呕吐、腹泻、皮疹、关节疼痛、淋巴结肿大及神经系统症状。大多数患者临床症状轻微,持续 1~3 周后自行缓解。分患者可有轻度白细胞和血小板计数减少或肝脏生化指标异常。

2. 无症状期   可从急性期进入此期,或无明显的急性期症状而直接进入此期。持续时间一般为 4~8 年。其时间长短与感染病毒的数量和型别、感染途径、机体免疫状况的个体差异、营养条件及生活习惯等因素有关。

3. 艾滋病期   为感染 HIV 后的终末阶段。此期主要临床表现为 HIV 相关症状、体征及各种机会性感染和肿瘤。

（三）辅助检查

1. 实验室检查   主要包括 HIV 抗体检测、HIV 核酸定性和定量检测、CD4$^+$T 淋巴细胞计数、HIV 耐药检测等。HIV-1/2 抗体检测是 HIV 感染诊断的金标准,HIV 核酸检测（定性和定量）也用于 HIV 感染诊断。HIV 核酸定量和 CD4$^+$T 淋巴细胞计数是判断疾病进展、临床用药、疗效和预后的两项重要指标。

2. 胸部 X 线检查   大多数患儿胸部影像学检查可见异常,最常见的表现为肺炎,如慢性间质性肺炎、卡氏肺囊虫肺等。

（四）诊断要点

诊断原则:HIV/AIDS 的诊断需结合流行病学史（包括母亲不安全性生活史、静脉注射毒品史、输入未经抗 HIV 抗体检测的血液或血液制品、HIV 抗体阳性孕妇所生子女或职业暴露史等）、临床表现和实验室检查等进行综合分析,慎重做出诊断。HIV 抗体和病原学检测是确诊 HIV 感染的依据;流行病学史是诊断急性期和婴幼儿 HIV 感染的重要参考;CD4$^+$T 淋巴细胞检测和临床表现是 HIV 感染分期诊断的主要依据;AIDS 的指征性疾病是 AIDS 诊断的重要依据。

1. HIV 感染早期和中期（Ⅰ期和Ⅱ期）的诊断标准   15 岁以下儿童 HIV 感染者Ⅰ期和Ⅱ期的诊断需根据 CD4$^+$T 淋巴细胞计数和相关临床表现。

2. 艾滋病期（Ⅲ期）的诊断标准   15 岁以下儿童符合下列 1 项者即可诊断为艾滋病期:HIV 感染和 CD4$^+$T 淋巴细胞百分比 <25%（<12 月龄）,或 <20%（12~36 月龄）,或 <15%（37~60 月龄）,或 CD4$^+$T 淋巴细胞计数 <200 个 /μl（5~14 岁）;HIV 感染和伴有至少 1 种儿童 AIDS 指征性疾病。

（五）鉴别诊断

需与皮质激素应用等继发免疫缺陷疾病,特发性 CD4$^+$T 淋巴细胞减少症,自身免疫性疾病如结缔组织病、血液病等,以及中枢神经系统疾病,细菌或病毒感染等鉴别,通过 HIV 特异性检测可予鉴别。

二、预防

控制母婴传播是预防新生儿艾滋病的有效方法。符合以下条件之一的孕产妇所生儿童为艾滋病高暴露风险儿童:

1. 感染孕产妇孕晚期 HIV 病毒载量 >50 拷贝 /ml。

2. 感染孕产妇无孕晚期 HIV 病毒载量检测结果,孕期抗病毒治疗不足 12 周。

3. 孕产妇临产时或分娩后 HIV 初筛试验阳性。

其他为普通暴露风险儿童。

三、治疗方案

治疗目标:最大限度地抑制病毒复制,使病毒载量降低至检测下限并减少病毒变异;重建免疫功能;降低异常的免疫激活;减少病毒传播、预防母婴传播;降低 HIV 感染的发病率和病死率,减少非艾滋病相关疾病的发病率和病死率,使患者获得正常的预期寿命,提高生活质量。

儿童一旦确诊 HIV 感染,无论 CD4$^+$T 淋巴细胞计数水平高低,均建议立即开始抗逆转录病毒治疗（antiretroviral therapy, ART）。如某种原因不能启动 ART,则需密切观察患者的病毒学、免疫学和临床状况,建议每 3~4 个月监测 1 次。

四、临床经验与注意事项

（一）诊断方面

HIV 阳性孕妇分娩新生儿,在出生后 48 小时内、6 周及 3 月龄进行 HIV 核酸检测以早期诊断。HIV 抗体检测在出生后 12 个月和 18 个月进行。核酸检测阴性而 18 个月时抗体阳性的 HIV 暴露儿童需在出生后 24 个月再进行 1 次 HIV 抗体检测。为监测服用预防感染药物的安全性,出生后需进行血常规及肝功能检查作为基线评估的依据,之后监测的时间间隔取决于基线时肝功能和血常规的数值、孕龄、新生儿的临床状况、AZT 或 NVP 的剂量,以及其他药物的使用情况。

（二）治疗方面

病毒载量是衡量 ART 效果的首要检测指标,治疗 6 个月后,每年或怀疑治疗失败时检测;CD4$^+$T 淋巴细胞可作为监测 ART 效果的另一项有益的指标,每 3~6 个月检测 1 次,但其本身不能确定治疗成功或失败;临床监测是儿童监测的必要部分,每次随访均应进行身高、体重、生长发育标志及依从性监测。

（三）医患沟通

母乳喂养具有传播 HIV 的风险,感染 HIV 的母亲应尽可能避免母乳喂养,同时医护做好人文关怀及家庭养育建议,尤其是病毒载量仍可以检测到的母亲,不推荐母乳喂养。如果坚持母乳喂养,则整个哺乳期应继续 ART,方案与怀孕期间的 ART 方案一致,且在新生儿 6 月龄之后立即停止母乳喂养。另外需密切随访,HIV 感染产妇所生婴儿应在推荐时间内完成 HIV 核酸检测,以便早期诊断治疗。应详细告知新生儿家属用药期间定期随访,评估药物疗效及副作用,提高治疗的依从性。

（四）病历记录

1. 病历记录的重点是描述母亲艾滋病确诊日期、确诊机构,具体治疗方案情况（服药情况）,孕前最近（最好有分娩前 1 个月内）病毒载量检测和 CD4$^+$T 淋巴细胞计数情况。受孕后治疗方案具体情况及有无药物副反应等。孕期（孕周）病毒载量检测和 CD4$^+$T 淋巴细胞计数监测情况。母亲性伴 / 配偶感染或检测情况。新生儿评估暴露风险等级及理由。

2. 及时填写医患沟通记录和抗艾滋病毒药物应用、特殊治疗的知情同意书,不能遗漏患儿监护人签名。

3. 认真记录患儿病情变化与治疗过程,实时书写和分析各种辅助检查结果、药物治疗效果并监测药物不良反应。

4. 及时完成危重病例讨论、疑难病例讨论和危重症抢救等记录。

5. 指导家长熟悉艾滋病传播途径,做好防护措施,出院后按期随访监测。

（祝华平）

第十节　先天性梅毒

梅毒（syphilis）是由梅毒螺旋体（treponema pallidum, TP）引起的一种性传播疾病,可通过孕妇胎盘进入胎儿血液循环引起流产、死胎或新生儿全身性感染,即先天性梅毒（congenital syphilis）,又称胎传梅毒,最常发生在妊娠 16 周后。母亲所染梅毒的情况和在妊娠期相关治疗情况均是造成胎儿感染的因素。尤其是怀孕的母亲早期感染梅毒,如果未经及时治疗,其胎儿可受累程度几乎为 100%,其中将近一半的胎儿的最终结果为流产、死胎、死产,而存活者在新生儿期、婴儿期或儿童期仍然会发病,严重影响着胎儿的生命健康以及儿童的成长发育。

一、诊断步骤

（一）病史采集

应重点询问母亲及性伴 / 配偶梅毒感染病史,有无吸烟、饮酒、药物滥用等不良生活习惯,既往分娩的胎儿健康状况,了解母亲针对梅毒的检测和治疗,孕期监测及用药情况,新生儿出生史、早期有无梅毒相关的症状等。

（二）临床表现与体格检查

1. 胎死宫内型　潜伏期梅毒孕妇宫内感染致流产、死胎,胎儿呈浸润状态,全身各脏器有大量 TP,罕见。

2. 早期先天性梅毒　2 岁以内发病,大部分患儿出生时无症状,常在第 2~3 周后出现症状,可有肝脾肿大、皮疹、黄疸、贫血等表现,死亡率高。

（1）一般表现:多为早产儿、低出生体重儿或小于胎龄儿,营养障碍、消瘦,皮肤黏膜松弛,貌似老人,可有发热、贫血、体重不增、烦躁、易激惹。

（2）皮肤黏膜损害:占 30%~60%。皮疹为散发或多发性,呈多种形状如圆形、卵圆形或彩虹状,紫红或铜红色浸润性斑块,外周有丘疹,带有鳞屑。多见于口周、臀部、手掌、足跖,重者全身分布。掌跖部损害多表现为大疱或大片脱屑。口周病损呈放射状裂纹。

（3）鼻损害:常见梅毒性鼻炎,表现为鼻塞、张口呼吸,可有脓血样分泌物,鼻前庭皮肤湿疹样溃疡,如侵及鼻软骨及鼻骨,致日后鼻根下陷成马鞍鼻,侵犯喉部发生喉炎。

（4）骨损害:受累者占 20%~95%,X 线检查发现异常的更多。主要为长骨多发性、对称性损害,表现为骨、软骨炎、骨膜炎,肢体剧烈疼痛可导致假性瘫痪。

(5)肝脾大及全身淋巴结肿大:肝大可伴黄疸、肝功能损害。滑车上淋巴结肿大具有诊断价值。

(6)中枢神经系统梅毒:症状在新生儿期少见,多出现在生后3个月以后。可表现有低热、前囟突起、颈强直、惊厥、昏迷、角弓反张、脑积水等。脑脊液淋巴细胞增加,蛋白增高,糖正常。

(7)其他:约1/6患儿有全身水肿,其原因主要由于低蛋白血症、先天性肾病或梅毒性肾炎。少见的还有脉络膜视网膜炎、指甲炎、青光眼等。

3. 晚期先天性梅毒 2岁后发病,此型最多见。主要表现为畸形或慢性损伤如发生结节性梅毒疹和梅毒瘤,楔状齿,马鞍鼻,骨膜增厚胫骨呈马刀状,膝关节肿痛、积液。单侧或双侧间质性角膜炎、视乳头萎缩、神经性耳聋,以及慢性脑膜炎所致的智力低下、惊厥、瘫痪等。先天性梅毒最典型的特征是脏器损害,排在前三位的是皮肤、血液系统和肝脏。

4. 隐性先天性梅毒 指临床无症状和体征,仅血清学反应呈阳性者(需排除假阳性)。

(三)辅助检查

1. 实验室检查

(1)梅毒螺旋体检查:取胎盘、脐带或皮肤黏膜病损的渗出物或刮取物涂片,在暗视野显微镜下查找螺旋体。

(2)脐血IgM检查:梅毒婴儿较其他宫内感染IgM水平升高,但无特异性。

(3)血清学试验

1)非特异性非螺旋体抗体(NTA)试验:快速血浆反应素环状卡片试验(RPR)、性病研究实验室试验(VDRL),敏感度高,特异性低,易出现假阳性,一般作为筛查、定量试验、观察疗效、复发及再感染的指标。

2)特异性抗螺旋体抗体(STA)试验:用梅毒密螺旋体或其成分作抗原的试验方法,包括梅毒密螺旋体间接血凝试验(TPHA)、螺旋体荧光抗体吸收试验(FTA-ABS)、梅毒螺旋体制动试验(TPI)等,灵敏度低,特异度高,用于确诊。

(4)脑脊液检查:梅毒婴儿腰穿应作为常规。若脑脊液检查有淋巴细胞增加,蛋白质升高,VDRL阳性,无论有无症状都可诊断神经梅毒。

2. 影像学检查

(1)长骨X线:可见骨膜下层加厚,骨影局部稀疏,骨干骺端浓厚的致密带。

(2)胸片:可见肺部炎性浸润。

(四)诊断要点

先天性梅毒的诊断缺乏金标准,目前国内外多参考2006年美国疾病控制中心(Centers for Disease Control and Prevention,CDC)公布的梅毒治疗方案中的诊断标准:①母亲为梅毒患者;②有先天性梅毒的临床症状和体征;③从病变部位、胎盘或脐带找到TP或体液抗TP-IgM抗体阳性;④婴儿RPR滴度较母血增高至少4倍。

(五)鉴别诊断

梅毒感染后皮损广泛存在于躯干四肢,甚至头面部,临床医生应注意与多形红斑、药疹、病毒疹、湿疹等鉴别。应与先天性弓形虫、巨细胞病毒、风疹病毒、疱疹病毒等感染相鉴别。通过梅毒的实验室检测不难鉴别。

二、预防

先天性梅毒防治的突出问题是未能及时发现孕妇患有梅毒,以至孕期未作正规系统治疗。因此,加强宣教,开展孕期梅毒检测,早期诊断,正规治疗,是降低先天性梅毒的发病率和病死率的有效途径。

三、治疗方案

(一)治疗原则

根据生后检查结果不同,分三种情况处理。

1. 患儿RPR阳性,同时RPR滴度≥母亲滴度的4倍+TPPA阳性→诊断先天梅毒。RPR滴度<母亲4倍,母亲未规范治疗→儿童梅毒规范治疗+随访。

2. RPR滴度<母亲4倍,母亲已接收规范治疗→儿童梅毒预防性治疗+随访。

3. 患儿RPR阴性,母亲未规范治疗→儿童梅毒预防性治疗+随访,母亲已接收规范治疗→随访。

(二)抗感染治疗

青霉素是治疗本病的首选药物,敏感,一般无耐药性,且能通过胎盘到达胎儿体内。

1. 母亲治疗 母亲在妊娠期间患有梅毒且接受足量青霉素治疗,其婴儿患梅毒的危险甚小。如果母亲治疗不当或情况不明,或妊娠晚期最后

4周才开始治疗或使用的药物不是青霉素（如红霉素），则其所生的婴儿应该进行治疗。在妊娠期间接受梅毒治疗的孕妇，孕期每月需进行 NTA 定量试验。合理的治疗能使梅毒抗原滴度进行性下降。

2. VDRL 阳性的婴儿　如果不能及时随访，即使婴儿体内可能有母体经胎盘转运的 IgG，也应该治疗。

3. 确定性治疗　水剂青霉素 G 10 万 ~15 万 U/（kg·d），前 7 天按 10 万 U/（kg·d），分 2 次肌内注射或静滴，之后按 15 万 U/（kg·d），分 3 次，疗程共 10~14 天；或普鲁卡因青霉素 G 5 万 U/（kg·d），每天 1 次肌内注射，疗程 10 天；或苄星青霉素 G 5 万 U/（kg·d），单次肌内注射。脑脊液正常者，主要选用苄星青霉素 G 或普鲁卡因青霉素 G，脑脊液异常者选用青霉素 G 5 万 U/（kg·d），肌内注射或静脉注射，疗程 10~15 天。药物治疗要系统进行，治疗期间中断 1 天以上整个疗程需重新开始。

（三）隔离措施

已经确诊的先天性梅毒患儿应严格隔离，避免感染其他疾病或其他人被感染。

（四）随访

疗程完后需在 2、4、6、9、12 个月时追踪观察血清学试验，如治疗较晚者应追踪更久，直至 VDRL 滴度持续下降最终阴性。神经梅毒 6 个月后复查脑脊液。治疗 6 个月内血清滴度未出现 4 倍下降，应视为治疗失败或再感染，需重复治疗，剂量加倍。

四、临床经验与注意事项

（一）诊断方面

对不明原因的高危儿应仔细询问病史，如发现皮疹、鼻眼脓性分泌物等临床表现，应及时检测性传播性疾病，以便及早诊断，正规治疗，是降低先天性梅毒的发病率和病死率的有效途径。

（二）治疗方面

确诊先天性梅毒者，治疗要系统规范，治疗期间若中断 1 天以上整个疗程需重新开始。

（三）医患沟通

先天性梅毒在宫内或生后早期充分治疗者，预后良好；治疗过晚，母亲病情严重者可死亡。规范早期足量治疗，疗程结束后规范随访，否则治疗失败或再感染，需要重复治疗。同时要注意保护患者隐私，尊重父母一方或双方的诉求。医护人员要做好个人防护。

（四）病历记录

1. 病历记录中重点详细描述母亲病史及性伴 / 配偶梅毒感染或检测情况。如母亲既往感染要描述 × 年 × 月 × 日在 ×× 医院诊断梅毒或隐性梅毒治愈情况。如为现症感染要描述 × 年 × 月 × 日（孕 × 周）在 ×× 医院梅毒检测结果示：梅毒确诊结果、TRUST/RPR 滴度，诊断梅毒或隐性梅毒，分别于 × 月 × 日，× 月 × 日，× 月 × 日肌内注射苄星青霉素 240 万 U（分两侧臀部）行规范抗梅毒治疗一个疗程，治疗完成后每月定期复查 RPR 滴度（记录复查滴度的变化情况），描述是否进行第二个疗程治疗。

2. 诊疗计划中要描述医护人员自我防护，医疗废物的处理（如：医务人员做好个人防护，按照感染性医疗废物要求处理病人所产生的医疗废物）。上级医生查房要根据母孕期治疗情况和分娩前梅毒抗体检测和滴度等情况确定具体干预治疗方案。及时填写医患沟通记录和各种特殊用药、特殊治疗的知情同意书，不能遗漏患儿监护人签名。

3. 认真记录患儿病情变化与治疗过程，辅助检查应包含梅毒确诊结果、TRUST/RPR 滴度、肝肾功能等。实时书写和分析应用各种辅助检查、用药及治疗的结果，以及疗效观察记录。

（祝华平）

第十一节　新生儿先天性结核病

新生儿先天性结核病（congenital tuberculosis，CTB）常由妊娠母亲将结核分枝杆菌（mycobacterium tuberculosis，MTB）从胎盘经脐静脉传播给胎儿，或者胎儿在子宫内或分娩期间吸入或吞入被 MTB 污染的羊水而感染，其发病率目前尚无确切报道，CTB 临床表现不典型，常于新生儿晚期发病，进展迅速，易误诊，病死率高达 40%~100%。

一、诊断步骤

（一）病史采集

对不明原因发热、结核病病史、从结核病高发地移民、实施辅助生殖技术及 HIV 感染等孕产妇所分娩的新生儿，曾与先天性结核病患儿在同一病房内的存在暴露风险病史的新生儿或试管婴儿等详细询问病史。

（二）临床表现与体格检查

新生儿先天性结核最常见的临床表现为呼吸窘迫、发热、肝脾大和咳嗽。新生儿先天性结核常于新生儿晚期发病，出生 2~3 周最多见，也有出生超过 2 个月才被报道的病例。该病的临床表现可分为以下几类：

1. 非特异性症状 发热、苍白、淋巴结大、黄疸和肝脾大。

2. 呼吸系统 呼吸窘迫、呼吸急促、呼吸暂停、发绀、咳嗽和肺部啰音。

3. 神经系统 嗜睡、激惹、抽搐和脑膜炎相关表现。

4. 胃肠道 喂养困难、生长迟缓、腹胀和呕吐。

5. 其他 皮疹、耳流脓、乳突炎、面瘫和骨骼畸形。

6. 罕见表现 噬血细胞综合征。

（三）辅助检查

1. 实验室检查 新生儿先天性结核的确诊有赖于病原学检测，包括抽胃液检测抗酸杆菌、所有体液（痰液、支气管肺泡灌洗液、脑脊液和血液等）的结核分枝杆菌培养、淋巴结或肝脏活检、胎盘组织学和培养、结核菌素皮肤试验（tuberculin skin testing，TST）、结核感染 T 细胞斑点试验（T-SPOT）和聚合酶链反应（polymerase chain reaction，PCR）等。其中，多次抽胃液检测抗酸杆菌是最常用的方法，阳性率达 80%，临床可作为首选。而 TST 在先天性结核病例中的阳性（皮损 >10mm）率不足 15%。此外，T-SPOT 作为一种新的检测方法，基于 γ- 干扰素释放试验（interferon-gamma release assay，IGRA），诊断新生儿先天性结核的阳性率接近 100%，目前国内已开展但尚未普；PCR 诊断先天性结核的灵敏度为 60%，特异度为 97%，但国内尚未开展。对于诊断困难的病例，肝脏活检亦可行，因为其诊断灵敏度高达 100%。

2. 胸部 X 线检查 大多数患儿胸部影像学检查可见异常，最常见的表现为肺炎（76%）、多发肺结节（43%）和粟粒影（38%），还有空洞形成、胸腔积液等。先天性肺结核 X 线表现复杂多样，在无确切结核病史的情况下，易与其他病原体所致的肺部感染，如真菌、金黄色葡萄球菌感染相混淆，以下表现具有一定特征性意义：两肺弥漫粟粒

性病变；因病灶不能局限，可见边缘模糊的细颗粒状或点片状病灶，有融合趋势；两肺广泛分布的斑片 - 结节病变。

（四）诊断要点

新生儿先天性结核的诊断主要依靠母亲结核病史和患儿痰液或胃液查找到抗酸杆菌。从胃液或痰液中找到结核杆菌是最为简便快捷又可靠的诊断方法。因新生儿细菌载量低，可影响结果的阳性率。目前多采用 Cantwell 等提出的诊断标准：婴儿必须有结核病变，并符合下列条件之一：①出生 1 周内的病变；②肝脏原发性复合体或干酪样肝内肉芽肿；③母亲患生殖器结核或胎盘结核；④全面调查密切接触者，排除出生后感染的可能性。其中，肝内肉芽肿是先天性结核的重要特征，可用于排除出生后感染的新生儿结核。

（五）鉴别诊断

先天性结核病影像呈浸润表现的，应与细菌性肺炎、肺真菌病、病毒性肺炎等感染性肺疾病相鉴别。细菌性肺炎常有受凉史，多伴血白细胞升高，抗感染治疗病灶吸收较快；肺真菌病常有长期应用抗生素、免疫抑制剂或患有免疫疾病史，痰真菌培养阳性，血 G 试验或 GM 试验阳性，抗炎、抗结核治疗无效，抗真菌治疗有效；结核性胸膜炎与各种漏出性胸腔积液、乳糜胸和肺炎旁胸腔积液相鉴别。血行播散性肺结核与肺含铁血黄素沉着症和弥漫性肺间质病相鉴别。

二、预防

推荐对有不明原因发热、结核病病史、从结核病高发地移民、实施辅助生殖技术及 HIV 感染等高危孕妇，均应进行活动性结核病的评估，从而促进新生儿先天性结核的早诊断和早治疗。

目前多将先天性结核患儿的传染期定义为从出生到出生后 21 天，认为此期内与该患儿在同一病房内的婴儿均存在暴露风险，可预防性使用异烟肼（10mg/kg），并补充维生素 B_6 以预防周围神经病变。对在传染期密切接触患儿的医护人员，可进行结核分枝杆菌感染相关检测，感染者予早期治疗。

三、治疗方案

（一）治疗原则

早期、联合、适量、规则、合理，尽早静脉使用

抗结核药。

（二）初始治疗

国内推荐使用异烟肼＋利福平,各 10~20mg/（kg·d）,前者疗程 1 年以上,后者疗程 9 个月至 1 年,需注意药物性肝损害。此外,由于利福平干扰维生素 K 的代谢,治疗时需警惕颅内出血。重症患儿可加用乙胺丁醇 15~25mg/（kg·d）一次顿服,或吡嗪酰胺 20~30mg/（kg·d）一次顿服。

（三）重症病例治疗

国外重症患儿推荐四联方案,即异烟肼、利福平、乙胺丁醇和阿米卡星,疗程 2 个月,随后服用异烟肼和利福平 6~12 个月;或采用与粟粒性结核治疗相似的方案,即异烟肼、利福平、吡嗪酰胺、链霉素和阿米卡星治疗 9~12 个月。

（四）结核性脑膜炎治疗

推荐异烟肼＋利福平,均 20mg/（kg·d）,且应加链霉素 20mg/（kg·d）,但需注意耳毒性,应在用药前后监测听力。对于重症结核性脑膜炎或治疗效果欠佳的患儿,可使用利奈唑胺 10~15mg/（kg·d）,最大剂量不超过 600mg/d,同时应定期评估周围神经和视神经病变。建议使用皮质类固醇治疗结核性脑膜炎,以降低死亡率和神经系统后遗症,推荐在抗结核药使用后 48 小时加用泼尼松 1mg/（kg·d）。

（五）耐药病例治疗

感染多重耐药结核菌株（multidrug-resistant TB strains, MDR-TB）和广泛耐药结核菌株（extremely drug-resistant TB strains, XDR-TB）者,治疗失败和死亡率较高。世界卫生组织建议参考儿童抗结核治疗方案,根据药物敏感性试验选择二线抗结核药物,初始治疗应包含至少 4 种有效药物,总疗程 18~20 个月,包括强化期 6 个月,巩固期 12~14 个月;且应在培养结果转阴后持续治疗 15~17 个月。

四、临床经验与注意事项

（一）诊断方面

母亲孕期结核病史是诊断先天性结核的重要依据,但产前 60%~70% 的结核病母亲无症状,产前诊断率低,导致该病易误诊。由于新生儿免疫系统发育不成熟,TST 阳性率低于 15%,不宜作为早期筛查指标。先天性结核病需与卡介苗病相鉴别,全身播散性卡介苗病患儿多有原发性免疫缺陷病,可表现为反复严重感染、合并肿瘤性疾病、全身淋巴组织发育不良及胸腺小等,实验室检查可显示外周血 T、B 淋巴细胞数量显著下降,血清免疫球蛋白水平低或缺如。重症先天性结核的患儿可能并发肺动脉高压,继发性胸腺萎缩等,易误诊为先天性心脏病、免疫缺陷,需注意鉴别诊断。若患儿出现不明原因发热等感染症状,但抗生素治疗无效,或使用激素后病情加重,特别是 X 线片出现弥漫性改变等情况,应考虑此病。

（二）治疗方面

在治疗过程中需根据患儿体质量变化及时调整药物剂量,至少每月评估 1 次。同时加强支持治疗、营养治疗,做好消毒隔离,警惕其他病原体的感染。此外,由于抗结核药物疗程长且有毒性作用,患儿可能出现恶心、呕吐、喂养不耐受、腹胀、肝功能异常、肾功能异常、听力损害、神经病变、血小板减少等不良反应,治疗中需监测药物浓度或脏器功能,包括检测肝肾功能、血常规、听力等,适时调整方案。对于不良反应轻、可耐受的患儿,应对症处理并继续抗结核治疗;如不良反应严重或者不能耐受,应及时停药。药物不良反应大多能在对症处理或停药后好转,临床医师应注意健康宣教,提高家属的治疗信心和依从性,坚持遵医嘱用药是治疗成败的关键。

（三）医患沟通

先天性结核病误诊率、病死率高,需要对可疑患儿的母亲进行全面评估。及时诊断和有效的抗结核治疗对于改善预后至关重要。未经治疗的患儿死亡率高达 100%,经抗结核治疗后,病死率降至 20%~50%。部分患儿并发结核性脑膜炎和中耳炎,可能遗留癫痫和耳聋等后遗症。需实施单间隔离,如有可能送传染病院治疗。

（四）病历记录

1. 病历记录的重点是围产期产前检查及母亲结核病史和环境结核暴露史、出生史、临床表现及辅助检查结果的记录与分析。

2. 及时填写医患沟通记录和各种特殊用药、特殊治疗的知情同意书,告知药物副作用及可能疗效,可能会出现的不良结局,甚至死亡。不能遗漏患儿监护人签名。

3. 认真记录患儿病情变化与抗结核药物治疗过程,实时书写和分析应用各种辅助检查、用药及治疗的结果,以及疗效观察记录。

（祝华平）

参 考 文 献

1. 孙丽君,王爱玲,张福杰,等. HIV 阳性孕产妇全程管理专家共识. 中国艾滋病性病, 2020, 26 (3): 335-336.
2. 代丽丽,陈仁芳,陈耀凯,等. 快速启动艾滋病抗病毒治疗专家共识. 中国艾滋病性病, 2023, 29 (7): 737-744.
3. 中华医学会感染病学分会艾滋病丙型肝炎学组,中国疾病预防控制中心. 中国艾滋病诊疗指南 (2021 年版). 中华传染病杂志, 2021, 39 (12): 715-735.
4. 欧春怡,苗岩,祖虹,等. 新生儿先天性梅毒的实验室诊断与临床应用. 中华儿科杂志, 2011, 49 (11): 69-871.
5. Workowski KA, Bolan GA. Centers for Disease Control and Prevention. Sexually transmitted diseases treatment guidelines, 2015. MMWR Recomm Rep, 2015, 64 (RR-03): 1-137.
6. 夏世文,彭斯聪. 新生儿先天性结核的诊断与治疗. 中华实用儿科临床杂志, 2020, 35 (23): 1766-1769.
7. 赵倩倩,华子瑜,徐珍娥. 先天性肺结核的临床与实验室特点. 中国保健营养, 2016, (23): 31-31.
8. 徐晔,甘兰丰,余世才,等. 先天性肺结核: 胸片在诊断中的价值. 小儿放射学, 2001, 20 (3): 228-230.
9. 李军,彭小明,庄严,等. 先天性结核一例报道暨文献复习. 中国新生儿科杂志, 2014, 4: 12-13.
10. Burkett EA, Bradshaw WT. Neonatal tuberculosis. Advan Neonat Care, 2011, 11: 376-381.
11. Loto OM, Awowole I. Tuberculosis in pregnancy: a review. J Pregnancy, 2012, 2012: 379271.

第十二节 新生儿 GBS 感染

B 族溶血性链球菌 (group B streptococcus, GBS) 是定植于妇女胃肠道及泌尿生殖道的兼性厌氧革兰阳性球菌,又称无乳链球菌,属于常见机会致病菌,是引起新生儿败血症、脑膜炎、肺炎的主要致病菌之一。新生儿 GBS 感染可分为早发型 (生后 7 天内发生,以败血症和肺炎为主要表现) 及晚发型 (生后 7~28 天发生,以败血症和脑膜炎为主要表现)。

一、诊断步骤

(一) 病史采集

新生儿 GBS 感染主要途径为母婴垂直传播,是由细菌在新生儿胎膜早破后上行途径感染,或在娩出过程中经过 GBS 污染的产道直接感染所致。重点询问有无 GBS 感染的高危因素,包括母亲因素:孕妇年龄小、胎膜早破时间长、绒毛膜羊膜炎、孕期尿路感染、产前发热、胎心监护异常、接受产科操作次数较多、器械助产、产前 GBS 筛查结果异常、既往分娩的新生儿曾有 GBS 感染等;新生儿因素包括:早产、低出生体重、先天性畸形及低 Apgar 评分等。

(二) 临床表现与体格检查

新生儿感染 GBS 时无特异性表现,根据 GBS 发病时间分为早发型或晚发型。

1. 早发型 生后 7 天内发生,且以 24 小时内感染多见,发病急,病情重,主要表现为肺炎、败血症、脑膜炎。早发型 GBS 感染所致的败血症早期缺乏特异性表现,严重时可发生感染性休克,可有发热或体温过低、精神反应差、拒奶、呼吸道症状 (呼吸困难、呻吟、发绀)、循环系统症状 (低血压、肤色发花、肢端发凉) 等症状。早发型 GBS 感染有 10% 可发生肺炎,易出现胸腔积液,可伴有新生儿持续性肺动脉高压,胸片可见弥漫性肺泡病变,难与新生儿肺透明膜病或暂时性呼吸增快相鉴别。此外,约 7% 可发生脑膜炎,但常不表现出中枢神经系统感染的临床征象。

2. 晚发型 生后 7~28 天发生,多见于足月儿,病情轻、病死率低,多无产科并发症,与母婴垂直传播或生后水平传播均有关。与早发型相比,新生儿晚发型 GBS 感染几乎不出现严重的休克,但易并发脑膜炎,可能引起严重的神经系统后遗症,如硬膜下积脓、脑积水、癫痫等,需早期识别。

(三) 辅助检查

1. 实验室检查 血培养是诊断 GBS 感染的金标准,但阳性率很低,建议在抗生素使用前留取血标本,联合脑脊液培养可提高阳性率。此外,临床败血症诊断指标 (血常规白细胞计数、血小板计数、CRP、PCT、血涂片杆分比)、鼻咽拭子 GBS 特异性 PCR 等,也有助于早期诊断。确诊 GBS 感染的患儿需尽快完善脑脊液检查以明确是否合并脑膜炎。

2. 胸部 X 线检查 新生儿 GBS 感染性肺炎可表现为弥漫性肺泡病变,难与新生儿肺透明膜病或暂时性呼吸加快相鉴别。

3. 超声心动图检查 GBS 肺炎可伴有新生儿持续性肺高压,出现严重感染性休克时可能合并心功能不全甚至心力衰竭,如临床出现病情加重且治疗效果欠佳,合并难以纠正的低氧血症、低灌注、低血压等情况需评估心功能,或出现发绀需排除是否合并先天性心脏病时,需及时完善。

4. 神经系统检查 对怀疑发生 GBS 脑膜炎的患儿，需尽快完善神经影像学检查评估脑损伤情况，协助判断预后。颅脑超声作为筛查手段，颅脑磁共振为大脑检查的金标准。此外，对有抽搐、惊厥等神经系统表现的患儿，还需完善动态视频脑电图检查，有助于指导抗惊厥治疗，以及评估远期发生癫痫的风险。

（四）诊断要点

1. 询问有无 GBS 感染的高危因素。

2. 根据发病时间确定分型，评估有无败血症、肺炎、脑膜炎等的临床征象。

3. 血培养联合脑脊液培养可提高诊断阳性率，临床败血症诊断指标、鼻咽拭子 GBS 特异性 PCR 有助于早期诊断。确诊 GBS 感染的患儿需尽快完善脑脊液检查以明确是否合并脑膜炎。

4. GBS 感染性肺炎的患儿胸片可表现为弥漫性肺泡病变，但缺乏特异性；合并循环紊乱的患儿需完善超声心动图检查，合并脑膜炎需完善神经影像学检查，有抽搐、惊厥表现的患儿需完善视频脑电图检查。

二、预防

（一）筛查指征

所有孕 35~37 周的孕妇均应进行阴道/直肠拭子检测 GBS。GBS 筛查有效期为 5 周，若 GBS 阴性者超过 5 周未分娩，建议重复筛查。

（二）产前预防性使用抗生素指征

具备以下条件之一需要针对 GBS 预防性使用抗生素：

（1）此次妊娠 GBS 筛查阳性；

（2）此次妊娠患 GBS 菌尿（中段尿液培养显示 GBS 阳性）；

（3）既往有分娩 GBS 感染的新生儿。

对于 GBS 筛查条件不足的机构，或 GBS 筛查结果未回等情况，推荐基于危险因素（产时发热≥38℃、早产不可避免、未足月胎膜早破、胎膜早破≥18 小时）进行预防性治疗。

对于有上述指征的孕妇，在进入产程或胎膜早破后尽早静脉使用抗生素。未破膜且未进入产程的剖宫产，新生儿早发型 GBS 感染的发生率极低，不需要针对 GBS 预防性使用抗生素。

（三）预防性使用抗生素方法

产时静脉应用抗生素优于产前静脉应用，且产前口服抗生素不足以减少 GBS 菌落计数。药物选择如下：

1. 首选静脉输注青霉素 G，负荷剂量为 500 万 U，之后 250 万~300 万 U，4 小时一次直至分娩；氨苄西林可作为备选，负荷量 2g，之后 1g，4 小时一次，直至分娩。

2. 对青霉素过敏但无头孢过敏及血管源性水肿病史的孕妇，可选用头孢唑林，负荷量 2g，之后 1g，8 小时一次，直至分娩。

3. 严重青霉素过敏史孕妇，应在 GBS 药敏指导下选用克林霉素，剂量为 0.9g，8 小时一次，直至分娩；若克林霉素耐药或药敏试验结果未回，则使用万古霉素，剂量为 20mg/kg，8 小时一次，单剂最大剂量为 2g，单次输液时间应 >1 小时，若单次用药剂量 >1g，输液速度应为 1g/h，肾功能不全者应酌情调整剂量。

三、治疗方案

1. 考虑新生儿 GBS 感染可选用青霉素或氨苄西林，合并脑膜炎者可联合三代头孢，药敏试验提示青霉素或头孢耐药时，可使用万古霉素。

2. 针对单纯 GBS 菌血症或肺炎，静脉抗生素疗程需要至少 10 天，脑膜炎患儿需要 14 天。

3. 复杂 GBS 脑膜炎（并发惊厥、脑室膜炎、脑内脓肿等）需要至少 21 天的抗生素治疗。

4. GBS 化脓性关节炎或骨髓炎抗生素疗程为 21~28 天。

四、临床经验与注意事项

（一）诊断方面

针对母亲阴道/直肠拭子 GBS 阳性者，伴有胎膜早破和羊膜炎、产褥热及早产时，需警惕所分娩患儿的 GBS 感染可能。如新生儿出现体温调节紊乱、精神改变、呕吐、呼吸困难、循环欠佳等异常表现时，需及时完善血培养，同时血涂片、CRP、PCT 指标可协助诊断。

（二）治疗方面

1. 所有孕 35~37 周的孕妇均应进行阴道/直肠拭子检测 GBS，产前对 GBS 阳性孕妇预防性使用抗菌药物，胎儿娩出 4 小时前预防性使用抗生素。

2. 重视早期抗感染治疗，针对存在感染风险同时伴有早期异常临床表现的患儿，需及时给予抗生素治疗，同时严密关注各系统病情变化，必要时及时给予呼吸支持、减轻胃肠道负担、改善循环等治疗。如患儿病情进一步加重,需及时升级抗生素,严密关注循环情况,避免出现严重感染性休克及器官功能障碍。

（三）医患沟通

1. GBS 感染是新生儿期临床常见的危重症感染之一,早期可无临床表现,病情进展快,容易合并肺炎、败血症、脑膜炎甚至感染性休克可能。

2. 明确感染患儿抗感染治疗疗程长,需及时完善脑脊液生化及培养检查,如合并脑膜炎则有出现硬膜下积脓、积水及癫痫等可能。

3. 早期积极治疗干预,一般预后良好,但重症感染患儿治疗难度大,死亡率高。

（朱艳萍）

第十三节　新生儿破伤风

新生儿破伤风（neonatal tetanus）系由破伤风杆菌由脐部侵入引起的一种急性严重感染性疾病,主要通过产生破伤风毒素致病,常在生后 7 天左右发病;临床上以全身骨骼肌强直性痉挛、牙关紧闭为特征。破伤风杆菌为革兰染色阳性的专性厌氧菌,其繁殖体在外界环境中极易死亡,但芽孢的抵抗力极强,能耐煮沸 60 分钟、干热 150℃ 1 小时,需高温高压、含碘消毒剂或环氧乙烷才能杀灭。

一、诊断步骤

（一）病史采集

本病可见于分娩时接生者手卫生不严格、接生时用未严格消毒的剪刀、线绳断脐结扎脐带的新生儿,在农村及山区等偏远地区在家中或送医途中分娩、由私人接生的新生儿是高危人群。此外,预防接种消毒不严及有脐部感染灶的患儿也可发生。

（二）临床表现与体格检查

潜伏期多为 4~8 天（2~14 天）,此期从出现症状到首次抽搐的时间越短,预后越差。患儿最初以哭吵不安起病,想进食,但口张不大,吸吮困难。随后牙关紧闭,眉举额皱,口角上牵,出现"苦笑"面容,双拳紧握,上肢过度屈曲,下肢伸直,呈角弓反张状。在此期间患儿处于清醒状态,轻微刺激（如声、光、轻触、饮水等）常诱发强直性痉挛阵阵发作,最终发展为自发抽搐。呼吸肌与喉肌痉挛会引起呼吸困难、面色青紫、窒息;咽肌痉挛使唾液充满口腔,口溢白沫,常因吞咽和吸气不协调造成吸入性肺炎,肺部可闻及大量湿啰音;膀胱及直肠括约肌痉挛可导致尿潴留和便秘,常并发败血症,可有发热。

（三）辅助检查

1. 血常规检查　中性粒细胞计数增高。

2. 细菌培养　脐部分泌物培养可分离出破伤风杆菌,但仅部分患儿阳性。

3. X 线胸片检查　检查可明确有无继发肺部感染。

（四）诊断要点

1. 有院外接生或断脐消毒不严病史、脐部感染病灶或病史。

2. 出生后 7 天左右（2~14 天）发病、出现典型临床表现（牙关紧闭、吞咽困难、刺激后肌肉强直性痉挛发作、"苦笑面容"、角弓反张等）即可明确诊断。

3. 早期无明显抽搐时,用压舌板检查患儿的咽部,若用力下压,压舌板则会被患儿咬紧,无法看到咽部,称为"压舌板试验"阳性,可确诊。

二、预防

1. 大力推广无菌接生法。如遇紧急情况可用 2% 碘酒涂擦剪刀,待干后断脐,结扎脐带的线绳也应用 2% 碘酒消毒。

2. 接生消毒不严者,争取在 24 小时内剪去残留脐带的远端再重新结扎,近端用 3% 过氧化氢或 1:4 000 高锰酸钾液清洗后涂以碘酒,同时肌内注射破伤风抗毒素 1 500~3 000U 或人体免疫球蛋白 75~250U。对断脐消毒不严者可重新处理,同时肌内注射破伤风抗毒素（TAT）3 000U,口服或静脉滴注甲硝唑。

三、治疗方案

治疗原则:控制痉挛、预防感染、保证营养。

（一）控制痉挛

是治疗本病成败的关键。

1. 地西泮　首选,每次可按 0.1~0.3mg/kg 缓慢（不少于 3 分钟）静脉注射,5 分钟内起效,半衰期 30 分钟。痉挛短暂停止后立即置胃管,改用口服制剂（半衰期 10 小时 ~3 天）由胃管注入,维持量每次 0.5~1mg/kg,4~6 小时一次;重症者可加大剂量,3 小时一次,好转后再逐渐延长间隔时间。

需注意有无呼吸抑制,必须具备呼吸机支持条件。

2. 苯巴比妥　是控制新生儿惊厥的首选药物,但用于新生儿破伤风解痉效果欠佳,负荷量 10~20mg/kg,维持量 5mg/(kg·d),需监测血浓度,避免蓄积中毒。

3. 咪达唑仑　以 0.05~0.1mg/(kg·h)的速度微泵注入,惊厥变为只有小抽动且次数不多时逐渐减量直至停药。

4. 水合氯醛　起效快,不易蓄积中毒,常用 10% 溶液每次 0.5ml/kg,临时灌肠或由胃管注入。

5. 硫喷妥钠　以上药物仍不能控制痉挛时可选,配制成 2.5% 溶液,剂量每次 10~20mg/kg,缓慢静脉注射。用药时勿搬动头部以免引起喉痉挛,一旦发生喉痉挛需立即静脉注射阿托品 0.1mg。

6. 泮库溴铵　为肌松药,在使用呼吸机的情况下可用,剂量 0.05~0.1mg/kg,2~3 小时一次。

（二）破伤风抗毒素

只能中和尚未与神经节苷脂结合的毒素,需尽早使用,用前需做皮肤过敏试验,必要时需行脱敏治疗;用人破伤风免疫球蛋白不必做过敏试验。

1. 马血清破伤风抗毒素（TAT）　1 万 ~2 万 IU 肌内注射,现精制的 TAT 可静脉注射。

2. 人破伤风免疫球蛋白（TIG）　肌内注射 500IU。

（三）抗菌药

1. 青霉素　剂量（10 万 ~20 万 U）/kg,每天 2 次,共用 10 天。

2. 甲硝唑　首剂量 15mg/kg,以后 7.5mg/kg,每 12 小时 1 次。

（四）护理

1. 脐部处理　用氧化消毒剂（3% 过氧化氢或 1:4 000 高锰酸钾溶液）清洗脐部,再涂以碘伏以消灭残余破伤风杆菌,同时脐部周围注射破伤风抗毒素予以免疫保护。接触脐部的敷料应焚烧,脐部有脓肿时需切开引流。

2. 护理要点　保持室内安静,禁止一切不必要的刺激,必需的操作如测体温、翻身等应尽量在镇静药发挥最大作用时集中进行。及时清除痰液,保持呼吸道通畅。病初应短暂禁食,从静脉供给营养及药物。有缺氧及青紫症状时给氧,必要时接呼吸机。有脑水肿时应用甘露醇等脱水剂。患儿的痉挛表现得以有效缓解后可进行鼻饲营养,置鼻胃管前给予镇静药,喂后取侧卧位防窒

息。采取隔离和消毒措施,防止交叉感染。

四、临床经验与注意事项

（一）诊断方面

有不洁脐带结扎或脐部感染病史,结合典型的临床表现“苦笑面容”“压舌板实验”阳性,排除其他病因导致惊厥表现,可明确诊断。

（二）治疗方面

1. 将患儿置于安静避光环境,尽量减少刺激,密切监护生命体征。

2. 及时有效控制惊厥,防止因抽搐引起窒息缺氧、吸入性肺炎等并发症。

3. 尽早注射 TAT、TIG 中和尚未与神经节苷脂结合的毒素,TAT 使用前需完善皮试。使用青霉素、甲硝唑杀灭破伤风杆菌。

4. 需要对致病源头（脐部）进行有效消毒及免疫保护。

5. 做好消毒隔离,避免交叉感染。

（三）医患沟通

1. 新生儿破伤风病死率高,经及时处理度过痉挛期者,可逐渐痊愈,一般需要 3 周左右。

2. 低出生体重、发病日龄 <6 天、发热、全身僵硬、苦笑面容是预后不良的危险因素。

3. 如若惊厥时出现较长时间的缺氧或神经系统受损严重,后期可能出现脑瘫、智力低下、行为障碍等后遗症,需行康复治疗。

（朱艳萍）

第十四节　新生儿骨髓炎

骨髓炎是由感染性微生物引起的骨和骨髓的炎症,新生儿常见于危重症如败血症患儿,临床表现常不典型,早期诊断困难。延误诊治可能导致后遗畸形发生率及病死率明显增加,早期诊断与及时的抗生素治疗有助于改善预后。

一、诊断步骤

（一）病史采集

早产、低出生体重、皮肤或脐部感染、泌尿道畸形、出生窒息、剖宫产、胎膜早破、院内感染及全身感染是新生儿急性骨髓炎的常见危险因素。此外,母亲患乳腺脓肿是新生儿上颌骨感染的危险因素,病史采集时应注意询问。医源性危险因素包括各种有创操作,例如动静脉置管、肠外营养、机械通气等。

（二）临床表现与体格检查

新生儿骨髓炎有两种起病过程，良性过程仅表现为局部红肿，可有激惹、拒奶等非特异性表现，缺乏明显感染证据；严重过程表现为败血症样，可有体温不稳定、喂养不耐受、活动减少，常有多部位骨受累。早期表现缺乏特异性，随疾病发展出现特异性表现，包括局部红肿或弥漫性肿胀、肢体活动受限（假瘫痪），被动活动时哭吵，长骨局部（干骺端）触痛或压痛，皮下脓肿，部分有发热。部分病例发病早期即有肢体的弥漫性肿胀，皮肤可不红。最常累及髋、膝和肩关节，同时可合并化脓性关节炎，也可累及上颌骨。

（三）辅助检查

1. 实验室检查　白细胞计数和分类异常或可正常，红细胞沉降率（ESR）开始正常或轻微升高，然后缓慢上升，3~5 天达高峰。降钙素原（PCT）可有升高。C- 反应蛋白（CRP）和 ESR 的升高可用于监测治疗反应和鉴别有无合并症。

2. 细菌培养　关节液、血液细菌培养及骨穿刺液或引流液培养对诊断尤其重要，但阳性率可能不高，特别是已应用抗生素时。最常见病原菌是金黄色葡萄球菌，约占 50% 以上，其次是 GBS；其他病原菌依次为大肠埃希菌、克雷伯杆菌、变形杆菌属、肠杆菌，少见为白色念珠菌，主要发生在极低出生体重儿。

3. 影像学检查　首选 X 线检查，最常见的改变为邻近软组织肿胀、骨膜反应、骨坏死溶解区域周围皮质增厚。早期可无明显异常，感染发生的数天内 X 线平片仅见软组织肿胀、肌肉间隙消失，皮下脂肪与肌肉间分界线（筋膜线）粗糙、模糊不清，注意与对侧比对。病程 5~7 天可有骨膜下增厚、溶骨改变、骨质疏松及骨小梁结构消失；病程 7~14 天可有新骨形成、关节水肿及破骨改变。CT、MRI、超声检查及骨闪烁扫描均是诊断骨髓炎的有效手段。其中，增强 MRI 是目前早期诊断骨髓炎、合并脓肿、骨外软组织相关感染的金标准。急性化脓性骨髓炎的 CT 特异性表现为干骺端溶骨性破坏与新生骨并存。

（四）诊断要点

1. 存在发生骨髓炎的危险因素。

2. 有典型临床表现如肢体关节疼痛伴有发热、ESR 加快、外周血常规感染指标升高、X 线检查患肢深部软组织肿胀及骨穿刺抽得脓液等，即可确诊。

3. 早期最具诊断意义的是患肢假性瘫痪和弥漫性肿胀。

4. 当存在迟发败血症或长期住院患儿发生败血症时，必须考虑骨髓炎可能，在诊断困难时可结合 B 超、骨扫描、MRI、CT 等检查。

（五）鉴别诊断

需与骨折、骨髓肿瘤、先天性梅毒、先天性骨发育不良等疾病相鉴别，确诊者还应排除有无深部组织脓肿和免疫缺陷疾病。

二、预防

新生儿骨髓炎以继发于败血症导致的血源性感染为主，常起病隐匿，少部分感染来源于骨骼邻近组织感染的直接扩散或局部骨骼创伤所致。因此针对存在感染问题的患儿，特别是存在有创操作的患儿，需要及时积极有效地进行抗感染治疗，对于重症感染的患儿，需全面评估，早期诊断。

三、治疗方案

（一）抗生素治疗

需早期、足量、足疗程。在使用抗生素之前应尽早完善病原菌的培养和药敏试验，同时根据经验选择覆盖 G⁺ 球菌（如金葡菌、GBS）和肠道 G⁻ 杆菌的广谱抗生素。推荐早期使用 β 内酰胺类抗生素（青霉素类和二、三代头孢菌素类），后期根据药敏试验或临床疗效调整。初始治疗方案可选择抗球菌药物 + 三代头孢菌素。如为院内感染（MRSA 或凝固酶阴性金黄色葡萄球菌），必须选用万古霉素或克林霉素。疗程 4~6 周。

（二）外科治疗

包括受累肢体制动、清创引流术及去除坏死组织或骨片。诊断性穿刺有脓液、B 超或 MRI 发现有骨膜下或骨髓内脓肿、X 线平片骨损害明显，必须行外科干预治疗。保守治疗或抗生素治疗效果不佳时，也需评估是否外科处理。X 线平片提示溶骨损害时，需考虑行骨活检，除送常规细菌培养外，同时需排除真菌、厌氧菌感染及肿瘤。

四、临床经验与注意事项

（一）诊断方面

1. 多好发于早产儿，常为新生儿败血症患儿的并发症。

2. 如临床感染加重，经积极治疗后感染控制欠佳，临床查体出现局部红肿或弥漫性肿胀、肢体活动受限,被动活动时哭吵等体征,需高度考虑新生儿骨髓炎可能。

3. 针对病变部位及时完善 X 线检查,必要时完善 CT、MRI、超声检查及骨闪烁扫描协助诊断。

4. 及时对关节液、血液、骨穿刺液或引流液进行细菌培养,X 线提示溶骨损害时需考虑进行骨活检。

（二）治疗方面

1. 早期经验性选择抗生素治疗,随后根据病原学结果及临床疗效调整,总疗程 4~6 周。

2. 诊断性穿刺有脓液、B 超或 MRI 发现有骨膜下或骨髓内脓肿、X 线平片骨损害明显,保守治疗或抗生素治疗效果不佳时,均需及时请外科会诊。

3. 病程中需严密关注患儿生命体征,评估是否存在其他系统感染问题,及时给予对症处理。

（三）医患沟通

1. 新生儿骨髓炎如得到早期及时治疗,一般预后良好。

2. 病情痊愈后需定期 X 线随访至少至 1 岁。

3. 严重的骨髓炎常可引起关节永久功能障碍、关节炎、骨生长紊乱、肢体长度差异、活动范围减少、跛行、关节挛缩畸形和病理性骨折等并发症。

（朱艳萍）

第十五节 新生儿真菌感染

新生儿可因早产、免疫功能发育不成熟、各种疾病引起继发性免疫功能低下等多种危险因素引起真菌感染,包括皮肤黏膜浅表部位感染及深部真菌感染。当存在全身感染表现,正常无菌体腔液（包括尿液、脑脊液、腹水）真菌培养阳性,则为侵袭性真菌感染（invasive fungal infection, IFI）或深部真菌感染。新生儿侵袭性真菌感染大多数由念珠菌感染所致,又称侵袭性念珠菌感染。

一、诊断步骤

（一）病史采集

本病多见于使用广谱抗生素或长时间使用抗生素、存在中心静脉导管,以及低出生体重、使用 H_2 受体拮抗剂、肠外营养、静脉脂肪乳剂、气管插管、呼吸道和胃肠道有念珠菌定植、细菌性血流感

染及胃肠道疾病（如先天畸形和坏死性小肠结肠炎）等高危因素的患儿中。

（二）临床表现与体格检查

新生儿真菌感染临床表现非特异性,如果存在真菌感染高危因素,出现感染临床表现,需要进一步检查明确诊断。念珠菌感染可侵犯全身组织器官,新生儿侵袭性念珠菌感染易累及中枢神经系统,常表现为脑膜脑炎;此外,也可累及其他重要器官如肾、肺、肝脾、骨关节、心脏、视网膜等。

（三）辅助检查

1. 真菌培养 念珠菌感染时,血液或其他无菌体腔液真菌培养阳性有诊断意义,真菌培养可进一步确定念珠菌感染种类并进行体外药敏试验。

2. G 试验和 GM 试验 G 试验检测的 1,3-β-D-葡聚糖为真菌细胞壁成分,可在侵袭性真菌感染患儿血清中存在,可用于深部真菌感染和真菌血症的诊断。GM 试验检测的半乳甘露聚糖为曲霉菌细胞壁成分,用于侵袭性曲霉菌感染的筛查。

3. 分子生物学检测 可检测标本中真菌 DNA 或 RNA,用于早期快速诊断,但目前尚未解决检测方法的标准化问题,需深入研究。

4. 影像学检查 如怀疑存在心脏、头颅、腹部脏器以及骨关节感染时,应反复进行上述各器官检查,包括腹部 B 超或 CT、头颅 CT 或 MRI 等,以除外真菌脓肿形成。

（四）诊断要点

1. 多见于长期使用抗生素,特别是使用广谱抗生素的早产儿。

2. 有气管插管、中心静脉导管等有创操作的患儿更易高发。

3. 临床出现感染相关的临床表现。

4. 无菌体液培养出真菌阳性可明确诊断、G 实验阳性可协助诊断。

（五）鉴别诊断

需与支原体、衣原体、病毒和结核杆菌等特殊病原体感染相鉴别。此外,反复真菌感染者还需排除原发性免疫缺陷病。

二、预防

（一）针对危险因素预防

由于新生儿真菌感染存在多种危险因素,首先应针对危险因素采取预防措施,包括:①减少使

用广谱抗生素；②避免不必要的长时间使用抗生素；③尽量减少使用血管（中心静脉及动脉）置管；④严格执行手卫生制度。

（二）药物预防

在采用上述预防措施后，侵袭性念珠菌感染仍然较高时考虑使用抗真菌药物预防：

1. 氟康唑　预防性使用氟康唑可降低早产儿侵袭性念珠菌感染发生率。推荐对侵袭性真菌感染发生率 >10% 的中心，在出生体重 <1 000g 患儿中，口服或静脉应用氟康唑预防念珠菌感染，每次 3~6mg/kg，1 周 2 次，持续应用 6 周。

2. 制霉菌素　是最早用于预防研究的药物之一，局限性为仅能在开始肠道喂养时使用，其主要用于预防胃肠道内真菌定植和播散。

三、治疗方案

（一）抗真菌治疗

目前用于治疗念珠菌病的抗真菌药物有 4 类：多烯类（两性霉素 B 及其含脂复方制剂）、三唑类、棘白菌素类和氟胞嘧啶。由于新生儿念珠菌病可累及多个重要器官系统，在选择抗真菌药物时首先需要明确是否存在中枢神经系统和泌尿系统感染。

1. 两性霉素 B　包括两性霉素 B 去氧胆酸盐（AmB-D）及 3 种含脂复合制剂（LFAmB），即两性霉素 B 脂质体（L-AmB）、两性霉素 B 脂质复合体（ABLC）和两性霉素 B 胶质分散体（ABCD）。AmB-D 是广谱的抗真菌药物，对念珠菌具有高度快速杀菌作用，目前仍是侵袭性念珠菌病等真菌感染的主要选用药物，可用于新生儿侵袭性念珠菌病治疗，剂量每日 1mg/kg，在新生儿其肾毒性和输注相关不良反应较少。

2. 三唑类（azoles）　包括氟康唑（fluconazole）、伊曲康唑（itraconazole）、伏立康唑（voriconazole）等。三唑类抗真菌药对念珠菌具有高度的抗菌活性，但对光滑念珠菌抗菌活性较低，克柔念珠菌对氟康唑多耐药，对伏立康唑多敏感。由于氟康唑在肾毒性等安全性方面的优势，目前在新生儿应用较多，其在新生儿真菌感染防治中的研究报道也最多。氟康唑在脑脊液中浓度高，可用于治疗中枢神经系统感染，该药主要经肾排泄，尿液浓度高，可用于念珠菌尿路感染。其在新生儿体内分布容积较大，且体内清除较缓慢，出生时半衰期为 88.6 小时，2 周后为 55 小时，因此，新生儿用于治疗的剂量较高，使用频率较少，出生后两周内使用的间隔时间为 72 小时，两周后为 48 小时，以后为 24 小时。推荐在未使用氟康唑预防的患儿可使用氟康唑治疗，剂量每日 12mg/kg。其他三唑类药物在新生儿的研究很少。

3. 棘白菌素类（echinocandins）　包括卡泊芬净、米卡芬净等。可有效治疗侵袭性念珠菌病，本类药物在脑脊液和泌尿系统浓度低，不能进入玻璃体，但可进入脑组织。选用时需要进行眼底检查排除眼部感染。新生儿感染时，棘白菌素类药物应在出现对上述药物耐药或上述药物治疗出现不良反应而无法使用 AmB-D 或氟康唑时考虑使用。棘白菌素类在新生儿的理想剂量仍然需要进一步研究。

新生儿念珠菌病抗真菌治疗疗程：在血流感染未累及各器官系统时，抗真菌疗程为间隔 24 小时 2 次血培养阴性且临床表现消失后持续治疗 2 周。累及器官系统时需达治愈标准，治愈标准包括：无临床及实验室感染表现，心脏和腹部超声、眼底、头颅影像等检查显示病灶消失。

（二）置管的处理

血流感染时需要拔出中心静脉或深静脉置管，诊断明确后即刻拔出导管可降低病死率、缩短感染时间和减少器官受累。真菌很快能在导管形成菌膜，使抗真菌药不能发挥作用。因此推荐拔出导管直到血流中真菌被清除。

（三）辅助治疗

中性粒细胞功能与杀灭真菌和清除真菌有关。在感染活动期，应纠正中性粒细胞减少，可应用集落刺激因子进行辅助治疗。

四、临床经验与注意事项

（一）诊断方面

针对长期使用抗生素甚至广谱抗生素的患儿，临床如出现呼吸困难加重、喂养不耐受、黄疸反复等感染加重相关表现，需警惕真菌感染可能，及时完善 G 试验及无菌体液培养协助明确诊断。如临床高度怀疑真菌感染，但无菌体液培养未找到致病菌，可完善分子生物学检测标本中真菌 DNA 或 RNA 的监测协助指导治疗。

（二）治疗方面

1. 如怀疑存在真菌感染可立即给予抗真菌治疗，可选用氟康唑首剂 12~25mg/（kg·d），维持量 6~12mg/（kg·d），GA≤29 周，生后 2 周内，48 小时一次,出生 2 周后,每天一次。GA≥30 周,生后 1 周内,48 小时一次,1 周后,每天一次。两性霉素 B 剂量 1~1.5mg/（kg·d）,每天一次,或 1.5mg/（kg·d）口服。

2. 明确真菌感染后,针对药敏实验调整抗生素,同时需持续使用至 2 次血培养阴性且临床表现消失后持续治疗 2 周。如累及器官系统时,需观察患儿无临床及实验室感染表现,心脏和腹部超声、眼底、头颅影像等检查显示病灶消失后方可停药。需及时完善脑脊液生化及培养检查,评估是否存在中枢神经系统侵及问题。

3. 重视基础治疗,针对各系统异常表现,需及时调整治疗方案,保持呼吸道通畅,维持氧分压及经皮氧饱和度在允许范围内,必要时及时给予呼吸支持或提高呼吸机参数。如有胃肠道异常表现,需及时给予减奶,甚至禁食处理,给予静脉营养支持。严密关注患儿皮肤颜色、皮温、毛细血管再充盈时间、血压等循环情况,警惕感染性休克发生。

（三）医患沟通

1. 早产儿、免疫缺陷、机械通气、广谱抗生素应用、静脉置管等均是新生儿真菌感染的高危因素,在病程进展中均有可能出现真菌感染问题。

2. 高危新生儿,尤其是早产儿真菌感染病死率较高,且神经系统后遗症发生率较高,出生胎龄及出生体重越小,病死率越高。

3. 真菌感染可入侵中枢神经系统,常表现为脑膜脑炎;同时也有累及其他重要器官如肾、肺、肝脾、骨关节、心脏、视网膜等可能,需全面完善相关检查评估。

4. 一般经积极治疗后预后较好,个别严重感染患儿可能出现死亡等不良预后。

（朱艳萍）

参考文献

1. Ali MM, Asrat D. Variation of invasive neonatal GBS disease across the regions. Lancet Glob Health, 2022, 10（6）: 776-777.

2. Kolkman DGE, Rijnders MEB, Wouters MGAJ, et al. Adherence to three different strategies to prevent early onset GBS infection in newborns. Women Birth, 2020, 33（6）: 527-534.

3. Rottenstreich M, Rotem R, Bergman M, et al. Assessment of maternal GBS colonization and early-onset neonatal disease rate for term deliveries: a decade perspective. J Perinat Med, 2019, 47（5）: 528-533.

4. Khalil MR, Thorsen PB, Møller JK, et al. Polymerase chain reaction for Group B Streptococci（GBS）at labor highly correlates with vaginal GBS load. J Matern Fetal Neonatal Med, 2022, 35（25）: 6782-6786.

5. Khalil MR, Uldbjerg N, Thorsen PB, et al. Improvement of selection of pregnant women for intrapartum polymerase chain reaction screening for vaginal Group B Streptococci（GBS）colonization by adding GBS urine screening at 35-37 weeks of pregnancy. Int J Gynaecol Obstet, 2020, 151（1）: 124-127.

6. 潘彩琴,张雪梅,符婷,等.炎症因子水平对新生儿 B 族链球菌败血症的诊断价值.中华医院感染学杂志, 2021, 31（4）: 590-593.

7. 冯莹,许成芳,饶燕珍等.妊娠晚期孕妇 B 族链球菌感染筛查与妊娠结局的临床研究.中华医院感染学杂志, 2019, 29（03）: 440-442+447.

8. Njuguna HN, Yusuf N, Raza AA, et al. Progress Toward Maternal and Neonatal Tetanus Elimination - Worldwide, 2000-2018. MMWR Morb Mortal Wkly Rep, 2020, 69（17）: 515-520.

9. Kanu FA, Yusuf N, Kassogue M, et al. Progress Toward Achieving and Sustaining Maternal and Neonatal Tetanus Elimination-Worldwide, 2000-2020. MMWR Morb Mortal Wkly Rep, 2022, 71（11）: 406-411.

10. Thwaites CL, Beeching NJ, Newton CR. Maternal and neonatal tetanus. Lancet, 2015, 385（9965）: 362-370.

11. 柴锋,张荣珍.新中国新生儿破伤风防治研究的主要进展.中华流行病学杂志, 2000, 21（1）: 58-60.

12. Foong B, Wong KPL, Jeyanthi CJ, et al. Osteomyelitis in Immunocompromised children and neonates, a case series. BMC Pediatr, 2021, 21（1）: 568.

13. Roversi M, Chiappini E, Toniolo RM, et al. Neonatal osteomyelitis: an Italian multicentre report of 22 cases and comparison with the inherent literature. J Perinatol, 2021, 41（6）: 1293-1303.

14. Zhan C, Du J, Chen L. Salmonella osteomyelitis in a previously healthy neonate: a case report and review of the literature. Ital J Pediatr, 2018, 44（1）: 28.

15. 赵聪聪,孙慧清.新生儿骨髓炎 56 例临床分析.中华新生儿科杂志, 2022, 37（5）: 405-408.

16. 李敏,王亚亭,金丹群,等.金黄色葡萄球菌感染致新生儿急性骨髓炎的临床分析.中华医院感染学杂志, 2016, 26（19）: 4526-4528.

17. 徐宏文,黎艺强,周庆和,等.新生儿化脓性关节炎治疗方式的选择.中华小儿外科杂志, 2016, 37（8）: 582-588.

18. 陈超.新生儿真菌感染的诊治.中国实用儿科杂志, 2011, 26（01）: 3-6.

19. He B, Yang Q. Updates in Laboratory Identification of Invasive Fungal Infection in Neonates. Microorganisms, 2023, 11（4）: 1001.

20. 苏畅,范小萍,夏建萍,等.真菌感染性败血症新生儿凝血纤溶系统变化及对预后的影响观察.中华医院感染学杂志,2019,29（7）: 1095-1098.

21. 费正华,潘海鹏,罗志琴,等.新生儿侵袭性真菌感染的临床特点与核磁共振影像学研究.中华医院感染学杂志,2019,29（19）: 3031-3035.

22. 邓庆先,林梅芳.口服氟康唑预防极低出生体质量早产儿真菌感染的临床意义.中国妇幼保健,2020,35（23）: 4519-4522.

23. 潘冰婷,瞿跃,朱敏丽,等.新生儿侵袭性真菌感染90例的临床分析.中华传染病杂志,2020,38（11）: 735-739.

24. 赵顺英,陆权.提升对儿童侵袭性肺部真菌感染的认识与实践.中华儿科杂志,2022,60（4）: 271-273.

25. 黄方俊,熊涛.早产儿侵袭性真菌感染药物预防策略的研究进展.中国当代儿科杂志,2022,24（10）: 1171-1177.

第十八章

内分泌疾病及遗传代谢性疾病

第一节 新生儿低血糖症与
高血糖症

【新生儿低血糖症】

新生儿低血糖症（hypoglycemia of newborn）是指血糖水平（blood glucose level, BGL）低于 2.6mmol/L，该值是临床研究认为需临床处理的阈值。新生儿低血糖是新生儿发病和死亡的一个重要原因，低血糖可导致不可逆的神经系统损伤。国内新生儿低血糖的发生率为 13%~14%。早期规范的预防及临床管理可有效降低新生儿低血糖及低血糖所致脑损伤的发生率。

一、诊断步骤

（一）病史采集

本病常有引起低血糖的高危因素，包括母体因素和新生儿因素。

1. 母体因素

（1）妊娠糖尿病（GDM）。

（2）产前 24 小时内，尤其是产时使用以下药物：β 受体拮抗剂、地塞米松、磺脲类降糖药、抗抑郁药，静脉大量输注葡萄糖。

（3）母亲有代谢性疾病或内分泌疾病家族史。

2. 新生儿因素 小于胎龄儿（SGA）、大于胎龄儿（LGA）、宫内生长迟缓（IUGR）、胎龄 <37 周、出生体重 >4 000g 或 <2 500g、低体温、喂养不足、产时缺氧、红细胞增多症、溶血性贫血等。其中最常见且最主要的 4 种新生儿低血糖高危因素为 GDM、早产儿、SGA、LGA。对低血糖高危儿出生后需监测血糖。

（二）临床表现和体格检查

新生儿低血糖常无症状，临床表现缺乏特异性，多出现在生后数小时至 1 周内，主要表现为激惹，肢体抖动（震颤），哭声异常，反射亢进，反应低下，面色苍白，阵发性发绀，喂养困难，嗜睡，肌张力低下，呼吸急促，呼吸暂停，甚至惊厥、昏迷。严重或持续性低血糖可引起脑损伤，称为低血糖性脑损伤。

（三）辅助检查

1. 血糖检测和监测 常规对低血糖高危儿使用床旁血糖仪进行末梢血糖监测。血糖首次监测应在第 1 次有效喂养后 30 分钟，且不晚于生后 2 小时，随后常规的血糖监测应在喂奶前进行。当出现疑似低血糖症状或体征时需立即进行血糖监测。在进行新生儿低血糖症诊断时，采用己糖激酶法行血浆葡萄糖检测作为检测 BGL 的金标准方法。

2. 病因检查 反复或持续低血糖症对静脉葡萄糖浓度高度依赖，或需要葡萄糖输注速度（glucose infusion rate, GIR）>8mg/（kg·min）才能维持正常 BGL 者，需高度警惕内分泌或代谢系统疾病。如怀疑高胰岛素血症者，需进行胰岛素检测、胰腺 PET 检查。疑诊遗传代谢性疾病者进行串联质谱、血尿有机酸和氨基酸检查及基因检测等。疑诊垂体内分泌疾病者，及时进行相关激素检测。

3. 神经系统检查 严重、反复、持续性或症状性低血糖新生儿为低血糖性脑损伤高危儿，建议出院前通过振幅整合脑电图和头颅 MRI 评估低血糖性脑损伤情况。

（四）诊断要点

主要根据高危病史、临床表现和 BGL 监测结果确定诊断。不论胎龄和日龄，监测 BGL<2.6mmol/L 即可诊断。若出现低血糖相关临床表现，同时监测 BGL<2.6mmol/L 为症状性低血糖；如连续≥3 次监测 BGL<2.6mmol/L（包括常规监测及经临床干预后 30 分钟复测 BGL）为反复低血糖；低血糖持续时间超过 48 小时为持续低血糖。存在以下情况之一称为严重低血糖：①血糖水平 <1.7mmol/L；

②GIR≥8mg/（kg·min）仍存在反复或持续性低血糖；③需要药物治疗的新生儿低血糖。

5~8mg/（kg·min）。常规监测血糖，及时发现血糖异常并迅速治疗，防止发生低血糖性脑病。

二、预防

1. 预防与低血糖有关的胎儿及新生儿问题，如 FGR、出生窒息、低体温或感染等。

2. 对低血糖高危新生儿生后尽早且不小于 1 小时母婴皮肤接触、早吸吮、早开奶（出生 2 小时内）；鼓励母乳喂养，母乳不足时可补充配方奶，不推荐糖水喂养；生后第 1 天喂养间隔时间≤3 小时；无条件喂养或非营养性喂养时静脉维持 GIR

三、治疗方案

（一）血糖监测与葡萄糖输注

根据有无临床表现和血糖监测结果，采取不同的处理流程（图 18-1）。

1. 当 BGL<2.6mmol/L，若同时存在低血糖症状，或首次 BGL<2.0mmol/L 者，静脉推注 10% 葡萄糖 2ml/kg（1ml/min）后维持葡萄糖液或肠外营养液输注，GIR 5~8mg/（kg·min）。

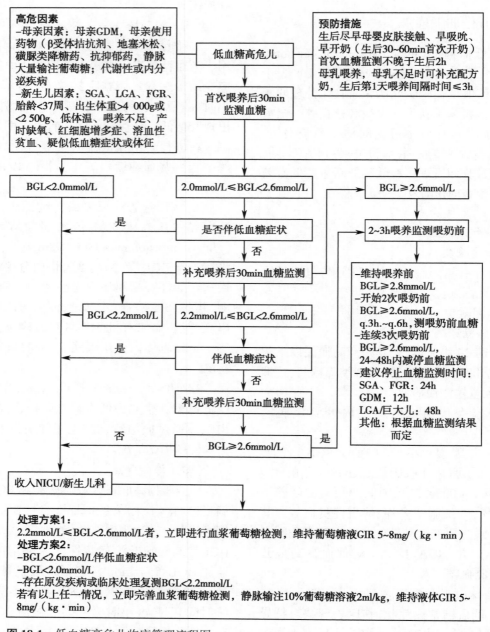

图 18-1　低血糖高危儿临床管理流程图

2. 若首次 2.0mmol/L≤BGL<2.6mmol/L 者，行补充喂养，30 分钟后复测血糖，如复测 BGL<2.2mmol/L，静脉推注 10% 葡萄糖 2ml/kg（1ml/min）后维持葡萄糖液或肠外营养液输注，GIR 5~8mg/（kg·min）；如复测血糖 2.6mmol/L≤BGL<2.8mmol/L，喂养频次为 2~3 小时一次。当 GIR>8~10mg/（kg·min）仍不能维持正常 BGL 时，需考虑中心静脉置管，给予更高的 GIR。推荐目标 BGL：出生 48 小时内 2.8mmol/L，出生 48 小时后 3.3mmol/L。

（二）升血糖药物

当 GIR>10~12mg/（kg·min）时，可以用氢化可的松 5~10mg/（kg·d）静脉滴注，至症状消失、血糖恢复后 24~48 小时停用，激素疗程可持续数日至 1 周。持续性低血糖者可用胰高血糖素 0.1~0.3mg/kg 肌内注射，必要时 6 小时重复应用。

（三）原发病的治疗

对反复或持续低血糖者，积极寻找原发病，针对原发病进行治疗。高胰岛素血症者给予二氮嗪 5~15mg/（kg·d），分 3 次口服；或给予奥曲肽 5~20μg/（kg·d），皮下注射。

【新生儿高血糖症】

新生儿高血糖症（hyperglycemia）是指全血葡萄糖水平 >7.0mmol/L 或血浆葡萄糖 >8mmol/L。新生儿高血糖发生率高，需及时防治。

一、诊断步骤
（一）病史采集

本病常有引起高血糖的高危因素，高危因素包括出生时窒息、感染或低体温，出生后或入院前有输注葡萄糖溶液的病史，或使用糖皮质激素、咖啡因、茶碱等药物。对于持续性高血糖，需要排除新生儿糖尿病，注意询问家族史。

（二）临床表现和体格检查

高血糖不严重者可无临床表现。高血糖使血浆渗透压增加，当 >300mOms/L 可发生高渗透利尿，出现脱水、多尿、烦渴和体重下降等表现。新生儿因颅内血管壁发育差，出现高血糖时，因高渗使颅内血管扩张，可导致颅内出血。

（三）辅助检查

对病理状态的新生儿均需做血糖监测，还需要做尿糖、酮体，血气分析和电解质测定。新生儿高血糖常不伴有酮体和代谢性酸中毒。

（四）诊断要点

由于新生儿高血糖常无特异性临床表现，故诊断主要依据血糖和尿糖检测。及时查明引起血糖增高的原因。

二、预防

新生儿高血糖症常为自限性，但血糖严重增高者会影响神经系统发育，且其升高程度与危重患儿死亡率密切相关。主要预防措施是查找引起高血糖的病因，控制葡萄糖的输注速度，根据胎龄，给予不同的葡萄糖浓度和输注速率，如超早产儿初始葡萄糖浓度 5%，GIR 4~6mg/（kg.min）。

三、治疗方案

当出现高血糖时，降低 GIR，定期监测血糖和尿糖；积极寻找引起高血糖的病因，纠正缺氧，控制感染，恢复正常体温。当 GIR 降至 4mg/（kg·min）时，血糖仍然 >14mmol/L，尿糖阳性或由于限制葡萄糖摄入导致能量不足，可试用胰岛素：①间歇胰岛素输注：0.05~0.1U/kg，皮下注射，4~6 小时一次，必要时可输液泵输注（>15 分钟）。②持续胰岛素输注：滴注速度一般为 0.01~0.2U/（kg·h），可从 0.05U/（kg·h）开始，新生儿对胰岛素的滴注速度极为敏感，应每 30 分钟监测一次血糖，以调节胰岛素的输注速度直至稳定。

四、临床经验与注意事项
（一）诊断方面

由于大多数新生儿低血糖和高血糖无临床表现，故诊断主要是对其高危儿血糖的监测，才能及时识别有效处理异常的血糖，避免低血糖性脑损伤的发生和高血糖对中枢神经系统的影响；持续低血糖或高血糖需排除内分泌或代谢系统疾病。

（二）治疗方面

需根据 BGL 和有无症状，采取不同的处理流程，使血糖尽快达到目标 BGL。

（三）医患沟通

低血糖是新生儿常见的一种急症，如诊断处理不及时，会导致神经系统损害，造成不同程度后遗症。严重、持续性或症状性低血糖新生儿为低血糖性脑损伤高危儿，出院前进行低血糖性脑损伤情况及其严重程度的评估；出院后门诊随访，定期评估生长发育,以便及早发现神经行为发育异常,及时给予干预和康复治疗。

（四）病历记录

重点是低血糖、高血糖的高危因素、出生后或入院前血糖监测结果和处理情况,详细记录新生儿神经系统检查情况,包括意识、肌张力和原始反射等。认真记录患儿病情变化与治疗过程,实时记录 GIR 和血糖监测结果,以及疗效观察记录。

（梁琨）

第二节　先天性高胰岛素血症

先天性高胰岛素血症（congenital hyperinsulinemia,CHI）是由于胰腺 β 细胞功能失调、胰岛素持续释放导致血胰岛素水平不适当增高而致持续性低血糖的内分泌疾病,是新生儿和婴儿期持续性低血糖的主要原因。国外报道发病率为 1/50 000~1/30 000 活产婴儿,在近亲结婚率高的人群中发病率高达 1/2 500,国内发病情况不详。CHI 按病程分为暂时型和持续型;按组织学分型为弥漫型、局灶型及非典型型。CHI 导致的高胰岛素血症性低血糖（hyperinsulinemic hypoglycemia,HH）可导致不可逆的严重脑损伤,后遗症发生率高达 25%~50%,救治不及时甚至会导致死亡,因此,早期诊断和治疗至关重要。

一、诊断步骤

（一）病史采集

本病临床特点为低血糖。暂时性 HH,常见于 SGA、IUGR、围生期窒息和糖尿病母亲新生儿,通常在 3~4 个月龄缓解;持续型 CHI 常由遗传因素引起,表现为持续低血糖,需给予高的 GIR 才能维持正常血糖值,可在婴儿期、儿童期,甚至成年期仍存在。

（二）临床表现与体检检查

大多数患儿（60%~70%）会在出生第一周内出现低血糖症状,表现为喂养困难、面色苍白、哭闹、嗜睡、体温不升及呼吸暂停,甚至昏迷或惊厥发作。大约一半的患儿会因癫痫发作而被发现。反复或持续的低血糖症可能导致严重的神经系统后遗症,例如癫痫或精神运动发育迟缓。CHI 通常无特殊诱因,但蛋白诱发性低血糖（GLUD1 基因变异）在进食富含蛋白质食物

后发生低血糖。体格检查包括面容、体貌特征、皮肤色素、面中线有无畸形（腭裂、先天性心脏病、脐疝、隐睾）、肝脾大小、营养状态等。综合征性 HH 除胰岛素高分泌外,还伴全身多器官发育异常。

（三）辅助检查

1. 实验室检查（表 18-1）

表 18-1　CHI 实验室检查

标本	检查项目
血液	血常规、CRP、血生化、电解质
	血糖
	胰岛素*、C-肽*
	血气分析
	游离脂肪酸*
	血氨
	酮体（β-羟基丁酸）*
	乳酸、丙酮酸
	ACTH、皮质醇
	游离甲状腺素、TSH
	生长激素、血清胰岛素样生长因子结合蛋白 1
	血清酰基肉碱、游离肉碱（串联质谱）
尿液	尿液分析
	尿有机酸（气相色谱）

*应在低血糖发作时检测或做禁食耐受试验,静脉血糖 <2.8mmol/L 时采集血液标本。

2. 基因检测　分子遗传学诊断可为 CHI 患儿在组织学分型、药物治疗效果、预后及相关家庭成员复发风险方面提供信息。最常见和最严重的类型是 ATP 敏感性钾通道型高胰岛素血症,约占 CHI 群体的 40%~50%,第二种类型中谷氨酸脱氢酶型高胰岛素血症约占 CHI 群体的 5%,其余类型一般不足 CHI 患者总数的 1%。CHI 分子遗传学检查多需行二代测序,已知 CHI 致病基因 ABCC8 和 KCNJ11 占 40%~45%,GLUD1、HNF4A、GCK、HADH 等为 5%~10%,45%~55% 未知。怀疑蛋白敏感性 CHI 可行 Sanger 测序,Beckwith-Wiedemann 综合征需甲基化特异性多重连接酶依赖性探针扩增法检测,特纳综合征需核型分析。CHI 主要遗传学分型和临床特征见表 18-2。

表 18-2　CHI 主要遗传学分型和临床特征

CHI 遗传学类型	典型临床表现
ATP 敏感性钾通道型（*ABCCB*，*KCNJ11*）	1. AR，对二氮嗪治疗无效的弥漫型：大于胎龄儿，需高速葡萄糖输注维持血糖水平 2. AR，对二氮嗪治疗无效的局灶型：近 50% 为大于胎龄儿，中度偏高的葡萄糖输注速度维持血糖水平 3. AD，对二氮嗪治疗无效的弥漫型：在临床上与 AR 患者无区别 4. AD，对二氮嗪治疗有效的弥漫型：低血糖严重程度较低，相对较低的葡萄糖输注速度维持血糖水平
谷氨酸脱氢酶型（*GLUD1*）	AD，蛋白质诱发性低血糖，高氨血症，癫痫，学习障碍
葡萄糖激酶型（*GCK*）	AD，发病年龄及低血糖临床表现范围广，差异性大
短链 3- 羟氨基 -CoA 脱氢酶型（*HADH*）	AR，蛋白质诱发性低血糖，酰基肉碱异常，尿液有机酸水平升高
线粒体解偶联蛋白 2 型（*UCP2*）	AD，轻度低血糖
单羧酸转运体 1 型（*SLC16A1*）	AD，无氧运动诱发低血糖

注：AD，常染色体显性遗传；AR，常染色体隐性遗传。

3. 影像学检查

（1）^{18}F- 多巴正电子发射断层扫描（positron emission tomography，PET）：可发现胰腺 MRI 和 CT 无法发现的 CHI 病灶，可区分局灶或弥漫型的灵敏度为 89%、特异度为 98%；如再结合 *ABCC8* 或 *KCNJ11* 基因父系遗传变异精确度可达 100%。

（2）颅脑 MRI：新生儿低血糖脑损伤易导致广泛大脑皮质变薄、髓鞘形成延迟，甚至皮质萎缩；MRI 检查可发现双侧顶叶、枕叶脑白质神经胶质增生、皮质萎缩等，有抽搐发作需脑电图检查。

（四）诊断要点

国际共识均推荐采用多指标综合诊断 CHI，但具体指标尚不完全一致，CHI 诊断需结合临床表现、生化及影像学检查结果综合判断。患儿存在低血糖临床表现；当静脉血糖 <2.8mmol/L 时，同时满足以下 3 条可临床诊断：

1. 血清胰岛素 >1mU/L 或大于检测下限或血 C 肽 ≥0.5μg/L，并符合血 β 羟丁酸 <2mmol/L 和游离脂肪酸 <1 500μmol/L。

2. 胰高血糖素试验阳性，胰高血糖素 30~100μg/kg（最大 1mg），皮下注射或静脉推注 15~45 分钟血糖升高 >1.5mmol/L。

3. 静脉葡萄糖输注速度 >8mg/（kg·min）才能维持正常血糖水平。

（五）鉴别诊断

需要与继发性高胰岛素血症（如胰岛素注射过量、胰岛素瘤）、其他引起低血糖病因的疾病相鉴别，如先天性垂体功能低下（常伴生长发育迟缓、黄疸消退延迟、小阴茎、隐睾、面中线发育不良等）、肾上腺皮质功能减退（如体重减轻等、原发性者皮肤色素沉着）、糖原贮积病Ⅰa 型、脂肪酸氧化功能障碍和酮体生成障碍等，具有特殊面容或体征患儿需考虑综合征的可能。

二、治疗方案

治疗 CHI 临床低血糖程度轻重不一、病因不尽相同，建议尽早合理处理（图 18-2）。

（一）血糖控制目标

为防止低血糖脑损伤的发生，推荐血糖控制安全目标为在正常喂养或鼻饲间隔情况下末梢血糖 >3.3~3.5mmol/L。

（二）治疗流程

1. 一线治疗

（1）营养支持：通过连续输注葡萄糖来保持血糖高于目标范围，详细治疗方案见第一节新生儿低血糖。当通过连续输注葡萄糖能维持血糖在目标值时，可采用多次喂养，吸吮困难者可鼻饲或经胃造口间断或持续推注喂养以提供营养支持，新生儿和小婴儿肠道喂养碳水化合物浓度为 10%（10g 糖 /100ml 奶）。

（2）二氮嗪：如果连续输注不能维持血糖水平，或者长时间难以停止输注葡萄糖，可进行口服二氮嗪 5 天试验治疗。二氮嗪是一种 KATP 通道开放剂，与 KATP 通道的 SUR1 亚基结合，使通道保持开放状态，从而抑制葡萄糖诱导的胰岛素分泌。起始 5mg/（kg·d），分 3 次口服，据临床反应逐渐增加，最大量 15mg/（kg·d）。对 15mg/（kg·d）剂量无反应的患儿被认为对二氮嗪无反应。二氮嗪的主要副作用是水潴留和多毛症，由于水潴留可能导致新生儿动脉导管重新开放或心力衰竭，因此需与氢氯噻嗪合用。当二氮嗪可有效稳定血糖水平时，应停止静脉内葡萄糖输注，并尝试过渡至肠内营养支持。

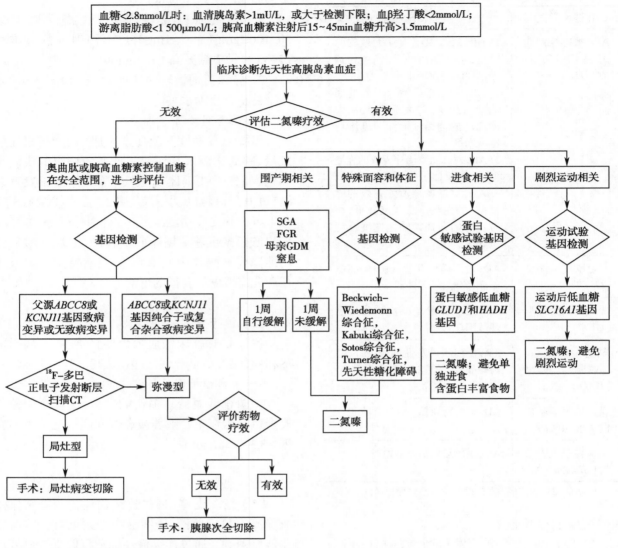

图 18-2 先天性高胰岛素血症临床处理流程

2. 二线治疗 对二氮嗪无反应的患儿，不能达到正常血糖水平，并且不能撤销连续的葡萄糖输注，则应开始二线治疗。应顺序尝试皮下注射奥曲肽、静脉内胰高血糖素或口服钙通道阻滞剂作为二线治疗，不建议将糖皮质激素作为二线疗法。

（1）奥曲肽：是一种长效生长抑素类似物，抑制多种激素的分泌，包括胰岛素等。起始5μg/（kg·d），每6~8小时皮下注射，视病情逐渐增加，一般最大20μg/（kg·d）。

（2）硝苯地平：是一种二氢吡啶类钙通道阻滞剂。用量0.25~2.50mg/（kg·d），分2~3次；仅可作为奥曲肽或二氮嗪治疗基础上的辅助用药。

（3）兰瑞肽：是一种长效生长抑素类似物，其优点是活性持续时间更长。起始每28天注射

30mg，3次给药后根据临床反应调整为60mg、90mg或120mg，给药频率可延长至每6周1次。

（4）西罗莫司：是一种新型高效的免疫抑制剂。起始0.5~1mg/m²，维持血药浓度5~15μg/L；多篇个例报道疗效良好且不良反应可耐受。但建议奥曲肽和二氮嗪联合治疗无效且不愿手术者试用。

3. 手术治疗 指征：

（1）单药和多药联合治疗无效。

（2）多药联合治疗仅部分有效，无法脱离持续静脉滴注葡萄糖。

（3）单药或多药联合治疗均发生严重不良反应，无法继续治疗。

（4）局灶型病灶或胰岛素瘤。大多数局灶型CHI胰腺切除<50%，术后绝大部分被治愈。弥漫

型 CHI 需近全胰腺切除，术后 31% 为正常血糖，20% 为高血糖，49% 为低血糖仍需药物治疗，且术后 1 型糖尿病的发病率接近 100%。

三、随访和预后

在许多 CHI 患儿中，即使是持续性 CHI 患儿，低血糖症逐渐消失，患儿不再需要药物治疗，但缓解可能需要数月至数年，并且一些患儿在成年后仍需要治疗，故需要长期的随访，以指导治疗，监测生长发育和并发症。

暂时性 CHI 缓解后血糖正常。持续性 CHI 患儿药物治疗至缓解的平均持续时间在 4 年以上。97% 的局灶型 CHI 患儿手术后被治愈。弥漫型 CHI 患儿术后随年龄增长高血糖发生率增加，到约 13 岁时高血糖发生率为 100%。

四、临床经验与注意事项

（一）诊断方面

对于出生 48 小时后仍持续性低血糖的新生儿，应怀疑先天性高胰岛素血症。诊断标准主要包括非酮症、低游离脂肪酸、低支链氨基酸性低血糖，与低血糖不相适应的胰岛素过多分泌（血糖 <2.8mmol/L，胰岛素、C 肽仍可测），需增加葡萄糖的用量以阻止低血糖发生 [糖输注速率 >8~10mg/（kg·min）] 等 3 个方面。

（二）治疗方面

二氮嗪是 CHI 治疗一线药物，但由于失活编码 ATP 敏感性钾通道的基因的突变，通常对高胰岛素症无效。分子诊断可能有助于治疗决策，能够预测二氮嗪反应性的可能性和局灶性病变的可能性。对于 CHI 治疗，需要一支由经验丰富的儿科内分泌、放射、病理、外科、新生儿、营养、康复、神经发育及护理多学科团队，提倡全生命周期医疗管理。

（三）医患沟通

由于先天性 CHI 是一种罕见病，病程较长，要注重医患沟通，最好由高级职称主管医师与家属交谈，加强宣教，帮助家属掌握血糖监测、病情监测和护理要点等知识。

（四）病历记录

1. 病历记录的重点是家族史、临床表现及辅助检查结果的记录与分析。

2. 及时填写医患沟通记录和各种特殊用药、特殊治疗的知情同意书，不能遗漏患儿监护人签名。

3. 认真记录患儿病情变化与治疗过程，实时记录 GIR 和血糖监测结果，以及疗效观察记录。

（梁琨）

第三节　新生儿先天性糖尿病

新生儿糖尿病（neonatal diabetes mellitus，NDM）是指在出生 6 个月内出现持续性高血糖。它是一种罕见的异质性单基因遗传性疾病，通常是由影响胰腺 β 细胞发育和功能的单个基因突变引起的，导致胰岛素分泌减少。根据表型特征可分为暂时性新生儿糖尿病（TNDM）、永久性新生儿糖尿病（PNDM）和综合征型新生儿糖尿病。NDM 在欧美的发病率约为 1/90 000~1/160 000 活产婴儿，日本 NDM 的发病率约为 1/89 000。

一、诊断步骤

（一）病史采集

本病患儿常为 SGA，父母可能是近亲婚配，部分病例有糖尿病家族史。

（二）临床表现和体格检查

NDM 的临床表现从偶然发现的无症状高血糖到严重脱水、电解质紊乱和糖尿病酮症酸中毒（DKA）。常见的临床表现为 SGA，生后发育不良或发育迟缓以及行为改变，如易怒和多尿。DKA 常见于 PNDM 患儿，可能出现电解质紊乱和脱水。具有 KCNJ11 突变的患儿可能有广泛的神经认知障碍，还可能表现出睡眠障碍、注意力缺陷多动障碍，以及学习、社交情感和行为发展延迟的体征和症状，严重病例可能有发育迟缓和癫痫，称为 DEND 综合征（developmental delay, epilepsy, and neonatal diabetes）。

TNDM 发病较早，在生后数日或数周出现，SGA 的比例较高，出生后表现为高血糖和生长迟缓，但发生酮症酸中毒的情况很少。通常在婴儿期（13~18 周龄）高血糖症得到缓解，但青春期或成年期可能会复发。PNDM 的发病时间相对较晚，血糖相对较高，临床表现常伴有脱水，酮症酸中毒，需要较高的胰岛素初始剂量和终生维持治疗。

（三）辅助检查

1. 糖代谢指标　血糖升高，血胰岛素和 C 肽降低或测不出。

2. 尿常规检查　多有轻、中度尿酮,尿糖阳性。

3. 糖尿病相关自身抗体检测　如谷氨酸脱羧酶抗体(GAD-Ab)、胰岛细胞。抗体(ICA)和胰岛素抗体(IAA)等均为阴性。

4. 胰腺超声检查　检查胰腺是否存在以及胰腺大小,可指导诊断。

5. 其他检查　血气分析示酸中毒、血浆渗透压增高等。

6. 基因检测　特定的基因突变影响着 NDM 的预后和治疗药物的选择。超过 80% 的 NDM 患儿中发现了基因突变。目前,引起新生儿糖尿病的基因有二十余种。引起 PNDM 的主要致病基因为 ATP 敏感性钾通道中的 KCNJ11 和 ABCC8 基因,占所有病例 50% 以上,其次为 INS,占 PNDM 的 20% 以上。引起 TNDM 的主要致病基因为染色体 6q24 位点基因,主要为父源印记基因甲基化失活致过度表达所致;KCNJ11 和 ABCC8 基因突变为 TNDM 的第二个常见原因。

(四)诊断要点

血糖持续升高是诊断糖尿病的主要依据。在足月新生儿中,如果出生体重低,体重增加不良,脱水和 BGL 在出生第一周内 >6.2mmol/L,之后 >11.1mmol/L,则可考虑为 NDM。在早产儿中,>11.1mmol/L 的血糖阈值可诊断为 NDM;同时,需要除外其他原因引起的新生儿高血糖症。对确诊 NDM 的患儿需进行分子学诊断。

(五)鉴别诊断

需要与引起高血糖的其他原因鉴别:

1. 暂时性高血糖　由早产儿胰岛 β 细胞发育不完全成熟和应激状态(窒息、感染、冷伤、颅脑损伤等)引起的高血糖。

2. 自身免疫性 1 型糖尿病　大多数是在出生 6 个月后,尤其是在 12 个月后发病,87.5% 出现在 DKA,大多数患儿至少一种特定的糖尿病相关自身抗体呈阳性。

二、治疗方案

1. 一般治疗　持续性高血糖新生儿的初始管理是将葡萄糖输注速率(GIR)降低至最佳生长和营养的葡萄糖生理需求,6~12mg/(kg·min)。此外,需要治疗败血症等潜在疾病。减少或停用可能导致高血糖的药物,如肾上腺素、去甲肾上腺素、多巴胺或糖皮质激素。如果患儿出现

脱水、电解质紊乱或酮症酸中毒,应给予静脉输液和纠正电解质紊乱,并密切监测体液状态和电解质。

2. 胰岛素治疗　所有患有持续性高血糖的婴儿最初都应开始静脉输注胰岛素。一些研究表明,低至 0.02U/(kg·h)胰岛素剂量可有效控制血糖,极低出生体重儿胰岛素的初始剂量通常为 0.05U/(kg·h)。输注胰岛素时需要密切监测 BGL,每小时监测一次。当葡萄糖水平 <5.6mmol/L 或 >11mmol/L 时,应以 0.01U/(kg·h)的幅度调整胰岛素输注速率。如果患儿在肠内喂养建立后仍存在高血糖,BGL>11~13.9mmol/L,则应过渡胰岛素皮下注射治疗。使用方法可以每日多次注射或连续皮下胰岛素输注(CSII)。当使用每日多次注射方案时,建议在喂奶前每天 3~4 次使用速效胰岛素,如门冬胰岛素、赖脯胰岛素或谷赖胰岛素,推荐速效胰岛素的起始剂量为 0.1~0.15U/kg。婴儿也可以使用长效胰岛素,例如甘精胰岛素,剂量 0.2~0.4U/(kg·d),每天注射 1 次或 2 次。与速效和长效胰岛素相比,中效胰岛素引起的低血糖和血糖控制不稳定的风险增加,因此应避免使用中效胰岛素。通过胰岛素泵进行 CSII 的优势在于能够提供小剂量的胰岛素。使用 CSII 的基础胰岛素初始剂量为 0.1~0.3U/(kg·d)。建议每餐前检测血糖。将 BGL 维持在 5.6~11mmol/L 之间。

3. 磺脲类药物(SU)　可有效治疗 KCNJ11 和 ABCC8 基因突变引起的 NDM 患儿的高血糖,还可以改善神经认知功能。上述基因突变 90%~95% 的患儿在开始使用 SU 后能够停用胰岛素治疗。SU 作用于 KATP 通道以促进关闭,允许胰岛素从 β 细胞中释放出来。格列本脲已在大多数新生儿糖尿病患儿中使用,它的初始起始剂量为每次 0.1mg/kg,每天两次,喂奶前服用。若餐前 BGL 持续 >11mmol/L,剂量可以每次 0.1mg/kg 的速率增加,在 5~7 天内至少增加至 1mg/(kg·d)。

三、临床经验与注意事项

(一)诊断方面

持续性高血糖的婴儿应考虑 NDM,在出生 6 个月内被诊断为 NDM,应立即进行分子遗传学检测,以确定其单基因 NDM 的亚型。

(二)治疗方面

ATP 敏感性钾通道基因突变(KCNJ11 和

ABCC8）引起的 NDM 可以由胰岛素转换为磺脲类药物治疗，能有效控制血糖，改善生活质量，改善神经发育。而其他基因突变的患者则需要胰岛素治疗。

（三）医患沟通

1. 由于 NDM 患儿的病情不稳定，易于波动，且本病需要长期，甚至终身治疗，给患儿及其家长带来经济和精神负担，故医务人员需要向家长详细介绍有关知识，帮助其树立信心，让家长学会日常血糖监测和记录、使用胰岛素等技能，做好家庭记录。

2. NDM 患儿在治疗过程中，由于有高血糖和低血糖风险，建议对所有患儿进行密切随访。

（四）病历记录

1. 病历记录的重点是发现高血糖的时间、血糖检测结果，是否伴有高危因素和相应的临床表现。

2. 认真记录患儿病情变化与治疗过程，实时书写和记录胰岛素、磺脲类等药物的使用剂量和血糖监测结果，以及疗效观察记录。

（梁琨）

第四节　先天性糖代谢异常疾病

糖代谢障碍指调节葡萄糖、果糖、半乳糖等代谢的激素或酶结构、功能、浓度异常，或组织、器官病理生理变化。临床上重要的糖代谢紊乱主要是血糖水平过高或过低。治疗方面需查找引起糖代谢紊乱的原发疾病，针对病因治疗。

【糖原贮积病】

糖原贮积病（glycogen storage disease，GSD）是一组先天性糖原分解或合成酶缺陷引起的遗传代谢病。糖原分解过程相关酶缺陷导致糖原分解代谢障碍，血糖迅速降低，旁路代谢亢进，脂肪大量动员，造成乳酸、丙酮酸及尿酸等升高，引起酸中毒；同时糖原异常蓄积在肝脏、肌肉等组织，出现相应组织受累表现。根据临床表现和受累器官分为肝和肌糖原贮积症，其中 I 型（OMIM 232200）、Ⅲ型（OMIM 232400）、Ⅳ型（OMIM 232500）、Ⅵ型（OMIM 232700）、Ⅸ型（OMIM 300789）和 O 型（OMIM 240600）以肝脏病变为主，Ⅱ型（OMIM

232300）、Ⅴ型（OMIM 232600）和Ⅶ型（OMIM 232800）以肌肉组织受损为主。不同类型 GSD 发病率各不相同，且存在种族即地区差异性，GSD I 型是肝糖原贮积症中最常见类型。

一、诊断步骤

（一）病史采集

低血糖症状，消化道症状，生长发育情况及家族史等。

（二）临床表现和体格检查

典型的肝糖原贮积症患儿常在出生后出现症状，主要表现为低血糖和乳酸酸中毒、鼻出血、反复间歇性腹泻及肝大等，患儿可有生长迟缓。肌糖原贮积症根据发病年龄分为婴儿型和迟发型。婴儿型多累及骨骼肌和心肌，表现为四肢松弛、运动发育迟缓、喂养和吞咽困难。体检示肌张力低下、心脏扩大、肝大和舌体增大。迟发型主要累及骨骼肌和呼吸肌，表现为缓慢进展的肌无力、运动能力差、伴运动后肌肉痉挛和疼痛。

（三）辅助检查

1. 肝糖原贮积症　常规实验室检查包括血尿常规、血糖、血脂、肝功能、肾功能、血气分析、血乳酸及尿酸。可出现低血糖、血乳酸升高、高甘油三酯、高胆固醇血症、高尿酸血症和肝功能异常等。口服糖耐量试验和胰高血糖素刺激试验有助于诊断。GSD 酶学检查或基因突变分析可明确诊断。肝糖原贮积症致病基因有 9 种，包括 *G6PC*、*G6PT*、*AGL*、*GBE1*、*PYGL*、*PHKA2*、*PHKB*、*PHKG2* 和 *GYS2* 基因，其中 *G6PC* 基因最常见，其次为 *AGL* 基因。

2. 肌糖原贮积症　血清肌酶升高是肌糖原贮积症的敏感指标，在发作时血肌酸激酶明显升高。肌电图多为肌源性损害，可出现纤颤电位、复合性重复放电、肌强直放电，运动单位电位时限缩短、波幅降低。前臂缺血试验对诊断肌糖原贮积症的灵敏度及特异度均较高。肌活检在光镜下可见肌纤维空泡变性，空泡大小和形态各异，糖原染色阳性，溶酶体酸性磷酸酶染色强阳性，电镜下可见肌纤维间和肌膜下有大量的糖原聚集。外周血淋巴细胞、皮肤成纤维细胞或肌肉组织测定酶活性和基因突变分析可以明确诊断。肌糖原贮积症致病基因有 3 种，包括 *GAA*、*PYGM* 和 *PFKM* 基因，其中 *GAA* 基因最常见。

GSD 基因和临床特征见表 18-3。

表 18-3 GSD 基因和临床特征

分型	病名	缺陷酶	基因	主要受累组织	临床特征
Ⅰa	von Gierke	葡萄糖 -6- 磷酸酶	G6PC	肝、肾	矮小、肝大、低血糖
Ⅰb		葡萄糖 -6- 磷酸转运体	G6PT	肝、肾、中性粒	矮小、肝大、低血糖、反复感染
Ⅱ	Pompe	a-1，4- 葡萄糖苷酶	GAA	心肌、骨骼肌	肌张力低下、肥厚型心肌病
Ⅲ	cori	脱支酶	AGL	肝、肌肉	低血糖、肌无力、肝大
Ⅳ	Anderson	分支酶	GBE1	肝、肌肉	肝大、进行性肝硬化
Ⅴ	McArdle	磷酸化酶	PYGM	肌肉	疼痛肌痉挛、血红蛋白尿
Ⅵ	Hers	磷酸化酶	PYGL	肝	肝大、生长迟缓、轻度低血糖
Ⅶ	Tarui	磷酸果糖激酶	PFKM	肌肉	肌痉挛、肌红蛋白尿
Ⅸ		磷酸化酶激酶	PHKA2 PHKB PHKG2	肝、红细胞	肝大、矮小、轻度低血糖
Ⅺ	Fanconi-Biekel	葡萄糖转运体 2	GLUT2	肝	矮小、佝偻病、肝大、空腹低血糖
0		糖原合成酶	GYS2		酮症、低血糖

（四）诊断要点

根据典型临床表现，肝糖原贮积症常在出生后不久出现低血糖、乳酸酸中毒和肝大；肌糖原贮积症婴儿型常表现为四肢松弛、运动发育迟缓、喂养和吞咽困难。怀疑 GSD 的患儿，应行相应实验室检查，结合检查结果初步诊断。高度疑诊患儿可选择酶活性测定或基因突变分析以明确诊断。

二、治疗方案

通过增加进餐次数维持 GSD 患儿血糖水平正常，预防空腹低血糖。婴儿期需高蛋白饮食和频繁喂养（每 2~3 小时一次），少数患者需要夜间胃管喂养。一岁左右时开始可每日给予 4 次生玉米淀粉，每次 1~2g/kg 以维持血糖正常，同时推荐蛋白摄入量为 3g/（kg·d）。GSD 患儿还需补充维生素、钙、铁等。甘油三酯≥10.0mmol/L 应服用降脂药物。对合并心肌病、心律失常、睡眠呼吸障碍及胃食管反流等给予对症处理。婴儿型及晚发型 GSD Ⅱ患儿可使用重组人酸性 α- 葡萄糖苷酶（如 Myozyme）替代治疗，剂量 20mg/kg，每两周一次缓慢静脉滴注。对严重肝纤维化、肝衰竭和肝癌的患者可行肝移植，但肝移植会加重肌病和心肌病。

【半乳糖血症】

半乳糖血症（galactosemia，GAL，OMIM 200400）是半乳糖代谢中酶功能缺陷所引起的一种常染色体隐性遗传病。根据相应酶缺陷可分为三型：半乳糖 -1- 磷酸尿苷转移酶缺乏型（GALT，OMIM 200400，经典型）、半乳糖激酶缺乏型（GALK，OMIM 200200）和尿苷二磷酸 - 半乳糖 -4- 表异构酶缺乏型（GALE，OMIM 200350）。任何一个酶缺乏均可以引起半乳糖代谢阻滞，导致半乳糖、半乳糖醇、半乳糖酸和半乳糖 -1- 磷酸（Gal-1-P）在体内蓄积。这些代谢物质异常可引起以肝脏损伤为主的临床表现。我国 GAL 总患病率约为 1∶50 000。

一、诊断步骤

（一）病史采集

出生后喂养情况、体格增长和运动发育情况，黄疸变化情况，家族史。

（二）临床表现和体格检查

GAL 患儿常于新生儿期发病，进食奶类后出现呕吐、拒食、体重不增、腹泻、嗜睡和肌张力减低等症状，随后出现黄疸及肝脏肿大。终末期出现腹水、肝功能衰竭和出血。上述症状在限制半乳糖饮食后可以得到明显改善。长期并发症主要累及大脑和性腺，包括智力落后、语言障碍、生长迟缓、共济失调，在女性患者中会出现卵巢功能障碍，表现为月经稀少，初潮后数年出现继发性闭经。

（三）辅助检查

1. 常规实验室检查 可出现尿还原酶阳性、尿蛋白阳性、高胆红素血症、血转氨酶增高、凝血功能障碍,低血糖,高乳酸,酸中毒和氨基酸尿等。

2. 半乳糖及红细胞 Gal-1-P 检测　GAL 患儿血半乳糖通常 >10mg/dl;红细胞 Gal-1-P 可高于 120mg/dl,新生儿一般 >10mg/dl。

3. 酶活性测定　荧光法测定干血滤纸片样本中 GALT 活性。

4. 基因检测　检测出 GALT 基因致病突变,定位于 9q13。

（四）诊断要点

典型半乳糖血症患儿常在围生期即发病,其临床表现无特异性,主要依赖实验室检查来确诊。可通过 GALT 酶活性测定或其相应代谢产物检测协助诊断,基因检测可确诊。

二、治疗方案

GAL 患儿应停止摄入母乳及普通配方奶粉,改用不含乳糖的奶粉。低血糖患儿可持续葡萄糖输注维持血糖浓度。继发于肝功能衰竭出血倾向的患者,可输注新鲜冰冻血浆。

【先天性乳糖酶缺乏症】

先天性乳糖酶缺乏症（congenital lactase deficiency, CLD, OMIM 223000）,是一种常染色体隐性遗传病。因乳糖酶缺乏,不能消化和代谢母乳或牛乳中的乳糖,导致发生非感染性腹泻。CLD 较罕见。

一、诊断步骤

（一）病史采集

出现腹泻的时间,大便性状,伴随症状,家族遗传史。

（二）临床表现和体格检查

喂奶后数小时至数日后发生严重水泻和脱水,伴腹胀和肠鸣音亢进,严重时可出现肠绞痛或肠痉挛。改用无乳糖配方奶后腹泻可在 2~3 天内好转。

（三）辅助检查

1. 大便常规检查　粪便呈酸性 pH<5.5。

2. 还原酶定性试验　为阳性。

3. 基因检测　可检测到致病基因 LCT,定位于 2q21.3,现发现基因突变有 20 余种不同类型。

（四）诊断要点

喂养含乳糖食物后患儿出现严重腹泻、脱水等表现,改用无乳糖配方奶后腹泻可在 2~3 天内

好转者应考虑本病。基因检测出 CLD 致病基因或相关基因突变,即可明确诊断。

二、治疗方案

CLD 患儿应避免乳糖摄入,采用无乳糖的婴儿配方奶喂养,3 个月后提早加谷类或麦类食品。急性期伴脱水时需静脉补液或口服补液盐,以纠正水、电解质紊乱和酸碱失衡。

【遗传性果糖不耐受症】

遗传性果糖不耐受症（hereditary fructose intolerance, HFI, OMIM 229600）是一种常染色体隐性遗传病,由于果糖二磷酸醛缩酶 B（aldolase B, fructose-bisphosphate, ALDOB）基因突变导致的果糖二磷酸醛缩酶 B 缺乏,使 1- 磷酸果糖在肝、肾、小肠中堆积,导致肝糖原分解和糖异生受抑制,从而引发低血糖、腹痛、呕吐等临床症状。

一、诊断步骤

（一）病史采集

本病为摄入含果糖食物而发病,故要注意询问患儿的喂养和饮食种类情况,发生低血糖的时间,伴随症状等。

（二）临床表现和体格检查

临床表现各异,发病年龄越小,症状越重。婴儿摄入含果糖食物后出现恶心、呕吐、腹痛、出汗、震颤、抽搐甚至昏迷等严重低血糖表现。杂合子患者可在摄入大量果糖时发病。未被发现和诊断的患儿因病需要输注含果糖药物时,可在注射过程中引发致命的低血糖症而猝死。长期慢性摄入含果糖食品可引起肝脏肿大、黄疸、出血、腹水、水肿、肝肾衰竭和肾小管性酸中毒,儿童体重不增加和生长发育迟缓,并可出现进行性肝脏损害甚至肝功能衰竭。

（三）辅助检查

1. 血液生化检查　血糖、血磷、血钾浓度均降低,同时血清果糖、尿酸、乳酸、丙酮酸、游离脂肪酸和甘油三酯升高,血胰岛素水平降低,胰高血糖素、肾上腺素和生长激素等升糖激素升高。

2. 尿液生化检查　可有蛋白尿、非特异性氨基酸尿、肾小管酸中毒和 Fanconi 综合征样肾小管重吸收障碍。

3. 胰高血糖素实验　静脉推注胰高血糖素 1mg,于注射后 15、30、45、60、90、120 分钟监测

血糖。患儿血糖峰值比基础血糖增高 2% 以内。

4. 基因检测　*ALDOB* 基因存在致病纯合子或复合杂合突变可以明确诊断。

（四）诊断要点

婴幼儿时期出现不明原因低血糖和肝脏肿大都应考虑 HFI 可能。对于长期无法耐受甜食的患儿,要高度怀疑 HFI 的可能。

二、治疗方案

HFI 的治疗主要为饮食控制及对症处理。一旦疑似诊断,应终止一切含果糖、蔗糖或山梨醇成分的食物和药物,并应纠正低血糖及电解质紊乱,辅以饮食、营养、保护肝肾功能等对症支持治疗。

三、临床经验与注意事项

（一）诊断方面

对于新生儿期出现不明原因低血糖,伴有肝大、酸中毒、消化道症状、肌无力、体重不增或发育迟缓等,经常规处理后症状不缓解者,需怀疑先天性糖代谢异常疾病,需注意询问家族史,及时做相应的实验室检查和基因检测以明确诊断。

（二）治疗方面

先天性糖代谢异常疾病的治疗以对症治疗为主,对乳糖、半乳糖和果糖代谢异常者,应避免其摄入。

（三）医患沟通

先天性糖代谢异常疾病属于罕见病,需与家属进行充分的沟通,做好遗传咨询。

（四）病历记录

重点记录发病的时间,临床表现及特点,相应的体格检查。认真记录患儿病情变化与治疗过程,以及疗效观察记录。

（梁琨）

参 考 文 献

1. Giouleka S, Gkiouleka M, Tsakiridis I. Diagnosis and Management of Neonatal Hypoglycemia: A Comprehensive Review of Guidelines. Children, 2023, 10（7）: 1-22.
2. 中华医学会儿科学分会新生儿学组. 新生儿低血糖临床规范管理专家共识（2021）. 中国当代儿科杂志, 2022, 24（1）: 1-13.
3. 邵肖梅, 叶鸿瑁, 丘小汕. 实用新生儿学. 5 版. 北京: 人民卫生出版社, 2019.
4. Tohru Y, Horikawa H, Hasegawa T, et al. Clinical practice guidelines for congenital hyperinsulinism. Clin Pediatr Endocrinol, 2017, 26（3）, 127-152.
5. 中华医学会儿科学分会内分泌遗传代谢学组,《中华儿科杂志》编辑委员会. 先天性高胰岛素血症性低血糖诊治专家共识（2022）. 中华儿科杂志, 2023, 61（5）: 412-417.
6. Dahl A, Kumar S. Recent Advances in Neonatal Diabetes. Diabetes Metab Syndr Obes, 2020, 13: 355-364.
7. Barbetti F, D'Annunzio G. Genetic causes and treatment of neonatal diabetes and early childhood diabetes. Best Pract Res Clin Endocrinol Metab, 2018, 32（4）: 575-591.
8. 封志存, 王艳, 杨茹莱. 遗传代谢病防治理论与实践. 北京: 人民卫生出版社, 2022.
9. 顾学范. 临床遗传代谢病. 北京: 人民卫生出版社, 2015.
10. 赵正言, 周文浩, 梁德生. 新生儿基因筛查. 北京: 人民卫生出版社, 2022.

第五节　新生儿甲状腺功能亢进

新生儿甲状腺功能亢进症（hyperthyroidism, CH）,或称新生儿甲状腺毒症,常见于患自身免疫性甲状腺病（尤其是甲状腺功能亢进）母亲所生婴儿,新生儿甲状腺功能亢进症新生儿期少见,发病率约为 1/50 000。新生儿甲状腺功能亢进症可分为暂时性和持续性。暂时性甲状腺功能亢进症是由于母亲血浆中甲状腺兴奋（刺激）抗体经胎盘被动传递给胎儿所致。持续性甲状腺功能亢进症始发于新生儿期的真正甲状腺功能亢进,因 TSH 受体突变致病,为常染色体显性遗传病。

一、诊断步骤

（一）病史采集

本病多见于患自身免疫性甲状腺病（尤其是甲状腺功能亢进）母亲所生婴儿。

（二）临床表现与体格检查

新生儿甲亢多在生后 24 小时至数周内出现症状,通常为日龄 10 天。可表现兴奋,易激惹、震颤,皮肤潮红,出汗,食欲亢进,可有呕吐腹泻,体重增长少、不增或下降。眼睛常睁大,眶周水肿,眼睑挛缩,可有突眼,一般较轻。多有甲状腺肿,可以很小不易察觉,或很大甚至压迫气管引起呼吸困难。心跳和呼吸增快,高血压,肝脾可增大。重症可出现体温增高、室上性心动过速、节律不整齐、充血性心力衰竭和黄疸、肝脏衰竭、凝血障碍等。

（三）辅助检查

1. 实验室检查

（1）甲状腺功能：推荐高危儿在生后 1 天和 3 天进行甲状腺功能初筛，异常者每 1~2 周复查。血清 T_4、T_3 增高，TSH 降低。必要时可测 RT3U 和计算 FT4I，以除外 TBG 变化的影响。

（2）甲状腺抗体：检测母婴血清 TSAb，均明显增高。亦可有其他抗甲状腺抗体存在如甲状腺抑制抗体、甲状腺球蛋白抗体和微粒体抗体等。

2. 甲状腺超声检查　了解甲状腺大小、结节性质以除外肿瘤、囊肿。

（四）诊断要点

1. 多见于患自身免疫性甲状腺病（尤其是甲状腺功能亢进）母亲所生婴儿。

2. 有兴奋，易激惹，皮肤潮红、出汗，心跳和呼吸增快，高血压。

3. 血清 T_4、T_3 增高，TSH 降低。

4. 甲状腺肿大。

（五）鉴别诊断

需要注意新生儿甲状腺功能亢进的某些症状应与相应系统疾病鉴别。兴奋、易激惹、震颤等，应与神经系统疾病（颅内感染、颅内出血、脑白质损伤等）相鉴别。心率呼吸增快、肝脏肿大、高血压等应与先天性心脏病相鉴别。肝脾大、黄疸、易激惹应与先天性病毒感染相鉴别。甲状腺肿大应与颈部囊肿、肿瘤相鉴别。

二、预防

患自身免疫性甲状腺病（尤其是甲状腺功能亢进）母亲所生婴儿应关注甲状腺疾患相关表现及定期监测甲状腺功能，孕妇血清 TSAb 浓度是预测胎儿甲状腺功能亢进的指标。

三、治疗方案

本病治疗原则与其他年龄甲状腺功能亢进相同，根据病情而定。

（一）硫脲类药物

甲巯咪唑（MMI）0.2~1mg/（kg·d），推荐剂量 0.2~0.5mg/（kg·d）；或者丙基硫氧嘧啶（PTU）5~10mg/（kg·d），分 2~3 次。MMI 为首选，不良反应较轻，常见转氨酶短暂升高、一过性白细胞下降、皮疹、胃肠道反应，严重不良反应少见，如粒细

胞缺乏症、肝脏损伤、血管炎等。PTU 可能会导致肝衰竭，一般仅限于 MMI 治疗无效且无手术及放射性治疗指征者的短期使用。

（二）碘剂

对于重症甲状腺功能亢进患儿，可使用碘剂，如 Lugol 液（碘化钾 100mg/ml），剂量为每次 1 滴，每 8 小时 1 次，疗程为 10~14 天。可抑制甲状腺激素的释放，起效迅速。但其作用在数周后即减弱，只用于需迅速控制症状者。

（三）普萘洛尔

2mg/（kg·d），分 3 次。甲状腺功能亢进的许多症状包括心血管症状与肾上腺素能神经的作用相似，应用普萘洛尔可在几小时内迅速减轻甲状腺危象症状。

（四）支持治疗

维持水电解质平衡，保证生长所需的能量及营养需求，调节体温。

四、临床经验与注意事项

（一）诊断方面

结合母亲甲状腺疾患病史、新生儿临床表现及甲状腺功能结果，不难诊断。需注意甲状腺功能检查的时机，并注意鉴别诊断。

（二）治疗方面

口服药物治疗的患儿，每周检测甲状腺功能，评估临床症状，根据结果逐渐下调药物用量，在甲状腺功能恢复正常后复查周期可改为两周，整个治疗疗程约为 2~3 个月，部分可能更长。注重支持治疗，维持水电解质平衡，体温平衡，提供充足的营养支持。

（三）医患沟通

暂时性甲状腺功能亢进症的病程为自限性，3~12 周后自然缓解，亦有长达 6 个月者。甲状腺肿可在所有甲状腺功能亢进症状消失后持续一段时间。真正甲状腺功能亢进的症状可持续数月或数年才缓解，缓解后可再发，亦有一直不缓解者。某些患儿可有骨龄超前或颅缝早闭。医生应告知家属病程发展及定期监测甲状腺功能的重要性，并依结果调整药物剂量。

（四）病历记录

1. 病历记录的重点母亲病史、新生儿临床表现及辅助检查结果的记录与分析。

2. 及时填写医患沟通记录和各种特殊用药、特殊治疗的知情同意书，不能遗漏患儿监护人签名。

3. 认真记录患儿病情变化与治疗过程，实时书写和分析应用各种辅助检查、用药及治疗的结果，以及疗效观察记录。

4. 出院小结需写明随访时间，如出院带药需写明药物剂量及注意事项，出院后定期复查甲状腺功能。

（杨秋萍　郝虎）

第六节　新生儿甲状腺功能减退

先天性甲状腺功能减退症（congenital hypothyroidism, CH）是新生儿最常见的内分泌疾病之一，因甲状腺激素产生不足或其受体缺陷所致，为引起儿童智力发育及体格发育落后的常见疾病。由于 CH 患儿在新生儿期可无特异性临床症状或者症状轻微，对新生儿进行群体筛查是早期发现 CH 的主要方法，早期诊断和治疗可防止症状的发生和发展，否则可导致严重的脑损害和智力低下。在我国，新生儿筛查患病率约为 1/2 050。

CH 按病变部位可分为原发性、继发性（中枢性）和外周性。原发性甲减即甲状腺本身的疾病（如甲状腺先天性发育异常）所致，其特点为血促甲状腺激素（thyroid-stimulating hormone, TSH）升高和游离甲状腺激素（free thyroxine, FT_4）降低；继发性甲减病变部位在下丘脑和垂体，又称中枢性甲减，特点是 FT_4 降低，TSH 正常或者下降，较为少见；另外，还有一种外周性甲减，因甲状腺激素受体功能缺陷所致，较为罕见。

CH 按疾病转归分为持续性及暂时性甲减。持续性甲减指由于甲状腺激素持续缺乏，患儿需终身替代治疗；暂时性甲减指由于母亲或新生儿因素，致使出生时甲状腺激素分泌暂时性缺乏，可恢复正常。对于胎龄 <30~32 周的早产儿，在生后出现的暂时性甲状腺激素水平降低，包括低 T_4 和 FT_4，但降低程度不及 CH，同时不伴有 TSH 水平的增高，而是正常或降低，称之为早产儿暂时性甲状腺功能减退（transient hypothyroxinemia of prematurity, THOP），一般经过 2~3 周时间可恢复正常。

一、诊断步骤

（一）病史采集
本病起病隐匿，询问产前病史常可发现可疑线索如母亲怀孕时常感到胎动少、过期产、巨大儿（LGA）。

（二）临床表现与体格检查
患儿症状出现早晚及轻重程度与残留甲状腺组织多少和功能低下程度相关。新生儿期，多数 CH 患儿出生时无特异性临床症状或症状轻微，生后可出现黄疸较重或者黄疸消退延迟、反应差、嗜睡、少哭、哭声低下、食欲差、吸吮力弱、皮肤花纹（外周血液循环差）、硬肿、面部臃肿、前后囟较大、腹胀、便秘、脐疝、心率减慢、心音低钝、肌张力低等。如果中枢性甲减合并其他垂体促激素缺乏，可表现为低血糖、小阴茎、隐睾，以及面中线发育异常，如唇裂、腭裂、视神经发育不良等。

（三）辅助检查
1. 实验室检查

（1）测定血清 TSH 和 FT_4：FT_4 浓度不受甲状腺结合球蛋白 TBG 水平影响，若血 TSH 增高、FT_4 降低者，诊断为先天性甲状腺功能减退症；若血 TSH 增高、FT_4 正常，可诊断为高 TSH 血症；若 TSH 正常或降低，FT_4 降低，诊断为继发性或者中枢性甲减。

（2）甲状腺球蛋白（Tg）测定：Tg 可反映甲状腺组织存在和活性，甲状腺发育不良患儿 Tg 水平明显低于正常对照。甲状腺摄碘缺乏而 Tg 升高者提示甲状腺存在，需考虑 TSH 受体突变、碘转运障碍或存在母源性 TRB-Ab，而非甲状腺发育不良。

（3）抗甲状腺抗体测定：自身免疫性甲状腺疾病的母亲产生的 TSH 受体阻滞抗体可通过胎盘影响胎儿甲状腺发育和功能。5% 孕龄女性患有自身免疫性甲状腺疾病，可伴有甲状腺球蛋白抗体或过氧化物酶抗体，但 TRB-Ab 阳性者少见。TRB-Ab 可引起暂时性甲减。

2. 甲状腺 B 超　可评估甲状腺发育情况，但对异位甲状腺判断不如放射性核素显像敏感，甲状腺肿大常提示甲状腺激素合成障碍或缺碘。

3. 甲状腺放射性核素显像（^{99m}Tc）　可判断甲状腺位置、大小、发育情况及占位病变。甲状腺吸 ^{131}I 率在儿科已少用。

4. X 线检查　新生儿膝关节正位片显示股骨远端骨化中心出现延迟，提示可能存在宫内甲减。幼儿和儿童手腕部摄片可显示骨成熟明显延迟。

5. 基因检测　仅在有家族史或其他检查提示

为某种缺陷的甲减时进行，报道甲状腺发育不良者因 *TTF-1*、*TTF-2*、*PAX8* 等基因突变所致者仅占2%，多数患儿病因不明。

（四）诊断要点

1. 无特异性临床症状或症状轻微，黄疸较重或者消退延迟、反应差、嗜睡、食欲差、吸吮力弱、皮肤花纹、硬肿、面部臃肿、前后囟较大、腹胀、便秘、脐疝、心率减慢、心音低钝、肌张力低等。

2. 血 TSH 增高、FT_4 降低。

（五）鉴别诊断

需注意与一些有相同症状的疾病相鉴别：

1. 先天性巨结肠　患儿生后即开始便秘、腹胀，并常有脐疝，但其面容、精神反应及哭声等均正常，钡灌肠可见结肠痉挛段与扩张段，甲状腺功能测定可鉴别。

2. 21- 三体综合征　患儿智能及动作发育落后，但有特殊面容：眼距宽、外眼睑上斜、鼻梁低、舌外伸，皮肤和毛发正常。无黏液性水肿，且常伴有其他先天畸形。染色体核型分析可鉴别。

二、预防

CH 发病率高，在新生儿期多无特异性临床症状，如在临床发病后开始治疗，将影响患儿的智力和体格发育。因此，对新生儿进行群体筛查是早期发现、早期诊断的必要手段。卫生行政部门规定新生儿 CH 筛查方案：足月新生儿出生 72 小时后至 7 天内，并充分哺乳，足跟采血，滴于专用滤纸片上测定干血滤纸片 TSH 值。

三、治疗方案

本病应早期确诊、及时治疗，以免发生脑损伤。对于新生儿筛查初次结果显示干血滤纸片 TSH 值超过 40mIU/L，同时 B 超显示甲状腺缺如或发育不良者，或伴有 CH 临床症状与体征者，可不必等静脉血检查结果立即开始左旋甲状腺素钠（$L-T_4$ 治疗）。不满足上述条件的筛查阳性新生儿应等待静脉血检查结果后再决定是否给予治疗。

CH 伴甲状腺发育异常者需要终身治疗，其他患儿可在正规治疗 2~3 年后尝试停药 1 个月，复查甲状腺功能、甲状腺 B 超或甲状腺放射性核素显像。治疗剂量较大的患儿如要停药检查，可先减半量，1 个月后复查。如 TSH 增高或伴有 FT_4 降低者，应给予甲状腺素终身治疗。如甲状腺功能正常者为暂时性甲状腺功能减退症，继续停药

并定期随访 1 年以上，注意部分患儿 TSH 会重新升高。

1. CH　一旦确诊，应终身服用甲状腺素制剂，不能中断。新生儿期治疗首选 $L-T_4$，初始治疗剂量 8~10μg/（kg·d），必要时大剂量 10~15μg/（kg·d），每日 1 次口服，尽早使 FT_4、TSH 恢复正常，FT_4 最好在治疗 2 周内，TSH 在治疗后 4 周内达到正常。对于伴有严重先天性心脏病患儿，初始治疗剂量应减少。治疗后 2 周抽血复查，根据血 FT_4、TSH 浓度调整治疗剂量。患儿大便次数和性状正常，食欲好转，腹胀消失，心率维持在正常范围，生长发育正常，提示剂量适当和治疗有效；药物过量时，可出现哭闹不安、多汗、发热、腹泻等。

2. 高 TSH 血症　对于 TSH 大于 10mU/L，而 FT_4 正常的高 TSH 血症，复查后 TSH 仍然增高者应予治疗，$L-T_4$ 起始治疗剂量可酌情减量［7~8μg/（kg·d）］，4 周后根据 TSH 水平调整；由于在出生头几个月内 TSH 可有生理性升高，使 TSH 始终维持在 6~10mU/L，对这种情况的婴儿需密切随访甲状腺功能，其处理方案目前仍存在争议。

3. 总 T_4 减低　FT_4 和 TSH 测定结果正常，而总 T_4 降低这一情况，多见于 TBG 缺乏、早产儿或新生儿感染，一般不需治疗。

4. THOP　目前不建议在早产儿 THOP 常规使用甲状腺素，但早产儿同时存在下丘脑 - 垂体 - 甲状腺功能障碍（如 TSH 升高）时，可以进行治疗。

四、临床经验与注意事项

（一）诊断方面

本病起病隐匿，无特异性临床症状或症状轻微。结合甲状腺功能检查不难诊断，需注意鉴别诊断。

（二）治疗方面

需定期复查患儿血 FT_4、TSH 浓度，以调整 $L-T_4$ 治疗剂量。治疗后 2 周首次进行复查。如有异常，调整 $L-T_4$ 剂量 1 个月复查。1 岁内每 2~3 个月复查 1 次，1 岁以上 3~4 个月复查 1 次，3 岁以上 6 个月复查 1 次，剂量改变后应在 1 个月后复查，并同时进行体格发育评估，在 1 岁、3 岁、6 岁时进行智力发育评估。

（三）医患沟通

开始治疗的时间早晚、$L-T_4$ 初始剂量和 3 岁

以内的维持治疗依从性等因素与患儿最终智力水平密切相关。新生儿筛查患儿应尽早开始治疗，及时纠正甲低状态，以避免出现中枢神经系统损害。CH患儿如能在出生2周内开始足量治疗，大部分患儿的神经系统发育和智力水平可接近正常。新生儿筛查发现的甲减患儿，经过早期治疗，预后多数良好。晚发现、晚治疗者的体格发育有可能逐步赶上同龄儿童，但神经、精神发育迟缓不可逆。

（四）病历记录

及时填写特殊用药的知情同意书，认真记录患儿病情变化与治疗过程，实时书写和分析应用各种辅助检查、用药及治疗的结果，以及疗效观察记录。

（杨秋萍　郝虎）

第七节　新生儿肾上腺出血

新生儿肾上腺出血（neonatal adrenal hemorrhage，NAH）是指新生儿时期，患儿出现肾上腺皮质不可逆出血性损伤性疾病。NAH在新生儿期较少见，多发生生后3周内，发病率约为0.17%。临床表现如反应差、腹部包块、贫血、黄疸等，缺乏特异性，诊断较为困难。大部分NAH呈自限性，可自行吸收，但是部分患儿可能发生急性肾上腺功能不全而死亡。

一、诊断步骤

（一）病史采集

围产期有无窒息缺氧、酸中毒、产伤、难产（巨大儿、臀位产儿）、严重感染（败血症），以及出血性疾病（如低凝血酶原血症），导致的微循环障碍或凝血功能障碍、抗凝治疗不当等肾上腺出血的诱发因素。

（二）临床表现与体格检查

临床症状与出血量大小及出血速度相关：窒息缺氧可致肾上腺外层少量点状出血，多无明显的临床症状，数日后可有较重的黄疸；当出现难以解释的低血容量、贫血或明显黄疸时，提示可能存在肾上腺等内脏明显出血；产伤所致肾上腺出血常发生于臀位产、巨大儿和严重窒息缺氧患儿，大量出血时患儿突然出现休克、青紫、松软、黄疸加重、腹胀明显、呼吸不规则或暂停、体温增高或低体温、肢冷、苍白，可有不安、尖叫和抽搐，体检

发现下腹部、会阴部或阴囊皮肤青紫，下腹部有时可扪及包块（因肾脏位于腹膜后，位置较深，难以触及）。

（三）辅助检查

1. 血常规检查　外周血红细胞计数、血红蛋白含量和红细胞压积等降低。

2. 胆红素测定和血清学检查　出现明显黄疸、贫血的新生儿需进行胆红素和溶血血清学检查，以排除溶血性黄疸和贫血。

3. 影像学检查

（1）超声：首选，无创性检查，可多次检查，用于早期诊断NAH。NAH超声表现变化较大，与检查时血肿形成时期有关：典型声像图表现为肾脏上方正常肾上腺消失，代之以大小不等的椭圆形、圆形或三角形实质性包块，边缘清晰；因出血时间不同，可为低回声、高回声、无回声或高低混合回声，最终为囊性回声。

（2）CT：定位准确，能清楚显示并定量测量血肿形态、大小、密度、有无钙化及邻近脏器改变。由于CT检测存在辐射损伤，且婴幼儿对射线的敏感性更强，因此一般不作为临床首选检测手段。

（3）MRI：对肾上腺血肿的亚急性和慢性期显示较B超和CT敏感。MRI上，T_1WI和T_2WI均显示肾上腺囊肿内部与亚急性血肿一致的高信号区，可进一步明确血肿的诊断。

（四）诊断要点

根据分娩情况、新生儿贫血、休克和腹部体征应考虑有NAH可能。由于NAH缺乏特异性临床表现，其诊断主要依赖影像学（B超、CT及MRI）表现。

（五）鉴别诊断

需与肾上腺出血鉴别的疾病主要有先天性肾上腺皮质增生症和神经母细胞瘤等。

1. 先天性肾上腺皮质增生症　与伴有肾上腺功能不全的NAH需与先天性肾上腺皮质增生症鉴别。在超声图像上，先天性肾上腺皮质增生症显示为肾上腺双侧性、对称性增大，并且皮髓质分界明显。

2. 神经母细胞瘤　儿童最常见的肾上腺肿瘤是神经母细胞瘤，与肾上腺出血类似，并且肾上腺肿瘤内也可以合并出血，但NAH随着时间延长会缩小，而肾上腺肿瘤会增大，彩超显示可见血流信号，而NAH则无。

二、治疗方案

NAH 多呈自限性，临床上一般主张行保守治疗。对于不同程度黄疸患儿进行制动、光疗退黄、止血等治疗。对于贫血患儿进行积极补液、止血、扩容等处理。对于合并感染患儿进行抗感染治疗。肾上腺功能不全是双侧肾上腺出血的并发症，但较为少见，因为即使是双侧出血也不可能两侧肾上腺的受累程度完全相同，在肾上腺包膜下总会留有有功能的肾上腺残余组织。若患儿存在肾上腺功能不全，则需要激素替代治疗，在积极抗休克、补充血容量和纠正贫血治疗的同时，给予氢化可的松 5mg/（kg·d）静脉滴注或醋酸可的松肌内注射，及时补充血浆及含钠电解质。病情稳定后逐渐调整剂量，部分患儿需用氢化可的松和氟氢可的松口服替代治疗。NAH 通过内科保守治疗其临床治愈率几乎达 100%，极少死亡原因是手术治疗后出现的失血性休克。

三、临床经验与注意事项

新生儿肾上腺易发生出血很大程度上与其解剖结构相关：新生儿肾上腺约为肾脏的 1/3 大小（比例明显大于成人），体积相对较大，肾上腺皮质血管丰富，细胞索被内皮细胞形成的血窦分隔，壁薄，通透性高，容易在外力作用下发生损伤出血。各种原因的新生儿肺炎合并小儿心力衰竭而导致的下腔静脉压力升高，也是导致 NAH 的主要原因之一。此外，凝血功能异常，微循环障碍可导致肾上腺缺血，形成弥漫性出血、变性和坏死，可迅速发展为急性肾上腺功能不全或衰竭。NAH 双侧出血约为 10%，90% 为单侧性（其中 75% 为右侧），其原因是右侧肾上腺在分娩过程中容易受到实质性器官的挤压。

（熊慧　郝虎）

第八节　新生儿先天性肾上腺皮质增生症

先天性肾上腺皮质增生症（congenital adrenal hyperplasia, CAH）是常染色体隐性遗传代谢病，由于类固醇激素合成过程中某些酶（如 21-羟化酶、11β-羟化酶、3β-羟类固醇脱氢酶等）先天性缺陷，导致肾上腺皮质功能减退，部分患儿伴有电解质紊乱及性腺发育异常。发病率 1/10 000~1/20 000，21-羟化酶缺乏症（21-hydroxylase deficiency, 21-OHD）为 CAH 最常见的病因，占 90%~95%。部分患儿在新生儿期可因肾上腺危象而危及生命。

一、诊断步骤

（一）病史采集

新生儿出生后头两周有无出现失盐危象和低血压，有无进食不良、脱水、呕吐、嗜睡、败血症样症状，皮肤有无色素沉着，女性患儿有无阴蒂肥大或阴唇阴囊融合等。

（二）临床表现

1. 21-羟化酶缺乏症（21-OHD）　为最常见类型，临床特征为皮质醇分泌不足、失盐及雄激素分泌过多而引起的各种表现。通常分为经典型（单纯男性化型及失盐型）与非经典型（轻型或迟发型）。

（1）单纯男性化型：约占 21-OHD 的 25%，21-羟化酶活性为正常人的 1%~11%。该型患儿体内有失盐倾向，但因代偿性醛固酮增高使临床无失盐症状，仅表现为雄激素增高。男婴出生时外生殖器多正常，少数阴茎增大，睾丸大小正常；女婴出生时多伴有外生殖器不同程度男性化（阴蒂肥大，阴唇融合）；随着年龄增大，生长加速、骨龄超前，最终致矮小。

（2）失盐型：占 21-OHD 的 75%，21-羟化酶完全缺乏型（严重型）。患儿出生 1~4 周左右出现呕吐、腹泻、体重不增、脱水、皮肤色素沉着、难以纠正的低血钠、高血钾、代谢性酸中毒，甚至休克，病死率为 4%~11%。此外，该型患儿雄激素增高及男性化程度严重。

（3）非经典型：21-羟化酶活性达 20%~50%，中国少见。患儿在儿童后期或青春期出现雄激素增多的体征。

2. 11β-羟化酶缺乏症　占 CAH 的 5%~8%，也可分为典型和非典型。典型 11β-羟化酶缺乏的患儿，部分出现高血钠、低血钾、碱中毒和高血容量，又可因皮质醇减少出现皮质醇功能减低的症状及雄激素过高的症状，但雄性化程度比 21-羟化酶缺乏轻，女性患儿仅有阴蒂增大，男性外生殖器出生时可正常，到儿童时期性发育提前。非典型者临床差异大，大部分因面部痤疮、月经不调来就诊，少数有高血压，大多血压正常。

3. 3β-羟基脱氢酶缺乏症　该酶为肾上腺类

固醇激素合成过程第二个酶,极少见。出生时即可出现失盐和肾上腺皮质功能不全症状,严重者因循环衰竭而死亡。男性为不同程度的外生殖器发育不全,如小阴茎;女性不同程度男性化,多毛,月经不调。

4. 17a- 羟基脱氢酶缺乏症　极少见,可发生在不同年龄,临床大部分患儿出现高血压、高血钠、低血钾和碱中毒,有轻度皮质醇不足的症状。男性假两性畸形,男性女性化;女性因雌激素缺乏,表现为性幼稚至青春发育期无第二性征,原发闭经。

（三）实验室检查

1. 一般检查　血清钠、钾、氯、血气及血糖测定。失盐型可有低钠、高钾血症和代谢性酸中毒;其他类型可见高钠、低钾和代谢性碱中毒。

2. 17- 羟孕酮（17-OHP）　血 17-OHP 浓度持续增高是 21-OHD 的重要诊断标准。通常 17- 羟孕酮 >300 nmol/L 为经典型,6~300 nmol/L 主要见于非经典型,或 21- 羟化酶缺乏杂合子,或假阳性,<6 nmol/L 为非经典型者或正常者。

3. 促肾上腺皮质激素及皮质醇　失盐型患儿血促肾上腺皮质激素（adrene-cortico-tropic-hormone,ACTH）多增高,伴皮质醇降低;单纯男性化型或非经典型患儿其 ACTH 及皮质醇可正常。

4. 血浆肾素和醛固酮　评估盐皮质激素储备情况,并非是 21-OHD 特异性的诊断依据,其血浓度受年龄、饮食钠的摄入量、抽血时体位及其他因素影响。

5. 雄烯二酮和硫酸脱氢表雄酮　两者属于肾上腺雄激素,21-OHD 患儿此类激素水平有不同程度的增高。雄烯二酮受影响因素少,浓度相对较稳定,与 17-OHP 有较好的相关性;但硫酸脱氢表雄酮不敏感,不建议作为诊断标准。

6. 睾酮　该雄激素主要来源于睾丸分泌,少量由肾上腺雄烯二酮经 17β- 羟类固醇转变而来。21-OHD 患儿睾酮水平均增高。出生 5 个月内男婴存在生理性的睾酮增高,不能作为 21-OHD 诊断依据。

7. 染色体核型分析　对于外生殖器两性难辨患儿均需要做染色体检查以明确遗传性别。

8. 基因检测　基因检测是遗传病诊断的最可靠方法。可对 21- 羟化酶缺乏症的致病基因 *CYP21A2* 或其他相关致病基因进行 DNA 序列分析。

9. 影像学检查　CAH 患儿肾上腺 CT 或 MRI 检查可显示肾上腺皮质增厚。由于新生儿肾上腺皮质较小,判断困难,不作为常规检查。

（四）诊断要点

诊断 CAH 主要依据:①外生殖器性别不清,男性阴茎大或尿道下裂、隐睾,女性外生殖器男性化;②生后早期出现水盐代谢障碍或高血压;③家族史中有过本病患者;④实验室检查,其中一般实验室检查、17-OHP、ACTH、皮质醇等生化检查是 CAH 诊断的重要依据,染色体核型分析用于明确遗传性别,基因检测是 CAH 确诊依据。

（五）鉴别诊断

CAH 需要与假两性畸形、急性肾上腺皮质功能不全、肾上腺皮质出血、先天性肥厚性幽门狭窄导致的水电解质紊乱、原发性醛固酮增多症和肾性高血压等疾病相鉴别。

二、预防

1. 新生儿筛查　主要是 21- 羟化酶缺乏症的筛查,其目的是降低新生儿死亡率、减少女婴外生殖器男性化而造成的性别误判,改善生长发育。方法:采用干血滴纸片法,生后 2~5 天采集足跟血,检测 17-OHP 浓度。此方法作为初筛,如结果异常,需再次采血测定 17-OHP。正常新生儿出生时 17-OHP 生理性增高,12~24 小时可降至正常,此外,低出生体重儿 17-OHP 水平也会上升。

2. 遗传咨询和产前诊断　患儿家庭再生育要进行遗传咨询和产前诊断。因 CAH 是常染色体隐性遗传病,每生育一胎就有 1/4 的概率为 CAH 患者,因此,对家族中有本病先证者的孕妇要在妊娠中期抽取羊水或者早期取绒毛膜抽提 DNA,进行产前的基因分析和诊断。

三、治疗方案

治疗原则:①替代肾上腺皮质分泌不足;②抑制垂体分泌过多的 ACTH,减少皮质激素的前体类固醇异常增加和减少肾上腺皮质雄激素的过度产生,使男性化症状不再进展;③抑制垂体对黑色素细胞过度分泌的促进作用,减轻皮肤色素沉着;④对失盐型还需要补充盐皮质激素;⑤女性患者及失盐型男女患者应终生治疗。

（一）糖皮质激素治疗

包括激素的一般治疗和应激状态处理。

1. 一般治疗　选用接近生理需要的氢化可的

松片剂,不推荐氢化可的松悬液(效果欠佳),也不采用对患儿生长抑制作用较大的泼尼松或地塞米松。正常新生儿生理性皮质醇分泌量 7~9mg/($m^2 \cdot d$),婴儿及儿童 6~8mg/($m^2 \cdot d$)。新生儿或小婴儿经典型(尤其失盐型)患儿开始氢化可的松剂量可偏大[20~25mg/($m^2 \cdot d$)],以尽快控制代谢紊乱,用药期间监测电解质及血压,数日至 1 周后待临床症状好转、电解质正常后则尽快减少氢化可的松剂量至维持量[8~12mg/($m^2 \cdot d$),甚至更低 6~8mg/($m^2 \cdot d$)]。婴儿期后根据临床及检测指标调节剂量。一般每日氢化可的松总量平均分 3 次(每 8 小时)口服,或可根据患者疗效,适当调整早上或睡前剂量。

2. 应激状态处理 在发热超过 38.5℃、胃肠炎伴脱水、全麻手术、严重外伤等应激情况下,为预防肾上腺皮质功能危象发生,需要增加氢化可的松剂量为原剂量的 2~3 倍,如服药后出现呕吐,则在呕吐后 30 分钟补服药物,如不能口服可采用肌注;危重情况下也可增加氢化可的松剂量至 50~100mg/($m^2 \cdot d$)。对需要手术患者,可根据手术的大小调整静脉用药的时间和剂量:通常术前 1~3 天静脉滴注氢化可的松 50mg/($m^2 \cdot d$),分 2 次,手术日增加至 100mg/($m^2 \cdot d$),术后 1~2 天减至 50mg/($m^2 \cdot d$),之后根据患儿情况快速减少剂量,并改为口服,术后数日至 1 周内减量至原维持剂量。

(二)盐皮质激素治疗

对于典型(失盐型及单纯男性化型)CAH,尤其是在新生儿期及婴儿早期,均需要同时给予盐皮质激素,以改善失盐状态。盐皮质激素也可用于非经典型(轻度)患者,有助于减少氢化可的松的剂量。临床上选用 9α- 氟氢可的松 0.1~0.2mg/d,分 2 次口服,通常治疗数日后电解质水平趋于正常,维持量为 0.05~0.1mg/d。应激状态下,通常不需要增加 9α- 氟氢可的松的剂量。

(三)氯化钠补充

失盐型患儿在婴儿期对失盐耐受性差,另需每日补充氯化钠 1~2g。

(四)急性肾上腺皮质功能危象处理

见本章第九节。

(五)外生殖器矫形治疗

对阴蒂肥大明显的女性患者,在代谢紊乱控制后,应尽早在出生 3~12 个月时,由一定手术经验的泌尿外科医师实行阴蒂整形手术。对阴蒂轻度肥大、随着年龄增大外阴发育正常而外观未显异常者,可无须手术。

四、临床经验与注意事项

CAH 需及早发现,尽早治疗。CAH 治疗不当与治疗过度均可导致矮小及生理心理发育障碍等后遗症。因此,治疗后需定期随访,及时调整治疗方案,以最低药物剂量达到良好的代谢控制,避免或减少药物副作用,改善成年终身高。

(一)随访时间

新生儿筛查诊断后治疗初期,需密切随访。每 2 周 ~1 个月随访 1 次,代谢控制后,≤2 岁:每 3 个月 1 次,>2 岁:每 3~6 个月 1 次。

(二)随访内容

定期监测实验室指标,有助于药物剂量的调节。

1. 糖皮质激素剂量的调整 氢化可的松剂量的重要指标为 17-OHP、雄烯二酮、睾酮。单一测定 17- 羟孕酮难以判断疾病控制状态,需结合其他指标分析。通常控制血 17-OHP 浓度为 12~36 nmol/L,雄烯二酮水平 <2μg/L。ACTH 水平也可受某些因素(如情绪波动、抽血后标本未及时送检等)影响而波动,不能作为药物剂量调节的主要依据。男性患儿在新生儿期、婴儿早期及青春期因睾丸生理性分泌增加,不能用睾酮水平作为调节剂量的参考指标。

2. 盐皮质激素剂量的调整 在 9α- 氟氢可的松治疗期间,电解质水平通常能稳定在正常水平。对于失盐型患者需要监测电解质;如治疗过度可导致水肿、心动过速、高血压等,需定期监测血压、肾素活性以调节剂量。

3. 药物副作用监测 CAH 患者需要终身糖皮质激素治疗,但需定期评估激素的副作用:肥胖、糖耐量异常、骨质疏松、免疫抑制导致感染等。建议每半年 ~1 年检测血、尿常规、肝肾功能、钙磷、血糖及糖化血红蛋白,不推荐儿童期患者常规检测骨密度等。

(熊慧 郝虎)

第九节 新生儿肾上腺危象

新生儿肾上腺危象(neonatal adrenal crises,NAC)是致命的内分泌急症,其特征是有不同程度的急性血容量低下伴以低血钠和高血钾为主的电解质紊乱；根据其基本病理改变又可称为急性肾上腺功能减退（acute adrenocortical insufficiency, AAI）。本症常发生于原有慢性肾上腺皮质功能减退（chronic adrenocortical insufficiency, CAI）的患儿处于应激状态时；也可见于原无肾上腺基础病变，但各类急性重症疾病使下丘脑-垂体-肾上腺皮质轴（PHAA）受到继发损害，致使皮质醇分泌不足和/或作用障碍产生肾上腺危象。

一、诊断步骤

（一）病史采集

了解患儿发病时间、起病原因、主要症状；有无发热及持续时间；有无恶心、呕吐、腹泻；有无呼吸困难、气促、昏迷；有无精神变差、奶量下降，甚至拒奶等表现。

（二）临床表现

1. 失盐危象 由于新生儿肾小管保钠机制尚不完善，故在原有基础疾病临床表现的基础上，常于生后1~4周（平均2周）出现失盐危象症状。

2. CAI表现 发生危象前已有不同程度的CAI表现，如拒食、不安、呕吐、腹泻、脱水等，因反复发生呕吐、腹泻出现体重下降，严重脱水和低钠血症，患儿血清钠<110mmol/L，血清钾>10mmol/L，有不同程度酸中毒，pH<7.1，神志淡漠直至昏迷，甚或抽搐。

3. 休克和心脏停搏 病情严重者，可出现下列情形：①低血容量休克、循环衰竭；②高血钾引起心脏停搏；③部分患儿发病前有相关诱因如感染（可以是非重症）、手术、预防接种后，或有可能的其他应激事件，可致病情加重，出现肾上腺危象。

（三）辅助检查

1. 血、尿常规检查 正细胞正色素性贫血，淋巴细胞增多，可有嗜酸性粒细胞增多。脱水情况下，尿比重低于1.030，提示肾上腺皮质激素尿浓缩功能缺陷。

2. 生化检查

（1）低血钠、高血钾：除绝对值之外，血钠/血钾<27，是重要的判断指标（部分患儿以低钠性昏迷为首发表现）。

（2）低氯性代谢性酸中毒。

（3）低血糖：常见于继发性肾上腺皮质功能减退患儿（可以是以严重、持续的低血糖昏迷起病）。

（4）氮质血症：缘于肾灌注不足，可以随补液纠正。

（5）高血钙、低蛋白血症。

3. 血皮质醇和ACTH测定 对原已确诊有AI的患者不一定需测定；否认以往有肾上腺皮质功能减退患儿，并拟诊有肾上腺皮质功能减退原发病患儿则需要检查。

4. 病因学检查 对疑似AAI患儿可按临床特征做相应其他有特异诊断意义的检查，如疑似先天性肾上腺皮质增生症21-羟化酶缺陷，可以查17-羟孕酮等。急诊肾上腺CT或MRI可证实有出血、钙化、增生、萎缩或其他病变。

5. 其他检查 对诊治有意义的检查包括：

（1）中心静脉压测定：有助合理评价治疗前后的血容量。

（2）心电图：是制订抢救措施的重要内容，其改变包括严重的心动过缓、心房静止和窦-室传导（无P波）、室性心动过速或室颤。

（3）胸片：可显示肺的灌注不足和心脏缩小。

（四）诊断要点

肾上腺危象诊断需结合临床症状（CAI表现、失盐危象、低血容量休克等）和上述肾上腺功能相关检查（低钠血症、高钾血症、代谢性酸中毒、血皮质醇、ACTH及病因学检查等）综合判断。

（五）鉴别诊断

需与其他可引起低血容量休克和有低钠、高钾的疾病鉴别，如感染性休克、肾实质和肾小管疾患。

二、预防

对于已确诊肾上腺功能减退的患儿，应加强宣教，使患儿家属了解防治本病的基础知识，尽量避免饥饿、受冷、暴热、感染、受伤等应激情况，并且特别强调坚持规律服药，避免停药、漏药和误服药物，在出现感染、手术等应激情况下需增加糖皮质激素的剂量。

三、治疗方案

治疗原则：一旦确诊应迅速处理，主要目标是迅速恢复血容量和组织正常的血流灌注，紧急处理高血钾所致的心律失常，足量补充皮质醇，纠正相关电解质紊乱和低血糖。

（一）抗休克和纠正水盐电解质紊乱

主要针对低血容量休克、高钾血症和低钠血症的处理。

1. 低血容量性休克处理 按丢失情况评估补

充液体。一般单纯应用生理盐水补充血容量,首次液量 20~25ml/kg,观察血管床灌注指标的改善(心率、脉搏力度、血压、神志、体温和尿量),有好转时用以上液量的 1/4 量继续补充直至患儿的血管床灌注状态完全正常。应用中心静脉压的测定合理评估血容量的纠正状态。

2. 高钾血症的处理 对血钾 >7mmol/L,需作紧急降血钾以及进行对抗高钾所致的致命心律失常治疗。

(1)葡萄糖酸钙:能对抗高血钾引起的心电生理改变所致的心肌异常应激和心电传导,恢复静息电位正常。需明确的是,钙剂并无直接降血钾作用,而是保护心脏,改变心脏的应激性。用法:10% 葡萄糖酸钙 0.5~1.5ml/kg 以葡萄糖稀释后,在心电图监护下缓慢静脉推注(不少于 2~5 分钟注完),当心电图正常时即可停止注射。其作用可维持 30~60 分钟。

(2)胰岛素:是常用的降血钾手段,与葡萄糖同时应用,在促进糖原合成同时使血钾从血浆转移入细胞内。用法:胰岛素 0.25IU/kg 加入 5% 葡萄糖内(每单位胰岛素配 2g 葡萄糖)匀速静脉滴注,至少维持 6 小时。滴注时应监测血糖,当血钾正常,逐步减速至停用;若同时有低血糖时可先给 25% 葡萄糖静注,血糖升高能刺激内源性胰岛素分泌,有助血钾下降。

3. 低钠血症的处理 高张钠补给的指征与其他病因所致的低钠血症相同:血钠低于 120mmol/L,或已有明显的中枢神经系统症状,如抽搐或有脑水肿表现。补钠时应仔细控制补钠速度,在 24 小时内血钠提升不超过 12mmol/L,以防纠正过快引起的脑脱髓鞘病变。

(二)皮质醇的应用

皮质醇制剂的补给是关键的处理,应在诊断后 15 分钟内即刻足量给予。一般情况下,随着补液和皮质醇制剂的补充替代,低血钠和高血钾会逐步纠正。推荐应用氢化可的松,氢化可的松同时有理盐和理糖作用,能针对性纠正电解质紊乱。静脉输注大剂量的氢化可的松 50~100mg/(m²·d),分两次,电解质及血气恢复正常后,可改口服氢化可的松,约 2 周左右减量至维持量。9α-氟氢可的松一般亦不必联合使用,因足量的氢化可的松已足以克服失盐状态;若给予反会使低钠血症过快纠正,致发生脑脱髓鞘并发症;若原是失盐型的 CAH 患者,原 9α- 氟氢可的松替代剂量不变。

四、临床经验与注意事项

肾上腺危象病情凶险,进展迅速,及时诊断和积极治疗是抢救成功的关键。

(熊慧 郝虎)

第十节 新生儿有机酸血症

有机酸血症是临床最常见的一类遗传代谢病,目前已经发现约 50 余种,多在新生儿期发病,多数为常染色体隐性遗传病。临床上常见的有机酸血症包括甲基丙二酸血症、丙酸血症、异戊酸血症、戊二酸血症、生物素酶缺乏症和多种羧化酶缺乏症等。有机酸血症单个病种发病率较低,但由于病种繁多,总体发病率并不低。随着肠内外营养支持的开始和继续,进入到新生儿体内的某些氨基酸、脂肪和碳水化合物等前体物质不能进行正常代谢,体内有机酸蓄积而发病。有机酸血症发病年龄越早,病情越重,死亡率越高,是不明原因危重患儿死亡的重要原因之一,存活者可造成永久性严重损害,如精神运动发育迟缓。若不能早期诊断和治疗,易出现猝死或不可逆转的神经系统损伤。

一、诊断步骤

(一)病史采集

需重点询问父母是否近亲婚配,有无遗传代谢性疾病家族史,母亲孕期无创 DNA 筛查、羊水穿刺等检查有无异常,既往有无不良孕产史,同胞有无类似病史。此外,还需了解新生儿生后喂养史、症状出现的时间及具体表现等。

(二)临床表现和体格检查

临床表现缺乏特异性。急性起病的新生儿病情往往较重,由于对疾病的反应能力不成熟,以呈现非特异性临床表现为主,如反应差、拒食、频繁呕吐、脱水、呼吸困难、肌张力增高或减低、顽固性惊厥、嗜睡和昏迷等,易被误认为新生儿常见疾病如肺透明膜病、严重感染和脑损伤等,发病后常呈进行性加重,许多常规治疗方法难以奏效。部分轻症患儿则在幼儿期、儿童期、青少年期甚至成年期发病,多由应激状态(严重疾病、外伤或手术等)诱发。

(三)辅助检查

对于临床怀疑患儿,常规实验室检查(血液和尿液分析、血清电解质和血气分析、肝肾功能、血氨和乳酸等）可提供重要的诊断线索,如无法解释的明显代谢性酸中毒（动脉血 pH<7.2）伴阴离子间隙增高（AG>16mmol/L）、严重且难以纠正的低血糖、高氨血症、乳酸血症和酮症等均提示需要进一步进行尿特殊生化检测。血液 / 尿液气相色谱 - 质谱（gas chromatography-mass spectrometry, GC-MS）是临床常用的生化诊断方法。酶活性测定和基因分析为确诊方法。新生儿常见有机酸血症的实验室检查特征见表 18-4。

表 18-4 新生儿常见有机酸血症的酶缺陷及
临床 / 实验室检查特征

有机酸血症	酶缺陷	临床表现	血有机酸	尿有机酸
甲基丙二酸血症	甲基丙二酰 CoA 变位酶	新生儿早期（生后 2~3 天）起病,反应差、呕吐、昏迷、肌张力改变、抽搐、致死性代谢性酸中毒,死亡率高	乙酰肉碱（C2）、丙酰肉碱（C3）、C3/C2、甲硫氨酸、同型半胱氨酸	甲基丙二酸、甲基枸橼酸等
丙酸血症	丙酰 CoA 羧化酶	新生儿期严重酸中毒、拒食、呕吐、嗜睡和肌张力低下、脱水、惊厥、肝大、酮症酸中毒	C3/C2、甘氨酸	丙酸
异戊酸血症	异戊酰 CoA 脱氢酶	生后数天内体温低下、拒奶、呕吐、脱水、倦怠、嗜睡、震颤或惊厥、特殊"汗脚"味、酮症或乳酸性酸中毒、显著高氨血症、低钙血症,死亡率高	异戊酰肉碱（C5）	异戊酰甘氨酸、3- 羟基异戊酸等
戊二酸血症 I 型	戊二酰 CoA 脱氢酶	出生时正常,数周后出现急性脑病症状:嗜睡、昏迷、抽搐、肌张力改变	戊二酰肉碱（C5DC）、C5DC/C2	戊二酸、3- 羟戊二酸、戊烯二酸
多种羧化酶缺陷症	3- 甲基巴豆酰 CoA 羧化酶、丙酰 CoA 羧化酶、丙酮酸羧化酶、乙酰 CoA 羧化酶	生后数小时开始至 15 个月内发病,吞咽困难、呼吸困难、肌张力低下、抽搐、昏睡、皮疹、脱发、口腔糜烂、角膜炎、结膜炎、发育迟缓、常合并感染、酮症酸中毒	3- 羟基异戊酰肉碱（C5-OH）	一系列有机酸增高: 3-HIV、3-MCG、3- 羟基丙酸、甲基巴豆酰甘氨酸、甲基枸橼酸、乳酸、2-HB、3-HB

（四）诊断要点

临床表现缺乏特异性,可有顽固性代谢性酸中毒、发作性呕吐、喂养困难、肌张力低下、惊厥和意识障碍等。当患儿出现不能用其他疾病或原因解释的非特异性表现时应想到有机酸血症可能。对于临床怀疑的患儿,除常规实验室检查外,需完善血氨、乳酸、血液 / 尿液 GC-MS 等检查,异常者及时完善酶活性测定和基因检测以明确诊断。

（五）鉴别诊断

需要与其他遗传代谢性疾病如尿素循环障碍、糖原贮积症、线粒体病和脂肪酸氧化障碍等疾病相鉴别,有赖于基因诊断。

二、预防

1. 避免近亲结婚。

2. 在明确先证者的基因分型基础上,若母亲再次妊娠,可在妊娠 16~20 孕周时经羊水穿刺或 10~12 周经绒毛膜绒毛取样提取胎儿细胞 DNA,可对突变已知家系进行基因产前诊断。

3. 开展新生儿遗传代谢病筛查,及早发现有机酸血症患儿,以便及时干预,减少死亡率和致残率。

三、治疗方案

目前,对于有机酸血症仍无特殊治疗方法,但通过相应的支持或对症治疗,很多可得到有效控制,其治疗原则是减少蓄积、补充需要、促进排泄。

（一）急性期治疗

一些有机酸血症患儿在某种诱因刺激下出现急性严重代谢紊乱,起病急,病情重,死亡率高,即所谓的"代谢危象":严重代谢性酸中毒、低血糖症和高氨血症等。急性期治疗的主要目的是维持血糖水平、纠正严重酸中毒和降低高血氨。具体治疗包括:

1. 限制前体物质摄入　立即停止摄入导致有机酸明显升高的相关营养物质（蛋白质和氨基酸等）;在禁食的同时,应输入葡萄糖和脂肪乳,以维持正常血糖水平和供给能量,避免因机体蛋白分解代谢造成毒性产物继续堆积。

2. 纠正代谢性酸中毒　存在明显持续性代谢性酸中毒者（pH<7.2）,应静脉给予大剂量碳酸氢钠,一般 1mmol/kg 静脉缓慢推注后,再以相同的剂量静脉维持滴注;严重酸中毒用碳酸氢钠不能纠正者,应考虑腹膜透析、血液透析或连续性肾脏替代疗法。

3. 降血氨治疗　若伴有高氨血症,可静脉滴注或口服精氨酸 250mg/（kg·d）,静脉滴注或口服苯甲酸钠或苯乙酸钠 250mg/（kg·d）。

（二）对症治疗

包括氧疗、辅助呼吸、静脉滴注碳酸氢钠纠正酸中毒、输液纠正脱水、输入葡萄糖提供热量等;感染常为有机酸血症急性发作的诱因,故应积极控制感染。

（三）饮食治疗

对与氨基酸代谢障碍有关的有机酸血症应限制蛋白质摄入,每天不超过 1~1.5g,摄取足量碳水化合物以满足机体能量需要,以防止组织分解代谢。选用已去除患儿不能代谢的氨基酸及其前体的特殊配方奶粉进行喂养,如甲基丙二酸血症和丙酸血症患儿用不含异亮氨酸、苏氨酸、缬氨酸及蛋氨酸的奶粉,异戊酸血症患儿用无亮氨酸奶粉喂养,戊二酸血症 I 型血症患儿用不含赖氨酸、低色氨酸的奶粉喂养,效果甚佳。

（四）药物治疗

某些维生素为有机酸代谢相关酶的辅酶,临床上大剂量应用维生素治疗有机酸血症（增加残余酶的活性）已取得一定经验,如大剂量维生素 B_{12},1~5mg/d,治疗维生素 B_{12} 有效型甲基丙二酸血症;生物素维生素 H,10~100mg/（kg·d）,治疗生物素酶缺乏症和多种羧化酶缺乏症;甘氨酸,250mg/（kg·d）,治疗异戊酸血症;左旋肉碱,50~300mg/d,对大部分有机酸血症都有一定作用。

四、临床经验和注意事项

（一）诊断方面

对于临床上出现一些非特异性表现如喂养困难、嗜睡、肌张力低下、酸中毒等不能用其他疾病或原因解释的时候应高度警惕有机酸血症的可能,尽早行血串联质谱跟尿液气相色谱检测可快速识别有机酸血症类型,便于指导临床;目前血串联质谱筛查已广泛应用于新生儿疾病筛查,对于高度阳性的患儿应及时召回复查,必要时尽早行基因检测明确诊断。

（二）治疗方面

对拟诊患儿不要一味等待检验检查结果,应立即实施适当干预（即使最终有机酸血症被排除）,因为有效及时的干预是救命的措施,可降低死亡率和减少神经系统后遗症发生率。急性期应严格限制蛋白摄入,但特殊配方奶粉喂养不应超过 24~48 小时,避免发生必需氨基酸缺乏性皮炎;对于严重酸中毒患儿,可给予大剂量左卡尼汀促进代谢,根据血气结果纠正酸中毒治疗;稳定期应定期复查血串联质谱及尿气相色谱,根据结果调整特殊奶粉比例及其他口服药物的维持剂量;定期儿童保健门诊随诊,评估生长发育,必要时定期康复治疗。

（三）医患沟通

首先要给患儿家属详细介绍患儿的诊断,告知病情严重程度,以及可能出现的并发症和死亡风险;有机酸血症的治疗是需要终身密切监测随访的,应及时与患儿家属沟通,告知治疗目的和治疗的长期性,争取取得其理解,并同意跟踪随访治疗;由于有机酸血症急性发作的诱因多为感染、应激或接种疫苗等,故应充分告知家属,需重视一个普通的感冒,小病当大病对待,大病要当重病对待,接种疫苗应选择具备重症抢救条件的医疗机构进行。

（四）病历书写

重点是家族史、有无先证者、围产期病史、出生史、临床表现及各种辅助检查结果（尤其是血气分析、血氨、血串联质谱及尿气相色谱等）的记录与分析;应及时填写医患沟通记录和各种特殊用药（如左卡尼汀、维生素 B_{12}、精氨酸等）的知情同意书,不能遗漏患儿监护人签名;应认真记录患儿病情变化与治疗过程,实时书写和分析应用各种辅助检查、用药及治疗的结果,以及疗效观察记录;及时完成危重病例讨论、疑难病例讨论和危重症抢救等记录。

（古霞　郝虎）

第十一节　新生儿高氨血症

新生儿高氨血症（neonate hyperammonemia, NHA）是常见的代谢障碍性疾病,尤其是器官尚未发育成熟的早产儿高氨血症的发生率更高。临床表现缺乏特异性,主要以血液中氨的水平异常升高和中枢神经系统功能障碍为主要表现,且易导致神经系统永久性损伤,甚至死亡。本病主要见于尿素循环障碍或继发于严重肝病、新生儿暂时性高氨血症、有机酸血症等。新生儿期起病者死亡率和并发症发病率高。

一、诊断步骤

（一）病史采集

对于临床上存在不明原因喂养困难、呕吐、嗜睡、激惹、反应低下、呼吸困难、嗜睡、昏迷、低血糖等异常表现或者家族史的新生儿应及时进行血氨检测,若检测到血氨升高,需进一步完善相关检查。

（二）临床表现与体格检查

NHA临床表现缺乏特异性,临床上常表现为喂养困难、呕吐、嗜睡、激惹、反应低下和呼吸困难等,常进展迅速,出现惊厥、昏迷、低体温、循环不良、呼吸衰竭等症状。体格检查除神经系统体征外,可有肝大、肌张力增高或低下。

（三）辅助检查

1. 实验室检查　血氨升高,呼吸性碱中毒、代谢性酸中毒,高乳酸血症、电解质紊乱、肝酶升高、凝血功能障碍、低血糖等。

2. 代谢检测　血氨基酸、酰基肉碱和尿有机酸检测可初步鉴别尿素循环障碍疾病种类。

3. 酶活性检测及基因检测　可区分尿素循环障碍疾病种类,或与其他高氨血症的疾病鉴别。

4. 影像学检查　急性期主要表现为脑水肿,严重时可有梗死样病灶,基底节区损害;长期存在高氨血症新生儿脑部MRI表现为皮质萎缩、白质囊性变和髓鞘形成减少。

（四）诊断要点

1. 血氨升高是诊断NHA的主要标准,一般

认为,新生儿血氨>100μmol/L（170μg/dl）即可诊断NHA。

2. 血浆氨基酸、酰基肉碱、尿液有机酸检测和基因检测有助于明确病因诊断。

二、预防

NHA预后在很大程度上取决于初始高氨血症的严重程度和持续时间,早期识别高氨血症和早期有效干预是减少死亡和改善预后的关键。

1. 产前筛查　产前诊断首选基因检测,对存在不良孕产史孕产妇,建议进行产前诊断。

2. 产后筛查　对于新筛阳性者应立即召回完善相关检查;临床检测到血氨升高患儿,尽早行代谢筛查联合基因筛查有助于确诊。

3. 早期干预　早期识别后,应尽早进行包括饮食疗法、药物治疗、血液透析和肝移植等治疗。

三、治疗方案

高氨血症具有神经毒性,重者危及生命,早期有效干预可防止进一步恶化并出现长期神经系统不良后遗症。治疗分为急性期治疗和维持期治疗。

（一）急性期治疗

1. 对症支持治疗　在无法除外是否存在遗传代谢性疾病前,暂停肠内营养及氨基酸、脂肪乳摄入,但需保证足够的热卡和液体量。建议总能量摄入达同龄每日参考摄入量的100%~120%;给予高浓度葡萄糖[糖速最低为8~10mg（kg·min）]及适当补充电解质,保证血糖维持6.6~11.0mmol/L,血糖过高时可给予适量胰岛素;停止蛋白质摄入24~48小时后可补充必需氨基酸0.5g/（kg·d）,并根据血氨变化增加0.5g/（kg·d）至维持期推荐量。排除线粒体脂肪酸氧化障碍后,可给予脂肪乳剂0.5~2.0g/（kg·d）。必要时予血管活性药物稳定循环,机械通气辅助呼吸,其他对症处理,如纠正低血糖,纠正酸中毒,经验性抗生素治疗,补充凝血因子,降颅压等。

2. 药物治疗　可以通过补充底物或激活尿素循环代谢中的酶使氨通过尿素循环排泄,包括精氨酸、瓜氨酸以及卡谷氨酸等;同时也可以通过旁路代谢清除氮,包括苯甲酸钠、苯乙酸钠等。部分疾病需要补充辅因子治疗。（具体用法用量和作用机制详见表18-5）

3. 透析治疗　严重高氨血症或者其他治疗效

果欠佳时,可血液净化治疗。当存在神经系统状态迅速恶化,昏迷或脑水肿,血氨水平 >150μmol/L(256μg/dl);存在中度或重度脑病;持续高血氨水平 >400μmol/L(681μg/dl)非肾脏替代治疗药物无效;血氨水平在数小时内迅速上升至 >300μmol/L(511μg/dl),无法通过非肾脏替代治疗药物控制,均可考虑启动血液净化治疗。

（二）维持期治疗

1. 一般治疗 限制蛋白质摄入量,特殊奶粉喂养,减少氨的生成。优质蛋白质保证必需氨基酸摄入,同时满足热卡、维生素和微量元素的需要量,保证患儿生长发育的需求。

2. 药物治疗 见表 18-5。

3. 肝移植 对于药物控制不理想,尤其是新生儿期起病的重症患儿,应在一般情况稳定后尽早肝移植手术,以获得最佳的神经系统结局。

表 18-5 NHA 常见药物治疗

药物	剂量	作用机理	注意事项
苯甲酸钠	首剂 250mg/kg, 1.5~2h 维持量 250~500mg/(kg·d) 稳定期 100~250mg/(kg·d) 每日最大量 12g	与甘氨酸结合,形成无毒的马尿酸随尿液排泄	若血甘氨酸 <100μmol/L 需减量或更换其他氮清除剂,注意钠的摄入量
苯丁酸钠	首剂 250mg/kg, 1.5~2h 维持量 250~500mg/(kg·d)	与谷氨酰胺结合,形成无毒的苯乙酰谷氨酰胺排泄	需预防支链氨基酸缺乏,注意钠的摄入量
苯丁酸甘油酯	体重 <20kg, 100~250mg/(kg·d) 体重 >20kg, 2~5.5g/m², 每日最大量 12g	与谷氨酰胺结合,尿液中无毒苯乙酰谷氨酰胺排泄	腹泻、胃肠胀气等
精氨酸	体重 ≤20kg, 0.1~0.2g/kg 体重 >20kg, 2~6g/m² 每日不超过 6g,稳定期 250mg/(kg·d)	禁用于精氨酸酶缺乏症,改善尿素循环的残留功能,避免精氨酸缺乏	精氨酸浓度控制在 70~120μmol/L
卡谷氨酸	首剂 100mg/kg 维持量 25~62.5mg/(kg·6h) 稳定期 25~62.5mg/(kg·6h)	用于 NAGS 缺陷症,激活氨基甲酰磷酸合成酶 1	中性粒细胞减少、呕吐、低血糖、脂肪酶升高等
瓜氨酸	0.1~0.2g/(kg·d),每日最大量 6g	用于瓜氨酸血症以外的高氨血症	—
左旋肉碱	0.03~0.1g/(kg·d) 严重时可加至 0.2~0.3g/(kg·d)	降血氨药易引起继发性肉碱缺乏	—
维生素 B₁₂	1mg 皮下或肌内注射	怀疑维生素 B₁₂ 治疗有效的甲基丙二酸血症	—
维生素 B₆	100mg 皮下或肌内注射	怀疑维生素 B₆ 依赖型癫痫	—
维生素 B₂	50mg 皮下注射	怀疑多种酰基辅酶 A 脱氢酶缺乏症和维生素 B₂ 转运障碍缺乏症	—
生物素	10mg 口服或经鼻胃管	怀疑存在生物素反应性多种羧化酶缺乏症	—

四、临床经验与注意事项

（一）诊断方面

NHA 的诊断并不困难,一般来说新生儿血氨 >100μmol/L(170μg/dl)即可诊 NHA,但 NHA 的病因诊断复杂,涉及遗传因素和外源因素,需要进行详细的病史采集和辅助检查以明确诊断。

（二）治疗方面

1. 急性期需密切监测病情变化,预防脱水及电解质紊乱。

2. 神经系统预后与血氨的清除速率相关,连续性血液净化治疗尤其高剂量连续静脉 - 静脉血液透析,是推荐治疗 NHA 的一线疗法。换血疗法对降低血氨的作用不大,不推荐使用。

3. 活体肝移植后需长期服用免疫抑制剂,肝移植不能逆转已经发生的脑损伤,临床情况控制稳定的患儿,肝移植可有效保护神经系统。

（三）医患沟通

1. NHA 是新生儿临床的危急重症，病情变化快，容易出现昏迷、气促、呼吸衰竭、急性肝衰竭、凝血功能障碍、多脏器功能衰竭等严重并发症，死亡率和并发症较高。首先要给患儿家属详细介绍患儿的诊断，告知病情严重程度，以及可能出现的并发症和死亡风险。

2. NHA 治疗过程中可能需要机械通气、血透等治疗，医疗费用往往很高。在应用这些治疗前及时与家属沟通，告知治疗目的和可能出现的并发症，争取理解，并同意治疗。

3. 新生儿暂时性高氨血症患儿的预后良好，但继发于尿素循环障碍、严重肝病、有机酸血症等患儿治疗难度大，并发症严重，死亡率高。

（四）病历记录

重点是围产期病史、出生史、家族史、临床表现及辅助检查结果的记录与分析，特别是血气、代谢和基因结果。及时填写医患沟通记录和特殊治疗知情同意书。认真记录患儿病情变化与治疗过程，实时书写和分析应用各种辅助检查、用药及治疗的结果，以及疗效观察记录。及时完成危重病例讨论、疑难病例讨论和危重症抢救等记录。

（张银纯 郝虎）

参 考 文 献

1. Ali R, Nagalli S. Hyperammonemia. In: StatPearls. Treasure Island(FL): StatPearls Publishing, 2023.
2. Batshaw ML, Tuchman M, Summar M, et al. A longitudinal study of urea cycle disorders. Mol Genet Metab, 2014, 113(1-2): 127-130.
3. Summar ML, Dobbelaere D, Brusilow S, et al. Diagnosis, symptoms, frequency and mortality of 260 patients with urea cycle disorders from a 21-year, multicentre study of acute hyperammonaemic episodes. Acta Paediatr, 2008, 97(10): 1420-1425.
4. Posset R, Gropman AL, Nagamani SCS, et al. Urea Cycle Disorders Consortium and the European Registry and Network for Intoxication Type Metabolic Diseases Consortia Study Group. Impact of Diagnosis and Therapy on Cognitive Function in Urea Cycle Disorders. Ann Neurol, 2019, 86(1): 116-128.
5. 陈哲晖, 董慧, 黄新文, 等. 尿素循环障碍的三级防控专家共识. 中国实用儿科杂志, 2021, 36(10): 725-730.
6. Braissant O. Current concepts in the pathogenesis of urea cycle disorders. Mol Genet Metab, 2010, 100(1): 3-12.
7. 顾学范. 临床遗传代谢病. 北京: 人民卫生出版社, 2015.
8. Stepien KM, Geberhiwot T, Hendriksz CJ, et al. Challenges in diagnosing and managing adult patients with urea cycle disorders. J Inherit Metab Dis, 2019, 42(6): 1136-1146.
9. 杨艳玲, 孙芳, 钱宁, 等. 尿素循环障碍的临床和实验室筛查研究. 中华儿科杂志, 2005, 43(5): 331-334.
10. 张银纯, 莫文辉, 白波, 等. 尿素循环障碍所致新生儿高氨血症基因筛查和早期干预. 临床儿科杂志, 2023, 41(04): 259-265.
11. 中华医学会儿科学分会新生儿学组青年委员会. 新生儿高氨血症诊断与治疗的专家共识. 中国当代儿科杂志, 2023, 25(5): 437-447.
12. 陈燕, 王琳. 重视新生儿高氨血症. 临床儿科杂志, 2023, 41(4): 247-251.
13. 曾健生. 高氨血症相关遗传代谢病危重症. 中国实用儿科杂志, 2015, 30(8): 573-578.
14. 郝虎, 肖昕. 尿素循环障碍及高氨血症的诊断与处理. 中国小儿急救医学, 2014, 21(6): 354-357.
15. Leonard JV, McKiernan PJ. The role of liver transplantation in urea cycle disorders. Mol Genet Metab, 2004, 81(1): 74-78.

第十二节　新生儿氨基酸代谢病

新生儿氨基酸代谢病是指氨基酸代谢途径中相关酶的缺陷所导致的多种不同表型的疾病，绝大部分属于常染色体隐性遗传病。主要分类有苯丙氨酸、酪氨酸、蛋氨酸、支链氨基酸、甘氨酸及脯氨酸等代谢病，其中能够导致急性重症的新生儿氨基酸代谢病有非酮症性高甘氨酸血症（non-ketotic hyperglycinemia, NKH）、枫糖尿症（maple syrupurine disease, MSUD）、酪氨酸血症（tyrosinemia）、四氢生物蝶呤缺乏症（tetrahydrobiopterin deficiency, BH4D）、苯丙酮尿症（phenylketonuria, PKU）、同型半胱氨酸尿症（homocystinuria, HCU）及焦谷氨酸尿症（pyroglutamic aciduria），后三者可能在婴儿期或者儿童期发病明显。我国 PKU 的发病率约为 8.5/10 万，其中 BH4D 约占 6%~29%；MSUD 的发病率约为 1/13.9 万，而酪氨酸血症、焦谷氨酸尿症、NKH 及 HCU 国内目前尚无确切发病率报道。急性重症的新生儿氨基酸代谢病若不及时治疗，死亡率极高，因此生后早期的血尿质谱检测对筛查这些疾病尤为重要。

【非酮症性高甘氨酸血症】

非酮症性高甘氨酸血症又称甘氨酸脑病，因甘氨酸裂解酶系统（GCS）活性降低导致甘氨酸降解受阻，在脑脊液中异常蓄积而引起脑部症状的疾病。

一、诊断步骤

（一）病史采集

询问家属患儿是否有嗜睡、四肢无力及抽搐等神经系统表现。

（二）临床表现与体格检查

经典型患者在出生时表现正常，但可在最初几个小时内发展为进行性脑病，其特征是昏睡、四肢张力减退，Moro 试验低反应，呼吸变得越来越不规则，最终以呼吸暂停发作而告终，此时患儿处于深度昏迷状态并出现肌阵挛，最后出现强直性或阵挛性发作。大多数患者在 6 天到 5 岁之间死亡。幸存的患儿有严重的智力缺陷和顽固性癫痫。非经典型患者在生后大约 6 个月前发育是正常的，6 个月后可能会发育迟缓，出现癫痫发作。随着年龄的增长，多数患者会出现智力障碍、不自主运动和行为障碍。

（三）辅助检查

1. 甘氨酸测定　脑脊液和血浆中甘氨酸浓度升高，脑脊液与血浆甘氨酸比值升高。

2. 尿气相色谱　尿酮体阴性。

3. ^{13} 碳 - 甘氨酸呼气检测　口服 ^{13} 碳 - 甘氨酸 10mg/kg（≤100mg）后 15、30、45、60、90、120、180、240、300 分钟分别收集 150~250ml 气体，分析二氧化碳（^{13}C）的含量，推测 GCS 活性。

4. 肝活检　测定 GCS 活性。

5. 基因检测　检测 GLDC、AMT 及 GCSH 等突变基因。

（四）诊断要点

1. 脑病临床表现。

2. 脑脊液和血浆中甘氨酸浓度升高。

3. 尿酮体阴性。

4. GCS 活性下降。

（五）鉴别诊断

1. 酮症性高甘氨酸血症　患者有酮症酸中毒及血甘氨酸浓度升高，但脑脊液甘氨酸浓度正常。

2. 一过性高甘氨酸血症　患者 GCS 活性正常，一段时间后血甘氨酸浓度可降至正常。

二、预防

1. 产前测定绒毛膜 GCS 活性。

2. 生后早期行新生儿血尿质谱筛查。

三、治疗方案

目前没有有效的治疗方法，可给予镇静药右美沙芬 5~20mg/（kg·d）及抗癫痫药地西泮、苯巴比妥、左乙拉西坦等对症支持治疗，可尝试口服苯甲酸钠 250~750mg/（kg·d）和四氢叶酸 15mg/d。

四、临床经验与注意事项

非酮症性高甘氨酸血症的预后与 GCS 活性密切相关，若 GCS 活性极低，患者即使得到及时治疗，预后也极差；若 GCS 活性保留一定程度，及时的诊治可改善预后。

【枫糖尿症】

枫糖尿症是因支链酮酸脱氢酶复合体缺陷导致各种支链氨基酸代谢受阻，大量支链氨基酸及相应酮酸衍生物在体内蓄积引起脑内髓鞘生成障碍，从而造成严重的脑损伤及一系列中枢神经系统损害的疾病。

一、诊断步骤

（一）病史采集

询问患儿身上是否有枫糖浆气味和嗜睡等表现。

（二）临床表现与体格检查

经典型患者通常在出生后 12 小时在耵聍中闻到枫糖浆气味，生后 12~24 小时在尿液和汗液中闻到枫糖浆气味，生后 2~3 天出现酮尿，易激惹，喂养困难，生后 4~5 天出现脑病加重征象，包括昏睡、间歇性呼吸暂停，出现刻板动作比如"击剑""脚踏"等动作，生后 7~10 天可能出现昏迷和中枢性呼吸衰竭。若不及时治疗，大多数患儿在出生后数天发生严重代谢紊乱而导致死亡。

（三）辅助检查

1. 血串联质谱　血亮氨酸、异亮氨酸及缬氨酸浓度显著升高。

2. 尿气相色谱 - 质谱　尿中支链氨基酸及其相应的酮酸升高。

3. 基因检测　检测 *BCKDHA*、*BCKDHB*、*DBT*、*DLD* 等突变基因。

（四）诊断要点

1. 多种中枢神经系统受损表现。

2. 尿液及汗液中有特殊的枫糖浆气味。

3. 血亮氨酸、异亮氨酸及缬氨酸浓度显著升高。

4. 尿中支链氨基酸及其相应的酮酸升高。

（五）鉴别诊断

需与新生儿脑病表现的患者及新生儿败血症进行鉴别。

二、预防

1. 产前绒毛膜支链酮酸脱氢酶复合体活性测定。

2. 生后早期行新生儿血尿质谱筛查。

三、治疗方案

1. 急性期　通常建议采用腹膜透析或血液透析去除体内过多的毒性代谢物，并给予高能量饮食治疗来逆转急性代谢失代偿，补充异亮氨酸和缬氨酸（300~400mg/d）刺激蛋白质合成；对脑水肿等行对症支持治疗。

2. 慢性期　供给足够的热量和营养以满足其生长发育所需，并根据血支链氨基酸的浓度（尤其是亮氨酸）调整支链氨基酸的供给量。有条件者可进行肝移植恢复支链酮酸脱氢酶复合体的活性。

3. 所有患者均应进行维生素 B_1 负荷试验，维生素 B_1 有效者，每日需口服 100~300mg。

四、临床经验与注意事项

枫糖尿症开始治疗的时间与预后密切相关。经典型最佳治疗时机是生后 7 天以内，出生后 14 天已造成不可逆的神经系统损害，预后较差，故早期诊治十分重要。

【酪氨酸血症】

酪氨酸血症是由于酪氨酸氨基转移酶（Ⅱ型）、延胡索酰乙酰乙酸水解酶（Ⅰ型）、4- 羟基苯丙酮酸双加氧酶缺陷（Ⅲ型）使酪氨酸正常代谢途径中断，血中酪氨酸和琥珀酰丙酮等异常代谢产物蓄积，导致神经、肝脏、肾脏等多系统损伤的疾病。

一、诊断步骤

（一）病史采集

询问患儿是否有肝功能不全及流泪、畏光等眼部症状。

（二）临床表现与体格检查

Ⅰ型患者分为急性型：在生后 6 个月前出现急性肝衰竭，不及时治疗多于生后 6~8 个月内死亡；亚急性型：在生后 6 个月 ~1 岁之间，出现肝病、生长迟缓、佝偻病和肌张力减低等；慢性型：在出生第一年之后，出现慢性肝病，肾病，佝偻病，心肌病和 / 或类似卟啉症。大多数患者伴有不同程度的肾功能障碍，并在厌食、呕吐及轻微感染之后容易发生急性神经系统危象。

Ⅱ型患者主要特征为眼部症状，表现为生后数月出现流泪、畏光和结膜充血等症状，继而出现角膜溃疡和混浊、眼球震颤等。

Ⅲ型患者尚未形成比较一致的表型，若 4- 羟基苯丙酮酸双加氧酶持续缺陷者通常会出现神经异常、智力迟钝和轻度共济失调。

（三）辅助检查

1. 实验室检查　肝酶及 AFP 升高、凝血功能障碍、贫血、血小板减少、蛋白尿及糖尿、肾小球滤过率降低。

2. 血串联质谱　血酪氨酸及蛋氨酸浓度升高。血琥珀酰丙酮浓度升高。

3. 尿气相色谱　尿琥珀酰丙酮水平升高。

4. 肝肾活检　检测延胡索酰乙酰乙酸水解酶活性。

5. 基因检测　检测 FAH 等突变基因。

（四）诊断要点

Ⅰ型：肝脏、肾脏受损表现及血酪氨酸水平升高、尿琥珀酰丙酮水平显著升高。

Ⅱ型：眼、皮肤受损表现及血酪氨酸水平升高（600~3 300μmol/L）、尿 4- 羟基苯丙酮酸盐水平升高。

Ⅲ型：血酪氨酸水平升高（355~640μmol/L）、尿 4- 羟基苯乳酸和 4- 羟基苯乙酸水平显著升高。

（五）鉴别诊断

需与导致急性肝损害、急性肾损伤的疾病相鉴别。

二、预防

1. 产前检测羊水中琥珀酰丙酮、绒毛膜测定 FAH 活性或基因突变分析。

2. 生后早期行新生儿血尿质谱筛查及血琥珀酰丙酮测定。

三、治疗方案

1. 饮食原则,需要低酪氨酸、低苯丙氨酸饮食。

2. Ⅰ型患者推荐口服 2-(2-硝基-4-三氟苯甲酰)-1,3-环己二醇(NTBC),为 4-羟基苯丙酮酸双加氧酶的抑制剂,起始服用剂量为 1mg/(kg·d),分 2~3 次服用,后续服用剂量根据血酪氨酸水平或尿琥珀酰丙酮水平进行调整;有条件者可进行肝移植。

四、临床经验与注意事项

Ⅰ型患者总体来讲预后较差;Ⅱ型及Ⅲ型患者若累及神经系统则预后一般。

【四氢生物蝶呤缺乏症】

四氢生物蝶呤缺乏症是由于四氢生物蝶呤(BH₄)合成或代谢途径中某种酶缺陷所导致的疾病。

一、诊断步骤

（一）病史采集

新生儿及生后 3 个月内 BH₄ 缺乏症患者除血苯丙氨酸浓度增高外,无明显临床表现。

（二）临床表现与体格检查

BH₄ 缺乏症的临床表现具有高度异质性,分为中枢型:脑脊液中神经递质代谢产物的减少和严重的神经系统症状,具体包括婴儿吸吮力低下、吞咽困难、大运动发育迟缓等,至幼儿及儿童期则表现为肌张力低下,眼睑下垂、嗜睡、反应极差,难以控制的抽搐,不明原因高热,严重的发育迟缓等;温和型:脑脊液中神经递质代谢产物的水平正常;短暂型:表现为一过性的新生儿高苯丙氨酸血症。

（三）辅助检查

1. 血串联质谱　血苯丙氨酸、苯丙氨酸/酪氨酸比值升高。

2. 尿蝶呤谱测定　低苯丙氨酸饮食前检测尿中蝶呤含量。

3. BH₄ 负荷试验　快速可靠的辅助诊断试验。

4. 酶活性　干血滤纸片检测红细胞内二氢蝶呤还原酶活性。

（四）诊断要点

1. 所有高苯丙氨酸血症,需在低苯丙氨酸饮食前行尿蝶呤谱分析,不同酶型患者尿新蝶呤和生物蝶呤的比例不同。

2. 干血滤纸片检测红细胞内二氢蝶呤还原酶活性下降。

3. BH₄ 负荷试验,不同酶型缺乏患者血苯丙氨酸下降速度不同。

（五）鉴别诊断

1. 苯丙氨酸羟化酶缺乏症　典型苯丙氨酸羟化酶缺乏症患者头发及肤色浅淡、尿液鼠臭味和智力障碍,PAH 基因突变可确诊,红细胞内二氢蝶呤还原酶活性正常。

2. 导致肌无力的遗传代谢病　根据各自的特异性临床表现及肌酶、肌电图等鉴别。

二、预防

1. 产前进行羊水基因突变分析。

2. 生后早期行新生儿血尿质谱筛查。

三、治疗方案

通过低苯丙氨酸饮食以及 BH₄ 替代疗法的联合纠正苯丙氨酸血症和中枢神经系统神经递质的缺乏。BH₄ 是体内苯丙氨酸羟化酶、酪氨酸羟化酶及色氨酸羟化酶的辅酶,因外源性 BH₄ 不能进入脑内,建议合用左旋多巴和 5-羟色胺等神经递质治疗。

四、临床经验与注意事项

生后 3 个月内开始用 BH₄ 替代疗法联合神经递质前质正规治疗,且血苯丙氨酸浓度控制理想者,智力发育评估较好。因此,新生儿苯丙酮尿症筛查中发现高苯丙氨酸血症的患儿,应立即进行高苯丙氨酸血症和 BH₄ 缺乏症的鉴别诊断,以尽早争取相应的治疗,改善预后。

【苯丙酮尿症】

苯丙酮尿症是由于苯丙氨酸羟化酶缺乏导致血苯丙氨酸及其旁路代谢物浓度增高的疾病。

一、诊断步骤

（一）病史采集

询问患儿有无喂养困难、呕吐、易激惹等表现。

（二）临床表现与体格检查

1. 神经系统进行性损害　刚出生时正常,生后 1 个月内神经系统开始出现损害,以后随着时间进行性加重,6 个月将出现明显临床特征,可表现为易激惹、语言障碍、癫痫发作、小头畸形、肌张力增高、帕金森步态、腱反射亢进、多动或自闭症、焦虑、侵略性和回避社交等症状。

2. 身体鼠尿味和皮肤湿疹 由于过多的苯丙氨酸及其旁路代谢产物的排泄导致患儿汗液及尿液中常有令人不快的鼠尿味。

3. 黑色素缺乏 由于低酪氨酸水平导致色素减少,常表现为头发黄、皮肤和虹膜色浅,同时伴有多巴胺、去甲肾上腺素、5- 羟色胺产生减少导致的情绪低落等精神症状。

（三）辅助检查

1. 血串联质谱 血苯丙氨酸水平 >120μmol/L,苯丙氨酸 / 酪氨酸 >2.0。

2. 尿蝶呤谱分析 尿新蝶呤和生物蝶呤水平均升高。

3. BH$_4$ 负荷试验 BH$_4$ 反应性高苯丙氨酸血症的判断方法。

4. 基因检测 检测 PAH 等突变基因。

（四）诊断要点

1. 神经系统损害、身体鼠尿味、头发黄、皮肤白等表现。

2. 血苯丙氨酸水平 >120μmol/L,苯丙氨酸 / 酪氨酸 >2.0。

3. PAH 基因突变。

（五）鉴别诊断

新生儿筛查发现高苯丙氨酸血症者,行尿蝶呤谱分析与 BH$_4$ 缺乏症相鉴别。

二、预防

1. 避免近亲结婚,产前进行羊水基因突变分析。

2. 生后早期行新生儿血尿质谱筛查。

三、治疗方案

1. 饮食治疗 给予低或无苯丙氨酸饮食治疗,但苯丙氨酸是一种必需氨基酸,患者低苯丙氨酸饮食治疗后需检测血苯丙氨酸浓度,使血苯丙氨酸控制在相应年龄理想范围。

2. 神经发育评估 患者需定期进行体格及运动发育评估,在 1 岁、3 岁、6 岁时进行智力发育评估。同时关注患儿的精神及行为发育情况,必要时做好心理辅导及干预。

四、临床经验与注意事项

血苯丙氨酸浓度控制程度是预后的关键,可进行产前诊断和新生儿筛查早期诊断,早期治疗。

【同型半胱氨酸尿症】

同型半胱氨酸尿症,又称假性马方综合征,是因蛋氨酸代谢过程中的酶缺陷所致的含硫氨基酸代谢障碍疾病。

一、诊断步骤

（一）病史采集

新生儿期无明显临床表现或询问是否有抽搐、肌张力异常等表现。

（二）临床表现与体格检查

1. 典型的症状见于胱硫醚合成酶缺乏型患者,患者初生时正常,生后 5~9 个月开始起病,主要症状是晶状体脱位、骨骼异常、血栓形成、智力发育落后及惊厥等。

2. 甲基转移酶缺乏型患者的临床表现轻重不一,严重者可有智力和体格发育落后、Marfan 综合征样外观、反复感染和不同程度的神经症状如惊厥等。部分病例可表现为肝脾肿大和巨幼红细胞性贫血。

3. 还原酶型患者主要表现为神经系统症状,患者可出现惊厥、周围神经病变、肌病、精神分裂症样表现、肌张力增高、腱反射亢进、共济失调及智力低下等。

（三）辅助检查

1. 血常规检查 示巨幼红细胞性贫血。

2. 血串联质谱 检测血蛋氨酸水平。

3. 同型半胱氨酸测定 血和尿中同型半胱氨酸水平升高。

4. 酶活性检测 肝活检测定酶活性。

5. 基因检测 检测 CBS、MMACHC、MMADHC、LMBRD1、MTR、ABCD4、MTHFR 等突变基因。

（四）诊断要点

1. 血串联质谱检测蛋氨酸水平,不同酶型缺乏者蛋氨酸水平不同。

2. 血同型半胱氨酸升高。

3. 基因检测 突变基因。

（五）鉴别诊断

1. 马方综合征 马方综合征患者血同型半胱氨酸和蛋氨酸水平正常。

2. 高蛋氨酸血症　高蛋氨酸血症患者血蛋氨酸水平升高,血同型半胱氨酸水平正常。

二、预防
1. 产前进行羊水基因突变分析。
2. 生后早期行新生儿血尿质谱筛查。

三、治疗方案
1. 合成酶缺乏型应试用大剂量维生素 B_6（100~500mg/d）和低蛋氨酸饮食治疗,对于大剂量维生素 B_6 完全无效者,应补充胱氨酸,加用甜菜碱;对维生素 B_6 敏感者,可加用叶酸和维生素 B_{12},这三种维生素结合在一起可以降低同型半胱氨酸水平,并提供临床益处。

2. 还原酶缺乏型则无须限制蛋白质摄入量,通过口服甜菜碱（3~6g/d,最大量可达 10g/d）和亚叶酸 0.5~1.5mg/（kg·d）可获得良好的控制。

3. 甲基转移酶缺乏型需使用羟钴胺或甲钴胺治疗,每次肌内注射 1mg,2~3 次/周,患者巨细胞贫血可纠正,但神经系统损伤很难恢复,预后大多不良。

四、临床经验与注意事项
合成酶缺乏型预后较差,若不经治疗,多于 20~30 岁死于血管并发症。少数甲基转移酶缺乏型,可早期死于反复感染。还原酶缺乏型可存活到成人。

【焦谷氨酸尿症】
焦谷氨酸尿症是因谷胱甘肽合成酶或 5- 羟脯氨酸酶缺陷所致的疾病,故又称谷胱甘肽合成酶缺陷症。

一、诊断步骤
（一）病史采集
询问是否有贫血、酸中毒及抽搐等表现。
（二）临床表现与体格检查
轻度患者通常导致红细胞破坏（溶血性贫血）;中度患者可能在出生后不久就出现症状,包括溶血性贫血、5- 羟脯氨酸尿以及代谢性酸中毒等;重度患者除了出现中度患者的特点外,还可能会出现神经系统症状,如癫痫发作、精神运动发育迟缓、智力障碍及共济失调等。
（三）辅助检查
1. 常规实验室检测　血常规示贫血,血气分析示代谢性酸中毒。

2. 尿气相色谱　5- 羟脯氨酸升高。

3. 酶活性　检测谷胱甘肽合成酶或 5- 羟脯氨酸酶活性。

4. 基因检测　检测 GSS 等突变基因。

（四）诊断要点
1. 出现溶血性贫血,代谢性酸中毒,伴随神经系统症状。
2. 尿 5- 羟脯氨酸水平升高。
3. GSS 基因突变。

（五）鉴别诊断
需与甲基丙二酸血症、丙酸血症等遗传代谢病进行鉴别。

二、预防
1. 产前进行羊水基因突变分析。
2. 生后早期行新生儿血尿质谱筛查。

三、治疗方案
目前尚无纠正此酶缺陷的治疗方法,尽早使用维生素 C 和维生素 E,有利于长期预后;积极纠正代谢性酸中毒,避免一些药物和氧化剂所能引起的溶血并预防各种应激状态。

四、临床经验与注意事项
尽早使用维生素 C 和维生素 E,有利于长期预后。

（李菲　郝虎）

参考文献

1. 顾学范 . 临床遗传代谢病 . 北京:人民卫生出版社,2015.
2. 程俊丽,王静,郑荣秀 . 非酮症性高甘氨酸血症研究进展,2023,50（7）:452-455.
3. Kenneson A, Osara Y, Pringle T, et al. Natural history of children and adults with maple syrup urine disease in the NBS-MSUD Connect registry. Mol Genet Metab Rep, 2018, 15: 22-27.
4. 江载芳,申昆玲,沈颖 . 诸福棠实用儿科学 . 8 版 . 北京:人民卫生出版社,2014.
5. 沈晓明,朱建幸,孙锟 . 尼尔逊儿科学 . 17 版 . 北京:北京大学医学出版社,2007.
6. 黄尚志,宋昉 . 苯丙酮尿症的临床实践指南 . 中华医学遗传学杂志,2020,037（3）:226-234.
7. Sadeq DW, Nasrallah GK. The Spectrum of Mutations of

Homocystinuria in the MENA Region. Genes (Basel), 2020, 11（3）: 330.

8. Kaur P, Chaudhry C, Panigrahi I, et al. Gas Chromatography Mass Spectrometry Aided Diagnosis of Glutathione Synthetase Deficiency. Lab Med, 2022, 53（3）: 59-61.

第十三节　新生儿脂肪代谢疾病

线粒体脂肪酸氧化障碍（fatty acid oxidation disorders, FAODs）是脂肪酸转运和线粒体 β 氧化途径中的酶或转运蛋白功能缺陷，导致脂肪酸 β 氧化代谢发生障碍所引起的一组疾病，均属于常染色体隐性遗传病。该病具有不同的临床特征，新生儿期表现为高氨血症、低血糖、代谢酸中毒和猝死等，晚发型表现为神经病变、肌病及视网膜病变等。

线粒体脂肪酸氧化障碍主要包括四个方面：长链脂肪酸进入线粒体转运酶缺陷、长链脂肪酸 β 氧化过程酶缺陷、短链和中链脂肪酸 β 氧化过程酶缺陷、线粒体 β 氧化电子传递过程酶缺陷。在我国较为常见的新生儿脂肪代谢疾病有原发性肉碱缺乏症、多种酰基辅酶 A 脱氢酶缺乏症、肉碱 - 酰基肉碱移位酶缺乏症、中链酰基辅酶 A 脱氢酶缺乏症和 β- 酮硫解酶缺乏症等。脂肪酸氧化障碍分类如下：

1. 细胞质膜功能缺陷　原发性肉碱缺乏症；长链脂肪酸转运 / 结合体缺陷。

2. 脂肪酸穿过线粒体膜转运缺陷　棕榈酰基转移酶 Ⅰ 缺乏症；肉碱 - 酰基肉碱移位酶缺乏症；棕榈酰基转移酶 Ⅱ 缺乏症。

3. 长链脂肪酸氧化缺陷　极长链酰基辅酶 A 脱氢酶缺乏症；长链 -3- 羟酰基辅酶 A 脱氢酶缺乏症。

4. 中链脂肪酸氧化缺陷　中链酰基辅酶 A 脱氢酶缺乏症；中 / 短链 -3- 羟酰基辅酶 A 脱氢酶缺乏症；中链 -3- 酮酰基辅酶 A 硫解酶缺陷。

5. 短链脂肪酸氧化缺陷　短链酰基辅酶 A 脱氢酶缺乏症。

一、诊断步骤

（一）病史采集

家族中不明原因夭折及相关家族史、近亲结婚。一旦出现不明原因代谢性酸中毒、顽固性低血糖、嗜睡、肌张力低下等，应警惕此类疾病的可能。

（二）临床表现及体格检查

脂肪酸氧化障碍疾病的临床表现多样，既有轻度肝功能异常、心肌病变和骨骼肌病变，也有严重肝脏疾病，如婴儿时期反复发作的类 Reye 综合征、肝型脂肪变性、不明原因的肝功能障碍及非同型低血糖。禁食、发热等压力条件会加重肝功能紊乱，详见图 18-3。

（三）辅助检查

1. 常规实验室检查　如血糖、血氨、电解质分析、肝功能、血乳酸、血清肌酸激酶等。

2. 血串联质谱检测　血浆游离肉碱、（短、中、长链）酰基肉碱水平、（短、中、长链）羟酰基肉碱水平、（短、中、长链）烯酰基肉碱水平。

3. 尿气相色谱质谱检测　尿中二羧酸浓度检测可协助脂肪酸代谢病的诊断。

4. 基因检测　有利于疾病的确诊和产前诊断。

（四）诊断要点

该病早期症状不典型，急性期可表现为严重代谢异常，可合并中枢神经系统症状，病情发展快，对疑似病例应尽早完善尿气相色谱质谱和基因检测明确诊断。

（五）鉴别诊断

需要与其他遗传代谢性疾病相鉴别，详见相应章节。

二、预防

有遗传代谢性疾病家族史、既往有不良孕产史的孕妇，应注意产前遗传咨询。

三、治疗方案

（一）急性期治疗

治疗原则是纠正低血糖及预防和控制并发症。主要措施是静脉补充葡萄糖溶液并且严格限制脂肪摄入。

（二）长期治疗

治疗原则是抑制脂肪酸氧化代谢，避免饥饿或禁食，坚持高碳水化合物和低脂饮食。通过增加给予高碳水化合物饮食及喂养频率改善低血糖。在中链脂肪酸和轻度长链脂肪酸氧化障碍时，限制脂肪酸摄入不是必需的。但对于严重的长链脂肪酸代谢异常类疾病，必须严格限制长链脂肪酸摄入，并补充中链甘油三酯。对于肉碱缺

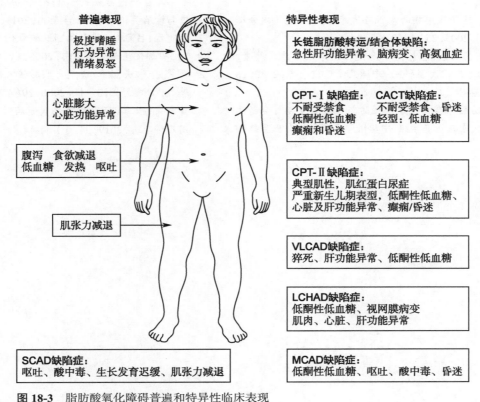

图 18-3　脂肪酸氧化障碍普遍和特异性临床表现

普遍表现

极度嗜睡
行为异常
情绪易怒

心脏膨大
心脏功能异常

腹泻　食欲减退
低血糖　发热　呕吐

肌张力减退

SCAD缺陷症:
呕吐、酸中毒、生长发育迟缓、肌张力减退

特异性表现

长链脂肪酸转运/结合体缺陷:
急性肝功能异常、脑病变、高氨血症

CPT-Ⅰ缺陷症:　　CACT缺陷症:
不耐受禁食　　　　不耐受禁食、昏迷
低酮性低血糖　　　轻型: 低血糖
癫痫和昏迷

CPT-Ⅱ缺陷症:
典型肌性, 肌红蛋白尿症
严重新生儿期表型, 低酮性低血糖、
心脏及肝功能异常、癫痫/昏迷

VLCAD缺陷症:
猝死、肝功能异常、低酮性低血糖

LCHAD缺陷症:
低酮性低血糖、视网膜病变
肌肉、心脏、肝功能异常

MCAD缺陷症:
低酮性低血糖、呕吐、酸中毒、昏迷

乏症的治疗,补充左旋肉碱是毫无争议和有效的。目前,对其他的脂肪酸氧化障碍类疾病来说,是否必须给予左旋肉碱治疗还存在争议。

四、临床经验与注意事项

(一)诊断方面

不明原因的顽固性低血糖、代谢性酸中毒、高氨血症、高乳酸血症应考虑该类疾病的可能,并进一步完善相关检查。

(二)治疗方面

应早期干预,防治并发症,严格执行饮食治疗。在院期间护理要点:密切观察病情,检测生命体征及出入量。避免长期禁食,禁食期间需补充肠道外营养避免低血糖诱发代谢危象,静脉补液以纠正脱水及水电解质紊乱。呕吐后漱口,及时清理呕吐物,保持环境清洁舒适。严格遵嘱用药,减少药物治疗不良反应。与家属保持良好沟通,满足合理要求,疏导心理压力。

(三)医患沟通

需注意告知家属该病的预后,发病越早、病情越重。反复发作的低血糖、能量代谢障碍、酸中毒是导致死亡的主要原因;低血糖或能量代谢障碍可损伤大脑,导致智力落后和神经系统损伤后遗症。出院后严格遵医嘱服药,低脂、高碳水饮食,避免饥饿。睡前适当进食,避免夜间及清晨低血糖。定期随诊,患儿要加强体育锻炼,预防感染。

(四)病历记录

需记录家族史、出生史、产检异常结果,重点记录病情变化和处理,与疾病诊断相关的异常实验室检查结果及基因诊断结果等内容,出院小结需详细说明饮食治疗方法、出院带药剂量及需关注的症状,并交代随访时间。

(卢振东　郝虎)

参考文献

1. 徐烽,韩连书,邱文娟,等. β-酮硫解酶缺乏症的临床及基因诊断. 中华医学遗传学杂志,2019,36(3):199-202.
2. 邢雅智. 多种酰基辅酶A脱氢酶缺乏症的诊治进展. 国际儿科学杂志,2010,37(5):518-521.
3. 中国妇幼保健协会儿童疾病与保健分会遗传代谢病学组,陈晓红,孙云,等. 多种酰基辅酶A脱氢酶缺乏症的

筛查与诊治共识.中华医学遗传学杂志,2021,38(5):
414-418.

4. 杨艳玲.遗传代谢病的诊断与治疗.国外医学(内分泌
学分册),2005,25(4):238-240.

5. 吴德华,杨茹莱,郑静,等.原发性肉碱缺乏症的筛查、
诊断、治疗及基因型研究.中国儿童保健杂志,2020,28
(4):403-406.

6. 中华预防医学会出生缺陷预防与控制专业委员会新生
儿遗传代谢病筛查学组,中华医学会儿科分会出生缺陷

预防与控制专业委员会,中国医师协会医学遗传医师分
会临床生化遗传专业委员会,等.原发性肉碱缺乏症筛
查与诊治共识.中华医学杂志,2019,99(2):88-92.

7. 刘晓红,吕元红.线粒体脂肪酸氧化缺陷与能量代谢研
究.中国优生与遗传杂志,2006,14(8):10-22.

8. 严莉,张永庆,焦劲松,等.脂肪酸氧化代谢障碍研究进
展.中日友好医院学报,2006,20(4):239-241.

9. 黄新文,张玉.脂肪酸氧化代谢病新生儿筛查.中国实
用儿科杂志,2019,34(1):11-14.

第十九章

免疫系统疾病

第一节　原发性免疫缺陷疾病

原发性免疫缺陷病（primary immunodeficiency diseases，PID）是指一组由于先天性或遗传性因素所致的免疫器官、组织、细胞或分子缺陷，导致机体免疫功能不全的疾病。随着基础免疫学的发展和检测水平的提高，这组疾病的病种也日益增多。原发性免疫缺陷病常表现为婴儿期或儿童期频繁（反复）发生的特殊感染。约80%的患者发病年龄小于20岁，因为遗传常为X连锁，约70%的患者为男性。有临床表现的免疫缺陷发病率总体上约为1/10 000。

一、病因与发病机制

原发性免疫缺陷病的分类随着不断发现新的疾病类型而不断完善，目前主要按遗传方式和病损累及的免疫组分分为：联合免疫缺陷、具有相关特征性表现的联合免疫缺陷、抗体缺陷为主的免疫缺陷、免疫失调性疾病、固有免疫缺陷、补体缺陷、吞噬细胞数量和/或功能缺陷、自身炎性疾病和拟表型免疫缺陷9大类。新生儿时期原发性免疫缺陷病的表现与年长儿有所不同。由于免疫系统的发育特点，抗体缺陷为主的免疫缺陷在新生儿期一般不易出现症状，临床诊断和常规实验室检查也难以发现，主要是由于来自母亲的抗体起到保护作用的原因。因此在新生儿时期出现的免疫缺陷所导致的临床疾病主要以联合免疫缺陷和固有免疫缺陷为主。

二、诊断步骤

（一）病史采集

重点询问有无免疫缺陷疾病家族史，有无感染（例如HIV病毒）、特殊药物使用、手术、不良环境暴露史等继发性免疫缺陷病因，新生儿生后有无频繁/反复发生特殊感染等表现。

（二）临床表现及分类

1. 联合免疫缺陷　兼有细胞免疫和抗体缺陷特征的患者并非同时存在T、B细胞缺损，多数是由于T细胞缺陷导致B细胞产生抗体功能低下。

2. 具有相关特征性表现的联合免疫缺陷　Wiskott-Aldrich综合征（WAS）属X-连锁隐性遗传。于婴幼儿时期起病，严重者新生儿期即可出现症状。临床特征为湿疹、血小板减少和易于感染。有阳性家族史的新生男婴出现血小板减少应考虑本病。

3. 抗体缺陷为主的免疫缺陷　原发性免疫缺陷疾病50%以上的是抗体介导的免疫缺陷疾病。与细胞介导免疫缺陷相比，具有起病较晚、主要对胞外菌（化脓性细菌等）和肠道病毒易感、对患者的生长发育影响较小，以及往往可活到成年等特点。这类疾病新生儿时期一般均无异常表现。多于6月龄后发病。因此，新生儿时期除了根据病史和检测免疫细胞，很难根据临床进行诊断。

4. 免疫失调性疾病　主要由于免疫细胞的代谢或功能障碍引起的机体免疫调节功能异常所致。临床表现多样，可发生自身免疫性疾病，也可存在其他组织器官的先天异常，在新生儿时期可存在一定表现，但以感染和自身免疫为特征的表现往往随年龄的增长而突出。

5. 吞噬细胞数量和/或功能缺陷　原发性吞噬细胞缺陷病有两种类型：一类为中性粒细胞数量缺陷，如周期性中性粒细胞缺乏症、婴儿遗传性中性粒细胞减少症、中性粒细胞减少伴胰腺功能不全等；另一类为吞噬细胞功能缺陷，主要包括吞噬细胞本身先天性酶缺陷和亚细胞结构异常。

6. 固有免疫缺陷　涉及固有免疫异常的缺陷，但又不属于吞噬细胞或补体缺陷的疾病归为此类。

7. 自身炎症性疾病　多以综合征形式表现，往往多器官受累，发热为突出症状。

8. 补体缺陷　原发性免疫缺陷病约有 2% 为补体缺陷。已报道的补体缺陷成分几乎涵盖所有可溶性补体,其中最常见的是补体 C2 和 C9。

9. 拟表型免疫缺陷　为 2015 年新分类的一类免疫缺陷,与经典的免疫缺陷为生殖细胞突变不同,该类免疫缺陷与体细胞突变有关。

（三）实验室检查

对于出现婴儿期 PID 预警症状的患儿,可根据其病史及临床表现,选择适当的实验室检查。主要包括:①采用流式细胞仪测定 T 细胞的数量及功能;②免疫球蛋白水平及 B 细胞数量测定;③通过四唑氮蓝试验(NBT)测定吞噬细胞功能;④测定补体水平。若以上实验结果阳性,则可通过基因检测进一步明确诊断。

（四）诊断要点

由于 PID 分类多,临床表现差异大,诊断存在很大困难。国外学者提出 PID 的早期预警症状可以帮助早期识别该病,我国学者赵晓东教授在国外学者研究基础上总结出适合我国国情的 10 条婴儿期 PID 的预警线索:①接种活疫苗后出现了感染;②慢性破坏性气道感染;③出现反复皮肤软组织感染;④婴儿期发现外周血淋巴细胞计数慢性降低($<3.0 \times 10^9/L$);⑤男性、早发、血小板顽固性减少;⑥男性、婴儿糖尿病伴严重水样腹泻;⑦男性、EB 病毒感染;⑧婴儿噬血细胞综合征;⑨良性淋巴结、脾脏肿大伴自身免疫反应;⑩严重过敏伴高 IgE 现象。

三、预防

新生儿时期是早期发现原发性免疫缺陷病的重要时期,此期及早发现和诊断原发性免疫缺陷病有助于早期合理有效的治疗。相反则可能延误有效治疗时机,甚至可能造成死亡或残疾。目前国际上已有国家开始了在新生儿期针对少数原发性免疫缺陷病的筛查工作,但由于原发性免疫缺陷病病种繁多,要针对多种原发性免疫缺陷病进行新生儿期的筛查还存在许多技术上的困难。新生儿期的筛查工作还只是小范围内,主要针对严重联合免疫缺陷(SCID)进行。早期发现 SCID 可避免随后发生的致死性严重感染。

四、治疗原则

早期诊断、合理治疗及加强防护对疾病预后具有重要意义。新生儿期发病的原发性免疫缺陷病的治疗原则:

1. 保护性隔离,尽量避免接触感染源。

2. 早期使用抗生素,及时预防或清除细菌、真菌等引起的感染。

3. 免疫替代疗法,主要为免疫球蛋白替代疗法。

4. 免疫重建,包括干细胞移植、胎儿胸腺移植、胎肝移植等。

（石静云）

第二节　继发性免疫缺陷疾病

继发性免疫缺陷病是指由于多种因素,如年龄、感染、药物、代谢性疾病或环境因素等,导致机体免疫功能受损的免疫缺陷病。新生儿期,除原发性免疫缺陷病外,尚有多种因素导致的继发性免疫缺陷病。

一、病因

（一）胎龄及年龄

年龄与年长儿比较,新生儿对常见病原和条件致病菌的易感性增加,主要与新生儿期免疫系统的不成熟有关,胎龄及年龄是影响新生儿免疫系统功能的重要因素。

（二）营养不良

营养不良是最常见的引起继发性免疫缺陷的因素。感染性腹泻和呼吸道感染常见。T 细胞数量和功能降低的程度与低蛋白血症的严重程度相关。在营养不良的个体中,虽然,对疫苗的免疫反应和特异性抗体的滴度可以在较长的一段时期检测到,但是如营养不良持续不能得到纠正,这些免疫反应会降低。微量元素和维生素(如锌和抗坏血酸)的缺乏,可减弱黏膜屏障的抗感染能力。维生素 D 对巨噬细胞抵抗胞内病原体(如结核分枝杆菌)是必需的。

（三）代谢性疾病

多种代谢性疾病可引起免疫功能的受损,糖尿病和尿毒症是最常见的 2 种引起免疫功能受损的代谢性疾病。但新生儿期非常少见。

（四）除原发性免疫缺陷病以外的其他遗传性因素

由一些遗传因素导致的疾病,可能不主要累及免疫系统,但可以影响免疫功能,其中染色体数目异常是最常见的原因之一。如 21- 三体综合征的患者,虽然发生严重感染少见,但是感染的概率明显增加,体外实验表明,21-三体综合征患者中性粒细胞的趋化和吞噬功能降低。Turner综合征患者的感染概率也较正常人增加,但机制未明。

(五)药物

在临床中,常使用一些药物来抑制不希望的免疫反应,如治疗自身免疫性疾病、过敏性疾病、移植排斥反应等。这些药物包括生物制剂、化学制剂等,尤其是化学制剂,常缺乏靶向性的免疫抑制作用。这些药物常减弱细胞免疫反应,导致患者易于感染真菌、病毒。此类药物在新生儿的应用,亦相对少见。

(六)手术和创伤

手术和创伤可导致上皮细胞屏障的破坏和炎症反应的激活。组织损伤可导致炎症反应的激活,Toll样受体在其中具有重要作用,导致免疫细胞的活化,释放炎症因子,如IL-6、TNF-α等。如果这种炎症反应非常严重,就可能导致全身炎症反应综合征。同时,非特异性细胞的活化导致免疫状态的失能,以及由应激导致的皮质激素水平的增加,也是创伤患者免疫抑制的原因。

(七)环境因素

目前,越来越多地认识到慢性暴露于不良环境的影响。如长时间暴露于日光,增加恶性肿瘤的风险。在炎症反应中,日光的生物效应来源于其中的紫外光,可以诱导T细胞凋亡,抗原递呈细胞来源的细胞因子的释放,以及调节性T细胞的分化。电离辐射主要是通过影响骨髓造血,导致血细胞减少而使免疫抑制。持续的暴露于电离辐射,最终可导致所有的免疫功能受损。

(八)感染因素

自20世纪初,即发现病毒感染可导致免疫抑制。如麻疹急性期患者,结核菌素的皮肤试验为阴性。巨细胞病毒和流感病毒可导致淋巴细胞减少和T细胞失能。然而,这些抑制多数为暂时性的。特殊的病毒感染,如HIV感染,所导致的免疫缺陷,归于获得性免疫缺陷病,不在本文讨论之中。

二、诊断步骤

(一)病史采集与体格检查

与原发性免疫缺陷病类似。另外,体格检查还应注意有无皮疹、出血点、肝脾肿大、呼吸困难征、某些遗传综合征的特殊面容等,有助于初步判断病因。

(二)诊断要点

主要与原发性免疫缺陷病相鉴别,通过以下几点:

1. 病因 原发性免疫缺陷病为遗传性或先天性因素所致,有较为明确的致病基因或遗传背景;继发性免疫缺陷病为后天性因素所致,有明确的原发疾病或环境、药物的暴露史,无致病基因。

2. 免疫受损环节 原发性免疫缺陷病常为单个免疫分子缺陷,导致免疫功能受损,使机体对某一类或某几类病原体易感;继发性免疫缺陷病的免疫受损环节常累及较多,多为部分功能受损,易感病原体常多种多样。

3. 临床表现 原发性免疫缺陷病常以感染为首发症状,感染症状相对严重;继发性免疫缺陷病的原发疾病多较为明确,感染症状相对较轻。

4. 家族史 原发性免疫缺陷病常有阳性家族史,继发性免疫缺陷病没有阳性家族史,但是没有阳性家族史不能排除原发性免疫缺陷病。

三、预防与治疗

继发性免疫缺陷病主要在于明确病因,进行病因治疗,病因祛除后,免疫系统功能多能恢复。新生儿期继发性免疫缺陷多与胎龄和年龄相关,免疫发育是一个自然的过程,多不需要特殊干预。早产儿,由于母体通过胎盘给予胎儿IgG的不足,早产儿常有IgG水平的低下,胎龄越小,IgG水平可能越低。目前,有证据表明出生后预防应用静脉IVIG并不能降低新生儿发生败血症的风险,口服免疫球蛋白也不能降低早产儿发生NEC的风险。然而,有荟萃分析发现,IVIG可以降低院内感染的发生率。因此,对于早产儿,并不主张出生后均给予IVIG治疗。对于有感染的早产儿,可予以IVIG干预。

(石静云)

第三节 新生儿过敏性疾病

过敏性疾病可发生在各个年龄阶段。新生儿期的过敏性疾病以食物过敏为主,主要为牛奶过敏。食物过敏指机体通过食入、皮肤接触或吸入某种食物蛋白而引起的特异性的免疫反应，从而导致机体炎症的一组疾病。新生儿时期的食物过敏原主要是牛奶。因此，本节主要阐述新生儿牛奶过敏。

一、发病机制

食物过敏的发病机制还不完全清楚，食物中含有蛋白组分都可能成为过敏原，人体免疫系统的特殊反应性是发生食物过敏的免疫学基础。根据免疫机制的不同可将食物过敏发病机制分为三类：①IgE介导（速发型）；②非IgE介导（迟发型）；③混合IgE/非IgE介导。IgE介导的过敏反应均急性起病，常自婴儿期起病，有家族史者易发。发病机制主要是机体产生针对食物过敏原的特异性IgE，导致靶器官的肥大细胞、嗜碱性细胞脱颗粒释放组织胺等生物活性物质，引起过敏性炎症。其他免疫机制介导的称为非IgE介导的食物过敏反应，包括嗜酸性粒细胞介导的食物过敏、T细胞介导的过敏反应等。许多食物过敏往往同时存在多种免疫机制介导，如食物过敏引起的哮喘、特应性皮炎等。

二、诊断步骤

（一）病史采集

重点询问有无食物、药物过敏史及发病前接触史，既往是否进行过过敏原检测及结果，有无喘息、湿疹等病史，有无过敏性疾病和自身免疫性疾病家族史等。

（二）临床表现

新生儿牛奶蛋白过敏的临床表现以皮肤、消化道多见。一般IgE介导的食物过敏主要累及皮肤和黏膜相关的组织器官，非IgE介导的食物过敏则可累及其他组织器官。皮肤症状主要表现为湿疹、荨麻疹或特应性皮炎，严重者可有面部、口唇、眼睑水肿；胃肠道症状主要表现为呕吐、腹泻、胃食管反流、便秘（伴或不伴肛周皮疹）、血便，严重者可出现类似NEC的表现。

（三）辅助检查

1. 非特异性试验　对诊断具有提示和参考价值。

（1）IgE：血清总IgE水平增高。

（2）外周血嗜酸性粒细胞：外周血嗜酸性粒细胞比例和绝对值升高，白细胞总数可不升高。

当嗜酸性粒细胞百分比为5%~15%时，提示过敏可能。

（3）分泌物嗜酸性粒细胞检查：痰液、眼结膜或鼻黏膜的分泌物（鼻拭子检查）中测出嗜酸性粒细胞。

2. 特异性试验　主要用于明确过敏原，包括皮肤点刺、血清过敏原特异性IgE（sIgE）测定及斑贴试验等。由于新生儿食物单一，目前不推荐做检测过敏原种类的相关试验。

（四）诊断要点

食物过敏往往需结合病史、临床表现及实验室检查方可明确诊断。除上述非特异性试验和特异性试验外，还需进行回避试验。回避试验是指通过短时间回避可疑过敏食物，观察患儿临床症状和体征是否缓解或消失，从而明确可疑过敏食物是否为过敏原的一种方法。临床怀疑牛奶过敏的新生儿，可先回避牛奶2~4周，若临床症状和体征缓解或消失，可辅助诊断。

（五）鉴别诊断

对于有相应症状的新生儿，应考虑牛奶过敏的可能。以皮肤症状为主者，比较容易鉴别；以消化道症状为主者，严重者需要与坏死性小肠结肠炎鉴别。对于喂养困难的新生儿，在排除其他因素后，要考虑牛奶过敏的可能。

三、预防

母乳喂养、哺乳母亲规避高风险食物是预防婴儿过敏性疾病最有效的方式。2000年，美国儿科学会推荐有食物过敏高危因素的婴幼儿推迟易过敏食物的摄入时间，奶制品推迟至1岁以后，蛋制品推迟至2岁，坚果类食品推迟至3岁。然而，最近的研究表明，早期摄入这些食物可以降低发生食物过敏的风险。这些研究，促使了食物过敏管理指南的修订。2008年，澳大利亚临床免疫和过敏学会推荐这些食物不应从婴儿食谱中去除。对于新生儿来讲，最主要的食物过敏原为牛奶。对于没有食物过敏高危因素的新生儿，没有证据推荐使用水解配方奶粉或氨基酸配方粉进行预防。2016年，发表的荟萃分析表明，没有证据支持适度水解或深度水解配方粉对预防过敏有保护性作用。

对于益生菌在预防食物过敏中的作用，目前仍存在较大的争议。2016年，2篇荟萃分析的研究结果并不推荐常规采用益生菌预防食物过敏，尚需要更多的研究来评价益生菌对食物过敏的作用。

四、治疗方案

（一）饮食管理

治疗食物过敏首要的是回避过敏原。牛奶和鸡蛋是新生儿最常见的食物过敏原。牛奶过敏的新生儿，可考虑回避牛奶，给予相应的替代食品，同时注意营养的均衡，大部分牛奶过敏的新生儿可耐受深度水解配方奶粉，极少数需要氨基酸配方粉。母乳是新生儿最好的食物，一般不提倡因牛奶过敏而停母乳喂养。可视过敏程度，予以乳母限制牛奶、蛋类食物摄入。极少数严重牛奶过敏的儿童，需要回避母乳。

（二）药物治疗

新生儿大部分的食物过敏，通过饮食管理，即可达到很好的治疗效果。目前过敏性疾病常用的药物，如抗组胺药物、白三烯受体拮抗剂、激素、肥大细胞膜稳定剂等，对新生儿使用的安全性均未可知，应尽量避免此类药物的应用。

（三）其他

对于湿疹或特应性皮炎严重的患儿，可给予适当的局部外用药物。

（石静云）

第四节 新生儿红斑狼疮

新生儿红斑狼疮（neonatal lupus erythematosus，NLE）是一种罕见的获得性自身免疫性疾病，目前认为 NLE 的致病原因为母体的自身抗体（主要为抗 SSA 和 SSB 抗体）通过胎盘进入胎儿体内，与胎儿组织发生交叉反应引起胎儿组织损伤。1954 年，由 McCuision 和 Schoch 首次报道。国内尚无 NLE 发病率报道，美国报道发病率为 1∶（12 500~20 000），因本病病程较短，实际发病率可能被低估。

一、诊断步骤

（一）病史采集

重点询问母亲有无系统性红斑狼疮病史，确诊时间，孕期是否进行药物治疗，新生儿出生后有无皮疹、出血点等临床表现。

（二）临床表现

NLE 患儿多以皮肤表现为主，心脏、血液、肝脏也可受累，临床表现存在地域差异，可能与种族有关。

1. 皮肤表现 皮损常出现于生后 4~6 周，可见环形红斑、水疱、溃疡、丘疹等，好发部位为头面部，也可累及四肢和躯干。眶周融合性、鳞屑样红斑是其特征性皮损表现，被称为"猫头鹰眼"（owl eyes）或"浣熊眼"（raccoon eyes）。

2. 心脏表现 心脏传导阻滞病最为常见，而三度房室传导阻滞是最严重的表现，往往不可逆转。心脏受累还可见心房增大、室间隔缺损、房间隔缺损、卵圆孔未闭等，心肌病变也有报道。

3. 肝胆系统表现 部分患儿有肝胆系统受累表现，常与皮肤或心脏病变共存，有转氨酶升高、胆汁淤积、高胆红素血症，严重者可有肝功能衰竭。

4. 血液系统表现 血小板减少是血液系统受累最常见的表现。也有报道，可见两系或三系一过性减低。

5. 其他表现 常见的并发症如发育迟缓、行为异常、听力、语言、学习、抑郁、焦虑等问题，少见的并发症如血管病变、先天性肾病综合征、脊髓病变等。

（三）辅助检查

1. 实验室检查 除血常规、血生化、凝血功能、TORCH 筛查等常规检查外，应对新生儿及其母亲行自身抗体筛查（如抗 SSA/SSB 抗体），任意一方筛查结果为阳性，可确诊为 NLE。

2. 心电图检查 了解有无心脏传导阻滞。

3. 皮肤活检 病理改变不尽相同，可表现为上皮淋巴细胞的浸润、基底细胞层的空泡变性、间质性淋巴细胞浸润、角化过度等。

（四）诊断要点

NLE 可以在宫内或出生后出现临床表现。

1. 宫内诊断 主要是通过胎儿超声心动图发现不同程度的心脏传导阻滞。如果母亲具有某种已知的自身免疫性疾病，胎儿有心脏传导阻滞的表现，需考虑 NLE。心脏传导阻滞最早可在妊娠中期出现。

2. 出生后诊断 主要依靠皮肤表现。根据母亲病史、血清抗体水平，可以进行诊断。新生儿可能具有心脏传导阻滞所致的心律失常。如果诊断有疑问，需要考虑皮肤活检。

（五）鉴别诊断

需要与具有皮肤表现的其他疾病相鉴别：

1. TORCH 感染 风疹、单纯疱疹、巨细胞病毒感染等。

2. 皮肤损害性疾病　Stevens-Johnson 综合征、大疱表皮松解症、湿疹等。

二、预防

加强孕期管理,如孕母有风湿免疫性疾病的症状,应早期检测自身抗体。如孕母的自身抗体结果为阳性,如抗 SSA/SSB 阳性,其子代患 NLE 的风险升高。因此,在孕期,需更频繁地监测胎儿的心脏传导情况。IVIG 静脉滴注可能减少部分抗体透过胎盘。临床上常联合应用激素和 IVIG 来减少心脏传导阻滞病的发生。

三、治疗方案

胎儿期或生后 8 个月内,如果出现任何程度的心脏传导阻滞和 / 或皮肤环形红斑,均应对其母亲及患儿行抗 SSA/SSB 抗体筛查,任意一方筛查结果为阳性,可确诊为 NLE。随着出生后来自母亲抗体逐渐消失,皮肤、血液和肝胆系统的损害往往会自行缓解,但心脏损害是不可逆的,67% 的心脏传导阻滞需要植入起搏器治疗。皮损的患儿需注意避免日光照射,仅少部分需要外用激素,不建议使用全身激素。产期筛查、早期诊断、规范治疗可改善 NLE 患儿的预后,但研究表明,NLE 患儿发生自身免疫性疾病的风险升高。

（石静云）

第五节　新生儿川崎病

川崎病又称皮肤黏膜淋巴结综合征(mucocu-taneous lymph node syndrome, MCLS),是以全身血管炎为主要临床表现一种临床综合征。本病首次于 1967 年由日本川崎富作报道,并以其名字命名。本病病因尚不明确,多数学者认为 MCLS 是由感染因素诱发的急性全身免疫性血管炎,常并发冠状动脉病变(coronaryartery lesions, CAL)。

MCLS 好发于 5 岁以下儿童,男女发病比例为 1.7 : 1,无季节差异,东亚地区发病率高,且发病率有逐渐上升趋势。我国流行病学数据显示每 10 万名 0~4 岁儿童中每年就有超过 100 例新发 MCLS。MCLS 为一种临床综合征,临床诊断需结合临床特征、实验室检查及全身多系统血管炎的表现综合判断。

由于新生儿川崎病较罕见,本文川崎病临床表现、实验室检查、治疗方案等,多参考儿童川崎病相关诊疗规范。

一、诊断步骤

（一）病史采集

重点询问有无病毒、细菌感染史,有无特殊用药史,详细了解患儿的起病过程和症状特点。

（二）临床表现及体格检查

1. 发热　常见高热(热峰可达 39~40 ℃),抗生素治疗常无效,且发热症状易反复。用药(如糖皮质激素)后或 1 周内发热消退者,不能排除 MCLS 可能。

2. 四肢末梢改变　急性期出现掌、跖面潮红和硬肿,可有疼痛;2~3 周后指 / 趾出现从甲周开始的膜状脱皮,并可能延伸到手掌和脚底;1~2 个月后,指甲上可出现深的横槽(Beau 线)或脱甲现象。

3. 皮疹或卡介苗接种处红肿　皮疹通常在发热后 5 天内出现,常见弥漫性斑丘疹、多形性红斑样和猩红热样皮疹;皮疹主要累及躯干和四肢,腹股沟处以肛周皮疹加重、脱皮是川崎病的特异性表现。亚急性期也可见过敏性皮炎表现。卡疤红肿是指接种卡介苗处发生急性炎症反应,也是川崎病相对特异性的表现之一,发生率为 9.4%~49.9%;日本及新加坡报道川崎病患儿,卡疤红肿发生率可高达 69.7%,甚至高于淋巴结肿大及四肢末梢病变的发生率。

4. 双侧球结膜充血　双侧球结膜非渗出性充血在发热后不久便可出现,边缘和虹膜周围的无血管区通常不受累;病程第一周,裂隙灯检查常可见到前葡萄膜炎;结膜下出血及点状角膜炎少见。

5. 口唇及口腔黏膜改变　包括口唇干燥、皲裂、脱皮等;口咽黏膜弥漫性充血、咽部渗出及口腔溃疡等;草莓舌。

6. 颈部淋巴结肿大　常见于颈前三角,单侧多发,直径≥1.5cm。

7. 其他系统临床表现

（1）心血管系统:心肌炎、CAL 以及其他中等大小体动脉的动脉瘤、主动脉根部扩张等。

（2）消化系统:腹痛、呕吐、腹泻,黄疸、肝炎等。

（3）呼吸系统:流涕、咳嗽等。

（4）肌肉骨骼:大小关节均可累及,表现为关节痛、关节红肿，一般症状持续时间较长。

（5）神经系统：可伴发无菌性脑膜炎、感音神经性聋等。

（6）泌尿系统：可伴发无菌性脓尿、鞘膜积液、尿道或尿道口炎等。

（三）辅助检查

1. 实验室检查

（1）血常规：白细胞计数增高，中性粒细胞百分比增高；血红蛋白降低；血小板计数常在病程第2周增多，第3周达高峰，第4~6周降至正常；血小板计数降低者较少见，往往提示病情严重。

（2）尿常规：白细胞增多，尿培养阴性，即表现为无菌性脓尿。

（3）C反应蛋白（C recation protein，CRP）、血清淀粉样蛋白A（serum amyloid protein A，SAA）上升，血沉（erythrocyte sedimentation rate，ESR）增快。

（4）总胆红素、转氨酶升高，肌酸肌酶、心肌同工酶升高，白蛋白、血钠降低等。

（5）降钙素原（procalcitonin，PCT）轻中度升高，N端脑钠肽前体（N-terminalpro-B-type natriuretic peptide，NT-proBNP）或血浆脑钠肽（B-type natriureticpeptide，BNP）升高，血浆二聚体、血清铁蛋白升高等。

（6）血清炎性因子：肿瘤坏死因子α（tumor necrosis factor α，TNF-α）、白细胞介素（interleukin，IL）1、IL-6升高等。

2. 超声心动图检查　临床怀疑川崎病的患儿应早期完善超声心动图检查，明确是否伴有CAL，对临床明确诊断的患儿则不必等待超声心动图结果，尽早开始药物治疗。超声心动图复查频次，需考虑患儿是否伴发CAL以及心肌、心内膜、心包受累情况，建议在病程10~14天完善第2次超声心动图检查。复查时需重点关注内容：①冠状动脉异常，包括冠状动脉扩张、冠状动脉瘤及是否有血栓形成等；②心肌功能：包括是否有心腔增大、心室收缩功能异常、心肌运动不良、室壁瘤等；③瓣膜和主动脉异常：可见三尖瓣反流、主动脉瓣反流、主动脉根部扩张等；④心包积液：需测量是否有心包积液及积液的多少。

3. 心电图检查　可见P-R间期延长、QRS低电压、非特异性ST-T改变、心律失常等心肌损伤心电图表现。

4. 超声检查　颈部超声可显示淋巴结肿大；

血管超声偶可见颈部、腋部、腹股沟等处的动脉瘤形成。腹部超声可显示胆囊壁水肿、肝脏肿大、腹部淋巴结肿大等。

5. 多层螺旋CT血管成像（multi-slice spiral-computed tomography angiography，MSCTA）　主要用于评估CAL、栓塞、巨大冠状动脉瘤合并血栓形成等情况，不作为常规检测手段。

6. MRI检查　不作为常规检测手段，主要用于难治性川崎病，严重CAL或川崎病合并巨大冠状动脉瘤的患儿。

7. 冠状动脉造影　主要用于疑诊多个中型冠状动脉瘤或巨大冠状动脉瘤者，以评估CAL的病变程度。

（四）诊断要点

川崎病分为完全性川崎病（complete Kawasaki disease，CKD）和不完全性　川崎病（incomplete Kawasaki disease，IKD）两种类型。

1. CKD　发热，并具有以下5项中至少4项主要临床特征：①双侧球结膜充血；②口唇及口腔的变化：口唇干红，草莓舌，口咽部黏膜弥漫性充血；③皮疹，包括单独出现的卡疤红肿；④四肢末梢改变：急性期手足发红、肿胀，恢复期甲周脱皮；⑤非化脓性颈部淋巴结肿大。

2. IKD　发热≥5天，但主要临床特征不足4项的患儿需评估是否为IKD。

川崎病的临床特征通常不会在单一时间点全部呈现，因此极少会在发热3d内确定诊断；有些临床特征也会在数天内消退，需仔细询问和检查先前的症状和体征以助于确定诊断。

（五）鉴别诊断

1. 病毒感染（如腺病毒、肠道病毒）　病毒感染血常规白细胞计数不高或降低而淋巴细胞增高，CRP、SAA、ESR常常升高不明显，血液中病毒抗体可明显升高。

2. 葡萄球菌和链球菌毒素导致的脓毒症休克综合征　需与川崎病休克综合征（Kawasaki disease shock syndrome，KDSS）进行鉴别，尤其是抗生素治疗无效时，密切观察川崎病除发热外的其他5项特征性临床表现，并及时进行超声心动图检查。

3. Stevens Johnson综合征等药物超敏反应有敏感药物应用史，通常黏膜的表现更严重，而且眼部症状不单纯是结膜充血，常表现为卡他性、化脓性和假膜性结膜炎，可遗留眼部并发症。

二、治疗方案

急性期治疗的目标:减轻并终止全身炎症反应、预防 CAL 发生和发展,并防止冠状动脉血栓形成。

(一)初始治疗

明确川崎病诊断后,应尽早开始治疗。

1. 大剂量 IVIG 2g/kg,10~12 小时内静脉输注,连用 2 天。

2. 阿司匹林 30~50mg/(kg·d),分 3 次口服。患儿退热 48~72 小时后复查炎性指标(白细胞计数及 CRP)恢复正常,阿司匹林减量至 3~5mg/(kg·d),每天 1 次。对于无 CAL 或急性期冠状动脉轻度扩张但 30 天内恢复正常的患儿,阿司匹林持续应用至病程 2~3 个月。对于存在冠状动脉后遗症患儿,参照"川崎病冠状动脉病变的临床处理建议(2020 年修订版)"给予治疗和随访。

(二)IVIG 无应答的挽救治疗

川崎病标准初始治疗结束后 36 小时,体温仍高于 38℃;或用药后 2 周内(多发生在 2~7 天)再次发热,并出现至少 1 项川崎病主要临床表现者,排除其他可能导致发热的原因后,称为 IVIG 无应答,发生率为 7.5%~26.8%。针对 IVIG 无应答的治疗称为挽救治疗,包括下列方案:

1. 第 2 次大剂量 IVIG,用法同前。

2. 糖皮质激素 甲泼尼龙 2mg/(kg·d),分 2 次静脉滴注,CRP 正常时逐渐减停;或大剂量甲泼尼龙 10~30mg/(kg·d)静脉滴注冲击治疗,最大剂量 1g/d,连用 3~5 天,继之以泼尼松 2mg/(kg·d)口服,并逐渐减停。总疗程 2 周或以上,剂量及疗程根据病情严重程度以及激素反应和依赖程度而决定。部分重症患儿可选择大剂量 IVIG 和激素联合用药。

3. 英夫利昔单抗 为 TNF-α 拮抗剂,用于川崎病患儿 IVIG 无应答的挽救治疗或重症川崎病 IVIG 联合用药时,可起到较好的退热抗炎作用,用法为 5mg/kg,2 小时缓慢静脉滴注,通常为单次用药,用前需排除结核、乙肝、EB 病毒以及其他全身活动性感染。常见不良反应为皮疹、肝脏增大、感染等。

4. 其他可选择的治疗方案 对以上治疗反应均不佳或激素高度依赖的川崎病称为难治性川崎病,可选择其他免疫抑制剂:

(1)环孢素 A(cyclosporin A,CsA):钙-活化 T 细胞的核因子通路的上调与川崎病发病以及 IVIG 无应答及 CAL 的发生有关,CsA 可通过靶向抑制此信号通路以治疗难治性川崎病以及 CAL。

(2)其他单克隆抗体或细胞毒性药物:如抗人 IL-6 受体单抗托珠单抗、人 IL-1 受体拮抗剂阿那白滞素和环磷酰胺等,但应用经验均有限。

(3)血浆置换:国内外已有报道,通过血浆置换成功治疗难治性川崎病的案例,并且降低了 CAL 发生风险,但血浆置管仍存在较大风险,只在药物治疗均无效情况下才建议选用。单纯血浆置换无法彻底终止炎症反应,仍需要联合其他免疫抑制剂。

(三)抗血栓治疗

急性期已经发生 CAL 的患儿需给予抗血栓治疗。常用药物剂量及用法如下:

1. 阿司匹林 3~5mg/(kg·d),每天 1 次,口服。

2. 双嘧达莫 2~5mg/(kg·d),每天分 3 次,口服。

3. 氯吡格雷 年龄 <2 岁:0.2~1.0mg/(kg·d),年龄≥2 岁:1mg/(kg·d),均为每天 1 次,口服。

4. LMWH 年龄 <1 岁治疗量为 300U/(kg·d),预防量为 150U/(kg·d);年龄≥1 岁治疗量为 200U/(kg·d),预防量为 100U/(kg·d),均为每天 2 次,皮下注射。

5. 华法林 0.05~0.12mg/(kg·d),每天 1 次,口服;3~7 天起效,调整国际标准化比值在 1.5~2.5 之间。

6. 组织纤溶酶原激活剂 0.5mg/(kg·h),微泵静脉注射,共 6 小时。

三、临床经验和注意事项

新生儿川崎病多为不完全型,临床症状多不典型,发热、皮疹及手足末端病变较常见,眼部及口唇症状偶可见,颈部淋巴结肿大较少见。实验室检查可能正常或轻度异常,如急性期 CRP 正常、肝酶升高或血小板减少等。新生儿川崎病冠状动脉异常发生率与儿童相当或稍高,但死亡风险较高。建议对临床存在不明显原因发热的新生儿,有或无上述临床表现及实验室检查,抗感染治疗效果欠佳,需警惕新生儿川崎病的可能,建议早期完善超声心电图检查,有助于早期诊断。

(石静云)

第六节 新生儿 WAS 综合征

Wiskott-Aldrich 综合征（Wiskott-Aldrich syndrome，WAS）是以血小板减少伴血小板体积减小、湿疹及免疫缺陷为特征的一组临床综合征，又称湿疹 - 血小板减少 - 免疫缺陷综合征。本病是由 WAS 蛋白（WASP）基因突变所致的一种罕见的 X 连锁隐性遗传病，包含的相关疾病有典型湿疹 - 血小板减少 - 免疫缺陷综合征（WAS）、X 连锁血小板减少症（X-linked thrombocytopenia，XLT）和 X 连锁中性粒细胞减少症（X-linked neutropenia，XLN）。WAS 相关疾病，多在婴幼儿期发病，若早期行异基因干细胞移植，治愈率可达 90% 以上，未行异基因干细胞移植患者存活期不足 15 岁。

WAS 是一种罕见疾病，国外文献报道，在出生存活的婴儿中，发病率约为 1/1 万 ~1/10 万。发病者几乎全为男性。WAS 突变患者中，WAS 表型约占 50% 左右，XLT 表型与其相当，XLN 表型却非常罕见，迄今仅报道了 12 例患者。WAS 在新生儿期缺少典型的临床特征，易致漏诊误诊。

一、发病机制

WAS 基因是位于 X 染色体（Xp11.22-11.23），编码含 502 个氨基酸的 WAS 蛋白（WASp）。WASp 仅存在造血系统中，一般呈非活化状态，当多种信号诱导时，发挥调节肌动蛋白多聚化，促进免疫突触及细胞骨架形成的作用。WAS 基因突变导致 WAS 蛋白（WASp）表达缺失或减少，是发生 WAS 的主要发病机制。当 WAS 蛋白（WASp）表达缺失，则表现为典型 WAS；当 WAS 蛋白（WASp）表达减少，则表现为 XLT；当 GDB 区发生基因突变，WASp 自动活化，则表现为 XLN。

文献报道已发现 300 多种 WAS 基因致病突变，其中错义突变最常见，大多位于第 1~4 外显子，拼接位点突变次之，位于第 6~10 内含子。其他的突变有无义突变、缺失突变、插入突变和复合突变，遍布整个 WAS 基因。

二、诊断步骤
（一）病史采集

重点询问有无 WAS 综合征家族史，母亲既往有无不良孕产史，如流产、死产、新生儿早期夭折等，是否为试管婴儿，此次孕期产检有无异常，新生儿出生后有无湿疹、反复出血、感染、肿瘤等病史。

（二）临床分型

根据 WAS 基因突变形式不同，血细胞中 WASp 不同表达程度，临床上出现一系列严重程度不等的症状，将其分为经典 WAS、XLT 和 XLN 三种类型。

1. 典型湿疹 - 血小板减少 - 免疫缺陷综合征 该表型最初是由 Wiskott 描述的，经常指典型 WAS。男性患者在儿童早期会出现：血小板减少所致的出血，反复细菌、病毒和真菌感染，泛发型湿疹。患者常有淋巴结肿大，尤其是有慢性湿疹的 WAS 患者，肝脾肿大更常见。侧位颈部 X 线片检查可见腺样体组织缺如。典型 WAS 患者易合并自身免疫性疾病、淋巴瘤或其他恶性肿瘤，常导致早亡。

2. X 连锁血小板减少症 该表现为轻型的 WAS 亚型，常表现为先天性血小板减少，也可表现为间歇性血小板减少，称间歇性 X 连锁血小板减少症（intermittent X-linked thrombocytopenia，XLT）。如果存在湿疹，则为轻度。此类患者的病程通常优于典型 WAS，远期生存良好，但仍然容易发生严重事件，只不过风险低于典型 WAS 患者，包括危及生命的感染（尤其是脾切除后）、严重出血、自身免疫性并发症和癌症。XLT 临床常常与免疫性血小板减少症（immune thrombocytopenia，ITP）相鉴别，后者不增加恶性肿瘤的风险。男性血小板减少伴血小板体积减小都应完善 WAS 基因突变相关检查。

3. X 连锁中性粒细胞减少症 常表现为严重中性粒细胞减少为特征的感染及骨髓增生异常综合征。有些患者也可见淋巴细胞功能障碍。

国际通用的 WAS 患者病情评分方法，包含 6 个评分项目，分别为血小板数量、血小板体积、湿疹、感染严重度、有无自身免疫性疾病和 / 或恶性肿瘤，主要用于指导 WAS 患者治疗及判断预后。0 分：XLN 和 / 或骨髓发育不良。1 分：轻型 XLT，只有血小板减少和平均血小板体积减小；2 分：重型 XLT，血小板减少和平均血小板体积减小；短暂、轻度湿疹；可有轻症感染；3 分：轻型 WAS，血小板减少、平均血小板体积减小；持续湿疹，临床治疗有效；反复感染，常常需要抗生素；4 分：重型 WAS，有上述血小板异常，合并持续存在湿疹，临床难以控制,合并感染,可能危及生命;5分:在4分基础上,合并自身免疫性疾病和/或恶性肿瘤。5A:伴自身免疫性疾病;5M:伴恶性肿瘤。此外,WAS患者免疫缺陷、湿疹等可表现可随年龄加重,不足2岁的患儿,起初临床评分为1~2分,后期仍可进展为典型WAS。

(三)临床表现及体格检查

1. 出血 患儿新生儿期就出现血小板减少症,几乎90%的患者在诊断时存在血小板减少的表现。受累患者在出生后最初几日可能表现为瘀点和/或脐带残端持续出血,或在包皮环切术后持续出血。其他临床表现可能包括:鼻出血、紫癜、呕血、便血、血尿,以及口腔、消化道和颅内出血等危及生命的症状。某些≤2岁的婴儿表现为"重度难治性血小板减少",可能是由于产生抗血小板自身抗体,这种提示预后不良。若WAS患儿出现ITP样表现,血小板减少通过输注血小板不能改善,需要尽早行造血干细胞移植。

2. 免疫缺陷 WAS患者免疫缺陷的严重程度主要取决于突变类型及其对WAS蛋白表达的影响。典型WAS患者的感染频次及严重程度可随年龄增长而增加,而重度WAS表型的在婴儿期早期即可出现反复感染,常见为反复上呼吸道感染或肺炎。

3. 湿疹 湿疹的程度不一,常继发感染。WAS患儿约50%以上会在1岁前并发湿疹,容易误诊为特应性皮炎。

4. 自身免疫性疾病 WAS患儿约40%~70%会合并自身免疫性疾病,其中自身免疫性溶血性贫血最常见,其他有中性粒细胞减少症、肾脏疾病、血管炎和关节炎等。一篇综述性文章报道,自身免疫性疾病最多见于WAS和XLT的患者。

5. 恶性肿瘤 典型WAS患者合并恶性肿瘤,常见于青春期和成年,也可见儿童期。B细胞淋巴瘤(EB病毒常呈阳性)和白血病较多见。少数XLT患者也可合并恶性肿瘤。

6. 其他 XLN的患者常表现为中性粒细胞减少,但血小板计数正常,是由于WASp的Cdc-42结合位点突变引起。

(四)实验室检查

1. 血常规检查 表现为血小板减少,血小板平均体积减小。

2. 体液免疫检查 外周血B细胞水平正常。

血清免疫球蛋白水平可见特异性改变:IgG水平升高或正常,IgM水平降低或正常,IgA和IgE水平大多升高。严重湿疹患者IgE水平可见明显增高。

3. 细胞免疫检查 淋巴细胞减少症和T细胞数量减少,可随年龄增长逐渐出现,T细胞增殖、分化功能下降。

4. WASp蛋白表达 主要采用流式细胞术和商品化的抗体实现,分析外周血单个核细胞胞浆内WASp,可在几小时内完成WAS的快速诊断。WASp蛋白表达水平不同,可能影响治疗与预后评估。WASp表达缺失的患儿,一般需要尽早接受造血干细胞移植,否则预后较差。WASp表达部分缺失的患儿,症状一般较轻。

5. 基因检测 为WAS相关疾病的确诊依据。注意部分临床确诊的WAS患者,基因筛查也有可能正常,这是因为患者外显子区域或调控区域基因突变导致。

(五)诊断要点

根据特征性临床表现、体格检查和实验室检查结果,可初步诊断WAS相关疾病,但其确诊仍需要基因检测。

1. 诊断思路 男性患儿,若婴儿期出现出血倾向,实验室检查提示血小板减少和血小板体积减小,可怀疑WAS。若合并湿疹,临床高度怀疑WAS诊断。患儿早期免疫功能缺陷症状可不明显,甚至无明显感染表现。通过流式细胞仪进行淋巴细胞分析可帮助WAS的早期诊断,淋巴细胞减少在儿童期更常见,也可见于婴幼儿期。建议所有WAS患者均应进行基因分析,尤其有助于鉴别XLT与ITP。女性患者,若有典型WAS临床表现,也应早期完善基因蛋白分析,有可能是X染色体非随机失活引起的疾病。此外,应除外假两性畸形的可能。

2. 诊断标准

(1)确定:男性,先天性血小板较少($<70 \times 10^9$/L),血小板体积小,并具备以下至少1项:①WAS基因突变;②淋巴细胞WAS mRNA缺失,可通过Northern杂交证实;③淋巴细胞WAS蛋白表达缺失;④有血小板减少和小血小板体积的家族史,可见追溯母系表亲。

(2)可能:男性,先天性血小板较少($<70 \times 10^9$/L),血小板体积小,具备以下至少1项:①湿疹;②多糖抗原的抗体应答减弱;③反复细菌或病

毒感染；④淋巴瘤、白血病或脑肿瘤。

（3）疑似：男性，先天性血小板较少（<70×10^9/L），血小板体积小，或男性患者因血小板减少症行脾切除术，具备以下至少1项：①湿疹；②多糖抗原的抗体无或低应答；③反复感染，如细菌或病毒感染；④自身免疫性疾病；⑤淋巴瘤、脑肿瘤或白血病。

（六）鉴别诊断

特发性血小板减少性紫癜，可在婴儿期发病，男女发病无明显性别差异。常无阳性家族史，无顽固湿疹和反复感染病史。实验室检查示：抗血小板抗体阳性，血小板体积多正常或增大。激素和大剂量免疫球蛋白是其主要治疗药物，效果显著。WAS或XLT患者早期激素或IVIG治疗可能有部分疗效，需要与ITP相鉴别。骨髓穿刺对鉴别诊断意义不大。因此，男性，有WAS相关疾病临床表现时，需完善WAS蛋白表达分析和基因分析，以明确诊断。

三、预防

建议进行遗传咨询与产前诊断。按X连锁隐性遗传疾病的传递方式。母亲为携带者，男性子代患病的概率为50%，女性子代为携带者的概率为50%。父亲为携带者，其男性子代不患病，女性子代携带者概率为100%。当其父母亲已知WAS基因突变时，产前可完善羊水细胞DNA测序、羊毛膜、脐带血WASp流式检测等检查，对胎儿进行产前诊断。

四、治疗方案

WAS患者应该制订个体化、综合性治疗方案。需考虑WAS基因突变和WASp的表达情况、疾病严重程度、临床评分和病程等方面。

（一）一般治疗

给予充足的营养支持，包括微量元素、必需的维生素及其他营养素等。疫苗接种时，应选择灭活疫苗，禁忌接种活疫苗，后者最常见的有减毒脊髓灰质炎活疫苗和卡介苗等。

（二）感染防治

WAS患儿因存在免疫缺陷，很容易发生由细菌、真菌、病毒、卡氏肺囊虫等各种病原体引发的感染。如WAS患儿合并感染，应早期给予经验性抗感染治疗，完善相关病原学检查，如血培养、痰培养等，后期可根据检查结果，给予合适的抗感染药物。一般情况下，WAS患儿可常规给予复方新诺明预防感染。对于因严重血小板减少行脾切除的患者，一生都应该给予预防性抗生素治疗。所以，选择脾切除时需慎重。

（三）免疫替代治疗

典型WAS患者，通常存在部分抗体产生缺陷、抗体应答不充分、抗体亲和力降低、抗体代谢加快等，但血清总免疫球蛋白可能显示轻微降低或正常。免疫球蛋白替代治疗可明显延长WAS患者生存期，使其有机会行造血干细胞移植。典型WAS患者建议常规给予足量IVIG输注，每次300~600mg/kg，每3~4周输注1次。

（四）湿疹治疗

局部使用激素或短期全身激素仅用于严重湿疹的患者，轻微湿疹一般不需治疗。常用的局部使用激素为他克莫司软膏，临床应用效果较好。湿疹如果伴发皮肤感染，应该给予局部抗生素制剂治疗，以早期控制炎症。湿疹如果伴发食物过敏，患者应回避该过敏食物。

（五）血小板治疗

WAS患者不推荐常规输注血小板，不推荐以血小板数量作为输注血小板依据，不推荐以皮肤瘀斑、瘀点、血丝便等情况为输注血小板依据，仅存在消化道大出血、颅内出血等严重并发症时，可考虑输注血小板。WAS患者任何血液制品输注前均应经过辐照。严重难治性血小板减少症患者，在等待造血干细胞移植或基因治疗前，也可使用血小板生成素受体激动剂提升血小板数量。

（六）造血干细胞移植

是WAS相关疾病的唯一根治方法。人类白细胞（human leukocyte antigen，HLA）同型同胞供体移植效果优于HLA同型无关供体（MUDS），前者一般采用骨髓或脐带血干细胞。移植前需要进行环磷酰胺、抗胸腺细胞球蛋白及白消安等预处理。年轻重型患者治疗时，若无HLA匹配供体，给予单倍体相合供体进行HSCT对预后仍显示有益。研究发现，越早行造血干细胞移植可能获益越佳，造血干细胞移植在婴儿期或儿童期，成功率高达85%~90%，而在5~8岁后，成功率将明显下降。

（七）基因治疗

虽然基因治疗仍在临床实验阶段，但在根治WAS中表现出巨大的潜能。国外已报道2例

WAS 患者使用基因治疗获得成功,但其中一例患者发生了白血病,认为与基因治疗有关,所以其安全性还有待进一步研究。近年来,也有学者提出,二代基因治疗已经进入临床试验阶段,基因治疗的安全性可能大幅度提高。

五、预后

典型 WAS 患者,若早期不能行 HCT 或基因治疗,其生存期会明显缩短。这些患儿大多死于出血、恶性肿瘤、感染和自身免疫性疾病等。典型 WAS 患者合并出血或恶性肿瘤时死亡风险将明显增高。

(石静云)

参 考 文 献

1. Picard C, Herz W, Bousfiha A, et al. Primary Immunodeficiency Diseases: an Update on the Classification from the International Union of Immunological Societies Expert Committee for Primary Immunodeficiency 2015. J Clin Immunol, 2015, 35(8): 696-726.

2. Casanova JL, Abel L. Primary immunodeficiencies: a field in its infancy. Science, 2007, 317(5838): 617-619.

3. Lee PP, Jiang LP, Wang XC, et al. Severe mycobacterial infections in two pairs of Chinese siblings with interleukin-12 receptor betal deficiency. Eur J Pediatr, 2008, 167(2): 231-232.

4. 何书娟. 原发性免疫缺陷病的早期识别和干预研究进展. 儿科药学杂志, 2016, 22(3): 56-59.

5. Hamer DH, Sempe'rtegui F, Estrella B, et al. Micronutrient deficiencies are associated with impaired immune response and higher burden of respiratory infections in elderly Ecuadorians. J Nutr, 2009, 139(1): 113-119.

6. Foster JP, Seth R, Cole MJ. Oral immunoglobulin for preventing necrotizing enterocolitis in preterm and low birth weight neonates. Cochrane Database Syst Rev, 2016, 4: CD001816.

7. Ohlsson A, Lacy JB. Intravenous immunoglobulin for preventing infection in preterm and/or low birth weight infants. Cochrane Database Syst Rev, 2013, (7): CD000361.

8. 中华医学会儿科分会免疫学组,《中华儿科杂志》编辑委员会. 婴儿过敏性疾病预防、诊断和治疗专家共识. 中华儿科杂志, 2009, 47(11): 835-838.

9. Scarpellini E, Tack J. Food Allergy: From Diagnosis to Treatment. Dig Dis, 2012, 30(2): 224-231.

10. Sicherer SH, Sampson HA. Food allergy: Epidemiology, pathogenesis, diagnosis, and treatment. J Allergy Clin Immunol, 2014, 133(2): 291-307.

11. Sampson HA, Aceves S, Bock SA, et al. Food Allergy: A Practice Parameter update-2014. J Allergy Clin Immunol, 2014, 134(5): 1016-1025.

12. Koletzko S. Probiotics and Prebiotics for Prevention of Food Allergy: Indications and Recommendations by Societies and Institutions. JPediatr Gastroenterol Nutr, 2016, 63(1): 9-10.

13. Lee LA. The clinical spectrum of neonatal lupus. Arch Dermatol Res, 2009, 301(1): 107-110.

14. Johnson B. Overview of neonatal lupus. J Pediatr Health Care, 2014, 28(4): 331-341.

15. Trucco SM, Jaeggi E, Cuneo B, et al. Use of intravenous gamma globulin and corticosteroids in the treatment of maternal autoantibody-mediated cardiomyopathy. J Am Coll Cardiol, 2011, 57(6): 715-723.

16. Kawasaki T. Acute febrile mucocutaneous syndrome with lymphoid involvement with specific desquamation of the fingers and toes in children. Arerugi, 1967, 16(3): 178-222.

17. Fukazawa R, Kobayashi J, Ayusawa M, et al. JCS/JSCS 2020 guideline on diagnosis and management of cardiovascular sequelae in Kawasaki disease. Circ J, 2020, 84(8): 1348-1407.

18. Xie LP, Yan WL, Huang M, et al. Epidemiologic features of Kawasaki disease in Shanghai from 2013 through 2017. J Epidemiol, 2020, 30(10): 429-435.

19. Ae R, Makino N, Kosami K, et al. Epidemiology, treatments, and cardiac complications in patients with kawasaki disease: the nationwide survey in Japan, 2017-2018. J Pediatr, 2020, 225: 23-29.

20. McCrindle BW, Rowley AH, Newburger JW, et al. Diagnosis, treatment, and long-term management of Kawasaki disease: ascientific statement for health professionals from the American Heart Association. Circulation, 2017, 135(17): 927-999.

21. 中华医学会儿科学分会心血管学组,《中华儿科杂志》编辑委员会. 川崎病冠状动脉病变的临床处理建议(2020年修订版). 中华儿科杂志, 2020, 58(9): 718-724.

22. Ochs HD, Filipovich AH, Veys P, et a1. Wiskott-Aldrich syndrome: diagnosis, clinical and laboratory manifestations, and treatment. Biol Blood Marrow Transplant. 2009, 15(1): 84-90.

23. Yamada M, Ohtsu M, Kobayashi I, et al. Flow cytometric analysis of Wiskott-Aldrich syndrome (WAS) protein in lymphocytes from WAS patients and their familial carriers 1015. Blood, 1999, 93(2):

756-757.

24. Massaad MJ, Ramesh N, Geha RS. Wiskott-Aldrich syndrome: a comprehensive review. Ann N Y Acad Sci, 2013, 1285: 26-43.

25. Mahlaoui N, Pellier I, Mignot C, et a1. Characteristics and outcome of early onset. severe fbrms of Wiskott-Aldrich syndrome. Blood, 2013, 121（9）: 1510-1516.

26. Yoshimi A, Kamachi Y, Imai K, et al. Wiskott-Aldrich syndrome presenting with a clinical picture mimicking juvenile myelomonocytic leukaemia. Pediatr Blood Cancer, 2013, 60（5）: 836-841.

27. 康利民, 李莉, 王晓颖, 等. Wiskott-Aldrich 综合征 1 例基因突变及临床特征分析. 中华实用儿科临床杂志, 2014, 28（24）: 1887-1890.

第二十章

新生儿外科疾病

第一节　新生儿先天性膈疝

先天性膈疝（congenital diaphragmatic hernia，CDH）是指胎儿先天性膈肌发育不全导致腹腔内容物疝入胸腔，引起肺发育不良和严重肺动脉高压的一种先天性疾病，是导致新生儿死亡或新生儿长期并发症的主要原因之一。其发病率为1∶5 000~1∶2 500，其中左侧膈疝占84%，右侧膈疝占14%，双侧膈疝占2%。约50%的CDH合并其他系统畸形，其中包括心血管畸形（27.5%）、泌尿系统畸形（17.7%）、骨骼肌肉系统畸形（15.7%）及中枢神经系统畸形（9.8%）。虽然近年来胎儿外科技术方面取得了一些进步，辅助治疗手段有了一定提高，但CDH患儿预后差异较大，轻症CDH患儿几乎可全部存活，重症者的病死率可高达70%。典型先天性膈疝患儿出生后立即出现呼吸窘迫症状，如呼吸急促、有呼噜声、发绀等；查体可见胸廓饱满、舟状腹等。

一、病因及病理学

先天性膈疝多为散发，少数为家族性病例，具体病因尚无定论。其病理生理改变主要包括气道分支和肺泡表面积减少、肺血管形成、血管平滑肌发育异常以及心脏发育不全（通常为左心室）。由此导致的持续性肺动脉高压和胎儿循环、肺表面活性物质缺乏等病变，引发不同程度的缺氧、高碳酸血症和酸中毒的恶性循环是先天性膈疝病理生理的核心。

根据缺损发生部位CDH可分为：后外侧疝（图20-1）和非后外侧疝。非后外侧疝包括：

1. Morgagni 疝（Morgagni-Larrey）　胸骨后或胸骨旁膈肌缺损。

2. 极少数胸骨后疝合并脐上、腹壁中线缺损，胸骨下部和横膈心包缺损称 Cantrell 五联症（Pentalogy of Cantrell）。

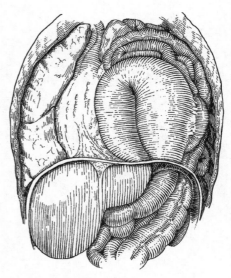

图 20-1　先天性后外侧疝

3. 中央疝　为横膈中央腱的部分缺损，根据缺损边缘完整肌组织结构与后外侧疝鉴别，但此命名尚存在争议。

4. 食管裂孔疝　常认为是 GER 同义词，但 GER 多数属功能性，而症状重的食管裂孔疝常需要手术。

5. 膈膨升　为横膈肌化不全形成。

二、诊断步骤

（一）产前诊断

CDH 作为一种严重的先天性疾病，同时又具有胎儿期治疗的潜能，因此准确的产前诊断是 CDH 诊疗过程中的关键一环。

1. 超声检查　无创、安全、易重复，可实时显示胎儿的大体解剖结构，是筛查和诊断胎儿 CDH 的首选检查方法，也是妊娠期动态观察的主要方式。大约50%~70% 的 CDH 可在产前进行明确诊断产前超声检查 CDH 的主要声像图依据包括：羊水过多；实性异常回声（由腹腔内容物，如胃、小肠、结肠、肝、脾及大网膜进入胸腔形成）；心脏轴线移位；纵隔移位；胎儿腹围小于正常胎龄儿；正常膈肌弧形低回声中断或消失等。三维超声，利用其旋转多维成像技术,不仅可以较好地显示疝入器官的位置,辨别有无心脏等器官的合并畸形,还可以评估CDH胎儿肺容积的变化,对胎肺特别是患侧胎肺发育的情况及患儿的预后评估准确性较高。

2. MRI检查 在产前诊断中也有非常重要的作用,由于具有较高的分辨率及高速的成像技术,MRI不仅可以用于肥胖母体的产前诊断,还能排除母体呼吸的干扰,准确地反映胎儿双侧肺的容积及发育状况。

（二）产后诊断

1. 病史采集 重点了解胎儿超声发现CDH的孕周和超声动态监测的结果,以评估和预测肺发育情况。还需了解有无影响预后的因素,如胎儿超声有无发现其他器官畸形、产检有无胎儿基因或染色体异常,母亲有无妊娠期胆汁淤积症、妊娠糖尿病、感染、胎膜早破等,新生儿出生后有无窒息、复苏过程等。

2. 临床表现 CDH患儿严重者生后数小时内即可出现呼吸窘迫、呼吸急促、呻吟并有明显青紫,大多为阵发性发作,在哭吵或喂奶、变动体位时加重。

3. 体格检查 显示患儿胸部呼吸运动明显减低,心尖搏动移向对侧,胸壁叩诊呈浊音,胸部听诊有时可出现肠鸣音,较多腹腔脏器进入胸腔后,可出现典型的舟状腹。

4. 术前辅助检查

（1）X线:可见到心脏纵隔向对侧移位,患侧胸腔内有透亮的肠段充气阴影;心电图检查。

（2）实验室检查:三大常规,电解质,凝血四项,HCT,肝、肾功能全套,动脉血气,HIV等输血前检查,配血。

三、治疗方案

建议在三级NICU或围产中心分娩,无相关条件时建议宫内转运。建议与小儿外科、NICU医师联合确定CDH胎儿的分娩时机。

（一）产时复苏

复苏策略基于快速气管插管、鼻胃管减压以及开放动静脉通路。

1. 建议出生时保留好脐带血管,患儿条件允许时延迟脐带结扎。

2. 在气管插管下使用T组合复苏器复苏,并维持压力<25cmH_2O,严禁使用面罩复苏囊通气。

3. 出生后行胃肠减压。

4. 建议CDH新生儿出生后的前10分钟,维持导管前血氧饱和度（SpO_2）≥70%;出生后2小时内,维持导管前SpO_2≥80%。

5. 复苏后的新生儿立即转入NICU治疗。

（二）NICU术前准备

1. 呼吸治疗 应防止肌肉麻痹,允许自主呼吸,从而将气压伤降至最低。通气管理的目标为维持导管前SpO_2在80%~95%,导管后SpO_2>70%,$PaCO_2$维持在45~60mmHg（允许性高碳酸血症）,动脉血pH值维持在7.25~7.40。

2. 药物支持 包括肺血管扩张药,如多巴酚丁胺、妥拉唑啉、一氧化氮。循环灌注的管理目标为维持血压正常,毛细血管充盈时间<3秒,乳酸浓度<3mmol/L,尿量>1ml/（kg·h）。建议术前充分评估且积极处理CDH患儿的肺动脉高压。

3. 置管 建立脐动脉插管,用于血压监测及采血,并经皮监测动脉导管前后氧饱和度。留置动脉导管前动脉插管很重要。因为大多数患儿在动脉导管水平有严重的右向左分流,脐动脉血气监测常有误导性,可导致草率的手术及过度使用ECMO。动脉导管前位置评估PO_2和PCO_2可更准确地评估肺有效气体交换的能力。对于术前已证实肺功能不足且由于肺动脉高压而情况恶化的患儿,体外膜式氧合是有效的。这样的患儿不可能很好地耐受手术。

（三）手术治疗

1. 手术时机 国内指南建议将CDH患儿MAP正常、FiO2<50%时测得的导管前SpO_2为85%~95%,乳酸浓度<3mmol/L,尿量>1ml/（kg·h）作为一般临床情况稳定的标准。建议患儿病情稳定后24~48小时内或者治疗后2周仍未达到临床稳定时进行手术。

长期以来,由于对CDH的发病机制缺乏认识,认为肺脏受腹腔脏器压迫是其主要问题,因此早期及时地进行手术修补成了治疗CDH的基本原则,但近年研究结果显示,若患儿呼吸、循环功能暂未稳定,便行急诊手术修补膈肌缺损,则可导致患儿术后短期呼吸功能进行性恶化,表现为肺血管阻力增高、右向左分流增加、低氧血症,最后可因呼吸衰竭而死亡。适当延迟手术时间,积极改善患儿呼吸循环功能后再择期手术,既可增加患儿手术耐受力,也可提高CDH患儿,尤其是重症CDH患儿的存活率。但如何选择延期后的手术时机仍有争议。

2. 手术方式 根据患儿和医院的具体情况选择微创或开放性手术。以往一般采用开胸或经腹膈疝修补术。目前,随着微创外科的日益发展,胸腔镜、腹腔镜膈疝修补术已用于临床。但其对应用于合并有严重肺发育不良的患儿存在争议,目前,对于生命体征平稳、无合并严重畸形的 CDH 患儿可在腔镜下行膈疝修补术。因为可能用到 ECMO 和肝素,整个手术尽可能充分止血。膈肌修复完成后,不需放置胸腔引流管,除非有出血或气胸。由于腹腔小,关闭腹壁具有挑战性。应避免用力牵拉腹壁。如无法安全地、在静脉回流不受损的情况下分层关闭腹腔,最好像处理脐膨出一样放置 silo 袋,使内脏在随后几天内回纳。

3. 术后处理 术后仍采用术前的治疗策略。停止肌肉松弛,使自主呼吸恢复。必须使用麻醉药以保持充分镇痛。给予足够的静脉补液,维持足够的循环血量及携氧的血红蛋白。患儿恢复后,停止机械通气,改为鼻导管持续气道正压通气。如恢复时间长,需肠外营养支持。

（四）ECMO

仅作为危重 CDH 患儿的挽救性治疗措施。

四、临床经验及注意事项

最新指南建议产前超声测量实测/预测肺头比（observed-to-expected lung area to head circumference ratio, O/E LHR）作为孤立性 CDH 胎儿预后评估的主要指标。O/E LHR<25% 作为孤立性左侧 CDH 胎儿预后不良的超声指标,将 O/E LHR<45% 作为孤立性右侧 CDH 胎儿预后不良的超声指标。手术治疗前应根据胎儿超声结果,新生儿出生后呼吸功能及肺部影像学检查,充分评估和预测术后肺功能恢复及肺发育情况,并谨慎向家属交代预后。

（程时刚）

第二节　新生儿隔离肺

肺隔离症（pulmonary sequestration, PS）,它是以血管发育异常为基础所形成的没有功能的胚胎性及囊肿性肺组织,一般不与支气管相通,因而可从正常肺组织中分离出来;PS 约占先天性肺发育畸形的 0.15%~6.40%,是第二常见的先天肺部发育异常。

一、病理生理

（一）解剖分类

根据肺隔离症肺叶与正常肺组织及脏层胸膜的关系,PS 分为两型:肺叶内型（ILS）和肺叶外型（ELS）。前者存在于肺叶内,与正常肺由同一胸膜包裹,胸主动脉是其异常供血动脉的主要来源,腹主动脉次之,其余为肋间动脉、锁骨下动脉等。静脉回流到肺静脉,极少数回流到半奇静脉、奇静脉、腔静脉和肋间静脉。后者从其他肺叶分离出来,病变部分有自己的胸膜。异常动脉多在下肺韧带内,异常动脉多来自胸主动脉或腹主动脉。静脉回流到奇静脉、半奇静脉和门脉系统,少数回流到肺静脉。1968 年 Genle 提出支气管肺前肠畸形（BPFM）,它包括以下病变:叶内型肺隔离症（ILS）、叶外型肺隔离症（ELS）、支气管囊肿、交通性支气管肺前肠畸形（CBPFM）。隔离肺的囊腔偶可与下段食管或胃底相通,被称为交通性支气管肺前肠畸形。

（二）病理学

PS 的具体病因仍不十分清楚,有人认为胚胎时期由于肺动脉没有形成,体循环的动脉血管持续存在,异常血管内的压力较高引起肺组织囊性变,更由于异常血管的牵拉,造成肺组织分离。此学说认为血管畸形是原发的疾病。也有人认为肺囊性变为原发病变,动脉异常为继发的。

有人认为支气管肺前肠畸形是由于在正常肺芽尾侧的原始食管处出现独立的呼吸潜能细胞群,或者由于部分肺芽起源于背侧的食管而非腹侧的咽气管。这些细胞突入毗邻的正常发育的肺组织内,起初通过一个蒂与发生部位的脏器相连。由于血液供应不足,此蒂退化,形成单纯畸形。因此,如果此蒂未能退化,此组织便与胃肠道自由交通,产生交通性支气管肺前肠畸形。如果此组织发生于胸膜发育前,被一起包入毗邻的正常肺内,即表现为叶内型肺隔离症。如果发生于胸膜形成之后,其与毗邻的肺分开生长,就有自身独立的胸膜包裹,即为叶外型肺隔离症。并认为决定畸形最终解剖形态的三个主要发育性指标为:肺动脉替代背侧主动脉原始供血的胚胎发生情况,前肠原始交通的退化程度以及畸形发生的时间。

也有人认为叶内型肺隔离症是一种后天性病变,在有反复支气管阻塞和远端感染情况下,感染的肺段与附近正常肺组织隔离,肺韧带内出现侧支动脉供应此感染肺段,并认为至少大部分叶内型肺隔离症是一种后天性疾病过程。

二、诊断步骤

（一）病史采集

参看第 20 章第 1 节新生儿先天性膈疝的病史采集要点。

（二）临床症状和体格检查

部分患儿没有特殊症状,健康体检时偶然发现,或经产前检查 B 型超声发现病灶。有症状的患儿可以表现为发热、咳嗽等上呼吸道感染或肺炎、脓胸等下呼吸道感染,也可以表现胸痛、咯血等。

1. 叶内型 PS　最常见的部位是下叶,主要是左肺下叶后基底段。伴有其他先天性畸形少见。临床特征为反复肺部感染伴有咳嗽、咳痰,咯血和低热,重者可因反复感染而营养不良、胸痛、乏力。所有叶内型 PS 都含有一个或多个囊,并有广泛的纤维化、慢性炎症和血管硬化。反复下叶肺炎应当考虑叶内型肺隔离症。查体患侧呼吸音低,并常有啰音,有的患者可闻向后背传导的杂音。

2. 叶外型 PS　发病率为叶内型的 1/3~1/6,70% 以上病变位于下叶与膈肌间。左侧叶外型肺隔离症发生率是右侧的 2 倍以上。50% 有其他先天性异常。考虑到全身动脉供血和静脉回流,一些大的叶外型 PS 有可能将血液从正常体循环从左向右分流,导致高输出量心力衰竭。

（三）辅助检查

1. 超声检查　产前超声可以诊断隔离肺,出生后心脏超声可诊断异常主动脉分支。

2. 胸部 X 线检查　表现为囊肿型和肿块型,囊肿型可见一个或多个囊腔,周围有炎症浸润,与支气管相通者囊内有液平,与支气管不相通者,囊肿边缘光滑,周围肺野清晰,肿块型可分为圆形、卵圆形或三角形分叶团块,边缘清晰。大约 2/3 的病例隔离肺位于左下叶背部膈肌和脊柱之间的夹角内,其次为右肺下叶后基底段。

3. CT 和 MRI 检查　增强 CT 和 MRI 可显示异常动脉分支位置、数目、大小及静脉回流,以及病变的囊实性,与周围组织的关系。

4. 消化道造影　尤其是叶内型肺隔离症患者,以排除与食管或胃的交通。

（四）诊断要点

根据病史,体格检查,以及影像学检查发现异常动脉供应肺组织,诊断即可成立。

（五）鉴别诊断

需与先天性肺囊肿、先天性膈疝、胸腔肿瘤等疾病相鉴别。

三、治疗方案

确诊 PS,首选手术治疗。完善术前检查后,根据疾病分型确定手术切除范围,可根据医疗单位技术条件选择开胸手术或胸腔镜手术。

1. 叶内型 PS　一般与正常肺组织边界不清,通常采用肺叶切除,或病变肺段的肺段切除。

2. 叶外型 PS　与正常肺组织分界明显,可仅切除病变肺组织。

3. 合并其他畸形　需请多学科会诊,共同制订手术治疗方案。

四、临床经验与注意事项

50% 的叶外型 PS 患者伴有其他先天性异常,包括 30% 的有先天性膈疝等膈肌病变,其他肺畸形、结肠畸形和心脏畸形。因此,诊断该病后还需检查有无伴发其他器官或系统畸形,综合评估预后,决定手术方式和时机。

无论是开胸手术还是胸腔镜手术,手术的关键在于寻找滋养血管,一般滋养血管位于下肺韧带内,异常供血动脉多为一支,亦可为多支,术中应注意存在多支异常血管的可能,特别是隐匿异常动脉,以防误伤或血管回缩入膈下而导致出血。此外,近来国内外报道通过行经导管动脉栓塞介入治疗肺隔离症,但没有较长时间随访,疗效还需更多病例验证。

（程时刚）

第三节　新生儿食管闭锁与气管食管瘘

食管闭锁(esophageal atresia, EA)是一种表现为食管管腔不连续的先天性畸形,大约 70%~90% 患儿出生时伴有气管食管瘘,其原因主要是胚胎期前肠的发育异常。来自欧洲的一项研究表明,EA 的全球总体患病率为每 100 000 名新生儿中 2.4 例(1.3~4.6)。2005 年到 2018 年间,德国记录了 12 627 888 例婴儿住院病例,食管闭锁的平均发病率为 1/4 217 活产。

食管闭锁常伴有其他先天性畸形,伴随畸形的类型和严重程度通常会影响治疗和生存率。有报道称,50%~70% 的患有 EA 的婴儿至少有一种伴随先天畸形。心血管畸形最常见(11%~49%),其次是泌尿生殖(24%)、胃肠道(24%)和肌肉骨骼(13%~22%)畸形。此外,EA 畸形与可识别的畸形综合征有关,例如染色体畸形、VACTERL、CHARGE、Fanconi 贫血、Opitz G 和 Goldenhar。VACTERL 联合畸形包括脊柱、肛门、心脏、气管食管、肾脏和四肢异常。在 EA 人群中,VACTERL 联合畸形的发生率约为 20%。

一、病理生理

（一）胚胎学

食管和气管起源于胚胎前肠,在妊娠的第 4~6 周之间发生了这两个系统的分离。虽然胚胎前肠分离成食管和气管的确切机制尚未被验证,但实验动物研究已经发展出了几个形态学模型来解释气管和食管的分离（图 20-2）。这些模型包括外生模型（Outgrowth model）、分水岭模型（Watershed model）和隔板模型（Septation model）。这个过程与发育基因 Sonic hedgehog（Shh）的精确时空表达有关。

（二）病理分型和风险分层

自从 1929 年 Vogt 依据解剖结构对 EA 进行首次分型后,许多其他的分类系统已被提出,包括 Ladd、Gross、Swenson 以及 Kluth 分类系统等。其中,1955 年 Robert 将 Gross 分类系统中的 C 型（Ⅲ型）进一步细分为Ⅲa 型和Ⅲb 型,这种分类方式在国内最为常用（图 20-3）。

随着手术数量的不断积累,国内对 EA 的解剖分型也有了一些认识,以下便是基于 Gross 分型的一些修订（图 20-4）：

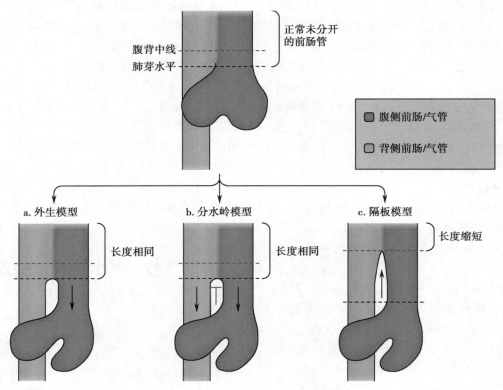

图 20-2 气管与食管分离
a. 外生模型（outgrowth model）：气管通过生长过程形成,剩余的前肠成为食管组织；b. 分水岭模型（watershed model）,前肠组织两侧生长并形成新组织,成为气管或食管；c. 隔板模型（septation model）,其中隔膜（位于背腹中线）的形成将前肠分成食管和气管两部分。

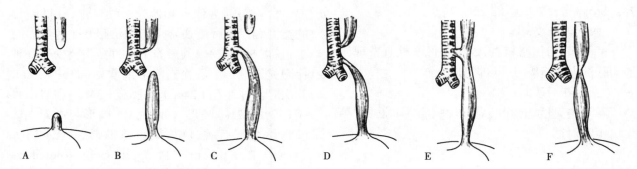

图 20-3 EA 解剖学类型的 Gross 分类
A.（Ⅰ型）无 TEF 的 EA,这种类型通常为长段型；B.（Ⅱ型）伴有近端 TEF 的闭锁；C.（Ⅲ型）伴有远端 TEF 的闭锁,是最常见的类型；D.（Ⅳ型）双重（近端和远端）瘘的闭锁；E.（Ⅴ型）无闭锁的 TEF（H 型瘘）；F. 食管狭窄。

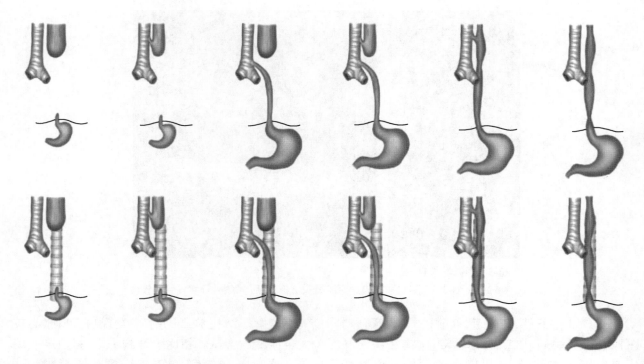

图 20-4　EA 解剖学类型的 Gross 分类修订图示
不同类型 EA 中近远端盲袋以及消化道管径的差别,显示了脊椎,以便更好地了解每个结构的位置。

Waterston 1962 年提出了基于危险因素的风险分层,使我们可以比较不同时间和不同医院之间的病例结局,对 EA 患者手术时机的把握也有一定的指导意义(表 20-1)。

表 20-1　Waterston 危险度分层和当前生存率数据

组别	存活率(%)	分层
A	100	出生体重 >2 500g 并且其他健康状况良好
B	85	出生体重为 2 000~2 500g,其他健康状况良好或有中度相关畸形(非心脏畸形加动脉导管未闭、室间隔缺损和房间隔缺损)
C	65	出生体重 <2 000g 或伴有严重的心脏畸形

注:A. 低风险类别,立即手术修复治疗;B. 中等风险类别,延迟修复治疗;C. 高风险类别,分阶段治疗。

二、诊断步骤

尽管食管闭锁先天性疾病可以在产前诊断,但大多数患者(>90%)在出生后才被诊断。

(一)产前诊断

仅有少数 EA 患儿可以在产前获得诊断,主要的筛查手段为产前超声。产前超声检查可以在妊娠 14~24 周时发现胎儿胃泡缺如和羊水过多。从妊娠 28 周开始,当胎儿吞咽时,可以在胎儿颈部中线处发现一个扩张的颈部盲袋,该征象有良好的预测价值。MRI 可以用于复查超声疑似食管闭锁的患儿,并检测可能存在的相关异常。产前 MRI 的总体敏感性为 95%,特异性为 89%,阳性似然比为 8.8,阴性似然比为 0.06,OR 为 154。MRI 上的颈部“盲袋征”具有 82% 的敏感性和 100%的特异性(图 20-5)。

(二)产后诊断

1. 病史采集　重点询问产检期间有无发现胎儿畸形、羊水过多等病史。

2. 临床症状和体格检查　患儿出生后典型表现为口鼻内涌出白色泡沫样涎液,饮奶时立即出现吐奶、咳嗽、窒息、呼吸窘迫等表现,严重时全身发绀。结合胃管无法插入超过 10~12cm 的食管时,应考虑诊断。体格检查主要体征为腹胀,叩诊呈鼓音。考虑到 EA 患者常见 VACTERL 联合畸形,建议常规进行 VACTERL 相关症状体征的体格检查,了解有无脊柱、肛门、生殖器、心脏、肾脏和四肢等其他部位的合并畸形。

3. 辅助检查

(1)术前胸腹部平片、食管造影及纤支镜检查都有助于明确诊断。

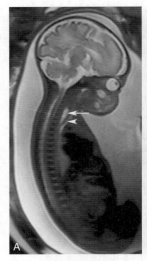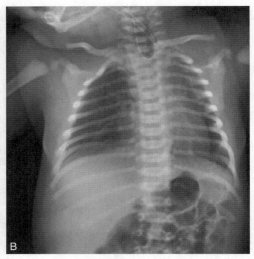

图 20-5　影像学检查
A. MRI 显示胎儿近端盲袋（箭）、气管（箭头）；B. 生后 X 线片证实食管闭锁。

（2）如有条件，应在手术前进行超声心动图检查，以检测心脏或血管异常，例如法洛四联症或右侧主动脉弓，这可能会改变手术或麻醉方法。

（3）术前最好进行喉 - 气管 - 支气管镜检查，以定位 TEF 并评估气管软化症。

（4）常规 VACTERL 筛查；胸部和整个脊柱的 X 线检查；腹部、肾脏和骶骨的超声检查；心脏超声检查和心电图检查。

4. 诊断要点　患儿通常有胎儿超声异常和羊水过多的病史，出生后唾液与气体通过气管食管瘘表现为唾液泡沫较多，以及由于气管食管瘘或相关畸形引起的呼吸窘迫。需注意有无合并其他畸形。应尽量争取早期（尚未继发肺炎时）诊断。

5. 鉴别诊断　需与先天性食管狭窄、食管蹼、短食管和胸胃、贲门失弛缓症等疾病相鉴别。

三、治疗方案

（一）术前处理及准备

1. 患儿置暖箱，吸氧。

2. 静脉输注糖盐水，维持液体和电解质平衡，并防止低血糖。

3. 常规肌内注射维生素 K。

4 经验性静脉输注抗生素。

5. 食管近端盲袋内置胃管，持续吸引，并间断清吸口咽腔内分泌物，半卧位减少胃食管反流。

（二）手术治疗

大多数 EA/TEF 患儿可行一期食管吻合并气管食管瘘结扎术，即使术中发现吻合口张力较大也应尽力尝试。相比于开胸手术，目前胸腔镜手术逐渐成为主流（图 20-6）。对于不能耐受一期闭锁修复手术需要呼吸支持的患儿，特别是伴有胃扩张的情况下，应该进行紧急经胸腔瘘管结扎手术。对于不伴有 TEF 的患儿一般为长段型 EA，可考虑分期手术。

（三）术后处理

患儿术后转入 NICU，给予持续心电监护、静脉输液和抗生素预防治疗。术后第二或三天可以开始经通过吻合口的鼻胃管进行喂养，并逐渐过渡为经口喂养。进行定期胸部理疗，必要时进行鼻咽清吸，以避免呼吸道感染。加强胃管、胸腔闭式引流管等管道护理，严防脱管等不良事件。如果术中发现食管吻合口张力较高，则建议给予肌松和机械通气，时间为 5 天。

四、临床经验与注意事项

（一）诊断方面

在对下列各项情况进行充分分析后制订治疗方案。

1. 全面体检明确是否合并四肢、骨骼、头颈部及直肠肛门畸形，必要时行染色体检查。

2. 有无食管气管瘘，H 型食管气管瘘绝大部分位于颈部。

3. 术前常规行心脏超声及泌尿系统超声明确心脏畸形及泌尿系统畸形，尤其是复杂性心脏畸形。

4. 全身营养情况。

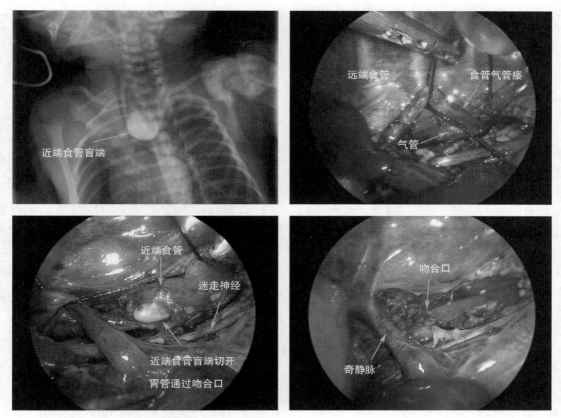

图 20-6　胸腔镜下气管食管瘘结扎 + 食管吻合术

（二）手术时机

早期诊断是治疗成功的关键。争取在肺炎、脱水、酸中毒发生前进行手术，预后较好。EA 患儿很少需要紧急手术，可在入院后 12~24 小时安排手术。这样有利于充分评估是否存在伴发畸形，并治疗可能发生的吸入性肺不张。

（三）注意术后并发症

1. 早期并发症　吻合口瘘、吻合口狭窄和气管食管瘘瘘管复发等。吻合口瘘发生率在 15%~20%，胸腔引流管通畅情况下，一般可以自愈。小的瘘口通常在"常规"造影检查中检测到，大的瘘口在手术后前 48 小时内出现，并可能伴有张力性气胸。吻合口狭窄的发生率约为 30%~40%，大多数病例经过一到两次胃镜下食管扩张可缓解。危险因素包括吻合口张力、吻合口瘘和胃食管反流。气管食管瘘复发发生率为 5%~14%，表现为窒息或进食时出现发绀发作或反复肺炎。

2. 晚期并发症　胃食管反流、吞咽困难、气管软化、食管蠕动功能障碍、生长发育迟缓和哮喘等。吞咽困难是食管闭锁术后较常见的症状，食管测压显示约 70% 的患儿有食管运动障碍，但其中约 1/3 的患儿无任何临床症状。呼吸系统的疾病如支气管炎、慢性咳嗽、肺炎及哮喘等的发生率在食管闭锁手术后的患儿中也较高，在青少年期呼吸系统疾病的发生率也可达到 40%。

（程时刚）

第四节　新生儿胃穿孔

新生儿胃穿孔（neonatal gastric perforation）是较少见的急腹症，多于生后一周内起病，进展迅速，尽管近些年来新生儿手术、麻醉技术和围手术期管理不断改进，其死亡率虽有所下降，但其死亡率仍可高达 25%~55%，尤其是早产儿、低出生体重儿。

一、病因与病理学

（一）病因

1. 先天性胃壁肌层部分缺如（congenital muscular defect of stomach）　胃壁肌层中胚叶的环肌最早发生，始于食管下端，渐向胃底及胃大弯部伸展，至胚胎第 9 周时出现斜肌，最后形成纵肌。发育过程中如有发育障碍或血管异常即可形成胃壁肌层缺如。

2. 胃壁缺血部分坏死　围产期呼吸障碍、低体温和低氧血症时，导致血流重新分布出现胃缺血，胃内压升高导致胃破裂。感染性疾病如败血症和坏死性小肠结肠炎等导致胃肠道缺血后发生坏死。

3. 其他因素　生后吞咽大量空气、呕吐、哺乳吸吮、口罩正压通气、心肺复苏使胃内压力升高，导致缺损或缺血的胃穿孔破裂。肠旋转不良、肠狭窄或闭锁等导致胃肠道梗阻，也可导致胃内压增高出现胃穿孔。应激性胃溃疡穿孔也有报道。应用皮质类固醇和非类固醇抗炎症药、鼻胃管机械性损伤等，可引发医源性消化性溃疡。

（二）病理学

穿孔多发生于胃底部及胃大弯处的胃前壁，靠近贲门部。破裂小者仅1~2cm，大者可自贲门裂至胃窦部。破口边缘组织多不规则，呈青紫色或黑色，破口周围看似正常胃壁黏膜及黏膜外各层均变薄。

二、诊断步骤

（一）病史采集

需重点询问有无出生窒息、低体温、低氧血症、失血、感染、休克等导致胃肠道缺氧缺血的应激因素，有无皮质类固醇、非甾体抗炎药、鼻胃管置管、过幽门喂养等医源性因素。了解患儿的胎龄、出生体重、喂养史及发病日龄，有助于与坏死性小肠结肠炎鉴别。

（二）临床表现

根据病因的不同所表现的临床症状差异较大。一般情况为生后1周内即可出现拒食、烦吵、少食和呕吐、吐血等，进一步表现为腹胀并进展迅速，出现全身情况迅速恶化甚至呼吸困难、休克（发绀、低体温、四肢凉、少尿等）。查体表现为腹部膨隆，腹壁皮肤红肿发亮，拒按和肌紧张感，一些男婴可出现阴囊红肿或积气。也可表现为初始全身情况较差者出现上述腹部体征，进而全身情况急剧恶化甚至危及生命。

（三）辅助检查

1. 腹部X线检查　立位X线片可见膈下大量游离气体，并将内脏下压（图20-7），胃泡影变小甚至消失，其他部分表现包括皮下气肿、阴囊积气、腹水或减压胃管不局限在胃内。

2. 腹腔穿刺　腹部可抽出气体并减压，或可抽出含胃内容物的液体。

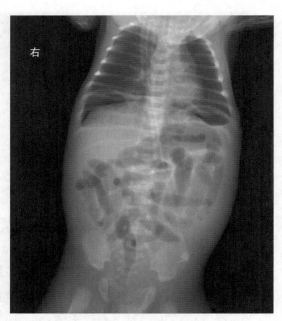

图20-7　X线立位腹平片

3. 术前实验室检查　包括血常规、血气分析、凝血功能、血型、输血前检查、肝肾功能、感染指标等。

（四）诊断要点

通过临床症状、体检和腹部X线立位片检查可以明确诊断。腹腔穿刺抽出气体或胃内容物，腹部X线立位片见膈下大量游离气体，可明确诊断。

（五）鉴别诊断

需鉴别于新生儿良性气腹，其多见于早产伴有肺部疾病患儿，腹部X线平片表现为气腹，但量较少，可见正常的胃泡影，偶尔见到纵隔积气，说明是气体从纵隔进入腹腔的结果。患儿临床一般情况较好，有食欲，可进食，有腹部膨隆，但腹软无拒按、肌紧张。腹部穿刺可抽出气体但不能吸出液体。还需与引起腹胀的其他疾病如坏死性小肠结肠炎、肠穿孔、肠梗阻等疾病相鉴别。

三、治疗方案

诊断明确后需尽快手术治疗。

（一）术前处理及准备

对于症状较轻一般情况良好可耐受手术者尽快完善术前准备后行剖腹探查术。但患儿一般情况较差时需做好充分围手术期准备，气管插管、胃肠减压、抗感染（广谱抗生素）、抗休克等治疗情况稳定后立即行剖腹探查术。如果腹胀严重影响呼吸，腹腔穿刺吸引减压可以抢救生命。术前准备时间最长不超过4小时。

（二）手术治疗

大多数可行胃穿孔修补术治疗胃穿孔,手术可采用腹腔镜或上腹部横切口开放手术。修补小破口时修补处予以大网膜覆盖。对于胃破裂太大或坏死广泛者需要胃大部分切除或全胃切除,加食管胃吻合或胃重建术。患儿病情不稳定时,可分期进行。探查发现其他畸形导致胃穿孔需同时处理对应病变。

（三）术后常规处理

术后继续呼吸支持、抗休克、抗感染和静脉营养、持续胃管减压72小时,维持内环境稳定。造影检查确定胃愈合并排空通畅后开奶。

（四）术后并发症及处理

术后吻合口瘘或再次穿孔,小的后吻合口瘘或穿孔可经腹腔引流、抗感染等对症支持治疗自愈。后吻合口瘘或再次穿孔破裂大者需再次手术治疗。术后粘连性肠梗阻需要再次手术治疗。

四、临床经验与注意事项

胃穿孔患儿出现症状到手术时间短者预后相对好。6小时内做出诊断者大多可挽救生命,12小时内诊断者存活率为50%,超过12小时仅为25%。此外,胃穿孔术后可能出现生长发育迟缓、缺铁性贫血、脂肪泻等远期并发症,需注意长期随访。

（程时刚）

第五节 先天性十二指肠闭锁

十二指肠闭锁指胎儿发育不良遗留的十二指肠部位管道完全不通。十二指肠闭锁的发生率大约为十二指肠梗阻的25%。造成患儿死亡率高的主要因素为合并畸形、早产和低出生体重,而合并畸形是最重要的因素,常见合并畸形为唐氏综合征、环状胰腺、肠旋转不良、食管闭锁合并食管气管瘘等。延误诊治导致的严重水电解质酸碱平衡紊乱、吸入性肺炎、生长发育迟缓,甚至肾功能不全是导致十二指肠闭锁患儿死亡的主要原因。

一、病因及病理学

（一）病因

可能与胚胎发育阶段实心期中肠空化不全有关,也可能与妊娠后期胎儿发生肠扭转、套叠、缺血等,导致肠粘连或穿孔等因素有关。十二指肠闭锁、隔膜通常发生在十二指肠降段,胚胎发育过程如果空化过程停滞则可遗留隔膜或短段实心索带,以及索带拉断后的两端闭锁。梗阻通常发生在Vater壶腹或其远端,壶腹以上的梗阻非常少见,约占20%的患儿。

（二）病理学分型

参看第二十章第六节新生儿小肠闭锁。其中,Ⅰ型（膜状）十二指肠闭锁最常见,占65%;Ⅱ型（两断端由纤维索带连接）,占18%;Ⅲ型（肠壁完全中断）,占18%。

二、诊断步骤

（一）病史采集

重点询问母亲孕期产检有无羊水过多、胎儿腹部"双泡征"等异常表现,了解患儿出生后的喂养史和胎粪排出情况。

（二）临床表现及体格检查

呕吐是首发表现,常于生后3天内出现呕吐,80%患儿呕吐胆汁样液体,约20%为非胆汁性呕吐。患儿生后24小时内多无正常胎便排出,但少数可有少量胎便排出,以后不再排便。呕吐后很快出现脱水、体重减轻和电解质紊乱。部分患者可有黄疸重和黄疸消退延迟。高位梗阻多无明显腹胀。

（三）辅助检查

1. 产前诊断

（1）超声检查:产前主要观察指标包括羊水多少、肠管扩张与否及程度和有无肠管蠕动增强,双泡征。羊水过多是胎儿高位肠梗阻的重要提示,通常在妊娠中后期出现。肠管扩张也常提示胎儿肠梗阻。孕中期肠管内径>7mm常提示肠梗阻可能,同时肠管扩张和肠壁增厚的程度与梗阻密切相关。当肠管直径>17mm时,梗阻概率显著增加,肠壁厚度>3mm时,梗阻发生率约为40%,扩张肠管蠕动增强更增加梗阻可能性。提示有肠管内径增加、蠕动增强的动态变化时,也需警惕胎儿肠梗阻可能。

（2）MRI检查:与超声检查相比,MRI检查可以更好地将扩张肠管与腹腔内囊肿鉴别,但羊水过多可能影响影像清晰度,因此应在确有需要的病例中使用。

2. 产后诊断

（1）腹部立位X线检查:可初步诊断为十二指肠梗阻,典型症状为上腹部双泡征,其余腹部未见明显肠气（图20-8）。

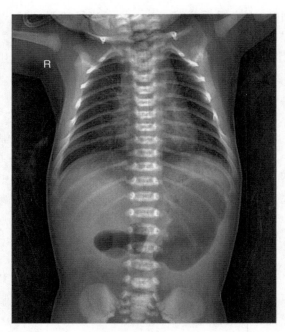

图 20-8   腹部立位 X 线片

（2）上消化道造影检查：可见十二指肠近端扩张，造影剂聚集，无法下行（图 20-9）。

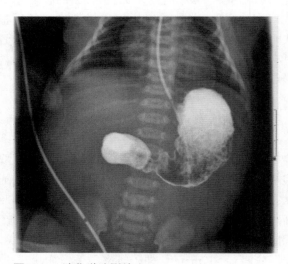

图 20-9   消化道造影检查

（3）腹部超声检查：可观察肠系膜血流和有无幽门肥厚等情况，有助于鉴别诊断。

（四）诊断要点

产前胎儿超声检查发现羊水过多、肠管扩张和双泡征，新生儿出生后腹部立位 X 线片见上腹部双泡征，上消化道造影十二指肠近端扩张，造影剂聚集，无法下行，可明确诊断。

（五）鉴别诊断

需与肠旋转不良、胎粪性肠梗阻、肥厚性幽门梗阻等新生儿常见的肠梗阻病因相鉴别。

三、治疗方案

（一）术前处理及准备

多数患儿为早产儿和低体重儿，做好保暖及避免内环境紊乱，予以胃肠减压、输液纠正水电解质紊乱。对于合并呼吸窘迫患者予以呼吸机辅助通气。完善检查明确其他合并畸形。

（二）手术治疗

肠闭锁手术基本原则是解除梗阻，尽量恢复肠道连续性，尽可能多地保留肠管长度，避免短肠综合征。手术是肠闭锁唯一的治疗方法。十二指肠闭锁最常采用十二指肠吻合术，十二指肠隔膜则予以隔膜切除后肠吻合。对于 Vater 壶腹部的闭锁需避免损伤，行近远端无张力菱形吻合。

（三）术后一般处理

术后继续禁食、胃肠减压、使用广谱抗生素、辅助通便、保暖、静脉营养支持等对症治疗。一般术后 1 周开始喂养，对于术中可留置空肠营养管患儿术后可尽早经空肠营养管泵奶。

（四）术后并发症

1. 吻合口瘘　近远端肠管直径差距太大或吻合不当，吻合口容易出现渗漏造成腹膜炎。

2. 粘连性肠梗阻　术后再次出现呕吐、肠梗阻表现，需区分完全性梗阻和不完全性梗阻。

（程时刚）

第六节　先天性小肠闭锁

小肠（small intestine）肠管连续性完全中断的先天性缺陷称为小肠闭锁，是引起新生儿期小肠梗阻的主要原因之一。小肠闭锁是指小肠腔的先天性完全闭塞而引起的完全梗阻。小肠闭锁及狭窄发病率约 1/10 000~1/5 000，男女发病率大致相同。

一、病因及病理学

（一）病因

目前该病病因尚不明确，目前普遍认为胚胎晚期血运障碍是造成先天性肠闭锁的主要原因。1955 年 Louw 和 Barnard 通过经典的动物实验证明了孕末期宫内发生的肠系膜血管意外是导致空回肠闭锁的主要原因，为现代医学对此病的理解奠定了基础。由于血运障碍造成系膜血管栓塞，形成局部的缺血坏死，由于胎儿肠管及腹腔为无菌环境，因此坏死的肠管会被吸收、修复形成闭锁。

大约在受孕后 12 周时,实心期的肠管开始出现空化和再通并形成肠腔。空化和再通不全,肠腔内残留部分上皮细胞使肠腔堵塞,梗阻近端膨胀牵拉,将堵塞的细胞团拉成膜式闭锁,中间遗留小孔则成为狭窄。此种现象只多见于十二指肠及空肠开始部分。

其他大多数临床上发现的小肠闭锁表现为有一段索条样或 V 型肠系膜的缺损,比较符合血管意外的解释。胎儿肠道局部血液循环发生障碍,结果使胎肠发生坏死、断裂或缺失,可归纳为以下几种因素:①机械性作用如肠扭转、肠套叠;②血管分支畸形、缺如;③胎儿期炎症,如胎便性腹膜炎、胎儿坏死性小肠炎。此外,除肠闭锁Ⅱ型和Ⅳ型多发闭锁似有遗传性外,通常没有遗传学特性的根据。

（二）病理学

闭锁近端肠管扩张直径可达 3~5cm,肠壁肥厚、僵硬,也可发生局部贫血、坏死、穿孔。远端肠管细小瘪缩,直径约 4~6mm,腔内无气,若肠闭锁发生在胎便形成以后,闭锁远端肠管发育尚好,肠腔内可充有黑绿色胎便。先天性肠闭锁最常见于空肠下段及回肠,十二指肠次之,结肠闭锁则较为少见。病理分型如下:

Ⅰ型:膜式闭锁,肠管内有一隔膜将肠腔隔断形成闭锁,肠壁外观仍保持其连续性;

Ⅱ型:在闭锁两盲端之间有纤维索带相连,有完整的肠系膜;

Ⅲa 型:闭锁两盲端完全分离,肠系膜有 V 型缺损;

Ⅲb 型:闭锁两盲端完全分离,远段肠管呈苹果皮或锥形圣诞树样,其血供来源于回结肠动脉或右结肠动脉;

Ⅳ型:多发肠闭锁(分节腊肠样闭锁)。

二、诊断步骤

（一）病史采集

重点询问母亲孕期产检有无羊水过多、胎儿超声异常表现,了解患儿出生后的喂养史,呕吐出现的时间、频率、呕吐物性质(是否含有胆汁、粪汁),有无腹胀及胎粪排出情况等。

（二）临床表现

1. 孕期羊水过多　肠闭锁的胎儿吞羊水较少,多伴有母体羊水过多。

2. 呕吐、腹胀　肠闭锁的突出症状为肠梗阻,最先为呕吐。持续性并进行性加重。闭锁部

位越高,呕吐出现的时间亦越早。高位闭锁呕吐出现较早,腹胀位于上腹部,多为胆汁性呕吐,呕吐后减轻或消失。低位闭锁患儿呕吐物则多呈粪汁样,全腹膨胀,可见肠型及肠蠕动,肠鸣音亢进。出现肠穿孔后可表现为腹胀加重,腹壁红肿,患儿一般情况变差。

3. 胎便异常　肛门指诊后可见灰白或青灰色黏液性大便。但有少数患儿,在妊娠后期形成的肠闭锁,可排出多少不等绿色胎便,排空后无正常大便排出。

（三）辅助检查

1. 产前 B 超检查　显示羊水过多、肠管扩张和梗阻。

2. 十二指肠闭锁立位 X 线检查　上腹可见胃与十二指肠扩张的典型"双泡征"。低位肠梗阻可见充气扩大肠腔与多个液平面(图 20-10)。

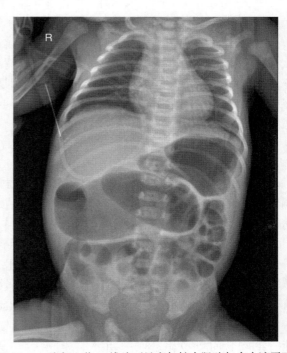

图 20-10　腹部立位 X 线片可见充气扩大肠腔与多个液平面

3. 下消化道碘水造影检查　见细小结肠。还可以鉴别同样造成梗阻的先天性巨结肠与肠旋转不良(图 20-11)。

（四）诊断要点

新生儿生后开始持续性胆汁性呕吐、进行性腹胀、无正常胎粪排出,即应怀疑有肠闭锁的可能。结合羊水过多病史及完善腹部 X 线、消化道碘水造影检查即可考虑该病,需予以开腹探查明确诊断、病理分型及预后。

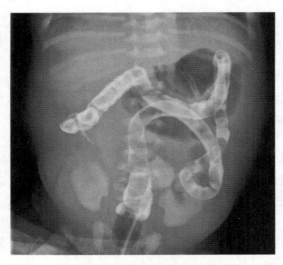

图 20-11 下消化道碘水造影检查见细小结肠

三、治疗方案

先天性肠闭锁需行手术治疗,手术的早晚,手术前的准备及手术前后的护理,直接影响其预后。

（一）术前处理及准备

注意保暖、胃肠减压,矫正脱水以及清理口腔分泌物,预防性使用抗生素。低体温对新生儿是主要的危险因素,胃肠减压可延缓手术时间争取时间完善术前检查及准备。

（二）手术治疗

根据闭锁的不同类型可选用以下手术方式:

1. 隔膜切除术 空肠上段隔膜闭锁可行单纯隔膜切除术,缝合肠壁形成完整管腔。为避免损伤十二指肠乳头可行十二指肠侧侧菱形吻合。

2. 肠切除吻合术 如患儿一般情况好,耐受可,应争取切除闭锁部后行远近段肠端端吻合术,肠管长度不至于过短情况下对于近端扩张段肠管可切除扩张的无功能段约至少 8cm,为缩小近远端肠管管径可行近端肠管折叠术。对于多发闭锁能一期吻合时可考虑争取一期手术,但术后并发症发生率相对较高。高位肠闭锁如行肠造瘘术容易丢失大量液体引起电解质紊乱、营养不良,死亡率很高,应该尽量争取一期吻合而不做肠瘘。

3. 肠造瘘 低位肠闭锁、全身情况差,不能一期肠切除吻合者,可先作造瘘术,改善患儿一般情况后,再行二期吻合术（肠吻合关闭瘘口）。

（三）术后处理

持续胃肠减压,静脉应用抗生素,肠外营养支持,直至肠功能恢复。吻合口一般于术后 6~7 天基本愈合并恢复功能,可以开始给予少量的经口喂养,根据情况逐渐增加。行肠造瘘的婴儿可尽早经口喂养到达快速康复。

（四）术后并发症及处理

1. 短肠综合征 肠闭锁患儿小肠的长度明显短于正常,多为 100~150cm（正常为 250~300cm）。如为Ⅲb 型或Ⅳ型者,术后可出现短肠综合征。患儿生长明显落后,早期靠肠外营养,后续需小肠延长手术或肠移植。

2. 吻合口瘘 近远端肠管直径差距太大或吻合不当,吻合口容易出现渗漏造成腹膜炎。

3. 吻合口功能性肠梗阻 远端肠管由于胎儿期失用,肠功能恢复较慢,术后可以出现不全梗阻症状。可做吻合口近端减压。

（程时刚）

第七节 新生儿肠旋转不良

肠旋转不良（malrotation of intestine）是胚胎时期肠管发育过程中,中肠以肠系膜上动脉为轴心的逆时针旋转运动不完全或异常,从而引起肠管异位和肠系膜的附着不全的先天性疾病,进而导致十二指肠梗阻和/或中肠扭转,是新生儿肠梗阻常见原因之一。文献报道,其发病率约为 1/6 000 例活产,男孩多于女孩。本病主要见于新生儿时期,少数病例发生于婴儿或较大儿童,传统观点认为,55% 的肠旋转不良在出生后第 1 周出现症状,80% 在出生后 1 个月内出现症状,90% 小于 1 岁。然而,也有研究报道30% 的病例在 1 月内出现症状,60% 在 1 岁内,>75% 在 5 岁内。

一、病因及病理学

（一）病因

胚胎时期,中肠发育形成十二指肠（胆总管开口以下）、空肠、回肠、盲肠、阑尾、升结肠和横结肠的右半。中肠的发育分为 3 个阶段:第一阶段,胚胎第 4~10 周,中肠生长速度比腹腔快,中肠不能容纳在腹腔内而被挤到脐带底部,形成一个生理性脐疝（图 20-12A）。第二阶段,胚胎第 10~12 周,腹腔生长速度加快,容量增加,中肠逐渐回纳到腹腔,回纳过程中,中肠以肠系膜上动脉为轴心逆时针进行 270° 旋转,使十二指肠空肠襻到达肠系膜上动脉左侧,回盲襻到达肠系膜上动脉右侧（图 20-12B,图 20-12C）。第三阶段,中肠回纳及旋转完成后,宽阔的小肠系膜从 Treitz 韧带开始,

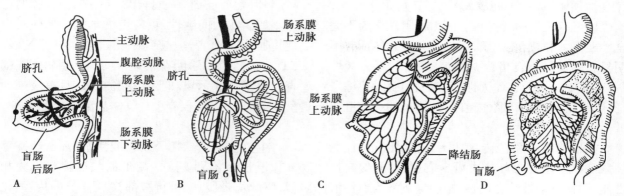

图 20-12　中肠旋转过程

A. 形成生理性脐疝；B. 腹腔生长速度加快，中肠渐次回纳腹腔内，盲肠起初在腹部下方；C. 中肠沿逆时针方向旋转，十二指肠空肠襻到达肠系膜上动脉左侧，回盲襻到达肠系膜上动脉右侧；D. 中肠全部回纳至腹腔内。

由左上腹斜向右下腹固定在后腹壁，升结肠系膜及降结肠系膜分别固定在右侧及左侧后腹壁（图 20-12D）。中肠正常旋转及固定后，其肠系膜基底部宽大。

如果中肠逆时针旋转运动异常，则引起肠管异位和肠系膜附着不全。最常见的旋转异常为旋转不完全和不旋转。旋转不完全时，十二指肠空肠支保持在不旋转的位置，盲肠结肠支不完全旋转，导致盲肠异位停留在右上腹、中腹或左腹部，异位盲肠升结肠被腹膜束带（Ladd 束带）固定在右侧腹壁，Ladd 束带横跨压迫十二指肠，引起十二指肠梗阻，同时，由于肠系膜附着不全，其肠系膜基底部异常狭窄，中肠自由活动度大，容易发生肠扭转。不旋转时，小肠位于腹腔右侧，结肠位于腹腔左侧，其肠系膜基底部比旋转不完全时宽大，肠扭转风险较小。其他罕见的旋转异常包括：①十二指肠空肠支反向旋转，导致十二指肠位于肠系膜上动脉的前方；②盲肠结肠支反向旋转，导致横结肠位于肠系膜上动脉的后方；③十二指肠空肠支反向旋转同时盲肠结肠支正常旋转，导致十二指肠旁疝。

（二）病理学

1. 十二指肠压迫　从盲肠升结肠出发的 Ladd 束带跨越十二指肠第二部的前面并附着于右侧腹壁后外侧，使十二指肠受压梗阻（图 20-13）。

2. 肠扭转　小肠系膜不附着或附着不全，仅在肠系膜上动脉根部附近有异常狭窄的系膜附着于后腹壁，使小肠、盲肠升结肠易环绕肠系膜上动脉根部发生扭转，扭转度大或者扭转时间长可导致整个中肠发生梗阻性肠坏死，肠扭转多为顺时针扭转（图 20-13）。

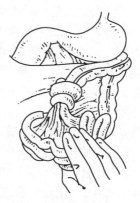

图 20-13　肠旋转不良的病理改变

Ladd 束带横跨压迫十二指肠，引起十二指肠梗阻；小肠系膜不附着或附着不全，肠系膜基底部异常狭窄，小肠、盲肠升结肠易环绕肠系膜上动脉根部发生扭转。

3. 空肠上段膜状组织压迫和屈曲　部分病例十二指肠不进行旋转，成为腹膜后器官，空肠第一段多被腹膜系带粘连压迫，同时屈曲成角形成梗阻。

二、诊断步骤

（一）病史采集

重点询问孕期胎儿超声有无异常，如先天性膈疝、脐膨出、腹裂、先天性心脏病、内脏异位综合征、羊水过多等征象，了解新生儿出生后的起病时间、喂养情况、有无腹胀及呕吐、拒奶、精神反应差等情况。

（二）临床表现及体格检查

新生儿时期急性发作时，呕吐是本病最突出症状，呕吐物含有大量胆汁，呈碧绿色或黄色，一般在出生后第 2 天左右喂养后开始出现，呕吐频繁，由于十二指肠梗阻为 Ladd 束带压迫引起的不完全性梗阻,症状可间歇发作,好转后很快复发,出生后可有正常胎粪排出。因为梗阻性质为不完全性梗阻,同时呕吐频繁,所以患儿腹胀体征并不明显。肠旋转不良可合并其他畸形,包括先天性膈疝、脐膨出、腹裂、先天性心脏病、内脏异位综合征、肠闭锁、食管闭锁、胆道闭锁、复杂的直肠肛门畸形等。

如果伴有中肠扭转,则可引起急性绞窄性肠梗阻症状。患儿呕吐物中可含有血性物,偶有血性便,叩诊移动性浊音阳性,腹腔穿刺液为血性液体,肠鸣音减弱或消失,严重时可有弥漫性腹胀、腹部压痛、腹肌紧张甚至休克症状。

（三）辅助检查

1. 腹部立位 X 线检查　新生儿出生后第 1 周内发生肠梗阻时,胃、十二指肠扩张,下腹部一片空白或少数气影,可有液平,有时可见"双泡征"。当小肠内充满扩大的空气阴影和液平面时,预示有肠扭转肠管坏死可能。腹部平片排除肠穿孔后,即可行上消化道造影检查。

2. 消化道造影检查　上消化道造影检查室观察十二指肠的最佳检查方法。对于肠旋转不良患儿,上消化道造影的敏感性约为96%。上消化道造影检查可显示胃十二指肠扩张,造影剂通过受阻或缓慢,十二指肠明显异位,十二指肠空肠连接部位于中线右侧;当有肠扭转时（低度扭转,不全梗阻）,十二指肠和近端空肠呈"螺旋状"。下消化道造影可显示盲肠位置异常,通常位于上腹部或左侧,可协助诊断肠旋转不良。

3. 腹部 B 超检查　是检查肠系膜上静脉和肠系膜上动脉关系的重要检查方法。肠旋转不良时,腹部 B 超可显示肠系膜上静脉位置异常,位于肠系膜上动脉前方或左侧,肠系膜上静脉的正常位置是在肠系膜上动脉的右侧;当伴有中肠扭转时,可见血管围绕肠系膜基底部扭转呈漩涡征象;其他表现包括十二指肠水平段不是位于正常的肠系膜后位置;十二指肠扩张,远端肠管有肠气。

4. 腹部 CT 检查　对于症状不典型的肠旋转不良者可以进行腹部 CT 检查,腹部 CT 可显示肠系膜上静脉位置异常,位于肠系膜上动脉前方或左侧,部分病例也可见小肠位于脊柱右侧而结肠位于脊柱左侧。伴中肠扭转时,可显示肠系膜上动脉曲张,小肠襻呈螺旋状。

（四）诊断要点

凡新生儿期有高位肠梗阻症状,呕吐物含大量胆汁,曾有正常胎便排出,应怀疑有本病的可能。如症状为间歇性,更应考虑本病。如同时出现胃肠道出血者,应想到中肠扭转。腹部 X 线、CT、B 超检查对诊断有很大帮助。典型病例腹部直立位平片显示胃和十二指肠扩大,且有液平面呈双泡征,小肠内仅有少量气体甚至完全无气体。

（五）鉴别诊断

主要应与十二指肠闭锁或狭窄、环状胰腺等高位肠梗阻鉴别。这些畸形的临床症状极为相似,呕吐均带胆汁,可行腹部 X 线立位平片、消化道造影、超声检查等鉴别。

三、治疗方案

明确诊断后,应完善术前准备,尽早手术治疗,当出现腹胀、呕吐物为血性液体、便血和腹膜刺激征等临床表现时,提示肠扭转引起绞窄性肠梗阻,需急诊手术。Ladd 手术是目前临床上治疗肠旋转不良的规范术式,其手术原则是将肠扭转复位及松解粘连索带。有条件的单位可选择腹腔镜下肠旋转不良手术。

（一）术前准备

术前予以禁食水和胃肠减压,静脉补液纠正酸碱失衡、电解质紊乱及休克,严重者输血浆或成分血,同时给予抗生素抗感染治疗。

（二）手术治疗

术中首先探查有无肠扭转,如有肠扭转,首先复位扭转肠管,尽早恢复肠管血运,肠扭转多为顺时针方向,所以应按反时针方向复位肠管至肠系膜根部完全展开。然后松解十二指肠前 Ladd 束带和空肠上段膜状组织压迫（图 20-14A）,拉直十二指肠,小肠置于右侧腹腔,盲肠推至左上腹。切除坏死肠管,根据术中情况选择进行肠吻合术或肠造瘘术,肠管病变不复杂同时患儿一般情况良好,坏死肠管切除后,可直接行肠吻合术。如肠管坏死范围较广或患儿情况一般情况较差,可行肠造瘘术,病情稳定后二期手术行肠造口还纳术重建肠道的连续性。由于回盲部位置发生变化,术后诊治阑尾炎难度大,术中常规切除阑尾（图 20-14B）。

（三）术后处理

术后肠功能尚未恢复,应继续禁食和胃肠减压,予以输液营养支持治疗,适当应用抗生素,术中若未行肠吻合术,一般术后 3~4 天可以开始逐步经口喂养。

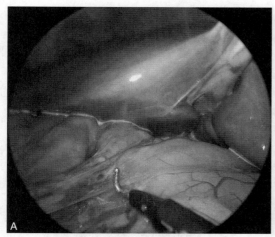
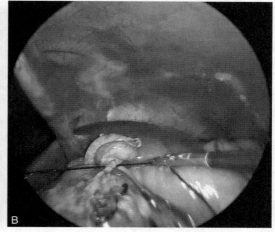

图 20-14 腹腔镜下 Ladd 术
A. 松解十二指肠前 Ladd 束带和空肠上段膜状组织压迫；B. 阑尾位于中上腹，行阑尾切除术。

四、预后及并发症

肠扭转患者术后的总体死亡率为 3%~9%，肠扭转、肠坏死、早产、合并其他先天性异常等可加大死亡的风险。无肠缺血且其他方面健康的患儿死亡率接近 0，故经手术治疗后，症状消除，预后良好。并发症主要包括短肠综合征和肠扭转复发。18% 的短肠综合征是肠管切除过多导致的，患儿营养不良，术后需要肠内或肠外营养支持，生活质量较差。由于肠系膜根部相对游离且与后腹膜附着性差，活动度大，术后肠扭转仍可能复发，复发率为 2%~8%。

（程时刚）

第八节 新生儿肠扭转

新生儿肠扭转（neonatal volvulus of intestine）是指新生儿期肠管及其系膜沿系膜为长轴发生扭转，或肠管本身扭结，其不仅导致肠梗阻，更有肠系膜血液循环受阻，病情凶险、发展迅速，是导致绞窄性肠梗阻的主要原因，为新生儿急腹症之一。

一、病因及病理学

（一）病因

新生儿肠扭转与先天性肠旋转不良密切相关，先天性肠旋转不良时，小肠系膜不附着或附着不全易引起小肠、盲肠升结肠环绕肠系膜上动脉根部发生扭转，是新生儿肠扭转常见的病因。其他解剖结构异常如乙状结肠冗长、梅克尔憩室、肠重复畸形等也可诱发肠扭转发生。此外，胎粪性腹膜炎、肠穿孔、手术后肠粘连等可形成病理性粘连索带引起肠扭转。尽管如此，没有潜在解剖异常的新生儿也可能发生原发性肠扭转，原发性肠扭转罕见，病因不明，主要发生于早产儿，持续正压通气（continuous positive airway pressure，CPAP）、腹部按摩和骨盆旋转可能是其危险因素。

（二）病理学

小肠扭转常见，结肠扭转罕见，偶可有乙状结肠扭转。肠扭转引起闭袢性肠梗阻及绞窄性肠梗阻，肠腔压力不断升高，可使肠壁静脉回流受阻，肠壁充血水肿，肠壁及毛细血管通透性增加，血性渗出物渗入肠腔和腹腔，肠内容物和肠腔内细菌也可直接穿透肠壁渗入腹腔内，引起腹膜炎，扭转度大或者扭转时间长可导致肠管发生缺血、坏死，严重者发生肠穿孔、酸碱失衡、电解质紊乱，甚至中毒性休克和低血容量性休克。此外，腹压增高可引起膈肌上抬，影响肺内气体交换和下腔静脉回流，导致呼吸和循环功能障碍。

二、诊断步骤

（一）病史采集

参看第二十章第七节新生儿肠旋转不良。

（二）临床表现及体格检查

肠扭转引起闭袢性肠梗阻及绞窄性肠梗阻，发病急骤，发展迅速。可表现为呕吐频繁，腹胀明显，腹胀多不对称，肠鸣音减弱或消失，停止排便，腹部可扪及扩张的肠管，甚至可见肠型。当发展为急性绞窄性肠梗阻时，呕吐物中可含有血性物，偶有血性便，叩诊移动性浊音阳性，腹腔穿刺液为血性液体，肠鸣音减弱或消失，严重时可有弥漫性腹胀、腹部压痛、腹肌紧张，甚至休克症状。

（三）辅助检查

1. 腹部立位 X 线检查 是肠扭转的首选检查方法，可见扩张明显的孤立肠祥，或阶梯状排列的气液平面等肠梗阻典型影像，有时可见空肠和回肠换位，或排列成多种形态的小跨度蜷曲肠祥等小肠扭转特有的征象。

2. 消化道造影检查 新生儿小肠扭转时，上消化道造影可显示造影剂通过受阻，近端肠管扩张，当为低度扭转及不全梗阻时，造影剂通过缓慢，扭转肠管可呈"螺旋状"。新生儿乙状结肠扭转少见，下消化道造影检查可见扭转部位造影剂通过受阻，造影剂尖端呈"鸟嘴"形。

3. 腹部 B 超和 CT 检查 可见固定的扩张肠祥，有时可见肠扭转特有的"漩涡征"。

三、治疗方案

手术是最有效的治疗，肠扭转短时间内即可发生肠绞窄、坏死，需急诊手术，手术目的是解除绞窄及梗阻，恢复肠管血液循环。

（一）术前治疗

1. 禁食水、胃肠减压 减少胃肠道积留的气体、液体，减轻肠管扩张，有利于肠壁血液循环的恢复，减少肠壁水肿，也可使扭曲不中的肠祥等以复位，同时，减轻腹内压可以改善因膈肌抬高引起的呼吸与循环障碍。

2. 纠正酸碱失衡及水电解质紊乱、休克 新生儿肠扭转后，容易发生酸碱失衡及水电解质紊乱，甚至休克，应及早静脉补液纠正，严重时大量血浆和血液渗出至肠腔或腹腔，需输血浆或成分血。

3. 抗感染 肠壁血液循环障碍时，肠黏膜屏障功能受损容易发生肠道细菌移位，或肠腔内细菌直接穿透肠壁至腹腔内产生感染，严重时可发生中毒性休克，需及早进行抗感染治疗。

4. 其他 生长抑素减少胃肠液的分泌量，吸氧缓解呼吸困难症状，必要时予以血管活性药物，监测生命体征及尿量。

（二）手术治疗

对于绞窄性肠梗阻，应尽早解除绞窄及梗阻，复位扭转肠管，同时去除病理性粘连索带等病因，恢复肠管血液循环，切除坏死的肠管，根据患儿术中一般情况及坏死病变肠管范围，选择进行肠吻合术或肠造瘘术。

肠管病变不复杂同时患儿一般情况良好，坏死肠管切除后，可直接行肠吻合术。肠管坏死表现（图 20-15）：

（1）肠壁已呈紫黑色并已塌陷；

（2）肠壁已失去张力和蠕动能力，对刺激无收缩反应；

（3）相应的肠系膜终末小动脉已无搏动。

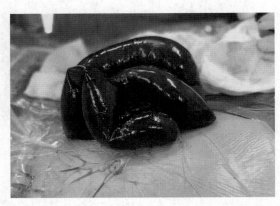

图 20-15 坏死肠管呈紫黑色，肠壁失去张力和蠕动能力

术中肠管血运判断困难时，以切除为安全。若较长肠管绞窄时，可在肠系膜血管根部注射 1% 普鲁卡因缓解血管痉挛，观察 15~30 分钟后，判断有无血运障碍，如仍不能肯定判断，可将肠管回纳腹腔后暂时关腹，24 小时内再次开腹探查，确认血运，决定是否切除。

如肠管病变复杂如坏死范围较广或患儿情况一般情况较差，不允许行复杂手术，可解除绞窄及梗阻后，行肠造瘘术，病情稳定后二期手术行肠造口还纳术重建肠道的连续性。

此外，肠扭转常合并先天性肠旋转不良、梅克尔憩室、肠重复畸形等先天性消化道畸形，需同时手术纠正。

（三）术后治疗

术后禁食、胃肠减压，予以抗感染、静脉高营养支持治疗，尽早给予肠内营养，一般术后 3~4 天即可经通过吻合口的鼻肠管给予肠内营养支持。

四、并发症及预后

早期并发症包括吻合口瘘、吻合口狭窄和造瘘口狭窄等。吻合口两端肠管直径差距较大或吻合不当，吻合口容易发生渗漏造成腹膜炎。吻合不当或吻合瘢痕增生可引起吻合口狭窄，术中可经鼻置入鼻肠管预防吻合口狭窄的发生，同时鼻肠管可用于术后早期给予肠内营养治疗。造瘘口狭窄一般为新生儿术后腹壁肌肉发育及造瘘口瘢痕引起，术后可通过扩张棒扩张造瘘口的方法缓解。晚期并发症主要包括肠扭转复发和短肠综合征。伴先天性肠旋转患者,由于肠系膜根部相对游离且与后腹膜附着性差,活动度大,术后肠扭转仍可能复发,复发率为2%~8%。此外,如坏死肠管较长,肠管切除过多,患儿易发生短肠综合征,导致营养不良,术后需要肠内或肠外营养支持,生活质量较差。

（程时刚）

参考文献

1. 中华医学会妇产科学分会产科学组.胎儿先天性膈疝临床管理指南（2022）.中华妇产科杂志,2022,57（10）:721-732.

2. 孙滨,马丽霜.先天性膈疝的诊治进展.中华小儿外科杂志,2019,40（2）:184-188.

3. Grizelj R, Bojanić K, Vuković J, et al. Epidemiology and Outcomes of Congenital Diaphragmatic Hernia in Croatia: A Population-Based Study. Paediatr Perinat Epidemiol, 2016, 30（4）: 336-345.

4. Coughlin MA, Werner NL, Gajarski R, et al. Prenatally diagnosed severe CDH: mortality and morbidity remain high. J Pediatr Surg, 2016, 51（7）: 1091-1095.

5. Congenital diaphragmatic hernia. Nat Rev Dis Primers, 2022, 8（1）: 36.

6. 张金哲.小儿外科学.2版.北京:人民卫生出版社,2013.

7. 杨薇粒,李鹏.先天性肺囊腺瘤与肺隔离症胎儿期病情与预后评估的研究进展.中华小儿外科杂志,2019,40（3）:269-272.

8. Zobel M, Gologorsky R, Lee H, et al. Congenital lung lesions. Semin Pediatr Surg, 2019; 28（4）: 150821.

9. Wang LM, Cao JL, Hu J. Video-assisted thoracic surgery forpulmonary sequestration: a safe alternative procedure. J Thorac Dis, 2016, 8（1）: 31-36.

10. Macias L, Ojanguren A, Dahdah J, et al. Thoracoscopic anatomical resection of congenital lung malformations in adults. J Thorac Dis, 2015, 7（3）: 486-489.

11. van Lennep M, Singendonk MMJ, Dall'Oglio L, et al. Oesophageal atresia. Nat Rev Dis Primers, 2019, 5（1）: 26.

12. Pedersen RN, Calzolari E, Husby S, et al. Oesophageal atresia: prevalence, prenatal diagnosis and associated anomalies in 23 European regions. Arch Dis Child, 2012, 97（3）: 227-232.

13. König TT, Gianicolo E, Frankenbach L, et al. Esophageal Interventions in Infants Born with Esophageal Atresia: A Comprehensive Analysis of a National Database. Eur J Pediatr Surg, 2022, 32（1）: 42-49.

14. Yang S, Yang R, Ma X, et al. Detail correction for Gross classification of esophageal atresia based on 434 cases in China. Chin Med J, 2022, 135: 485-487.

15. Lewis S, Arnold GC. Operative pediatric surgery. 7th ed, Florida: CRC Press Taylor & Francis Group, 2013.

16. Coran AG. Pediatric surgery. 7th ed. Philadelphi: Saunders, 2012.

17. Cao H, Zhang HW, Liu FL, et al. 25 cases of neonatal gastric perforation secondary to congenital defects of gastric musculature. J Clin Pediatr Surg, 2010, 9（5）: 369-370.

18. Xu M, Liu J, Zhuang HW. Diagnosis and treatments of 8 congenital gastric muscular wall defects patients. J Clin Pediatr Surg, 2008, 7（4）: 76.

19. 王凯,陈永卫,蔡思雨,等.新生儿胃穿孔特点及预后相关研究.中华小儿外科杂志,2018,39（4）:274-278.

20. Byun J, Kim HY, Noh SY, et al. Neonatal gastric perforation: A single center experience. World J Gastrointest Surg, 2014, 6（8）: 151-155.

21. 郭卫红,陈永卫,侯大为,等.先天性肠闭锁病死率40年回顾性分析.中华小儿外科杂志,2011,32（6）:434-437.

22. Louw JH, Barnard CN. Congenital intestinal atresia; observations on its origin. Lancet, 1955, 269（6899）: 1065-167.

23. Jensen AR, Short SS, Anselmo DM, et al. Laparoscopic versus open treatment of congenital duodenal obstruction: multicenter short-term outcomes analysis. J Laparoendosc Adv Surg Tech A, 2013, 23（10）: 876-880.

24. Saha H, Halder A, Chatterjee U, et al. Clinicopathological study of intestinal smooth muscles, interstitial cells of Cajal, and enteric neurons in neonatal jejuno-ileal atresia with special reference to muscle morphometry. J Pediatr Surg, 2019, 54（11）: 2291-2299.

25. Alani M, Rentea RM. Midgut Malrotation. StatPearls. Treasure Island（FL）; StatPearls Publishing LLC, 2023.

26. Aboagye J, Goldstein SD, Salazar JH, et al. Age at presentation of common pediatric surgical conditions: Reexamining dogma. Journal of pediatric surgery, 2014, 49（6）: 995-999.

27. Marseglia L, Manti S, D'angelo G, et al. Gastroesophageal reflux and congenital gastrointestinal malformations. World journal of gastroenterology, 2015, 21（28）: 8508-8515.

28. Maas C, Hammer S, Kirschner HJ, et al. Late-onset volvulus without malrotation in extremely preterm infants--a case-control-study. BMC pediatrics, 2014, 14: 287.

29. Drewett M, Burge DM. Late-onset volvulus without malrotation in preterm infants. Journal of pediatric surgery, 2009, 44（2）: 358-361.

30. Khalayleh H, Koplewitz BZ, Kapuller V, et al. Neonatal sigmoid volvulus. Journal of pediatric surgery, 2016, 51（11）: 1782-1785.

第九节　胎粪性腹膜炎

胎粪性腹膜炎（meconium peritonitis，MP）是在胎儿期发生肠穿孔导致胎粪流入腹腔而引起的无菌性、局限性或者全腹性腹膜炎。发病率为1/30 000。该病较为罕见，发病率低，但致死率极高。大多在出生后短期内出现腹膜炎及肠梗阻症状，个别病例迟至出生后数月或更晚时间出现症状。

一、诊断步骤

（一）病史采集

任何引起胎儿胃肠道缺血性病变或相关机械性梗阻的原因均可导致肠穿孔，多见于肠扭转及肠闭锁。Schild 等调查示宫内感染，尤其细小病毒 B19 感染也与 MP 相关。此外，有观点亦认为家族性胆汁淤积综合征与该病发生可能相关。产前超声中出现胎儿腹水、钙化病灶、羊水过多、假性囊肿、肠管扩张和 / 或肠道强回声常为 MP 的超声典型表现。

（二）临床表现与体格检查

1. 新生儿肠梗阻型胆汁性呕吐、腹胀、便秘，肠梗阻可以是完全性或是不完全性的，可以是高位或者低位的，以回肠梗阻较多见。

2. 局限性或包裹性气腹型如形成局限性腹腔脓肿多表现为腹部局限性膨隆，多在上腹部或一侧腹部，有局部压痛和腹壁红肿，但尚能进奶和排便，也可出现肠梗阻或败血症症状。

3. 弥漫性腹膜炎游离气腹型出生后即频繁呕吐，腹部极度膨隆，严重时影响呼吸而出现呼吸困难、发绀等症状。腹壁静脉怒张，腹壁水肿和发红，甚至阴囊或阴唇水肿，体温低下，皮肤出现花纹，呈中毒性休克。

4. 无症状（可能伴发肠梗阻）型出生时肠穿孔早已闭合，腹腔内虽有粘连但无肠梗阻。部分病例胎粪性粘连及钙化斑块逐渐吸收，可终身无症状。

（三）辅助检查

1. 产前检查

（1）超声：产前超声表现与胎粪泄漏与超声检查之间的时间间隔有关，呈动态变化。初期由于胎儿发生肠穿孔，从而胎粪进入腹腔中，腹膜受到胎粪刺激形成炎性腹水。之后随着腹水周围形成炎性囊壁，从而在其周围可见假性囊肿征象。同时，相应区域钙盐不断沉积，此时可检测到钙化征象。随后，肠管穿孔部位可能被纤维索的粘连所封闭，因此该部位腹水逐渐被吸收、腹水含量不断减少甚至消失，此时主要表现为逐渐变宽的肠管。当超声检查出钙化时，即可确诊为 MP，未发现钙化灶也不能排除 MP 诊断。

（2）MRI：MRI 信号强弱和肠管直径可用于识别胎儿胃肠道的不同部位，同时有助于明确肠管扩张的部位，区分正常肠管、扩张肠管和梗阻后肠管。胎粪性腹水和胎粪性假性囊肿在 MRI 下均呈现高密度 T_1 和 T_2 信号。

2. 产后检查

（1）X 线：以肠梗阻为主要表现时可见肠管扩张和多个液平面，且有明显钙化斑块。以局限性腹膜炎包裹性气腹型为主要表现时，可见一个液平面，膈下无游离气体。钙化斑块可散在假性囊壁上或腹腔其他部位。以弥漫性腹膜炎为主要表现时，直立位可见横膈抬高和膈下游离气体、肝下垂、腹部不透明、肠道仅见少量气体。巨大气液平面横贯全腹。钙化斑块可在腹腔任何部位，甚至阴囊。

（2）CT 扫描：通过检测有无腹腔内游离气体，能证实是否仍存肠穿孔。

（四）诊断要点

1. 产前诊断 MP 仍然以超声为首选检查手段，但是胎儿 MRI 以其越来越多的优势慢慢被临床接受，成为产前诊断的重要补充。

2. 出生后有腹胀、呕吐、便秘等肠梗阻征象或有腹膜炎表现者，应想到有 MP 的可能，须为患儿行腹部 X 线检查。检查证实腹腔内有钙化斑块，即可确诊本病。有时需反复进行 X 线检查才能发现钙化斑块。

二、预防

在孕中、晚期，应当进行动态监测，根据产妇各项生命体征、生化指标、胎儿状况及时进行产前治疗和选取终止妊娠的时间及方式，在选取终止妊娠时间时也应当参考新生儿科医生对于胎儿预后的判断，MP 也并非剖宫产的手术指征，对于产前超声检查提示新生儿出生后需要手术治疗的孕妇，应加强孕期胎儿监护，同时提前入院待产，并联系好新生儿科和小儿外科协助。出生后早期手术有利于降低新生儿的死亡率。

三、治疗方案

（一）产前治疗

在超声引导下抽吸腹水，反复抽吸腹水可减少肠内容物对腹膜的刺激，降低胎儿腹腔压力，这也有利于改善胎儿的呼吸困难。

（二）产后治疗

1. 保守治疗　禁食、全肠外营养、抗生素治疗、补液维持酸碱平衡等。

2. 手术治疗　完全性肠梗阻及腹膜炎征象出现时应立即手术治疗。如腹膜炎有高度腹胀时，立即腹腔穿刺，以解除腹胀而改善呼吸窘迫，同时进行充分的各项术前准备。手术行剖腹探查术，术中根据腹内实际病情行相应穿孔修补、坏死和梗阻部位肠管切除吻合等手术方式或先行一期肠造瘘，再二期行关瘘治疗。

四、临床经验与注意事项

（一）诊断方面

在产前超声中，不同的病理分期需与不同的疾病鉴别。仅出现腹水时，需与胎儿水肿综合征鉴别；形成腹腔内包裹性积液、假性囊肿时，需与腹部其他囊性肿块鉴别；形成腹腔内钙化时，需与胆结石、肝内钙化等鉴别。对于疑诊 MP 的胎儿，在孕 20~24 周时，对妊娠期妇女进行羊膜穿刺术，在孕 24 周后进行脐带穿刺术，从而对胎儿染色体核型、巨细胞病毒、风疹病毒和人类微小病毒 B19 进行相应检测。

（二）治疗方面

对于疑似复杂性 MP 的妊娠妇女，应将其转诊至三级医院进行产检和分娩，且确诊为 MP 的胎儿，应根据胎儿病情，每 2~4 周定期进行产前复查同时进行动态 B 超监测持续至胎儿娩出。病情稳定超声监测宫内环境良好，MP 胎儿可等待至足月分娩；若腹水增长迅速、腹围明显增大、羊水恶性增多影响母体心肺功能，需尽早娩出胎儿。生后需严格把控手术时机，生后第一个 24 小时内手术可大大提高手术成功率，生后 72 小时后，86% 患者将出现肠道细菌大量繁殖，从而发展成败血症。

（三）医患沟通

MP 是新生儿常见的急腹症之一，是新生儿腹膜炎的常见原因，病情较重，风险较高，但近年 MP 存活率有了很大的提高。保守治疗过程中需禁食全肠外营养治疗，医疗费用高，且易出现静脉营养性胆汁淤积及静脉炎风险。保守治疗过程中仍不

排除病情进一步加重需手术处理的可能性。MP 患儿的远期预后良好，因该类患儿胃肠道功能异常，需注意婴幼儿期的饮食喂养，可使其正常生长发育与同龄孩子无明显差别。

（四）病历记录

孕期孕母情况、产前彩超变化、围产史、出生史、临床表现及辅助检查结果的记录与分析。及时填写医患沟通记录和各种特殊用药、特殊治疗的知情同意书，手术同意书，不能遗漏患儿监护人签名。认真记录患儿病情变化与治疗过程，实时书写和分析应用各种辅助检查、用药及治疗的结果，以及疗效观察记录。

（鲁巍　付康）

第十节　新生儿阑尾炎

新生儿阑尾炎（neonate appendicitis，NA）临床罕见，约占小儿阑尾炎的 0.04%~0.10%，因新生儿主要食物为奶或母乳，含较多液体成分，且多平卧，有较强肠蠕动，阑尾腔通畅引流，很少阻塞阑尾腔，故患病率低。因临床表现多不典型且早期缺乏特异性症状和体征而易误诊、漏诊，且新生儿阑尾壁薄，无明显增生淋巴滤泡，无交通于盲肠血运，无完善大网膜，易发生阑尾穿孔、弥漫性腹膜炎、阑尾周围脓肿形成等，病死率较高。

一、诊断步骤

（一）病史采集

本病常由上呼吸道感染、肠炎等诱发，且多于秋冬季发生。

（二）临床表现与体格检查

常表现为呕吐、发热、拒乳、易激惹、食欲缺乏、嗜睡、停止排气排便、腹泻等；腹部检查发现腹壁表现为红肿，腹胀严重，右下腹压痛，肌紧张，或右下腹存在包块。

（三）辅助检查

1. 实验室检查　血白细胞及 C 反应蛋白升高。

2. 腹部彩超检查　新生儿阑尾多位于肝下缘或右肾旁，阑尾壁模糊但增厚不明显，多 <2mm，阑尾外径增粗多 <6mm，阑尾腔扩张积脓一般无粪石，阑尾周围大网膜增厚一般不明显。

3. 腹部 X 线检查　有时可见肠梗阻、膈下游离气体、肠间隙增宽、腹部右侧积聚腹腔液体等

征象。

4. 诊断性腹腔穿刺　观察液体透明度、颜色、气味,并送微生物学培养。

（四）诊断要点

不明原因的腹胀患儿,伴精神反应差、发热、呕吐等症状,同时体检右下腹肌紧张、拒按,辅助检查不符合坏死性小肠结肠炎及先天性巨结肠诊断,需高度怀疑新生儿阑尾炎;另外,病因不明的气腹需考虑阑尾穿孔的可能。腹部超声检查可准确地诊断 NA,为临床早期干预提供可靠影响学依据。腹部 X 线平片主要表现为腹膜炎、肠梗阻和气腹表现,亦无特异性,难与肠梗阻或消化道穿孔等疾病鉴别。

二、预防

询问患儿家属,尽可能了解到患儿详细的病史,仔细查体,掌握新生儿腹部检查技巧,尽可能排除查体不合作因素,必要时可给予镇静处理。对出现发热、拒乳、呕吐、腹胀、嗜睡、停止排便排气等肠梗阻症状者,及右下腹部腹壁红肿、触诊发现右下腹炎性包块且哭闹明显者应高度怀疑本病。认真分析各项检查结果,结合临床实际仔细鉴别诊断。必要时可进一步行腹部 X 线、B 超、腹腔穿刺或手术探查以明确诊断。腹部 X 线示膈下游离气体腹脂线模糊或消失,且以右下腹积气明显时提示阑尾炎的可能大。B 超示阑尾肿胀及腹腔积液可辅助诊断本病。右下腹腹腔穿刺抽液,观察其颜色、透明度、气味并常规送检对本病诊断有益。对病情危重或经上述检查仍未能明确诊断者可行手术探查,术中确诊后可一并治疗。

三、治疗方案

1. 术前需对水电解质紊乱予以纠正,密切监测生命体征,待其处于平稳状态后方可开展手术。

2. 若患儿体温未上升应尽快使用新生儿暖箱以充分保暖,术中再应用电温毯,确保食管温度在 36℃ 及其以上。

3. 患儿腹胀严重且消化道穿孔应穿刺于上腹正中以排气,缓解腹胀症状后再开展手术,必要时可反复开展穿刺排气。

4. 开腹探查手术切口应选择在下腹或右下腹正中,为纵切口或横切口,可减少损伤,且便于后期延长伤口。目前,NA 患儿亦可行腹腔镜技术诊

治,其安全可靠,具有微创、切口美观、兼具诊断价值等优势,如可发现新生儿坏死性小肠结肠炎并继发阑尾炎。

5. NA 在就诊时多表现为弥漫性腹膜炎,需应用大量温盐水将腹腔渗液冲洗干净,而后常规留置 12~14 号引流管,再作切口将其引出,依据术后情况若引流管中未排出渗液可将其拔除。

6. 若患儿存在巨结肠合并症或腹腔污染程度较轻,可先行病理检查,再择期进一步行根治性手术;若存在腹股沟疝合并症可高位缝扎疝囊,必要时可在阴囊常规留置引流管;若存在梅克尔憩室合并症且腹腔污染程度较轻,情况较好,可行梅克尔憩室切除。

四、临床经验与注意事项

（一）诊断方面

NA 临床表现极不典型,通常由于新生儿有较薄的腹壁,肌肉紧张缺乏明显性,难以确定腹部压痛位置,且新生儿查体常不配合,早期明确诊断困难,易误诊。

（二）治疗方面

一旦确诊应立即行手术治疗,可行腹腔镜探查术,术后加以合理抗菌药物及营养支持治疗,多可获得良好疗效。

（三）医患沟通

NA 为坏死性小肠结肠炎的局部表现,先天性巨结肠也可在新生儿期表现阑尾穿孔;另外,NA 还可以是肾积水、胃肠炎、嵌顿性腹股沟斜疝、嵌顿性脐疝、胎粪栓塞和囊性纤维性病等的并发症。因此,NA 均需告知家长患儿可能合并有其他疾病再次手术。

（四）病历记录

记录患儿有无发病诱因、临床表现及辅助检查结果,术中探查腹腔内情况,术后病理检查结果。术后需记录患儿病情变化及详细辅助检查和用药方案。及时填写医患沟通记录和各种特殊用药、特殊治疗的知情同意书及手术同意书等。

（鲁巍　付康）

第十一节　新生儿腹股沟斜疝

腹股沟斜疝是小儿常见的先天性发育性疾病,在足月新生儿的发病率为 3.5%~5.5%,早产儿

可达 9%~15%，易发生嵌顿。嵌顿性腹股沟斜疝多发生于 3 个月以内的幼婴儿，如诊断延误，可发生肠管坏死、睾丸缺血坏死、卵巢坏死等重要器官的损伤，严重者可危及生命。

一、解剖学

胚胎早期，睾丸位于后腹壁肾脏下方，前面有腹膜覆盖，下方有睾丸引带与阴囊相连，胎儿 3 个月时睾丸移至髂窝，7 个月时到腹股沟内环处，8~9 个月时可降至阴囊内。睾丸前面的腹膜随睾丸下降也向下形成囊袋状突起，包绕睾丸，称为腹膜鞘突，该鞘突呈套鞘状，经过腹股沟管下降入阴囊。鞘下部包绕睾丸的部分，为睾丸固有鞘膜，上部在生后短期内自行闭塞退化，如某些因素影响下鞘突未能闭塞退化，并可通过内环口与腹腔相通，使肠管、大网膜（女孩内生殖器）等腹腔内容物突出下降至腹股沟或阴囊内，即形成腹股沟斜疝。

二、诊断步骤

（一）临床表现

未发生嵌顿的患儿表现为腹股沟区可复性的包块，哭闹时易见，休息后消失或缩小。发生嵌顿的患儿有不明原因的哭闹、烦躁、腹胀、呕吐、便血等。

（二）体格检查

患儿站立、咳嗽时，腹股沟或阴囊可触及包块，包块可推动；当患儿平躺时，包块可消失。当发生嵌顿时，包块不可推动。

（三）辅助检查

1. 腹股沟彩超检查 腹股沟斜疝可以仅通过病史及体格检查确诊，但对于有典型病史但体格检查未发现阳性体征时腹股沟彩超可明确诊断。彩超可探查内环直径大小及对嵌顿器官定性，了解其血液循环情况。

2. 腹部 X 线检查 可提示肠梗阻征象或腹股沟区及阴囊内可见充气肠管影。

三、治疗方案

小儿腹股沟斜疝发生年龄越小，嵌顿机会越大，危险性也越大，新生儿期腹股沟斜疝发生嵌顿的概率高达 30%，且较容易引起睾丸及卵巢坏死。当发生嵌顿时需行急诊手术。若未发生嵌顿，常进行手法复位后择期手术。

（一）发生嵌顿患儿首先进行手法复位

全麻后新生儿无哭闹，无抵抗，加上肌松药物的作用，腹壁肌肉完全松弛，有利于疝内容物回纳腹腔，复位一般不难，但新生儿肠壁薄，肠管嵌顿水肿，需注意手法复位的力度，以免导致肠管损伤。术者右手捏嵌顿物下部，沿腹股沟方向均匀加压上挤使疝内容物还纳，对复位较困难者，可以用无损伤钳牵拉肠管，协助复位。因新生儿肠管壁较薄，使用无损伤钳应沿着腹股沟管纵轴方向小心持续牵拉结合手法复位，切忌粗暴应用分离钳提拉肠管，导致肠管穿孔。

（二）未发生嵌顿患儿直接行疝囊高位结扎术

于患侧疝内环口相应体表投影处切开皮肤1~2mm，将带线疝气针经此切口刺入腹股沟管内环处，在腹膜外沿内环口的内半周顺腹膜走行，至内环口内下方穿出腹膜，用操作钳将线的一端送入腹腔内，保留线的另一端在体外，缓慢退出穿刺针至原穿刺点腹膜前间隙，不全部退出针体。调整针尖方向，同法行腹膜外潜行穿刺内环口的外半周，至第一针汇合处穿出，拉动体外的丝线，确认后操作钳将腹腔内丝线套住，将体外丝线连同穿刺针全部退出。至此，丝线完整环绕内环口一周。挤压阴囊及腹股沟管（会阴部）将疝囊内 CO_2 气体排出，皮下打结剪线，将腹股沟区皮肤及皮下组织提起，使线结深埋于皮下深层。若发现有对侧隐匿性疝，一并手术。

四、临床经验与注意事项

（一）诊断方面

对于腹股沟斜疝的诊断并不困难，但一定要详细询问有无嵌顿史，有无呕吐、便血史，结合患儿腹股沟彩超，以及 X 线即可明确诊断。

（二）治疗方面

一旦新生儿腹股沟斜疝发生嵌顿，需行急诊手术。腹股沟疝手术操作并不困难，但要注意一些变异情况，特殊情况下嵌顿物除了肠管、网膜、卵巢等常见内容物，部分嵌顿物可为阑尾、子宫等，需做好预案。任何治疗以保证疗效为前提，如术中腔镜手术操作困难，应果断中转行腹股沟切口手术。

（三）医患沟通

1. 腹股沟斜疝是新生儿临床的常见疾病，但新生儿一方面肠管薄弱，另一方面缺乏可靠的主诉，发生嵌顿易引起睾丸、卵巢或输卵管及肠管坏死,需手术干预,需详细告知家长急诊手术的原因。

2. 当发生嵌顿时间较长时,常有肠管损伤,严重时需肠切除、肠吻合。家长一时难以接受,在应用这些治疗前应及时与患儿家属沟通,告知治疗目的和可能出现的并发症,争取取得其理解,并同意治疗。

（四）病历记录

1. 病历记录的重点是嵌顿病史、出生史、临床表现及辅助检查结果的记录与分析。

2. 及时完善术前讨论记录、医患沟通记录和手术治疗知情同意书等。

（鲁巍　付康）

第十二节　新生儿腹裂

先天性腹裂（gastroschisis,GS）是胎儿发育中因某些因素影响而造成腹壁全厚层缺陷的先天性腹壁缺损疾病,缺陷通常位于脐索右侧,发病率约为 4.9/10 000,是新生儿罕见且严重的先天性畸形,治疗难度大、病死率高,可伴发肠狭窄、肠旋转不良、梅克尔憩室等畸形。一经确诊建议出生后 3 小时内行手术治疗,若不及时回纳肠管,外露肠管随暴露时间增加易出现局部充血、水肿甚至坏死,从而增加手术难度和术后并发症的发生率,甚至威胁患儿生命。

一、诊断步骤

（一）病史采集

妊娠妇女年龄小和/或妊娠妇女吸烟史是胎儿发生腹裂的高危因素,或与母亲使用避孕药、阿司匹林及毒品等药物有关。25% 的 GS 患儿母亲年龄小于 20 岁,60% 的 GS 患儿母亲吸烟,40% 患儿为未成熟儿和小于胎龄儿。

（二）临床表现及体格检查

原肠突出体腔外,从胃到乙状结肠,无其他器官;突出的胃肠道无羊膜囊及腹膜包被,肠管发育较为粗大、肥厚,整个肠管较短;脐及脐带均正常,腹壁裂口在脐附近的侧面,多数在右侧,裂口呈纵向,长度 2~5cm 不等;偶有胃、子宫、卵巢、睾丸、膀胱等脱出。

（三）辅助检查

产前彩超检查 GS 的特有表现为腹壁裂、内脏外翻。理论上认为在孕 10 周左右彩超检查可以发现腹壁畸形,然而诊断腹裂较为困难。很多因素会影响腹裂的诊断,如孕妇肥胖、胎儿体位不佳、羊水过少等。较大的胎儿腹裂畸形可在孕 12 周后被发现,但对于中小型腹裂难以诊断。通常认为孕 18~24 周是彩超检查诊断 GS 的最佳时间。

（四）诊断要点

产前彩超发现腹壁畸形,生后腹壁表现即可明确诊断,仍需与先天性脐膨出鉴别。

二、预防

产前超声检查可见胎儿肠管脱出,于腹壁外漂浮于羊水中,而且可以观察到肠管的扩张程度及肠壁增厚。应做好孕期各项保健工作和遗传咨询工作,对诊断有胎儿腹裂的孕妇,建议到能开展脐膨出手术的医院进行分娩。产前诊断通过产科与小儿外科的无缝衔接,可为患儿争取最佳的治疗时机。

三、治疗方案

（一）减少生产过程的损害

母亲怀孕期间常规彩超诊断检查时可以诊断胎儿腹裂畸形,但单纯彩超检查不能作为剖腹术的指征。

（二）出生前准备

出生前要准备温盐水纱布、无菌洁净袋、保暖箱等,出生后立即用温盐水纱布包裹脱出的肠管及脏器,或用无菌洁净袋外罩肠管,外用干纱布包裹,以起到保温、减少液体丢失的作用。还要及时补液、纠正水电解质紊乱,待患儿全身情况稳定后采取积极的手术治疗。

（三）根据腹腔发育情况和脱出肠管的多少来选择手术方式

1. 一期修补手术　方法简单,可减少术后污染的机会,是较理想的方法。但由于缝合腹壁后腹内压增高,易致呼吸循环衰竭。近年来,由于手术技术的改进,肌肉松弛剂和辅助呼吸的应用,已使 80% 左右的患儿能完成此种手术而治愈。

2. 二期修补手术　对行一期修补术时引起急剧呼吸循环障碍者,或不能行一期修补术的病例,应行二期或分期整复修补术。

3. 分期整复修补术　是将涤纶织物做成袋状,将其一端边缘缝合于已开大的裂口的肌膜边缘上,在尽量还纳脏器的基础上,于涤纶袋的顶端钳夹。术后每天卷动钳子,紧缩涤纶袋,使脱出的脏器逐渐还纳入腹腔,促使腹腔容积渐渐扩大,一般1周内可将脏器完全送入腹腔。然后再次手术除去涤纶袋,缝合腹壁。此法的主要优点是使腹腔缓慢的扩大,腹压不致急剧增高,使不能行一期修补术的病例得到挽救。其缺点是即使质量优良的涤纶织物,也会引起异物刺激作用,使局部抗感染能力低下,易致切口感染;涤纶织物直接压迫肠管,易发生肠瘘。因此应尽早除去涤纶织物,关闭腹腔。

4. 术后管理

(1)呼吸循环管理:因术后腹压较高,腹式呼吸受限,易致呼吸循环衰竭。有人观察,关腹前中心静脉压为120mmH$_2$O(11.77kPa),关腹后可升高到300mmH$_2$O(29.43kPa),术后24~48小时可恢复正常,一般在24~48小时内患儿不能自主呼吸。在此期间应继续用肌肉松弛剂,同时呼吸机辅助呼吸,改善循环灌流并保持呼吸稳定。

(2)预防感染:由于肠管长期浸泡在羊水中及暴露于体外,术前均有不同程度的污染,以及应用涤纶织物所引起的异物刺激反应,切口局部易发生感染,甚至裂开。为了减少感染,手术结束前用抗生素溶液冲洗腹腔,缝合腹壁时皮下放置引流条,术前使用广谱抗生素,涤纶织物应尽早除去。

(3)营养维持:术后肠道功能恢复较慢,一般须经数周待肠壁水肿和脓苔吸收后才逐渐恢复功能。因此在术后早期不能经口进食,应经静脉给予高营养液2~5周。

四、临床经验与注意事项

(一)诊断方面

结合产检超声及产后临床表现诊断无明显困难,但应注意与先天性脐膨出相鉴别。

(二)治疗方面

1. 确诊后需尽早实施手术,因涉及不同专业领域,建立多学科协作团队是救治腹裂患儿的首要条件。

2. 组建多学科协作团队　包括诊疗和转运团队,诊疗团队成员来自超声科、产科、新生儿外科、新生儿重症监护室、麻醉科、营养科、护理部,负责制订适合患儿的最佳治疗方案。

3. 术前保护肠管膨出物,维持体温恒定,加强体液管理。

4. 术后加强监测,避免并发症,如腹腔间隙综合征及营养不良。

5. 开展健康教育及随访,提高患儿生活质量。

(三)医患沟通

GS患儿出生后,肠管及脏器几乎完全脱出腹腔,这易造成患儿体温下降、体液丢失,发生水电解质紊乱,严重可危及生命,需尽早手术;术中可能会发现肠狭窄、肠旋转不良、梅克尔憩室等畸形,需行相应治疗;手术后患儿可能出现生长发育落后,切口感染及裂开、肠坏死、腹壁疝等并发症,应充分告知。

(四)病历书写

1. 孕期产检情况及相关彩超检查、出生史、临床表现及辅助检查结果。

2. 医患沟通后及时记录,各种特殊用药、特殊治疗的知情同意书、手术同意书需监护人知情同意并签字。

3. 认真记录患儿病情变化与治疗过程,生命体征变化、喂养情况、营养评估,实时书写和分析应用各种辅助检查、用药及治疗的结果,以及疗效观察记录。

(鲁巍　付康)

第十三节　新生儿脐膨出

脐膨出是由于胚胎在发育阶段受到某些因素的影响而发生体腔关闭过程停顿,产生内脏突出的一种先天性畸形,其确切病因尚不明确。临床表现为新生儿脐部腹壁皮肤缺损,导致新生儿腹膜连同内脏组织一并膨出体外。脐膨出发病率为1/5000活产婴儿,常可伴发其他器官畸形。

一、诊断步骤

(一)病史采集

孕母多为高龄产妇,胎儿多为未成熟儿,男孩较女孩发病率高。脐膨出合并其他畸形常见,发生率约20%~50%,常合并肠旋转不良、膈疝、梅克尔憩室、膀胱外翻、肛门闭锁及先天性心脏病等。脐膨出伴有巨舌,同时身长和体重超过正常新生儿者,称为脐膨出-巨舌-巨体综合征(Beckwith-Wiedemann综合征),有的还同时伴有低血糖症和内脏肥大。

（二）临床表现及体格检查

1. 巨型脐膨出 脐部腹壁缺损环直径 >5cm，大者可达 10cm。肝、脾、胰腺和肠管等器官均可突至腹腔外，尤其是肝脏，这是巨型脐膨出的重要标志。囊膜在出生时光亮透明，两层间可含少量透明液体。24 小时左右囊膜逐渐混浊，最后坏死。

2. 小型脐膨出 脐部腹壁缺损环直径 <5cm。腹腔已发育达相当容积，膨出的小肠（有时含部分结肠）易回纳入腹腔。

（三）辅助检查

1. 实验室检查 血气分析主要表现为低氧血症和代谢性酸中毒。常有低血糖，尿素氮升高。

2. 影像学检查及超声检查 此病体格检查可明确，完善其他部位影像学检查及超声检查排除合并畸形。产前彩超示前腹壁中线处脐根部皮肤强回声连续性中断、缺损，并可见一个向外膨出的包块，包块内容物依缺损大小而不同，缺损小者包块内仅含肠管等器官；缺损大者，除含有肠管外，还含肝脏、脾脏、胃、胰腺等内容物。包块表面有一层线状强回声膜覆盖，即羊膜，脐带入口位于包块表面中央顶端或偏于一侧。

（四）诊断要点

脐膨出通过产检彩超及出生后查体即可诊断，需与腹裂鉴别：脐膨出缺损部分较大，多在 3~15cm，脐带部位位于包膜囊的顶端，且包膜囊存在，在宫内或出生时破裂，膨出物为小肠、结肠、肝脏，肠管质量及营养状况正常，50% 以上有其他畸形，有家族史；腹裂缺损较小，多在 2~3cm，缺损位于缺损左侧，不存在包膜囊，内容物多为小肠，肠管水肿，营养不良，除肠旋转不良、肠闭锁外，其他畸形不多，无家族史。

二、预防

对诊断有胎儿脐膨出的孕妇，建议到能开展脐膨出手术的医院进行分娩。产前诊断通过产科与小儿外科的无缝衔接，可为患儿争取最佳的治疗时机。

三、治疗方案

出生后为了避免囊膜破裂和污染，局部应立即用无菌温湿生理盐水敷料及塑料薄膜覆盖加以保护，减少热量及水分的散失，周围皮肤严加

消毒。如果囊膜破裂，肠管外露而散热，易发生低体温，生后 2~3 小时直肠温度常在 34~35℃，因此在转送过程中，必须加以保暖，入院后可进行 40℃ 温水浴 10~20 分钟，体温达 36.5℃ 以上，再将婴儿置入暖箱。出生后及时置胃管，持续吸引，减少胃肠内积气，并可进行灌肠，清除结肠内胎粪。由于胎儿期肠管脱出，血清白蛋白、IgG 转移至羊水中，生后有脱水和代谢性酸中毒。应从上肢作为输液进路，输入白蛋白、血浆等。手术方法的选择，按腹壁缺损大小、体重、合并畸形而作出判断。

（一）一期修补法

最理想的方法，适用于腹壁缺损比较小的脐膨出，特别是脐带疝。膨出内容回纳后，不致腹压增高而影响呼吸、循环或肠道受压梗阻。术时尚需强力扩张腹肌以扩大腹腔容积，以利肠管回纳，术后还需应用呼吸机支持 24~48 小时进行呼吸管理。

（二）二期修补法

适用于巨型脐膨出，尤其是有肝脏脱出者，此类病例进行一期手术，脏器还纳困难，如若强行操作势必发生下腔静脉压迫、横膈抬高，而导致呼吸与循环障碍。手术要点是保留囊膜，解剖游离两侧皮肤，并作减张切口，然后将皮肤在囊膜上方覆盖缝合，造成腹壁疝。第二期手术可在 3 个月至 1 岁时施行。

（三）分期修补法

Schuster 法、Allen-Wrenn 法或 silo 术，适用于巨大的脐膨出，以及囊膜破裂而肠管脱出者，但限于早期病例，要求创面清洁。方法是利用合成纤维膜或无菌 silo 袋，将其边缘缝合于两侧腹直肌内缘上或缺损边缘，将合成膜缝合成袋形或直接缝合的 silo 袋，袋顶适当悬挂，外用抗生素溶液的敷料包裹，以后每隔数天将袋顶收紧缩小，使内脏分次逐步回纳腹腔，一般约需 1~2 周。待全部回纳，去除合成膜或 silo 袋，分层缝合腹壁。应用合成膜的缺点是异物容易引起感染，且一旦感染应用抗生素也难以见效，必须去除合成膜而导致手术失败。

（四）消毒剂涂敷疗法

少数患儿心功能不稳定（左心功能衰竭、主动脉发育不良）、未成熟儿伴肺透明膜病变、持续肺动脉高压等难以耐受手术，或巨型病例，合并严重畸形，或囊膜污染可能发生感染者可采用保守

治疗。现用 70% 乙醇或 0.5% 硝酸银等,具有杀菌力、蛋白凝固、收敛作用的各种药液,每 1~2 天涂抹 1 次,均可取得同样效果,使囊膜表面形成干痂,痂下生长肉芽组织,上皮逐向中央生长,创面愈合后 1~2 年再修补腹壁缺损。大多数学者将此方法作为不得已而为之的手段。

四、临床经验与注意事项

(一)诊断方面

通过查体常可与腹裂相鉴别,诊断中不能忽略其他系统伴发畸形。

(二)治疗方面

出生后需关注呼吸循环情况,防止水电解质的丢失、预防感染、TPN 及呼吸机的支持等。术前需要对患儿进行充分胃肠减压,并常规留置尿管,术中呼吸机加强支持,加大腹壁扩张力度,扩大腹腔容量,使囊内容物能够回纳腹腔。术后呼吸机支持是关键,呼吸机支持时间要足够,在呼吸功能没有稳定、下肢水肿基本消退、腹壁紧张感消失之前,不宜过早撤机。必须根据腹壁缺损大小,患儿一般情况,灵活选择治疗方案,积极手术仍是治疗脐膨出的最有效方法。生后需积极手术,手术不及时,可能引起患儿囊膜破裂、肠管坏死、新生儿体液丢失、体温下降导致新生儿硬肿症、感染性休克甚至死亡。脐膨出多伴发其他系统畸形需关注其他伴发畸形的治疗。

(三)医患沟通

巨大脐膨出住院时间长、花费高、并发症较多,需充分告知家属病情,任何操作及治疗争取获得家属知情同意并理解支持。

(鲁巍 付康)

第十四节 新生儿肛门直肠畸形

先天性肛门直肠畸形(congenital anorectal malformations, CRMs)是小儿最常见的消化道畸形,世界范围内发病率为 1/1 500~1/5 000,据国内文献报道我国的发病率为 1/2 800。男、女发病率大致相等,男性稍多。先天性直肠肛门畸形不仅发病率高,而且种类繁多。肛门直肠畸形病理改变复杂,不仅肛门直肠本身发育缺陷,肛门周围、盆底肌肉及神经也均有不同程度的改变。外科手

术虽能挽救大多数患儿生命,但部分患儿留有不同程度的排便功能障碍。此外,该畸形常合并有其他器官的畸形。

一、诊断步骤

(一)疾病分型

1970 年制定的国际分类,以直肠末端与肛提肌,特别是与耻骨直肠肌的关系为标准,将肛门直肠畸形分为高位、中间位和低位三型,直肠盲端终止于耻骨直肠肌环以上者为高位畸形,位于该肌之中并被其包绕者为中间位畸形,穿过该肌以下者为低位畸形。每型又分有瘘和无瘘两组,瘘的发生率约占 50%,尤以女孩为多。女孩有直肠阴道瘘、前庭瘘及会阴瘘,男孩有直肠膀胱瘘、尿道瘘及会阴瘘。

(二)临床表现与体格检查

1. 主要表现为低位性的肠梗阻,生后无胎便排出或仅少量胎便从尿道口或会阴瘘口挤出。生后出现胆汁性呕吐,严重时可吐出粪便样物,全腹胀进行性加重。正常肛门位置无开口。部分病例存在伴发畸形,常伴发脊柱畸形如脊柱裂、半椎体畸形。骶部神经发育不良造成的大小便失禁。

2. 需重点关注会阴部的体格检查,明确肛门闭锁的类型,直肠盲端有瘘管及瘘管性质。

(1)无瘘管畸形:部分肛门闭锁位置较低者,如肛门膜状闭锁在原肛门位置有薄膜覆盖,通过薄膜隐约可见胎粪存在,啼哭时膈膜向外膨出。部分闭锁位置较高者,正常肛门位置略有凹陷,色泽较深,啼哭时局部无膨出。

(2)有瘘管畸形:直肠会阴瘘:见皮肤凹陷处无肛门,但在会阴部、阴囊根部附近及阴唇后联合之间有细小裂隙,有少量胎便排出。瘘口外形细小,位于中线。直肠尿道、膀胱瘘:粪便从尿道排出。直肠前庭瘘:瘘口宽大,瘘管短,生后数月内无排便困难,畸形短期可不被发现,但会阴部反复发生红肿,改变饮食、粪便干结后,大便很难通过瘘管才被家长发现。细小瘘管可造成排便困难,腹部可触及硬结的粪块,结肠末端有继发性巨结肠。

(三)辅助检查

1. 实验室检查 有感染和全身中毒症状时,外周血白细胞、中性粒细胞增高,可有血小板数量下降等表现。并发脱水、酸中毒时,常规查血钠、

钾、氯、钙、血 pH 值、尿素氮、肌酐等。部分尿中有胎粪成分。

2. 影像学检查

（1）X 线检查：准确测定直肠闭锁的高度，有无泌尿系瘘，X 线检查是不可缺少的。有些病例可根据 X 线照片膀胱内有气体或液平面而确诊。有人指出，肠腔内有钙化影也是诊断直肠泌尿系瘘的根据。尿道膀胱造影，造影剂往往仅能充满瘘口部，出现憩室样阴影，而进入直肠内的造影剂很少。位于尿道膜部的瘘管较粗时，金属尿管沿尿道后壁插入可通过瘘管进入直肠。瘘管造影可确定诊断。倒置侧位 X 线平片方法是将生后 24 小时的患儿倒置，肛门隐窝处粘一小铅字，铅字与骶前充气直肠盲端的距离即为闭锁的高度，从耻骨联合下缘至尾骨画一直线，即耻骨直肠肌上缘称为耻尾线，X 线片上可见直肠末端的气泡影位于耻尾线的下方。气影高于耻尾线者为高位畸形，但 X 线照片结果有时有误差。

瘘管造影，可以确定瘘管的方向、长度和直肠末端的水平。骶骨平片：在高位肛门直肠畸形的患儿常并发骶尾骨畸形，骶神经和括约肌发育不良，特别是第 2 椎以下椎体缺如者，术后恢复更差。故患儿作此项检查是有意义的。

（2）盆部 CT：可以显示肛提肌群的发育状态及走向，也可作为术后随访的参考。正常患儿 CT 显示耻骨直肠肌似一软组织肿物，前方固定于耻骨，向后与直肠两侧及后壁相连，内外括约肌形成卵圆形肿物，二者难以分开。不同类型的肛门直肠畸形患儿，有其不同的 CT 显示，如直肠尿道瘘可见耻骨直肠肌包绕尿道及直肠盲端，肛门括约肌位于会阴正下方。

（3）盆部 MRI：可以观察肛门周围肌群的改变，同时可以判断畸形类型和骶尾椎有无畸形。可从 3 个方面观察肛周肌群的改变，为了获得清晰影像，检查前可给镇静剂，肛门隐窝内放一标志物，必要时经瘘口注入气体充盈直肠盲端，使影像更清晰。

（4）超声检查：肛门超声检查不受时间限制，检查前可不做特殊准备，该法安全简便，测量的数据可靠，较 X 线误差小，可重复，患儿痛苦小。可完善心脏彩超排除先天性心脏畸形。

（四）诊断要点

1. 典型的肛门闭锁诊断无困难，生后见会阴部无肛门开口，即可诊断。患儿生后多无胎便排出或排出少，排便费力，便秘，伴随腹胀、呕吐等症状。

2. 无瘘患者生后 24 小时内拍倒立位片；有瘘管者行瘘管造影明确瘘管位置。

二、预防

此病与妊娠早期发生病毒感染、高热、用药、放射线照射、过敏、免疫反应低下，以及某些遗传基因有关。应做好孕期各项保健工作和遗传咨询工作。生后及时送入具有小儿外科单元的医院进行系统全面评估。

三、治疗方案

（一）肛门扩张

适用于肛门狭窄。

（二）会阴肛门成形术

适用于会阴瘘、肛门闭锁（低位无肛）和直肠前庭瘘，一般需在生后 1~2 天内完成手术，直肠前庭瘘因瘘孔较大，在一段时间内尚能维持正常排便，可以 3~6 个月以后实施手术。

（三）后矢状入路肛门直肠成形术（PSARP）

适合于直肠尿道瘘、阴道瘘、一穴肛和较高位置无瘘的肛门闭锁。Pena 术的主要优点是操作在指示下进行并符合生理、解剖关系，直肠末端通过耻骨直肠肌中心脱出较准确，且对括约肌损伤较小。

（四）腹腔镜辅助下骶会阴直肠肛门成形术

同 PSARP，腹腔镜手术应用的时间尚短，手术技能要求较高，术后长期随访效果不明确，尚需进一步研究其治疗效果。

（五）其他手术方式

骶会阴、骶腹会阴肛门成形术，目前应用较少。

四、临床经验与注意事项

（一）诊断方面

发现肛门直肠畸形并不困难，但要准确判定畸形的类型，需结合详细体格检查并结合 X 线、超声、瘘管造影、CT 等辅助检查，以便合理的采取治疗措施。

（二）治疗方面

术前评估包括：患儿的发育情况及其对手术的耐受能力、直肠盲端的位置、瘘管的开口部位、合并畸形对身体生长发育的影响。手术治疗遵循的原则：应以挽救患儿生命为主，术中尽量保留耻骨直肠肌和肛门括约肌，尽量减少对盆腔神经的损伤，避免损伤尿道和会阴体，以最大限度保留原有的排便控制功能。对早产儿、严重心脏畸形患儿需简化手术，争取分期手术，先做结肠造瘘，重视肛门直肠畸形的首次手术。

（三）医患沟通

该病发病率高，由于社会风俗等原因，部分家庭可能承受极大心理负担，充分告知家属肛门直肠畸形的病因及治疗现状，争取获得家属支持并配合。高位肛门闭锁需多次手术治疗，费用高，护理困难，术后出现肛门狭窄、黏膜脱出、大便失禁的概率较高，需术前详细告知。

（四）病历记录

重点了解孕期羊水情况，宫内感染情况，有无家族遗传史，出生后肛门位置及形态等。术前各项检查应详细整理并系统分析，以便制订合理的治疗方案。疑难病例需进行全科讨论，必要时全院多学科会诊。

（鲁巍　付康）

第十五节　新生儿坏死性小肠结肠炎的外科干预

新生儿坏死性小肠结肠炎（necrotizing enterocolitis，NEC）是由多种原因引起的肠黏膜损害，导致小肠、结肠发生以肠黏膜甚至肠壁深层坏死为特征的弥漫性或局部病变，是一种常见的新生儿急腹症，也是新生儿重要的死亡原因之一。存活患儿可能遗留短肠综合征、肠狭窄及神经系统发育异常等后遗症。在新生儿重症监护室，NEC的发病率为2%~5%，其中低出生体重儿发病率为4.5%~8.7%，病死率为20%~30%。近年来，随着新生儿重症监护技术的不断提高，低出生体重早产儿的成活率明显上升，随之带来NEC的发病率急剧攀升，虽然多数患儿病症通过禁食、液体复苏、肠外营养、静脉抗生素等治疗能够得到控制及改善。但仍有25%~50%的NEC患儿需要手术干预。目前，临床上在NEC手术时机的掌握、手术方法的选择、肠造瘘方式，肠造瘘术后的营养支持，肠造瘘关闭时间的选择及术后并发症处理等仍面临难点及挑战。

一、诊断步骤

（一）病史采集

1. 现病史　了解呕吐的量及性质，血便的颜色、量，腹胀程度、能否缓解，是否存在新生儿感染、发绀型先天性心脏病、糖尿病、甲减孕妇胎儿、特殊药物使用等。

2. 出生史和既往史　了解有无早产、极低出生体重、小于胎龄、围产期缺血缺氧、孕期宫内感染、孕妇妊娠高血压、胎盘功能减退、胎儿宫内发育迟缓、胎儿宫内窘迫、新生儿窒息等。

3. 喂养史　了解喂养方式和配方情况，肠道喂养时间、喂养成分及喂养量。

（二）临床表现与体格检查

NEC的主要临床表现为喂养过程出现喂养不耐受、食欲减退、体温波动或间歇性呼吸暂停、腹胀、呕吐，进而出现血便。查体可见腹部膨隆伴胃肠型，有时腹壁、脐周红肿伴有触痛等。感染局限时腹部可触及包块。晚期脉搏细弱，四肢冷。血压下降，皮肤花斑纹。

（三）辅助检查

1. 实验室检查　WBC发病之初升高，减少也常有发生，约37%的严重NEC患儿WBC低于$1.5 \times 10^9/L$。血小板减少，严重的血小板减少常提示预后不良。C反应蛋白非特异性增高，持续性升高常常提示并发症的发生，例如脓肿、肠道狭窄或者提示需要手术干预。50%的患儿可出现菌血症。血生化检查，如酸中毒和电解质紊乱提示病情加重。

2. X线腹部平片检查

Ⅰ期：可正常，异常表现多为非特异性。最常见肠道胀气，肠黏膜增厚、模糊，胃泡扩张，可见气液平面，肠道气体为非对称性或杂乱无章的分布。

Ⅱ期：肠壁积气为典型表现。弥漫或局限，多见远端回肠和结肠，为黏膜下泡沫状或囊状影，或浆膜下线状、曲线状或环状影。可见门静脉积气，为树枝状透亮影自肝门向肝脏内分布。肠管中重度扩张，肠腔内多个气液平面。

Ⅲ期：穿孔时可见气腹。明确的腹水和固定性肠袢。

3. 超声检查　超声检查可见肠壁增厚，肠腔内液体积聚，腹腔内游离气体或门静脉积气。

（四）诊断要点

存在本病危险因素的新生儿，如未成熟儿、有围产期抢救窒息史、脐部插管、休克、呼吸窘迫、贫血、喂养问题等。一旦出现相关的临床表现和 X 线检查改变,即可做出较肯定的诊断。对于早期病例,仅存在轻度腹胀、呕吐,X 线检查只有胃肠道动力性改变。不能立即除外本病,应给予禁食并严密随访。外科医生需要明确是否为 NEC,是否需要外科急诊干预。

（五）鉴别诊断

1. 中毒性肠麻痹 原发病为腹泻或败血症时可发生腹胀、肠道动力性改变,通常无血便,X 线无肠壁积气。

2. 机械性小肠梗阻 腹部正侧位 X 线片中液平面的跨度较大,肠壁较薄,无肠壁间隙增宽模糊,无肠壁积气。

3. 先天性巨结肠 有便秘史,伴有小肠结肠炎表现为腹胀伴腹泻和呕吐等,通常经温盐水灌肠可好转。必要时钡剂灌肠,了解 24 小时钡剂残留情况。

4. 肠旋转不良伴中肠扭转坏死 腹胀、呕吐、便血,同时存在腹膜炎体征。X 线片腹部致密、肠道充气分布不均,但无肠壁积气。

5. 局灶性肠穿孔 也常见于极低出生体重儿,常发生于合并有慢性肺部疾病及有症状的动脉导管未闭的极低出生体重儿。

二、治疗方案

（一）内科治疗

1. 禁食 NEC 治疗的关键措施,可减轻肠道内容物对肠道压力,关于 NEC 患儿禁食时间尚存争议,多推荐 7~10 天。

2. 胃肠减压 早期胃肠减压,以促进肠道休息,持续时间尚无定论,多推荐肠麻痹缓解,且腹部影像学无肠壁积气后停止使用。

3. 经验性使用广谱抗生素 30%~40% 患儿合并有败血症,对疑似或确诊患儿常规使用抗生素,选择以甲硝唑、碳青霉烯类、头孢类抗生素。疗程多为 7~14 天,有研究表明加用甲硝唑抗厌氧菌治疗具有更好疗效。

4. 支持治疗 补充水、电解质,营养支持,纠正低血容量等。

（二）外科治疗

手术的目的在于探查肠管情况、切除坏死肠管、减轻腹腔炎症、保护好的肠管。

1. 手术时机 最佳手术时机在肠壁全层坏死但未穿孔时,既可去除坏死肠管,更能有效减轻腹腔感染及毒素吸收。手术时机的把握对于改善患儿预后非常重要。手术绝对指征:肠穿孔。相对指征:保守治疗无效、病情持续恶化,但"保守治疗无效"往往主观性较强,缺乏客观指标。根据疾病特点,目前存在多个评分系统用于指导手术时机的选择,包括 Kososke 评分系统、Duck 腹部 X 线评分（DAAS）、7 项代谢紊乱（MD7）评分系统等。以上评分系统对临床判断手术时机具有重要指导作用。

2. 手术方式 NEC 根据病变范围可分为局灶型（病变累及单个肠段）,多病灶型（病变累及两个及以上肠段,但仍保留有超过 50% 的健康肠管）及广泛病变型（病变广泛累及小肠及结肠,剩余的健康肠管不足肠管总长的 25%）。手术方式的选择取决于患儿的体重、全身情况及 NEC 病变的部位及范围。主要剖腹探查手术方式有坏死肠管切除+肠造瘘术、坏死肠管切除+I 期吻合术、单纯小肠造瘘术、"clip and drop"、"patch, drain and wait" 等。

三、临床经验与注意事项

（一）诊断方面

临床上 NEC 的诊断并不困难,但 NEC 不同分期的治疗及预后存在显著差异,1978 年 Bell 等提出 NEC 分期,用于指导 NEC 的诊断和治疗,将 NEC 分为 I 期:怀疑 NEC 期;II 期:确诊 NEC 期;III 期:进行性 NEC 期。不同分期对应不同治疗方案,临床上应对疾病进行精准分期,从而更加有的放矢地进行相应治疗。

（二）治疗方面

严格有序的内科治疗,可让部分患儿免受手术创伤,NEC 患儿往往为早产儿、低出生体重儿,除了常规进行禁食补液抗感染等治疗外,同时需要注意其他系统疾病的治疗,包括呼吸机支持、营养支持、液体疗法及血液制品输注等。外科治疗应审慎,必须手术时应制订严格细致的手术方案,必要时姑息治疗也是可选项。

（三）医患沟通

该病多发于早产儿、低出生体重儿,救治难度大,住院时间长,费用高,并发症多如保守治疗后肠狭窄,长期静脉营养相关胆汁淤积,生长发育落后等,应充分告知家属病情及预后,使家属有正确的认识及治疗预期。引入社工介入,积极对家属心理疏导,为贫困家庭争取各项基金救助。

（四）病历记录

NEC患儿一般在重症监护单元进行救治,一旦需要手术治疗,往往涉及多科室协作,应完整全面记录病史、治疗经过及检查结果。同时该病死亡率高,应及时完成危重病例讨论、疑难病例讨论和危重症抢救记录;若患儿死亡,应及时完成死亡讨论记录。

（鲁巍　付康）

第十六节　先天性巨结肠

先天性巨结肠（Hirschsprung' irschspru, HD）居先天性消化道畸形第二位,发病率约为1/5 000。由于肠道内源性神经系统发育障碍引起的综合征,其特点为肌间和黏膜下神经节细胞缺如,是一种常见的肠神经元发育异常性疾病。其典型的临床表现为胎便排出及排尽时间延迟、渐进性加重的顽固性便秘。根据无神经节细胞肠段的范围,HD的临床分型包括:①短段型:指狭窄段位于直肠中、远段;②常见型:又称普通型,指狭窄段位于肛门至直肠近端或直肠乙状结肠交界处,甚至达乙状结肠远端;③长段型:指狭窄段自肛门延至降结肠甚至横结肠;④全结肠型:指狭窄段波及升结肠及距回盲部30cm以内的回肠;⑤全肠型:指狭窄段波及全部结肠及距回盲部30cm以上小肠,甚至累及十二指肠。该病发病率高、病因复杂、手术并发症多,临床上诊断和治疗方面仍面临困难及挑战。

一、诊断步骤

（一）病史采集

1. 现病史　生后24~48小时胎便排出及排尽情况,有无呕吐、次数、是否含有胆汁,有无腹胀、肠型,肛门有无狭窄,大便次数及形状等。

2. 出生史和既往史　有无家族病遗传史、宫内感染史、早产史、宫内羊水污染史等。

3. 喂养史　了解喂养方式和配方情况。

（二）临床表现与体格检查

不同年龄段先天性巨结肠临床表现存在差异,新生儿期HD主要临床表现为:生后24~48小时无胎便排出或者量少,需要灌肠或者扩肛进行辅助排便,多数无呕吐或呕吐次数不多、量少,极少数呕吐频繁不止,带有胆汁。多数病例表现为中度腹胀,严重时可见腹壁皮肤发亮,静脉怒张,可有肠型,偶有肠蠕动增强,听诊肠鸣亢进。肛门指检直肠壶腹空虚,无粪便,退指后有大量气体和胎便呈"爆破样"排出,腹胀好转。婴幼儿期HD临床表现主要以顽固性便秘、不同程度腹胀、不全性低位肠梗阻、呕吐及消瘦等为主。

（三）辅助检查

1. 腹部X线检查　HD患儿腹部立位平片常表现为远端结肠无充气,近端小肠充气扩张,部分可见液气平面,如果发现膈下游离气体需警惕肠穿孔等少见并发症。年长儿扩张的肠管多为结肠,内见大量粪便影。合并先天性巨结肠相关性小肠结肠炎时,可见肠壁积气甚至腹腔内游离气体影。

2. 钡剂灌肠　典型的HD钡剂灌肠可清楚显示出狭窄段、移行段和扩张段,24小时复查腹部平片,仍有大量钡剂滞留。

3. 乙酰胆碱酯酶染色　HD特征之一就是无神经节细胞肠段副交感神经大量增生,增生的神经纤维位于黏膜固有层和黏膜肌层,出现乙酰胆碱酯酶阳性。

4. 肛门直肠测压　直肠内气囊注入气体后,无直肠肛门抑制反射（RAIR）。新生儿由于肌间神经丛发育不成熟,或刚建立起反射,尚不稳定,需审慎选用。

5. 直肠黏膜吸引活检　从直肠壁吸引黏膜和黏膜下肌层活检,肌间神经节细胞缺如即可诊断。

6. 直肠全层活检　为诊断金标准,需麻醉下进行。

（四）诊断要点

对于存在有胎便排出延迟史,生后反复发生便秘,需要开塞露才能排便,同时有腹部胀气,表现为消化道不全性梗阻等症状应初步考虑为先天性巨结肠。体格检查应重点查看腹部体征,进一步了解肛门外观形态,肛门指检了解肛门及直肠有无畸形和狭窄,直肠壶腹内有无粪团,退指后有无"爆破样"排气排便。结合腹部X线、钡剂灌肠、乙酰胆碱酯酶染色、肛门直肠测压和直肠活检,进一步明确诊断。

（五）鉴别诊断

1. 新生儿期HD需要鉴别的疾病　包括:

先天性肛门直肠畸形、先天性肠闭锁或狭窄、功能性肠梗阻、坏死性小肠结肠炎、胎粪性腹膜炎、单纯性胎粪便秘、胎粪性肠梗阻、新生儿腹膜炎。

2. 婴幼儿和儿童HD需要鉴别的疾病 包括：继发性巨结肠、特发性巨结肠、先天性巨结肠同源病、先天性乙状结肠冗长、退化性平滑肌病、饮食性便秘、神经性便秘、内分泌性便秘等。

二、治疗方案

（一）保守治疗

新生儿期超短段型HD或暂时无法耐受手术者，可用非手术疗法维持营养和发育。新生儿、小婴儿经过结肠灌洗及扩肛治疗能自行排便，一般情况良好者可采取保守治疗。部分短段型HD患儿可通过此方治愈。保守治疗在为小婴儿及新生儿赢得营养改善及体重增加机会。使患儿达到半岁后接受手术治疗，降低手术麻醉风险。

（二）手术治疗

1. 结肠造瘘术 发生急性肠梗阻、肠穿孔、伴有严重小肠结肠炎或新生儿期全结肠型HD，可先行结肠造瘘术，3~26个月后一般情况好转，再行根治术。

2. 根治性手术治疗 一般情况良好，诊断明确或经保守治疗无效者，应行根治术。手术目的在于切除无神经节细胞肠管，恢复正常排便功能。HD的手术方式包括：拖出型直肠、乙状结肠切除术，结肠切除、直肠后结肠脱出术，直肠黏膜剥除、结肠于直肠肌内拖出术，经腹结肠切除、结肠直肠吻合术，腹腔镜辅助经会阴巨结肠根治术，单纯经肛门结肠脱出术。

3. 术后康复治疗

（1）扩肛：吻合口狭窄是术后扩肛的主要适应证，大部分的吻合口狭窄可通过院外扩肛而避免再次手术。

（2）结肠灌洗：结肠灌洗的目的是将温生理盐水或抗生素通过肛管直接注入结肠内，进行回流灌洗，从而解除积存的粪便、减轻腹胀、改善肠内微生态环境。

（3）行为干预治疗：尽早通过饮食调整、排便训练等行为干预治疗能改善HSCR患儿的控便能力。

三、临床经验与注意事项

（一）诊断方面

诊断HD的标准为顽固性便秘、钡剂灌肠显示典型的狭窄段、移型段及扩张段、直肠黏膜乙酰胆碱酯酶染色为阳性。除了典型的临床表现。必须有钡剂灌肠及直肠黏膜乙酰胆碱酯酶检查的阳性结果，此可以与功能性便秘及巨结肠同源病相鉴别。有条件者还可以进行直肠肛管测压检查。

（二）治疗方面

选择HD根治术的手术方式，首先要根据患儿的情况决定，包括患儿的年龄、狭窄段的类型及一般情况，其次根据所在医院具备的条件，包括常用的熟悉的手术方式及各种硬件设备，如腹腔镜所需的器械及麻醉条件等。

（三）医患沟通

HD临床上发病率高，但明确诊断需要花费较长时间，部分检查为有创操作，应提前告知家属诊断流程。明确诊断后，需根据患者的具体情况制订相应手术方案，并充分告知家属，同时该病术后易出现吻合口狭窄，巨结肠相关小肠结肠炎、污粪、失禁、反复便秘等表现，需长期扩肛、清洁灌肠等治疗，应提前告知家属。

（四）病历记录

详细记录患儿大便排出情况，腹部阳性体征。细致全面的整理患儿各项检查结果，以助于明确诊断。认真做好术前讨论，多学科会诊，疑难病例讨论等文书记录工作，并分析总结经验。

（鲁巍 付康）

第十七节 胆 道 闭 锁

胆道闭锁（biliary atresia，BA）是一种肝内外胆管进行性、炎性的纤维坏死性疾病。发病率具有种族和地区差异，非白种人BA发病率是白种人的两倍，亚洲地区发病率高于欧美。常见症状为皮肤黄染，无胆汁性大便，深色尿及肝脾肿大。日本学者Kasai按肝外胆管闭锁不同部位将BA分为：I型，胆总管闭锁（5%），包括树枝样和云雾样；II型，肝管闭锁（3%）；III型，肝门部闭锁（92%）。不同类型BA预后存在差异，及时的葛西手术（肝门-空肠吻合术）可使部分患儿建立胆汁流，但约80%的患者仍会发生进行性胆管损伤，最终发展为胆汁性肝硬化、肝衰竭，需进行肝移植,BA肝移植比例占所有儿童到肝移植的一半。早期诊断,及时规范治疗是提高BA生存率的关键。

一、诊断步骤

（一）病史采集

1. 现病史　黄疸出现时间、波动情况、伴随症状、诊疗经过、粪便及尿颜色等。

2. 出生史和既往史　产前超声检查对于诊断I型BA具有重要意义,了解有无早产、极低出生体重、小于胎龄、腹部手术史、静脉营养史、胎粪排出延迟、新生儿筛查结果、母孕期宫内感染情况等、既往母亲是否生过类似婴儿,或有反复流产和婴儿早期死亡等病史。

3. 喂养史　需要了解喂养方式和配方情况。

（二）临床表现与体格检查

BA主要表现为进行性黄疸、大便色浅和肝脾肿大,生后黄疸延迟消退（足月儿大于2周,早产儿大于3周;配方奶喂养大于2周,母乳喂养大于3周）,或消退后再次出现,并持续加重,皮肤变为金黄色甚至褐色,黏膜及巩膜显著黄染。粪便颜色逐渐变浅至无胆汁的陶土色,尿色加深至浓茶色。腹部膨隆,肝脾肿大,尤其是肝右叶,患儿年龄较大时,肝边缘可达右侧髂窝,可触及肝脏质地坚硬,部分脾脏亦肿大,腹壁静脉显露,晚期因存在腹水可有移动性浊音。由于脂溶性维生素吸收障碍可出现营养不良或生长发育迟缓等情况。

（三）辅助检查

1. 实验室检查　BA通常表现为直接胆红素增高,占总胆红素水平的50%~80%,转氨酶可轻度增高或正常伴有明显谷氨酰胺转肽酶增高。基质金属蛋白酶7（MMP7）升高对于诊断BA亦有重要意义。

2. 超声检查　胆囊缺如或异常等特征有助于BA的诊断。主要指标有肝门纤维块,胆囊形态改变,肝动脉增粗,肝包膜下血流信号增多及肝弹性值升高等。超声检查可发现内脏转位,多脾、无脾,或十二指肠前门静脉等BA伴发畸形。

3. 同位素肝胆显像　静脉注射放射性物质后,如放射性核素肠道不显像,提示胆道梗阻,BA可能性大,检查前可服用苯巴比妥增加阳性率。

4. CT、ERCP及MRCP检查　这类影像学检查方法与超声检查相比,并不具有优势,不作为诊断BA常规检查。

5. 十二指肠引流液检查　对十二指肠进行胆红素测定判断胆管梗阻。缺点是有创,假阳性率高,临床上使用较少。

6. 肝穿刺活检　某些西方国家将肝穿刺活检作为诊断BA的重要手段,甚至金标准,但肝穿刺活检标本要求至少包括6个肝小叶结构。同时病理医生的诊断经验,取材的规范性影响结果判断。穿刺过程存在一定风险,目前国内未将其作为常规检查手段。

7. 术中胆道检查　手术探查及术中胆道造影是最终确诊方法,近年来开展腹腔镜下胆囊穿刺造影术具有创伤小,恢复快等优点。

（四）诊断要点

1. 对黄疸持续2周的新生儿,通过对家族史、母亲妊娠史、体格检查、判断大便颜色及直接胆红素水平的全面评估。任何生后2周黄疸持续的配方乳喂养新生儿,需检测血清中总胆红素和直接胆红素水平以评估有无胆汁淤积。结合当地实际情况,母乳喂养新生儿可延长至生后3周进行。

2. 需重点区分直接胆红素还是间接胆红素水平升高,如直接胆红素水平大于1.0mg/dl（17μmol/L）时,可能为病理性,需增加辅助检查进一步明确。

3. 体格检查重要阳性体征包括肝肿大,脾肿大及病态表现。

4. 观察大便颜色是全面评估黄疸婴儿的一个关键环节。

5. 腹部超声可以帮助排除胆总管囊肿或胆结石等引起肝外胆道梗阻性疾病,胆囊缺如或异常等特征有助于BA的诊断。

6. 单独使用同位素肝胆显影特异性不高,无法对BA做出明确诊断,同位素肝胆显影出现确切胆汁流对排除BA具有重要作用。

7. MRCP、ERCP、PTCC等诊断方法目前不作为一般性推荐。

8. 肝组织活检是评估高直接胆红素血症婴儿最重要的手段,要求经验丰富的小儿病理专家操作,合适的时间进行取材,出现胆管增殖、胆汁栓形成及纤维化典型表现。

9. 术中胆道造影诊断BA的金标准。

（五）鉴别诊断

1. 胆道梗阻　胆汁黏稠综合征、胆管囊肿、肿瘤压迫。

2. 遗传代谢性疾病 希特林缺陷病、阿拉杰里综合征、家族性肝内胆汁淤积症、先天性胆汁酸合成缺陷。

3. 内分泌疾病 甲状腺功能减退、全垂体功能低下。

4. 其他 脂质代谢障碍(尼曼-皮克病、Wolman 病、戈谢病等)、线粒体疾病、氨基酸代谢异常(如酪氨酸血症)、碳水化合物代谢异常(如半乳糖血症)、囊性纤维化、α_1-抗胰蛋白酶缺乏症、染色体异常等。

二、治疗方案

(一)Kasai 手术

明确 BA 者,无手术禁忌证,可行 Kasai 手术(肝门空肠-Roux-Y 型吻合术)。手术禁忌证包括:严重肝硬化,患有严重畸形评估后不宜手术者。手术方式包括:开腹 Kasai 手术和腹腔镜 Kasai 手术,部分医疗机构已开始尝试机器人辅助 Kasai 手术。

(二)术后用药

1. 激素治疗 一般在抗生素应用同时使用,术后 5~7 天开始静脉使用 4mg/kg 甲泼尼龙,每 3 天减量,每次减少 1mg/kg,黄疸消退不佳可重复冲击一次,减量至 2mg/kg 维持 12 周后逐渐减量。

2. 抗生素治疗 术后静脉滴注三代头孢不少于两周,后改为口服三代头孢 3~6 个月。

3. 利胆药物 熊去氧胆酸具有肝细胞保护作用,同时可以促进肝细胞分泌和免疫调节作用,术后进食后开始服用 10~30mg/(kg·d),分两次。一般维持 1~2 年。

4. 保肝药 葡醛内酯具有保护肝脏及解毒作用。复方甘草酸能减轻肝损伤时局部炎症反应,抑制肝细胞凋亡。

(三)术后胆管炎的治疗

三代头孢联合甲硝唑或奥硝唑,疗程 7~10 天,胆管炎控制不佳改用美罗培南。对持续高热,黄疸加重明显患儿可禁食并激素冲击。

(四)肝移植

肝移植时机包括:失代偿期肝硬化,肝衰竭,门静脉高压导致的反复消化道出血,慢性肝病引起的生长发育迟缓、瘙痒症,肝肺综合征,反复发作的胆管炎,肝肾综合征,肝脏恶性

肿瘤等。婴幼儿肝移植预后较好,但国内儿童肝移植尚未大范围普及,长期预后有待进一步观察。

三、临床经验与注意事项

(一)诊断方面

BA 为婴儿胆汁淤积性黄疸的最常见病因,早期评估并及时转诊对于改善该病的预后具有重要作用。建议有条件的地区大范围使用大便比色卡对黄疸患儿进行初步筛查,提高基层医院识别胆汁淤积水平;建立黄疸患儿转诊机制,同时联合多种检测手段进行系统、有序的检验、检查,以实现快速、可靠的诊断。婴儿胆汁淤积临床上鉴别诊断较为困难,往往需要多学科进行会诊,集思广益,避免过度重复检查。

(二)治疗方面

Kasai 手术是目前治疗 BA 的主要手术方式,该手术方式的关键是彻底剪除肝门纤维块,剪除断面的侧面达到门静脉入口的肝实质,纵向达到门静脉后壁水平。对于剪除创面的止血慎用电凝,可用压迫止血替代。空肠肝支长 35~40cm 可起到抗反流作用。术后规范使用激素对于预后具有重要作用,结合患儿病情可辨证加用中草药治疗。

(三)医患沟通

BA 总体预后欠佳,住院时间长,费用高,需充分告知家属可能出现的并发症、后续治疗方案等内容。同时做好患儿的随访工作,加强与患儿父母的沟通,并积极做好心理安抚。

(四)病历记录

系统完善的病案记录可为快速诊断及治疗打下基础。严格、系统、规范的记录患儿各个阶段的临床表现、体征及各项检查数据,对于指导患儿术后用药,评估肝移植时机等具有重要作用。

(鲁巍 付康)

第十八节 新生儿肾积水

新生儿肾积水多为先天性肾积水(congenital hydronephrosis),先天性肾积水是指在产前及生后早期通过超声等筛查发现的肾集合系统扩张,国外将其称为产前和生后尿路扩张,而国内通常称其为先天性肾积水。其病因可为暂时性或生理性的(50%~70%),也可为病理性的:如肾盂输尿管

连接处狭窄（UPJO）（10%~30%）、膀胱输尿管反流（VUR）（10%~40%）、膀胱输尿管连接处梗阻（UVJO）或巨输尿管（5%~15%）、多囊性肾发育不良（2%~5%）、后尿道瓣膜（PUV）（1%~5%）、输尿管末端囊肿、异位输尿管重复集合系统、输尿管闭锁 Prune belly 综合征、多囊性肾脏疾病、肾囊肿（不常见）等。

一、诊断步骤

（一）病史采集

在孕 10~14 周，即可通过超声检查肾脏和膀胱，查看肾积水侧别、肾盏扩张情况（区分中央和外周扩张）、肾实质厚度或肾皮质回声是否异常、膀胱（有无膀胱壁增厚）和输尿管异常（输尿管是否扩张）、性别、羊水量多少（有无不明原因的羊水过少），以及是否合并其他畸形。

（二）临床表现与体格检查

男孩有后尿道瓣膜通常排尿时尿线较细或无明显尿线。如肾积水肾盂分离较大时常可于患侧腹部触及一囊性包块。若合并尿路感染新生儿常表现为发热，精神饮食睡眠差，易误诊为新生儿肺炎所致感染。

（三）辅助检查

1. 实验室检查　尿常规、尿培养及血常规、CRP 常可提示有无泌尿道感染，生后 1 周新生儿肌酐值常较正常值偏高。

2. 彩超检查　查看肾盏扩张情况、肾实质厚度或肾皮质回声、膀胱壁是否增厚及输尿管是否扩张。

3. 排尿性膀胱尿路造影（MCU）　可有效鉴别和评价 VUR、UPJO/UVJO、巨输尿管、PUV、重复肾畸形等疾病。MCU 目前是诊断 VUR 的金标准，也是分级的依据（Ⅰ级：尿液反流不到肾盂，可伴不同程度输尿管扩张；Ⅱ级：尿液反流可达肾盂，肾盂不扩张，肾盏穹窿形态正常；Ⅲ级：输尿管轻、中度扩张和/或扭曲，肾盂轻、中度扩张，肾盏穹窿无或轻度变钝；Ⅳ级：输尿管中度扩张和/或扭曲，肾盂、肾盏中度扩张，肾盏穹窿变钝，但仍维持乳头状；Ⅴ级：输尿管重度扩张和扭曲，肾盂、肾盏重度扩张，肾盏不再见乳头状，肾实质内反流），同时也是诊断 PUV（侧位片常可见扩张后尿道）等的主要方法。

4. 静脉肾盂造影（IVP）　能准确定位梗阻部位，通过尿路显影程度和排泄时间的推算来判断肾功能，但其评价结果不如利尿肾图精确。其成像依赖于一定的肾功能，一旦肾功能受损严重，则无法显影或显影不清，不易确定梗阻部位和解剖结构，新生儿肠气分布较多，若未行良好肠道准备亦可显影不佳。

5. CT 尿路成像（CTU）　成像快速，对解剖结构的清晰显示以及对肾功能的兼顾，其诊断能力强大，值得信赖。但要考虑其辐射性。

6. MR 尿路成像（MRU）　主要是利用扩张尿路中的水来成像，采用重 T_2 加权序列，并结合最大强度投影（MIP）的图像后处理技术让尿路整体显影，适合显示扩张的尿路、对肾积水的显示和梗阻平面的确定。因为没有电离辐射，对新生儿的评价非常合适。

7. 核医学检查　肾显像评估分肾功能和肾积水梗阻的严重程度。主要可分为肾动态显像与肾静态显像。肾动态显像主要应用的示踪剂为 Tc-MAG3、Tc-DTPA。Tc-MAG3 90% 与血浆蛋白相结合，主要通过肾小管分泌清除，可显示肾皮质和肾脏集合系统，并且可以很好地显示肾功能；相对的，Tc-DTPA 很少与血浆蛋白结合，而且主要通过肾小球滤过清除。因其可快速进入尿液，因此，可很好显示肾盏、输尿管和膀胱，但对于肾实质异常显示不佳。肾动态显像是鉴别梗阻性和非梗阻性肾积水的金标准。肾静态显像常用来评估肾皮质病变，如肾盂肾炎所致的肾瘢痕和肾发育不良。

（四）诊断要点

1. 多于产检彩超检查发现。

2. 双侧输尿管扩张、膀胱增厚常被认为是 PUV 存在的可疑迹象，同时，厚壁膀胱和扩张的后尿道也提示 PUV 的存在。

3. 根据彩超结果，常可初步判断肾积水严重程度，但严重程度分级标准不仅一个，常见分级系统包括：APD（肾盂前后径值 anteroposterior diameter）分级、SFU（society for fetal urology）分级系统（排除膀胱输尿管反流）、UTD（urinary tract dilation）泌尿系统扩张分级系统。

4. IVP、CTU、MRU 进一步明确肾积水原因，核医学肾动态显像评估肾功能。

二、预防

产前发现肾积水，在产前尚无有效的药物治疗，仅能根据疾病严重程度、胎龄、孕妇及家属的意愿等具体情况进行产检随访、胎儿手术干预、早期剖宫产或终止妊娠。产后随访时完善超声,出现积水加重,如单或双侧输尿管扩张,完善 MCU 及利尿性核素扫描;对于产前诊断为肾积水、未做包皮环切、高级别输尿管积水等,发生尿路感染可能性较高者,可预防性使用抗生素。

三、治疗方案

出生后建议在出生后 48 小时至 1 个月进行超声随访。

(一)梗阻性病因的治疗

梗阻性病因所致积水中,肾盂输尿管梗阻和膀胱输尿管梗阻所占比例较高,UPJO/UVJO 等上尿路扩张的诊治思路如下:①UPJO 无明显症状者,进行动态随访;若分肾功能小于 40%,短期内肾功能下降大于 10%,利尿性核素扫描提示排泄受阻,超声发现 APD 值进行性增加,SFU 分级Ⅲ级及以上者行手术治疗。②原发性 UVJO 患者,85% 可治愈,第一年可使用低剂量抗生素预防治疗,进行动态随访;对于继发性 UVJO 分肾功能下降,输尿管积水恶化,输尿管直径大于 10~15mm 者行手术治疗。

(二)VUR 是治疗

可引起反流性肾病,如果治疗不当最终可能进展为终末期肾病,因此,在肾积水患儿中,早期诊断及管理 VUR 患儿显得十分重要。诊治思路如下:①对于确诊患儿,若不行手术治疗,第 1 年均服用抗生素预防性治疗;②对于突发感染发热立即予以肠外抗生素治疗;③对于反复发生泌尿系统感染患儿可行手术治疗;④对于持续高级别反流患儿,可行手术治疗;⑤对于低级别反流,且无明显临床症状的患儿,不使用抗生素预防性治疗,应密切随访。

(三)PUV 的治疗

思路如下:①生后可用二巯基丁二酸(DMSA)评估肾功能情况;②产前并不建议行膀胱羊膜腔分流术进行干预;③在膀胱引流术后和病情稳定后行内镜下瓣膜切除术;④若患儿太小不能行尿道手术可考虑转移性耻骨上分流术;⑤若仍无效,可考虑高位分流术;⑥所有患儿需终身随访膀胱情况和肾功能。

四、临床经验与注意事项

(一)诊断方面

对于新生儿肾积水的诊断并不困难,彩超可作为首选检查,需关注产前上尿路情况、羊水情况、生后有无发热性尿路感染,结合 IVP、CTU、MRU、核素肾显像可进一步明确积水原因及评估分肾功能情况。

(二)治疗方面

出生后首次 B 超检查,约 91.9% 轻度、76.3% 中度、22.2% 重度的先天性肾积水患儿在 1 岁前恢复正常。但出生后首次超声结果正常也可能会误导,有研究发现 21%~28% 产前先天性肾积水患儿出生后首次超声检查正常,但其中 45% 在之后随访出现异常。所以生后应密切观察随访,若发现肾积水进展需进一步完善相关检查积极处理,严格评估手术指征,把握预防性使用抗生素标准。根据肾积水进展情况和肾功能损害程度决定是否手术,如出现因梗阻导致分肾功能下降、持续性肾功能降低、APD 持续增大、SFU 分级Ⅲ级及以上,可考虑进行手术干预;即使行手术治疗,也需要临床和影像学证据以明确诊断;对于大部分原发性巨输尿管不建议行手术干预,大部分可自愈。

(三)医患沟通

1. 先天性肾积水是临床中新生儿常见的疾病,其病因较多,首先需告知患儿家属相关病因及积水严重程度。

2. 根据积水轻、中、重程度可有不同机率的自愈率,因不同原因所致肾积水若不及时干预则可对肾功能造成不可逆性损伤,需终身随访观察。通常行彩超检查随访,但必要时进一步行 IVP、CTU、MRU、核素肾显像复查。

3. 发热时需考虑泌尿道感染可能,且对于反流性肾病患儿,若出现发热性尿感,则可出现肾瘢痕,可影响生长发育,有贫血、高血压风险。

4. 行手术治疗仅能治疗肾积水病因,肾盂形态不能完全恢复正常。

(四)病历记录

1. 详细记录每次彩超检查肾脏、输尿管、膀胱情况、检查日期、患儿胎龄或年龄。

2. 对于明确诊断的相关结果需详细记载如膀胱逆行造影中侧别、反流程度、有无后尿道扩张;核素肾显像需记录分肾功能值及动态肾显像中根据利尿试验判断是否为梗阻型排泄曲线。

3. 记录患儿相关治疗过程,实时分析,详细记录各种辅助检查,用药及治疗结果,以及疗效观察。

4. 相关知情告知书及时填写,手术同意书需详细记录相关预后。

（鲁巍　付康）

第十九节　新生儿睾丸扭转

睾丸扭转(testicular torsion, TT)是泌尿外科常见急症,指睾丸和精索沿纵轴异常扭转从而导致阴囊疼痛,并引起同侧睾丸急性血液循环障碍,严重时可导致睾丸缺血、坏死。根据睾丸扭转的部位分别为鞘膜内型和鞘膜外型。新生儿睾丸扭转(neonatal testicular torsion, NTT)又称围产期睾丸扭转,是指睾丸扭转发生在出生前或出生后30天内,即产前和产后睾丸扭转,是睾丸扭转的特殊类型,临床少见,发病率约为6.1/10万。通常认为新生儿睾丸扭转是一个产前事件,许多病例都伴有先天性睾丸发育不全,即所谓的胚胎睾丸退化病。目前约72%的病例报道发生在产前,新生儿睾丸扭转约占整个儿童期扭转病例的12%并且多属鞘膜外型。

一、诊断步骤
（一）病史采集

目前关于NTT的病因尚不明确,多数学者认为NTT与以下因素有关:睾丸鞘膜和阴囊肉膜粘连疏松,如妊娠糖尿病、巨大胎儿等均可导致睾丸在下降过程中异常,发生鞘膜囊外型睾丸扭转;鞘膜囊的不正常连接,导致精索和睾丸在囊内活动度较大,是导致囊内扭转的主要原因。其他各种原因引起的提睾肌活动异常导致睾丸扭转发生,如难产、臀位产等。

（二）临床表现与体格检查

产前型NTT多数在宫内已发生睾丸扭转,由于扭转距出生时间较长,睾丸已坏死萎缩,患儿生后多表现为非急症型,无发热、哭闹、拒奶等症状,患侧阴囊皮肤基本正常或呈紫黑色,可触及无痛性硬性肿块,透光试验阴性。产后NTT可有明显的阴囊局部症状,主要表现为患侧阴囊红肿、触痛明显,普雷恩氏征阳性(即托起阴囊或移动睾丸时,因扭转程度加重,可使新生儿哭闹加剧),透光试验阴性,罗希征阳性,精索因扭转而缺血使睾丸、附睾肿大,界限不清难以辨认。

（三）辅助检查

1. 实验室检查　若阴囊无明显红肿等炎症表现则血常规、CRP等相关指标未见明显异常。

2. 彩超检查　彩超能及时检测睾丸内血流信号情况反映睾丸扭转的严重程度,是目前诊断NTT的首选辅助检查。睾丸扭转程度重,甚至已开始出现坏死时,彩超表现为睾丸血流信号减少甚至消失,可出现"镶嵌征"和"镯环征"。彩超检查亦可查及有无附睾头异常,可与附睾扭转、附睾炎相鉴别。

3. 组织病理学检查　组织病理学检查表现为睾丸组织钙化、纤维化、出血坏死。

（四）诊断要点

产前检查发现胎儿睾丸异常或产后患儿睾丸出现红肿疼痛等表现,应该及时通过超声进行明确,早期的NTT彩超常可探及动脉血流信号,同时结合症状、体征及时复查,必要时尽早手术探查。

二、预防

应针对发病诱因进行预防。注意分娩过程及更换尿布、洗澡及其他护理操作。动作轻柔,尽量避免对新生儿阴囊的刺激和活动,注意加强保暖,防止寒冷刺激并提高对此病的警惕性,以便早期发现、及时治疗,以期得到较理想的预后。

三、治疗方案

NTT的治疗方式主要为手术治疗。产前单侧NTT生后需急诊手术探查,若睾丸坏死则切除;若有保留机会则予以保留。产后单侧NTT无绝对手术禁忌证应行急诊手术探查,目前认为急诊手术探查的指征有无诱因出现阴囊疼痛、阴囊红肿触痛、普雷恩氏征阳性、彩超检查提示睾丸血流信号减少甚至消失。但因早期NTT的彩超检查常可探及血流信号,以及因个体差异部分患儿阴囊疼痛程度不重,需结合症状、体征及彩超检查决定是否急诊探查。手术应尽力挽救扭转的睾丸,同时固定对侧睾丸。对于产后双侧NTT急诊探查时若发现双侧睾丸均已坏死,也不行双侧睾丸切除术,予以矫正扭转即可,尽可能保留睾丸的内分泌及生育功能。

四、临床经验与注意事项
（一）诊断方面

此病缺乏特异性表现,且新生儿无法表达,发病后往往表现为哭闹不安,需仔细查体。彩超对睾丸扭转的诊断正确率较高,且在各类型的医院普及率高,可将其作为首选的辅助检查。

（二）治疗方面

由于其他新生儿阴囊急症如睾丸炎、附睾炎、嵌顿疝等不易与睾丸扭转鉴别,且少数病例会出现嵌顿疝合并睾丸扭转,包括彩色多普勒在内的一些辅助检查并不能确切区分这几种疾病,所以应急诊手术。对于确诊或高度怀疑的患儿,应立即手术探查,以防止睾丸坏死,对于不能确定诊断,也应积极探查。

（三）医患沟通

辨别为产前型或产后型,因睾丸扭转与患儿生育功能相关,需告知坏死与扭转程度及时间呈正相关。扭转90°,7天发生坏死;扭转180°,3~4天发生坏死;扭转360°,2~24小时发生坏死;扭转720°,2小时发生坏死。扭转后,5小时内复位,睾丸获救率为83%;10小时内复位,获救率为70%;10小时以上,获救率仅为20%。在诊断明确时应及时手术探查以争取最大的睾丸获救率,减小对生育功能的影响。术中若探及睾丸血供差,需术中告知监护人并结合监护人意愿行保留或切除术。

（四）病历记录

1. 病历记录的重点是孕母妊娠期有无妊娠糖尿病、巨大胎儿病史,生产时有无难产、臀位产病史,患儿出生时间以及查体发现阴囊处异常时间具体到小时,详细的体格检查,彩超结果睾丸血供问题及相关异常的记录与分析。

2. 及时填写医患沟通记录和手术同意书等相关病情告知书,需监护人签名。

3. 手术记录需记录阴囊内有无渗血渗液,睾丸颜色、质地,睾丸扭转方向及度数,有无温盐水纱布复位及复位时间,复位后睾丸血供有无变化。

（鲁巍　付康）

参考文献

1. 王果,冯杰雄.小儿腹部外科学.北京:人民卫生出版社,2011.
2. 郑珊.实用新生儿外科学.北京:人民卫生出版社,2013.
3. 孙宁,郑珊.小儿外科学.北京:人民卫生出版社,2015.
4. 施诚仁,蔡威,吴晔明.新生儿外科学.上海:上海世界图书出版公司,2019.
5. 冯杰雄.先天性巨结肠及其同源病.北京:人民卫生出版社,2019.
6. 冯杰雄,郑珊.小儿外科学.3版.北京:人民卫生出版社,2021.
7. Grosfeld JL, James AN, Eric WF.小儿外科学.北京:北京大学医学出版社,2009.
8. 郭河清.解左平.罗婷婷.产前超声诊断胎粪性腹膜炎.中华围产医学杂志,2017,20(3):196-198.
9. 江志鹏.实用腹股沟疝外科学.西安:世界图书出版公司,2020.
10. 祝菁.杨祖菁.王磊,等.胎粪性腹膜炎的产前诊断特点和预后.中华围产医学杂志,2016,19(6):432-435.
11. 蔡纯,陈兢思,张刚,等.胎儿胎粪性腹膜炎的再认识.中华小儿外科杂志,2022,43(2):137-140.
12. Wong C, Wong K. Meconium peritonitis: A 22-year review in a tertiary referral center. J Pediatr Surg, 2022, 57(8): 1504-1508.
13. Bence CM, Densmore JC. Neonatal and Infant Appendicitis. Clin Perinatol, 2020, 47(1): 183-196.
14. Kayastha K. Neonatal perforated appendicitis. J Neonatal Surg, 2012, 1(1): 10.
15. Chandrakala R, Vijayashankara CN. Neonatal inguinal hernia. Indian Pediatr, 2005, 42(10): 1048.
16. 杨新焕,朱铭,董素贞,等.MRI在胎儿腹壁缺损的产前诊断价值:脐膨出与腹裂.中国医学计算机成像杂志,2023,29(3):305-311.
17. 蔡纯,俞钢.新生儿腹裂的诊治进展.国际儿科学杂志,2020,47(8):544-547.
18. Merritt RJ. Gastroschisis: Progress and Challenges. J Pediatr, 2022, 243: 8-11.
19. 钭金法.新生儿巨型脐膨出的治疗策略.临床小儿外科杂志,2020,19(4):292-296.
20. Rintala RJ. Congenital anorectal malformations: anything new. J Pediatr Gastroenterol Nutr, 2009, 48(2): 79-82.
21. 白玉作.肛门直肠畸形治疗中值得关注的若干问题.中华小儿外科杂志,2023,44(8):673-675.
22. 冯杰雄.新生儿坏死性小肠结肠炎手术时机选择.中华小儿外科杂志,2015,36(2):81-82.
23. 胡博,戴春娟,赵旭稳,等.新生儿坏死性小肠结肠炎手术探查指征评价体系的临床研究.中华小儿外科杂志,2015,36(2):89-94.
24. Kim W, Seo JM. Necrotizing Enterocolitis. N Engl J Med, 2020, 383(25): 2461.
25. 高亚.先天性巨结肠症的诊断与治疗挑战与机遇.中华小儿外科杂志,2018,39(6):401-403.
26. Nakamura H, Puri P. Concurrent Hirschsprung's disease and anorectal malformation: a systematic review. Pediatr

Surg Int, 2020, 36（1）: 21-24.

27. 付康, 李丹丹, 冯杰雄. 2017年北美及欧洲儿科胃肠肝脏病和营养学会婴儿胆汁淤积性黄疸评估指南的胆道闭锁评估解读. 中华小儿外科杂志, 2017, 38（7）: 495-499.

28. 杜敏, 郑珊. 胆道闭锁手术治疗进展. 中华小儿外科杂志, 2020, 41（3）: 276-280.

29. 杨屹, 殷晓鸣. 胎儿及新生儿肾积水的评估及处理. 中华实用儿科临床杂志, 2017, 32（11）: 811-815.

30. Kohno M, Ogawa T, Kojima Y, et al. Pediatric congenital hydronephrosis（ureteropelvic junction obstruction）: Medical management guide. Int J Urol, 2020, 27（5）: 369-376.

31. Kylat RI, Ahmed MN. Neonatal testicular torsion. Afr J Paediatr Surg, 2022, 19（1）: 1-4.

32. 胡东来, 舒强. 新生儿睾丸扭转的临床分析. 中华泌尿外科杂志, 2017, 38（2）: 118-121.

第二十一章

其 他 疾 病

第一节　新生儿寒冷损伤综合征

新生儿寒冷损伤综合征（cold injury syndrome）是由低体温（腋温低于36.5℃）引起的多器官功能损伤，严重者可出现皮下脂肪的炎性改变进而变硬，又称为新生儿硬肿症（scleredema）。多发生在寒冷季节或继发于严重感染、颅内出血、出生窒息、缺氧、早产及低出生体重。严重低体温、硬肿症患儿可继发肺出血及多脏器功能衰竭而致死，是新生儿危重症之一。

一、病因和病理生理

（一）新生儿体温调节与皮下脂肪组成特点

1. 新生儿体温调节功能低下　新生儿尤其胎龄<33周的早产儿体表面积大，皮下脂肪少，不显性失水多，易散热。而其能量（糖原、棕色脂肪）贮备少，产热不足，生后早期主要以棕色脂肪组织的化学性产热为主，产热代谢的内分泌调节功能低下。

2. 皮下脂肪组成特点　新生儿饱和脂肪酸，如硬脂酸和棕榈酸含量多于不饱和脂肪酸如油酸，前者熔点高，当体温降低时皮下脂肪会变硬。

（二）寒冷损伤

宫内温度为37.9℃，出生后由于羊水蒸发、寒冷及干燥环境，体温迅速降低，如不保温，足月儿体核温度降低0.1℃/min，低体温影响各系统功能，可导致患儿出现循环障碍、组织缺氧和酸中毒、出血倾向和DIC等，与病死率有关。低体温危险因素为早产、低体重、IUGR、出生窒息、中枢神经系统抑制、先天异常（腹裂或淋巴水肿）。

（三）感染

严重感染性疾病如败血症、化脓性脑膜炎、肺炎、感染性腹泻等可伴发硬肿症。感染时机体消耗增加，摄入不足，产热减少。感染中毒、体温改变（发热或低温）所致能量代谢紊乱；休克、缺氧、

酸中毒等可能加重上述状态。因此硬肿常是严重感染的标志，与病死率相关。

（四）其他

许多非感染性病理因素如窒息、出血、先天性心脏病、手术或某些畸形等均可引起硬肿。其发生机制除上述病理生理环节外，近来的报道还涉及神经、内分泌系统调节紊乱、水盐代谢失调等其他因素的参与。

二、诊断步骤

（一）病史采集

了解有无引起新生儿低体温的危险因素，如环境温度过低、早产、低出生体重、小于胎龄儿、出生窒息、失血、感染、休克、先天性发育畸形、院外分娩（家中或就医途中）等。了解出生后的喂养史和复苏史，有无母婴皮肤接触、戴帽子等保暖措施。

（二）临床表现和体格检查

1. 低体温　早产儿和低出生体重儿居多，表现为全身或肢端凉，体温常在35℃以下，严重者可在30℃以下。低体温硬肿症患儿中产热良好（腋温≥肛温，腋温－肛温差为正值，在0~0.9℃）者占绝大多数，硬肿面积偏小，复温效果佳，预后良好；产热衰竭（腋温＜肛温，腋温－肛温差为负值）者占少数，多病程长，硬肿面积大，易伴有多脏器功能衰竭，复温效果差，预后不良，病死率高。

2. 硬肿　包括皮脂硬化和水肿两种病变。皮脂硬化处皮肤变硬，皮肤紧贴皮下组织，不易捏起，严重时肢体僵硬，不能活动，触之如硬橡皮样，皮肤呈紫红色或蜡黄。皮脂硬化与水肿各占比例不同，以硬化为主者多为出生一周后或感染、病情危重者；以水肿为主者多为生后1~2日或早产儿。硬肿为对称性，累及的多发部位顺序依次为下肢、臀、面颊、上肢、背、腹、胸部等。严重者体温降低、心率及呼吸减慢，运动减少。

按皮肤硬肿占全身面积的百分数，临床分为

轻、中、重三度（表 21-1）。总分为 0 分者属轻度，1~3 分为中度，4 分以上为重度。硬肿面积越大，各器官功能损害越大，病情越重，病死率越高。

表 21-1　新生儿冷伤分度及评分标准

评分	体温		硬肿范围（%）	器官功能改变
	肛温（℃）	腋－肛温差（℃）		
0	≥35	—	<20	无明显改变
1	<35	0 或正值	20~50	明显改变
4	<30	负值	>50	功能衰竭

3. 器官功能损害　早期患儿常有拒乳、不哭等反应低下表现。随着体温降低，硬肿出现或加重，可伴有循环障碍（休克、心功能低下或心肌损害）、DIC、肺出血、急性肾衰竭，以及酸碱、电解质平衡和内分泌调节紊乱等多系统功能损害表现。

（1）循环障碍：重度低体温患儿，特别是体温 <30℃或硬肿加重时，常伴有明显的微循环障碍如面色苍白、发绀、四肢凉、皮肤花纹，毛细血管再充盈时间延长。早期心率一过性增快（>160 次/min），随病情加重或体温降低逐渐减慢，严重时可低于 100 次/min，且心音低钝，节律不齐。早期血压常无改变，复温过程中部分病例有一过性下降趋势，尤其是舒张压和平均动脉压改变明显。如体温恢复，心率仍慢（<100 次/min）可考虑存在心源性休克或心力衰竭，此时常有明显心肌损害。

（2）急性肾衰竭（ARF）：严重硬肿症可有尿少甚至无尿等急性肾功能损害表现。如诊断治疗不及时可迅速引起呼吸困难、发绀、肺部啰音、肺出血（出血性肺水肿）等急性左心衰竭表现，并在短时间内死亡。中、重度硬肿症患儿多数合并有氮质血症，严重者可发生 ARF。因此，早期发现治疗 ARF 是防治本病并发肺出血的主要措施之一。

（3）肺出血：是本病最危重临床征象和主要死因，多发生在重度低体温（<30℃）硬肿症患儿的极期。主要表现：①呼吸困难及发绀突然加重，给氧后症状不缓解；②肺内湿啰音迅速增加；③血气显示 PaO_2 迅速下降，$PaCO_2$ 增加；④气管插管内吸出血性液体或泡沫性鲜血自鼻、口涌出。

4. 其他表现　本病可引起全身多系统损害，出现功能低下、代谢紊乱和脏器功能衰竭表现。DIC 可致出血倾向和血凝时间、血小板计数、纤维蛋白原定量、凝血酶原时间、纤维蛋白降解产物等发生改变。约 2/3 病例合并酸碱平衡紊乱，其中主要为代谢性酸中毒。入院时动脉血气 pH<7.0 以下者病死率高。高钾血症、高磷血症、低钙血症和低血糖症的发生率也较高。

（三）辅助检查

1. 实验室检查　根据需要检测动脉血气、血糖、血常规、电解质、肝肾功能、心肌酶谱、感染指标等。其中，心肌酶谱主要表现为各种酶活性增强。

2. 心电图检查　主要表现：窦性心动过缓、低电压、Q-T 间期延长、ST-T 波改变和 I 度房室传导阻滞等。

3. 影像学检查　胸部 X 线片可表现出肺出血征象；心脏超声用于评估心功能，以及是否合并先天性心脏畸形。

（四）诊断要点

有寒冷季节、环境温度过低或保温不当或有严重感染、窒息、产伤等所致的摄入不足或能量供给低下等病史。临床表现为早期吮乳差，哭声低，反应低下，病情加重后，体温（肛温或腋温）<35℃，严重者 <30℃，周身对称性硬肿，有多器官功能损害的表现，如早期心率减慢，微循环障碍，严重时有休克、心力衰竭、DIC、肺出血、肾衰竭等。需进行临床分度。

三、预防

预防新生儿低体温是降低新生儿硬肿症的关键。我国 2021 年新生儿复苏指南建议产房温度应设置为 24~26℃，预防母亲分娩前低体温，用塑料袋、帽子及加温至 37℃的湿化气体进行复苏；足月儿生后立即、早产儿稳定后开始母婴皮肤接触有利于新生儿体温控制、生理稳定、脑发育及增加母乳喂养率；延迟洗澡及称重；保证转运时的环境温度；所有低体温新生儿均应除外各种病原体感染。

四、治疗方案

（一）复温

1. 复温时的监护

（1）生命体征：包括血压、心率、呼吸等。

（2）判定体温调节状态：检测肛温、腋温、腹壁皮肤温度及环境温度（室温或暖箱温度），以肛温为体温平衡指标，腋－肛温差为棕色脂肪代偿产热指标。

（3）摄入或输入热量、液量及尿量。

2. 复温方法

（1）轻、中度（直肠温 >30℃）：用暖箱复温，将患儿置于预热至 30℃ 的暖箱内，通过暖箱的自控调温装置或人工调节箱温于 30~34℃，使患儿 6~12 小时内恢复正常体温。乡村、基层医疗单位可用热水袋、热炕、电热毯包裹或母怀取暖等方法，如无效立即转上级医院。

（2）重度（直肠温度 <30℃）：先以高于患儿体温 1~2℃ 的暖箱（温度不超过 34℃）开始复温，每小时提高箱温 1℃，于 12~24 小时内恢复正常体温，必要时辅以恒温水浴疗法。或用远红外线抢救台（开放式暖箱）快速复温，床面温度从 30℃ 开始，每 15~30 分钟升高体温 1℃，随体温升高逐渐提高远红外线箱的温度（最高 33℃），恢复正常体温后置于预热至适中环境温度的暖箱中（表 21-2）。

表 21-2　不同体重早产儿暖箱温度湿度参考数（裸体）

出生体重（g）	暖箱温度（℃）		相对湿度（%）
	初生者	日久者	
<1 000	36	34	
1 000~1 500	36	32	55~56
1 501~2 000	34	32	
>2 000	32	30	

（二）热量和液体供给

开始热量每天 200kJ［50kcal/（kg·d）］，迅速增至 420~500kJ/（kg·d）［100~120kcal/（kg·d）］，早产儿或产热衰竭患儿适当增加热量。给予经口、部分或完全静脉营养，尽早胃肠喂养。重症伴有尿少，无尿或明显心肾功能损害者，应严格限制输液速度和液量。

（三）纠正器官功能紊乱

1. 循环障碍　有微循环障碍或休克者及时扩容、纠正酸中毒。

（1）扩容：先用 2∶1 等张含钠液 15~20ml/kg（明显酸中毒者用 1.4% 碳酸氢钠等量代替），1 小时内静脉滴注，继用 1/3 或 1/4 张液，低于生理需要量每天 70~90ml/kg。

（2）纠正酸中毒：5% 碳酸氢钠每次 3~5ml/kg。先给 1/2 量，以 2.5 倍注射用水稀释成等渗液，快速静脉滴注（5% 碳酸氢钠 1.7ml=1mmol），余量

4~6 小时内给予。

（3）血管活性药：心率降低者首选多巴胺 5~10μg/（kg·min），静脉滴注。

2. 防治 DIC　硬肿症患儿易发生 DIC，在早期高凝状态即可使用肝素，每次 20~30U/kg，每 8 小时用 1 次，皮下注射，病情好转后逐渐延长时间到停用。两次肝素后应酌情给予新鲜血浆输注。

3. 急性肾衰竭　尿少或无尿者用呋塞米，每次 1~2mg/kg，并严格限制液量，无效加用多巴胺。高钾血症者限制钾的摄入，严重时给予胰岛素加葡萄糖静脉输注（每 2~4g 葡萄糖 +1U 胰岛素），或静脉注射适量葡萄糖酸钙以抵消钾对心脏的毒性作用。

4. 肺出血　一经确立早期给予气管内插管，进行正压呼吸治疗（CPAP 或 IPPV），积极治疗引起肺出血的病因如 DIC、肺水肿、急性心、肾衰竭等。

（四）其他

1. 控制感染　合并感染患儿可根据病原学检查结果选择相应抗生素，慎用对新生儿肾有毒副作用的药物。

2. 应用维生素 E　每次 5mg，每天 3 次口服。

（徐发林）

第二节　新生儿撤药综合征

孕期妇女因疾病需要或某种嗜好而长期或大量服用镇静、麻醉、镇痛药或致幻剂，以致对该药品产生依赖时，药品可通过胎盘，使胎儿也产生对该药品一定程度的依赖。新生儿出生后，由于其血中药物浓度逐渐下降，从而出现一系列神经、呼吸和消化系统的症状和体征，称为新生儿撤药综合征（neonatal drug withdrawal syndrome）或新生儿戒断综合征（neonatal abstinence syndrome, NAS）。近年来，另一种新生儿戒断综合征也逐渐引起人们的关注，这种 NAS 又称医源性戒断综合征，主要是由于孕妇生产过程中或 NICU 中所用的镇静或是阿片类药物所致。

一、孕妇可能应用的成瘾药物及其对胎儿和新生儿的影响

成瘾剂均系作用于中枢神经系统方面的药物，具有水溶性和脂溶性的双重特性，容易通过胎盘，并易通过胎儿的血脑屏障进入胎儿脑组织，胎儿娩出后，药物通过胎盘进入胎儿体内的途径被

阻断,导致新生儿撤药综合征的发生。孕期用药愈早,用药时间愈长,剂量愈大,或使用多种成瘾剂,对胎儿的有害影响也愈大,可导致新生儿胎粪吸入、宫内窘迫、窒息、猝死综合征。

孕妇可能应用的成瘾药物有以下几类:①阿片类:如吗啡、美沙酮、哌替啶、海洛因、芬太尼等;②中枢神经系统抑制剂:如巴比妥类、苯二氮䓬类、抗焦虑抑郁剂、大麻碱类、乙醇;③迷幻剂:如吲哚烷胺类、苯乙胺类、苯异丙胺类、吸入剂类;④中枢神经系统兴奋剂:苯丙胺类、苯丙胺同源剂、其他兴奋剂。其中使用阿片类麻醉药的孕妇,其新生儿 NAS 的发生率极高。

二、临床表现

(一)发病时间和类型

NAS 的发病时间和持续期限,与母亲所用药物的种类、剂量、用药时间的长短、末次用药距分娩的时间、胎龄和出生体重、分娩时是否使用了麻醉药及其剂量,以及新生儿是否合并原发疾病等有关,通常在生后 24~48 小时发病。母亲用药剂量愈大(血药浓度下降愈快)、药物的半衰期愈短、胎儿愈成熟(对药物的代谢排泄能力增强)、胎儿脂肪量愈少(对药物的结合和积蓄能力低)、母亲末次用药时间距分娩时间愈长,患儿发病愈早。但母亲最后一次用药距分娩时间超过 1 周时,患儿的发病率相对较低(表 21-3)。

表 21-3 常见成瘾药物出现新生儿症状的起因时间、发生率和持续时间

药物		起病时间(小时)	发生率(%)	持续时间
阿片类	海洛因	24~48	40~80	8~10 天
	美沙酮	48~72	13~94	多达 30 天以上
	丁丙诺啡	36~60	22~67	多达 28 天以上
	阿片类处方药	36~72	5~20	10~30 天
非阿片类	SSRIs	24~48	20~30	2~6 天
	TCAs	24~48	20~50	2~6 天
	甲基苯丙胺	24	2~49	7~10 天
	吸入剂	24~48	48	2~7 天

SSRIs:选择性 5-羟色胺再摄取抑制剂;TCAs:三环类抗抑郁药。

本病发作可以开始时为轻型、暂时、间断的,以后逐步加重;也可以是严重的急性发病,以后逐步减轻;还可以呈双相,在病情改善后又复发,变成亚急性。麻醉药、乙醇、巴比妥类、氯氮、地西泮、苯乙哌啶酮、甲丙氨酯、可卡因等引起的亚急性表现,可持续数周至数月,可卡因甚至可影响到学龄期的神经精神行为和智力的正常发育。

(二)症状和体征

1. 中枢神经系统兴奋症状 震颤、易激惹、警醒度增强、听觉过敏、睡眠困难、高音调哭声、惊厥、啃手指;肌张力增强、深腱反射亢进、角弓反张、拥抱反射增强;由于活动过度,可致膝、肘、足跟部皮肤磨损。

2. 消化系统表现 胃肠功能失常,吃奶差或食欲亢进,不协调、反复不间断的吸吮和吞咽动作,呕吐,腹泻,失水,体重不增。

3. 呼吸系统表现 呼吸加快但无其他呼吸困难表现,呼吸暂停。

4. 循环系统表现 心动过速或过缓,血压升高。

5. 自主神经方面体征 多汗、鼻扇、鼻塞、频繁打呵欠和喷嚏、流涎、皮肤发花或肤色潮红、发热、体温不稳定。

(三)病情分度

1. 轻度 稍有异常。
2. 中度 刺激时有症状。
3. 重度 安静时也有症状。

三、诊断步骤

(一)母亲病史

对怀疑患本病婴儿的母亲,应详细询问孕期是否用过相关药物、何时开始使用、药物的品种及剂量、末次用药距离分娩的时间以及是否母乳喂养。需注意遵守医学伦理学的有关规定,保护其隐私。

(二)症状体征和评分表

采用的不同评分方法,可帮助明确诊断,量化病情,指导治疗,调整药物剂量。美国儿科学会(AAP)推荐采用 Lipsite 11 项评分法,也可采用经过修正后的 Finnegan 新生儿撤药综合征评分法(表 21-4)。目前有关本病的各种评分表主要用于足月儿和近足月儿,早产儿 NAS 的发病率及严重程度小于足月儿,可能与其中枢神经系统发育成熟度差、在宫内遭受药物影响的时间短和出生后对体内残留药物的代谢及排泄较慢有关,而且即使早产儿 Finnegan 评分达到药物干预指征,也极少需要被给予药物治疗。所以对于早产儿 NAS 我们亟需一种更为合理的评估标准。

表 21-4 修正的 Finnegan 新生儿撤药综合征评分表

症状体征	1 分	2 分	3 分	>3 分
哭闹		高调	持续	
喂奶后睡眠时间	3 小时	2 小时	1 小时	
拥抱反射		活跃	亢进	
刺激时震颤		轻度	明显	
安静时出现震颤			轻度	明显（4）
肌张力增加			轻度	明显（6）
惊厥				有（8）
狂吮拳指	有			
吃奶不好	有			
呃逆	有			
喷射性呕吐	有			
大便		稀	水样便	
体温		>37.8℃		
呼吸频率	>60 次 /min	伴三凹征		
皮肤擦伤	鼻、膝、脚趾			
频繁打哈欠	有			
喷嚏	有			
鼻塞	有			
出汗	有			
总分				

注：一般于出生后 2 小时左右喂养后开始评估，以后根据情况每 3~4 小时清醒时续评 1 次，如评分连续 3 次≥8 分或连续 3 次的平均分≥8 分需要用药治疗；一旦评分≥8 分，应把评分间隔从 4 小时降至 2 小时；如连续 2 次≥12 分或连续 2 次的平均分≥12 分则需立即用药，该评分也可用于调整药物的剂量。

（三）实验室检查

1. 代谢检查 高效液相色谱仪或高效气相色谱仪检测母亲或婴儿血、尿中药物或其代谢物。尿液检测是测试新生儿接触药物的一种快速、非侵入性的方法，但只能检测分娩前几天内所用的毒品，假阴性率高；取胎粪筛查较为可靠，应用放射免疫法进行胎粪分析可筛查出甚至是胎龄 20 周时的代谢物，但比较昂贵且费时。必要时可采血筛查。阳性有助诊断，阴性不能否定诊断。

2. EEG 检查 患儿 30% 以上有异常，但可无临床表现。

（四）鉴别诊断

当出现可疑症状时，须进行有关检查，以排除 HIE、颅内出血、低血糖、低血钙、低血镁、甲亢、脑炎、脑膜炎、败血症、肺部疾患等。

四、预防

本病是完全可以预防的疾病。医务人员有责任做好卫生宣教，医院对嗜用成瘾药物的孕妇应给予适当治疗；政府和有关部门应加强对全民尤其是婚龄和孕龄妇女关于毒品危害的宣教，强化打击毒品走私和禁毒工作；家庭和学校应加强对青少年对毒品的自我保护意识；杜绝成瘾药物对人民、对妇女和对下一代的危害。

五、治疗方案

（一）治疗原则

治疗目标是让患儿无激惹但不昏睡，无呕吐或腹泻，吃奶好，喂奶间隙能安静入睡。

1. 根据起病早晚、病情轻重及进展制订治疗方案。一般在症状出现前不予治疗。病情轻度、中度都不需药物治疗，重度用药物治疗。

2. 治疗开始前需了解药物的毒副作用、新生儿是否能接受等。药物选择需要针对撤药类型，一般选用与母亲成瘾药同源性的药物。

3. 严密观察并记录症状改善情况，包括患儿的喂养、睡眠、体温变化、体重增减以及各种症状体征的变化，以便正确评定疗效。

4. 症状控制后调整剂量，逐渐减量及停药，但需继续观察，防止复发。

（二）一般治疗和护理

40% 的患儿不需要药物治疗，可通过下列方式进行对症处理。

1. 减少外界刺激 提供略微昏暗的安静环境，用襁褓裹紧患儿，轻柔、集中的护理操作，减少声光及触觉刺激，在需要时及时给予抚慰，提倡母婴同室。

2. 供给足够热量 应少量多次喂以配方奶，按照各日龄的正常需要量适当增加热量，以满足其生长需要，也可使用高热卡配方奶。对于没有禁忌证（如乙型肝炎、艾滋病等性传播疾病）的母亲，鼓励母乳喂养。但对以下情况应禁止母乳喂养：没有经过产前治疗的、继续滥用成瘾药物的以及拒绝戒断治疗的。

3. 输液 在急性期或患儿有持续呕吐、腹泻或脱水表现时，应予输液以维持水、电解质和酸碱平衡。按病情需要给予全静脉营养或部分静脉营养。

（三）药物治疗

药物治疗的目的是应用适量的镇静剂缓解神经系统及消化系统症状。对有宫内药物影响史但无症状或病情轻至中度的患儿，无须用药。对一般处理无效的患儿应在前述各种评分法的指导下采用药物疗法，用药越早，预后越好。一旦达到预期效果，72 小时之后就慢慢地逐渐减少剂量直到停药，撤药之前观察 2~3 天。

1. 吗啡（morphine） 为治疗 NAS 的首选药物。吗啡为天然合成的 μ 受体激动剂，可以降低癫痫发作的发生率、改善喂养、消除腹泻、降低兴奋性，并能控制严重症状。吗啡溶液稳定，给药方便，治疗相对更安全，吗啡剂量可以根据 Finnegan 评分的上升来迅速加量，但是停药需逐渐减停。吗啡在新生儿血浆中的半衰期为 9 小时，剂量为首次 0.05~0.2mg/kg，口服或静脉注射，每 3~4 小时用药一次，每次增加 0.05mg/kg，最大剂量为 1.3mg/（kg·d）。副作用有嗜睡、便秘、呼吸抑制、低血压等。

2. 美沙酮（methadone） 为近年来用于治疗阿片类撤药综合征的药物，是一种人工合成的 μ- 受体激动剂和 N- 甲基 -D- 天冬氨酸受体拮抗剂，口服制剂含 8% 乙醇。美沙酮在新生儿血浆中的半衰期为 26 小时，剂量为首次 0.1mg/kg，每 6 小时一次，口服或静脉注射；之后减至 0.07mg/kg，每 12 小时一次；0.05mg/kg，每 12 小时一次；后续每次递减 0.01mg/kg，给药频次不变，直至减至 0.01mg/kg，每 24 小时一次。减量依据 Finnegan 评分，若在过去的 24 小时内 <8 分，则进行下一次减量；为 8~12 分之间，则不减量；≥12 分，则回到上一次用药剂量。如果剂量为 0.1mg/kg，每 6 小时 1 次时评分≥12 分，则增加剂量至 0.1mg/kg，每 4 小时一次，后续减量时单次用药剂量不变，逐渐减少用药频次，直至减至 0.1mg/kg，每 12 小时一次。如果连续 2 天不能减量，可加用苯巴比妥，减量至 0.01mg/kg，每 24 小时一次后，需连续观察 72 小时方可停药。

3. 可乐定（clonidine） 为非麻醉药，是 α- 肾上腺素能受体激动剂，常作为吗啡治疗戒断综合征的辅助药物，可减少吗啡的使用剂量，缩短疗程及住院时间。口服首次剂量为 0.5~1.0μg/kg，维持量为 3~5μg/（kg·d），分 4~6 次服用。通常可有效地控制症状，其治疗血药浓度为 0.1~0.3ng/ml。缺点是对睡眠障碍控制较差和偶见轻微的代谢性酸中毒。疗程平均 13 天，较苯巴比妥的疗程短 1 倍，对乙醇撤药综合征的疗效优于氯氮类。

4. 苯巴比妥（phenobarbital） 常用作吗啡或美沙酮治疗 NAS 过程中的辅助药物，较少单独使用。苯巴比妥为 γ- 氨基丁酸受体激动剂，对麻醉药类撤药综合征的效果不及以上药物，尤其是不能减轻胃肠症状；用于镇静、催眠、安定剂撤药综合征的效果良好。负荷量 15~20mg/kg，如果连续 3 次评分 >8 或连续 2 次评分 >12 分，根据需要每 8~12 小时可以追加 10mg/kg，直到累计总数达到最大负荷量 40mg/kg。维持量取决于总的负荷量（表 21-5），每 24 小时给药一次。

表 21-5 苯巴比妥负荷量与维持量

累积负荷量	苯巴比妥维持
20mg/kg	5mg/（kg·d）
30mg/kg	6.5mg/（kg·d）
40mg/kg	8mg/（kg·d）

上述药物如治疗有效,症状消退的顺序与出现的顺序正好相反,先是自主神经和呼吸系统症状,然后是消化系统症状,持续最久的是中枢神经系统症状。当患儿戒断症状消失,喂养及睡眠良好,体重增长,以最小剂量药物能维持稳定的戒断评分时,即可出院。出院时要向家长交代有关注意事项,并安排好随访事宜。

六、预后及随访

（一）预后

随着本病被早期的识别和干预,病死率已由 10% 下降到 5% 以下。中到重度病例可发生婴儿猝死综合征（sudden infant death syndrome,SIDS）,主要死因为突发的呼吸中枢抑制,多发生在出生后 2~4 个月,发生率较正常儿高 5~10 倍。远期可致神经行为发育及认知功能落后。

（二）随访内容

1. 神经发育评估　确定有无运动缺陷及认知迟缓,或相对的小头畸形。

2. 心理行为评估　确定学龄前儿童有无多动、冲动、注意力不集中,以及学龄儿童的辍学、学业差和其他行为问题。

3. 眼科评估　识别眼球震颤、斜视、屈光不正等视觉缺陷。

4. 生长和营养评估　确定有无生长发育迟滞和身材矮小。

5. 家庭支持评估　以排除母亲继续物质滥用和虐待儿童。

（徐发林）

第三节　剥脱性皮炎

新生儿剥脱性皮炎（dermatitis exfoliativa neonatorum）又名新生儿葡萄球菌性中毒性表皮坏死松解症（staphylococal toxic epidermal necrolysis）、新生儿葡萄球菌性烫伤样皮肤综合征（staphylococcal scalded skin syndrome,SSSS）或 Ritter 病。主要特征为全身泛发性暗红色红斑,其上表皮起皱,表现为松弛性大疱及大片表皮剥脱,黏膜常受累,并伴有发热等全身症状。为急性的严重皮肤病,婴幼儿以接触感染为主,病死率高,在新生儿病房可引起医院内感染暴发流行,应引起重视。早产儿,尤其是极低和超低出生体重儿因暂时性免疫功能低下,极易发生感染,且可为宫内感染,

出生后 24 小时内起病,病情危重,如未及时诊治,可引起败血症、肾衰竭、脓肿坏疽或感染性休克等并发症,病死率高。

一、病因和病理学

（一）病因

主要由凝固酶阳性的金黄色葡萄球菌噬菌体Ⅱ组（3A、3B、3C、55、71 型）感染所致,以 71 型和 55 型多见。该细菌可产生表皮松解素（又称 δ 毒素或剥脱毒素）,使表皮细胞间桥粒溶解而出现尼科利斯基征阳性。该毒素为蛋白酶,毒素 A 由染色体基因编码,毒素 B 由质粒基因控制。感染严重程度、细菌毒素及机体的免疫功能与疾病发生有关。

（二）病理学

受损皮肤角化不全,角质层可呈网状,棘细胞层水肿,棘细胞发生空泡及核凝缩,角质和棘层之间有空隙,真皮炎症反应轻微,可有水肿及充血现象,血管周围有炎性浸润,表皮颗粒层细胞离解,其中可见水疱形成,无表皮坏死。

二、诊断步骤

（一）病史采集

重点了解有无宫内或生后细菌感染的高危因素。了解新生儿的现病史,包括发热、精神反应差、皮肤红斑及触痛等情况。

（二）临床表现和体格检查

多发生在出生后 1~5 周,起病突然。发病前患儿常有前驱症状,包括乏力、发热、易激惹、皮肤的明显触痛等。皮疹最先见于面部,尤其是口周和颈部,后迅速蔓延到腋、腹股沟、躯干和四肢近端,甚至泛发到全身。表现为局限性充血潮红,随后向周围扩展,2~3 日内迅速蔓延,可全身广泛分布,在弥漫性红斑上出现松弛大疱,其上表皮起皱,尼科利斯基征阳性。表皮易剥脱而露出鲜红色水肿糜烂面,呈烫伤样,黏膜不受累,1~2 日后可见痂皮脱屑,口周呈特征性的放射状皲裂,手足皮肤可呈手套或袜套样脱皮,以后不再剥脱,而出现糠秕状脱屑。有时在暗红色斑上出现松弛大疱、瘀点、瘀斑。皮肤触痛明显,黏膜可受累,表现为结膜炎、鼻炎和口腔炎。并伴有发热、厌食、呕吐和腹泻等全身症状。合并症有蜂窝织炎、肺炎和败血症等。一般经过 7~14 天痊愈。

（三）辅助检查

1. 血常规及血清学检测　白细胞计数可增高

或正常。同时检查血尿素氮、血肌酐、电解质、心肌酶谱等。

2. 细菌学培养　从创面分泌物、鼻咽部、结膜、脐、直肠、血液等标本中培养到产表皮松解素的金黄色葡萄球菌。

（四）诊断要点

根据生后 1~5 周发病，皮损表现为暗色红斑、其上表皮起皱，并伴大片表皮剥脱等即可确诊。皮损中不能检测到细菌，应从黏膜取材进行培养。

（五）鉴别诊断

1. 新生儿脓疱疮　在面、躯干和四肢突然发生大疱，由豌豆大到核桃大，为大小不等、薄壁的水脓疱，四周红晕不显著。

2. 脱屑性红皮病　多见于生后 1~3 个月的婴儿，全身弥漫性潮红，伴有细小灰白色糠状鳞屑。头皮、眉部和鼻翼凹等处有油腻性灰黄色鳞屑。

3. 中毒性表皮松解症　多由药物过敏或上呼吸道感染诱发，皮损始于躯干，表现为红斑上迅速出现水疱，水疱位置较深，无触痛，可见烫伤样表皮剥脱。

4. 色素失禁症　本病为 X 连锁显性遗传病，在出生时即有皮肤改变，可见红斑、丘疹和水疱，有疣状皮损，水疱消退后有色素沉着。

三、治疗方案

（一）一般治疗

注意口腔和眼部护理。加强皮肤护理，保持创面清洁干燥，严格对衣物、床单等物品进行消毒，床旁隔离护理。注意水、电解质平衡，加强营养支持治疗。

（二）抗感染治疗

及时应用抗生素。此类葡萄球菌往往为耐药菌株，宜用耐青霉素酶的药物如氯唑西林等，可根据药物敏感试验调整抗生素。

（三）局部用药

可外用莫匹罗星软膏、0.5%~1% 的新霉素乳剂等无刺激性的杀菌剂。大疱的膜最好移除，然后用 1∶5 000~1∶10 000 高锰酸钾溶液或 1∶2 000 黄连素液湿敷等。局部用碱性成纤维细胞生长因子促进皮肤生长。

（四）糖皮质激素

部分重症患儿可使用。

（五）静脉注射用丙种球蛋白（IVIG）

IVIG 能结合抗原中和毒素，封闭 Fc 抗体，抑制炎症反应。重症患儿可考虑使用 1~2g/（kg·d）静脉滴注。

四、预后

由于该病的皮损发生在皮肤的表皮层，未伤及真皮层，大部分患儿经过 1~2 周的适当治疗后皮损部位逐渐出现结痂、脱屑，无瘢痕及色素残留。

（徐发林）

第四节　新生儿大疱性表皮松解症

大疱性表皮松解症（epidermolysis bullosa，EB）是一组少见的多基因遗传性水疱样皮肤疾病，以皮肤脆性增加，轻微摩擦或外伤可导致皮肤或黏膜水疱、糜烂、愈后瘢痕、粟丘疹和指/趾甲损害为共同特征，临床表现变异性大，内脏器官可受累。伤口修复后可遗留皮肤损害和结痂。依据临床表现、遗传类型、是否存在瘢痕，尤其是水疱产生的皮肤层面分为 4 型：单纯型 EB9（EBS）、营养不良型 EB（DEB）、交界型 EB（JEB）及混合型（Kindler 综合征）。本病发病率较低，出生后即发病更为少见。在美国，活产儿 EB 发生率约为 8.22/100 万，我国尚无明确的文献统计。

一、病因及病理学

（一）病因

真皮-表皮交界区内编码蛋白的不同基因发生突变是 EB 发病的遗传学基础，单纯型多为常染色体显性遗传；营养不良型可表现为常染色体显性或隐性遗传；交界型为常染色体隐性遗传。

（二）病理学

1. 单纯型　可见基底细胞空泡变性形成的水疱，过碘酸雪夫染色（Periodic Acid-Schiff，PAS）阳性，基底膜完整，弹力纤维正常。电镜检查示核周有水肿，线粒体变性，张力原纤维溶解，细胞器破坏，胞浆分解。

2. 营养不良型　水疱位于表皮下，其上表皮正常，PAS 阳性，基底膜分界不清。电镜检查示水疱位于致密板下带，锚状纤维数量减少乃至缺如。

3. 交界型　表皮下水疱，偶见基底层坏死的角朊细胞，真皮内炎症细胞很少或无。电镜检查示水疱位于表皮基底膜透明板，同时伴桥粒的数目明显减少。

二、诊断步骤

（一）病史采集

主要了解父母有无该病的家族史。

（二）临床表现与分型

1. 单纯型 EB　较常见，外显率高，根据临床疾病严重程度至少可进一步分 11 种不同亚型，其中 7 种为常染色体隐性遗传，最严重的亚型在出生时即有明显表现。3 种最常见的亚型均为常染色体隐性遗传，包括泛发性大疱性表皮松解症（即 Koebner 综合征）、局限性大疱性表皮松解症（即 Weber Cockayne 综合征）和疱疹样大疱性表皮松解症（即 Dowling Meara 综合征）。其中泛发性大疱性表皮松解症起病于新生儿和婴儿早期，皮损多见于手、足和四肢，也可见掌、跖过度角化和脱屑，不累及甲、牙齿和口腔黏膜。疱疹样大疱性表皮松解症出生时即可起病，是最严重的类型，水疱广泛分布于全身，可累及口腔黏膜，躯干和四肢近端可出现疱疹样水疱。因水疱裂隙位于表皮内，愈后不留瘢痕指 / 趾甲可脱落，但常可再生。少数患儿水疱严重，易于继发感染，但很少危及生命，一般至青春期症状可减轻。

2. 营养不良型 EB　该型在水疱形成愈合后常伴有瘢痕和粟粒疹。临床表现因遗传方式不同而有差异。

（1）显性营养不良型：往往有明确家族史，多在出生时发病，皮损为松弛大疱，尼科利斯基征阳性，愈后留有萎缩性瘢痕、白斑和棕色斑，常伴有粟粒疹。生长和智力发育正常。毛发、牙齿常不累及。少数患者黏膜受累。有时伴有鱼鳞病、毛囊周围角化症、多汗和厚甲。

（2）隐性营养不良型：临床症状更为严重，预后差。出生时即出现全身广泛分布的水疱，可有血疱，尼科利斯基征阳性，导致严重瘢痕形成和挛缩，由于毛囊皮脂腺和汗导管分裂导致粟粒疹形成，指端的融合和自行离断导致典型的"手套状并指畸形"。黏膜易受累。随侵犯部位不同，可有失音、吞咽困难、唇龈沟消失等表现。患儿生长发育不良、毛发稀少、甲和牙有畸形。早期患儿多死于严重的脓毒血症，皮肤瘢痕在 30 岁后常发生鳞状细胞癌。

（3）新生儿暂时性大疱性表皮松解症：是少见的亚型。特点为出生时或摩擦后出现水疱、大疱性皮疹，表皮下水疱起于真皮乳头层，出生数月后可自行恢复，无瘢痕形成。

（4）Bart 综合征：常染色体显性遗传，主要特征为先天性表皮缺损、机械性水疱、甲畸形，预后较好。

3. 交界型 EB　最常见的类型为 Herlitz 型、mitis 型和泛发性良性营养不良型。

（1）Herlitz 型：又称致死型，患儿常死于婴儿期，40% 在生后第 1 年内死亡，是最严重的大疱性表皮松解症，出生时即可发病，表现为泛发性水疱，伴严重的口腔肉芽组织形成，可累及多器官系统，包括上皮水疱，呼吸道、胃肠道和泌尿生殖道损害，常合并气道水疱、狭窄引起呼吸道梗阻。少见的临床表现包括幽门和十二指肠闭锁，患儿常死于败血症、多器官衰竭和营养不良。

（2）mitis 型：为轻型，又称非致死型，患儿出生时表现为中等程度的皮肤损害，部分可表现严重皮损，但可存活过婴儿期，并随年龄的增长而缓解。

（3）泛发性良性营养不良型：为非致死型的亚型，出生时即可有临床表现，累全身皮肤，主要在四肢出现大小不等的水疱，头面部和躯干也可受累，水疱萎缩性愈合是本型的特征，可出现严重营养不良，可有轻度口腔黏膜受累，水疱随年龄增长而缓解，但牙齿异常和皮肤萎缩性瘢痕可持续到成年，生长正常。

（三）辅助检查

1. 透射电镜检查　可对 EB 患者水疱或裂隙发生部位作正确的定位，有助于分类诊断，并为进一步的基因突变检查提供重要的形态学依据。

2. 免疫荧光定位标记　取新鲜水疱部位皮损制成冷冻切片，然后通过抗原抗体反应对皮损部位进行荧光标记，根据荧光标记的部位、荧光强弱及是否缺失对 EB 进行分型判断，较透射电镜方便、简洁、可操作性强，判读结果相对容易，易推广。

3. 免疫组化定位标记　原理与免疫荧光相似，但其敏感性及特异性较透射电镜及免疫荧光稍差。

4. 基因检测　通过上述透射电镜、免疫荧光或免疫组化标记初步判断患者可能受累基因，从而有针对性地进行基因定位诊断，明确致病基因，确定分类。

（四）诊断要点

本病主要特征为皮肤受压或摩擦后即可引起大疱。可通过对新的水疱活检、电子显微镜检查、免疫荧光标记及变异分析进行诊断及分型。

（五）鉴别诊断

需和新生儿脓疱疮鉴别，后者为周围红晕不

显著的薄壁脓疱,水疱易破裂,脓液培养可发现葡萄球菌或链球菌,炎症明显,易传染,预后好。

三、治疗方案

无特效治疗,仅能对症及支持治疗。

(一)个体化护理

应注意保护皮肤,防止摩擦和压迫,无菌操作,及时清洁伤口,避免继发感染,用非粘连性合成敷料或广谱抗生素软膏外用防治感染。此外,需要避免使用鼻胃管、止血带、黏附性集尿袋、身份识别牌、安慰奶嘴,避免外伤、摩擦、受热,保护创面,给予营养支持。局部用碱性成纤维细胞生长因子促进表皮生长。若病情累及其他系统,需多学科共同护理。

(二)手术治疗

对严重的皮肤糜烂、破溃,皮肤的挛缩性瘢痕导致关节挛缩、并指等畸形,EB部分亚型引起的食管挛缩、幽门闭锁,发生鳞状细胞癌的风险显著增加的病变等需要及时进行外科手术治疗。

(三)对症支持治疗

重症患儿应加强支持治疗。必要时使用镇静剂以减少哭闹,避免皮肤与床面摩擦。必要时可全身应用抗生素预防感染。

(四)其他治疗

细胞治疗如骨髓造血干细胞或脐带血造血干细胞移植、蛋白替换治疗、基因治疗尚在研究中。

(徐发林)

第五节 新生儿皮下坏疽

新生儿皮下坏疽(neonatal infectious gangrene of subcutaneous tissue)是新生儿期一种严重的皮下组织急性感染,以冬、春季及潮冷地区发病率较高。本病大多数由金黄色葡萄球菌引起,多发生在生后1周左右,发病后皮下组织广泛坏死,发展及蔓延非常迅速,短时间内病变范围可迅速扩大,易并发败血症,早期文献资料报告死亡率可达5%~8%。近年来发病率显著下降,与经济水平、居住条件及卫生状况的改善有很大关系。

一、病因及病理学

(一)病因

由于新生儿的皮肤发育尚不完善,屏障功能较差,皮肤柔软且娇嫩易受损,同时患儿经常仰卧受大小便浸渍、被服和哭吵乱动时摩擦等,引起局部皮肤损伤而致细菌侵入。病原菌大多为金黄色葡萄球菌,少数为表皮葡萄球菌、产气杆菌、大肠埃希菌、绿脓杆菌等,其来源于产房、新生儿室的用具及工作人员中带菌者。因此,严格的消毒隔离制度,加强新生儿护理,是很重要的预防措施。

(二)病理学

主要病理改变是皮下组织广泛性炎症和坏死。坏死区有细菌存在,但仅少数有多核白细胞浸润,表明中性粒细胞趋化作用不良,对炎症缺乏局限能力,而坏死组织周围的组织结构完整。皮肤病变较轻,其中心部分可有坏死,周围皮肤的真皮层只有充血而无其他改变。少数病例的局限能力较强,则形成脓肿。

二、诊断步骤

(一)病史采集

询问居住地的卫生状况及新生儿生后的照护情况,有无长时间卧床、护理时未注意手卫生及其他感染高危因素,了解新生儿皮损发病时间、皮损变化特点及有无触痛等,有无伴随全身症状,如发热、拒奶、发绀、精神反应差、腹胀、腹泻等。

(二)临床表现及体格检查

好发于身体受压部位,多见于臀部和背部,也可发生在枕部、颈部、骶部、会阴等部位。其特征为起病急,病变发展快,数小时内明显扩散。局部典型表现为皮肤片状红肿,温度增高,触之稍硬,毛细血管反应明显,周围无明显界限。病变迅速向四周扩散,中央部位的皮肤渐变为暗红、紫褐色,触之较软,有漂浮感,少数病例积脓稍多时有波动感。晚期病例皮肤呈紫黑色,甚至溃破有稀薄脓液流出。

患病后常首先表现哭吵、拒食、发热等症状。体温多数在38~39℃,高者可达40℃。亦有腹泻、呕吐者。合并败血症时表现嗜睡、体温不升、唇周青紫、腹胀、黄疸,晚期病例出现中毒性休克、弥散性血管内凝血、呼吸和肾功能衰竭而致死。

(三)辅助检查

1. 实验室检查 血常规、血生化、凝血功能、血培养等。如合并积脓,可抽取脓液进行培养或NGS检测。怀疑合并败血症或中枢神经系统感染时,需行脑脊液检查。

2. 影像学检查 局部皮肤可行超声检查判断感染累积范围,也可在超声引导下穿刺抽吸或引流脓液。合并休克、低血压等循环障碍者,需完善心脏超声检查评估心功能。

（四）诊断要点

当新生儿有发热、哭吵、拒乳时,应作全身皮肤检查,尤其是身体受压部位,发现上述局部典型表现时,不难做出诊断。对于病变范围的估计,可按小儿烧伤面积的计算方法来计算,面积在 10%以上者属重型。

三、预防

加强新生儿护理可有效预防。寒冷季节应注意保暖,避免新生儿低体温;新生儿照护者应注意环境清洁及手卫生,及时更换新生儿尿不湿,避免大小便浸渍;适当进行新生儿被动运动,避免新生儿长期卧床不动;婴儿衣物应柔软舒适,避免皮肤摩擦损伤,每日检查新生儿皮肤情况,发现皮肤损伤应及时消毒处理,避免加重。

四、治疗方案

（一）一般治疗

加强护理,患儿衣物、尿布要勤洗、消毒、更换,患儿采用侧卧位或俯卧位,并常换体位;尽量让患儿进乳,进食差者应用静脉营养,注意水、电解质平衡及热量、维生素补充;保温、保暖。

（二）支持疗法

可多次输新鲜血浆、静脉用丙种球蛋白等。

（三）抗感染治疗

应尽早静脉给予足量抗生素,在未获得病原学结果之前一般多给予对金葡菌有效的 2 种抗生素,以后再根据病原菌种类和药物敏感试验结果调整给药方案。2~3 周病情稳定后改用肌内注射或口服。疗程需持续到症状改善,退热后 2~3 周,或血培养转阴后 1~2 周或连续 2~3 次血培养阴性后方可停药。应防止长时间使用抗生素导致二重感染。

（四）局部处理

当皮肤出现暗红色及有漂浮感时,应早期切开引流,切口要小而多,遍及病灶区,每个切口长约 1.5cm,间距 2~3cm,可引流出混浊脓液或血性液体,边切边填塞引流纱条,每日换药 2~3 次,并观察患处,如有扩散随时加做切口,使引流通畅。对于坏死组织要早期清除,待病情稳定,宜采用点状植皮术,可促使创面早期愈合。一般创面愈合后不留严重瘢痕,如有大片皮肤坏死留有较大创面时,可应用负压封闭引流技术（vacuum sealing drainage, VSD）促进引流和周围皮肤生长,缩短愈合时间。

（五）并发症的防治

如感染性休克、高胆红素血症的防治等。感染中毒症状严重者可在足量应用有效抗生素的同时给予小剂量糖皮质激素治疗 5~7 天。

（徐发林）

第二十二章

新生儿早期基本保健技术

新生儿早期基本保健（early essential newborn care，EENC）技术是世界卫生组织（WHO）制定的一套有循证依据的干预服务包，可以有效预防和处理引起新生儿患病和死亡的主要因素。根据 WHO 的估计，规范实施 EENC 每年将会减少约 5 万名新生儿死亡。EENC 的核心干预措施包括：规范的产前母胎监测与处理，出生后立即和彻底擦干新生儿预防低体温并刺激呼吸，出生后立即和持续的母婴皮肤接触（skin to skin contact，SSC）促进母乳喂养、预防新生儿低血糖，延迟脐带结扎（delayed cord clamping，DCC）降低贫血和早产儿并发症的风险，延迟新生儿洗澡至生后 24 小时，早产儿袋鼠式护理（kangaroo mother care，KMC），对不能自主呼吸的新生儿立即进行有效复苏，以及新生儿感染治疗等（表 22-1）。自 2016 年开始，EENC 被引入我国，通过国家卫生健康委的新生儿安全项目在全国推广实施。新生儿科医护人员需熟悉 EENC 的核心干预措施、循证依据、技术操作流程，并熟练运用 EENC 质量评估方法开展院内实践与质控。

表 22-1　新生儿早期基本保健核心干预措施

干预对象		产时保健	新生儿保健
所有母亲和新生儿		• 监测产程（产程图）	• 立即彻底擦干 • 立即母婴皮肤接触 • 在正确的时间断脐 • 纯母乳喂养 • 常规保健：眼部护理、维生素 K_1、免疫接种、体重和体检等
有患病风险的母亲和新生儿	早产和低出生体重儿	• 早产儿分娩 • 避免不必要的干预和剖宫产 • 产前使用类固醇 • 胎膜早破新生儿母亲使用抗生素	• 袋鼠式护理 • 提供母乳喂养支持 • 及时处理可疑感染
	患病新生儿	• 难产/产程延长的处理 • 胎儿窘迫：助产、剖宫产	• 出生时无呼吸：复苏 • 可疑感染：抗生素治疗

第一节　新生儿早期基本保健技术流程

一、分娩前准备

（一）健康教育

在孕期和待产过程中，向孕产妇及其家属介绍 EENC 的内容、优点和注意事项等，包括持续母婴皮肤接触、延迟脐带结扎、早期启动母乳喂养等，使孕产妇及其家属能够理解、接受和配合。告知孕妇在临产前更换干净衣物，保持皮肤清洁卫生。向孕产妇及其家属介绍分娩过程中及分娩后的注意事项，介绍有关新生儿的其他保健内容和注意事项，如洗澡、脐部护理和疫苗接种等。指导产妇及其家属注意手卫生和咳嗽礼仪等感染防控措施，接触新生儿前规范洗手。指导母乳喂养和早期识别新生儿危险征象，如呼吸、肤色等，如发现产妇和新生儿有异常状况，要及时与医护人员沟通。

（二）环境要求与物品准备

保持产房内清洁，温度维持在 25~26 ℃，并关闭门窗,确保分娩区无空气对流。为方便助产人员准确记录新生儿出生时间,应在助产人员视线范围内摆放精确到秒的电子钟表。物品准备前,助产人员应按标准化七步洗手法认真洗手,按照产科有关规定依次准备产包及助产相应的器械和物品(表 22-2)。准备器物的同时应密切监测母胎各项指征的变化,并根据监测情况及时处理。

表 22-2　分娩前准备项目、要求、措施及内容

项目	要求	措施及内容
环境温度	产房温度 25~26℃	关闭门窗,避免空气对流
手部卫生	物品准备前	标准化七步洗手法
准备物品	助产相关设备	监护仪、助步车、分娩椅、分娩球、靠垫等
	新生儿复苏设备	检查复苏气囊、面罩和吸引装置是否处于功能状态
	产包(可以因用途区分单个包装,如分娩接生包、缝合包)	①无菌干毛巾 2 条、新生儿小帽子 1 个、无菌手套 2 副、隔离衣 1 件、止血钳 2 把、断脐剪 1 把、脐带结扎绳 1 根或脐带夹 1 个;②集血器 1 个、敷料、缝针、持针钳、剪刀
准备药物	预防产后出血	缩宫素
	新生儿复苏	肾上腺素、生理盐水

(三)准备复苏区

每例分娩前均应准备新生儿复苏区。以右势手为例,复苏区应置于助产人员左侧,距产床 2m 以内的位置。复苏区可以是辐射保暖台(设置温度 34℃)或提前预热的处置台。接产前,在复苏区放置干净柔软的毛巾,确保复苏气囊、面罩以及吸引装置等复苏设备处于功能状态。复苏区和复苏设备的数量应与产床按 1:1 配备,多胎分娩则按多胎数目准备相应设备和人员。

(四)产台的准备

助产人员认真洗手,穿隔离衣,将产单铺于产妇臀下。在产妇腹部放置一块无菌干毛巾为擦干新生儿做准备。在助产人员方便拿取并能提前预热的地方(如产妇肩上)放置另外一块同样大小的无菌干毛巾和新生儿小帽子,给新生儿

保暖做准备。为节省处理脐带前更换无菌手套的时间,建议助产人员准备产台时戴两副无菌手套,并按照方便取用的顺序摆放接产器械。以右势手为例,助产人员面对分娩床,接产器械台在助产人员的右侧位,由近及远依次摆放 2 把止血钳、1 个脐带夹或 1 根脐带结扎绳、1 把断脐剪。

二、新生儿出生后 90 分钟内的保健措施

(一)新生儿出生后 1 分钟内的措施

新生儿娩出后,助产人员立即报告新生儿出生时间(时、分、秒)和性别。将新生儿仰卧置于母亲腹部干毛巾上,在 5 秒内开始擦干新生儿。擦干顺序为眼睛、面部、头、躯干、四肢,再侧卧位擦干背部。在 20~30 秒内完成擦干动作,并彻底擦干。

应在擦干过程中快速评估新生儿呼吸状况。若新生儿有呼吸或哭声,可撤除湿毛巾,将新生儿置于俯卧位,且头偏向一侧,与母亲开始皮肤接触。取另一清洁的、已预热的干毛巾遮盖新生儿身体,并为新生儿戴上帽子。若新生儿出现喘息或无呼吸,应迅速断脐并将其移至预热的复苏区,参照《中国新生儿复苏指南(2021 年修订)》实施新生儿复苏。

研究表明,新生儿出生后过度用力吸引口鼻可导致喉痉挛,并刺激迷走神经,引起心动过缓和自主呼吸延迟出现,因此新生儿生后不建议常规进行口鼻吸引,有胎粪污染且新生儿无活力时需进行气管内插管吸引胎粪。

助产人员检查母亲腹部,排除多胎妊娠后,由助手在 1 分钟内给母亲臀部或大腿外侧中部皮肤消毒后,肌内注射缩宫素 10 IU 预防产后出血。首选肌内注射,也可静脉滴注给药。

(二)新生儿出生后 1~3 分钟的保健措施

1. 皮肤接触　若新生儿和母亲一般状况均良好,应保持新生儿与母亲持续皮肤接触。确保母亲处于半卧位,而不是平躺;婴儿的手臂不应阻隔在母婴之间,胸部应贴近母亲两个乳房之间的胸部。婴儿的头应转向一侧,口鼻可见且未被遮盖。婴儿的胸部和下颌之间应有足够的空间,头部应处于仰伸位,保证呼吸道通畅。如果新生儿严重胸廓凹陷、喘息或呼吸暂停、严重畸形等,或产妇出现任何产科危险征象,应终止皮肤接触,按相关技术规范进行紧急处理。

2. 脐带处理　可在母婴皮肤接触的同时处理脐带,对于不需要复苏抢救的新生儿,推荐进行延迟脐带结扎。需严格执行无菌操作,等待脐带搏动停止后(约生后1~3分钟),用两把无菌止血钳分别在距新生儿端2 cm和5 cm处夹住脐带,并用无菌剪刀在2 cm处一次断脐,或使用脐带夹一次性断脐。不必在脐带断端使用任何消毒剂(除非有感染迹象),不包扎脐带断端,但需保持脐带断端清洁和干燥。

（三）出生后90分钟内的保健措施

1. 第1次母乳喂养　新生儿应与母亲保持不间断地持续皮肤接触至少90分钟。在此期间需严密观察母亲和新生儿的生命体征及觅乳征象,指导母亲开始母乳喂养。测量体重和身长、体格检查和注射疫苗等常规保健操作应推迟到出生90分钟后进行,以避免干扰母婴皮肤接触和第1次母乳喂养。

2. 监测生命体征　在开展母婴皮肤接触过程中应持续观察母婴状态,每15分钟记录1次新生儿呼吸、体温、肤色及其他生命体征。有条件的机构可以使用脉搏氧饱和度监护仪。如果新生儿或产妇出现任何异常情况,则需进行及时处理。

（四）出生后90分钟至24小时的保健措施

在新生儿完成第1次母乳喂养后,应进行以下保健项目,可在母亲旁边完成,不考虑先后顺序。在接触新生儿时,医护人员、产妇及其家属均要注意手卫生、咳嗽礼仪等感染防控措施,接触新生儿前需要洗手。接触期间如遇到污染,应及时洗手,并保持手部清洁。

1. 新生儿体检　与母亲核实新生儿性别后,测量新生儿身长、体重,并告知母亲/家长测量结果。确定新生儿健康状况是否良好或者存在任何问题。检查内容包括呼吸情况(有无呻吟、胸廓凹陷、呼吸急促或缓慢等)、活动和肌张力、皮肤颜色、脐带外观、有无产伤和畸形等。检查结束后,给新生儿手腕或脚踝带上有身份标识的腕带。

2. 测量体温　新生儿的正常腋下体温范围是36.5~37.5 ℃。体温在35.5~36.4 ℃之间属低体温,需要改善保暖(如袋鼠式护理);体温低于35.5 ℃是危险体征。体温超过37.5 ℃属于发热,也是危险体征,排除过度保暖(例如置于直接光照下、包被过厚等)后,需考虑疾病因素。建议

每隔6小时给新生儿测量一次体温。体温计必须能够测量35.5 ℃以下的体温,每次测量完毕后用酒精消毒体温计。如发现体温异常,应及时处理。

3. 眼部护理　新生儿眼炎主要病原体为沙眼衣原体、细菌和病毒,治疗不及时可能会导致新生儿失明。推荐使用红霉素眼药膏,也可使用各地医疗卫生机构批准和推荐的药物。使用红霉素眼药膏时,将约0.5 cm药膏从下眼睑鼻侧一端开始涂抹,扩展至眼睑另一端。另一只眼睛同样用药。护理时间为新生儿生后90分钟左右,一次用药即可。应确保眼药膏一婴一用,避免交叉感染。如果眼睑发红、肿胀或分泌物过多,需由专科医师诊疗。

4. 脐部护理　若脐带断端无感染迹象,无须于脐带断端外敷任何药物或消毒剂。不要在脐带断端上缠绷带、盖纸尿裤或包裹其他物体。脐带断端应暴露在空气中,并保持清洁、干燥,以促进脐带断端脱落。如果脐带断端被粪便或尿液污染,可用生理盐水或清洁的水清洗后擦干保持干燥。如果脐带断端出血,需重新结扎脐带。如果脐带红肿或有脓性分泌物,应每日用75%酒精消毒3次,用干净的棉签擦干。如果红肿和流脓2天内无好转,应转诊治疗。

5. 给予维生素 K_1　对所有新生儿应常规给予维生素 K_1 预防出血,剂量是1mg(<1 500g的早产儿用0.5mg)。首选给药方式为肌内注射,注射部位为新生儿大腿中部正面靠外侧。对于有出血风险的新生儿,如有产伤、早产、母亲产前接受过干扰维生素 K 代谢的相关治疗,或新生儿需要外科手术等情况,则必须肌内注射维生素 K_1。

（五）早产或低出生体重儿护理

对出生时生命体征平稳、胎龄 >34 周或出生体重 >2 000g 的早产儿/低出生体重儿,应鼓励母婴同室,生后立即进行母婴皮肤接触及母乳喂养,并按常规进行护理。对胎龄 ≤34 周或出生体重 ≤2 000g 的早产儿/低出生体重儿,一旦生命体征平稳,应鼓励袋鼠式护理及母乳喂养。

（六）预防接种

新生儿出生后24小时内完成第1剂乙型肝炎疫苗和卡介苗的接种。疫苗的接种管理应遵循当地卫生行政部门的规定。

新生儿生后24小时内的保健流程见图22-1。

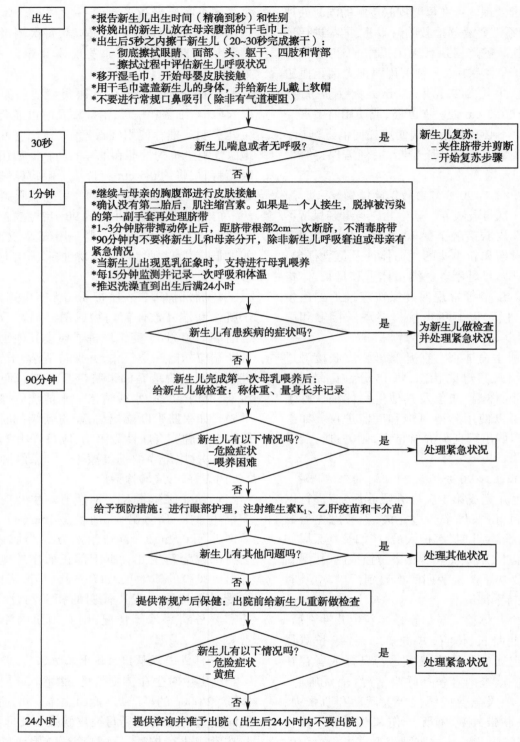

图 22-1   新生儿早期基本保健技术流程图

（七）出院前新生儿保健措施

1. 母乳喂养   提倡纯母乳喂养至 6 个月。纯母乳喂养是指除喂母乳之外，不添加其他任何食物和水。鼓励母亲按需喂养。新生儿出院前需评估母乳喂养情况。告知母亲，如有喂养困难，应及时联系医护人员。如新生儿出现喂养困难，暂时不要出院。

2. 保暖和洗澡   母婴同室应保证室温在22~24℃，鼓励母亲多与新生儿进行皮肤接触。不要擦掉胎脂。生后不要立即给新生儿洗澡，应在出生 24 小时后洗澡，或用温热湿毛巾给新生儿擦洗。给新生儿洗澡时，应保证室温在 26~28℃，关闭门窗,避免空气对流。住院期间不必每日洗澡,可每日用温热湿毛巾擦洗新生儿的面部、颈部和腋下。若臀部被粪便污染,可用温水清洗臀部,并彻底擦干。护理新生儿的医护人员或家庭成员要规范洗手,严格执行手卫生、咳嗽礼仪等感染防控措施。

3. 识别危险体征　住院期间新生儿应接受全面体检,检查有无黄疸、感染体征等,并注意识别任何危险征象。观察呼吸、吃奶、体温等情况。主要危险征象包括:吃奶差、惊厥、呼吸增快(呼吸频率≥60次/min)、三凹征、四肢活动减少、体温>37.5℃或<35.5℃。如果出现以上任何一个征象,考虑可能存在严重疾病,应按临床常规及时处理。

4. 出院指导　出院前,为新生儿行全面体格检查。向新生儿家长提供日常保健和护理事项咨询,指导家长识别新生儿危险征象并及时就医。告知家长按照国家卫生健康委员会颁布的《新生儿访视技术规范》《国家基本公共卫生服务规范》和《早产儿保健工作规范》等接受新生儿保健服务。

(徐韬　林昀)

第二节　新生儿早期基本保健技术质量评估

一、新生儿保健服务的质量评估标准

2016年和2020年,WHO先后发布了《改善医疗卫生机构母亲和新生儿保健服务质量标准》和《改善医疗卫生机构早产儿和患病新生儿保健服务质量标准》2个文件,强调为新生儿提供高质量的保健服务的重要性,提出了包含8个领域、31条标准的质量评估指标框架:①能够在胎儿期、分娩时和产后早期为新生儿提供高质量的、以循证为基础的医疗保健服务;②卫生信息系统能够有效利用数据,确保及早采取恰当行动来改善新生儿健康;③具有运转良好的转运体系,能否为患病新生儿提供及时、有效的转诊服务;④能够与新生儿家庭进行有效的沟通,及时回应和满足其需求,并强调以家庭为中心的服务理念;⑤能够充分尊重、保护和实现新生儿的权利和尊严;⑥能够对新生儿及其家庭提供情感和心理方面的支持,提

高其保健技能;⑦医护人员有能力、有热情,通过多学科协作机制,积极的为新生儿提供连续的保健服务;⑧医疗机构有良好的硬件环境、房屋设施、设备药品、医疗用品、日常管理制度等。

二、质量评估人员与频率

(一)人员

医院成立由分管领导参加,产科、新生儿科、院感科、护理部、质控科、信息科等相关科室负责人组成的院内质量评估工作组,按要求开展院内质量评估工作,针对发现的问题制定整改计划并落实,统筹推进EENC核心技术措施落实。

(二)频率

完成院内全员第一次EENC培训并在临床实施2个月后,应进行第1次质量评估工作。第一次质量评估的目的是检阅在临床初次引入该技术后的实施效果,分析存在的问题,并及时改进,为规范、安全开展服务奠定基础。此后至少每个月召开定期的工作组会议,每年进行2次全面的质量评估。可以根据院内实施现状和质量评估情况酌情增加质量评估次数。

三、质量评估内容与方法

(一)临床工作开展情况

1. 产妇出院前访谈　每次质量评估至少访谈10名产妇,访谈时间是产后至少3小时。若产后病房符合条件的产妇数量等于或少于10名,则访谈所有产妇;若符合条件的产妇多于10名,应采用随机的方法选择访谈对象。记录新生儿分娩过程信息、新生儿皮肤接触、母乳喂养、母婴同室、脐带处理等信息。访谈应在产妇出院前完成,访谈前获得产妇的知情同意。

2. 核查产妇分娩病历　查看接受过出院前访谈的10名产妇的分娩病历。若母亲的病历和新生儿的分开,则同时查看两者的病历。记录产妇分娩前、分娩中、分娩后的EENC核心措施实施情况。核查病历的目的是印证产妇出院前访谈的信息,从病历中的医嘱记录中,采集医疗过程中涉及到EENC实操方面的客观信息。当孕产妇访谈信息与病历记录不一致时,可以进一步询问医务人员和产妇进行核实和确认。

3. 观察分娩过程　至少观察5例分娩过程,包括有呼吸新生儿的分娩和无呼吸新生儿的分娩操作,并记录操作过程。观察时不要影响助产士

或医生的正常工作,不现场评论操作过程的对错。

（二）药品和设施设备情况

观察产房、产后病房和新生儿监护病房内的病人洗手设施、卫生间设施以及新生儿复苏区域。询问在产前检查、分娩室、产后康复、新生儿监护区工作的医务人员,查看 EENC 相关药品和设备的配备情况,包括硫酸镁、缩宫素、抗生素、维生素 K_1、新生儿气囊和面罩、乙肝疫苗、卡介苗等。

（三）规章制度建立情况

查看开展 EENC 的医院相关制度文件。国家层面的制度文件不应计算在内,除非医院对这些制度进行了明确的修改以适用本院。

（四）医务人员培训情况

列出参与分娩、产后及新生儿保健医务人员的专业分类,确定每类专业中需要接受培训的人数、接受过培训的人数、尚未培训的人数。

（五）医院生命统计数据

收集本院过去 12 个月的生命统计数据（不同出生体重新生儿构成比,新生儿重症监护病房住院率,早产儿、低出生体重儿、新生儿败血症、新生儿窒息等主要疾病的发病率、死亡率和病死率等）,讨论数据收集过程中面临的问题,分析 EENC 效果指标的变化趋势和变化原因。

（六）制定改进计划和重点行动

分析上述数据反映出的优势和不足,查找原因并达成共识,确定 2~3 个重点改进环节。制定具体的改进计划,明确重点行动以、拟解决的问题、负责人和时间安排。

四、质量评估指标

医院通过定期开展质量评估工作,收集院内 EENC 技术培训、服务和质控数据,从服务覆盖率、健康结局、知识行为 3 个维度进行数据整理和分析,评估开展 EENC 服务的质量,并进行持续改进（表 22-3）。

表 22-3　EENC 技术质量评估指标及定义

维度	指标	定义
服务覆盖	1. 出生后立即母婴皮肤接触并持续至少 90 分钟的新生儿比例 2. 延迟脐带结扎和正确护理比例 3. 新生儿复苏成功比例 4. 新生儿眼部护理比例 5. 新生儿肌内注射维生素 K_1 比例 6. 新生儿 1 小时内早开奶比例 7. 早产或低出生体重儿袋鼠式护理比例	某机构或某地区当年接受某种干预措施的新生儿数 / 某机构或某地区当年自然分娩活产总数 ×100%
健康结局	1. 新生儿死亡率 2. 新生儿窒息发生率 3. 新生儿眼部感染发生率 4. 新生儿脐部感染发生率 5. 新生儿 NICU 转诊率	1. 某机构或某地区当年死亡新生儿数 / 某机构或某地区当年活产数 ×1 000‰ 2. 某机构或某地区当年罹患某种新生儿疾病的例数 / 某机构或某地区当年活产数 ×100% 3. 某机构或某地区当年本院出生新生儿因病转至 NICU 的例数 / 本院出生的活产数 ×100%
知识行为	1. 新生儿出院前纯母乳喂养率 2. 孕产妇对 EENC 知识的知晓率	1. 某机构或某地区当年出院前纯母乳喂养新生儿数 / 本院出生的活产数 ×100% 2. 某机构或某地区回答 EENC 知识正确的人数 / 抽样调查孕产妇总数 ×100%

（徐韬　林昀）

参 考 文 献

1. World Health Organization. Regional Office for the Western P. Early essential newborn care: clinical practice pocket guide. Manila: WHO Regional Office for the Western Pacific, 2014a.

2. World Health Organization. Regional Office for the Western P. Action plan for healthy newborn infants in the Western Pacific Region（2014-2020）. Manila: WHO Regional Office for the Western Pacific, 2014b.

3. World Health Organization. Introducing and sustaining EENC

in hospitals：routine childbirth and newborn care（Early Essential Newborn Care）：Module 3. Manila：World Health Organization Regional Office for the Western Pacific, 2016.

4. World Health Organization. Annual implementation review and planning guide（Early Essential Newborn Care, Module 1）. Manila, Philippines：Regional Office for the Western Pacific, 2017.

5. Wang CR, Li XY, Zhang L, et al. Early essential newborn care is associated with increased breastfeeding：a quasi-experimental study from Sichuan Province of Western China. Int Breastfeed J, 2020, 15（1）：99.

6. 徐韬. 新生儿早期基本保健：终结可预防新生儿死亡的优先干预措施. 中华预防医学杂志, 2020, 54（5）：498-502.

7. 中华医学会围产医学分会, 中华医学会妇产科学分会产科学组, 中华护理学会产科护理专业委员会, 等. 中国新生儿早期基本保健技术专家共识（2020）. 中华围产医学杂志, 2020, 07：433-440.

8. 李夏芸, 张琳, 巫琳漫, 等. 新生儿早期基本保健技术对3月龄内婴儿母乳喂养及健康结局的影响. 中华新生儿科杂志, 2022, 01：40-44.

9. 王晨冉, 林昀, 张涵熙悦, 等. 新生儿早期基本保健技术在我国西部4县的实施现状：一项混合方法研究. 中华围产医学杂志, 2022, 25（9）：670-676.

10. 李夏芸, 张琳, 巫琳漫, 等. 新生儿早期基本保健技术促进母乳喂养的干预研究. 中国妇幼卫生杂志, 2020, 05：10-15.

第二十三章

新生儿重症监护病房医院感染防治

医院感染是指住院患者在医院内获得的感染,包括在住院期间发生的感染和在医院内获得出院后发生的感染,但不包括入院前已开始或者入院时已处于潜伏期的感染。医院工作人员在医院内获得的感染也属医院感染。医院感染不仅延长患者的住院时间、增加医疗费用,而且病情发展迅速,死亡率高,严重威胁患者的生命安全,是全球重大公共卫生问题。新生儿,尤其是新生儿重症监护病房(neonatal intensive care unit, NICU)住院的新生儿,由于病情危重,加之出生胎龄小、出生体重低、有创诊疗措施(如机械通气、中心静脉置管、脐动/静脉置管、肠外营养等)应用概率高等原因,易发生医院感染,新生儿是各年龄组中最易感染的群体之一。据国内外研究报道,不同地区 NICU 医院感染发生率差异很大,波动范围为 4.5%~11.4%,在医疗资源匮乏的发展中国家医院感染发病率高于发达国家。因此,NICU 是医院感染监控和管理工作的重中之重。

第一节　NICU 医院感染流行病学现状

NICU 医院感染的对象包括住院患儿和医院工作人员等,但由于难以确定感染是否一定来自医院,故实际上 NICU 医院感染的对象主要是住院的危重新生儿。新生儿医院感染的定义不仅包括通用的医院感染定义的范畴,也将经产道分娩时发生的感染,如 B 族链球菌(group B streptococcus, GBS)感染定义为医院感染。但经胎盘传播的胎儿感染,如先天性梅毒、风疹、巨细胞病毒感染、单纯疱疹、弓形体病等则不属于医院感染。在我国医院感染的暴发事件中,新生儿病房医院感染暴发占医院感染暴发事件的 60%。

虽然新生儿重症监护病房医院感染流行病学的研究越来越多,但统计全球新生儿医院感染的确切发病人数仍存在困难,不同的国家、区域及医疗中心新生儿医院感染发生率差异很大。医院感染发生率差异的部分原因是研究者所使用方法不同,医院感染定义缺乏共识。其次,在多数研究中,以血培养阳性作为感染先决条件,而存在临床体征和症状但血培养阴性的感染未纳入研究。最后,许多国家尤其欠发达国家尚未建立完善的新生儿感染登记体系,已经建立新生儿网络的感染数据大多数来自 NICU 中心自愿报告,存在数据不完整和报告质量不一致。

败血症和肺部感染是 NICU 医院感染的主要类型。NICU 中住院日相关的医院感染率为(4.6~34.2)/1 000 住院日,导管相关的血流感染的发生率为(3.7~16.2)/1 000 中心静脉置管日,呼吸机相关肺炎的发生率为(0~20.7)/1 000 机械通气日。美国进行的一项对 304 个 NICU 的研究显示,出生体重 <750g、751~1 000g、1 001~1 500g,合并导管相关血流感染发生率分别为 3.94%、3.09% 及 2.25%。德国 NEOKISS 研究中,出生体重 <499g、500~999g、1 000~1 499g,合并导管相关血流感染发生率分别为 8.62%、5.29% 及 2.35%。胎龄越小,体重越低,感染发生率越高。

医院感染病原菌在不同国家、不同地区、同一个 NICU 的不同时间段均有一定差异。总体来说,在西方发达国家或地区,早发感染常见的病原为 GBS 及大肠埃希菌,而在国内则以肠杆菌属为主(如大肠埃希菌)。近年来,GBS 有逐渐增多的趋势,李斯特菌虽然检出率不高,但其致死率及并发症发生率极高。晚发感染国外以凝固酶阴性葡萄球菌主要是表皮葡萄球菌为最多,多见于早产儿,尤其长期动脉或静脉置管者。国内晚发感染除凝固酶阴性葡萄球菌外,皮肤化脓性感染主要为金黄色葡萄球菌,气管插管机械通气患儿以革兰氏阴性菌如铜绿假单胞菌、肺炎克雷伯菌、沙雷菌等多见,真菌感染也占一定比例。值得警惕的是在检出的病原菌中,部分病原体表现出多重耐药。一项对全球 41 个国家 226 家医院的抗生素使用现况调查显示,新生儿脓毒症中分离出的病原体中有 40% 对一线抗生素耐药。另一项来自中国西南地区四家医院的研究发现,晚发型败血症的主要病原体是肺炎克雷伯菌和大肠杆菌,且 78% 的晚发型败血症分离株是多重耐药菌。印度 DeNIS 队列研究发现,近 2/3 的新生儿感染出现在 72 小时内,分离出 1 005 株病原菌中有 2/3(645,64%)为革兰氏阴性菌,包括不动杆菌属(22%)、克雷伯菌属(17%)和大肠埃希菌(14%)。在不动杆菌属(181/222,82%)、克雷伯菌属(91/169,54%)和大肠埃希菌(52/137,38%)分离株中观察到较高的多重耐药率。61%(85/140)的凝固酶阴性葡萄球菌和 38%(43/114)的金黄色葡萄球菌对甲氧西林耐药,如此之高的菌株耐药性足以令人震惊。

（程秀永　郝庆飞）

第二节　NICU 医院感染的危险因素

一、器官功能不成熟,免疫防御功能低下

NICU 主要收治危重新生儿,尤其是超低出生体重儿,病情相对严重。新生儿特异性与非特异性免疫功能均不完善:呼吸道及肠道分泌型 IgA 合成不足;早产儿从母亲获得的免疫球蛋白 IgG 量较少;中性粒细胞数目较少,且中性粒细胞的趋化作用、黏附功能、吞噬功能及调理作用均较弱;血清补体含量低;缺乏趋化因子;缺乏针对病原的特异性抗体。新生儿特别是低出生体重儿皮肤角质层发育不良,黏膜屏障功能薄弱,含水量相对多,pH 值较高,容易被外来性抗原所渗透侵入。胎龄越小,出生体重越低,发生医院感染的风险越高。另外,母孕期感染相关的因素也是经产道分娩时发生感染的危险因素,如羊膜早破、生殖道病原体定植、产前感染及绒毛膜羊膜炎等。

二、侵入性操作

随着 NICU 救治水平的提高,NICU 开展的侵入性操作也逐渐增多(如气管插管、经周围静脉置入中心静脉导管、留置导尿管、胸腔穿刺、腰椎穿刺等),这些措施在危重症新生儿的救治中发挥着重要作用。脐静脉、脐动脉和经周围静脉置

入中心静脉导管穿刺创伤小、保留时间长,并可避免因多次穿刺或输高渗液对血管的损害,通常用于早产儿的营养支持、药物管理、血压监测和血液采样,为危重症新生儿及早产儿的救治提供保障,但这些侵入性操作也增加了 NICU 发生医院感染的风险。中心静脉置管相关血流感染(central-line associated bloodstream infection,CLABSI)指放置血管内导管 48 小时后,或者拔除血管内导管 48 小时内出现菌血症或真菌血症,研究表明中心静脉置管导致的相关血流感染是早产儿晚发性败血症重要的危险因素。危重症新生儿,常合并呼吸衰竭,超低出生体重儿肺发育不成熟,可能长时间需要呼吸机辅助通气,机械通气时气体直接进入气道,扰乱了正常的呼吸生理,呼吸道黏膜防御功能降低;气管插管使咳嗽反射、吞咽功能等受抑制,机械通气时微生物易从口咽部下行至呼吸道,增加了下呼吸道感染风险;负压吸痰造成黏膜损伤及气管局部给药,亦增加呼吸机相关肺炎发生率。

三、肠外营养

NICU 住院患儿,尤其是超低出生体重儿,常需要较长时间的肠外营养,长期应用静脉营养是晚发败血症的危险因素。研究报道,脂肪乳是某些细菌的生长介质,可促进细菌的繁殖,如凝固酶阴性葡萄球菌、念珠菌及马拉色菌等。脂肪乳还可抑制白细胞介素 -2 活化淋巴细胞,从而减少细胞因子的产生,并且降低中性粒细胞的吞噬功能。此外,长期静脉营养导致肠道营养延迟,影响肠道正常菌群的建立,破坏了肠道微生态,可造成胃肠道病原微生物发生移位而发生内源性感染。

四、不合理使用广谱抗生素

早产儿,尤其是极低出生体重儿,发生败血症的风险较高。此外,器官系统不成熟的极低出生体重儿通常会出现非特异性症状,如呼吸窘迫、体温不稳定、喂养不耐受和反应差等。所有与早产相关的症状临床上都很难与败血症的早期临床表现区分开来。因此,NICU 住院期间的新生儿接受一定程度的经验性抗生素治疗在临床上比较常见,抗菌药物是 NICU 最常用的处方药。然而,这种经验性抗感染治疗常常并非是正确的选择,而不必要的广谱抗生素和较长的治疗时间可导致多重耐药菌株增加,也增加坏死性小肠结肠炎、真菌

性败血症的风险。一旦出现多重耐药,使医院感染更难于控制,增加死亡风险。

五、其他

如新生儿重症监护病房环境拥挤,通风换气不良、病房功能区划分不完善、病房环境清洁消毒落实不到位、仪器消毒执行不严格、病房隔离措施不规范等也是 NICU 医院感染重要的风险因素。

（程秀永 郝庆飞）

第三节 NICU 医院感染的诊断和治疗

一、NICU 医院感染的诊断

（一）临床表现

危重新生儿感染的临床表现具有隐匿性、缺乏特异性症状的特点,临床应特别注意观察以下症状,如发热、反应差、黄疸、腹胀、呕吐或胃潴留、呼吸困难或呼吸暂停、发绀、心动过速、毛细血管充盈时间延长等。早产儿各器官功能发育未成熟、免疫力低下,即使在使用有效抗生素、积极对症支持治疗情况下,患儿的病情依然进展迅速,可在数小时进展为休克、多器官功能衰竭、弥散性血管内凝血,甚至导致死亡。故早期识别新生儿感染并及时进行抗感染治疗对降低新生儿病死率非常重要。

（二）实验室检查

目前临床上尚未发现能令人十分满意的早期、快速、有效的新生儿感染诊断和预警方法。

1. 血培养 是血流感染的金标准,但其阳性率仅不足 10%,且多在 48 小时后才能获得结果。

2. 白细胞计数 是一种简单易行的方法,可在怀疑感染的情况下对新生儿进行常规评估。低白细胞数和高不成熟中性粒细胞/总中性粒细胞比值诊断新生儿感染证据不足,但阴性预测价值高。

3. 血小板 是调节内皮通透性和募集粒细胞和巨噬细胞的非特异性一线炎症标志物。许多研究表明,血小板计数减少可以反映机体的炎症和免疫状态,但特异性不高。

4. C 反应蛋白（C-reactive protein，CRP） 在感染开始后 6~8 小时开始上升,并在 24 小时达

到峰值。除了用作诊断标志物外,CRP 还可以作为停用抗生素的指征,在怀疑感染后 6 小时以及 24 小时后连续测定均正常,对败血症的阴性预测值达 99.7%。但不同的研究发现,CRP 的敏感性和特异性差异很大。

5. 降钙素原（procalcitonin，PCT） 主要由单核细胞和肝细胞产生,可在感染后 4~6 小时开始升高,在 12~24 小时达到峰值。在晚发型败血症患者中降钙素原在诊断及停止抗生素治疗方面均有一定的指导价值。在一项评估 PCT 对新生儿败血症的诊断潜力的荟萃分析中,PCT 诊断晚发型败血症的诊断价值高于早发型败血症,但要注意假阳性或假阴性发生。

6. 白细胞介素 -6（interleukin，IL-6） 是另一种新生儿脓毒症研究中的潜在标志物。一项纳入 3 276 例新生儿的系统评价发现,IL-6 是败血症的良好早期诊断标志物。

临床上若单靠血培养阳性结果诊断败血症存在漏诊风险。其他生物学指标如 CRP、PCT、IL-6 等在新生儿感染的诊断中也有一定价值,但其敏感性或特异性偏低,临床上常采用两种以上的生物学指标联合检测以增加诊断的正确性。当然,脓毒症计算器、RALIS 评分也是临床常用的辅助工具,这些工具最大的优势在于无创,完全基于临床变量、实验室变量、危险因素或这些变量的组合,但预测价值有限。

二、NICU 医院感染的治疗

新生儿感染,尤其败血症,病情进展快,抗感染治疗的早晚不仅是决定存活与否的关键因素之一,而且直接影响远期预后。因此,存在感染高危因素的新生儿,一旦怀疑感染存在时即可使用抗菌药物,并积极进行感染指标的检测以尽早确定感染是否存在,抗菌药物尽可能使用窄谱抗生素。如果排除感染的诊断,则必须及时停用抗菌药物。一旦感染明确,根据血培养及药物敏感试验结果,合理选择一线、足量、足疗程抗感染药物,能单用则不联合用药。GBS 感染首选青霉素类,李斯特菌感染一般选用氨苄西林,厌氧菌应当使用克林霉素或者是甲硝唑,对于耐甲氧西林金黄色葡萄球菌和凝固酶阴性的葡萄球菌,建议使用万古霉素或利奈唑胺。然而,万古霉素或利奈唑胺应当作为新生儿败血症抗菌药物疗法选用的二、三线药物,应谨慎使用以防止产生耐药。此外,应用万

古霉素时还应监测血药浓度。积极抗感染治疗的同时,纠正电解质及酸碱失衡、营养支持等对症治疗同样非常重要。

（程秀永　郝庆飞）

第四节　NICU 医院感染的预防措施

尽管 NICU 医院感染发病率以及其导致的死亡率均较高,但采取积极的防控措施可以有效地降低医院感染的发生率。在过去二十年中,已经报道了几项旨在减少新生儿重症监护病房中医院感染(特别是导管相关的血流感染)的成功举措,如置管管理、母乳喂养、减少不必要的抗生素使用等,使得医院感染率大幅下降,在佛蒙特州牛津网络中(包括 756 家 NICU 病房),医院感染率从 2005 年的 22% 降至 2014 年的 10%。尽管取得了这些成就,但进一步减少甚至完全消除 NICU 医院感染仍然是许多机构面临的挑战。

一、改善 NICU 的环境设施

新生儿重症监护病房的建筑布局应当符合环境卫生学、医院感染预防与控制的原则,做到布局合理、分区明确、人物分流、标识清晰,以最大程度减少各种干扰和交叉感染,同时满足医护人员便于随时接触和观察患儿的要求。新生儿重症监护病房的整体布局应该使放置病床的医疗区域、医疗辅助用房区域、污物处理区域和医务人员生活辅助用房区域等有相对的独立性,以减少彼此之间的互相干扰并有利于感染的控制。近年来,人们越来越关注单间病房设计对预防医院感染的重要性,NICU 的设计逐渐从开放式病房转向单间病房,但比较两者差别的文献较少,在广泛认可之前,还需要更多的证据支持。进入 NICU 前先经过缓冲间,需备有更衣和更鞋柜、浴室。为了保证手的清洗和消毒,洗手的设备尤为重要,洗手池必须数量充足,位置合理,易于使用,水龙头最好用感应或肘、脚、膝操作开关。

中国医师协会新生儿专业委员会制定的"中国新生儿病房分级建设与管理指南(建议案)",详尽介绍了各级新生儿病房建设的环境、布局、设施、设备等要求,医疗机构在新建或改造 NICU 时应参照该指南执行。

二、制定并落实相关制度

加强医院感染管理,成立感染控制小组并定期召开例会,分析医院感染的原因及风险因素并制定整改措施,动态监测整改效果。制定符合新生儿特点的医院感染管理规章制度和工作流程,包括医院感染监测制度、消毒隔离制度、手卫生制度、配奶间与沐浴间管理制度等。严格贯彻执行国家卫生健康委员会颁布的《医院感染管理规范》、《消毒技术规范》及《危重新生儿救治中心感染预防与控制措施》。使 NICU 医院感染控制工作规范化、程序化、常态化,降低发生医院感染风险。

三、做好手卫生

进入 NICU 工作区应当更换工作服、工作鞋,在诊疗过程中应当实施标准预防,并严格执行无菌操作技术和手部卫生规范。医务人员的手是病房内感染传播最主要的途径,手部卫生目前被认为是预防医院感染的最基础、最有效、最经济、最重要的措施之一。尽管不断强调手卫生对预防医院感染的重要性,但医护人员经常不能完全按照程序要求进行洗手或者有时因洗手的时间过短而达不到有效的清洁目的,临床工作中手卫生的依从性仍然不容乐观。所以,需要采取持续教育培训、监测、执行反馈、提醒、激励等措施确保手卫生制度在 NICU 内有效执行。当然,使用符合人体工程学设计的洗手产品及其摆放位置,使用免洗手酒精消毒液及选择对皮肤刺激性小的洗手液均有助于提高医护人员对临床高频率洗手需求的接受程度,提高手卫生依从性。

四、严格掌握侵入性操作适应证及无菌操作

NICU 患儿由于病情危重,经常需要多种侵入性操作,如气管插管、中心静脉穿刺、留置尿管、胸腔穿刺、腰椎穿刺等。有创机械通气导致呼吸机相关肺炎及中心静脉置管导致的相关血流感染是晚发型败血症重要的危险因素。在应用侵入性检查和治疗时,应严格掌握适应证。目前,对 CLABSI 的防治主要是"集束化"管理,是基于循证医学证据,将目前已被临床实践证实有效的一系列操作、治疗、护理等措施集合在一起对医院感染进行综合防治。研究证实,基于循证实践的"集束化"干预措施能够有效预防并降低 CLABSI 的发生率,目前部分 NICU CLABSI 发生率已降至

极低甚至"零"的水平。"集束化"的关键组成部分通常包括手部卫生、最大屏障预防措施、皮肤消毒、敷料评估和更换方法、更换套件等。置管时，应严格按照操作规程，每天评估中心静脉置管使用的必要性，以尽早拔出置管，缩短置管时间。

五、母乳喂养

母乳不仅能提供适合糖、脂肪、蛋白质等营养物质，还提供包括乳铁蛋白、sIgA 等具有抗菌活性的可溶性因子。母乳喂养的新生儿可以尽早达到全胃肠道喂养，缩短静脉营养时间，从而减少晚发型败血症的发生。大量研究表明母乳喂养可改善患儿的近期及远期预后，降低早产儿视网膜病、晚发型败血症及新生儿坏死性小肠结肠炎发生的风险，改善远期神经发育结局。

六、益生菌

近年来，益生菌在预防新生儿感染中的作用引起广泛关注。一方面，益生菌可提高肠道非免疫防御屏障包括肠道通透性和改善肠道微生态；另一方面，益生菌可以减轻肠道炎症反应。许多随机对照试验、系统评价和荟萃分析，证实了益生菌对降低新生儿坏死性小肠结肠炎的发生风险，但目前鉴于益生菌菌株种类繁多，并且对补充的最佳时间、剂量和持续时间缺乏共识，许多机构并没有推荐益生菌用于预防医院感染。

七、合理使用抗生素

抗生素对于治疗新生儿感染至关重要，但滥用或不当使用抗生素会增加新生儿临床不良结局的发生率。更重要的是，抗生素的不当使用显著增加多药耐药菌株的产生和抗生素耐药基因的传播。氨苄西林和头孢菌素是常用的经验性抗生素治疗药物，但这些药物可能导致 AmpC 和超广谱 β- 内酰胺酶的高表达，导致对 β- 内酰胺酶类抗生素的耐药性。因此，合理应用抗生素对患儿安全和医疗质量至关重要。在新生儿重症监护病房实施抗生素管理计划可以显著减少新生儿在整个住院期间使用抗生素应用情况。通过实施抗生素管理计划，初始抗生素疗程持续≤7 天的比例增加，>7 天疗程的比例下降，可以安全、有效地降低新生儿经验性抗生素使用的强度。NICU 可以通过严格监管抗生素使用指征、限制特定种类的抗生素应用、优化抗生素剂量、治疗持续时间和给药途径

等措施以降低抗生素不合理应用带来的医院感染的风险。

八、密切监测医院感染

采取严密有效的措施对医院感染进行动态监测是维护一个安全的医疗环境的重要措施。新生儿重症监护病房应当建立有效的医院感染监测与报告制度，严格按照《医院感染监测规范》的要求，开展呼吸机相关性肺炎、导管相关血流感染等目标性监测，每季度进行环境卫生学和消毒灭菌效果监测，有助于早期发现医院感染的危险因素，采取有效预防和控制措施。

总之，随着对医院感染防控意识的提高，各级医疗机构在不断改进预防医院感染措施，但新生儿重症监护病房医院感染防控仍面临诸多难题。医院感染导致住院时间延长、住院费用增加和死亡率增加，严重威胁着 NICU 危重新生儿的生命安全，预防、监测和控制医院感染是 NICU 诊疗和护理工作的一个主要挑战。提高医护人员对医院感染的防治意识及对各项医院感染防控措施的依从性仍需要每个工作人员持续的努力。

（程秀永 郝庆飞）

参考文献

1. Versporten A, Bielicki J, Drapier N, et al. The Worldwide Antibiotic Resistance and Prescribing in European Children（ARPEC）point prevalence survey: developing hospital-quality indicators of antibiotic prescribing for children. J Antimicrob Chemother, 2016, 71（4）: 1106-1117.

2. Jansen SJ, Lopriore E, van der Beek MT, et al. The road to zero nosocomial infections in neonates-a narrative review. Acta Paediatr, 2021, 110（8）: 2326-2335.

3. Hocevar SN, Edwards JR, Horan TC, et al. Device-associated infections among neonatal intensive care unit patients: incidence and associated pathogens reported to the National Healthcare Safety Network, 2006-2008. Infect Control Hosp Epidemiol, 2012, 33（12）: 1200-1206.

4. Wojkowska-Mach J, Gulczynska E, Nowiczewski M, et al. Late-onset bloodstream infections of Very-Low-Birth-Weight infants: data from the Polish Neonatology Surveillance Network in 2009-2011. BMC Infect Dis, 2014, 14: 339.

5. Chu M, Lin J, Wang M, et al. Restrictive Use of

Empirical Antibiotics Is Associated with Improved Short Term Outcomes in Very Low Birth Weight Infants：A Single Center，Retrospective Cohort Study from China. Antibiotics（Basel），2023，12（4）：741.

6. Holsen MR，Wardlow LC，Bazan JA，et al. Clinical outcomes following treatment of Enterobacter species pneumonia with piperacillin/tazobactam compared to cefepime or ertapenem. Int J Antimicrob Agents，2019，54（6）：824-828.

7. Investigators of the Delhi Neonatal Infection Study （DeNIS）collaboration. Characterisation and antimicrobial resistance of sepsis pathogens in neonates born in tertiary care centres in Delhi，India：a cohort study. Lancet Glob Health，2016，4（10）：752-760.

8. Zou H，Jia X，He X，et al. Emerging Threat of Multidrug Resistant Pathogens From Neonatal Sepsis. Front Cell Infect Microbiol，2021，11：694093.

9. Baltogianni M，Giapros V，Kosmeri C. Antibiotic Resistance and Biofilm Infections in the NICUs and Methods to Combat It. Antibiotics（Basel），2023，12（2）：352.

10. 中国医师协会新生儿专业委员会. 中国新生儿病房分级建设与管理指南（建议案）. 中华实用儿科临床杂志，2013，28（3）：231-237.

11. Schmid S，Geffers C，Wagenpfeil G，et al. Preventive bundles to reduce catheter-associated bloodstream infections in neonatal intensive care. GMS Hyg Infect Control，2018，13：c10.

第二十四章

高危儿出院前评估和出院后随访

第一节　高危儿管理概述

随着围产医学和新生儿救治技术的发展,高危新生儿存活率明显提高。文献报道,我国每年新生婴儿中,高危儿发生率约为10%~20%。高危儿相对于正常新生儿具有更多潜在的生长和发育问题,多重高危因素的累积叠加,可显著增加其发育迟缓/障碍的风险。存活的高危儿中,约5%~10%可能发生脑损伤,继而导致运动、视听觉功能、认知、语言、心理行为等方面的异常,高危儿在学龄期、青春期及成年期亦可能存在不良结局。对高危儿进行系统规范化管理,尽早发现发育问题及早期干预康复治疗,是提高高危儿生活质量和人口素质的重要措施。目前,高危儿的系统管理已从住院期间的疾病救治延伸至出院前的全面评估、出院计划的制定以及出院后的长期追踪随访。基于循证医学的高危儿早期发展照护不仅重视医护人员治疗行为对患儿生长发育的影响,更强调 NICU 环境、医院 - 家庭过渡、婴儿 - 医护人员 - 照护者角色相互作用、家庭教育和支持对高危儿近、远期预后的重要性。

一、高危儿的定义

高危儿广义上指在出生前、产时及出生后存在可能影响身心发展的各种危险因素(包括生物、心理及社会环境等因素),或在常规儿童保健时发现体格、心理行为发育偏离正常轨迹的特殊儿童。

二、高危因素识别

高危儿的高危因素,目前尚无统一标准,可根据不同的分类标准进行界定,既往多将高危因素分为"孕母因素、胎儿及围产期因素、出生并发症及其他疾病"三类。2019 年,中国疾病预防控制中心妇幼保健中心颁布《高危儿童保健管理工作规范(试行)》《高危儿保健服务指南(试行)》将符合下列高危因素之一的儿童纳入我国现阶段高危儿管理范畴,并进一步设定高危儿童分类管理标准,以确定具体管理类别(表 24-1)。

表 24-1　高危因素分级分类表

Ⅰ级	Ⅱ级	Ⅲ级
(1)母亲患有糖尿病、甲状腺功能异常、严重感染(如风疹病毒、巨细胞病毒等)、中度以上妊娠期高血压综合征等。 (2)母亲有异常妊娠及分娩史(如反复自然流产史、死胎、死产等)、初产年龄 <18 岁或≥35 岁。 (3)家族中有精神、神经疾病病史(如癫痫、精神分裂症、孤独症谱系障碍、精神发育迟缓等)。 (4)家族中患有盲及低视力、聋及听力损失、肢体残疾等疾病。 (5)父母有酗酒、吸毒等不良生活方式。 (6)家庭中有虐待等不良养育环境。 (7)家庭中有严重影响到养育儿童能力的其他不良因素	(1)早产儿(胎龄 34~37 周)、低出生体重儿(出生体重为 2 000~2 500g)。 (2)产伤、宫内/产时/产后窒息、缺氧缺血性脑病或颅内出血。 (3)新生儿期患有严重感染性疾病(如宫内感染、肺炎、败血症等)、高胆红素血症、新生儿惊厥、持续性低血糖等。 (4)在健康检查时发现的生长、发育偏异等。 (5)父母及同胞有孤独症谱系障碍、精神发育迟滞等精神、神经、遗传性疾病	(1)早产儿(胎龄 <34 周)、低出生体重儿(出生体重 <2 000g)。 (2)影响生长发育的严重出生缺陷、遗传病或遗传代谢性疾病(如唐氏综合征、甲状腺功能减退、苯丙酮尿症等)。

中国医师协会儿科医师分会儿童保健学组将 NICU 出院高危儿常见危险因素分为低危、高危两 类,以便指导个体化的随访管理重点、时间节点和关键指标等(表 24-2)。

表 24-2　NICU 高危儿常见危险因素及危险程度分级

危险因素	危险程度	
	低危	高危
早产	中期早产、晚期早产	早期早产、极早早产
	32 周≤出生胎龄 <37 周	出生胎龄 <32 周
低出生体重	2 000g< 出生体重 <2 500g	出生体重≤2 000g
新生儿窒息	Apgar 评分 7~8 分	Apgar 评分 <7 分
新生儿缺氧缺血性脑病	无	有
颅内出血	I、II级	III级及以上
高胆红素血症	轻度、中度	重度以上、急性胆红素脑病
住院期间接受过高级生命支持	无	体外膜氧合、一氧化氮治疗肺动脉高压、连续性肾脏替代治疗等
其他脑损伤的因素	无	脑积水、脑室周围白质软化、持续性低血糖等
出生后伴发慢性疾病	无	坏死性小肠结肠炎、支气管肺发育不良、短肠综合征等
新生儿期严重感染	无	新生儿肺炎、化脓性脑膜炎、败血症等
遗传病 / 遗传代谢性疾病	无	先天愚型、先天性甲状腺功能减退症、苯丙酮尿症等
同时存在 3 项及以上属于低危程度的危险因素	无	≥3 个

三、高危儿管理的意义

"生命早期 1 000 天"是儿童生命发展的"机遇窗口期",此关键阶段的营养、疾病、环境等因素对儿童生长发育、运动、语言、认知以及成年期慢性疾病均产生重要影响。在发育关键期内婴幼儿具有极强的可塑性,对高危儿开展系统、全面、深入的管理,制定规律的追踪随访计划,监测生长发育、评估发育水平、筛查发育异常、指导日常照护,在实施基本发育促进的基础上,开展个性化早期干预,既可将生命早期高危因素的影响尽可能降低,也是改善高危儿人群生存质量、提高人口素质、减轻医疗和社会负担的有效途径。

(罗开菊)

第二节　高危儿出院前评估

一、高危儿出院前评估

需要重症监护的新生儿从 NICU 出院后,仍存在较高的发病和死亡风险。因此,做好充足且成功的出院前评估,对照护者进行充分的健康宣教,可促进家庭照护准备的完善,是高危儿出院后实现顺利环境(医院 - 家庭)过渡和安全生长的保障。

美国儿科学会(AAP)于 2008 年更新了高危新生儿出院标准,该标准中高危新生儿主要包括早产儿、需要特殊技术支持的新生儿、有复杂家庭问题的婴儿以及可能导致早期死亡的婴儿。加拿大儿科学会把早产儿出院准备度分为早产儿疾病生理状况和家庭准备度两方面进行评估。中华医学会儿科学分会新生儿学组于 2022 年发布《早产儿围出院期管理专家共识(医护版)》,明确提出完善的出院前准备及出院计划既可确保新生儿从 NICU 顺利过渡到家庭,亦可减少可预防的发病率和死亡率的风险。出院需根据生理成熟度和婴儿状况的稳定性来决定,出院前评估包括医学状况评估、主要照护者教育评估、家庭环境评估及心理社会评估等多方面内容。

(一)医学状况评估

1. 医学上病情稳定,没有任何急性疾病。符合以下标准时可考虑出院:①校正胎龄≥34周。②生命体征稳定,呼吸控制成熟,且无呼吸暂停和心动过缓发作。③达到完全经口/肠道喂养且耐受性良好。④体重≥1 800~2 000g且稳定增长(对于体重<2kg的早产儿,体重增加目标为15~20g/d;对于>2kg的早产儿,体重增加目标为20~30g/d;对于足月儿,体重增加目标为25~35g/d)。⑤室温下能维持正常体温。⑥疾病已愈、好转或家庭序贯治疗可行且安全。⑦照护者有照护能力且已做好准备。⑧在出院前尽量使婴儿过渡到安全的睡姿,采取仰卧睡姿时可保持情况稳定。

2. 出院前完成常规筛查,包括遗传与代谢性疾病筛查;先天性心脏病筛查;具有ROP风险以及其他危险因素的婴儿行眼科筛查。有研究表明,入住NICU≥5天的婴儿发生听力损失的风险增加,建议所有NICU高危儿采用AABR和OAE技术进行听力筛查,未能通过任一项筛查的高危儿需进一步行听力评估,最好在出院前完成诊断性ABR检查,并由听力学专业医师进行报告解读,从而确定听力损失的程度和部位。若无法进行,则应尽早(3月龄内)将其转诊至擅长评估婴儿听力损失的听力学专家。同时,未通过听力筛查的婴儿均应检测是否有先天性CMV感染。有研究建议针对入住NICU高危儿采用两阶段筛查法进行听力筛查,既可减少假阳性率,又可降低诊断性听力评估的转诊率(图24-1)。

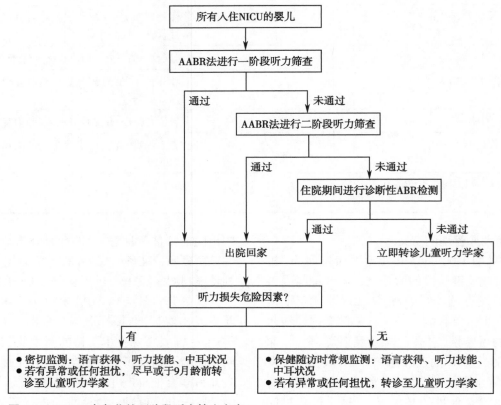

图24-1　NICU高危儿的两阶段听力筛查方案

3. 免疫接种　对于医学上病情评估稳定并且处于恢复状态的高危儿,如无需持续治疗的严重感染、代谢性疾病、急性肝肾疾病、心血管疾病、神经和呼吸道疾病,应按照出生后实际月龄接种疫苗,且与正常足月儿出院前的推荐接种计划和剂量一致。与婴儿密切接触的主要照料者及其他医护人员应接种流感疫苗,并确保百日咳疫苗达到最新接种状态。

4. 全面神经发育评估　具有神经发育损害风险的高危儿,早期临床评估可识别中至重度损伤,需于出院前对高危存活者进行全面神经发育评估,并于出生后2岁以内针对神经发育损害进行正规临床评估,内容包括详细神经系统检查,视力评估,听力评估以及针对认知、运动、语言、社会功能发育和心理行为的标准评估。出院前神经系统检查包括一般评估,确定脉搏、血压、体温、觉醒水平,以及检查皮肤、头部和脊柱,运动功能,颅神经,反射(深腱反射、浅反射和发育性反射),感觉检查和行为评估。目前已研发出多种新生儿行为评估工具,检测婴儿高级大脑皮质功能,国内常用的新生儿20项行为神经测查方法(Neonatal Behavioral Neorological Assessment,NBNA)适用于足月新生儿,早产儿需胎龄满40周后测查,信度和效度可靠,无创伤,可反复测查,方法和评分易掌握,工具简便经济。

5. 神经影像学检查　颅脑影像学检查是高危儿管理中的重要环节,不同高危因素、不同出生时期的检查手段和方法不尽相同。对于有脑损伤相关风险的高危儿,颅脑超声是早期主要检查方法,可重复持续追踪。MRI对高危儿脑病诊断敏感性和特异性均较高,是国内外公认的高危儿脑病诊断和长期随访不可或缺的检查和评估手段,推荐在校正胎龄接近足月时或出院前进行颅脑超声和MRI检查,以评估有无脑室周围白质软化或白质损伤。与认知发育迟缓和/或精神运动发育迟缓风险增加相关的异常超声表现包括:中度/重度脑室扩张、回声情况异常、重度IVH(≥Ⅲ度)和脑室周围出血。与超声检查相比,MRI显示的白质异常对于识别随后出现的严重神经发育障碍儿童更为敏感。但需要注意的是,神经影像学检查对个体患儿日后的认知功能预测不佳,仅根据神经影像学结果不足以确定个体患儿的远期结局和后续干预。脑电图有助于鉴别新生儿惊厥发作与其他现象,也可确定亚临床惊厥发作,虽不能帮助确定高危儿脑损伤的病因,但可提供有无脑病及其严重程度的证据。目前尚无高质量的研究表明aEEG和EEG可作为神经发育结局的准确预测指标。

6. 其他检查　监测贫血及骨健康(如血清碱性磷酸酶),根据病情酌情进行甲状腺功能检测、染色体核型分析和基因分析、血尿代谢筛查等。

7. 评估患儿是否需要复杂的医疗需求　如喂养支持、用药指导、医疗设备等。对于出院后仍需管饲喂养或术后造瘘的高危儿,继续服用某些特殊药物、特殊配方奶和/或膳食补充剂,以及需要特殊医疗设备如居家氧疗或机械通气、心肺功能监测等的高危儿,应在出院前进行照护者培训并练习,并进行密切随访和支持。

(二)家庭出院准备
家庭出院准备的目标是以一个完整的家庭单元形式呈现,高危儿照护者/家庭在出院前需要显示能持续参与高危儿护理,准备好且具备提供居家照护的能力。近年来,基于循证医学的高危儿早期发展照护理念已逐渐深入NICU护理模式,家庭出院准备应根据患儿及家庭情况,在住院期间便开始实施个体化教育计划,采取个性化护理和指导,并注重其对行为的呼唤以及整体环境对婴儿生长发育的影响。父母、家庭是高危儿真正的照护者,在发展性照护中的角色不可或缺,因此高危儿管理建议有条件者可将主要照护者角色前移至NICU,尽早参与照顾婴儿,家庭参与式照护、袋鼠式护理、亲子陪护、母乳喂养、抚触、参与查房、家长课堂等均有助于早期建立父母与医护人员的信任,促进父母与婴儿之间情感沟通,增强对患儿的正面刺激,减轻父母压力和焦虑,有利于高危儿病情稳定、神经系统发育及整体成长。出院前家庭教育评估的内容应包括所有应该掌握的信息和技能,NICU医护人员应提供足够支持、重复练习机会,并持续评估进展,并且能够随时按需调整。

1. 照护者准备及能力评估
(1)照护能力:出院前,需证实主要照护者具备婴儿基础护理能力,如手卫生、营养喂养技能(母乳和/或配方奶喂养、必要时管饲喂养、母乳添加剂使用)、沐浴穿衣、皮肤护理、袋鼠式护理、抚触、髋关节正常发育的保护、正确管理和储存药物、必要时掌握相对复杂的医疗技能如使用家用医疗设备、气管切开和造瘘护理。

(2)医学知识:对患儿的治疗过程和诊断有一定的了解,了解正常的婴儿行为包括喂养、排便规律及睡眠/觉醒周期,安全睡眠措施以预防婴儿猝死综合征,哭闹婴儿的安抚方法和应对机制,生长曲线的正确使用和判断,能够识别需要向医护人员进行医疗咨询的疾病症状和体征,明显危及生命的事件的识别和处理,急救技能及基本的心肺复苏技能,寻求医疗救助的途径及方式等。

(3)对出院后的近期和长期家庭生活有切合实际的认知:了解出院后定期随访的重要性及选择合适的随访医生,对常规的高危儿保健和疾病所需就诊的次数有所预期,对潜在的高危儿生长和/或发育相关问题有所预期,对早期干预或康复有所预期,对主要照料者自身可能出现的心理健康问题如焦虑和/或抑郁有所准备,早期发展促进及亲子关系培养指导。

2. 家庭环境评估　一个家庭单元中至少有2名高危儿主要照护者,家中应具备婴儿居家护理所需的用品和设备,NICU团队成员应在婴儿出院前应确保居家环境卫生和安全,温湿度适宜,需评估的物品包括:喂养相关物品如吸奶器、奶瓶/乳头、配方奶,保证安全睡眠的婴儿床,尿片,婴儿服装,体温计,烟雾和一氧化碳探测器,汽车安全座椅安全性和耐受性,紧急救援电话和相关资源等。

3. 心理社会准备度评估　开展心理社会工作评估,以便识别和帮助高危儿家庭的任何社会或经济需求。因某些社会心理因素可能与家庭内部压力及儿童虐待/忽视有关,预防的基础是确定有相关风险的家庭并提供额外的支持(如社区服务、家庭互助团体等)。以下情况可能需要更为密切的随访和干预:教育水平欠佳、语言障碍、经济困难、物质使用障碍、产前护理不当、青春期妊娠、家庭暴力、婚姻关系不稳定、主要照护者心理健康问题(尤其是焦虑或抑郁)。

二、高危儿出院计划制订

高危儿出院计划应由多学科团队共同制定和实施,尽量包括患儿主要照护者、新生儿科/儿科/儿童保健科医师、护士、呼吸治疗师、康复师、营养师、药剂师、个案管理员、社会工作者及确定的初级保健医护人员。

详尽的出院计划应以医疗文书的方式呈现,包括高危儿基本信息,完整的出院诊断、住院期间主要诊治经过、疾病及并发症恢复情况、出院时全身体格检查、重要检查结果,尤其需要说明目前存在的问题、出院后喂养方案、后续用药及治疗方案以及定期随访的重要性及随访方案,可能需要进一步完善的检查和评估(表24-3)。

表24-3　高危新生儿出院计划核对表

新生儿计划
1. 新生儿状态和准备情况
a. 在正常环境温度下(如开放式婴儿床中)保持体温稳定
b. 心肺功能稳定,不伴呼吸暂停和心动过缓发作
c. 充足的喂养量以保持持续稳定的体重增长模式,满足追赶生长需求
d. 能够仰卧位睡觉
2. 完成常规筛查
a. 遗传代谢性疾病筛查
b. 先天性心脏病筛查
c. ROP 筛查
d. 使用听觉脑干诱发电位进行听力筛查
e. 其他基于临床的筛查如实验室检测、颅脑影像学检查等
3. 根据年龄进行常规免疫接种
4. 汽车安全座椅/床符合标准
5. 确定个别患儿的特殊需求,包括药物、配方奶、医疗设备,以及在无法治愈情况下的临终关怀

续表

家庭计划
1. 父母教育和准备:
a. 具备日常照护婴幼儿的能力
b. 了解婴幼儿正常行为,具备识别出需要医疗咨询的疾病症状和体征的能力
c. 具备婴幼儿安全知识(如睡眠和环境),掌握常见突发情况的应对措施
2. 家居环境准备:
a. 日常照顾婴儿所需的必要用品和设备
b. 评估可能需要额外支持的社会或经济需求

过渡计划和出院后照护
1. 初级保健人员:
a. 出院后48~72小时内安排具有照护 NICU 出院高危儿经验的初级保健医师进行首次随访
b. 确保 NICU 团队与随访医师进行了事先沟通,回顾了高危儿的病程并总结了目前存在的问题
2. 针对高危儿的专业随访:
a. 专业 NICU 随访,为超早产或神经发育问题高危儿安排多学科随访项目
b. 根据情况安排进一步亚专科随访
3. 社区服务:
条件允许,可进行医-家-社联合服务

(罗开菊)

第三节　高危儿出院后随访

高危儿随访是需要社会、文化、医学和经济相互结合的复杂过程,其近、远期的发育风险决定了随访管理的时间节点、重点、关键指标等都与常规儿童保健系统管理有所差异。高危儿在生长发育过程中会遇到一系列独特的医疗问题,需要多学科共同管理。各国根据国情的不同,高危儿出院后随访管理的主导者和实施者亦有所不同。美国、加拿大等发达国家在高危儿随访管理中强调自 NICU 的发育支持性照护开始,出院后以社区为基础、家庭为中心、多学科协作、政府和社会组织共同参与的服务,且衍生出多项针对特定高危人群的服务支持项目。结合我国儿童保健现有服务能力,《高危儿童保健管理工作规范(试行)》主要涉及卫生健康行政部门、妇幼保健机构、基层医疗卫生机构及其他医疗机构共同参与,规范规定由基层医疗卫生机构在为儿童建立健康档案时发现、登记、转诊高危儿童,并实施健康指导,包括告知高危儿童专案管理的重要性及社区资源,指导家长进行家庭自我监测,为家庭提供营养喂养、心理行为发育、家庭养育等预见性指导。由各级妇幼保健机构,负责接诊高危儿童,实施分级分类管理,填写"高危儿童专案管理记录",纳入专案管理进行高危儿童随访,并承担具体的生长发育监测、咨询和预见性指导、早期干预以及转诊和结案。涉及需要评估诊断、干预治疗的高危儿童,需转诊至有条件的医疗保健机构依据相关疾病诊疗规范、技术指南及建议等对高危儿童进行诊断性评估,制定疾病治疗和干预计划,实施规范的干预治疗,并根据诊断结果与治疗干预效果,结合机构的业务能力,开展多学科、多层次的双向转诊和治疗。

高危儿出院后随访管理建议采取多学科团队诊疗模式,该团队具有处理持续性医疗问题(包括

多种药物治疗、严重的慢性疾病和生长不良等),以及神经发育和营养喂养方面的专业技术。团队成员多由新生儿科医师、儿童保健及发育行为医师为主导,进行常规和系统随访保健,并根据高危儿的个体状况决定各专科医师如呼吸、消化、营养、心血管、内分泌、神经、康复、眼科、耳鼻喉科、临床药师、言语治疗师、心理医师、护理团队等参与。此外,社会工作者、公共福利工作者及法律工作者必要时也将加入随访团队。多学科团队协作模式有助于减少与高危因素相关的医疗费用,并充分调动及合理分配社会资源,减轻家庭焦虑和社会负担,共同促进高危儿的成长,实现最佳随访结局(图 24-2)。

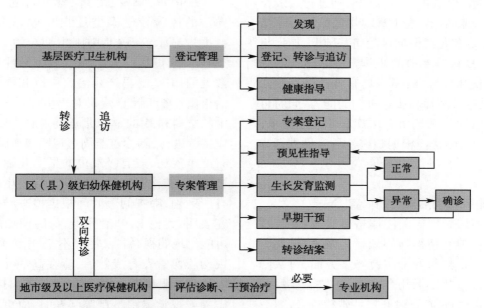

图 24-2　高危儿童保健管理工作规范(试行)管理流程

一、高危儿出院后随访的目标

高危儿出院后随访的总体目标包括有效管理远期后遗症,促进高危儿的最佳生长和发育,以及使儿童融入家庭、学校系统和有针对性的社区服务。《NICU 出院高危儿 0~3 岁生长发育随访管理技术的专家共识》提出高危儿自 NICU 出院后随访管理的两个主要目标:一是指导家庭掌握出院后特殊健康问题的识别和处理、监测慢性疾病转归,开展系统规范的生长发育监测,为父母提供以家庭为中心的高危儿照护和早期干预培训支持。二是综合管理以改善高危儿近期、远期发育结局,实现个体最佳发展的目的。对评估正常的儿童,促进其生长发育获得良好结局;对于发育偏异的

儿童,早发现、早干预使其尽早回归正常发育水平;对于符合临床疾病诊断标准的患儿,尽早转诊并予以专科治疗。

二、高危儿出院后随访的频率

高危儿随访频率应根据高危因素、生长发育状况等综合因素确定。建议出院后 24~48 小时进行首次常规出院后电话随访(一般由 NICU 随访护士进行),可提供安慰及日常养育指导,并可识别在初次随访前可能出现的过渡期问题。首次访视应安排在高危儿出院后数日至 1 周内,具体取决于胎龄和临床状况,多由 NICU 随访团队进行。针对超早产儿和神经发育问题的高危儿,应进行

多学科随访,以尽早发现发育问题。针对出院后需要继续家庭治疗的高危儿,有条件者可进行家庭访视。

出院后长期追踪随访频率可参考以下建议(早产儿按校正月龄):1~6月龄每月随访1次,7~12月龄每1~2月随访1次,13~24月龄每2~3月随访1次,24月龄后每3~6月随访1次,3~6岁期间每年随访1次。需要指出的是,如果高危儿连续2次生长发育评估结果可疑或异常,需要增加随访频率并提高危险度评级,必要时评价转诊指征。不同类型高危儿应根据各医院具体情况安排随访医师,早期可由新生儿科医师进行随访,密切监测出院后疾病转归,达到一定条件后转介至具有高危儿随访经验的儿童保健医师进行后续长期随访。一般来说,低危儿童以儿童保健科随访为主,高危儿童在儿童保健科随访基础上,加强与新生儿科、康复科等专科的协作。主导随访的医师除监测生长和发育外,还需具有可提供直接治疗、协调其他专科医师和服务机构的能力,同时可与家属合作以确保满足所有医疗和非医疗需求。进一步的亚专科随访应根据相应专科意见进行或终止。

三、高危儿出院后随访的内容

高危儿随访管理应关注体格生长、营养与喂养、疾病观察、神经精神与心理行为发育、早期干预、亲子关系、急救与安全防范等多方面,每次随访的要点大致包括以下几个方面:①监测疾病转归和重点疾病预防,必要时开展特殊检查及治疗;②体格发育监测和营养与喂养指导;③神经精神发育监测和阶段性全面评估;④早期干预;⑤发育迟缓/障碍高危儿的康复。

(一)监测疾病转归和重点疾病预防

高危儿住院期间可能伴发多种疾病,早期随访应密切监测疾病转归及家庭治疗效果,并注重相关疾病预防。随访过程中,高危儿需要重点监测的疾病包括:

1. 贫血 早产、低出生体重、存在宫内发育迟缓、母亲缺铁、多胎妊娠等多种围生期高危因素,生后生长发育快速致铁需求量增加,未及时添加含铁丰富食物等均是新生儿期和婴儿期贫血的常见原因。贫血是高危儿出院后一个非常常见且重要的问题,需积极重视。出院时无贫血的高危儿,按照常规频率进行筛查,3岁以内儿童于3、6、9和12月龄,1岁半、2岁、2岁半、3岁定期筛查,3岁以上儿童(包括青春期)每年至少筛查1次。出院时存在贫血、早产、低出生体重、双胎或多胎、母亲孕期贫血及存在其他贫血风险的高危儿酌情增加监测次数,应于出院后定期监测(1~2周/次),每次都包括高危因素风险评估和血常规检查,主要参考红细胞计数、血红蛋白水平、红细胞比容、网织红细胞计数,直至贫血纠正。对Hb<110g/L、具有高危因素、慢性病、炎症性疾病和特殊饮食限制的儿童需行进一步实验室检测如铁蛋白SF、CRP等。随访医师应熟知贫血的症状和体征,并掌握铁剂治疗和输血治疗方案,加强患者教育。

2. ROP、眼及视力保健 高危儿发生视力异常的风险较健康足月儿增高,美国盲人基金会报告显示,高危儿中围生期缺氧(35%)、早产(29%)、脑积水(19%)是导致大脑性视力障碍最常见的病因。《早产儿治疗用氧和视网膜病变防治指南(修订版)》建议对出生体重<2 000g或出生胎龄≤34周的早产儿开展眼底病变筛查,筛查应持续进行,随诊直至周边视网膜血管化;对于患有严重疾病,或有吸氧史的早产儿筛查范围可适当扩大;首次眼底检查时间应按出生胎龄不同而有所区别,筛查间隔时间根据检查结果而定。研究表明,无论ROP治疗与否,后期均应注意其还可能出现弱视、斜视、屈光不正、白内障等,因此在视网膜血管发育成熟后,应在高危儿满1周岁前安排小儿眼科医生定期随访,但若出现斜视、眼球震颤或视觉追踪不良等问题时,应更早随访。同时按照国家卫生和计划生育委员会颁布《儿童眼及视力保健技术规范》要求,健康儿童应当在生后28~30天进行首次眼病筛查,具有眼病高危因素的婴儿应于生后尽早由眼科医师进行检查,随访期间分别于3、6、12月龄和2、3、4、5、6岁健康检查时进行阶段性眼病筛查和视力检查。

3. 听力评估、耳及听力保健 研究显示,高危儿先天性听力障碍和迟发性听力损失的发生率均远高于正常儿童,新生儿听力障碍发生率约为0.1%~0.3%,而出生有高危因素的新生儿听力障碍发生率则高达2%~4%,先天性CMV感染患儿中迟发性听力损失发病率高达5%~18%。为了最大限度避免高危儿听力损害,对其进行早期随访监测和实施早期干预,有着重要的临床和社会意义。建议所有高危新生儿生后进行OAE和AABR联合筛查,即使新生儿期听力筛查通过,仍应在3岁以内每6个月进行1次听力监测(如OAE等),每年至少进行1次诊断性听力学评估,依据患儿情况个体化选择主观和/或客观听力测试,如包含行为测听或ABR在内的全面听力学评估,3岁以后每年进行1次听力筛查(如OAE或纯音筛查等)直至6岁。随访内容包括常规监测语言习得情况、听觉能力、中耳状况,并关注父母/照料者担忧的问题,一旦出现医生或家长感到听力或言语-语言发育问题或异常的儿童,应及时转诊至儿童听力诊断中心接受听力学评估。未通过筛查的婴儿、NICU出院的有听力损失危险因素的婴儿,包括入住NICU>5,需要机械通气或体外膜氧合,使用过耳毒性药物如氨基糖苷类、袢利尿剂,因高胆红素血症而需换血疗法,CMV感染,脑膜炎等情况,应在3月龄内接受诊断性听力评估,并在校正9月龄之前重新接受标准的听力学评估。听力诊断异常的婴幼儿,3岁前每3~6个月随访并评估1次,有显著听力损失的婴儿应在6月龄之前开始接受个体化干预,应由擅长治疗婴儿和儿童听力损失的多学科团队进行后续管理,团队成员包括听力医生、耳鼻喉科医生、言语病理科医生、遗传学医生和教育专科医生。

4. 中枢神经系统疾病　新生儿期常见的中枢神经系统疾病多为新生儿缺氧缺血性脑病、早产儿脑室内出血和脑室周围白质损伤、感染性脑膜炎、低血糖脑病、胆红素脑病、胎儿和新生儿脑梗塞、新生儿惊厥、先天性脑发育不全,以及染色体异常和遗传代谢性疾病,这些疾病导致患儿远期神经系统后遗症风险增高,如运动缺陷、脑瘫、发育性协调障碍、语言发育迟缓、认知损害、神经感觉障碍、社交行为障碍、注意缺陷多动障碍、孤独症谱系障碍、精神障碍(抑郁症、强迫症)等。脑损伤是高危儿随访门诊常见的原因之一,现有临床工具的局限性导致无法准确预测此类高危儿学龄期、青春期和成年期的远期神经发育结局,因此更应高度重视脑损伤高危儿的长期系统随访评估,持续监测脑损伤儿的神经发育状态。脑损伤高危儿随访过程中,颅脑影像学检查具有重要价值,随访者应根据不同高危因素、不同出生时期、不同病变类型选择适宜的检查手段和方法。新生儿颅脑超声对早期发现脑损伤有重要价值,脑损伤高危儿宜首选颅脑超声,并在生后尽早实施,异常者酌情复查。出院后高危儿脑损伤评估多采用

颅脑MRI检查,何时进行MRI视具体临床情况而定:酌情于纠正胎龄40周后3~6个月或更长间隔的MRI随访复查2~3次是必要的,即使无症状或症状不明显得患儿,在生后9月龄,尤其是1岁以后颅脑MRI可能发现更多病变,特别是之前MRI漏显的脑白质髓鞘化异常等病变。其他需要复查MRI的情况包括:①对异常颅脑超声结果(如重度IVH、PVL和脑积水)进行随访;②神经系统检查异常;③疑似先天性或代谢性疾病;④丧失先前达到的神经发育里程碑;⑤对于临床表现细微的儿童,2岁左右髓鞘形成再次复查影像学检查可能是更好的选择,因为早期成像可能会漏掉细微表现;⑥如果与预期临床病程相比有明显变化或偏差,或者存在进行性神经系统疾病的警示症状,也应及时复查MRI。发现病变且在临床干预的患儿更需多次复查以及时、精准评估疗效、调整治疗方案与进一步研判其预后。

5. 实验室检测　随访过程中的实验室检测并非是必需的,根据高危儿具体情况必要时行甲状腺功能、血清铁蛋白、维生素、微量元素等检测。对不明病因的发育迟缓高危儿建议进行遗传学检测。

(二)体格发育监测和营养与喂养指导

体格发育监测中,定期监测高危儿体重、身长/身高、头围、胸围、皮下脂肪、身体比例指标,记录体格生长速率,选择合适的生长发育标准和曲线为工具,早期识别和纠正营养等问题。以早产儿宫内生长曲线(Fenton曲线,2013)评价校正胎龄未满40周早产儿的早期生长情况,随后应用世界卫生组织(WHO)儿童生长新标准或2023年国家卫健委最新发布的中国7岁以下儿童生长发育新标准进行生长发育评价,一般建议应用至校正年龄2~3岁。对于早产儿,尤其是极低/超低出生体重儿应高度关注生长速率,生长不足可能增加神经发育损害风险,生长过快亦可能增加成人期慢性代谢性疾病风险。若存在生长迟缓,应排查是否存在相关疾病如BPD、先天性心脏病、严重的中枢神经系统损伤、出生缺陷、短肠综合征、消化道畸形、慢性肾脏疾病、染色体疾病以及先天性代谢性疾病等,并针对病因积极处理。早产儿完成追赶生长的年龄目前尚未统一,一般认为追赶至2.5~3岁才能完成,适于胎龄早产儿达到校正月(年)龄的P_{25}~P_{50},小于胎龄早产儿>P_{10}应视为追赶生长比较满意。大约10%小于胎龄儿

始终无法完成追赶生长,可能合并内分泌障碍,应及时转诊儿童内分泌专科或生长发育专科排查并治疗。

高危儿营养与喂养是高危儿管理的关键环节,随访人员要遵循儿童生长发育规律和正确的营养理念,持续对其营养状况进行评估、监测和指导。随访时应详细了解喂养情况,尤其对存在生长迟缓或生长过快的高危儿进行膳食调查,包括进食需求及状态转换、喂养方式、每日奶量/食物摄入量、有无呕吐、腹胀等、排尿和排便的次数和性状、吸吮吞咽与呼吸功能是否协调、辅食种类、添加次数、接受程度、进食技能和进食行为等,必要时进行营养代谢评估如贫血相关指标、尿素氮、碱性磷酸酶、钙磷水平、前白蛋白、25-羟维生素D水平和骨密度等,根据体格发育情况及相关检测结果进行个体化营养指导与喂养方案调整,均衡膳食,纠正不良进食和喂养行为。积极处理体格生长偏离、营养不足和营养过剩等问题,给予适宜的医学干预。《早产/低出生体重儿出院后喂养建议》根据出生胎龄、出生体重、喂养状况、生长评估以及并发症将营养风险的程度分为高危、中危和低危三类,并给出出院后个体化喂养方案可供临床参考。此外,对伴有吸吮、吞咽、呼吸障碍或欠协调的高危儿,建议进行心脏彩超、吞咽功能或

遗传代谢病相关评估,必要时转诊相应专科进行诊治。

(三)神经精神发育监测和阶段性全面评估

高危儿发生神经发育后遗症的风险增高,通常包括结构性脑损伤(如胼胝体变薄、脑体积减小、脑室容量增加以及白质发育异常),认知、运动、感觉障碍,言语和语言发育迟缓,行为和心理健康问题(如注意缺陷多动障碍、情绪和品行问题、广泛性焦虑和抑郁、孤独症谱系障碍以及精神障碍)以及功能性残疾(如发育性协调障碍、社交技能和执行功能障碍)等,且相关影响可能延续至青春期和成年期。研究显示,LBWI、VLBWI、ELBWI伤残生存率分别约为6%~8%、14%~17%及20%~34%,VLBWI中25%~40%需要接受特殊教育服务,16%~20%学业上存在留级现象。所有高危儿随访管理中都需要高度重视神经精神发育监测,以期早期识别高危儿的发育行为问题,制定个体化早期干预方案,从而争取在0~3岁关键期最大限度发挥大脑潜能,减少发育迟缓或障碍的发生(图24-3)。

1.高危儿随访时神经精神发育监测 主要包括详细神经系统检查和神经发育评估,应从NICU出院即开始,根据神经发育规律,不同年龄阶段其发育重点不同,随访内容亦不尽相同(表24-4)。

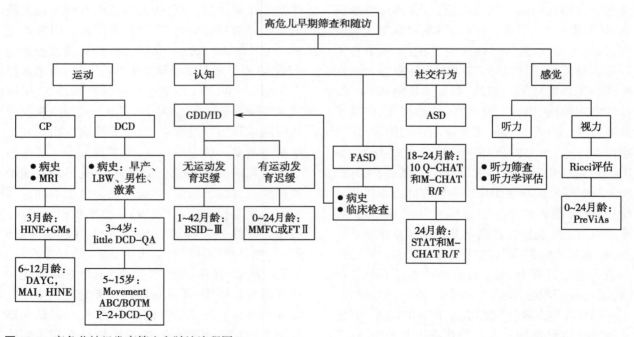

图24-3 高危儿神经发育筛查和随访流程图

CP:脑瘫;DCD:发育性协调障碍;GDD:全面发育迟缓;ID:智力障碍;HINE:Hammersmith婴儿神经学评估;GMs:全身运动质量评估;DAYC:幼儿发展评估;MAI:婴儿运动评定;FASD:胎儿酒精谱系障碍;ASD:孤独症谱系障碍。

表 24-4　高危儿不同年龄阶段重点随访内容

时间	重点随访内容
4 月龄（早产儿采用校正年龄）	评估生长和营养需求，检查是否存在可能需要干预的严重神经系统异常
8~12 月龄（早产儿采用校正年龄）	评估是否有提示脑瘫或其他神经系统异常的早期征象，包括听力、视力问题以及初始认知和发育的评估，鼓励照料者注意患儿的语言和沟通技巧
18~24 月龄（早产儿采用校正年龄）	持续评估认知和语言发育情况，全面发育筛查可发现精细和粗大运动发育迟缓、语言迟缓和 ASD 症状，以及确认是否存在持续的神经功能障碍如脑瘫
4 岁	关注运动技能，关注患儿社交情绪健康、照料者对孩子教育的参与度、发育问题的危险因素。4 岁时的筛查提供了入学前的补救机会，尽量帮助儿童成功融入幼儿园与同伴互动
持续的随访	进一步的认知测试，学龄期开始数学运算、阅读、拼写方面的标准化学业成绩测验，以及神经生理学评估（注意力、执行功能、记忆力、运动功能等）。AAP 建议每年对 ≥5 岁儿童进行心理卫生障碍和社会心理功能损害的筛查

（1）神经系统检查：侧重于识别运动障碍，出生后前 2 年的重点是识别具有以下特征的婴儿：①肌张力异常：早产高危儿中约有 40%~80% 存在早期肌张力异常，且随着时间推移更加明显，常见的肌张力异常表现为背部肌张力低下或上肢轻度肌张力增高。研究显示，校正 4 月龄的肌张力异常，尤其是肌张力增高，往往提示预后不良。校正 8 月龄婴儿坐位时下肢肌张力增高的高危儿日后发生脑瘫的风险增高。②姿势异常和姿势反射异常。③头部生长异常：校正 8 月龄时头部发育异常（如头围过小／过大或前囟快速增大）与不良神经发育结局密切相关。④脑性瘫痪：随访医师需重点监测高危儿（尤其是极早产儿）脑瘫的早期神经系统体征，如初始肌张力低下、痉挛状态、姿势反射异常、肌张力增高、异常身体运动和深部肌腱反射。标准化运动评估（如 Prechtl 全身运动评估、HINE）有助于早期发现和干预脑瘫，且与患儿认知结局相关。有相关表现的患儿应及时转诊至儿童神经专科进行诊治，诊断为脑瘫的患儿需由包括神经专科医师和康复师（物理治疗师、作业治疗师）在内的多学科团队进行进一步评估和治疗，并接受功能评估以确定受损程度。

（2）神经发育评估：是针对儿童发育的主要能区（通常包括粗大运动、精细运动、言语和语言、生活自理及社交活动、适应性与认知发展五大能区）开展程序化的观察和记录，是弹性、纵向、连续和累积发展的过程，反应儿童成长中各项能力发展的动态变化。神经发育评估可早期识别出儿童发育行为问题，以便实施早期干预，从而改善结局，最大程度避免发育性残疾（也称发育障碍）的发生，其方法具有年龄特异性。

2. 神经发育评估常用方法

（1）发育监测：识别发育迟缓或有此风险的儿童。发育监测在预防保健门诊进行，包括询问父母或照料者担忧的问题、确定危险因素和促进恢复的因素、记录发育史、直接观察儿童以及亲子互动、记录结果。

（2）发育筛查：使用标准化测试来识别有发育障碍风险的无症状儿童，结合脑发育特点，1 岁以内高危儿的发育筛查重点是在排除视力和听力损害的基础上侧重运动尤其是粗大运动的发育，2 岁针对运动协调性和语言的发展，3 岁主要针对语言感受和语言表达及交流。标准化发育筛查应在每次随访时进行，贯穿于整个高危儿的系统管理中，筛查发现异常的儿童应接受诊断性发育评估。

（3）诊断性发育评估：发育诊断通常是在发育筛查的基础上进行全面回顾与评估发育和行为，以识别发育障碍及其程度，并制定治疗计划，判断治疗效果。发育行为评估是诊断发育行为障碍所必需的。高危儿的诊断性发育评估，应在 0~3 岁期间至少每 6 个月实施 1 次，但筛查发现异常时应尽早进行，转诊康复专科前也应予以诊断性评估。建议随访时常规在高危儿 18~24 月龄（早产儿使用校正年龄）采用诊断性量表进行系统全面评估，以确认是否存在发育迟缓。

（4）个别化发育评估：除标准化发育筛查和诊断性全面发育评估外，应在特定年龄或特殊人群对个别能区进行重点筛查，常用的能力类评定量表包括运动、语言、认知、社交、行为等方面。如 18~24 月龄使用标准化量表进行孤独症筛查，3~4 岁可进行首次智力评估，针对语言能力的早期语言发育进程量表（EIMS）、语言发育迟缓检查法（S-S 法）和"梦想"普通话听力理解和表达能力标准化评估量表（DREAM）等（表 24-5）。

表 24-5 儿童常用神经发育筛查/诊断工具及高危儿运动能力类评定量表

	工具	特点	临床应用建议
发育监测	0~6岁儿童心理行为发育预警征象检查表、WHO大运动发育里程碑、美国CDC儿童发育里程碑	操作方法快速、简单、方便,多数项目可通过问询完成	较为粗略,具有风险,不建议用于高危儿
发育筛查	0~6岁儿童智能发育筛查测验(DST)、年龄与发育进程问卷(ASQ)、丹佛发育筛查量表(DDST)	方法实用简便,但不能作为诊断性评价,对于较小婴儿的筛查较粗略	ASQ是AAP推荐的使用最为广泛的标准化筛查工具之一,适用于1~66个月(校正年龄)儿童
诊断性发育评估	中国儿童发育量表(2016儿心量表)	我国唯一自主研发的发育诊断量表,操作简单、方便、无创,可早期发现发育偏离、迟缓及发育不均衡	国内广泛应用,适用于0~7岁儿童,县级以上医院经过培训人员使用
	贝利婴幼儿发展量表(BSID)	BSID-Ⅲ在前代评估领域(认知、语言、运动)的基础上新增社会性情绪以及适应性评估,为美国三大学会公认的婴幼儿发展评估最为全面的五大领域	适用于0~42月龄婴幼儿发育评估,BSID-Ⅲ尚未在中国进行标准化及使用
	Griffiths发育评估量表	英国引进,涵盖运动、个人-社会、语言、实际推理、表现、手眼协调6大领域,适用年龄最广泛,中国常模最新(2016年)	适用于0~8岁儿童发育评估和诊断,特别适用于有听力语言发育障碍的婴儿
	Gesell发育诊断量表(GDS)	美国引进,0~6岁儿童发育水平的心理测量工具及智力残疾的标准化方法和重要依据。诊断价值较高,具有客观性和有效性	适用于评估诊断0~6岁儿童发育水平,0~3岁儿童智力残疾诊断工具
高危儿运动能力类评定量表	自发性全身运动质量评估(GMs)	评估新生儿和小婴儿神经运动行为,国际上推荐的预测5个月以下婴幼儿脑瘫的最佳临床工具之一,超早期预测脑损伤较传统的神经系统检查和颅脑超声、CT、MRI等检查方法更为敏感和可靠	适用于早产儿、足月儿及校正年龄5月龄以内婴儿,建议在校正4月龄内至少接受两次GMs评估,第1次在校正1月龄内,第2次在校正3月龄左右,以了解有无后期严重神经发育异常的可能性
	0~1岁神经运动检查20项	简单,易于操作,早期发现脑功能异常引起的神经运动发育落后,可作为脑瘫的早期筛查方法以及高危儿早期干预效果的指标	适用于0~1岁婴幼儿(早产儿校正年龄),每次随访时常规筛查,国内广泛应用
	婴儿运动能力测试(TIMP)	良好的评估效果和适用于早产儿的独特性,已在美国各州及一些国家推广应用,对婴儿早期的姿势、运动和声光刺激反应进行评估以筛查异常,主要目的不是诊断,而是发现运动发育落后并给予针对性的干预	适用于校正胎龄34周至校正月龄4个月的婴儿,重点针对具有高危因素的早产儿和脑损伤高危儿。建议与GMs联合使用

续表

	工具	特点	临床应用建议
高危儿运动能力类评定量表	Alberta 婴儿运动量表（AIMS）	信效度较高，观察和评估从足月至独走婴儿的自发性运动表现，能够测知婴儿细微的不被其他量表检测到的运动行为变化	适用于筛查 0~18 月龄婴幼儿异常的生长发育轨迹，但对 9 月龄以上儿童评估结果的精确性有所下降
	Peabody 运动发育量表（PDMS-Ⅱ）	良好的信度及效度已在国内外康复界和儿童早期干预领域中被广泛应用，特别为残障儿童设计的运动发育量表，不仅评价运动发育迟缓，也适用于脑瘫患儿运动康复评定	用于评价 0~72 个月儿童的运动发育水平，配套的运动发育训练方案可指导干预，评价治疗效果，预测神经发育结局
	Hammersmith 婴儿神经检查（HINE）	一种标准化神经学检查，是早期评估、准确诊断脑瘫的最佳证据之一，可提供不同类型脑瘫患儿神经学损伤方面的信息	适用于 2~24 月龄婴儿，可用于早期筛查脑瘫高危儿及早期识别神经发育迟缓
	Harris 婴儿神经运动测试（HINT）	唯一在评估中纳入关于父母担忧的婴儿神经运动筛查测试，并且强调了以家庭为中心评估的重要性	评估 2.5~12.5 个月婴儿的神经运动发育，识别婴儿运动和认知发育迟缓

（四）高危儿的早期干预

0~3 岁婴幼儿期是儿童生长发育的关键时期，是中枢神经系统发育最迅速、可塑性最强、代偿能力最好的时期，也是生命全周期中人力资本投入产出比最高的时期。大量研究表明，在大脑发育关键期实施早期干预，可有效促进高危儿体格发育和运动、认知、语言、行为和情绪发展，促进高危儿神经功能修复，改善发育结局，且越早干预效果越好。高危儿早期干预是根据婴幼儿智力发育规律，出生后不久即开始的聚焦于预防性质的干预方案，通过一系列有组织有目的的促进儿童发育的活动，使其达到最佳发展潜能，促使高危儿恢复正常或降低后遗症影响，达到改善预后、减少伤残率、提高患儿生存质量的有效手段。

1. 早期干预的原理　早期干预基于"运动功能的重组机制"和"神经可塑性"原理。起源于运动皮质的皮质脊髓束在妊娠最后 3 个月开始就已达到脊髓的目的地，最初为双侧投射，二者之间存在竞争机制。正常发育期间，同侧投射逐渐消失，对侧投射持续存在，在此期间若单侧脑损伤破坏了一侧半球的皮质脊髓束，则来自对侧半球的同侧投射将持续存在，从而允许损伤对侧半球接管受损肢体的运动控制。研究表明，重组机制（同侧接管）的效果随损伤发生时间延迟而降低。神经可塑性是正常发育的大脑学习和受损大脑康复后再学习的基础，利用经验依赖的可塑性实施基于训练的干预措施，给予丰富的环境刺激和亲子互动，可诱导早期神经可塑性，恢复受损大脑的潜力。因此，在高危儿随访管理过程中，对未见异常儿童应给予预见性指导，对发现偏异儿童应积极给予早期干预，是对医学治疗必要而有益的补充。

2. 早期干预的原则

（1）强调"早"，越早开始，效果越好：早期干预通常于生后 3 个月以内开始，可以在 NICU 期间即介入，出院后持续进行，贯穿于儿童生长发育全过程（以 0~3 岁婴幼儿期最为重要），有助于获得最大程度康复。

（2）医院 - 家庭相结合的综合干预：存在早期干预指征的高危儿，在专业人员定期指导下，进行示范性干预训练和家庭教育，实施以家庭为中心的干预措施，将干预融入日常生活，给予回应性照料和良好的环境刺激。

（3）遵循"评估 - 指导 - 发展 - 再评估"的个体化、规范化原则：精准评估是干预方案制定的基础，对每个高危儿个体进行全面功能评定后制定个体化干预方案，必要时可提前进行一些特异性干预以预防可能出现的严重后遗症如脑瘫、ASD等。以儿童神经发育和心理行为发育规律为基础采取有循证医学证据的科学干预方法,循序渐进,注重趣味性和生活化,激发儿童主动参与。避免过度干预和干预不足。

3. 早期干预的内容　早期干预包括从 NICU 的新生儿个别化发育支持性护理以及出院后的干预程序,需考虑儿童发育规律及高危因素的影响,从整体保健入手,实施个体化的分级干预措施,内容围绕儿童生长发育、运动、认知、语言、情绪、社会交往和行为等多方面,包括营养管理、专科疾病管理和能力促进。参考《高危儿童保健指导手册》《早产儿保健服务指南》《儿童喂养与营养指导技术规范》等,由专业机构通过团体、小组和一对一等多种形式指导父母和养育者进行干预。

（1）个体化的分级干预措施:对于未发现生长发育偏异的高危儿童,提供营养喂养、心理行为发育、日常护理、疾病预防、家庭养育等预见性指导,可参照《高危儿保健指导手册》。对于发现生长发育偏异的高危儿童,基于校正月龄给予常规干预,并根据监测评估结果给予重点干预。对于已向某一特异性神经发育障碍性疾病发展但未达到该疾病诊断标准的特异性高危儿,给予特异性干预,以阻止其向该疾病发展或减轻其程度,如脑瘫高危儿（infant at high risk of cerebral palsy, IHRCP）和孤独症谱系障碍高危儿（infant at high risk of autism spectrum disorder, IHRASD）。

（2）多能区全方位的神经发育干预:儿童各能区的发展相互作用和影响,早期干预应注重多能区全方面发展,推荐采取任务导向性、与自然情景下游戏干预相结合、刺激儿童主动探索的干预方法。具体内容包括运动发育、感知觉与认知发育、语言发育和社会情感与适应行为,可参考《高危儿童保健服务指南（试行）》。

（3）家庭教育:早期干预项目成功的要素包括治疗性发育干预、社会心理学支持和父母教育,其中父母教育是最重要且易被忽视的基础。指导父母开展科学喂养和常见病防治,培训家长,让家长掌握新生儿和婴幼儿神经心理发育规律、亲子互动技巧、干预方法、婴儿护理、回应性照护、安全与保障和提供早期学习的机会等基本技能,指导照护人为儿童提供安全、支持、积极、有良好启蒙的养育环境,实现高质量养育照护,同时为家庭提供关怀、心理支持和相关政策性支持,可有效提高干预效果。目前国内外针对不同高危儿的家庭教育已有多个成熟项目可供参考,如母亲 - 婴儿事

务处理课程（MITP）针对 NICU 出院前最后 1 周和出院 90 天内的家庭干预课程,反应性及语前环境教学（RPMT）针对家长应对儿童反应和诱发动作的干预技巧,父母 - 儿童互动计划（it talks two to talk）培训父母引导和启动与孩子的交流互动以及培养父母的幸福感和孩子的快乐感。

（4）效果评估:高危儿随访管理中制定早期干预计划应明确阶段性干预目标、干预时间、干预方式和内容,并定期评估干预效果,根据评估结果适时调整干预方案。

（五）发育迟缓/障碍高危儿的康复

虽有大量研究证实早期干预对高危儿体格生长和能力发育的积极作用,但仍有少部分高危儿遗留发育迟缓和脑瘫等严重发育障碍,此类患儿需要及时接受进一步的诊断学评估和医学检查,必要时开展多学科合作诊治及康复治疗。在出现暂时性、轻度发育迟缓时,指导开展家庭康复;在家庭康复效果不佳时尽早转诊至康复科或专业康复机构开展康复治疗。鉴于早期康复干预的重要性,同时避免过度医疗和加重家长心理和经济负担,对高危儿进行医疗性康复治疗应有临床表现异常指征:①存在引发脑损伤和神经发育不良的高危因素;②头颅影像学（尤其 MRI）检查提示脑损伤或脑发育异常;③神经系统检查存在阳性体征,如肌张力异常、姿势异常;④发育量表评测结果为边缘或落后;⑤GMs 评估为痉挛同步性或不安运动缺乏;⑥HINE 异常,尤其是 3 月龄时得分 <57 分、6~12 月龄时得分 <73 分;⑦AIMS 评估结果为小于第 5 百分位数。符合其中 2 条或以上者,建议在专业康复医师和康复治疗师指导下进行早期康复干预。早期康复干预方法包括新生儿期体位性干预、口面部运动干预、婴儿抚触、足月新生儿 HIE 和脑外伤的高压氧治疗、水疗、早期感觉干预、早期运动干预以及家长指导。

四、高危儿管理转诊与结案

高危儿管理是一项涉及分级医疗、保健与临床结合、跨学科跨部门的综合性工作,尤其是需要早期干预和康复治疗的高危儿,持续随访中存在不同层级机构间的相互转介。依据《高危儿童保健服务指南（试行）》,专案管理中发现生长发育等方面存在偏异或异常的儿童,连续干预 2 个月症状加重或无改善者,需转诊到上级医疗保健机构进行诊断和干预。对在上级医疗保健机构持续干

预和康复治疗有困难的儿童,区(县)级妇幼保健机构可依据上级机构制定的干预计划实施专案管理,定期要求儿童到上级机构进行评估,调整干预方案。高危儿管理结案时间尚无明确规定,建议存在发育风险的高危儿专案管理至3岁,或1岁以后连续两次评估未见异常可酌情考虑结案,转回辖区基层医疗卫生机构进行常规保健和管理。在健康检查时如发现生长、发育偏异等情况,再次转诊。

(罗开菊)

参 考 文 献

1. 中国医师协会儿科医师分会儿童保健学组.NICU出院高危儿0~3岁生长发育随访管理技术的专家共识.中国儿童保健杂志,2021,29(8):809-814.

2. American Academy of Pediatrics Committee on Fetus and Newborn. Hospital discharge of the high-risk neonate. Pediatrics, 2008, 122(5): 1119-1126.

3. 中华医学会儿科学分会新生儿学组,中华新生儿科杂志编辑委员会,中国医药教育协会新生儿护理分会.早产儿围出院期管理专家共识(医护版).中华新生儿科杂志,2022,37(5):385-394.

4. 国家卫生和计划生育委员会办公厅.早产儿保健工作规范.中华围产医学杂志,2017,20(6):401-406.

5. Johnson JL, White KR, Widen JE, et al. A multicenter evaluation of how many infants with permanent hearing loss pass a two-stage otoacoustic emissions/automated auditory brainstem response newborn hearing screening protocol. Pediatrics, 2005, 116(3): 663-672.

6. Woodward LJ, Anderson PJ, Austin NC, et al. Neonatal MRI to predict neurodevelopmental outcomes in preterm infants. N Engl J Med, 2006, 355(7): 685-694.

7. 于广军.高危儿管理.北京:人民卫生出版社,2020.

8. Robison M, Pirak C, Morrell C. Multidisciplinary discharge assessment of the medically and socially high-risk infant. J Perinat Neonatal Nurs, 2000, 13(4): 67-86.

9. Bernstein HH, Spino C, Lalama CM, et al.Unreadiness for postpartum discharge following healthy term pregnancy: impact on health care use and outcomes.Acad Pediatr, 2013, 13(1): 27-39.

10. Spittle AJ, Anderson PJ, Tapawan SJ, et al.Early developmental screening and intervention for high-risk neonates-From research to clinical benefits.Semin Fetal Neonatal Med, 2021, 26(3): 101203.

11. Spittle A, Orton J, Anderson PJ, et al. Early developmental intervention programmes provided post hospital discharge to prevent motor and cognitive impairment in preterm infants. Cochrane Database Syst Rev, 2015, 2015: CD005495.

12. 《中华儿科杂志》编辑委员会,中华医学会儿科学分会儿童保健学组,中华医学会儿科学分会新生儿学组.早产、低出生体重儿出院后喂养建议.中华儿科杂志,2016,54(1):6-12.

13. 中国优生优育协会婴幼儿发育专业委员会.高危新生儿行为神经发育早期干预专家共识.中国儿童保健杂志,2022,30(3):233-236.

14. 中华预防医学会儿童保健分会,中国疾病预防控制中心妇幼保健中心,中国妇幼保健协会高危儿童健康管理专委会.高危儿规范化健康管理专家共识.中国儿童保健杂志,2023,31(6):581-622.

15. 中国优生优育协会婴幼儿养育照护专业委员会.儿童铁缺乏症和缺铁性贫血防治专家共识.中国妇幼健康研究,2023,34(6):1-11.

16. Roman LC. Cortical visual impairment: an approach to assessment and intervention. New York: AFB Press, 2007.

17. 中国医师协会新生儿科医师分会.早产儿治疗用氧和视网膜病变防治指南(修订版).中华实用儿科临床杂志,2013,28(23):1835-1836.

18. 国家卫生和计划生育委员会办公厅.关于引发儿童眼及视力保健等儿童保健相关技术规范的通知:卫办妇社发[2013]26号[A/OL].(2013-04-15)

19. 国家卫生和计划生育委员会新生儿疾病筛查听力诊断治疗组.婴幼儿听力损失诊断与干预指南.中华耳鼻咽喉头颈外科杂志,2018,53(3):181-188.

20. 童梅玲.重视高危儿试听监测和早期干预.中国儿童保健杂志,2020,28(12):1301-1304.

21. 国家卫生健康委办公厅.新生儿听力筛查技术规范:卫妇社发[2020]96号[A/OL].(2017-03-03)

22. American Academy of Pediatrics, Joint Committee on Infant Hearing. Year 2007 position statement: Principles and guidelines for early hearing detection and intervention programs. Pediatrics, 2007, 120(4): 898-921.

23. van Wezel-Meijler G, De Bruïne FT, Steggerda SJ, et al. Ultrasound detection of white matter injury in very preterm neonates: practical implications. Dev Med Child Neurol, 2011, 53(4): 29-34.

24. 中华医学会儿科学分会神经学组,中国医师协会神经内科分会儿童神经疾病专业委员会.儿童智力障碍或全面发育迟缓病因诊断策略专家共识.中华儿科杂志,2018,56(11):806-810.

25. Vohr B, Wright LL, Hack M, et al. Follow up care of high-risk infants. Pediatrics, 2004, 114(Suppl 5): 1377.

26. Mckinnon K, Huertas-Ceballos A. Developmental follow-up of children and young people born preterm,

NICE guideline 2017. Arch Dis Child Educ Pract Ed, 2019, 104（4）: 221-223.

27. AYLWARD GP. Neurodevelopmental outcomes of infants born prematurely. J Dev Behav Pediatr, 2005, 26（6）: 427-440.

28. COUNCIL ON CHILDREN WITH DISABILITIES, SECTION ON DEVELOPMENTAL AND BEHAVIORAL PEDIATRICS. Promoting Optimal Development: Identifying Infants and Young Children With Developmental Disorders Through Developmental Surveillance and Screening. Pediatrics, 2020, 145（1）.

29. Georgieff MK, Bernbaum JC, Hoffman-Williamson M, et al. Abnormal truncal muscle tone as a useful early marker for developmental delay in low birth weight infants. Pediatrics, 1986, 77（5）: 659-663.

30. Kwong AKL, Doyle LW, Olsen JE, et al. Early motor repertoire and neurodevelopment at 2 years in infants born extremely preterm or extremely-low-birthweight. Dev Med Child Neurol, 2022, 64（7）: 855-862.

31. Canadian Task Force on Preventive Health Care. Recommendations on screening for developmental delay. CMAJ, 2016, 188（8）: 579.

32. Voller SMB. Follow-up care for high-risk preterm infants. Pediatr Ann, 2018, 47（4）: 142-146.

33. 中国康复医学会儿童康复专业委员会, 中国残疾人康复协会小儿脑性瘫痪康复专业委员会, 中国医师协会康复医师分会儿童康复专业委员会等. 中国脑性瘫痪康复指南（2022）第二章: 脑性瘫痪高危儿的评定与干预. 中华实用儿科临床杂志, 2022, 37（13）: 974-982.

34. 杨玉凤. 儿童发育行为心理评定量表. 北京: 人民卫生出版社, 2023.

35. 金曦, 王惠珊, 张悦. 高危儿童保健指导手册. 北京: 北京大学医学出版社, 2020.

附录一

新生儿危重症常用药物

药名	途径	剂量	用法			备注
抗生素类						
青霉素类						
青霉素 G （penicillin G）	i.v. i.m. i.v.gtt.	一般感染： 2.5 万 ~5 万 U/（kg·次） 化脑： 7.5 万 ~10 万 U/（kg·次）	孕周 ≤29 30~36 37~44	日龄（天） 0~28 >28 0~14 >14 0~7 >7	间隔（小时） q.12h. q.8h. q.12h. q.8h. q.12h. q.8h.	• 用于 G⁺ 菌感染，如溶血性链球菌、肺炎链球菌、敏感葡萄球菌等，对梅毒、淋球菌、螺旋体等有效 • 每 100 万 U 约含 1.7mmol Na⁺ 和 K⁺，肾功能不全和大剂量应用时应监测血 Na⁺ 和 K⁺ • 副作用：骨髓抑制，粒细胞减少，溶血性贫血，间质性肾炎，肠道菌群失调和中枢毒性。偶可发生过敏反应。新生儿尽量避免肌内注射
氨苄西林 （ampicillin）	i.v. i.m. i.v.gtt.	一般感染： 25~50mg/（kg·次） 化脑： 75mg/（kg·次），最大量 400mg/（kg·d） 尿路感染预防用药： 50mg/（kg·d），q.12h.	孕周 ≤29 30~36 37~44	日龄（天） 0~28 >28 0~14 >14 0~7 >7	间隔（小时） q.12h. q.8h. q.12h. q.8h. q.12h. q.8h.	• 广谱抗生素，对 G⁺ 和某些 G⁻ 杆菌（李斯特菌、GBS、流感杆菌、伤寒杆菌）敏感，但对克雷伯杆菌、铜绿假单胞菌、不动杆菌耐药。需快速静脉滴入 • 副作用：皮疹、发热
氨苄西林 + 舒巴坦 （优立新） （unasyn）	i.v. i.m. i.v.gtt.	一般感染： 25~50mg/（kg·次） 化脑：50~75mg/（kg·次） 最大量 400mg/（kg·d）	孕周 ≤29 30~36 37~44	日龄（天） 0~28 >28 0~14 >14 0~7 >7	间隔（小时） q.12h. q.8h. q.12h. q.8h. q.12h. q.8h.	同氨苄西林
阿莫西林 + 克拉维甲酸（安美汀，力百汀） （augmentin）	p.o. i.v. i.v.gtt.	一般感染： 20~25mg/（kg·次） 严重感染： 40~45mg/（kg·次）	孕周 ≤29 30~36 37~44	日龄（天） 0~28 >28 0~14 >14 0~7 >7	间隔（小时） q.12h. q.8h. q.12h. q.8h. q.12h. q.8h.	同氨苄西林，口服吸收好

续表

药名	途径	剂量	用法				备注
苯唑西林 （oxacillin） （新青霉素Ⅱ） （P₁₂）	i.v. i.m. i.v.gtt.	一般感染：25mg/（kg·次） 脑膜炎：50mg/（kg·次）	孕周 ≤29 30~36 37~44	日龄（天） 0~28 >28 0~14 >14 0~7 >7	间隔（小时） q.12h. q.8h. q.12h. q.8h. q.12h. q.8h.		• 耐青霉素霉，主要用于耐青霉素霉葡萄球菌引起的感染 • 不良反应：腹泻，呕吐，间质性肾炎，白细胞减少，肝酶升高
哌拉西林 （piperacillin） （氧哌嗪青霉素） 哌拉西林+克拉维酸	i.v. i.m. i.v.gtt.	50~100mg/（kg·次）	孕周 ≤29 30~36 37~44	日龄（天） 0~28 >28 0~14 >14 0~7 >7	间隔（小时） q.12h. q.8h. q.12h. q.8h. q.12h. q.8h.		• 广谱，对G⁻菌敏感，对B族链球菌也敏感；增强对铜绿假单胞菌、克雷伯杆菌、沙雷菌、枸橼酸杆菌和变形杆菌的抗菌力；脑膜炎时可进入脑脊液 • 副作用：皮疹、高胆红素血症、发热等
甲氧西林 （meticilin） （新青霉素Ⅰ）	i.v. i.v.gtt.	一般感染：25mg/（kg·次） 脑膜炎：50mg/（kg·次）	孕周 ≤29 30~36 37~44	日龄（天） 0~28 >28 0~14 >14 0~7 >7	间隔（小时） q.12h. q.8h. q.12h. q.8h. q.12h. q8		• 对产生青霉素酶的葡萄球菌有效；葡萄球菌耐药已有报道 • 副作用：可能产生间质性肾炎而出现血尿、蛋白尿、骨髓抑制、皮疹
氯唑西林 （cloxacillin）	im i.v. i.v.gtt.	一般感染：25mg/（kg·次） 脑膜炎：50mg/（kg·次）	孕周 ≤2kg >2kg	日龄（天） 0~14 >14 0~14 >14	间隔（小时） q.12h. q.8h. q.8h. q.6h.		• 对G⁺球菌和奈瑟菌有抗菌活性，对葡萄球菌属产酶株的抗菌活性较苯唑西林强，治疗产青霉素酶葡萄球菌感染 • 不良反应：同青霉素G
替卡西林 （ticarcillin） 特美汀（替卡西林+克拉维酸）	i.v. i.v.gtt.	75~100mg/（kg·次）	孕周 ≤29 30~36 37~44	日龄（天） 0~28 >28 0~14 >14 0~7 >7	间隔（小时） q.12h. q.8h. q.12h. q.8h. q.12h. q.8h.		• 用于产β-内酰胺酶的敏感菌引起的非中枢神经系统感染 • 对G⁺和G⁻均有抗菌活性 • 不良反应：粒细胞增多
羧苄西林 （carbenicillin）	i.v. i.v.gtt.	0~7天 75mg/（kg·次） >7天 100mg/（kg·次）	BW≤2kg q12h q6h		BW>2kg q.8h. q.6h.		• 对变形杆菌、铜绿假单胞菌、大肠埃希菌有一定疗效 • 副作用：同青霉素G
头孢类							
头孢克洛 （cefaclor） （希刻劳）	p.o.	20~40mg/（kg·d）	分3次空腹服				• 对G⁻杆菌优于第一代，对G⁺球菌则稍弱，用于呼吸道，中耳炎和泌尿道感染 • 不良反应：胃部不适，嗜酸性粒细胞增加

续表

药名	途径	剂量	用法	备注
头孢呋辛 （cefuroxime） （西力欣） （zinacef）	i.v. i.m. i.v.gtt.	30~50mg/（kg·d） 50~100mg/（kg·d）	≤7天,分2次 >7天,分2次	• 对G+球菌比头孢唑林稍强,但对G-及β-内酰胺酶稳定性强,因此对阴性菌更有效 • 副作用:BUN、Cr升高,伪膜性肠炎和皮疹
头孢噻肟 （cefotaxime） （凯福隆） （头孢氨噻肟）	i.v. i.m. i.v.gtt.	50mg/（kg·次） 特殊感染: 淋球菌结膜炎:25mg/（kg·次）,q.12h.,共7天 淋球菌脑膜炎:50mg/（kg·次）,i.v.,q.6h.,14~21天	孕周 日龄（天） 间隔（小时） ≤29 0~28 q.12h. 　　　 >28 q.8h. 30~36 0~14 q.12h. 　　　 >14 q.8h. 37~44 0~7 q.12h. 　　　 >7 q.8h.	• 对G-杆菌作用强,体内分布广泛,易进入脑脊液 • 副作用:皮疹、腹泻、白细胞减少、嗜酸性粒细胞增多、肝酶升高
头孢哌酮 （cefoperazone） （先锋必）	i.v. i.m. i.v.gtt.	50mg/（kg·d） 50~100mg/（kg·d） 100~150mg/（kg·d）	≤7天,分2~3次 >7天,分2~3次 严重感染,分2~3次	• 第三代头孢,广谱,对G-杆菌更有效,尤其是对铜绿假单胞菌 • 副作用:发热、皮疹和腹泻,血小板减少、出血时间延长
头孢他啶 （ceftazidime） （复达欣）	i.v. i.m. i.v.gtt.	50mg/（kg·次）	孕周 日龄（天） 间隔（小时） ≤29 0~28 q.12h. 　　　 >28 q.8h. 30~36 0~14 q.12h. 　　　 >14 q.8h. 37~44 0~7 q.12h. 　　　 >7 q.8h.	• 第三代头孢,广谱,易进入脑脊液。用于G-杆菌,对铜绿假单胞菌尤其效果好 • 副作用:皮疹、发热、腹泻,转氨酶升高
头孢曲松 （ceftriaxone） （头孢三嗪）	i.v. i.m. i.v.gtt.	50mg/（kg·d） 75mg/（kg·d） 25~50mg/kg 125mg/kg 100mg/（kg·d）	BW≤2kg,任何日龄,q.d. BW>2kg,生后0~7天,q.d. BW>2kg,生后日龄>7天,q.d. 早产儿淋病眼炎,肌内注射1次 足月儿淋病眼炎,肌内注射1次 脑膜炎,q.12h.	• G-菌和G+感染。对铜绿假单胞菌无效。治疗淋球菌感染 • 副作用:皮疹、腹泻、出血时间延长、中性粒细胞减少、嗜酸性粒细胞增加和血小板增加等
头孢哌酮+舒巴坦 （舒普深） （sulperazon）		40~80mg/（kg·d）	足月儿生后第1周内,q.12h.,1周后可q.8h.	同头孢哌酮。Coomb试验假阳性反应
头孢吡肟 （cefepime）	i.v. i.v.gtt.	>28天:50mg/（kg·次） ≤28天:30mg/（kg·次） 脑膜炎:50mg/（kg·次）	q.12h.	• 对革兰氏阳性菌、阴性菌包括肠杆菌属、铜绿假单胞菌、嗜血杆菌属、奈瑟淋球菌属、葡萄球菌及链球菌（除肠球菌外）有较强抗菌活性。对β-内酰胺酶稳定 • 不良反应:过敏、伪膜性肠炎

续表

药名	途径	剂量	用法			备注
氨曲南 （aztreonam）	i.v.gtt.	30mg/（kg·次）	孕周 ≤29 30~36 37~44	日龄（天） 0~28 >28 0~14 >14 0~7 >7	间隔（小时） q.12h. q.8h. q.12h. q.8h. q.12h. q.8h.	• 为单环类 β- 内酰胺类抗生素。主要作用于 G⁻ 菌肠杆菌科和铜绿假单胞菌引起的败血症 • 副作用：低血糖，腹泻，皮疹，全血细胞减少
碳青霉烯类						
亚胺培南 / 西司他丁（imipenem-cilasatin）	i.m. i.v.gtt.	20mg/（kg·次）	孕周 ≤29 30~36 37~44	日龄（天） 0~28 >28 0~14 >14 0~7 >7	间隔（小时） q.12h. q.8h. q.12h. q.8h. q.12h. q.8h.	• 对 G⁺ 或 G⁻ 和厌氧菌有效，对 β- 内酰胺酶高度稳定。用于治疗对其他抗生素耐药的细菌（主要是肠杆菌科和厌氧菌）引起的非中枢感染 • 不良反应：恶心、呕吐，过敏反应，肝功能损害，中枢神经系统症状
帕尼培南 - 倍他米隆（panipenem-betamipron）	i.m. i.v.gtt.	20mg/（kg·次） 脑膜炎：40mg/（kg·次）	孕周 ≤29 30~36 37~44	日龄（天） 0~28 >28 0~14 >14 0~7 >7	间隔（小时） q.12h. q.8h. q.12h. q.8h. q.12h. q.8h.	没有中枢神经系统不良反应，其他同泰能
美罗培南（meropenem）		20mg/（kg·次） 脑膜炎：40mg/（kg·次）	孕周 ≤29 30~36 37~44	日龄（天） 0~28 >28 0~14 >14 0~7 >7	间隔（小时） q.12h. q.8h. q.12h. q.8h. q.12h. q.8h.	同克倍宁
大环内酯类						
红霉素（erythromycin）	p.o. i.v.gtt.	10mg/（kg·次） 5~10mg/（kg·次）	q.6h.~q.8h. ≤7d, q.12h. >7d, q.8h.			• 抗菌谱与青霉素相似，对衣原体、支原体、百日咳杆菌有效。很少进入脑脊液 • 副作用：胃肠不适，肝毒性
阿奇霉素（azithromycin）	p.o i.v.	10mg/（kg·次） 5mg/（kg·次）	q.d., 共 5 天 q.d.（仅用于不能口服者）			同红霉素，但新生儿资料较少
克林霉素（clindamycin）（氯洁霉素）	i.v.gtt.	5~7.5mg/（kg·次）	孕周 ≤29 30~36 37~44	日龄（天） 0~28 >28 0~14 >14 0~7 >7	间隔（小时） q.12h. q.8h. q.12h. q.8h. q.12h. q.8h.	• 对 G⁺ 菌和厌氧梭状芽孢杆菌、脆弱类杆菌作用强 • 副作用：耐金黄色葡萄球菌的伪膜性肠炎，此时可口服万古霉素，每次 5~10mg/kg, q.6h.

续表

药名	途径	剂量	用法	备注
螺旋霉素 （spiramycin）	p.o.	20~30mg/（kg·d）	分2次	• 用于治疗先天性弓形虫感染 • 不良反应：恶心、呕吐，食欲减退，肝肾功能不全者慎用
氨基糖苷类				
阿米卡星 （丁胺卡那霉素） （amikacin）	i.v.gtt.	7.5mg/（kg·次）	孕周　日龄（天）　间隔（小时） ≤29　　0~28　　q.12h. 　　　　>28　　　q.8h. 30~36　0~14　　q.12h. 　　　　>14　　　q.8h. 37~44　0~7　　　q.12h. 　　　　>7　　　　q.8h.	• 具广谱抗菌活性，对铜绿假单胞菌、G⁻菌疗效好，不易耐药 • 不良反应：耳肾毒性，新生儿慎用 • 给予第三剂后需监测血药浓度，峰浓度25~35μg/ml，谷浓度<10μg/ml
其他				
万古霉素 （vancomycin）	i.v.gtt.	脑膜炎：15mg/（kg·次） 一般感染：10mg/（kg·次）	孕周　日龄（天）　间隔（小时） ≤29　　0~28　　q.12h. 　　　　>28　　　q.8h. 30~36　0~14　　q.12h. 　　　　>14　　　q.8h. 37~44　0~7　　　q.12h. 　　　　>7　　　　q.8h.	• 仅用于对甲氧西林耐药的葡萄球菌和对青霉素耐药的肺炎球菌引起的严重感染 • 副作用：肾、耳毒性及皮疹、低血压、中性粒细胞减少等 • 给予第五剂后需监测药物血浓度，谷浓度5~10μg/ml，峰浓度20~40μg/ml
利奈唑胺 （linezolid）	i.v. p.o.	10mg/（kg·次）	q.8h.，但小于1周的早产儿q.12h.	• 仅用于对万古霉素或其他抗生素耐药的阳性球菌导致的严重感染或心内膜炎、骨髓炎等 • 副作用：转氨酶升高、腹泻、血小板减少 • 每周随访血常规和肝、肾功能，监测血压
甲硝唑 （metronidazole） （灭滴灵）	i.v.gtt.	首剂：15mg/kg 维持：7.5mg/kg 在首剂后1个间隔时间开始	孕周　日龄（天）　间隔（小时） ≤29　　0~28　　q.48h. 　　　　>28　　　q.24h. 30~36　0~14　　q.24h. 　　　　>14　　　q.12h. 37~44　0~7　　　q.24h. 　　　　>7　　　　q.12h.	• 用于治疗脆弱类杆菌和其他耐青霉素的厌氧菌引起的感染。治疗艰难梭菌所致的结肠炎，用于NEC治疗 • 副作用：食欲减退，腹泻，荨麻疹 • 大剂量：共济失调和多发性神经炎
乙胺嘧啶 （pyrimethamine）	p.o.	1mg/kg，q.12h.，2~4日后减半	疗程4~6周，用3~4个疗程，每疗程间隔1个月	• 治疗弓形虫 • 长期服用可因叶酸缺乏致吞咽困难、恶心、呕吐、腹泻、巨细胞性贫血、白细胞减少，超剂量导致惊厥

续表

药名	途径	剂量	用法	备注
抗结核菌类				
利福平 （rifampin）	p.o.	10mg/（kg·d）	≤7 天，晨顿服	• 用于结核分枝杆菌感染 • 副作用：皮疹、肝肾功能损害
		15mg/（kg·d）	>7 天，晨顿服	
		奈瑟菌脑膜炎预防	年龄 <1 月，10mg/（kg·d），q.12h. 连用2d；年龄 >1月，20mg/（kg·d），q.12h.，连用 2d	
异烟肼 （isoniazid）	p.o. i.v.	预防量：10~15mg/（kg·d）	p.o.，晨顿服	• 用于结核分枝杆菌感染 • 副作用：兴奋、皮疹和发热
		治疗量：15~20mg/（kg·d）	晨顿服或 2~3 次/d	
抗病毒药				
阿昔洛韦 （acyclovir） （无环鸟苷）	i.v.gtt.	20mg/（kg·次）	足月儿 q.8h.，疗程 21 天	• 广谱抗病毒药，对巨细胞病毒和疱疹病毒均有效，主要用于 HSV 感染 • 副作用：肾毒性
			早产儿 q.12h.，疗程 21 天	
			中枢感染 q.8h.，疗程 21 天	
		局部用药	q.4h.~q.6h.，疗程 7 天	
更昔洛韦 （ganciclovir）	i.v.gtt.	10mg/（kg·d）	q.12h.，CMV 感染疗程 6 周	对巨细胞病毒有特效，对单纯疱疹病毒也有效。累积剂量超过 200mg/kg 可致中性粒细胞减少

齐多呋定（zidovudine）

药名	途径	剂量	孕周	日龄（天）	间隔（小时）	备注
齐多呋定 （zidovudine）	p.o.	2mg/（kg·次）	≤29	0~28	q.48h.	用于新生儿艾滋病预防和治疗；生后 6~12 小时开始治疗；超过 2 天治疗效果差；可导致贫血和中性粒细胞减少、乳酸酸中毒
	i.v.	1.5mg/（kg·次），超过 1 小时		>28	q.24h.	
			30~36	0~14	q.24h.	
				>14	q.12h.	
			37~44	0~7	q.24h.	
				>7	q.12h.	

抗真菌类

药名	途径	剂量	孕周	日龄（天）	间隔（小时）	备注
氟康唑 （fluconazole）	i.v.gtt. p.o.	治疗量：6~12mg/（kg·次）	≤29	0~28	q.48h.	• 广谱抗真菌药，分布全身体液，脑脊液浓度高；可治疗隐球菌脑膜炎 • 副作用：恶心、腹胀、皮疹、腹痛等；长期应用需监测肝肾功能
		预防量：3mg/（kg·次）		>28	q.24h.	
		<1 000g 的早产儿中心静脉置管期间，3mg/（kg·次），每周 2 次	30~36	0~14	q.24h.	
				>14	q.12h.	
			37~44	0~7	q.24h.	
				>7	q.12h.	

药名	途径	剂量	用法	备注
制霉菌素 （nystatin）	p.o.	10 万 U/ml	早产儿 0.5ml，q.6h. 足月儿 1ml，q.6h.	肠道吸收少，用于肠道真菌感染，局部应用治疗黏膜、皮肤念珠菌感染
	局部	10 万 U，甘油 10ml，加蒸馏水至 100ml	q.6h.	
两性霉素 B （amphotericin B）	i.v.gtt.	试用剂量	0.1mg/kg，蒸馏水稀释 0.25mg/ml，静滴 3~4 小时	• 用于深部真菌感染，如隐球菌、白色念珠菌；静滴时外包黑纸避光 • 不良反应：寒战、高热，静脉炎，肾毒性，低血钾，粒细胞减少等
		起始剂量	0.25~0.5mg/kg，10%GS 稀释 0.1mg/10ml，静滴 2~6 小时，q.24h.	
		维持剂量	每日增加 0.125~0.25mg/（kg·d），至最大剂量 0.5~1mg/（kg·d），q.24h.~q.28h.，静滴 2~6h	

续表

药名	途径	剂量	用法	备注
两性霉素 B 脂质复合物	i.v.	5mg/（kg·d）	q.d.,至少输注 2 小时	用于两性霉素 B 耐药或不良反应大者。监测血常规、电解质和肝肾功能。贫血、血小板减少、低钾等不良反应常见
两性霉素 B 脂质体（amBisome）	i.v.	5~7mg/（kg·d）	q.d.,至少输注 2 小时	同上
氟胞嘧啶（flucytosine）	p.o.	12.5~37.5mg/kg	q.6h.	联合氟康唑或两性霉素用药,肾功能不全者延长服药间隔。每周 2 次随访血常规
米卡芬净（micafungin）	i.v.	7~10mg/（kg·d）。胎龄<27 周、日龄<14 天及存在脑膜炎的患儿可用最大剂量	q.d.,至少输注 1 小时	真菌感染治疗。新生儿应用的资料较少,可导致肝功能障碍和胆红素升高、腹泻、恶心、呕吐、低钾
卡泊芬净（caspofungin）	i.v.	25mg/m²（约 2mg/kg）	q.d.,至少输注 1 小时	用于耐药的真菌感染。监测血钾、钙和肝功能。可导致血小板减少、高钙、低钾
心血管药物				
肾上腺素（epinephrine）	i.v.	1∶10 000	0.1~0.3ml/（kg·次）,每 3~5 分钟重复一次	• 用于心搏骤停,急性心血管休克,低血压等 • 副作用:心律不齐,肾缺血,高血压
	气管内	1∶10 000	0.3~1ml/（kg·次）,每 3~5 分钟重复一次,至静脉通路建立	
	i.v.gtt.	0.1μg/（kg·min）,至有效量,最大 1.0μg/（kg·min）		
异丙肾上腺素（isoproterenol）	i.v.gtt.	0.05~0.5μg/（kg·min）	以 0.05μg/（k·min）开始,每 5~10 分钟增加 0.05μg/（kg·min）,至有效量,最大 2μg/（kg·min）	• 增加心排血量,扩张气道,治疗心动过缓、休克等 • 副作用:心律不齐,低血压,低血糖等
	雾化	0.1~0.25ml（1∶200）	加生理盐水 2ml,q.4h.~q.6h.	
地高辛（digoxin）		负荷量（μg/kg） ≤29 周 30~36 周 37~48 周 i.v. 15 20 30 p.o 20 25 40		• 适用于心肌收缩力降低导致的心衰,非洋地黄类药物导致的室上速、房扑、房颤 • 副作用:P-R 间期延长、窦性心动过缓、窦房阻滞、房室传导阻滞、期前收缩等,其他如拒食、呕吐等
		维持量	洋地黄化量的 1/4~1/5,q.12h.	
去乙酰毛花苷（西地兰）（cedilanid~D）	i.v.	10~15μg（kg·次）	2~3 小时后可重复,1~2 次后改为地高辛洋地黄化	同地高辛,作用快排泄快,用于急性患者。不良反应:心动过缓、期前收缩、恶心
卡托普利（captopril）（巯甲丙脯酸）	p.o.	早产儿:0.01~0.05mg（kg·次） 足月儿:0.05~0.1mg/（kg·次） 最大量:0.5mg/（次·d）	q.8h.~q.12h.	• 扩张血管降低血压,肾功能差者慎用 • 不良反应:嗜酸性粒细胞增多、白细胞减少和低血压
多巴酚丁胺（dobutamine）	i.v.gtt.	2~10μg/（kg·min）	连续静脉滴注,从小剂量开始,最大 40μg/（kg·min）	• 增强心肌收缩力,较少增快心率 • 副作用:血容量不足时低血压,大剂量时心律不齐、心动过速、皮肤血管扩张等

续表

药名	途径	剂量		用法	备注
多巴胺 （dopamine）	i.v.gtt.	小剂量		<5μg/（kg·min）	扩张肾、脑、肺血管,增加尿量
		中剂量		5~10μg/（kg·min）	增强心肌收缩力,升高血压
		大剂量		10~20μg/（kg·min）	• 升高血压,血管收缩 • 副作用:心律不齐
酚妥拉明 （phentolamine）	i.v. i.v.gtt.			每剂 0.3~0.5mg/kg 或 2.5~15μg/（kg·min）,持续静滴	• 降低周围血管阻力,直接扩张小动脉及毛细血管,并增加心肌收缩力 • 不良反应:血压下降,心动过速、鼻塞、恶心、呕吐,心律失常
妥拉唑啉 （tolazoline hydrochloride）	i.v. i.v.gtt.	试用量:1~2mg/kg,i.v., 10 分钟以上,30 分钟内有效		维持量:0.2~2mg/（kg·h） i.v.gtt.	• 扩血管药物,可用于新生儿 PPHN。禁忌证:肾衰、低血压、休克和 IVH • 不良反应:心律失常、肺出血、消化道出血、低血压等,以及全血细胞减少
吲哚美辛 （indomethacin） （消炎痛）	i.v. p.o.	第一剂 <2 天　0.2mg/kg 2~7 天　0.2mg/kg >7 天　0.2mg/kg	第二剂 0.1mg/kg 0.2mg/kg 0.25mg/kg	第三剂 0.1mg/kg 0.2mg/kg 0.25mg/kg	• 促进 PDA 关闭（q.12h.,连用 3 剂） • 胃肠和肾血流量减少,出血倾向,低钠血症;监测尿量;口服效果不确定
布洛芬 （ibuprofen）	p.o.	10mg/（kg·次）		PDA:q.24h.,连用 3 天 镇痛:q.6h.~q.8h. 预防接种前预防用药:同泰诺	• 用于早产儿 PDA 关闭。镇疼和预防接种前预防用药 • 不良反应:全血细胞减少,应激性溃疡,尿量减少,腹胀等;口服效果不确定
	i.v.	第一次 10mg/kg 其余两次 5mg/kg 每次间隔 24 小时			
前列腺素 E₁ （prostagladin E₁）	i.v.gtt.	起始剂量 0.05~0.1μg/（kg·min）,需要时增加到 0.4μg/（kg·min）,起作用后渐减量至最低起作用量约 0.01~0.025μg/（kg·min） 剂量范围:0.01~0.4μg/（kg·min）			• 保持动脉导管开放 • 副作用:呼吸暂停、发热、皮肤潮红、心动过缓和低血压等;治疗时需监测呼吸、心率和体温
肼苯哒嗪 （hydralazine）	p.o.	0.25~1mg/（kg·次）,q.6h.~9.8h.,喂奶前 1 小时给予,根据治疗效果调节剂量和间隔			• 治疗中度高血压 • 监测血压、大便潜血;恶心、呕吐、红斑、体位性低血压等不良反应常见
	i.v.	开始剂量 0.1~0.5mg/（kg·次）,q.6h.~q.8h.,最大量 2mg/（kg·次）,q.6h.			
二氮嗪 （diazoxide）	i.v. p.o.	高血压危象: 1~3mg/（kg·次）		可每 15~20 分钟重复 1 次,随后 q.4h.~q.24h.;或 8~15mg/（kg·d）,p.o.,q.8h.~q.12h.	高血糖,酮症酸中毒,钠水潴留
	p.o.	高胰岛素低血糖: 8~15mg/（kg·d）		q.8h.~q.12h.	
依那普利 （enalapril）	i.v.	5~10μg/（kg·次）		q.8h.~q.24h.	• 用于治疗新生儿高血压和严重心力衰竭 • 不良反应:暂时性低血压,少尿
	p.o.	0.04mg/（kg·次） 最大量:0.15mg/（kg·次）		q.d.	

药名	途径	剂量	用法	备注
氨力农 （amrinone）	i.v. i.v.gtt.	负荷量：5mg/kg 30~60 分钟缓慢注射	维持量：7~15μg/（kg·min）	• 磷酸二酯酶抑制剂，适用于对洋地黄、利尿剂、血管扩张剂治疗无效或效果欠佳的各种原因引起的急、慢性顽固性充血性心力衰竭
	p.o.	5~10mg/（kg·次）	q.12h.	
米力农 （milrinone）	i.v. i.v.gtt.	负荷量：50μg/kg，大于 30 分钟	维持量：0.3~0.75μg/（kg·min）	• 禁忌证：严重低血压 • 不良反应：心律失常、低血压、肝肾功能障碍等
西地那非 （sildenafil）	i.v.	首剂 0.4mg/kg，输注 3 小时以上；维持 0.067mg/（kg·h）		NO 效果不好或不能给予 NO 治疗的 PPHN；连续监测血压和氧合；新生儿资料较少，应严格掌握适应证
	p.o.	0.5~2mg/（kg·次），q.6h.~q.12h.，最大量 3mg/（kg·次）		
抗心律失常药				
阿托品 （atropine）	p.o.	0.02~0.09mg/（kg·次）	q.4h.~q.6h.，生理盐水稀释到 0.08mg/ml	• 纠正严重的心动过缓特别是副交感神经影响的慢心率，如地高辛、β 受体拮抗剂；亦用于新斯的明过量；还有松弛支气管平滑肌和减少唾液分泌作用
	i.v.	0.01~0.03mg/（kg·次）	每 10~15 分钟重复，2~3 次，最大剂量 0.04mg/kg	
	气管内	0.01~0.03mg/（kg·次）	随后给予生理盐水 1ml	
	插管前	10~20μg/kg		
	雾化吸入	治疗 BPD	0.05~0.08mg+2.5ml 生理盐水，q.4h.~q.6h，最小剂量 0.25mg，最大 1mg	• 副作用：心律不齐、兴奋、发热、腹胀
	i.v.	麻醉前用药	0.04mg/（kg·次），手术前 30~60 分钟	
利多卡因 （lidocaine）	i.v.	首剂：0.5~1mg/kg	缓慢推注 5 分钟以上，可 10 分钟重复一次，3 剂总量小于 5mg/kg	• 需要短暂控制的室性心律失常；大剂量用于顽固性惊厥 • 副作用：低血压、惊厥、呼吸停止、心脏停搏
		维持：10~50μg/（kg·min）	早产儿应给予低剂量	
普萘洛尔 （propranolol） （心得安）	心律失常	p.o.：0.5~1mg/（kg·次） i.v.：0.01~0.1mg/（kg·次）	p.o.：q.6h.~q.8h. i.v.：最大剂量 1mg/（kg·次）（<1mg/min）	• 治疗窦性或室上性心动过速，心房颤动或扑动，用于高血压；也可用于甲亢和法洛四联症的治疗
	高血压	p.o.：0.25mg/（kg·次）；最大量 3.5mg/（kg·次） i.v.：0.01~0.15mg/（kg·次）	p.o.：q.6h.~q.8h. i.v.：q.6h.~q.8h.	• 不良反应：心率减慢、血压下降、恶心、皮疹
	甲亢	2mg/（kg·d）	p.o.：q.6h.	
	法洛四联症	i.v.：0.15~0.25mg/（kg·次） p.o.：1~2mg/（kg·次）	i.v.，必要时可 15 分钟重复 p.o.：q.6h.	
普罗帕酮 （propafenone） （心律平）	p.o. i.v.	p.o.：首剂 5~7mg/kg，以后 15~20mg/（kg·d），q.6h.~q.8h. 维持量：3~5mg/（kg·次），q.8h. i.v.：1~2mg/kg，i.v. 缓推，1~2 小时可重复应用		• 各类期前收缩和心动过速 • 副作用：少，窦性停搏、传导阻滞

续表

药名	途径	剂量	用法	备注
艾司洛尔 （esmolol）		室上速：0.1mg/（kg·min），i.v.gtt.，每5分钟增加0.05~0.1mg/（kg·min），直到心律稳定；最大剂量0.3mg/（kg·min）		用于治疗暂时性术后高血压、室上速和室性心律失常；监测心电图和血压
		术后高血压：0.05mg/（kg·min），i.v.gtt.；每5分钟增加0.025~0.05mg/（kg·min），直到血压控制；最大剂量0.3mg/（kg·min）		
腺苷 （adenosine）	i.v.	50μg/（kg·次）	快速静推，每2分钟追加50μg/kg，直到恢复窦性心律；最大单次剂量250μg/kg	● 阵发性室上性心动过速 ● 副作用：颜面潮红、呼吸困难；通常在1分钟内缓解；可致房室传导阻滞、支气管痉挛等
中枢神经系统药物				
地西泮 （diazepam） （安定）	惊厥	0.1~0.3mg/（kg·次）	需要时半小时后可重复，不超过3次；静注时间不少于3分钟，不能控制的惊厥可i.v.gtt.，0.3mg/（kg·h）	● 小剂量镇静，大剂量抗惊厥 ● 副作用：呼吸抑制、心脏停搏、低血压等；静脉注射可发生静脉炎；可导致喉痉挛
	镇静	i.v.：0.04~0.3mg/（kg·次） p.o.：0.12~0.8mg/（kg·d）	iv.：q.2h.~q.4h.，最大量8小时内0.6mg/kg p.o.：q.6h.~q.8h.	
	癫痫持续状态：0.1~0.3mg/（kg·次）		每15~30分钟一次，最大量2~5mg	
	撤药综合征：0.1~0.8mg/（kg·次）		q.6h.~q.8h.	
	高甘氨酸血症：1.5~3mg/（kg·d）		q.6h.~q.8h.，与苯甲酸钠125~200mg/（kg·d）同用	
氯硝安定 （clonazepam）	i.v.	0.01~0.05mg/（kg·次）	根据惊厥控制情况可以重复应用	● 治疗惊厥和癫痫 ● 不良反应：嗜睡、共济失调及行为紊乱，如激动
劳拉西泮 （lorazepam）	i.v.	0.05-0.1mg/kg·次	根据临床效果可重复应用	同上
苯妥英钠 （phenytoin）	i.v. p.o.	镇静： 首剂：20mg/kg 维持：4~8mg/（kg·d）	首剂i.v.；24小时后维持，可i.v.或p.o.，q.12h.，偶尔需要q.8h.	● 抗惊厥，抗心律失常，如地高辛中毒或室上性或室性心律失常 ● 不良反应：心律失常、低血压、高血糖、皮疹、肝功能障碍
		抗心律失常： 负荷量：10mg/kg 维持量：5-10mg/（kg·d）	负荷量i.v.，30~60分钟，负荷量后24小时给维持量，q.12h.，p.o.或i.v.	
苯巴比妥 （phenobarbital） （鲁米那）	i.v. i.m.	抗惊厥： 负荷量：20mg/kg，最大量30mg/kg 维持量：3~5mg/（kg·d） 镇静：5mg/（kg·次）	维持量在首剂后12~24小时给予，每日一次或q.12h.	● 镇静、抗惊厥，可能预防高胆红素血症和脑室出血 ● 副作用：皮疹、嗜睡
	p.o i.v.	胆汁淤积	4~5mg/（kg·d），q.d.×4~5天	
	p.o. i.v.	撤药综合征	评分剂量[mg/（kg·d）]　间隔（h） 8~10　　6　　q.8h. 11~13　　8　　q.8h. 14~16　　10　　q.8h. >17　　12　　q.8.h	如果评分逐渐降低，每48小时减量10%~20%

续表

药名	途径	剂量	用法	备注
咪达唑仑 （midazolam）	i.v. i.v.gtt.	镇静：0.05~0.15mg/（kg·次），按需q.2h.~q.4h.；或1~6μg/（kg·h）持续静滴 抗惊厥：负荷量0.15mg/kg，静推5分钟以上 维持量：0.06~0.4mg/（kg·h）[1~7μg/（kg·min）]		镇静，抗惊厥
左乙西拉坦 （levetiracetam）	i.v. p.o.	10mg/（kg·次） 最大量30mg/（kg·次）	新生儿期：q.d.；新生儿期后，q.12h.；每1~2周根据疗效调整剂量	二线抗惊厥药物；新生儿应用资料较少；应逐渐减量停药
水合氯醛 （chloralhydrate）	p.o. p.r.	25~50mg/（kg·次）	必要时q.8h.	● 催眠镇静，起效快 ● 副作用：刺激黏膜
吗啡 （morphine）	i.v.	0.05~0.2mg/（kg·次）	需要重复应用时必须间隔4小时	● 镇痛或撤药综合征的患儿 ● 副作用：呼吸抑制、低血压，可用纳洛酮0.1mg/kg对抗
	i.v.gtt.	0.025~0.05mg/（kg·h）	从小剂量开始	
	p.o.	0.08~0.2mg/（kg·d）	q.3h.~q.4h.，稀释成0.4mg/ml，用于撤药综合征治疗，根据评分每2~3天减量10%~20%	
泮库溴铵 （pancuronium）	i.v.	0.04~0.15mg/（kg·次）	必要时q.1h.~q.2h.	● 机械通气患儿的骨骼肌松弛 ● 副作用：唾液分泌过多、低血压等
芬太尼 （fentanyl）	i.v.gtt. i.v.	镇静：1~4μg/（kg·次） 0.5~1μg/（kg·h）	i.v.，必要时q.2h.~q.4h.重复；有效后逐渐减量	● 用于镇痛和机械通气患儿 ● 不良反应：中枢和呼吸抑制
		镇痛：2μg/（kg·次） 1~5μg/（kg·h）	i.v.，必要时q.2h.~q.4h.重复	
对乙酰氨基酚 （acetaminophen）	p.o.	首剂：20~25mg/kg 维持：12~15mg/（kg·次）	足月儿，q.6h. GA≥32周，q.8h. GA<32周，q.12h. 早产儿PDA：15mg/（kg·次），q.6h.	降温和止疼；监测体温、肝肾功能；目前用于治疗早产儿PDA资料较少
	直肠	首剂：30mg/kg 维持：12~18mg/（kg·次）		
甘露醇 （mannitol）	i.v.	利尿	0.2g/kg，i.v.	● 降低颅压，肾衰 ● 副作用：滴速过快可致一过性头痛；大剂量损害肾小管及血尿
		降颅压	0.25~1g/kg，2~6小时滴注	
呼吸系统用药				
氨茶碱 （aminophylline）	i.v.	首剂：4~6mg/kg 维持：1.5~3mg/（kg·d）	首剂后8~12小时维持，q.8h.~q.12h.，用于治疗早产儿呼吸暂停	● 适用于早产儿呼吸暂停、支气管扩张 ● 副作用：胃肠道刺激、高血糖、心动过速、兴奋、肢体颤动；严重中毒时可用活性炭1mg/kg制成浆液洗胃，q.2h.~q.4h.
	i.v.gtt.	首剂：6mg/kg，静滴超过30min	维持量： 新生儿：0.2mg/（kg·h） 6周至6月龄：0.2~0.9mg/（kg·h）（用于支气管扩张）	
咖啡因 （caffeine）	p.o. i.v.gtt.	首剂：10~20mg/kg 维持：2.5~4mg/（kg·d）	首剂后12小时维持，q.24h.	● 早产儿呼吸暂停 ● 副作用：少且轻，呕吐、不安；如心率超过180次/min，不给药
纳洛酮 （naloxone）	i.m.或 i.v.	0.1~0.2mg/kg	3~5分钟无效可重复	对抗吗啡导致的呼吸暂停
固尔苏	气管内	100~200mg/（kg·次）	必要时可间隔12小时重复应用	用于新生儿RDS预防和治疗

续表

药名	途径	剂量	用法	备注
珂立苏	气管内	70~100mg/（kg·次）	必要时可间隔12小时重复应用	用于新生儿RDS预防和治疗
沙丁胺醇（albuterol）	雾化	0.1~0.5mg/（kg·次）	q.2h.~q.6h.	• 支气管扩张剂 • 监测EKG；HR>180次/min禁用
	p.o.	0.1~0.3mg/（kg·次）	q.6h.~q.8h.	
异丙托溴铵（ipratropium）		75~150μg/次	q.6h.~q.8h.	抗胆碱能支气管扩张剂，缓解支气管痉挛；不良反应为一过性视力问题
一氧化氮（NO）	吸入	开始剂量10ppm	根据氧分压和吸入氧浓度调整剂量	用于PPHN治疗；监测血气、凝血功能等
利尿剂				
呋塞米（furosemide）（速尿）	p.o. i.v. i.m.	1~2mg/（kg·次）	早产儿24小时一次，足月儿12小时一次	• 适用于体内水分过多，心衰和RDS、肺水肿和脑水肿、PDA等，注射>4mg/min，可致暂时性耳聋 • 副作用：水电解质紊乱，需监测钾钠和氯；不与耳毒性抗生素合用
氢氯噻嗪（hydrochlorothiazide）（双氢克尿塞）	p.o. i.v.	2~5mg/（kg·d）	q.12h.，与牛奶同服效果更好	• 中效利尿剂，用于轻中度水肿、高血压和尿崩症的辅助治疗 • 副作用：恶心、呕吐，腹胀，低血钾，高血糖，高尿酸
螺内酯（spironolactone）（安体舒通）	p.o.	1~3mg/（kg·d）	q.d.或q.12h. 氢氯噻嗪2mg/（kg·次），p.o.，q.12h.×8周，加用安体舒通15mg/（kg·次），p.o.，q.12h.×8周，治疗BPD	• 与双氢克尿塞合用，减少低血钾的发生；利尿作用弱，用于与醛固酮分泌增多有关的顽固性水肿 • 不良作用：高钾血症、胃肠道反应，久用导致低钠血症
布美他尼（bumetanide）	i.v. p.o. i.m.	0.005~0.1mg/（kg·次）肾功能正常的肺部疾病，开始给予小剂量；心衰或肾功能异常开始高剂量	GA<34周，生后2月内q.24h.2月后q.12h. GA≥34周，生后1月内，q.24h.1月后q.12h.	利尿，监测电解质
内分泌制剂				
氢化可的松（hydrocortisone）	i.v.gtt.	急性肾上腺功能不全	1~2mg/kg，i.v.，然后25~50mg/（kg·d）维持，分q.4h.~q.6h	• 用于肾上腺功能不全，肾上腺皮质增生替代治疗；用于抗炎症介质和免疫抑制剂；也可用于治疗难于纠正的低血压和低血糖 • 不良反应：高血压，水肿，低钾，高血糖，皮炎，应激性溃疡，皮肤增生，Cushing综合征等
		肾上腺皮质增生症	治疗剂量：0.5~0.7mg/（kg·d）维持剂量：0.3~0.4mg/（kg·d）。分三次给予，早晨和中午各给1/4量，余晚上给予；也可以口服，剂量相同	
		抗炎症介质和免疫抑制	0.8~4mg/（kg·d），q.6h.	
		G⁻杆菌休克治疗	1~2mg/（kg·次）q.12h.×48~72小时	
		低血糖	10mg/（kg·d），q.12h.	

续表

药名	途径	剂量	用法	备注
地塞米松 （dexmethasone）		气管插管拔管	0.25~1mg/（kg·次），q6h，拔管前24小时开始给予，拔管后给予3~4次	同氢化可的松，但是对糖代谢作用强，对电解质作用弱
		低血糖	0.25mg/（kg·次），q.12h.	
		支气管肺发育不良	0.15mg/（kg·d），q.12h.×3天~0.1mg/（kg·d），q.12h.×3天~0.05mg/（kg·d），q.12h.×2天，0.02mg/（kg·d）。必要时此剂量维持，总疗程约10天	
氟氢可的松 （fludrocortisone）	p.o.	0.05~0.2mg/d	q.d.	• 用于急慢性肾上腺皮质功能减退症 • 不良反应：钠滞留，易出现水肿；大剂量出现糖尿和肌肉麻痹
胰岛素 （insulin）	i.v. i.v.gtt. 皮下	高血糖	首剂：0.1U/（kg·次）。维持量：0.02~0.1U/（kg·h），皮下注射0.1~0.2U/kg，q.6h.~q.12h.	• 用于高血糖及高血钾的治疗 • 副作用：低血糖，监测血糖
		极低体重儿高血糖	0.02~0.4U/（kg·h），滴注速度0.1ml/h	
		高血钾	葡萄糖0.3~0.6g/（kg·次）加胰岛素0.2U/（kg·次）	
胰高血糖素 （glucagon）	i.v. 皮下 i.v.gtt.	0.025~0.3mg/（kg·次） 10~20μg/（kg·h）	必要时可每20分钟一次，最大剂量1mg	• 用于顽固性低血糖 • 副作用：恶心、呕吐，心动过速
左旋甲状腺素 （levothyroxine，T₄） （优甲乐）	p.o.	10~14μg/（kg·d）	q.d.，调整剂量每两周增加12.5μg，渐增至37.5~50μg/d，维持T₄于10~15μg/dl，TSH低于15μU/ml	• 治疗甲状腺功能减退 • 副作用：颅缝早闭，骨龄生长过快；监测血T₄和TSH，大剂量心悸、多汗
	i.v.	5~10μg/（kg·d）	q.24h.，每两周增加5~10μg	
精氨酸 （arginine）	i.v.gtt.	100~200mg/（kg·d），最大量600mg/（kg·d），24小时静滴。（1ml/kg+5%GS 5ml/kg）		治疗高氨血症；监测血氨，主要不良反应为高氯性酸中毒
左卡尼汀 （L-carnitine）	i.v.gtt. p.o.	100~300mg/（kg·d），q.d.，i.v.gtt.		治疗肉碱缺乏，高氨血症辅助治疗；不良反应主要为胃肠道症状
苯基乙酸钠 （sodium phenylacetate）	i.v.	250~400mg/kg	首剂90~120分钟输注，维持量24小时给予	用于疑似或明确的高氨血症，与精氨酸和苯甲酸钠一起输注；必须中心静脉给药；监测血氨
苯甲酸钠 （sodium benzoate）	i.v.	250~400mg/kg	首剂90~120分钟输注，维持量24小时给予	同上
奥曲肽 （octreotide）	i.v.或皮下	起始剂量：1μg/（mg·次）。根据疗效调整，最大量10μg/（kg·次）	q.6h.	治疗高胰岛素血症导致的低血糖和乳糜胸；监测血糖；恶心、腹泻、腹胀为主要不良反应
	i.v.gtt.	1μg/（kg·h），最大量7μg/（kg·h）	治疗乳糜胸	

药名	途径	剂量		用法	备注
维生素					
维生素 B$_6$ （pyridoxine）	i.v. i.m. p.o.	生理需要量		足月儿：35μg/d 早产儿：400μg/d	• 诊断和治疗维生素 B$_6$ 缺乏，维生素 B$_6$ 依赖性惊厥，铁幼粒细胞性贫血 • 偶见过敏反应
		B$_6$ 缺乏		2~5mg/d，q.6h.	
		B$_6$ 依赖性惊厥		首剂：50~100mg，i.v.，有效 维持量：50~100mg/d，q.d.	
		铁幼粒细胞性贫血		200~600mg/d，应用 1~2 个月	
维生素 K$_1$ （vitamin K$_1$）	i.m. i.v.	预防量		体重 <1 500g，0.5~1mg/d，×1 次 体重 >1 500g，1~2mg/d，×1 次	预防和治疗新生儿出血性疾病；静脉注射过快可引起面色潮红、出汗
		治疗量		2.5~5mg/d，q.d.，×3 天	
维生素 D$_3$ （胆骨化醇） （cholecaleiferol）	p.o. i.m.			早产儿：500~1 000IU/d 足月儿：400~500IU/d	• 促进钙磷在肠道的吸收 • 长期大量可导致中毒
维生素 E （生育酚） （tocopherol）	p.o.	治疗量		25~50mg/（kg·d），q.d.，共两周	• 用于溶血性贫血、硬肿症、早产儿氧中毒等 • 不良反应：降低白细胞和血小板，易发生败血症和 NEC，故剂量宜小
		预防量		20~25mg/d，q.d.，共 2~3 个月	
	i.m.	体重 <1 500g		20~30mg/kg，q.d.，共 6 次	
消化系统药物					
10% 葡萄糖酸钙 （calcium gluconate）	i.v. （缓推）	低钙血症		首剂 1~2ml/（kg·次），维持量 2~8ml/（kg·d）可分数次	• 治疗低钙血症，交换输血时补充钙 • 副作用：快速注射导致心动过缓或骤停；漏出导致皮下坏死
		交换输血		1ml/100ml	
		高血钾		0.5ml/（kg·次）	
西咪替丁 （cimetidine） （甲氰咪胍）	p.o. i.v.	2.5~5mg/（kg·次）		q.6h.~q.12h.（配制成 6mg/ml）	• 预防和治疗应激性溃疡 • 副作用：肝肾功能不全，惊厥，黄疸，粒细胞减少等
法莫替丁 （famotidine）	i.v.	0.25~0.5mg/（kg·次）		q.24h.	同上
雷尼替丁 （ranitidine）	p.o.	2~4mg/（kg·次）		q.8h.~q.12h.	• 同西咪替丁，但作用强 5~8 倍 • 不良反应：便秘，嗜睡，腹泻，偶有血小板减少
	i.v.	0.1~0.8mg/（kg·次）		q.6h.~q.8h.	
	i.v.gtt.	0.6mg/（kg·h）		逐渐减至 0.1mg/（kg·h）（胃液 pH>4）	
奥美拉唑 （omeprazole）	p.o.	0.5~1.5mg/（kg·次）		q.d.	治疗胃食道反流，抑酸剂；转氨酶增高
熊去氧胆酸 （ursodiol）	p.o.	10~15mg/（kg·次）		q.12h.	TPN 相关的胆汁淤积的治疗；恶心、呕吐、便秘
其他用药					
硫酸镁溶液 （magnesium sulfate）	i.v. i.v.gtt.	低镁血症		10% 液 0.25~0.5ml/ 次，q.6h.	不良反应：呼吸抑制，注射葡萄糖酸钙解救，2ml/kg
		PPHN		首剂 0.2g/kg，维持 20~50mg/（kg·h）	

续表

药名	途径	剂量		用法	备注
肝素 （heparin）	i.v. i.v.gtt.	插管或冲洗试管		0.5~1U/ml	• 抗血栓,DIC,硬肿 • 副作用:自发性出血,血小板减少 • 应用时应维持 PTT 小于正常的 1.5~2.5 倍
		全身应用		起始剂量:50U/kg,i.v. 维持:5~35U/(kg·h) 间断用药 50~100U/(kg·次),q.4h.	
		DIC		<1.5kg,20~25U/(kg·h), >1.5kg,25~30U/(kg·h)	
	小剂量 i.v.	DIC 相关的缺血或坏死		10~15U/(kg·h)	
低分子肝素 （enoxaparin）	皮下	血栓治疗:足月儿 1.7mg/(kg·次）;早产儿 2mg/(kg·次)		q.12h.,根据抗 Xa 水平调节,维持抗 Xa 在 0.5~1.0U/ml,剂量范围一般为 0.3~3mg/kg	抗凝治疗;可以皮下注射,出血并发症较肝素少;监测抗 Xa 水平;主要并发症为出血
		预防:0.75mg/(kg·次)		q.12h.,根据抗 Xa 水平调节,维持抗 Xa 在 0.1~0.4U/ml	
硫酸鱼精蛋白 （protamine sulfate）	i.v. i.m.	抗肝素过量		根据最后一次应用肝素的时间决定剂量 • 2 小时前:0.25~0.375mg/100U 肝素 • 30~60 分钟 0.5~0.75mg/100U • <30 分钟:1mg/100U	• 治疗肝素过量 • 本品过量也可发生出血,因本品与血小板和血浆纤维蛋白结合
亚甲蓝 （methylene blue）	i.v.	0.1~0.2mg/(kg·次)		不少于 5 分钟,必要时可 1 小时内重复一次	• 治疗高铁血红蛋白病 • 禁忌证:肾功能不全和 G6PD 缺乏 • 不良反应:呕吐,高血压,蓝色尿
抗 RhD 免疫球蛋白	i.m.	200~300μg		孕母剂量	对 Rh 阴性孕妇分娩出 Rh 阳性婴儿后 0~72 小时内对孕妇肌内注射
人血静脉丙种球蛋白 （IVIG）	i.v.gtt.	败血症		500~750mg/(kg·次),q.d.,3 次	偶有过敏反应
		免疫性溶血或血小板减少		400mg~1g/(kg·d),2~5 天	
		低丙种球蛋白血症		0.15~0.4g/kg,每 2~4 周一次	
重组人红细胞生成素 （HuEPO）	皮下给药或 i.v.	200U/kg 总剂量 500~1 400U/kg		每天或隔天一次,疗程 2~6 周	• 刺激红细胞生成,必须同时给予铁剂 • 副作用:粒细胞减少
人血白蛋白 （human serum albumin）	i.v.gtt.	低蛋白血症		0.5~1g/(kg·次),滴注 q.2h.~q.6h.,每 1~2 天重复一次,最大剂量 6g/(kg·d)	不良反应:寒战、高热,快速注射可致心功能不全、肺水肿等
	i.v.	低血容量		0.5~1g/(kg·次),必要时重复,最大剂量 6g/(kg·d)	
5% 碳酸氢钠 （sodium bicarbonate）	i.v.	心肺复苏		首剂 1~2ml/kg,1:1 稀释,可重复 0.5ml/kg,每 10 分钟一次或根据 pH	• 纠正酸中毒 • 不良反应:高钠,低钙,低钾,颅内出血,漏出血管外可致组织坏死
	i.v.	代谢性酸中毒		BE×0.6×体重,给半量	
	i.v. p.o.	肾小管酸中毒		远端肾小管酸中毒 2~3ml/(kg·d), 近端肾小管酸中毒 5~10ml/(kg·d)	

药名	途径	剂量		用法	备注
尿激酶 （urokinase）	i.v. i.v.gtt.	负荷量		4 000IU/kg，静推 20 分钟以上	• 治疗血栓；维持 APTT 延长 1.5~2 倍以下；有出血禁用 • 不良反应：过敏、皮疹、发热、支气管痉挛等
		维持量		4 000~6 000 IU /（kg·h）	
链激酶 （streptokinase）	i.v. i.v.gtt.	负荷量		1 500~2 000IU/（kg·h），30~60 分钟	• 治疗血栓；维持 APTT 延长 1.5~2 倍以下；有出血禁用 • 不良反应：出血
		维持量		1 000IU /（kg·h）× 24~72 小时	

附录二

新生儿呼吸、脉搏和血压正常值

附表 2-1　脉搏、呼吸、血压正常值

年龄	脉搏 次/min	呼吸 次/min	血压 kPa（mmHg）			血容量 ml/kg	心搏出量 ml/（min·m²）
			收缩压	舒张压	平均压		
胎儿（足月）	130~140						
出生	180		9.33，6.67~12.0（70，50~90）	6.00（45）	7.07（53）	76（61~92）	
1 天	125	20~60	8.80（66）		6.67（50）	83	35~51
1 周	125	30~70	9.73（73）			83（67~100）	
2 周	135	35~55	10.0（75）			87	
2 月	130		11.2（84）	8.0（60）		86	

附表 2-2　出生 6 天内健康足月儿血压、心率值（监护仪）均值 ±*SD*

测定项目	1 天	2 天	3 天	4 天	5 天	6 天
收缩压 kPa（mmHg）						
觉醒	9.38 ± 1.21（70.54 ± 9.13）	9.53 ± 1.44（71.65 ± 10.80）	10.48 ± 1.68（77.08 ± 12.34）	10.72 ± 1.37（78.85 ± 10.31）	10.73 ± 1.43（80.70 ± 10.72）	10.07 ± 1.43（75.75 ± 10.10）
睡眠	9.36 ± 1.28（70.41 ± 9.59）	9.38 ± 1.19（70.50 ± 8.96）	9.90 ± 1.50（74.47 ± 11.28）	10.14 ± 1.36（76.22 ± 10.26）	10.26 ± 1.81（77.13 ± 13.61）	9.70 ± 1.49（72.95 ± 11.18）
舒张压 kPa（mmHg）						
觉醒	4.83 ± 1.30（42.73 ± 9.81）	5.95 ± 1.48（44.76 ± 11.15）	6.56 ± 1.30（49.33 ± 9.74）	6.90 ± 1.60（51.87 ± 12.03）	6.80 ± 1.58（51.12 ± 11.85）	6.48 ± 1.47（48.55 ± 11.02）
睡眠	5.62 ± 1.59（42.28 ± 11.97）	5.81 ± 1.25（43.69 ± 9.43）	6.32 ± 1.37（47.52 ± 10.29）	6.18 ± 1.37（46.45 ± 10.27）	6.33 ± 1.49（47.60 ± 11.22）	6.04 ± 1.64（45.45 ± 12.30）
平均压 kPa（mmHg）						
觉醒	7.36 ± 1.15（55.32 ± 8.63）	7.35 ± 1.38（56.58 ± 10.28）	8.44 ± 1.71（63.44 ± 12.87）	8.44 ± 1.48（63.37 ± 11.11）	8.54 ± 1.62（64.54 ± 12.17）	8.25 ± 1.57（62.05 ± 11.82）
睡眠	7.37 ± 1.51（55.45 ± 11.35）	7.41 ± 1.20（55.69 ± 9.02）	7.82 ± 1.23（58.77 ± 9.25）	7.77 ± 1.24（58.45 ± 9.36）	7.97 ± 1.57（59.90 ± 11.79）	7.65 ± 1.59（57.50 ± 11.95）
心率（次/min）						
觉醒	130.78 ± 14.79	131.78 ± 22.08	131.64 ± 18.47	142.81 ± 13.86	148.12 ± 20.31	141.0 ± 18.28
睡眠	129.30 ± 13.84	128.03 ± 13.96	123.32 ± 16.15	132.45 ± 17.20	137.0 ± 15.85	135.15 ± 19.62

附表 2-3　早产儿血压测定

体重（g）	平均压（mmHg）	收缩压（mmHg）	舒张压（mmHg）
501~750	38~49	50~62	26~36
751~1 000	35.5~47.5	48~59	23~36
1 001~1 250	37.5~48	49~61	26~35
1 251~1 500	34.5~44.5	46~56	23~33
1 501~1 750	34.5~45.5	46~58	23~33
1 751~2 000	36~48	48~61	24~35

附表 2-4　早产儿和足月儿血压测定（1~7 天和 30 天）

日龄（天）		胎龄			
		≤28 周	29~32 周	33~36 周	37 周
1	收缩压（mmHg）	38~46	42~52	51~61	57~69
	舒张压（mmHg）	23~29	26~38	32~40	35~45
	平均压（mmHg）	29~35	33~43	39~47	44~52
2	收缩压（mmHg）	38~46	46~56	54~62	58~70
	舒张压（mmHg）	24~32	29~39	34~42	36~46
	平均压（mmHg）	29~37	35~45	42~48	46~54
3	收缩压（mmHg）	40~48	47~59	54~64	58~71
	舒张压（mmHg）	25~33	30~35	35~43	37~47
	平均压（mmHg）	30~38	37~47	42~50	46~54
4	收缩压（mmHg）	41~49	50~62	56~66	61~73
	舒张压（mmHg）	26~36	32~42	36~44	38~48
	平均压（mmHg）	31~41	39~49	44~50	46~56
5	收缩压（mmHg）	42~50	51~65	57~67	62~74
	舒张压（mmHg）	27~37	33~43	37~45	39~49
	平均压（mmHg）	32~42	40~50	44~52	47~57

续表

日龄（天）		胎龄			
		≤28 周	29~32 周	33~36 周	37 周
6	收缩压（mmHg）	44~52	52~66	59~69	64~76
	舒张压（mmHg）	30~38	35~45	37~45	40~50
	平均压（mmHg）	35~43	41~51	45~53	48~58
7	收缩压（mmHg）	47~53	53~67	60~70	66~76
	舒张压（mmHg）	31~39	36~44	37~45	40~50
	平均压（mmHg）	37~45	43~51	45~53	50~58
30	收缩压（mmHg）	59~65	67~75	68~76	72~82
	舒张压（mmHg）	35~49	43~53	45~55	46~54
	平均压（mmHg）	42~56	52~60	53~60	55~63

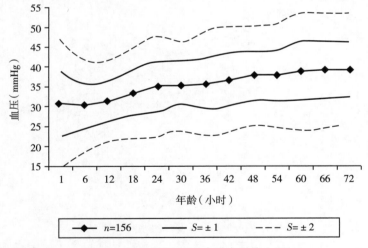

附图 1-1　401~1 000g 早产儿生后 72 小时内平均血压

参 考 文 献

1. 邵肖梅,叶鸿瑁,丘小汕.实用新生儿学.4版.北京:人民卫生出版社,2011.

2. 张家骧,魏克伦,薛辛东.新生儿急救学.2版.北京:人民卫生出版社,2006.

3. Wu Alan HB. Tietz clinical guide to laboratory tests. 4th ed. Philadelphia: WB Saunders, 2206.

4. Gleason CA, Devaskar SU. Avery's Diseases of the Newborn. 9th ed. Philadelphia USA: Elsevier Saunders, 2011.

5. Volpe JJ. Neurology of the Newborn. 5th ed. Elsevier, 2008.

6. Kliegman RM, Stanton BF, Schor NF, et al. Nelson Textbook of Pediatrics. 19th ed. Philadelphia: W. B. Saunders, An Imprint of Elsevier Science, 2011.

7. Gomella TL, Cunningham MD, Eyal FC, et al. Neonatology: Management, Procedures, On-Call Problems, Diseases, and Drugs. 7th ed. New York: The McGraw Hill Comp,

2013.

8. Macdonald MG, Seshia MMK. Avery's Neonatology. Pathophysiology and management of the newborn. 7th ed. Philadelphia: A Wolters Kluwer Comp, 2016, 2589: 3306.

9. Fanaroff JM, Fanaroff AA. Klaus & Fanaroff's Care of the high-risk neonate. 6th ed. Philadelphia: W. B. Saunders Comp, 2012: 1360-1399.

10. Rennie JM. Rennie & Roberton's Textbook of Neonatology. 5th ed. Churchill Livingstone: Elsevier, 2012: 3776-3779.

附录三

新生儿临床常用检验正常值

一、血液正常值

附表 3-1　正常血液学检查

测定项目	早产儿		足月儿（脐血）	第 1 天	3 天	7 天	14 天
	28 周	34 周					
血红蛋白 g/L（g/dl）	145（14.5）	150（15.0）	168（16.8）（13.7~21.8）	184（18.4）（14~22）	178（17.8）（13.8~21.8）	170（17.0）（14~20）	168（16.8）（13.8~19.8）
血细胞比容（%）	0.45（45）	0.47（47）	0.53（53）	0.58（58）	0.55（55）	0.54（54）	0.52（52）
红细胞 10^{12}/L（mm^3）	4.0	4.4	5.25	5.8	5.6	5.2	5.1
MCV fl（μ^3）	120	118	107（96~118）	108	99	98	96
MCH（pg）	40	38	34（33~41）	35	33	32.5	31.5
MCHC（%）	0.31（31）	0.32（32）	0.32（32）（30~35）	0.33（33）	0.33（33）	0.33（33）	0.33（33）
网织红细胞（%）	0.05~0.10（5~10）	0.03~0.10（3~10）	0.03~0.07（3~7）	0.03~0.07（3~7）	0.01~0.03（1~3）	0~0.01（0~1）	0~0.01（0~1）

括号内为旧制（以下同）。换算系数：血红蛋白：10

附表 3-2a　血红蛋白 $\overline{X} \pm S$ g/L（g/dl）

体重（孕周）	3 天	1 周	2 周	3 周	4 周	6 周	8 周	10 周
<1 500g（28~32 周）	175 ± 15（17.5 ± 1.5）	155 ± 15（15.5 ± 1.5）	135 ± 11（13.5 ± 1.1）	115 ± 10（11.5 ± 1.0）	100 ± 9（10.0 ± 0.9）	85 ± 5（8.5 ± 0.5）	85 ± 5（8.5 ± 0.5）	90 ± 5（9.0 ± 0.5）
1 500~2 000g（32~34 周）	190 ± 20（19.0 ± 2.0）	165 ± 15（16.5 ± 1.5）	145 ± 11（14.5 ± 1.1）	130 ± 11（13.0 ± 1.1）	120 ± 20（12.0 ± 2.0）	95 ± 8（9.5 ± 0.8）	95 ± 5（9.5 ± 0.5）	95 ± 5（9.5 ± 0.5）
2 000~2 500g（34~36 周）	190 ± 20（19.0 ± 2.0）	165 ± 15（16.5 ± 1.5）	150 ± 15（15.0 ± 1.5）	140 ± 11（14.0 ± 1.1）	125 ± 10（12.5 ± 1.0）	105 ± 9（10.5 ± 0.9）	105 ± 9（10.5 ± 0.9）	110 ± 10（11.0 ± 1.0）
>2 500g（足月儿）	190 ± 20（19.0 ± 2.0）	170 ± 15（17.0 ± 1.5）	155 ± 15（15.5 ± 1.5）	140 ± 11（14.0 ± 1.1）	125 ± 10（12.5 ± 1.0）	110 ± 10（11.0 ± 1.0）	115 ± 10（11.5 ± 1.0）	120 ± 10（12.0 ± 1.0）

换算系数 10

附表 3-2b　胎儿血红蛋白（HbF）

日龄	HBF（%）	质量分数
1 天	77.0（63~92）	0.63~0.92
5 天	76.8（65~88）	0.65~0.88
3 周	70.0（55~85）	0.55~0.85
6~9 周	52.9（31~75）	0.37~0.75
3~4 月龄	23.2（<2~59）	<0.02~0.59
6 月龄	4.7（<2~9）	<0.02~0.09
8~11 月龄	1.6	0.016
成人	<2	<0.02

附表 3-3　血细胞比容 $\overline{X} \pm S$（%）

体重（孕周）	3 天	1 周	2 周	3 周	4 周	6 周	8 周	10 周
<1 500g（28~32 周）	0.54 ± 0.05（54 ± 5）	0.48 ± 0.05（48 ± 5）	0.42 ± 0.04（42 ± 4）	0.35 ± 0.04（35 ± 4）	0.30 ± 0.03（30 ± 3）	0.25 ± 0.02（25 ± 2）	0.25 ± 0.02（25 ± 2）	0.28 ± 0.03（28 ± 3）
1 500~2 000g（32~34 周）	0.59 ± 0.06（59 ± 6）	0.51 ± 0.05（51 ± 5）	0.44 ± 0.05（44 ± 5）	0.39 ± 0.04（39 ± 4）	0.36 ± 0.04（36 ± 4）	0.28 ± 0.03（28 ± 3）	0.28 ± 0.03（28 ± 3）	0.29 ± 0.03（29 ± 3）
2 000~2 500g（34~36 周）	0.59 ± 0.06（59 ± 6）	0.51 ± 0.05（51 ± 5）	0.45 ± 0.05（45 ± 5）	0.43 ± 0.04（43 ± 4）	0.37 ± 0.04（37 ± 4）	0.31 ± 0.03（31 ± 3）	0.31 ± 0.03（31 ± 3）	0.33 ± 0.03（33 ± 3）
>2 500g（足月儿）	0.59 ± 0.06（59 ± 6）	0.51 ± 0.05（51 ± 5）	0.46 ± 0.05（49 ± 5）	0.43 ± 0.04（43 ± 4）	0.37 ± 0.04（37 ± 4）	0.33 ± 0.03（33 ± 3）	0.34 ± 0.03（34 ± 3）	0.36 ± 0.03（36 ± 3）

换算系数 0.01

附表 3-4　低出生体重儿出生 6 周内血红蛋白、血细胞比容、红细胞及网织红细胞值

项目	生后日数	例	百分位数								
			3	5	10	25	中位数	75	90	95	97
血红蛋白（g/dl）	3	559	11.0	11.6	12.5	14.0	15.6	17.1	18.5	19.3	19.8
	12~14	203	10.1	10.8	11.1	12.5	14.5	15.7	17.4	18.4	18.9
	24~26	192	8.5	8.9	9.7	10.9	12.4	14.2	15.6	16.5	16.8
	40~42	150	7.8	7.9	8.4	9.3	10.6	12.4	13.8	14.9	15.4
血细胞比容（%）	3	561	35	36	39	43	47	52	56	59	60
	12~14	205	30	32	34	39	44	48	53	55	56
	24~26	196	25	27	29	32	39	44	48	50	52
	40~42	152	24	24	26	28	33	38	44	47	48
红细胞（10^{12}/L）	3	364	3.2	3.3	3.5	3.8	4.2	4.6	4.9	5.1	5.3
	12~14	196	2.9	3.0	3.2	3.5	4.1	4.6	5.2	5.5	5.6
	24~26	188	2.6	2.6	2.8	3.2	3.8	4.4	4.8	5.2	5.3
	40~42	148	2.5	2.5	2.6	3.0	3.4	4.1	4.6	4.8	4.9

续表

项目	生后日数	例	百分位数								
			3	5	10	25	中位数	75	90	95	97
网织红细胞校正值（%）	3	283	0.6	0.7	1.9	4.2	7.1	12.0	20.0	24.1	27.8
	12~14	139	0.3	0.3	0.5	0.8	1.7	2.7	5.7	7.3	9.6
	24~26	140	0.2	0.3	0.5	0.8	1.5	2.6	4.7	6.4	8.6
	40~42	114	0.3	0.4	0.6	1.0	1.8	3.4	5.6	8.3	9.5

附表 3-5a　足月儿白细胞值及分类计数（ ×10^9/L ）

年龄（小时）	白细胞总数	中性粒细胞	杆状核细胞	淋巴细胞	单核细胞	嗜酸性细胞
0	10.0~26.0	5.0~13.0	0.4~1.8	3.5~8.5	0.7~1.5	0.2~2.0
12	13.5~31.0	9.0~18.0	0.4~2.0	3.0~7.0	1.0~2.0	0.2~2.0
72	5.0~14.5	2.0~7.0	0.2~0.4	2.0~5.0	0.5~1.0	0.2~1.0
144	6.0~14.5	2.0~6.0	0.2~0.5	3.0~6.0	0.7~1.2	0.2~0.8

附表 3-5b　出生两周内白细胞值及分类计数（ 10^9/L ）

日龄（天）		白细胞	中性粒细胞			嗜酸性细胞	嗜碱性细胞	淋巴细胞	单核细胞
			总数	分叶	杆状				
出生	平均范围（%）	18.1	11.0	9.4	1.6	0.4	0.1	5.5	1.05
		9.0~30.0	6.0~26.0	…	…	0.02~0.85	0~0.64	2.0~11.0	0.4~3.1
		…	0.61（61）	0.52（52）	0.09（9）	0.022（2.2）	0.006（0.6）	0.31（31）	0.058（5.8）
7	平均范围（%）	12.2	5.5	4.7	0.83	0.5	0.05	5.0	1.1
		5.0~21.0	1.5~10.0	…	…	0.07~1.1	0~0.25	2.0~17.0	0.3~2.7
		…	0.45（45）	0.39（39）	0.06（6）	0.041（4.1）	0.004（0.4）	0.41（41）	0.091（9.1）
14	平均范围（%）	11.4	4.5	3.9	0.63	0.35	0.05	5.5	1.0
		5.0~20.0	1.0~9.5	…	…	0.07~1.0	0~0.23	2.0~17.0	0.2~2.4
		…	0.4（40）	0.34（34）	0.055（5.5）	0.031（3.1）	0.004（0.4）	0.48（48）	0.088（8.8）

附表 3-6a　正常足月儿血小板计数 10^9/L（ mm³ ）

日龄（天）	均值 10^9/L（ mm³ ）	范围 10^9/L（ mm³ ）
脐血	200（200 000）	100~280（100 000~280 000）
1	192（192 000）	100~260（100 000~260 000）
3	213（213 000）	80~320（80 000~320 000）
7	248（248 000）	100~300（100 000~300 000）
14	252（252 000）	…

附表 3-6b　低出生体重儿血小板计数 10^9/L（mm^3）

日龄（天）	均值 10^9/L（mm^3）	范围 10^9/L（mm^3）
0	203（203 000）	80~356（80 000~356 000）
3	207（207 000）	61~335（61 000~335 000）
5	233（233 000）	100~502（100 000~502 000）
7	319（319 000）	124~678（124 000~678 000）
10	399（399 000）	172~680（172 000~680 000）
14	386（386 000）	147~670（147 000~670 000）
21	388（388 000）	201~720（201 000~720 000）
28	384（384 000）	212~625（212 000~625 000）

附表 3-7　新生儿凝血因子测定（$\overline{X} \pm S$）

测定项目	正常成人值	28~31 孕周	32~36 孕周	足月儿	达成人时间
I（mg/dl）	150~400	215 ± 28	226 ± 23	246 ± 18	…
II（%）	100	30 ± 10	35 ± 12	45 ± 15	2~12 月
V（%）	100	76 ± 7	84 ± 9	100 ± 5	…
VII和X（%）	100	38 ± 14	40 ± 15	56 ± 16	2~12 月
VIII（%）	100	90 ± 15	140 ± 10	168 ± 12	…
IX（%）	100	27 ± 10	…	28 ± 8	3~9 月
XI（%）	100	5~18	…	29~70	1~2 月
XII（%）	100	…	30 ±	51（25~70）	9~14 天
XIII（%）	100	100	100	100	…
凝血酶原时间（PT）（秒）	12~14	23 ±	17（12~21）	16（13~20）	1 周
部分凝血活酶时间（PTT）（秒）	44	…	70 ±	55 ± 10	2~9 月
凝血酶时间（TT）（秒）	10	16~28	14（11~17）	12（10~16）	数日
舒血管素原	100	27	…	33 ± 6	不明
激肽原	100	28	…	56 ± 12	不明

项目	正常成人	早产儿			足月儿			
		第 1 天	第 5 天	第 30 天	第 1 天	第 5 天	第 30 天	
抗凝血酶III（ATIII）（u/ml）	1.05 ± 0.13	0.38（0.14~0.62）	0.56（0.30~0.82）	0.59（0.37~0.81）	0.63 ± 0.12	0.67 ± 0.13	0.78 ± 0.15	不明
蛋白 C（PC）（U/ml）	0.96 ± 0.16	0.28（0.12~0.44）	0.31（0.11~0.51）	0.37（0.15~0.59）	0.35 ± 0.09	0.42 ± 0.11	0.43 ± 0.11	不明
蛋白 S（PS）（U/ml）	0.92 ± 0.16	0.26（0.14~0.38）	0.37（0.13~0.61）	0.56（0.22~0.90）	0.36 ± 0.12	0..50 ± 0.14	0.63 ± 0.15	不明

二、血液化学正常值

附表 3-8a　新生儿正常血气分析值

测定项目	样本来源	出生	1 小时	3 小时	24 小时	2 天	3 天
阴道分娩足月儿							
pH	动脉	7.26（脐血，以下同）	7.30	7.30	7.30	7.39	7.39
	静脉	7.29	…	…	…	…	…
PO₂kPa（mmHg）	动脉	1.1~3.2（8~24）	7.3~10.6（55~80）	…	7.2~12.6（54~95）	…	11~14.4（83~108）
PCO₂kPa（mmHg）	动脉	7.29（54.5）	5.16（38.8）	5.09（38.3）	4.47（33.6）	4.52（34）	4.66（35）
	静脉	5.69（42.8）	…	…	…	…	…
SO₂（%）	动脉	0.198（19.8）	0.938（93.8）	0.947（94.7）	0.932（93.2）	0.94（94）	0.96（96）
	静脉	0.476（47.6）	…	…	…	…	…
pH	左心房	…	7.30	7.34	7.41	7.39（颞动脉）	7.38（颞动脉）
HCO₃（mmol/L）	动脉	18.8	18.8	18.8	19.5	20.0	21.4
CO₂ 容量（mmol/L）		…	20.6	21.9	21.4	…	…
早产儿	毛细血管						
pH	<1 250g	…	…	…	7.36	7.35	7.35
PCO₂kPa（mmHg）					5.05（38）	5.85（44）	4.92（37）
pH	>1 250g	…	…	…	7.39	7.39	7.38
PCO₂kPa（mmHg）		…	…	…	5.05（38）	5.19（39）	5.05（38）

附表 3-8b　正常脐血血气值（足月，5 分钟 Apgar 评分 >7 分）

项目	脐动脉血气			脐静脉血气		
	均值	标准差	第2.5百分位数	均值	标准差	第2.5百分位数
pH	7.26	0.07	7.10	7.34	0.06	7.20
PCO₂（mmHg）	53	10	35	41	7	28
PO₂（mmHg）	17	6	6	29	7	16
HCO₃（mmol/L）	24	3	21.1	23	3	28

附表 3-8c　健康足月新生儿脐动脉血气值

项目	百分位数			
	范围	10	50	90
pH	7.04~7.49	7.21	7.29	7.37
PₐCO₂（mmHg）	27.2~75.4	38.9	49.5	62.0
PₐO₂（mmHg）	4.6~48.4	10.1	18.0	32.0
HCO₃（mmol/L）	13.9~29.4	20.3	23.4	25.9

附表 3-8d 早产儿平均脐血血气值

项目	平均值	
	脐动脉	脐静脉
pH	7.26 ± 0.07	7.33 ± 0.07
P_aCO_2（mmHg）	53.0 ± 10.0	43.4 ± 8.3
P_AO_2（mmHg）	19.0 ± 7.9	29.2 ± 9.7
HCO_3（mmol/L）	24.0 ± 2.3	22.8 ± 2.1
BE（mmol/L）	−3.2 ± 2.9	−2.6 ± 2.5

附表 3-9 新生儿正常血气分析值（耳动脉化）

项目		脐静脉	出生 ~11 小时	12 小时 ~4 天	5~28 天	2 月 ~3 岁
pH	均值范围	7.33	7.32	7.40	7.39	7.40
		7.30~7.35	7.22~7.41	7.33~7.47	…	7.35~7.46
PCO_2[kPa（mmHg）]	均值范围	5.61（42.2）	5.40（40.6）	4.81（36.2）	4.97（37.4）	4.59（34.5）
		5.15~6.25	4.38~6.42	3.95~5.65	…	3.84~5.32
		（38.7~47.0）	（32.9~48.3）	（29.8~42.5）		（28.9~40.0）
PO_2[kPa（mmHg）]	均值范围	3.88（29.2）	7.71（58.0）	8.09（60.8）	8.35（62.8）	10.89（81.9）
		2.42~5.24	6.09~9.34	6.5~9.64	…	7.89~13.97
		（18.2~39.4）	（45.8~70.2）	（19.0~72.5）		（59.3~105）
BE（mmol/L）	均值范围	−3.0	−4.8	−2.2	−2.4	−2.9
		−4~−1.2	−9.8~0.3	−6.6~2.4	…	−5.8~0.1
HCO_3^-（mmol/L）	均值范围	21.6	20.4	21.9	…	21.2
		20.3~23.4	15.6~25.2	17.8~26.1	…	18.2~24.3

换算系数：PCO_2 0.133，PO_2 0.133。

附表 3-10a 足月儿正常血液化学值

测定项目	脐带血		1~12 小时		~24 小时		~48 小时		~72 小时	
钠 mmol/L（范围）	147（126~166）		143（124~156）		145（132~159）		148（134~160）		149（139~162）	
钾 mmol/L（范围）	7.8（5.6~12）		6.4（5.3~7.3）		6.3（5.3~8.9）		6.0（5.2~7.3）		5.9（5.0~7.0）	
氯 mmol/L（范围）	103（98~110）		100.7（90~111）		103（87~114）		102（92~114）		103（93~112）	
钙 mmol/L（mg/dl）范围	2.32	（9.3）	2.1	（8.4）	19.5	（7.8）	2	（8.0）	1.98	（7.9）
	2.05~2.78	（8.2~11.1）	1.82~2.3	（7.3~9.2）	1.73~2.35	（6.9~9.4）	1.53~2.48	（6.1~9.9）	1.48~2.43	（5.9~9.7）
磷 mmol/L（mg/dl）范围	1.81	（5.6）	1.97	（6.1）	1.84	（5.7）	1.91	（5.9）	1.87	（5.8）
	1.2~2.62	（3.7~8.1）	1.13~2.78	（3.5~8.6）	0.94~2.62	（2.9~8.1）	0.97~2.81	（3.0~8.7）	0.90~2.45	（2.8~7.6）
血尿素 mmol/L（mg/dl）范围	4.84	（29）	4.51	（27）	5.51	（33）	5.34	（32）	5.18	（31）
	3.51~6.68	（21~40）	1.34~4.01	（8~24）	1.50~10.52	（9~63）	2.17~12.86	（13~77）	2.17~11.36	（13~68）

续表

测定项目	脐带血		1~12 小时		~24 小时		~48 小时		~72 小时	
总蛋白质 g/L（g/dl）范围	61	（6.1）	66	（6.6）	66	（6.6）	69	（6.9）	72	（7.2）
	48~73	（4.8~7.3）	56~85	（5.6~8.5）	58~82	（5.8~8.2）	59~82	（5.9~8.2）	60~85	（6.0~8.5）
血糖 mmol/L（mg/dl）范围	4.09	（73）	3.53	（63）	3.53	（63）	3.14	（56）	3.30	（59）
	2.52~5.38	（45~96）	2.24~5.43	（40~97）	2.35~5.82	（42~104）	1.68~5.10	（30~91）	2.24~5.04	（40~90）
乳酸 mmol/L（mg/dl）范围	2.16	（19.5）	1.62	（14.6）	1.55	（14）	1.59	（14.3）	1.5	（13.5）
	1.22~3.33	（11~30）	1.22~2.66	（11~24）	1.11~2.55	（10~23）	1.0~2.44	（9~22）	0.78~2.33	（7~21）
乳酸盐 mmol/L	2.0~3.0		2.0		…		…		…	

换算系数：钠、钾、氯 1，钙 0.25，磷 0.323，血尿素 0.167，总蛋白质 10，糖 0.056，乳酸 0.111。

附表 3-10b　低出生体重儿血液化学值

测定项目	1 周		3 周		5 周		7 周	
	$\overline{X} \pm S$	范围	$\overline{X} \pm S$	范围	$\overline{X} \pm S$	范围	$\overline{X} \pm S$	范围
钠 mmol/L	136.9 ± 3.2	133~146	136.3 ± 2.9	129~142	136.8 ± 2.5	133~148	137.2 ± 1.8	133~142
钾 mmol/L	5.6 ± 0.5	4.6~6.7	5.8 ± 0.6	4.5~7.1	5.5 ± 0.6	4.5~6.6	5.7 ± 0.5	4.6~7.1
氯 mmol/L	108.2 ± 3.7	100~117	108.3 ± 3.9	102~116	107.0 ± 3.5	100~115	107.0 ± 3.3	101~115
CO_2 mmol/L	20.3 ± 2.8	13.8~27.1	18.4 ± 3.5	12.4~26.2	20.4 ± 3.4	12.5~26.1	20.6 ± 3.1	13.7~26.9
钙 mmol/L（mg/dl）	2.3 ± 0.28	1.53~2.9	2.4 ± 0.16	2.03~2.75	2.35 ± 0.16	2.15~2.63	2.38 ± 0.18	2.15~2.7
	（9.2 ± 1.1）	（6.1~11.6）	（9.6 ± 0.5）	（8.1~11.0）	（9.4 ± 0.5）	（8.6~10.5）	（9.5 ± 0.7）	（8.6~10.8）
磷 mmol/L（mg/dl）	2.5 ± 2.4	1.8~3.5	2.5 ± 0.2	2.0~2.8	2.3 ± 0.2	1.8~2.6		
	（7.6 ± 1.1）	（5.4~10.9）	（7.5 ± 0.7）	（6.2~8.7）	（7.0 ± 0.6）	（5.6~7.9）		
血尿素氮 mmol/L（mg/dl）	3.32 ± 1.86	1.11~9.10	4.75 ± 2.78	0.75~11.21	4.75 ± 2.53	0.71~9.46	4.78 ± 2.39	0.89~10.89
	（9.3 ± 5.2）	（3.1~25.5）	（13.3 ± 7.8）	（2.1~31.4）	（13.3 ± 7.1）	（2.0~26.5）	（13.4 ± 6.7）	（2.5~30.5）
总蛋白质 g/L（g/dl）	54.9 ± 4.2	44~62.6	53.8 ± 4.8	42.8~67.0	49.8 ± 5.0	41.4~69.0	49.3 ± 6.1	40.2~58.6
	（5.49 ± 0.42）	（4.40~6.26）	（3.58 ± 0.48）	（4.28~6.70）	（4.98 ± 0.05）	（4.14~6.90）	（4.93 ± 0.61）	（4.02~5.86）
白蛋白 g/L（g/dl）	38.5 ± 3.0	32.8~45	39.2 ± 4.2	31.6~52.6	37.3 ± 3.4	32~43.4	38.9 ± 5.3	34~46
	（3.85 ± 0.3）	（3.28~4.50）	（3.92 ± 0.42）	（3.16~5.26）	（3.73 ± 0.34）	（3.20~4.34）	（3.89 ± 0.53）	（3.4~4.6）
球蛋白 g/L（g/dl）	15.8 ± 3.3	8.8~22	14.4 ± 6.3	6.2~29	11.7 ± 4.9	4.8~14.8	11.2 ± 3.3	5~26
	（1.58 ± 0.33）	（0.88~2.20）	（1.44 ± 0.63）	（0.62~2.90）	（1.17 ± 0.49）	（0.48~1.48）	（1.12 ± 0.33）	（0.5~2.6）
血红蛋白 g/L（g/dl）	178 ± 27	114~248	147 ± 21	90~194	115 ± 20	72~186	100 ± 13	75~139
	（17.8 ± 2.7）	（11.4~24.8）	（14.7 ± 2.1）	（9.0~19.4）	（11.5 ± 2.0）	（7.2~18.6）	（10.0 ± 1.3）	（7.5~13.9）

换算系数：钠、钾、氯 1，钙 0.25，磷 0.323，血尿素 0.167，总蛋白质 10。

附表 3-10c　低出生体重儿血液化学值，毛细血管血，第一天

测定项目	体重（g）			
	<1 000	1 001~1 500	1 501~2 000	2 001~2 500
钠（mmol/L）	138	133	135	134
钾（mmol/L）	6.4	6.0	5.4	5.6
氯（mmol/L）	100	101	105	104

测定项目	体重（g）			
	<1 000	1 001~1 500	1 501~2 000	2 001~2 500
总二氧化碳（mmol/L）	19	20	20	20
尿素氮 mmol/L（mg/dl）	7.9（22）	7.5（21）	5.7（16）	5.7（16）
总蛋白 g/L（g/dl）	48（4.8）	48（4.8）	52（5.2）	53（5.3）

附表 3-11　血糖测定值（血清）mmol/L（mg/dl）

脐血	2.5~5.3（45~96）
早产儿	1.1~3.3（20~60）
足月儿	1.7~3.3（30~60）
1 天	2.2~3.3（40~60）
>1 天	2.8~5.0（50~90）
小儿	3.3~5.5（60~100）
成人	3.9~5.8（70~105）
成人（全血）	3.6~5.3（65~95）

换算系数：糖 0.056。

附表 3-12　葡萄糖 -6- 磷酸脱氢酶（G-6-PD）

成人值：新生儿为成人值的 50%

		换算系数：
mU/mol Hb（U/g Hb）	0.22~0.52（3.7~8.0）	0.064 5
nU/10^{6}RBC（U/10^{12}RBC）	0.10~0.23（98.6~232）	10^{-3}
kU/L RBC（U/ml RBC）	1.16~2.72（1.16~2.72）	1

附表 3-13　血胶体渗透压（mmHg）

足月儿，阴道分娩	19.5 ± 2.1（S）	早产儿（700~1 980g）（肺透明膜病、致窒息、坏死性小肠结肠炎等）	12.5 ± 2.5
足月儿，阴道分娩（败血症、窒息、心率衰竭及腹部外科患儿）	19.5 ± 3.1	婴儿 1~11 月	25.1 ± 2.6
足月儿，剖宫产	16.1 ± 2.0		

附表 3-14　足月儿血游离钙、总钙、降钙素值

项目		脐血	3~24 小时	~48 小时	≥3 天
游离钙 mmol/L（mg/dl）	血清、全血	1.25~1.5	1.07~1.27	1.00~1.17	1.12~1.23
		（5.0~6.0）	（4.3~5.1）	（4.0~4.7）	（4.8~4.92）
总钙 mmol/L（mg/dl）	血清	2.25~2.88	2.30~2.65	1.75~3.0	2.25~2.73
		（9.0~11.5）	（9.0~10.6）	（7.0~12.0）	（9.0~10.9）
降钙素 pmol/L（pg/dl）	血清、血浆	男：0.8~7.2（3~26）			
		女：0.6~4.7（2~17）			

换算系数：游离钙 0.25，总钙 0.25，降钙素 0.28。

附表 3-15a　足月儿生后 7 天内血清胆红素水平的百分位数分布（μmol/L）

百分位数	第 1 天	第 2 天	第 3 天	第 4 天	第 5 天	第 6 天	第 7 天
25	58.65	99.69	134.92	158.34	161.59	142.78	126.03
50	77.29	123.29	160.91	183.82	195.28	180.23	163.98
75	95.41	146.71	187.42	217.51	227.43	226.74	200.75
90	116.79	168.43	216.82	252.91	262.14	258.89	236.15
95	125.17	181.60	233.75	275.31	286.42	267.44	264.19

附表 3-15b　不同地区足月儿生后 7 天内血清胆红素测定结果（$\overline{X} \pm S$, μmol/L）

地区	例数	第 1 天	第 2 天	第 3 天	第 4 天	第 5 天	第 6 天	第 7 天
东北	393	80 ± 28	119 ± 31	153 ± 33	176 ± 36	185 ± 42	180 ± 49	169 ± 53
华北	227	85 ± 27	124 ± 33	161 ± 44	180 ± 57	199 ± 54	198 ± 54	189 ± 54
华南	255	82 ± 31	133 ± 43	180 ± 55	207 ± 60	212 ± 63	204 ± 66	203 ± 66
平均值		81 ± 29	124 ± 36	162 ± 44	186 ± 50	195 ± 53	191 ± 56	187 ± 59
F		1.856	10.79	23.12	29.29	17.94	10.18	4.47
P		0.157	<0.001	<0.001	<0.001	<0.001	<0.001	<0.012

注：组间两两比较：东北与华南比，q=5.06，$P<0.01$；东北与华北比，q=3.69，$P<0.01$；华北与华南比，q=3.12，$P<0.05$

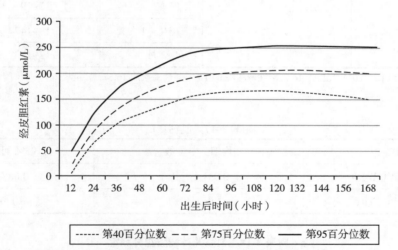

附图 3-1　19 601 例中国新生儿小时经皮胆红素百分位数列线图

附表 3-16　血清酶值

肌酸激酶（CK）	U/L			CK-MB%	CK-BB%
		脐血	70~380	0.3~3.1	0.3~10.5
		5~8h	214~1 175	1.7~7.9	3.6~13.4
		24~33h	130~1 200	1.8~5.0	2.3~8.6
		72~100h	87~725	1.4~5.4	5.1~13.3
		成人	5~130	0~2	0
乳酸脱氢酶（LDH）	μmolS^{-1}/L（U/L）	出生	4.84~8.37（290~501）		
		1 天 ~1 个月	3.09~6.75（185~407）		

续表

谷草转氨酶（SGOT，AST）	U/L	出生 ~7 天	男 30~100；女 24~95
		8~30 天	22~71
谷丙转氨酶（SGOT，ALT）	U/L	出生 ~7 天	6~40
		8~30 天	男 10~40；女 8~32
亮氨酸氨肽酶（LAP）	nmolS⁻¹/L（U/L）	出生 ~1 月	0~901.8（0~54）
		>1 月	484.3~985.3（29~59）
碱性磷酸酶（ALP）	μmolS⁻¹/L（U/L）	出生 ~1 月	0.57~1.90（34~114）
			（4.8~16.5 金氏单位）
酸性磷酸酶（ACP）	μmolS⁻¹/L（U/L）	出生 ~1 月	0.12~0.32（7.4~19.4）
磷酸酯酶（phosphor-esterase）	μmolS⁻¹/L（U/L）	出生 ~2 周	0.08~0.27（5.0~16.0）
			（2.7~8.9 金氏单位）
醛缩酶（aldolase）	nmolS⁻¹/L（U/L）		33.34~315.06（2.0~18.9）
			（2.7~25.5Brun 单位）
α₁- 抗胰蛋白酶（α₁-AT）	g/L（mg/dl）	出生 ~5 天	1.43~4.40（143~440）
α- 谷氨酸转肽酶（GGT，GGTP）	U/L	脐血	37~193
		出生 ~1 月	13~147
		1~2 月	12~123

换算系数：CK 16.67，LDH 0.016 7，LAP 16.7，碱性磷酸酶 0.016 7，酸性磷酸酶 16.67，醛缩酶 16.7，α- 抗胰蛋白酶 0.01，α- 谷氨酸转肽酶 1。

附表 3-17　肌钙蛋白

肌钙蛋白	均值 / 中位数	95% 可信限 / 范围
心肌肌钙蛋白 I（CTnI）	0.031 1μg/L	0.088~1.12μg/L
心肌肌钙蛋白 T（CTnT）	0μg/L	0~0.14μg/L

附表 3-18　血浆儿茶酚胺组分测定

儿茶酚胺组分	正肾上腺素	肾上腺素	多巴胺
血浆 pmol/L	591~2 364	<382	<196
（pg/ml）	（100~400）	（<70）	（<30）

换算系数：正肾上腺素 5.911，肾上腺素 5.458，多巴胺 6.528。

附表 3-19　C- 反应蛋白

C- 反应蛋白	<16mg/L	
超敏 C- 反应蛋白	男	女
0~90 天	0.8~15.8	0.9~15.8
91 天 ~12 月	0.8~11.2	0.5~7.9

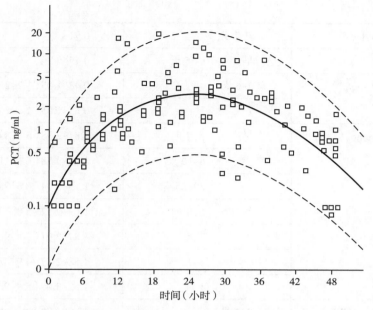

附图 3-2　正常新生儿出生后 48 小时降钙素原均值及 95% 置信区间
注：虚线代表正常新生儿小时龄 PCT 的低限值和高限值，实线代表均值

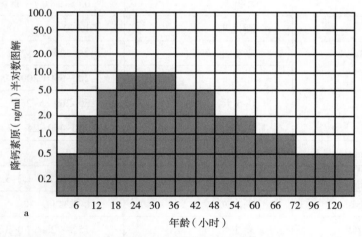

附图 3-3　新生儿出生后随小时龄调整的降钙素原（PCT）cut-off 值
注：处于灰色阴影区域的 PCT 值是安全区

附表 3-20　其他血液化学值

氨氮（血浆）μmol 氮 /L（μg 氮 /dl）	新生儿	64~107（90~150）
	0~2 周	56~92（79~129）
	>1 月	21~50（29~70）
肌酐（血浆、血清）μmol/L（mg/dl）	脐血	53~106（0.6~1.2）
	新生儿	70.72~123.76（0.8~1.4）
胆固醇（血浆、血清）mmol/L（mg/dl）	早产儿，脐血	1.74，1.2~2.5（67，47~98）
	足月儿，脐血	1.74，1.2~2.5（67，45~98）
	足月新生儿	2.21，1.2~4.3（85，45~167）
	3 天 ~1 岁	3.38，1.8~4.5（130，69~174）

续表

游离脂肪酸（血浆）mmol/L	新生儿	0.91 ± 0.47
（血清）mmol/L	早产儿 10~55 天	0.15~0.7
镁（血浆、血清）mmol/L（mg/dl）	0~6 天	0.48~1.05（1.2~2.6）
	7 天~2 岁	0.65~1.05（1.6~2.6）
磷（无机的,血浆、血清）mmol/L（mg/dl）	早产儿 出生时	1.81~2.58（5.6~8.0）
	6~10 天	1.97~3.78（6.1~11.7）
	20~25 天	2.13~3.04（6.6~9.4）
	足月儿 出生时	1.62~2.52（5.0~7.8）
	3 天	1.87~2.91（5.8~9.0）
	6~12 天	1.58~2.87（4.9~8.9）
	1 月	1.62~3.07（5.9~9.5）
铜（血浆、血清）μmol/L（μg/dl）	0~6 月	10.99（70）
锌 μmol/L（μg/dl）		11.78~20.96（77~13）
铅 mmol/L（mg/dl）	小儿	0.48（<10）中毒量：≥4.83（≥100）
铁（血清）μmol/L（μg/dl）	新生儿	17.90~44.75（100~260）
铁蛋白（血清）μg/L（ng/ml）	新生儿	25~200（25~200）
	1 月	200~600（200~600）
血浆铜蓝蛋白 mg/L（mg/dl）	0~5 天	50~260（5~26）
	0~19 岁	240~460（24~46）
α- 胎甲蛋白（血浆、血清）mg/dl	出生	0~10
苯丙氨酸 mmol/L（mg/dl）	新生儿	0.07~0.21（1.2~3.5）
半乳糖（血清）mmol/L（mg/dl）	新生儿	0~1.11（0~20）
叶酸盐（血清）mmol/L（mg/dl）	新生儿	15.9~72.4（7.0~32）
胡萝卜素 μmol/L（μg/dl）	出生	10.99, 0~62.8（70, 0~400）
维生素 A（血浆、血清）（mg/dl）	出生	（20）
视黄醇结合蛋白 RBP（血清）mg/L（mg/dl）	0~5 天	8~45（0.8~4.5）
	1~9 岁	10~78（1.0~7.8）
次黄嘌呤 μmol/L	12~36 小时	2.7~11.2
	3 天	1.3~7.9
	5 天	0.6~5.7
胃泌素 ng/L（pg/ml）	脑脊液 0~1 月	1.8~5.5
	新生儿	200~300（200~300）
渗透压 mOsm/kg		270~290

换算系数：氨氮 0.714,胡萝卜素 0.157,胆固醇 0.026,铜 0.157,肌酐 88.4,磷 0.323,锌 0.153,叶酸盐 2.265,半乳糖 0.055 5,铁 0.179,铁蛋白 1,游离脂肪酸 1,次黄嘌呤 1,铅 0.048 3,胃泌素 1,铜蓝蛋白 10,视黄醇结合蛋白 10。

附表 3-21　新生儿血清总蛋白及蛋白电泳 g/L（g/dl）

测定项目	年龄			
	脐血	出生	1 周	1~3 月
总蛋白	47.8~80.4（4.78~8.04）	46~70（4.6~7.0）	44~76（4.4~7.6）	36.4~73.8（3.64~7.38）
白蛋白	21.7~40.4（2.17~4.04）	32~48（3.2~4.8）	29~55（2.9~5.5）	20.5~44.6（2.05~4.46）
α_1	2.5~6.6（0.25~0.66）	1~3（0.1~0.3）	0.9~2.5（0.09~0.25）	0.8~4.3（0.08~0.43）
α_2	4.4~9.4（0.44~0.94）	2~3（0.2~0.3）	3~4.6（0.30~0.46）	4~11.3（0.4~1.13）
β	4.2~15.6（0.42~1.56）	3~6（0.3~0.6）	1.6~6（0.16~0.60）	3.9~11.4（0.39~1.14）
γ	8.1~16.1（0.81~1.61）	6~12（0.6~1.2）	3.5~13（0.35~1.3）	2.5~10.5（0.25~1.05）

换算系数：10

附表 3-22　早产儿、足月儿血浆 - 血清氨基酸（μmol/L）

氨基酸	早产儿（第 1 天）	足月儿（第 1 天开奶前）	16 天 ~4 月	新生儿 $\bar{X} \pm S$	婴儿 $\bar{X} \pm S$
氨基乙磺酸 taurine	105~255	101~181	…	141 ± 40	…
羟脯氨酸 OH-proine	0~80	0	…	…	…
天门冬氨酸 aspartic acid	0~20	4~12	17~21	8 ± 44	19 ± 2
苏氨酸 threonine	155~275	196~238	141~213	217 ± 21	177 ± 36
丝氨酸 serine	195~345	129~197	104~158	163 ± 34	…
天门冬氨酸 + 谷氨酸 asp+glut	655~1 155	623~895	…	759 ± 136	…
脯氨酸 proline	155~305	155~305	141~245	183 ± 32	193 ± 52
谷氨酸 glutamic acid	30~100	27~77	…	52 ± 25	…
对羟苯丙氨酸 glycine	185~735	274~412	178~248	343 ± 69	213 ± 35
丙氨酸 alanine	325~425	274~384	239~345	329 ± 55	292 ± 53
缬氨酸 valine	80~180	97~175	123~199	136 ± 39	161 ± 38
胱氨酸 cystine	55~75	49~75	33~51	62 ± 13	42 ± 9
蛋氨酸 methonine	30~40	21~37	15~21	29 ± 8	18 ± 3
异亮氨酸 isoleucine	20~60	31~47	31~47	39 ± 8	39 ± 8
亮氨酸 leucine	45~95	55~89	56~98	72 ± 17	77 ± 21
酪氨酸 tyrocine	20~220	53~85	33~75	69 ± 16	54 ± 21
苯丙氨酸 phenylalanine	70~110	64~92	45~65	78 ± 14	55 ± 10
鸟氨酸 ornithine	70~110	66~116	37~61	91 ± 25	50 ± 11
赖氨酸 lysine	130~250	154~246	117~163	200 ± 46	135 ± 28
组氨酸 histidine	30~70	61~93	64~92	77 ± 16	78 ± 14
精氨酸 arginine	30~70	37~71	53~71	54 ± 17	62 ± 9

续表

氨基酸	早产儿 （第1天）	足月儿 （第1天开奶前）	16天~4月	新生儿 $\overline{X} \pm S$	婴儿 $\overline{X} \pm S$
色氨酸 tryptophan	15~45	15~45	…	32±17	…
瓜氨酸 citrulline	8.5~23.7	10.8~21.1	…	…	…
乙醇胺 ethanolamine	13.4~105	32.7~72	…	…	…
α 氨基丁酸 α-amino-butyric acid	0~29	8.7~20.4	…	…	…

三、免疫功能正常值

附表 3-23a 足月儿免疫球蛋白值

年龄	IgG g/L（mg/dl）		IgA g/L（mg/dl）		IgM g/L（mg/dl）	
脐血	7.6~17	（760~1 700）	0~50	（0~5）	40~240	（4~24）
新生儿	7~14.8	（700~1 480）	0~22	（0~2.2）	50~300	（5~30）
1~6 月	5~12	（500~1 200）	30~820	（3~82）	150~1 090	（15~109）
成人	6~16	（600~1 600）	760~3 900	（76~390）	400~3 450	（40~345）

换算系数：IgG 0.01，IgA、IgM 10。

附表 3-23b 足月儿免疫球蛋白 IgG 亚类 g/L（mg/dl）

年龄	IgG$_1$	IgG$_2$	IgG$_3$	IgG$_4$
脐血	4.35~10.84（435~1 084）	1.43~4.53（143~453）	0.27~1.46（27~146）	0.01~0.47（1~47）
1~7 天	3.81~9.37（381~937）	1.17~3.82（117~382）	0.21~1.15（21~115）	0.01~0.44（1~44）
8~14 天	3.27~7.90（327~790）	0.92~3.10（92~310）	0.16~0.85（16~85）	0.01~0.40（1~40）
3~4 周	2.18~4.96（218~496）	0.40~1.67（40~167）	0.04~0.23（4~23）	0.01~0.30（1~30）

换算系数：0.01。

附表 3-23c 早产儿（29~32 孕周）血浆免疫球蛋白浓度（范围）mg/dl

月龄（m）	例	IgG	IgM	IgA
0.25	42	368（186~728）	9.1（2.1~39.4）	0.6（0.04~1）
0.5	35	275（119~637）	13.9（4.7~41）	0.9（0.01~7.5）
1	26	209（97~452）	14.4（6.3~33）	1.9（0.3~12）
1.5	22	156（69~352）	15.4（5.5~43.2）	2.2（0.7~6.5）
2	11	123（64~237）	15.2（4.9~46.7）	3（1.1~8.3）
3	14	104（41~268）	16.3（7.1~37.2）	3.6（0.8~15.4）
4	21	128（39~425）	26.5（7.7~91.2）	9.8（2.5~39.3）
6	21	179（51~634）	29.3（10.5~81.5）	12.3（2.7~57.1）
8~10	16	280（140~561）	34.7（17~70.8）	20.9（8.3~53）

附表 3-23d 早产儿（25~28 孕周）血浆免疫球蛋白浓度（范围）

月龄（m）	例	IgG	IgM	IgA
0.25	18	251（114~552）	7.6（1.3~43.3）	1.2（0.07~20.8）
0.5	14	202（91~446）	14.1（3.5~56.1）	3.1（0.09~10.7）
1	10	158（57~437）	12.7（3.0~53.3）	4.5（0.65~30.9）
1.5	14	134（59~307）	16.2（4.4~59.2）	4.3（0.9~20.9）
2	12	89（58~136）	16（5.3~48.9）	4.1（1.5~11.1）
3	13	60（23~156）	13.8（5.3~36.1）	3（0.6~15.6）
4	10	82（32~210）	22.2（11.2~43.9）	6.8（1~47.8）
6	11	159（56~455）	41.3（8.3~205）	9.7（3~31.2）
8~10	6	273（94~794）	41.8（31.3~56.1）	9.5（0.9~98.6）

附表 3-23e 足月儿 T 细胞各项检测参考值

T 细胞各项值	2~7 天（%）	正常成人（%）
CD_3 细胞	54.4 ± 4.1	58.3 ± 4.3
CD_4 细胞	38.5 ± 5.7	41.2 ± 9.8
CD_8 细胞	27.4 ± 3.5	30.5 ± 7.2
CD_4/CD_8	1.4 ± 0.1	1.35 ± 0.3

附表 3-24 足月儿各种补体成分与正常成人标准血清比较（mg/dl）

组别	CH_{50}	C_{1q}	C_2	C_3（B_{1C}）	C_4	C_4（B_{1E}）	mg/dl		
							C_{1q}	B_{1C}	B_{1E}
<1 000g	0.6 ± 0.1	0.5 ± 0.1	1.2 ± 0.1	0.6 ± 0.1	0.5 ± 0.1	0.6 ± 0.2	11 ± 2（1.1 ± 0.2）	890 ± 160（89 ± 16）	90 ± 30（9 ± 3）
1 500g	0.7 ± 0.1	0.4 ± 0.02	0.4 ± 0.2	0.7 ± 0.1	1.4 ± 0.3	0.8 ± 0.1	11 ± 1（1.1 ± 0.1）	940 ± 100（94 ± 10）	120 ± 20（12 ± 2）
2 000g	0.7 ± 0.3	0.7 ± 0.1	1.2 ± 0.5	0.9 ± 0.2	1.0 ± 0.6	1.0 ± 0.3	16 ± 3（1.6 ± 0.3）	1 410 ± 240（141 ± 24）	150 ± 40（15 ± 4）
2 500g	0.9 ± 0.2	0.8 ± 0.1	1.0 ± 0.1	1.0 ± 0.2	1.2 ± 0.4	1.4 ± 0.3	19 ± 3（1.9 ± 0.3）	1 510 ± 330（151 ± 33）	210 ± 50（21 ± 5）
>2 500g	0.9 ± 0.1	0.9 ± 0.1	1.0 ± 0.2	1.0 ± 0.1	1.4 ± 0.2	1.0 ± 0.1	22 ± 1（2.2 ± 0.1）	1 600 ± 130（160 ± 13）	160 ± 20（16 ± 2）
母亲	1.5 ± 0.1	0.9 ± 0.1	1.2 ± 0.2	1.8 ± 0.1	1.9 ± 0.2	2.3 ± 0.1	23 ± 1（2.3 ± 0.1）	2 540 ± 120（254 ± 12）	350 ± 20（35 ± 2）
成人	1.0	1.0	1.0	1.0	1.0	1.0	25（2.5）	1 452（145.2）	152（15.2）

换算系数：C_{1q}、B_{1C}、B_{1E} 均为 10。

附表 3-25　新生儿血清补体含量

补体成分	相当于成人水平的百分比（%）		成人水平	
	新生儿	1 个月	U/ml	mg/ml
C_{1q}	73	65	118	…
C_2	76	102	141	…
C_4	60	73	…	51
C_3	50	70	…	130
C_5	56	72	…	8
C_9	16	…	…	23
B 因子	49	72	…	24
C_3PA	50	…	…	…

四、血各种激素正常值

附表 3-26a　甲状腺功能测定

测定项目		脐血	出生	24 小时	48 小时	1 周	2 周	4 周
PBI	μmol/L（μg/L）	0.47, 0.34~0.75（5.9, 4.3~9.5）	0.34~0.75（4.3~9.5）	0.58~1.02（7.3~12.9）	0.76~1.33（9.6~16.8）	0.58~1.15（7.3~14.5）	0.32~0.87（4.0~11.0）	0.32~0.87（4.0~11.0）
BEI	μmol/L（μg/L）	0.43, 0.28~0.58（5.5, 3.6~7.4）	0.43, 0.36~5.14（5.5, 4.5~6.5）	…	…	0.77, 0.62~0.95（9.8, 7.8~12.0）	0.62, 0.55~0.65（7.8, 7.0~8.2）	0.38, 0.32~0.43（4.8, 4.0~5.5）
TSH	mu/L		8.38（3~22）	17.1 ± 3	12.8 ± 1.9	…	<1~10	…
T_4	nmol/L（μg/dl）	146.9, 94.9~198.9（11.3, 7.3~15.3）	145.6, 89.7~217.1（11.2, 6.9~16.7）	←143~299（11~23）→		←	117~234（9~18）	→
T_3	ng/L	48, 12~90	217	125, 89~256			250	163, 114~189
T_3RU	（%）	0.84, 0.64~1.0（84, 64~100）		1.15, 0.9~1.4（115, 90~140）		0.94, 0.74~1.14（94, 74~114）		0.9, 0.66~1.14（90, 66~114）
TBG	mg/L（mg/dl）	14~94（1.4~9.4）	…	…	…	←	10~90（1.0~9.0）	→

换算系数：PBI（蛋白结合碘）0.079，BEI（乙醇浸出碘）0.079，TSH（促甲状腺素）1，T_3RU（3 碘甲状腺氨酸树脂吸收）0.01，$T_3$1，$T_4$13，TBG（甲状腺素结合球蛋白）10。

附表 3-26b　早产儿、足月儿甲状腺功能（均值 ±S）μg/dl

孕周	血清 T_4 浓度					血清游离 T_4 浓度				
	30~31	32~33	34~35	36~37	足月	30~31	32~33	34~35	36~37	足月
脐血										
均值	6.5	7.5	6.7	7.5	8.2			5.6	5.6	5.9
S	1.5	2.1	1.2	2.8	1.8			1.3	2.0	1.1
12~72 小时										
均值	11.5	12.3	12.4	15.5	19.0	13.1	12.9	15.5	17.1	19.7
SD	2.1	3.2	3.1	2.6	2.1	2.4	2.7	3.0	3.5	3.5

续表

孕周	血清 T$_4$ 浓度					血清游离 T$_4$ 浓度				
	30~31	32~33	34~35	36~37	足月	30~31	32~33	34~35	36~37	足月
3~10 天										
均值	7.71	8.51	10.0	12.7	15.9	8.3	9.0	12.0	15.1	16.2
S	1.8	1.9	2.4	2.5	3.0	1.9	1.8	2.3	0.7	3.2
11~20 天										
均值	7.5	8.3	10.5	11.2	12.2	8.0	9.1	11.8	11.3	12.1
S	1.8	1.6	1.8	2.9	2.0	1.6	1.9	2.7	1.9	2.0
21~45 天										
均值	7.8	8.0	9.3	11.4	12.1	8.4	9.0	10.9		11.1
S	1.5	1.7	1.3	4.2	1.5	1.4	1.6	2.8		1.4
46~90 天	30~37 周					30~35 周				
均值	9.6					9.4				
S	1.7					1.4				

附表 3-27 胰岛素、胰高血糖素、生长激素、促肾上腺皮质激素及抗利尿激素测定

胰岛素（12 小时禁食）血清 mU/L（μU/ml）	新生儿	3~20（3~20）
胰高血糖素 ng/L（pg/ml）	新生儿	210~1 500（210~1 500）
生长激素血清、血浆 μg/L（ng/ml）	脐血 新生儿　1 天 　　　　1 周	10~50（10~50） 5~53（5~53） 5~27（5~27）
促肾上腺皮质激素 ACTH 血浆 ng/L（pg/ml）	脐血 1~7 天	130~160（130~160） 100~140（100~140）

抗利尿激素（ADH）血浆 ng/L（pg/ml）

血浆渗透压 mOsm/L	抗利尿激素（ADH）血浆 ng（pg/ml）
270~280	<1.5（<1.5）
280~285	<2.5（<2.5）
285~290	1~5（1~5）
290~295	2~7（2~7）
295~300	4~12（4~12）

附表 3-28 胰岛素样生长因子［IGF-1μg/L（ng/ml）］

年龄	足月儿（40 孕周）		早产儿（<40 孕周）	
	范围	平均	范围	平均
出生	15~109（15~109）	59（59）	21~93（21~93）	51（51）
2 月	15~109（15~109）	55（55）	23~163（23~163）	81（81）
4 月	7~124（7~124）	50（50）	23~171（23~171）	74（74）
12 月	15~101（15~101）	56（56）	15~179（15~179）	77（77）

附表 3-29a　促性腺激素、类固醇激素及其代谢产物正常值（血浆或血清）

	年龄	男	女
皮质醇 nmol/L（μg/dl）	新生儿	28~662（1~24）	
醛固酮 nmol/L（ng/dl）	早产儿 26~30 周 31~35 周 足月儿 3 天 1 周 1~12 月	0.41~17.6（5~635） 0.53~3.9（19~141） 0.19~1.5（7~184） 0.14~4.8（5~175） 0.14~2.5（5~90）	
肾素活性 μg/L·h（ng/ml·h）	3~6 天 0~3 岁	8~14（8~14） 3~6（3~6）	
促卵泡激素 IU/L（mU/ml）	新生儿	<1~2.4（1~2.4）	
	2 周~1 岁	<1~20（<1~20）	<1~30（<1~30）
黄体生成素 IU/L（mU/ml）	新生儿	1.5~3（1.5~3）	
	2 周~1 岁	3.5~25（3.5~25）	2.1~14（2.1~14）
睾酮 nmol/L（ng/dl）	新生儿	2.6~13.87（75~400）	0.69~2.22（20~64）
	1~7 岁	1 周 0.73~1.73n（20~50） 2~3 月 2.08~13.87（60~400） 7 个月~7 岁 0.1~0.35（3~10）	1 月~ 0.1~<0.35（<3~10）
雄烯二酮 nmol/L（ng/dl）	脐血	2.9±0.94（85±27）	3.2±1.0（93±28）
	1~3 月	1.2±0.4（34±11）	0.66±0.14（19±4）
	<7 岁	0.73±0.42（21±12）	
脱氢异雄酮 nmol/L（ng/dl）	脐血 <7 岁	7.04±4.82（203±139） 1.35±0.97（39±28）	
硫酸脱氢异雄酮 nmol/L（ng/dl）	脐血 <7 岁	2.37±0.96（91±37） 0.16±0.12（6.0±4.5）	
促肾上腺皮质激素（血浆） μg/L（pg/ml）	脐血 1~7 天	130~160（130~160） 100~140（100~140）	
17- 羟孕酮 nmol/L（ng/dl）	早产儿 26~30 周 31~35 周 足月儿 3 天	3.76~25.5（124~841） 0.79~17.2（26~568） 0.2~2.33（7~77）	

换算系数：皮质醇 27.6，醛固酮 0.028，肾素活性、促卵泡激素、黄体生成素均为 1，睾酮 0.034，雄烯二酮 0.035，脱氢异雄酮 0.034 7，硫酸脱氢异雄酮 0.026，促肾上腺皮质激素 1，17- 羟孕酮 0.03。

附表 3-29b　雌三醇（E₃）雌激素值

雌三醇（E₃），游离血清 nmol/L（μg/L）		雌三醇（E₃），总，血清 nmol/L（ng/ml）		雌激素，总，血清 ng/L（pg/ml）	
孕周	值	孕周	值	年龄	值
25	12.0~34.7（3.5~10.0）	24~28	104~590（30~170）	1~10 天	61~394（61~394）
28	13.9~43.4（4.0~12.5）	29~32	140~760（40~220）	11~20 天	122~437（112~437）
30	15.6~48.6（4.5~14.5）	33~36	208~970（60~280）	21~30 天	156~350（156~350）
32	17.4~55.5（5.0~16.5）	37~40	280~1 210（80~350）	小儿　男	<30（<30）
34	19.1~64.2（5.5~18.5）			女	40~115（40~115）

续表

雌三醇（E₃），游离血清 nmol/L（μg/L）		雌三醇（E₃），总，血清 nmol/L（ng/ml）		雌激素，总，血清 ng/L（pg/ml）	
孕周	值	孕周	值	年龄	值
36	24.3~86.8（7.0~25.0）			青春前期	≤40（≤40）
37	27.8~97.2（8.0~28.0）				
38	31.2~111.0（9.0~32.0）				
39	34.7~116.0（10.0~34.0）				
40	36.4~86.8（10.5~25.0）				

换算系数：雌三醇，游离 3.47，雌三醇，总 3.467，雌激素，总 1。

五、尿正常值

附表 3-30　新生儿尿常规

量	出生 ~6 天　　20~40ml/d
	1 周　　　　　200ml/d
比重	1.001~1.020
蛋白	8~12mg/24 小时
管型及白细胞	出生 2~4 天可出现
渗透压 mmol/L	出生后　　　　100
	24 小时后　　115~232
pH	5~7

附表 3-31　新生儿尿其他值

醛固醇 mmol/mmolCr	新生儿	6.28~43.94
（μg/gCr）		（20~140）
mmol/d	1~3 天	1.39~13.88
（μg/24h）		（0.5~5）
17- 羟皮质醇 μmol/d	出生 ~14 天	0.138~0.83
（mg/d）		（0.05~0.3）
	15 天 ~1 岁	0.28~1.38
		（0.1~0.5）
17- 酮类固醇 μmol/d	出生 ~14 天	<8.86
（mg/d）		（<2.5）
	15 天 ~1 岁	<3.47
		（<1.0）
孕烷三醇（mg/d）	出生 ~7 天	（0.01）
	8 天 ~1 岁	（0.01）
肌酐 μmol/（kg·24h）［mg/（kg·d）］	新生儿	70.4~114.4（8~13）
同种芳香草酸 mg/gCr（mmol/molcr）	1~12 个月	32.2（20）
芳香草杏仁酸 μg/（kg·d）	1 周 ~1 个月	35~180

换算系数：17 羟皮质酮 2.76，17 酮类固醇 3.47，肌酐 8.8，醛固酮 0.314，醛固酮 2.76。

附表 3-32　新生儿尿生化值

电解质		
钠（mmol/L）	18~60	
钾（mmol/L）	10~40	
氯（mmol/L）	1.7~8.5	
钙（mmol/L）	<2.0	
碳酸氢盐（mmol/L）	1.5~2.0	
其他尿值		
氨[μmol/（min·m²）]	婴儿 2~15 月 幼儿	4.0~40 5.9~16.5
肌酐[μmol/（kg·24h）] 　　mg/（kg·d）	早产儿 2~12 周 足月儿 1~7 周 小儿 2~3 岁	73.0~175.1（8.3~19.9） 88~136.4（10.0~15.5） 56.32~192.72（6.4~21.9）
葡萄糖 mg/L	50	
渗透压（婴儿）mmol/L（mOsm/L）	50~600	
VMA（μg/mg 肌酐）	5~19	
HVA（μg/mg 肌酐）	3~16	
蛋白	微量	
尿素氮 mg/L	300~3 000	
可滴定酸度[μmol/（min·m²）]		
早产儿	0~12	
足月儿	0~11	

附表 3-33　新生儿尿儿茶酚胺组分测定

儿茶酚胺组分	去甲肾上腺素	肾上腺素	多巴胺
mmol/24h	0~59	0~13.6	0~555
（μg/24h）	（0~10）	（0~2.5）	（0~85）
尿总量	10~15μg/24h		

附表 3-34　新生儿尿钙、脑脊液钙、粪钙值

尿钙	游离钙　0.13~1.0mmol/24h（5~40mg/24h） 平均　　1.25~3.8mmol/24h（50~150mg/24h）
脑脊液钙	1.05~1.35mmol/L（4.2~5.4mg/dl）
粪钙	16mmol/24h（0.64g/24h）

换算系数：尿 0.025，脑脊液 0.25，粪 25。

附表 3-35a　正常新生儿尿氨基酸

氨基酸	μmol/d	氨基酸	μmol/d
半胱氨酸（cystetic acid）	Tr~3.32	蛋氨酸（methionine）	Tr~0.89
磷酸乙醇胺（phosphoethanolamine）	Tr~8.86	异亮氨酸（isoleucine）	0~6.11
牛磺酸（taurine）	7.59~7.72	酪氨酸（tyrosine）	0~1.11
羟脯氨酸（OH-proline）	0~9.81	苯丙氨酸（phenylalanine）	0~1.66
天门冬氨酸（aspartic acid）	Tr	β-氨基异丁酸（β-aminoisobutyric acid）	0.26~7.34
苏氨酸（threonine）	0.18~7.99	乙醇胺	Tr~79.9
丝氨酸（serine）	Tr~20.7	鸟氨酸	Tr~0.55
谷氨酸（glutamic acid）	0~1.78	赖氨酸	0.33~9.79
脯氨酸（proline）	0~5.17	1-甲基组氨酸	Tr~8.64
对羟苯甘氨酸（glycine）	0.18~65.3	3-甲基组氨酸	0.11~3.32
丙氨酸（alanine）	Tr~8.03	肌肽	0.04~4.01
α-氨基丁酸（α-amino-butyric acid）	0~0.47	精氨酸	0.09~0.91
缬氨酸（valine）	0~7.76	组氨酸	Tr~7.04
胱氨酸（cystine）	0~7.96	亮氨酸	Tr~0.92

Tr：表示微量。

附表 3-35b　正常新生儿尿氨基酸 mmol/mol Cr（μmol/g Cr）

测定项目	0~30 天		>1 月	
磷酸丝氨酸	0~6.0	（0~53）	0~4.0	（0~35）
牛磺酸	172~783	（1 521~6 922）	0~164	（0~1 450）
磷酸乙醇胺	0~2.6	（0~23）	2.6~23.0	（23~203）
天门冬氨酸	8.8~19.5	（78~172）	0~9.3	（0~82）
羟脯氨基酸	23.7~273	（210~2 413）	0~23.7	（0~210）
苏氨酸	11.2~57.6	（99~509）	3.1~30.0	（27~265）
丝氨酸	9.1~124	（80~1 069）	9.7~64.0	（86~566）
天门冬氨酸	0~49.5	（0~438）	0~12.1	（0~107）
谷氨酸	3.8~41.1	（34~363）	0~9	（0~80）
谷氨酰胺	29~124	（256~1 096）	9.7~64	（168~849）
肌氨酸	10.5~96.1	（93~805）	10.5~96.1	（93~850）
脯氨酸	8.4~60.7	（74~537）	0~6.4	（0~57）
甘氨酸	161~808	（1 423~7 143）	0~334	（0~2 953）
丙氨酸	45.6~80.9	（403~715）	7.7~60.4	（68~534）
瓜氨酸	1.0~24	（9~212）	0.9~12	（8~106）
氨基丁酸	40~120	（354~1 061）	5~25	（44~221）
缬氨酸	2.0~35.5	（18~314）	0.8~5.6	（7~50）
半胱氨酸	25.8~91.9	（226~812）	1.6~20	（5~177）
蛋氨酸	1.7~8	（15~71）	0.7~12.5	（6~111）

续表

测定项目	0~30 天		>1 月	
同型瓜氨酸	0~30.1	（0~266）	0~30.1	（0~266）
胱硫醚	3.1~12.5	（27~111）	0.3~2.6	（3~23）
异亮氨酸	4.9~20.2	（43~179）	0~7.3	（0~65）
亮氨酸	1.9~8.1	（17~72）	1.7~6.5	（15~57）
酪氨酸	3~11	（27~97）	2.2~16.4	（19~145）
苯丙氨酸	4.4~17.7	（39~156）	1.9~11.5	（17~102）
β 丙氨酸	0~136	（0~1 202）	0~136	（0~1 202）
3- 氨基异丁酸	0~12.5	（0~111）	0~12.5	（0~111）
4- 氨基异丁酸	0~299	（0~2 643）	0~299	（0~2 643）
同型半胱氨酸	0~0	（0~0）	0~0	（0~0）
精氨琥珀酸	0~1.0	（0~9）	0~0.8	（0~7）
乙醇胺	95~395	（840~3 492）	6.5~34.8	（57~308）
色氨酸	0~12	（0~106）	0~12	（0~106）
羟赖氨酸	0~12	（0~106）	0~12	（0~106）
鸟氨酸	3.9~17.7	（34~156）	0.1~5.0	（1~44）
赖氨酸	8.4~145.0	（74~1 282）	0~62.0	（0~548）
1- 甲基组氨酸	8.1~48.1	（72~425）	0~78.2	（0~691）

换算系数：0.113。

六、脑脊液正常值

附表 3-36a 脑脊液检查

测定项目	足月儿	早产儿
白细胞 10^6/L		
均值	8	9
S	7	8
范围	0~32	0~29
±2S	0~22	0~25
中性粒细胞（%）	0.613（61.3）	0.572（57.2）
蛋白 g/L（mg/dl）		
均值	0.9（90）	1.15（115）
范围	0.02~1.7（20~170）	0.65~1.5（65~150）
葡萄糖 mmol/L（mg/dl）		
均值	2.912（52）	2.8（50）
范围	1.904~6.664（34~119）	1.344~3.53（24~63）
脑脊液 / 血葡萄糖（%）		
均值	0.81（81）	0.74（74）
范围	0.44~2.48（44~248）	0.55~1.05（55~105）

换算系数：蛋白 0.01,葡萄糖 0.056。

附表 3-36b　新生儿脑脊液正常值

分类	白细胞 mm³	蛋白 mg/dl	葡萄糖 mg/dl 脑脊液 / 血液	开放压力 mmH₂O
足月儿	0~32 多核 61%（均值）	20~170	34~119 44%~128%	80~110
早产儿 （970~2 500g）	0~29 多核 57%（均值）	65~170	24~63 55%~105%	—
极低出生体重儿 （550~1 500g）	0~44 多核（0~66）%	45~370	29~217	—

注：新生儿脑膜炎早期可以表现脑脊液常规数值正常。脑脊液单个值正常不能排除脑膜炎。CSF 值在新生儿脑膜炎的诊断意义是有争议的，在早产儿解释结果时需谨慎，数据表明，早产儿脑脊液常规结果不能可靠地用于排除脑膜炎。

附表 3-36c　不合并细菌性脑膜炎的足月儿和早产儿的脑脊液特征

年龄	包细胞 /mm³ 范围或第 90 百分位数	中性粒细胞绝对值 /mm³ 或多核细胞百分比	蛋白（mg/dl） 范围或 ±S	葡萄糖（mg/dl） 范围或 ±S
足月儿（住院期间评估）				
0~24 小时（n=135）	5（0~90）	3/mm³（0~70）	63（32~240）	51（32~78）
0~10 天（n=87）	8.2（0~32）	61.3%	90（20~170）	52（34~119）
0~32 天（n=24）	11（1~38）	21%（0~100）	—	—
足月儿（在急诊期间获得脑脊液，最终除外细菌性脑膜炎）				
0~7 天（n=17）	15.3（1~130）	4.4/mm³（0~65）	80.8（±30.8）	45.9（±7.5）
0~7 天（n=118）	8.6（90th：26）	—	106.4（90th：153）	—
1~28 天（n=297）	6.1（0~18）	—	75.4（15.8~131）	45.3（30~61）
0~30 天（n=108）	7.3（0~130）	0.8/mm³（0~65）	64.2（±24.2）	51.2（±12.9）
8~14 天（n=101）	3.9（90th：9）	—	77.6（90th：103）	—
8~14 天（n=33）	5.4（0~18）	0.1/mm³（0~1）	69（±22.6）	54.3（±17）
15~22 天（n=107）	4.9（90th：9）	—	71（90th：106）	—
15~21 天（n=25）	7.7（0~62）	0.2/mm³（0~2）	59.8（±23.4）	46.8（±8.8）
22~28 天（n=141）	4.5（90th：9）	—	68.7（90th：85）	—
22~30 天（n=33）	4.8（0~18）	0.1/mm³（0~1）	54.1（±16.2）	54.1（±16.2）
早产儿或低出生体重儿				
0~28 天（n=30）	9（0~29）	57.2%	115（65~150）	50（24~63）
0~32 天（n=22）	7（0~28）	16%（0~100）	—	—
极低出生体重儿（1 000~1 500g）				
0~7 天（n=8）	4（1~10）	4%（0~28）	136（85~176）	74（50~96）
8~28 天（n=14）	7（0~44）	10%（0~60）	137（54~227）	59（39~109）
29~84 天（n=11）	8（0~23）	11%（0~48）	122（45~187）	47（31~76）
超低出生体重儿（<1 000g）				
0~7 天（n=6）	3（1~8）	11%（0~50）	162（115~22）	70（41~89）
8~28 天（n=17）	4（0~14）	8%（0~66）	159（95~370）	68（33~217）
29~84 天（n=15）	4（0~11）	2%（0~36）	137（76~269）	49（29~90）

七、骨髓检查正常值

附表 3-37 生后 1 周骨髓象（%）

测定项目	0~24 小时	7 天	成人
原始粒细胞	0~0.02（0~2）	0~0.03（0~3.0）	0.03~0.50（3.0~50）
早幼粒细胞	0.005~0.06（0.5~6.0）	0.005~0.07（0.5~7.0）	0.018~0.08（1.8~8.0）
中幼粒细胞	0.01~0.09（1.0~9.0）	0.01~0.11（1.0~11.0）	0.055~0.225（5.5~22.5）
晚幼粒细胞	0.045~0.25（4.5~25.0）	0.07~0.35（7.0~35.0）	0.13~0.32（13.0~32.0）
带状粒细胞	0.10~0.40（10.0~40.0）	0.11~0.45（11.0~45.0）	…
成红细胞	0~0.01（0~1.0）	0~0.005（0~0.5）	0.01~0.08（1.0~8.0）
原红细胞	0.005~0.09（0.5~9.0）	0~0.005（0~0.5）	0.02~0.10（2.0~10.0）
幼红细胞	0.18~0.41（18.0~41.0）	0~0.15（0~15）	0.07~0.32（7.0~32.0）
粒：红细胞	1.5：1.0	6.5：1.0	3.5：1.0

八、羊水正常值

附表 3-38 羊水正常值

测定项目	正常值	测定项目	正常值
白蛋白 g/L（g/dl）		早期妊娠	约相当于血渗透压
早期妊娠	3.9（0.39）	足月妊娠	230~270（230~270）
足月妊娠	1.9（0.19）	乳酸 mmol/L（mg/dl）	
蛋白总量 g/L（g/dl）		早期妊娠	2.55~5.88（23~53）
早期妊娠	6.0 ± 2.4（0.60 ± 0.24）	足月妊娠	5.77~11.99（52~108）
足月妊娠	2.6 ± 1.9（0.26 ± 0.19）	钠 mmol/L（mEq/L）	
胆红素 μmol/L（mg/dl）		早期妊娠	约相当于血钠
早期妊娠	1.28（0.075）	足月妊娠	较血钠低 7~10
足月妊娠	0.43（0.025）	钾 mmol/L（mEq/L）	3.3~5.2（3.3~5.2）
雌三醇 μmol/L（μg/dl）		无机磷 mmol/L（mEq/L）	0.42~0.81（1.3~2.5）
早期妊娠	0.35（10）	钙 mmol/L（mEq/L）	1.6~2.05（6.4~8.2）
足月妊娠	2.1（60）	镁 mmol/L（mEq/L）	
肌酐 μmol/L（mg/dl）		18 周	0.68~0.92（1.7~2.3）
早期妊娠	70.7~97.2（0.8~1.1）	足月妊娠	0.24~0.68（0.6~1.7）
足月妊娠	159.1~353.6（1.8~4.0）	标准碱 mmol/L（mEq/L）	13.0~19.8（13.0~19.8）
尿素 mmol/L（mg/dl）		还原糖 mmol/L（mEq/L）	0~1.68（0~30）
早期妊娠	2.99 ± 0.98（18.0 ± 5.9）		平均 0.73（13）
足月妊娠	5.03 ± 1.89（30.3 ± 11.4）	胆固醇 mmol/L（mg/dl）	0.21~1.54（8~59）
尿酸 mmol/L（mg/dl）		肌酸激酶 U/L	4.5 ± 2.3
早期妊娠	0.22 ± 0.06（3.27 ± 0.96）	氯化物 mmol/L（mEq/L）	
足月妊娠	0.58 ± 0.13（9.90 ± 2.23）	早期妊娠	约相当于血氯化物
渗透压 mmol/L（mOsm/L）		足月妊娠	一般少于血氯化物 1~3mmol/L

续表

测定项目	正常值	测定项目	正常值
酸度（pH）		鞘磷脂 mg/dl	<26周：1~2,26~30周：6,
早期妊娠	7.12~7.38		30~36周：4,足月：2
足月妊娠	6.91~7.43	卵磷脂/鞘磷脂	
卵磷脂 mg/dl	<26周：1~2,26~30周：9,	早期妊娠	<1:1
	30~36周：18,足月：15~21	足月妊娠	>2:1

附表 3-39　羊水量、性状、细胞学染色

量 L（ml）		细胞学染色	
早期妊娠	0.45~1.2（450~1 200）	油溶红（%）	
足月妊娠	0.50~1.4（500~1 400）	早期妊娠	<0.10（<10%）
性状		足月妊娠	>0.50（>50%）
早期妊娠	透明	硫酸尼罗蓝（%）	
足月妊娠	透明或微乳色	早期妊娠	0
		足月妊娠	>0.20（>20%）

附录四

急救推车备用器械及药物

1. 器械

序号	名称	规格	数量
1	听诊器	只	1
2	血压计	只	1
3	压舌板	个	2
4	手术剪	把	1
5	止血钳	把	1
6	体温计	个	1
7	开口器	个	1
8	一次性无菌手套	双	5
9	无菌敷料	块	20
10	一次性注射器（2ml，5ml，10ml，20ml，50ml）	具	各2
11	一次性输液器	具	5
12	一次性头皮针	支	各2
13	输液胶贴	片	10
14	静脉留置针（22G，24G）	套	各2
15	敷贴	片	5
16	碘消毒剂／碘消毒棉签	瓶／包	1
17	消毒酒精／酒精棉球	瓶／包	1
18	砂轮	片	1
19	胶布、绷带、弹力绷带	卷	各2
20	棉签	包	2
21	手电筒	只	1
22	橡胶止血带	根	2
23	一次性给氧双腔鼻导管	根	3
24	三角巾	条	3
25	标准伤情识别卡	套	10
26	小氧气瓶／氧气袋	瓶／个	1
27	头部加压包扎网套	个	3
28	一次性避光输液器、避光瓶套	个	1

序号	名称	规格	数量
29	导尿包/尿袋	个	1
呼吸循环支持	手柄	个	1
	备用电池	个	2
	喉镜（大、中、小号）	套	1
	气管导管（2.0、2.5、3.0、3.5、4.0）	套	各2
	喉罩（大、小号）	根	各2
	石蜡油棉球	包	1
	导丝	根	1
	呼吸球囊及面罩（大、中、小号）	套	各1
	吸痰管	根	3
	负压吸引器	台	1
POCT	快速血糖监测仪	台	1

2. 药物

序号	药品名称	规格	数量
1	盐酸肾上腺素注射液	1mg/支	10支
2	盐酸异丙肾上腺素注射液	1mg/支	2支
3	盐酸多巴胺注射液	20mg/支	10支
4	硝酸甘油注射液	5mg/支	2支
5	盐酸纳洛酮注射液	0.4mg/支	2支
6	地西泮（安定）注射液	10mg/支	2支
7	苯巴比妥钠注射液	100mg/支	2支
8	呋塞米（速尿）注射液	20mg/支	2支
9	盐酸吗啡注射液	10mg/支	酌情配备
10	氨茶碱注射液/喘定注射液	0.25g/支	2支
11	硫酸阿托品注射液	0.5mg/支	10支
12	止血敏/立止血	0.25g/支/1KU/支	2支
13	地塞米松磷酸钠注射液	5mg/支	2支
14	盐酸胺碘酮注射液	150mg/支	4支
15	盐酸普鲁帕酮注射液	35mg/支	2支
16	毛花苷丙注射液	0.4mg/支	2支
17	盐酸山莨菪碱注射液（654-2）	10mg/支	2支
18	50%葡萄糖注射液	20ml/支	5支
19	5%葡萄糖注射液	100ml、250ml、500ml	各2袋
20	10%葡萄糖注射液	100ml、250ml、500ml	各2袋

续表

序号	药品名称	规格	数量
21	0.9% 氯化钠注射液	100ml, 250ml, 500ml	各 2 袋
22	10% 氯化钠注射液	10ml	2 支
23	10% 氯化钾注射液	10ml	2 支
24	碳酸氢钠注射液	250ml	1 瓶
25	20% 甘露醇	250ml	1 支
26	沙丁胺醇 / 特布他林气雾剂	瓶	1 瓶

附录五

危重新生儿救治中心建设与管理指南
（国家卫生健康委员会）

第一章 总 则

第一条 为指导和加强危重新生儿救治中心建设与管理，构建区域性危重新生儿救治体系，提高新生儿疾病救治能力和水平，保证医疗质量和安全，根据《中华人民共和国母婴保健法》《中国儿童发展纲要（2011-2020年）》《中华人民共和国执业医师法》《医疗机构管理条例》《护士条例》等有关法律、法规，制定本指南。

第二条 危重新生儿救治中心是指医疗机构内独立设置的，以新生儿病房和新生儿重症监护病房为依托实体，具有危重新生儿监护诊疗能力，承担区域内危重新生儿救治、转运、会诊和新生儿专科技术培训、指导任务的临床单位。

第三条 各级卫生计生行政部门应当加强对医疗机构危重新生儿救治中心建设、管理的指导和检查，促进危重新生儿救治中心工作标准化、规范化和科学化。

第二章 区域组织管理

第四条 危重新生儿救治中心按照服务能力基本要求（附件1）分为省（区、市）、市（地、州）、县（市、区）三级。各级危重新生儿救治中心的认定由本级卫生计生行政部门组织，建立由上级专家参加的评审委员会，采用材料审核和现场评估的方式确认。

第五条 危重新生儿救治中心的设置应当符合区域医疗卫生服务体系规划，遵循择优确定、科学布局、分级诊疗的原则。

（一）地方各级卫生计生行政部门应当根据医疗机构设置规划和新生儿诊疗需求，对区域内危重新生儿救治中心的数量和布局进行统筹规划。

（二）医疗机构可以根据区域医疗服务需求、区域卫生规划和医疗机构设置规划，结合自身功能定位确定危重新生儿救治中心服务能力的层级目标。

（三）原则上所有的省（区、市）、市（地、州）、县（市、区）行政区域应当至少设立1个服务能力不低于相应层级的危重新生儿救治中心。

第六条 各级行政区域应依托危重新生儿救治中心建立健全危重新生儿救治协作网，参照新生儿转运工作指南开展转运工作。所有开展危重新生儿医疗服务的机构，超出技术能力范围或床位满员时，应当及时将患儿转运至适宜的危重新生儿救治中心，以保证区域内每个新生儿均能及时获得适当的医疗与护理服务。

第七条 危重新生儿救治中心应当系统开展区域内相关专业人员的技术培训和继续教育，积极开展科研工作，组织或参与多中心协作项目，促进本区域及本中心新生儿医学水平不断提升。

第三章 机 构 管 理

第八条 设置危重新生儿救治中心的医疗机构应当参照本指南进行建设和管理，安全、优质地开展相应服务能力层级所有的基本技术项目（附件2）。

第九条 危重新生儿救治中心按照服务区域的层级、服务对象的多少、服务范围的大小设置适宜的病房床位规模（附件3），新生儿病房每个护理单元以不超过60张床位为宜，如床位使用率长期持续超过100%，应当扩大病房规模。调增床位，要符合区域卫生规划，优先内部调剂。

第十条 危重新生儿救治中心应当设置在方便患儿检查、治疗和转运的区域，工作用房应当明确划分病房区、医疗护理辅助区、工作人员生活区和污物处理区，根据新生儿医疗护理特点设置各种功能间（附件 3）。

第十一条　危重新生儿救治中心医疗用电和生活照明用电线路分开。应当采用双路供电或备用的不间断电力系统，保证应急情况下供电。有条件的可以配备功能设备吊塔。

第十二条　危重新生儿救治中心病房地面覆盖物、墙壁和天花板应当符合环保要求，有条件的可以采用高吸音的建筑材料。

第十三条　危重新生儿救治中心病房家属接待室应当有识别标志，家属到达接待室或探视入口时能够快捷地与医务人员取得联系。探视通道不能直视到的区域应当设置视频系统，保证家长在探视间可观察到患儿。有条件的可安排家长床旁探视。

第十四条　危重新生儿救治中心应当按照功能任务要求系统化配置设备（附件 3），新生儿内科以外的技术项目如专科诊疗、辅助诊断、辅助治疗等所需的设备，如果院内相关专科不能提供保障，应当在危重新生儿救治中心配置，保证开展相应层级危重新生儿救治中心应有的监护和诊疗技术项目。

第十五条　危重新生儿救治中心应建立完善的通讯、监控、网络基础硬件系统，建立符合国家相关功能指引要求的临床信息管理系统。

第十六条　各级危重新生儿救治中心应当按照其功能任务，配备资历、能力和数量适宜的医护人员和负责人（附件 3、4）。每人每两年至少参加 1 次省级及以上专科范畴继续医学教育项目学习。进修生等非固定人员不得超过同类人员总数的 40%。

第四章　业　务　管　理

第十七条　危重新生儿救治中心应当加强质量管理工作。

（一）成立中心管理委员会，组成人员 3~5 名，包括中心正主任、副主任、护士长和医疗护理骨干。负责本中心业务发展规划制定、人员配置、培养计划的审议和落实及各项制度落实情况的监督检查等事宜。

（二）成立质量控制小组，由中心负责新生儿医疗的副主任和中级以上专业技术职务任职资格的医疗与护理人员组成。负责全过程质量控制，

定期分析医疗与护理质量，提出改进意见并落实，保证本中心医疗与护理技术质量和服务质量的持续改进。

（三）贯彻落实临床工作核心制度，建立健全与危重新生儿监护诊疗工作符合的基本工作制度（附件 5）和医疗护理常规。各种行政、业务活动以及药物、耗材、设备使用均应有完整记录，确保各项工作安全、有序运行。

（四）常规开展患儿病情、诊疗效果分析和死亡病例讨论，参与新生儿死亡评审，应当建立健全数据库，按要求及时向各级卫生计生行政部门报送信息。

第十八条　危重新生儿救治中心应当加强医院感染管理，有效落实各项医院感染预防与控制措施（附件 6），降低医院感染发生风险，及时妥善处置医院感染事件。

第十九条　危重新生儿救治中心应当依据《医疗机构新生儿安全管理制度（试行）》，制定工作细则，杜绝新生儿安全事故发生。

第二十条　危重新生儿救治中心应当全面贯彻落实《促进母乳喂养成功十项措施》和《国际母乳代用品销售守则》，积极创建爱婴医院。

第二十一条　危重新生儿救治中心应当积极推行发育支持护理策略，实施环境保护、集束化操作、镇静镇痛、体位护理、床边抚触等措施，创造条件开展袋鼠式护理等亲子交流模式，营造最佳生长发育氛围。

第五章　监　督　管　理

第二十二条　省级卫生计生行政部门可以设置省级危重新生儿救治质量控制中心或者其他相关组织，对辖区内危重新生儿救治中心进行质量评估、检查指导和动态管理。

第二十三条　医疗机构应当配合卫生计生行政部门及其委托的危重新生儿救治质量控制中心或者其他相关组织，开展对危重新生儿救治中心的检查和指导，不得拒绝和阻挠，不得提供虚假材料。

第六章　附　　则

第二十四条　本指南由国家卫生计生委负责解释。

第二十五条　本指南自发布之日起实施。
附件 1　危重新生儿救治中心服务能力基本要求
一、基本要求
危重新生儿救治中心应当具备下列能力：呼吸、心率、血压、凝血、生化、血气、胆红素等重要指标监测，X 光和 B 超床边检查，常频机械通气治疗。
二、县（市、区）级危重新生儿救治中心
符合危重新生儿救治中心基本要求，并具备下列服务能力：
（一）新生儿复苏；
（二）健康新生儿评估及出生后护理；
（三）生命体征平稳的轻度外观畸形或有高危因素的足月新生儿的护理和医学观察；
（四）生命体征稳定的出生体重≥1 500g 的低出生体重儿或胎龄≥32 周的早产儿的医疗和护理；
（五）生命体征异常但预计不会发展到脏器功能衰竭的病理新生儿的医疗和护理；
（六）不短于 72 小时的持续呼吸道正压给氧（CPAP）或不短于 24 小时的常频机械通气；
（七）需要转运的病理新生儿离院前稳定病情。
三、市（地、州）级危重新生儿救治中心
除有县（市、区）级危重新生儿救治中心的服务能力以外，还应具备下列服务能力：
（一）出生体重≥1 000g 的低出生体重新生儿或胎龄≥28 周的早产儿的医疗护理；
（二）严重脓毒症和各种脏器功能衰竭内科医疗护理；
（三）细菌、真菌、TORCH 等病原学诊断；
（四）持续提供常频机械通气；
（五）早产儿视网膜病变筛查；
（六）实施脐动、静脉置管以及外周静脉置管和换血治疗等诊疗护理技术。
四、省（区、市）级危重新生儿救治中心
除有市（地、州）级危重新生儿救治中心的服务能力之外，还应当具备下列服务能力：
（一）出生体重<1 000g 的低出生体重新生儿或胎龄<28 周的早产儿的全面医疗护理；
（二）磁共振成像（MRI）检查和新生儿遗传代谢病质谱学筛查；
（三）儿科各亚专业的诊断治疗，包括：脑功能监护、支气管镜、胃镜、有创循环监测、连续血液净化、早产儿视网膜病变治疗、高频通气、一氧化氮吸入治疗、亚低温治疗等；
（四）实施中、大型外科手术。
（五）鼓励具备实施体外循环支持的严重先天性心脏病矫治术、体外膜肺氧合（ECMO）治疗和遗传代谢病诊断和处置的能力。

附件 2　危重新生儿救治中心技术项目要求

序号	需求	危重新生儿救治中心服务能力层级		
		县（市、区）级	市（地、州）级	省（区、市）级
1	新生儿复苏	必须	必须	必须
2	普通氧疗	必须	必须	必须
3	气管插管	必须	必须	必须
4	蓝光治疗	必须	必须	必须
5	静脉留置针	必须	必须	必须
6	出院后管理	必须	必须	必须
7	听力筛查	必须	必须	必须
8	无创生理功能监护	必须	必须	必须
9	全天候新生儿转运	必须	必须	必须
10	患儿危重程度评分	必须	必须	必须
11	床边超声诊断	必须	必须	必须
12	床边 X 线摄影	必须	必须	必须

续表

序号	需求	危重新生儿救治中心服务能力层级		
		县（市、区）级	市（地、州）级	省（区、市）级
13	全胃肠道外营养	必须	必须	必须
14	持续呼吸道正压给氧	≥72h	必须	必须
15	肺表面活性物质应用	必须	必须	必须
16	胸腔闭式引流	必须	必须	必须
17	机械通气	≥24h	必须	必须
18	溶血病检测	院内必须	院内必须	院内必须
19	生化检验	院内必须	院内必须	院内必须
20	输血科	院内必须	院内必须	院内必须
21	早产儿视网膜病变筛查	期望	必须	必须
22	换血治疗	期望	必须	必须
23	脐动、静脉置管	期望	必须	必须
24	外周静脉置管	期望	必须	必须
25	主要病原学诊断	期望	必须	必须
26	免疫学检验	期望	院内必须	院内必须
27	细胞学检验	期望	院内必须	院内必须
28	病理科	期望	院内必须	院内必须
29	康复诊疗	期望	床边	床边
30	染色体检验	期望	院内必须	院内必须
31	CT	期望	院内必须	院内必须
32	一氧化氮吸入治疗	期望	期望	必须
33	高频通气	期望	期望	必须
34	遗传代谢病质谱方法筛查	期望	期望	必须
35	脑功能监护	期望	期望	必须
36	亚低温治疗	期望	期望	必须
37	腹膜透析	期望	期望	必须
38	早产儿视网膜病变治疗	期望	期望	必须
39	支气管镜	期望	期望	必须
40	胃镜诊疗	期望	期望	必须
41	连续血液净化	期望	期望	必须
42	有创循环监测	期望	期望	必须
43	MRI	期望	期望	院内必须
44	分子检验	期望	期望	院内必须
45	幽门肥厚矫治手术	期望	期望	院内必须
46	动脉导管未闭结扎术	期望	期望	院内必须
47	消化道闭锁矫治手术	期望	期望	院内必须
48	胃肠道穿孔矫治手术	期望	期望	院内必须

续表

序号	需求	危重新生儿救治中心服务能力层级		
		县（市、区）级	市（地、州）级	省（区、市）级
49	先天性膈疝矫治手术	期望	期望	院内必须
50	食道气管瘘矫治手术	期望	期望	院内必须
51	脊膜膨出矫治手术	期望	期望	院内必须
52	颅内血肿清除术	期望	期望	院内必须
53	泌尿道畸形矫治手术	期望	期望	院内必须
54	需要体外循环的手术	期望	期望	期望
55	体外膜氧合技术	期望	期望	期望
56	遗传代谢病诊断和处置	期望	期望	期望

附件3 危重新生儿救治中心设施、设备、人员配置要求

序号	项目	危重新生儿救治中心服务能力层级		
		县（市、区）级	市（地、州）级	省（区、市）级
一	设施			
1	病房形式	新生儿病区	新生儿病区或科	新生儿科
2	床位数	抢救床≥2张，总床位≥10张	抢救床≥6张，总床位≥30张	抢救床≥20张，总床位≥50张
3	空调设施	恒温（26±2）℃	恒温（26±2）℃	恒温（26±2）℃
4	万用电源插座	每床≥6组	每抢救床≥10组，其他每床≥3组	每抢救床≥10组，其他每床≥3组
5	非接触式洗手池	每病室≥1个	每病室≥1个	每病室≥1个
6	中心供氧终端数	每抢救床≥2，其他每床≥1	每抢救床≥2，其他每床≥1	每抢救床≥2，其他每床≥1
7	中心空气终端数	≥床位数	≥床位数	≥床位数
8	中心吸引终端数	≥床位数	≥床位数	≥床位数
9	X线屏蔽设施	每病区≥1组	每病区≥1组	每病区≥1组
10	静脉营养配制超净台	每病区≥1台/院内配置	每病区≥1台/院内配置	每病区≥1台/院内配置
11	独立设置器械处置室	必须	≥10m²	≥10m²
12	独立设置设备存储室	≥6m²	≥6m²	≥10m²
13	独立设置洗婴室	必须	必须	必须
14	独立设置配奶室	必须	必须	必须
15	独立设置恢复期病室	必须	必须	必须
16	独立设置护理站	必须	必须	必须
17	独立设置治疗室	必须	必须	必须
18	独立设置医生办公室	必须	必须	必须
19	独立设置家长接待室	必须	必须	必须
20	探视通道/设施	必须	必须	必须
21	监控设施病区全覆盖	必须	必须	必须

续表

序号	项目	危重新生儿救治中心服务能力层级		
		县（市、区）级	市（地、州）级	省（区、市）级
22	男女独立设置更衣室	必须	必须	必须
23	物、人、污通道分设	必须	必须	必须
24	独立设置隔离室	期望	必须	必须
25	独立设置药品库房	期望	$\geq 10m^2$	$\geq 10m^2$
26	独立设置总务库房	期望	$\geq 10m^2$	$\geq 10m^2$
27	独立设置主任办公室	期望	必须	必须
28	独立设置医生值班室	期望	必须	必须
29	独立设置护士值班室	期望	必须	必须
30	独立设置医护盥洗室	期望	必须	必须
31	独立设置卫生工作间	期望	必须	必须
32	独立设置弃物处置室	期望	必须	必须
二	设备			
1	婴儿保暖箱	≥床位数 60%	≥床位数 60%	≥床位数 60%，其中双层壁暖箱数≥总暖箱数的 20%
2	电子称、身长测量仪	≥1 套	每病区≥1 套	每病区≥1 套
3	新生儿辐射抢救台	每病室≥2 台，洗婴室≥1 台	每病室≥2 台，洗婴室≥1 台	每病室≥2 台，洗婴室≥1 台
4	负压吸引器	每抢救床≥1	每抢救床≥1	每抢救床≥1
5	喉镜（舌片齐）	≥2 套	每抢救台≥1 套	每抢救台≥1 套
6	复苏气囊	≥2 只	每抢救床≥1 只	每抢救床≥1 只
7	蓝光治疗仪	≥床位数 1/4	≥床位数 1/4	≥床位数 1/4
8	微量血糖仪	每病室≥1 台	每病室≥1 台	每病室≥1 台
9	经皮黄疸测定仪	≥1 台	每病室≥1 台	每病室≥1 台
10	氧浓度检测仪	≥1 台	每病区≥1 台	每病区≥1 台
11	微量输液泵和注射泵	≥床位数	每抢救床≥4 台，其他每床≥1 台	每抢救床≥4 台，其他每床≥1 台
12	多功能监护仪	≥床位数 2/3	≥床位数 2/3	≥床位数 2/3
13	血气分析仪	≥1 台	每病区≥1 台	每病区≥1 台
14	空氧混合器	≥床位数 1/5	≥床位数 1/4	≥床位数 1/2
15	T- 组合复苏器	每病室≥1 台	每病室≥1 台	每病室≥1 台
16	床边 X 线机	实现床边随时检测	实现床边随时检测	实现床边随时检测
17	耳声发射仪 + 自动脑干诱发电位仪	实现床边日常检测	实现床边日常检测	实现床边日常检测
18	新生儿眼底照相仪	可用眼底镜替代	实现床边日常检测	实现床边日常检测
19	床旁心电图机	≥1 台	≥1 台	≥1 台
20	超声诊断仪	实现床边随时检测	≥1 台	≥1 台
21	CPAP 无创呼吸机	每抢救床≥1/2 台	每抢救床≥1/2 台	每抢救床≥1/2 台

续表

序号	项目	危重新生儿救治中心服务能力层级		
		县（市、区）级	市（地、州）级	省（区、市）级
22	机械呼吸机	≥1 台	每抢救床≥2/3 台	每抢救床≥2/3 台，其中高频震荡占≥30%
23	转运温箱	≥1 台	≥1 台	≥1 台
24	转运车	≥1 辆 / 急救站协定	≥1 辆 / 急救站协定	≥1 辆 / 急救站协定
25	除颤仪	不要求	≥1 台	≥1 台
26	一氧化氮吸入治疗仪	不要求	不要求	≥1 台
27	脑功能监护仪	不要求	不要求	≥1 台
28	亚低温治疗仪	不要求	不要求	≥1 台
29	母乳收集和储存设备	≥1 套	≥1 套	≥1 套
三	人员			
1	医生床位比	≥0.2	抢救床≥0.5，其他床位≥0.2	抢救床≥0.5，其他床位≥0.2
2	护士床位比	≥0.6	抢救床≥1.5，其他床位≥0.5	抢救床≥1.5，其他床位≥0.5
3	硕、博士医生构成比	不要求	≥10%	≥30%
4	科主任资历	中级以上	副高级及以上	正高级，硕士生导师
5	骨干技术职称	中级及以上≥1 人	副高级及以上≥2 人	副高级及以上≥4 人
6	护士长技术职称	护师及以上	中级以上	副高级及以上

附件 4　危重新生儿救治中心医师、护士知识和技能要求

一、医师

（一）必须具备重症医学相关生理学、病理学、病理生理学、临床药理学、伦理学和器官功能支持的基础理论和知识。主要内容包括：

1. 胎儿和新生儿整体及系统器官发育规律；

2. 新生儿窒息复苏；

3. 休克；

4. 呼吸功能衰竭；

5. 心功能不全；

6. 肺动脉高压；

7. 严重心律失常；

8. 急性肾功能不全；

9. 中枢神经系统功能障碍；

10. 严重肝功能障碍；

11. 胃肠功能障碍与消化道大出血；

12. 急性凝血功能障碍；

13. 严重内分泌与代谢紊乱；

14. 水电解质与酸碱平衡紊乱；

15. 肠内与肠外营养支持；

16. 镇静与镇痛；

17. 脓毒症和多器官功能障碍综合征；

18. 免疫功能紊乱；

19. 院内感染控制；

20. 疾病危重程度评估。

（二）除一般临床诊疗操作技术外，危重新生儿救治中心医师应当具备以下重症监护和诊疗操作技术的基本知识：

1. 心肺复苏术；

2. 人工气道建立与管理；

3. 机械通气和安全氧疗技术；

4. 胸腔闭式引流术；

5. 新生儿换血术；

6. 电复律与心脏除颤术；

7. 早产儿视网膜病变（ROP）筛查技术；

8. 脐静脉、动脉及经外周静脉中心导管置管术；

9. 腹膜透析技术；

10. 深静脉、动脉置管术；

11. 血流动力学监测技术；

12. 持续血液净化技术；

13. 心包穿刺术；

14. 床边颅脑 B 超检测技术；

15. 侧脑室穿刺术及脑脊液引流术；

16. 早产儿视网膜病变（ROP）治疗技术；

17. 支气管镜技术；

18. 体外膜氧合技术。

县（市、区）级危重新生儿救治中心的医师应当具备独立完成第 1 至 4 项重症监测和诊疗技术的能力，市（地、州）级危重新生儿救治中心的医师应当具备独立完成上述第 1 至 8 项监测和诊疗技术的能力，省（区、市）级危重新生儿救治中心的医师应当具备独立完成上述第 1 至 12 项监测和诊疗技术的能力。

二、护士

（一）掌握新生儿疾病重症监护和治疗技术的基本理论和知识：

1. 新生儿温箱的保养与使用；

2. 新生儿各系统疾病重症的观察和护理；

3. 新生儿静脉穿刺和留置针；

4. 输液泵的临床应用和护理；

5. 新生儿疾病患儿抢救配合技术；

6. 给氧治疗、气道管理和人工呼吸机监护技术；

7. 新生儿疾病患儿营养支持技术；

8. 心电监测及除颤技术；

9. 水、电解质及酸碱平衡监测技术；

10. 胸部物理治疗技术；

11. 外科各类导管的护理；

12. 脐静脉、动脉置管术；

13. 经外周插管的中心静脉导管置管术；

14. 深静脉、动脉置管术；

15. 血液动力学监测技术；

16. 血液净化技术等。

县（市、区）级危重新生儿救治中心的护士应当具备独立完成第 1 至 10 项监护和治疗技术的护理操作能力，市（地、州）级危重新生儿救治中心的护士应当具备独立完成上述第 1 至 13 项监护和治疗技术的护理操作能力，省（区、市）级危重新生儿救治中心的护士应当具备独立完成上述第 1 至 16 项监护和治疗技术的护理操作能力。

（二）除新生儿疾病监护和治疗的专业护理技术外，还应当具备以下能力：

1. 新生儿疾病患儿出入院管理；

2. 新生儿转运管理和护理；

3. 危重新生儿救治中心的感染预防与控制；

4. 新生儿疾病患儿的疼痛管理；

5. 新生儿疾病的心理护理等。

附件 5　危重新生儿救治中心专科医疗基本工作制度目录

一、各级医师职责

二、转运制度

三、入院管理制度

四、出院管理制度

五、转科（转出、转入）制度

六、母乳喂养保障制度

七、产、儿科合作制度

八、伦理学评估和审核制度

九、医疗设备操作、管理制度

十、特殊药品管理制度

十一、抗菌药物分级使用管理制度

十二、安全管理制度

十三、不良预后处置管理制度

十四、不良事件防范与报告制度

十五、突发事件应急处置预案

十六、定期随访制度

十七、探视制度

十八、出生缺陷报告制度

十九、死亡报告卡管理制度

二十、死亡新生儿遗体处理制度

附件 6　危重新生儿救治中心感染预防与控制措施

一、应当加强医院感染管理，建立感染控制小组并定期召开例会；制定符合新生儿特点的医院感染管理规章制度和工作流程，包括感染控制及医院感染监测制度、消毒隔离制度、手卫生制度、配奶间与沐浴间管理制度等，降低发生医院感染风险。

二、建筑布局应当符合环境卫生学和医院感染预防与控制的原则，做到布局流程合理、洁污分区明确，标识正确清晰。

三、应当具备良好的通风、采光条件，遵循《医院空气净化管理规范》的要求，采用正确的空气净化方法，每季度进行空气净化与消毒效果监测。

四、病房床位空间应当满足患儿医疗救治和

医院感染控制的需要。每床净建筑面积为抢救单元≥6m²，其他床位≥3m²；床间距应≥0.9m。

五、应当配备必要的清洁和消毒设施；手卫生设施应当符合《医务人员手卫生规范》的要求，每个房间内至少设置1套洗手设施，包括洗手池、非手触式水龙头、清洁剂、干手设施和洗手流程图等，每床配备速干手消毒剂。

六、工作人员进入工作区应当更换（室内）工作服、工作鞋。在诊疗过程中应当实施标准预防，并严格执行无菌操作技术和手卫生规范。

七、应建立有效的医院感染监测与报告制度，严格按照《医院感染监测规范》的要求，开展呼吸机相关性肺炎、中心静脉导管相关血流感染等目标性监测，及时发现医院感染的危险因素，采取有效预防和控制措施。发现有医院感染聚集性趋势时，应当立即报告并开展调查，根据调查结果采取切实可行的控制措施。

八、医务人员在诊疗与护理操作时应当按照"先早产儿后足月儿、先非感染性患儿后感染性患儿"的原则进行。每接触一次患儿后需洗手方可接触下一名患儿。发现特殊或不明原因感染患儿时，应当严格按照《医院隔离技术规范》等有关规定，实施隔离措施。

九、新生儿使用的器械、器具及物品，应当遵循以下原则：

（一）手术使用的医疗器械、器具及物品应当灭菌。

（二）一次性使用的医疗器械、器具应当符合国家有关规定，不得重复使用。

（三）氧气湿化瓶、吸痰瓶应当每日更换清洗消毒，呼吸机管路的清洗消毒按照有关规定执行。

（四）蓝光箱和暖箱应当每日清洁并更换湿化液，一人一用，用后清洁消毒。同一患儿需要长期连续使用暖箱，应当每周更换。

（五）接触患儿皮肤、黏膜的器械、器具及物品应当一人一用一消毒。如雾化吸入器、面罩、复苏囊、喉镜、氧气管、开睑器、体温表、吸痰管、浴巾、浴垫等。

（六）患儿使用后的奶瓶、奶嘴一用一洗一消毒；盛放奶瓶、奶嘴的容器、保存奶制品的冰箱应当每日清洁与消毒。

（七）新生儿使用的被服、衣物等应当保持清洁，潮湿、污染后应当及时更换。患儿出院后应当对床单位进行终末消毒。

十、新生儿配奶间应当由专门人员管理，并保持清洁、干净，定期消毒。按无菌操作要求进行母乳收集和储存。配奶工作应当由经过培训的工作人员负责，并严格手卫生，认真执行配奶流程、奶瓶奶嘴清洗消毒流程等。配奶应当现配现用，剩余奶液不得再用。

十一、新生儿沐浴间应当保持清洁，定期消毒，适时开窗通风，保持空气清新。工作人员应当严格手卫生，并按照新生儿沐浴流程，采用淋浴方式对新生儿进行沐浴；沐浴物品专人专用；新生儿沐浴前后应当放置在不同的区域。

十二、医疗废物管理应当按照《医疗废物管理条例》《医疗卫生机构医疗废物管理办法》及有关规定进行处置。

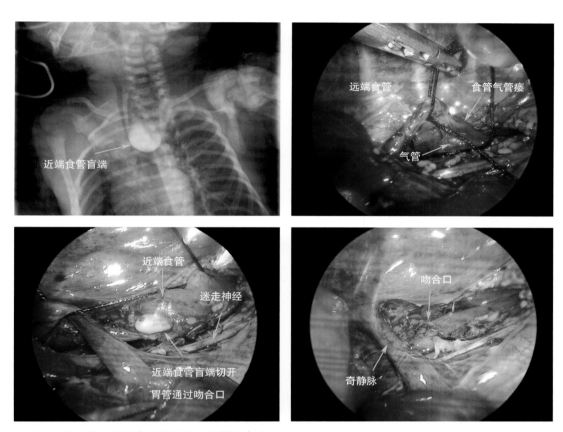

图 20-6 胸腔镜下气管食管瘘结扎＋食管吻合术

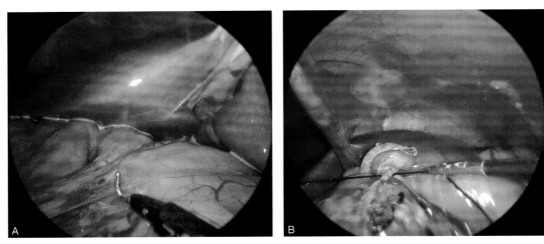

图 20-14　腹腔镜下 Ladd 术
A. 松解十二指肠前 Ladd 束带和空肠上段膜状组织压迫；B. 阑尾位于中上腹，行阑尾切除术。

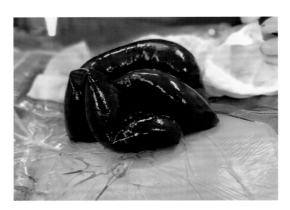

图 20-15　坏死肠管呈紫黑色，肠壁失去张力和蠕动能力